Lieber Herr Warda,

mit den besten Wünschen
Ihr

R. Ellmer

Nervenchirurgie

Thomas Kretschmer
Gregor Antoniadis
Hans Assmus
(Hrsg.)

Nervenchirurgie

Trauma, Tumor, Kompression

Mit 384 Abbildungen

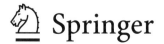

Herausgeber

Prof. Dr. Thomas Kretschmer
Universitätsklinik für Neurochirurgie, Evangelisches
Krankenhaus - Carl von Ossietzky Universität
Oldenburg

Dr. Hans Assmus
Schriesheim
Baden-Württemberg

Prof. Dr. Gregor Antoniadis
Neurochirurgische Klinik der Universität Ulm am
Bezirkskrankenhaus Günzburg
Günzburg

ISBN 978-3-642-36894-3
DOI 10.1007/978-3-642-36895-0

ISBN 978-3-642-36895-0 (eBook)

Die Deutsche Nationalbibliothek verzeichnet diese Publikation in der Deutschen Nationalbibliografie; detaillierte
bibliografische Daten sind im Internet über http://dnb.d-nb.de abrufbar.

SpringerMedizin
© Springer-Verlag Berlin Heidelberg 2014

Planung: Dr. Fritz Kraemer, Heidelberg
Projektmanagement: Willi Bischoff, Heidelberg
Copy-Editing: Frauke Bahle, Merzhausen
Projektkoordination: Barbara Karg, Heidelberg
Zeichnungen: Esther Pitz, Edenkoben
Umschlaggestaltung: deblik Berlin
Cover-Bild: Prof. Dr. Gregor Antoniadis, Günzburg
Herstellung: Crest Premedia Solutions (P) Ltd., Pune, India

Gedruckt auf säurefreiem und chlorfrei gebleichtem Papier

Springer Medizin ist Teil der Fachverlagsgruppe Springer Science+Business Media
www.springer.com

Geleitwort

- Geleitwort von Prof. Dr. med. Hans-Peter Richter

Ein Buch deutschsprachiger Autoren wie dieses, das die gesamte Nervenchirurgie in zehn ausführlichen Kapiteln behandelt, hat es bislang nicht gegeben. Es ist sozusagen eine Premiere. Und es ist ein wirklich interdisziplinär gestaltetes Werk geworden. Einige Themen haben Neurochirurgen und Plastische Chirurgen, Neurologen, Neuroanatomen, Neuroradiologen und Neuropathologen sogar gemeinsam verfasst. Alle Autoren sind Mitglieder des NervClub; dieser vereint klinische und experimentelle Wissenschaftler mit besonderer Expertise auf dem Gebiet der peripheren Nerven.

Naturgemäß nehmen die Kapitel über traumatische Läsionen, Tumoren und Kompressionssyndrome den größten Umfang ein. Das ist einerseits gerechtfertigt, andererseits führen die übrigen Texte zu diesen Kernthemen hin oder erweitern sie.

Das Werk beginnt mit den Grundlagen der De- und Regeneration peripherer Nerven und wendet sich dann den diagnostischen Verfahren zu. Diese beginnen mit der Klinik, um sich dann eingehend den apparativen Verfahren zu widmen, nämlich den modernen elektrophysiologischen und den bildgebenden Untersuchungsmethoden: Ausführlich werden auch die Nervensonographie und MR-Neurographie dargestellt. Der Diagnostik folgt die Therapie, zunächst mit der Besprechung und Wertung der unterschiedlichen chirurgischen Techniken generell, gefolgt von den heute möglichen endoskopischen Operationsverfahren. Alle Aspekte der traumatischen Nervenläsionen sind behandelt.

Die Verletzungen des Plexus brachialis, sowohl nach Geburtstrauma als auch bei Erwachsenen, sind nicht unter den traumatischen Nervenläsionen subsumiert. Ihnen hat man vielmehr ein eigenes Kapitel zugesprochen, um ihnen die differenzierte Betrachtung zukommen zu lassen, die ihnen gebührt. Die verschiedenen Techniken der Nervenersatzplastiken (Nerventransfers) kommen ebenso wenig zu kurz wie die iatrogenen Nervenschäden und die Besprechung unterschiedlicher Schmerzprobleme.

Den umfangreichen Darstellungen der Nerventumoren und Kompressionsneuropathien folgen schließlich drei Kapitel, deren Themen häufig vernachlässigt werden oder nicht den Raum erhalten, der ihnen zustehen sollte: zum einen die Ersatzoperationen für Patienten mit unbefriedigender Funktionswiederherstellung nach vorangegangenen anderen Eingriffen, zum anderen die Rehabilitation nach Nervenläsionen. Vorwiegend handelt es sich um Behandlungsmöglichkeiten für die funktionelle Verbesserung der oberen Extremität, insbesondere der Hand. Das letzte Kapitel öffnet den Blick in die Zukunft: den heutigen Stand künstlicher Nervenimplantate und deren prospektive Potenz.

Zunächst sind die Herausgeber zu beglückwünschen, dass es ihnen gelungen ist, all diese Experten »zusammenzutrommeln«. Sie alle sind zu beglückwünschen, dass es ihnen gelungen ist, ein zugleich wissenschaftlich fundiertes und praktisch-klinisches Buch zu schaffen. Die Texte werden durch zahlreiche, gut ausgewählte Abbildungen ergänzt. Kernaussagen und praktische Tipps sind farbig hervorgehoben und machen die Lektüre leicht. Wer weitere Vertiefung wünscht, findet nach jedem Kapitel eine wohl sortierte Bibliographie. Ich bin überzeugt, dass dieses Buch schnell zum Standard- und Referenzwerk werden wird.

Ich selbst habe mich mehrere Jahrzehnte lang dafür eingesetzt, die Betreuung und Behandlung von Patienten mit Schädigungen peripherer Nerven ihrem Mauerblümchen-Dasein zu entreißen, das sie in mehreren Bereichen der Medizin führen. Deshalb ist meine Freude besonders groß, dass nun erstmals ein Werk vorliegt, das dieses Thema von allen Seiten behandelt. Ich wünsche ihm die weite Verbreitung, die es verdient. Nicht zuletzt mit dem Ziel, dass die Patienten mit solchen Pathologien in größerer Zahl als bisher rechtzeitig den Ärzten zugeführt werden, die sich damit wirklich auskennen.

em. Prof. Dr. med. Hans-Peter Richter
Ulm, Oktober 2013

■ **Geleitwort von Prof. Dr. med. Jürgen Rudigier**

Das hier vorliegende Buch spricht mehrere operative Fachgebiete einzeln an und fasst sie gleichzeitig interdisziplinär zu einem Ganzen zusammen. Vor allem drei Aspekte der Behandlung von Nervenausfällen werden hier gemeinsam behandelt, die sonst jeweils getrennt in Fachbüchern der einzelnen Disziplinen zu finden sind:

- Die inzwischen sehr umfangreiche apparative Diagnostik, die vorrangig Sache des Neurologen zusammen mit dem Radiologen ist
- Die eigentliche Chirurgie am Nerven, welche besonders Neurochirurgen, Handchirurgen und in gewissem Umfang auch Unfallchirurgen interessiert
- Die Ersatzoperationen nach irreparablen Nervenschädigungen, die meist von Handchirurgen, Plastischen Chirurgen und gelegentlich auch von spezialisierten Orthopäden (z. B. in Rehabilitationskliniken) durchgeführt werden

Ergänzt werden diese drei Aspekte unter anderem durch ein umfassendes und gut zu verstehendes Kapitel zur Anatomie und zu den Abläufen in den verletzten Nervenstrukturen am Anfang des Buches. Ein wertvolles Kapitel über die bewährten Prinzipien der Nachbehandlung bildet den Abschluss.

Die Ausführungen dieses Buches sind in allen Kapiteln klar und übersichtlich und werden ergänzt durch gut praktikable praktische Hinweise; die wesentlichen Aussagen werden didaktisch einprägsam herausgehoben, sie sind einheitlich dargestellt, mit anschaulichem Bildmaterial versehen und damit gut verständlich. Die präzise beschriebenen Operationstechniken und diagnostischen Abläufe sind problemlos nachvollziehbar.

Diese umfassende Breite des Buches war, wie aus dem Vorwort zu entnehmen ist, den Autoren wichtig und spiegelt wohl auch die jahrzehntelange Berufserfahrung der in diesem Themenkreis engagierten Herausgeber, ihre Liebe und Sorgfalt gegenüber dieser Art von Chirurgie und damit auch ihr Engagement gegenüber dem betroffenen Patienten wieder. Teilweise sind diese Verfahren sehr schwierig und erfordern sorgfältige Vorbereitung und auch viel Ausdauer und Disziplin in der operativen Durchführung. Das Buch wäre in der Exaktheit der einzelnen Kapitel mit nachvollziehbaren Beschreibungen in der Diagnostik und detaillierten Operationsbeschreibungen, die auch Warnungen vor Fehlern und Gefahren beinhalten, sicher nicht so exzellent gelungen, wenn nicht dieses langjährige und persönliche operative Engagement der Herausgeber vorhanden wäre. Auch die weitere Absicht der Autoren, Fragen zu selteneren Erkrankungen und Verletzungsmustern sachkundig zu beantworten, wird in vollem Umfang erfüllt.

Ich bin überzeugt, dass dieses Fachbuch nicht nur für die mit Nervenchirurgie befassten Kollegen, sondern auch für Neurologen, Radiologen, Unfallchirurgen, Orthopäden und Plastische Chirurgen eine wertvolle Hilfe im klinischen Alltag sein wird – sowohl für den Erfahrenen als auch für den Assistenten in der Weiterbildung. Es bietet die Möglichkeit, sich rasch und umfassend über die diagnostischen wie operativen Techniken der jeweiligen Fachgebiete zu informieren. Dies kommt letztlich dem Patienten zugute, da hierdurch die sachgerechte Beratung und die richtige Weichenstellung über die Grenzen der jeweils eigenen Disziplin sehr erleichtert werden.

Ich wünsche dem Buch eine weite Verbreitung.

Prof. Dr. med. Jürgen Rudigier
Offenburg, Oktober 2013

Vorwort

Das Buch »Nervenchirurgie: Trauma, Tumor, Kompression« widmet sich der chirurgischen Behandlung von Nervenläsionen. Nervenverletzungen und Nerventumoren sind vergleichsweise seltene Krankheitsbilder. Für den hiervon betroffenen Patienten sind sie von erheblicher Bedeutung, und sie gehen meist mit schweren Beeinträchtigungen und Funktionseinbußen einher. Dieses für den klinischen Alltag sehr relevante Thema wurde in seiner gesamten Breite auf dem deutschsprachigen Buchmarkt bisher nur sehr sparsam aufgegriffen. Für die weitaus häufigeren Kompressionssyndrome gibt es eine in zweiter Auflage erschienene Monographie im selben Verlag.

Die Autoren konnten bei der Abfassung des Textes nicht nur auf umfangreiche eigene klinische Erfahrung und Publikationen zurückgreifen, sondern auch auf drei interdisziplinäre S3-Leitlinien (»Diagnostik und Therapie des Kubitaltunnelsyndroms«, »Diagnostik und Therapie des Karpaltunnelsyndroms« und die gerade fertiggestellte Leitlinie »Versorgung von Nervenverletzungen«), an denen die Herausgeber und mehrere Autoren dieses Buches maßgeblich beteiligt waren. Wir freuen uns, für die einzelnen Bereiche führende deutschsprachige Experten gewonnen zu haben.

Nervenläsionen werden vor allem chirurgisch behandelt und sind Bestandteil verschiedener Fachgebiete, vor allem der Handchirurgie, Neurochirurgie, Orthopädie und der Unfallchirurgie. Die für die Indikationsstellung oft entscheidende Diagnostik liegt in den Händen speziell erfahrener Neurologen und Radiologen, die neurophysiologische und bildgebende Verfahren beherrschen müssen. Da es im Gegensatz zu vielen anderen Spezialgebieten für die Nervenchirurgie bisher noch keine Zusatzweiterbildung gibt, erschien es für die Herausgeber und Autoren reizvoll, das gesamte Gebiet der Nervenchirurgie einschließlich eines Ausflugs in die Ersatzplastiken interdisziplinär zu bearbeiten. Hierbei wurde auch die für das Ergebnis insbesondere der rekonstruktiven Eingriffe wichtige Ergo- und physiotherapeutische Behandlung nicht vernachlässigt. Ob sich hieraus Impulse für ein Curriculum Nervenchirurgie ergeben können, wird die Zukunft entscheiden.

Das Buch spannt einen sehr weiten Bogen: von den physiologischen Grundlagen unter Berücksichtigung aktueller wissenschaftlicher Erkenntnisse über die modernen diagnostischen Verfahren und Bildtechniken hin zu mikrochirurgischen Techniken und dem Einsatz von Endoskopen. Es stellt einzelne Nervenläsionen ebenso vor wie die hochspezielle Plexuschirurgie und erläutert die Prinzipien der Tumorchirurgie.

Dem Leser soll ein Buch an die Hand gegeben werden, das ihn bei der täglichen Bewältigung der Aufgaben unterstützt und auch Fragen zu selteneren Erkrankungen und Verletzungsmustern beantwortet. Dafür haben wir versucht, in übersichtlicher und klar strukturierter Form tiefergehendes Wissen über Nervenläsionen und deren Behandlung zu vermitteln. Mithilfe der von uns gewählten Darstellungsform möchten wir verständliche und fundierte Informationen liefern und viele praktikable Hinweise geben. Dazu dienen die Hervorhebungen wesentlicher diagnostischer und operativer Schritte und die Hinweise auf die Bedeutung des richtigen zeitlichen Ablaufs. Besonders wichtige Fakten haben wir als Merksätze hervorgehoben. Weitergehende Informationen zum vertieften Studium sind ebenso abgesetzt.

Im Hinblick auf das Bildmaterial war es unsere Absicht, anschauliche Operationsfotos zur Verfügung zu stellen und diese durch klare Zeichnungen der für das Verständnis und die therapeutische Einordnung wesentlichen Anatomie zu ergänzen. Aufgrund der zahlreichen Fallbeispiele werden die einzelnen Läsionen und verwendeten Techniken nicht nur anschaulich hinterlegt, sondern es wird auch deutlich, wie viel operativ erreicht werden kann. Ein aktueller Überblick aus erster Hand über die zukunftsträchtigen, zurzeit noch weitgehend experimentellen Nervenersatzverfahren rundet die Monographie ab.

Das Buch wäre sicherlich nicht zustande gekommen ohne die kompetente und nachhaltige Unterstützung und Förderung durch Dr. Fritz Kraemer vom Springer Verlag in Heidelberg, dem wir unseren besonderen Dank aussprechen. Tatkräftig unterstützt wurde er hierbei von Willi Bischoff und der Lektorin Frauke Bahle, denen ebenfalls unser Dank gilt.

In der Summe hoffen wir, dass dieses Buch ein echter »Klinikbegleiter« sein kann und sowohl für den schnellen Überblick als auch zur Referenz verwendet wird.

Gregor Antoniadis
Hans Assmus
Thomas Kretschmer
Ulm, Schriesheim und Oldenburg, April 2014

Inhaltsverzeichnis

Autorenverzeichnis

Prof. Dr. med. Gregor Antoniadis
Neurochirurgische Klinik der Universität
Ulm am Bezirkskrankenhaus Günzburg
Ludwig-Heilmeyer-Str. 2
89312 Günzburg

Dr. med. Hans Assmus
Abtsweg 13
69198 Schriesheim

Dr. med. M. Sc. Philipp Bäumer
Kopfklinik, Abteilung für Neuroradiologie
Universitätsklinikum Heidelberg
Im Neuenheimer Feld 400
69120 Heidelberg

PD Dr. med. Michael Becker
Praxisklinik am Boxgraben
Boxgraben 56
52064 Aachen

Prof. Dr. med. Martin Bendszus
Kopfklinik, Abt. für Neuroradiologie
Universitätsklinikum Heidelberg
Im Neuenheimer Feld 400
69120 Heidelberg

Prof. Dr. med. Christian Bischoff
Neurologische Gemeinschaftspraxis
Burgstraße 7
80331 München

Univ. Prof. Dr. med. Ahmet Bozkurt
Klinik für Plastische Chirurgie, Hand- und
Verbrennungschirurgie
Universitätsklinikum Aachen
Pauwelsstraße 30
52074 Aachen

Susanne Breier
Praxis für Ergotherapie
Dreikönigstraße 12
69226 Nußloch

PD Dr. rer. nat. Gary A. Brook (PhD)
Institut für Neuropathologie
Universitätsklinikum Aachen
Pauwelsstraße 30
52074 Aachen

Prof. Dr. med. vet. Kirsten Haastert-Talini
Institut für Neuroanatomie
Medizinische Hochschule Hannover
Carl-Neuberg-Straße 1
30625 Hannover

Dr. med. Christian Heinen
Universitätsklinik für Neurochirurgie
Evangelisches Krankenhaus - Carl von Ossietzky
Universität Oldenburg
Steinweg 13–17
26122 Oldenburg

Dorothee Hodde
Institut für Neuropathologie
Universitätsklinikum Aachen
Pauwelsstraße 30
52074 Aachen

Dr. med. Heinrich Kele
Neuer Wall 25
20354 Hamburg

PD Dr. med. Ralph W. König
Neurochirurgische Klinik der Universität Ulm am
Bezirkskrankenhaus Günzburg
Ludwig-Heilmeyer-Str. 2
89312 Günzburg

Prof. Dr. med. Thomas Kretschmer
Universitätsklinik für Neurochirurgie
Evangelisches Krankenhaus - Carl von Ossietzky
Universität Oldenburg
Steinweg 13–17
26121 Oldenburg

PD Dr. med. Kartik G. Krishnan
Klinik für Neurochirurgie
Universitätsklinikum Gießen und Marburg GmbH
Klinikstraße 33
35392 Gießen

PD Dr. med. Franz Lassner
Praxisklinik am Boxgraben
Boxgraben 56
52064 Aachen

PD Dr. med. Mirko Pham
Neurochirurgische Klinik der Universität Ulm am
Bezirkskrankenhaus Günzburg
Ludwig-Heilmeyer-Str. 2
89312 Günzburg

Dr. med. Mirko Pham
Kopfklinik, Abt. für Neuroradiologie
Universitätsklinikum Heidelberg
Im Neuenheimer Feld 400
69120 Heidelberg

Prof. Dr. med. Robert Schmidhammer
Millesi Center für Chirurgie der peripheren Nerven, des
Plexus brachialis und für Rekonstruktive Chirurgie
Pelikangasse 15
A-1090 Wien

Prof. Dr. med. Wilhelm Schulte-Mattler
Klinik und Poliklinik für Neurologie
Universität Regensburg
Universitätsstraße 84
93053 Regensburg

Birgitta Waldner-Nilsson
Neuhausweg 4
CH-4434 Hölstein

Univ.-Prof. Dr. med. Joachim Weis
Institut für Neuropathologie
Universitätsklinikum Aachen
Pauwelsstraße 30
52074 Aachen

Abkürzungen

2PD	Zweipunktediskrimination	NLG	Nervenleitgeschwindigkeit
ADM	M. abductor digiti minimi	NMR	»nuclear magnetic resonance«
AP	M. adductor pollicis	NNM	Neutral-Null-Methode
APB	M. abductor pollicis brevis	OBPP	»obstetric brachial *plexus* palsy«
APL	M. abductor pollicis longus	PET	»positron emission tomography«
BB	M. biceps brachii	PIP	proximal interphalangeal
BDNF	»brain derived neurotrophic factor«	PL	M. palmaris longus
BR	M. brachioradialis	PMA	M. pectoralis major
CIDP	chronisch-inflammatorische demyelinisie-rende Polyneuropathie	PME	Potenziale motorischer Einheiten
		PNV	periphere Nervenverletzung
CRPS	»complex regional pain syndrome«	PSA	pathologische Spontanaktivität
D	M. deltoideus	PNST	peripherer Nervenscheidentumor
d2PD	dynamische Zweipunktediskrimination	PT	M. pronator teres
DSA	digitale Subtraktionsangiographie	RSTL	»relaxed skin tension lines«
ECR	M. extensor carpi radialis	s2PD	selektive Zweipunktediskrimination
ECRB	M. extensor carpi radialis brevis	SCM	M. sternocleidomastoideus
ECRL	M. extensor carpi radialis longus	SEP	somatosensibel evozierte Potenziale
ECU	M. extensor carpi ulnaris	SNAP	sensible Nervenaktionspotenziale
EDC	M. extensor digitorum communis	TB	M. triceps brachii
EDM	M. extensor digiti minimi	TIVA	totale intravenöse Anästhesie
EIP	M. extensor indicis proprius	TLR	Toll-like-Rezeptor
EMAP	evozierte motorische Aktionspotenziale	TMA	M. teres major
EMG	Elektromyogramm	TOS	Thoracic-outlet-Syndrom
EPB	M. extensor pollicis brevis	TRAP	M. trapezius
EPL	M. extensor pollicis longus	UNE	Ulnarisneuropathie am Ellenbogen
FCR	M. flexor carpi radialis	VEGF	»vascular endothelial growth factor«
FCU	M. flexor carpi ulnaris		
FDG	Fluorodesoxyglukose		
FDP	M. flexor digitorum profundus		
FDS	M. flexor digitorum superficialis		
FGF	»fibroblast growth factors«		
FPL	M. flexor pollicis longus		
GDNF	»glial cell derived neurotrophic factor«		
HE-Färbung	Hämatoxylin-Eosin-Färbung		
HNPP	hereditäre Neuropathie mit Neigung zu Druckläsionen		
HWK	Halswirbelkörper		
ID	M. interosseus dorsalis		
IGF	»insulin-like growth factor«		
IL	Interleukin		
IP	interphalangeal		
ITN	Intubationsnarkose		
KTS	Karpaltunnelsyndrom		
KUTS	Kubitaltunnelsyndrom		
LD	M. latissimus dorsi		
MC	Metacarpale		
MCP-Gelenk	Metacarpophalangealgelenk		
MCP-1	»monocyte chemoattractant protein-1«		
MEP	motorisch evozierte Potenziale		
MIP-1α	»macrophage inflammatory protein-1α«		
MPNST	maligner peripherer Nervenscheidentumor		
MRC	Medical Research Council		
MRN	Magnetresonanzneurographie		
MRT	Magnetresonanztomographie		
MSAP	Muskelsummenaktionspotenzial		
NAP	Nervenaktionspotenzial		
NF 1/2	Neurofibromatose Typ 1/2		
NG	Neurographie		
NGF	»nerve growth factor«		
NIP	N. interosseus posterior		

Grundlegendes zu Degeneration und Regeneration von Nerven

Gary A. Brook, Dorothee Hodde, Thomas Kretschmer

Der Aufbau eines peripheren Nervs folgt einer Grundstruktur, bei der Nervenfasern zu Einheiten, den Faszikeln, gefasst sind, die gebündelt innerhalb des Nervs verlaufen. Betrachtet man die Architektur eines Nervs in immer kleineren Dimensionen, geht die mikroanatomisch geprägte Sicht in eine funktionserklärende über. Im Folgenden korrelieren wir diesen Aufbau mit einigen wesentlichen Aspekten der Nervendegeneration und -regeneration. Dies ist keine umfassende Darstellung. Wir führen Zusammenhänge auf, die der Einordnung einer Läsion und damit dem klinischen Verständnis und der Entscheidungsfindung dienen. Ein Verständnis des Grundaufbaus ermöglicht es, die unterschiedlichen Klassifikationstypen peripherer Nervenläsionen und damit deren Regenerationsmöglichkeiten nachzuvollziehen (▶ Kap. 2).

1.1   Architektur und Physiologie peripherer Nerven

1.1.1   Strukturelle Einheiten

Die makro- und mikroskopische Grundstruktur eines Nervs ist schematisch in ◻ Abb. 1.1 dargestellt. Den Aufbau einer einzelnen Nervenfaser gibt ◻ Abb. 1.2 wieder. Bei der Beschreibung von Nervenläsionen spielen folgende strukturelle Einheiten eine wesentliche Rolle:

- Externes Epineurium
- Internes Epineurium und Endoneurium
- Perineurium
- Nervenfaszikel, die innerhalb des Nervs verlaufen

Epineurium

Die äußere Bindegewebeschicht, das Epineurium, umgibt den gesamten Nerv und besteht in der oberflächigen Schicht aus Kollagen vom Typ I/III und Elastin. Die innere Schicht des Epineuriums umschließt die verschiedenen Nervenfaszikel. Die Fontana-Bänderung kann eindeutig als ein gleichmäßiges Muster von verflochtenen Faserbündeln an der Oberfläche des Nervs identifiziert werden (Clarke u. Bearn 1972, Merolli et al. 2012). Die auf diese Weise verflochtenen Bündel von Kollagenfasern können mit dieser Anordnung einem gewissen Grad an Dehnung nachgeben (Haninec 1986, Tillett et al. 2004).

Eine Dehnung des Nervs um weniger als 12 % seiner gewöhnlichen Länge kann kompensiert werden, ohne einen funktionellen Schaden zu verursachen. Es ist möglich, dass bereits bei einer Dehnung des Nervs um 8 % der ursprünglichen Länge der venöse Blutfluss im Nerv blockiert wird. Eine Dehnung um etwa 16 % kann zu einer Ischämie führen (Lundborg u. Rydevik 1973). Aufgrund der Erfahrungen mit kontinuierlicher Extremitätenverlängerungen

nach der Ilizarov-Methode weiß man ebenso, dass Nerven bis zu 1 mm pro Tag kontinuierlich gedehnt werden können, ohne Schaden zu erleiden (Shevtsov et al. 2001).

Unter physiologischen Bedingungen sind Nerven verschieblich eingebettet und nicht in Ihrer Position fixiert. Dies ist von Bedeutung für Bewegungen der Extremitäten mit Gelenkexkursion (Wilgis u. Murphy 1986). Die Gleitfähigkeit wird durch die Einbettung in ein kapillarisiertes **Paraneurium** gewährleistet (Tillett et al. 2004), das synonym auch als **Mesoneurium** bezeichnet wird. Die mesoneurale Verschiebeschicht ermöglicht so das Gleiten des Nervs zwischen den Gewebeschichten bei Bewegung (Millesi et al. 1990). Verbacken Nerven durch narbige Umbauprozesse mit der Umgebung, wird diese Gleitfähigkeit eingeschränkt (Millesi et al. 1993). Chronische repetitive Dehnungen bei fixiertem Nerv oder eine akute unphysiologische Elongation wirken sich auch auf die Durchblutung des Nervs aus und können zu degenerativen Veränderungen der Nervbinnenstruktur führen.

Endoneurium

Der vom Perineurium umgebene Bereich nennt sich Endoneurium. Dieser Teil enthält ein fibröses Netzwerk aus Kollagen Typ I und III. Hier finden sich außerdem gewebeansässige Makrophagen und Fibroblasten (Ushiki u. Ide 1990, Griffin et al. 1993). Das Endoneurium ist reich an Glykoproteinen (z. B. Tenascin C), Glykosaminoglykanen und Chondroitinsulfatproteoglykanen (z. B. Decorin und Versican). Diese üben eine Abstoßungskraft auf Axone aus und stellen wahrscheinlich Signale dar, welche die Axone veranlassen, während der Regeneration durch die Schwann-Zell-Basallaminaröhren zu wachsen (Brushart 2011).

Perineurium

Das Perineurium besteht aus konzentrischen Ringen von perineuralen Zellen und einem verflochtenen Netzwerk an feinen Kollagenfibrillen, die an ein dichtes Bündel längsgerichteter Kollagenfibrillen und Fibroblasten im subperineuralen Bereich anknüpfen. Das Perineurium und die Basallamina sind mechanisch durch Kollagenfibrillen verknüpft, die in längsgerichteten Schichten im subperineuralen Bereich liegen und sich als loses Netzwerk bis in die Basallamina erstrecken. Die Perineuralzellen besitzen »tight« und »gap junctions« und bilden eine Basallamina aus. Auf diese Weise bildet sich eine Diffusionsbarriere, die eine wichtige Rolle bei der Regulation des Eintritts von Substanzen aus dem Blut in den endoneuralen Raum spielt (Shanthaveerappa u. Bourne 1966).

Eine Verletzung des Perineuriums leitet die Demyelinisierung ein und beeinträchtigt die Weiterleitung von Nervenimpulsen (Midha 2008). Ab welchem Ausmaß

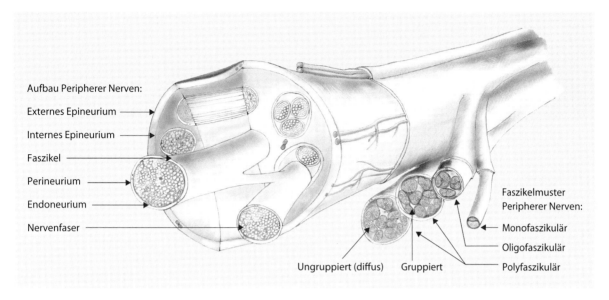

Aufbau Peripherer Nerven:

Externes Epineurium

Internes Epineurium

Faszikel

Perineurium

Endoneurium

Nervenfaser

Faszikelmuster
Peripherer Nerven:

Monofaszikulär

Oligofaszikulär

Ungruppiert (diffus)   Gruppiert   Polyfaszikulär

Abb. 1.1 Aufbau eines Nervs

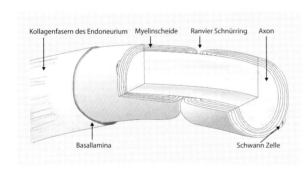

Kollagenfasern des Endoneurium   Myelinscheide   Ranvier Schnürring   Axon

Basallamina   Schwann Zelle

Abb. 1.2 Aufbau einer myelinisierten Nervenfaser

eine perineurale Verletzung zum Funktionsverlust des betroffenen Faszikels führt, bleibt unklar (Sahin et al. 2012). Einerseits wurde postuliert, dass eine Verletzung dieser Diffusionsbarriere zwangsläufig mit dem Verlust von Nervenfunktion einhergeht. Andererseits wird diese Struktur gerade bei interfaszikulären mikrochirurgischen Techniken verletzt. Im Tierexperiment führt die Verletzung dieser Membran zu einer Faszikelherniation. Diese ist um so stärker ausgeprägt, je kleiner das gesetzte perineurale Fenster ausfällt (Sugimoto et al. 2002). Bei den kontrovers diskutierten End-zu-Seit-Transfers scheint sie eine Voraussetzung für einen erfolgreichen Sprossvorgang zu sein (Brenner et al. 2007, Pannucci et al. 2007).

Nervenfaszikel

Ein Faszikel enthält einzelne **Nervenfasern**. Die Nervenfaser ist die kleinste funktionelle Einheit der gerichteten Erregungsleitung des Nervs. Den Aufbau einer einzelnen myelinisierten Nervenfaser zeigt ■ Abb. 1.2. Jede Nervenfaser ist innerhalb der Nervenfaszikel von einer kontinuierlichen Basallamina umgeben, die von Schwann-Zellen gebildet wird (Bunge et al. 1982, Clark u. Bunge 1989). Die Basallamina besteht aus einem extrazellulären Netzwerk aus Kollagen Typ IV, Laminin, Fibronektin und Agrin. Die Basallamina bildet sich nah an der dem Axon abgewandten Oberfläche der Schwann-Zelle. Sie ist wichtig für die normale Funktion der Schwann-Zelle, wie z. B. die Myelinisierung von Axonen (Jessen u. Mirsky 2005, Court et al. 2006). Wie ▶ Abschn. 1.3 beschrieben stellt die innere Oberfläche dieser Basallaminaröhren ein bevorzugtes Wachstumssubstrat für regenerierende Axone nach einer Verletzung im peripheren Nervensystem dar.

1.1.2 Axon-Schwann-Zellen-Beziehung

Axone bilden zusammen mit Schwann-Zellen die Grundeinheit des peripheren Nervensystems. Grundsätzlich wird zwischen myelinisierten und nicht myelinisierten Axonen unterschieden. Im Fall der myelinisierten Axone wird im Verlauf der Entwicklung ein einzelnes Axon mit einem Durchmesser von gewöhnlich mehr als 1 μm von einzelnen Schwann-Zellen ummantelt (de Waegh et al. 1992, Jessen u. Mirsky 2005). Diesem Übergang zu einem 1:1-Verhältnis zwischen Schwann-Zelle und Axon folgt die Bildung von Myelin. Das Ausmaß der Myelinbildung ist dabei stark abhängig vom Neuregulin 1, das mit dem Axon assoziiert ist (Michailov et al. 2004).

Nicht myelinisierte Axone mit einem kleineren Durchmesser werden ebenfalls von einzelnen Schwann-Zellen umgeben, jedoch ummantelt die Schwann-Zelle dabei das Axon nicht mehrfach wie im Fall der myelinisierten Axone. Eine nicht myelinisierende Schwann-Zelle kann dabei mehrere Axone umschließen und bildet zusammen mit diesen ein Remak-Bündel.

Myelinisierte Nervenfasern unterstützen die schnelle, saltatorische Weiterleitung von motorischen und sensorischen Axonen mit großem Durchmesser, wohingegen nicht myelinisierte Nervenfasern die etwas langsamere Weiterleitung von nozizeptiven und autonomen Axonen mit kleinem Durchmesser unterstützen (siehe auch Übersichtsartikel von Brushart 2011). Während der saltatorischen Weiterleitung von Aktionspotenzialen werden dichtgepackte spannungsabhängige Natriumkanäle (Na_v, größtenteils des $Na_v1.6$-Subtyps) im Axolemma der Ranvier-Schnürringe geöffnet und lösen das Aktionspotenzial aus, das axial entlang des Axolemmas bis zum nächsten Ranvier-Schnürring weitergeleitet wird (Scherer u. Arroyo 2002). Am Ende des Aktionspotenzials kommt es durch die Inaktivierung der $Na_v1.6$-Kanäle und eines passiven Leckstroms durch Kaliumkanäle zu einer Repolarisierung des Axolemmas (Chiu et al. 1993). Nicht myelinisierte Axone mit kleinem Durchmesser weisen eine gleichmäßige Verteilung von $Na_v1.9$- und $Na_v1.2$-Kanälen über das gesamte Axolemma auf und können durchgehend Natriumströme generieren (Chiu et al. 1993).

1.1.3   Blutgefäße

Periphere Nervenstämme werden in bestimmten Abständen von Blutgefäßen versorgt. Diese ziehen sich durch das Mesoneurium, eine feine Bindegewebeschicht, die den Nervenstamm lose an das umliegende Gewebe anbindet (Best u. Mackinnon 1994). Das Mesoneurium ermöglicht es dem Nerv, während normaler Bewegungen zwischen den Gewebeschichten zu gleiten (Wilgis u. Murphy 1986, Lundborg 1988). Seitliche Abzweigungen der Blutgefäße verlaufen weiter vom Epineurium zum Perineurium, wo sie einen längsorientierten Plexus bilden. Die Arteriolen überqueren dann das Perineurium, verbinden sich mit der zentralen Arterie und formen die endoneuralen Mikrogefäße.

Der Durchmesser der endoneuralen Mikrogefäße ist größer als der von Kapillaren und dient voraussichtlich dem hohen Grundblutfluss in peripheren Nerven. Dieser Blutfluss reagiert besonders empfindlich auf mechanische Beeinflussung (Lundborg 1988). Die Dichte der Mikrogefäße variiert innerhalb des peripheren Nervensystems.

Diese Variationen scheinen mit der unterschiedlichen Anfälligkeit verschiedener Nerven für ischämische Nervenverletzungen zu korrelieren (Kozu et al.1992).

1.1.4   Organisation von Axonen innerhalb des Nervs

Innerhalb der gemischt sensomotorischen Nerven sind die sensorischen und motorischen Nervenfasern in bestimmten Faszikeln bzw. Faszikelabschnitten konzentriert. Die einzelnen Faszikel sind häufig plexusartig innerhalb des Nervs miteinander verbunden. Axone wechseln also im Verlauf des Nervs von einem Faszikel zum anderen. Die Häufigkeit dieser Wechsel liegt proximal höher und nimmt in distaler Richtung ab. Dadurch wird aber nicht verhindert, dass Axone für lange Distanzen mit nur einem Faszikel oder einer faszikulären Gruppe assoziiert sein können (Sunderland 1978).

1.2   Degeneration

Verletzungen peripherer Nerven und die damit verbundenen, degenerativen Ereignisse treten bei etwa 2,8 % der Traumapatienten auf (Noble et al. 1998) und führen typischerweise zu lebenslangen Einschränkungen oder sogar zum Verlust der Funktion. Das Ausmaß der durch die Verletzung herbeigeführten Degeneration hängt unter anderem von der Größe der Verletzung, dem Alter des Patienten und der Stelle der Verletzung ab (Sunderland 1991).

Die **Neurapraxie** und die **Axonotmesis** haben gute Heilungsprognosen (Sunderland 1951). Die Neurapraxie kann durch Stress der peripheren Nerven aufgrund von Stoßverletzungen, Erschütterung oder lokaler Ischämie herbeigeführt werden. Die Axone werden bei diesem Typ der Verletzung nicht beschädigt, jedoch kann die Bildung von Aktionspotenzialen entlang des Axons beeinträchtigt sein. Die Axonotmesis kann durch Einklemmung, Quetschung oder länger anhaltenden Druck auf den Nerv entstehen und führt zur Schädigung des Axons.

Bei der **Neurotmesis** findet eine funktionelle Herstellung nicht spontan statt, da hier die endoneuralen Röhren oder Schwann-Zellröhren zerstört sind. Dieser Typ der Verletzung ist mit einer Bildung von Narbengewebe verbunden, sodass regenerative Versuche von Axonen häufig erfolglos bleiben. In vielen Fällen entwickelt sich stattdessen ein Neurom am proximalen Nervenende, das im Zusammenhang mit der Entstehung von spontanen, neuropathischen Schmerzsymptomen stehen kann (Wall 1979). Die Beeinträchtigung der Nervenorganisation im

Fall der Neurotmesis kann sich in der Zerstörung einer Anzahl von endoneuralen Röhren bis hin zur kompletten Durchtrennung des gesamten Nervs äußern (Sunderland 1951).

> ❯❯ Bei dieser Art der Verletzung müssen die 2 Nervenenden wieder miteinander verbunden werden, um eine erfolgreiche Regeneration von Axonen zu ermöglichen.

Die Degeneration an der Stelle der Verletzung und der distalen Teile der verletzten Axone ist ein aktiver und genau kontrollierter Prozess (Waller et al. 1850, Stoll et al. 2002, Saxena u. Caroni 2007), der für eine nachfolgende Regeneration von Axonen unabdingbar ist. Die distale Degeneration von Axonen ist ein aktiver Prozess, der unter der Kontrolle von Calpainen und dem Ubiquitin-Proteasom-System steht (George et al. 1995, Castejon et al. 1999, Mack et al. 2001). Das Vorhandensein axonaler Überreste induziert die lokale Bildung von Zytokinen, die gewebe- und blutständige Makrophagen/Monozyten an die Verletzungsstelle und entlang des distalen Nervenendes anziehen. Diese sind daraufhin an der Phagozytose von Zell- und Myelinüberresten beteiligt (Perry et al. 1987). Die Rekrutierung ist abhängig von inflammatorischen Signalen, wie z. B. den Zytokinen MCP-1 (»monocyte chemoattractant protein-1«), MIP-1α (»macrophage inflammatory protein-1α«), Interleukin-1β (IL-1β) und dem Toll-like-Rezeptor 4 (TLR-4) (Shamash et al. 2002, Karanth et al. 2006, Boivin et al. 2007). Perineuralzellen umhüllen die neugebildeten Minifaszikel ausgesprosster Nervenfasern und können so an der Entwicklung eines Neuroms beteiligt sein (Dreesman 2007, Lietz et al. 2006). Ein Neurom stellt einen nicht gerichteten und erfolglosen regenerativen Versuch dar, bei dem Axone nicht das distale Nervenende erreichen.

Schwann-Zellen, die ihren Kontakt zu Axonen verloren haben, dedifferenzieren und ändern ihr Expressionsmuster von Proteinen. Anstelle von Proteinen, die mit der Myelinbildung und Aufrechterhaltung assoziiert sind, kommt es zur Expression von Proteinen, die im Zusammenhang mit der Säuberung von Axon- und Myelinüberresten stehen, sowie von Molekülen, welche die Regeneration von Axonen fördern. Diese Ereignisse werden von einer Proliferation (Bradley u. Asbury 1970) und Migration von Schwann-Zellen begleitet. Die Schwann-Zellen strecken Fortsätze aus, die der längsgerichteten Orientierung der Basallaminaröhren folgen, und formen so die Büngner-Bänder. Auf diese Weise bilden diese eine hoch orientierte Struktur im distalen Nervenstumpf, die das gerichtete Wachstum von Axonen zum Endorgan in der Peripherie fördert (Thompson u. Buettner 2004, 2006).

Vieles deutet darauf hin, dass durch die Durchtrennung eines Axons das Absterben des Neurons innerhalb eines kritischen Zeitfensters nach der Verletzung induziert wird. Dabei scheinen sich sensorische und motorische Neuronen in der Aktivierung dieses Prozesses zu unterscheiden. Es gibt außerdem Hinweise, dass eine frühzeitige Reparatur des Nervs den Verlust von Neuronen zumindest reduzieren kann (Ma et al. 2003). Die Effizienz der axonalen Regeneration ist signifikant abhängig vom Ausmaß des Neuronensterbens zum Zeitpunkt der Reparatur (Terenghi et al. 1998, West et al. 2007; McKay et al. 2002, Ma et al. 2001).

> ❯❯ Wenn keine erfolgreiche Regeneration bis zum distalen Nervenende stattfindet, treten Veränderungen im Endorgan auf, die mit der Zeit irreversibel werden (Terenghi 1999, Windebank u. McDonald 2005). Die motorischen Endplatten verschwinden, und der denervierte Muskel wird fibrotisch.

Ebenso hat eine verzögerte Regeneration von Axonen einen Einfluss auf Schwann-Zwellen im distalen Nervenende, die zunehmend die Fähigkeit verlieren, die verschiedenen Zelladhäsionsmoleküle, Wachstumsfaktoren und Moleküle der extrazellulären Matrix zu exprimieren, die nötig sind um eine funktionale Wiederherstellung zu unterstützen (Sulaiman u. Gordon 2000). Nach einer anhaltenden Denervierung des distalen Nervensegments reagieren Schwann-Zellen nicht mehr auf auswachsende Axone. In chronisch denervierten distalen Nervenenden regulieren Schwann-Zellen die Expression von c-erbB-Rezeptoren (Li et al. 1997) und GDNF (»glial cell-line derived neurotrophic factor«) herunter (Höke et al. 2002). Die Dedifferenzierung der Schwann-Zellen ist wahrscheinlich einer der Faktoren, die ein axonales Wachstum verhindern. Dieselben anhaltend nicht denervierten Schwann-Zellen scheinen jedoch ihre Fähigkeit zur Myelinisierung beizubehalten (Olawale et al. 2000).

1.3   Regeneration

Das Hauptanliegen für eine Gewebereparatur nach einer Verletzung im peripheren Nervensystem ist das Überleben von Neuronen, deren Axone durchtrennt wurden. Obwohl adulte Motoneuronen eine relativ gute Überlebensrate zeigen, wenn ihre Axone fern ab ihres Zellkörpers verletzt wurden (Goldberg u. Barres 2000), ist ihre Überlebensrate nach einer Verletzung, die nahe des Zellkörpers liegt (z. B. nach Abriss eines Spinalnervs durch Verletzung des Plexus brachialis), weniger beeindruckend. Nur 10–20 % der Motoneuronen überleben nach solch einer Verletzung (Novikov et al. 1997). Ebenso wurde berichtet, dass sensorische Neuronen nach einer Verletzung des peripheren Nervs häufig absterben (bis zu 40 % der sensorischen Neuronen unterliegen dem Zelltod). Es wurde jedoch auch berichtet, dass beide Typen von Neuronen durch einen frühen operativen Eingriff am verletzten Nerv vor dem Zelltod gerettet werden können (Ma et al. 2003).

Verletzungen des Axons bewirken die Weiterleitung von Signalen zum Zellkörper, die wenige Sekunden bis hin zu Tagen oder auch Wochen anhalten können (Yudin et al. 2008). Die daraus resultierende Antwort des Zellkörpers beinhaltet eine veränderte Genregulation von Wachstumsfaktorrezeptoren, Transmittern, Transkriptionsfaktoren (speziell c-Jun, c-Jun-terminale Kinase und aktivierender Transkriptionsfaktor 3) und Komponenten des Zytoskeletts (Dahlin et al. 2009). Solche Veränderungen verschieben den Schwerpunkt der Zellfunktion weg vom Informationsaustausch durch Transmitterfreisetzung zum axonalen Wachstum durch Expression von Proteinen, die mit der Regeneration verbunden sind (Dahlin et al. 2009, Goldberg u. Barres 2000, Makwana u. Raivich 2005, Richardson et al. 2009).

Durchtrennte Axone sprossen nach einer Verletzung aus und bilden dabei Wachstumskegel (Abercombie u. Jonson 1942, Witzel et al. 2005), die beim Eintritt in die Büngner-Bänder der Basallaminaröhren eine einfachere »geschoßartige« Morphologie annehmen und entlang der längsgerichteten Fortsätze der Schwann-Zellen und der inneren Seite der Basallamina wachsen (Ide et al. 1983). Die Basallamina, die sich aus einer Reihe von extrazellulären Matrixproteinen wie Laminin 2, Kollagen Typ IV, Nidogen, Fibronektin und Proteoglykanen zusammensetzt (Court et al. 2006), dient als orientierendes und leitendes Substrat für das längsorientierte und zielgerichtete Auswachsen von Schwann-Zell-Fortsätzen sowie der Regeneration von Axonen.

Die Schwann-Zellen selbst weisen eine Reihe von Zelladhäsionsmolekülen auf und produzieren eine Vielzahl von diffusionsfähigen Wachstumsfaktoren wie »nerve growth factor« (NGF), »brain derived neurotrophic factor« (BDNF), »glial cell derived neurotrphic factor« (GDNF), »vascular endothelial growth factor« (VEGF), »insulin-like growth factor« (IGF) und Pleiotrophin, die das erneute Wachstum von Axonen fördern (Heumann et al. 1987, Meyer et al. 1992, Siironen et al. 1996, Grothe et al. 1997, Wanner u. Wood 2002, Brushart 2011). Die molekulare Zusammensetzung des endoneuralen Bereichs besteht aus einer Reihe von Molekülen, die abstoßend auf das Wachstum von Axonen wirken. Nach einer Verletzung beinhaltet dies unter anderem SEMA3A, Tenascin C, Decorin und Versican (Tannemaat et al. 2007, Brushart 2011). Die axonabstoßende Umgebung des endoneuralen Be-

reichs unterstützt wahrscheinlich das Wachstum regenerierender Axonzweige innerhalb der Büngner-Bänder des distalen Nervenendes nach einer Transsektionsverletzung.

Die Regenerationsrate von Axonen beträgt 3–4 mm/Tag nach einer Quetschung (Axonotmesis) und 2–3 mm/Tag nach einer Naht der beiden Nervenenden infolge einer Transsektionsverletzung (Neurotmesis), wobei motorische und sensorische Axone eine ähnliche Regenerationsrate aufweisen (Fugleholm et al. 1994, Brushart et al. 2002, Moldovan et al. 2006).

Die regenerierenden Axone bilden Bündel innerhalb der Basallaminaröhren des distalen Nervenendes. Hierbei ist es möglich, dass Axone unterschiedlicher Subtypen von Neuronen in einzelne Basallaminaröhren hineinwachsen und in Richtung des Zielorgans regenerieren. Wenn ein Axon sein Zielorgan erreicht und erfolgreich reinnerviert, kann es im Durchmesser zunehmen und ein 1:1-Verhältnis mit einer umhüllenden Schwann-Zelle eingehen. Während dieser Phase bildet die umhüllende Schwann-Zelle ihre eigene Basallamina innerhalb der ursprünglichen Basallaminaröhren. Die überflüssige ursprüngliche Basallamina degeneriert daraufhin (Brushart 2011). Wenn das regenerierende Axon weiter reift und an Größe zunimmt, findet eine Signalübertragung über Neuregulin zwischen Axon und Schwann-Zelle statt. Es wurde jedoch auch davon berichtet, dass von Schwann-Zellen freigesetztes Neuregulin autokrin/parakrin wirken kann (Stassart et al. 2013). Die Dicke der Markscheide der remyelinisierten Internodien erreicht jedoch nicht das Ausmaß vor der Läsion.

Zweifelsfrei ist die Reparatur von Verletzungen des Neurotmesistyps die anspruchsvollste Herausforderung im Bereich der peripheren Nervenrekonstruktion. Bei Nervenverletzungen, die eine Lücke von wenigen Millimetern verursachen, ist eine spannungsfreie Koaptation der beiden Nervenenden die bevorzugte klinische Methode (Lee u. Wolfe 2000).

❯ **Eine Naht beider Nervenenden ist jedoch bei ausgedehnten Verletzungen, bei denen aufgrund der Defektstrecke eine zu große Lücke entstanden ist, mit der Erzeugung von Spannung verbunden. Dies würde die Regeneration von Axonen maßgeblich beeinträchtigen (Sunderland et al. 2004).**

In solchen Fällen werden Strategien benötigt, die Defektstrecke zwischen den beiden Nervenenden zu überbrücken, um eine Nervenregeneration zu ermöglichen. Aber auch, wenn regenerierende Axone nach einer Rekonstruktion durch Transplantatüberbrückung in der Lage sind, in das distale Nervenende zu wachsen, können andere Störfaktoren, wie z. B. unpassende Innervation des Zielorgans und polyneurale Innervation der motorischen Endplatten, zu einer reduzierten Effizienz der Reparatur führen (Guntinas-Lichius et al. 2005). Daher setzt die Entwicklung einer alternativen therapeutischen Strategie zur Reparatur von Nervenverletzungen ein fundamentales Verständnis der vielfältigen Mechanismen voraus, die an der erfolgreichen Regeneration von Axonen und einer passenden Reinnervation der Zielorgane beteiligt sind.

1.4 Prognose

Nach schweren Nervenläsionen mit Rekonstruktion stellt sich meist keine komplette Restitution ein. Dennoch ist häufig eine eindeutige Funktionsverbesserung erzielbar, die der Patient auch als solche empfindet. Wir gehen davon aus, dass in deutlich mehr als Zweidrittel der Fälle durch geeignete rekonstruktive Maßnahmen eine substanzielle funktionelle Verbesserung für den Patienten erreicht werden kann (Autorenmeinung, nicht evidenzbasiert). Spezifische Abwägungen für einzelne Nerven und Traumasituationen werden in den ▶ Kap. 4 und 5 aufgeführt. Im Rahmen dieser grundlagenorientierten Zusammenstellung möchten wir folgende Faktoren herausstellen, welche die Prognose entscheidend beeinflussen: die Zeitdauer zwischen Trauma und Rekonstruktion, die Vaskularisierung und das Gewebebett. Sie spielen für den Erfolg einer mikrochirurgischen Maßnahme eine wesentliche Rolle.

1.4.1 Zeit

Eine späte Nervenrekonstruktion wirkt sich ungünstig auf das funktionelle Resultat aus (Timing ▶ Abschn. 4.6). Ausgelöst werden die negativ wirkenden Faktoren durch eine anhaltende Denervierung. Ein Teil dieser Veränderungen setzt nicht sofort ein, sondern erst im späteren Verlauf. Zusammengefasst lassen sich folgende negativ wirkende Faktoren einer verschleppten Versorgung identifizieren.

Folgen einer verschleppten Rekonstruktion
- Zentrale Veränderungen
- Zunahme der Neurombildung
- Veränderungen der Zielorgane Muskel, Haut- und Propriorezeptoren
- Einfluss von anhaltendem Schmerz
- Axotomieeffekte
- Muskeleffekte (reinnervationshemmende Veränderungen des Perimysiums auch vor der fettigen Degeneration)

- Wechselnder Funktionszustand von Schwann-Zellen
- Auslösung des Neuronentods
- Einfluss auf trophische und tropische Faktoren

1.4.2 Revaskularisierung und Wundbett

Eine zeitgerechte Revaskularisierung wird als Grundvoraussetzungen für einen guten Regenerationsprozess angesehen (Penkert et al. 1988). Die Neovaskularisation aus dem Gewebebett heraus ist der entscheidende Faktor für die Revaskularisierung von Transplantaten (Prpa et al. 2002). Im Kaninchenmodell startet sie bereits am dritten Tag nach der Rekonstruktion. Vom vierten bis zum sechsten Tag tritt eine Hyperämie auf. Entbulierte Transplantate, die von der Versorgung durch das Wundbett abgeschirmt sind, wachsen nicht an, da die longitudinale Vaskularisation aus dem rekonstruierten Nerv selbst nicht ausreicht (Best et al. 1999).

Penkert und Kollegen konnten zeigen, dass sich eine suffiziente Revaskularisierung aus dem Transplantatbett ohne mikrochirurgische Gefäßanastomose einstellt, wenn die Transplantate dünn genug sind, dass sie durch das Kapillarbett frühzeitig erreicht werden können. Nicht per mikrochirurgischer Gefäßanastomose angeschlossene kaliberstarke Nerven hingegen eignen sich aus diesem Grund nicht als Interponate (N. suralis vs. N. peroneus). Sie gehen zugrunde, bevor die Neovaskularisation ihr Inneres erreicht. Die Transplantatlänge spielt keine Rolle, solange ein geeignetes Wundbett vorliegt (el-Barrany et al. 1999, Penkert et al. 1988). Der N. peroneus scheint hierbei aus anderen Gründen eine Ausnahme darzustellen.

Das Wundbett ist für das Rekonstruktionsergebnis somit von sehr großer Bedeutung. Nur ein geeignetes Wundbett ermöglicht eine suffiziente Revaskularisierung des transplantierten Nervenanteils. Fettgewebe und Synovia unterstützen die Neovaskularisation und auch das Gleiten des rekonstruierten Nervs. Vernarbter und ischämischer Muskel, Narbenplatten und ungeschützter Knochen sind denkbar schlechte Transplantatbetten. Deswegen wird, wenn möglich, Fettgewebe geschont und ungünstiger Wundgrund durch gestielte Fettlappen verbessert.

1.4.3 Zentrale Reorganisation

Der Einfluss der zentralen Plastizität auf die Regeneration nach Nervenverletzungen und Rekonstruktionen gerät zunehmend in den wissenschaftlichen Fokus. An Primatenmodellen konnte nachgewiesen werden, dass eine

Durchtrennung des N. medianus zu einer sofortigen Veränderung (»black hole«) im ehemaligen somatosensiblen Repräsentationsgebiet führt (Merzenich et al. 1983). Die Arbeitsgruppe um G. Lundborg beschäftigt sich intensiv mit der Frage der zentralen Reorganisation nach peripheren Nervenverletzungen (Lundborg 2003, Lundborg u. Rosen 2007). Mithilfe der funktionellen Kernspintomographie lassen sich bereits binnen Wochenfrist Veränderungen der Durchblutungssituation im präzentralen Motorkortex und postzentralen somatosensorischen Kortex nachweisen. Nach 2–3 Wochen ist eine Reorganisation erkennbar. Die zentralen Veränderungen, die sich nach einer Nervendurchtrennung einstellen, unterscheiden sich von denjenigen, die nach einer Quetschungsverletzung mit erhaltener Regenerationsfähigkeit erzeugt werden (Lundborg 2000).

Durch gezielte Blockierung der sensiblen Afferenz (Hautanaästhesie mit anästhesiologischer Salbe) lässt sich offenbar eine zentrale Veränderung im Sinne einer letztlich verbesserten Sensibilität durch eine Senkung der Wahrnehmungsschwelle nachweisen (Ageberg et al. 2009, Björkman et al. 2009, Rosén et al. 2009). Diese und weitere Erkenntnisse führten zum neuen Konzept der »sensory reeducation«, die sich videotaktiler und audiotaktiler Hilfsmaßnahmen bedient, um den Umlernprozess gezielt zu fördern und damit das Behandlungsergebnis zu verbessern (Nachbehandlung ▶ Kap. 9).

Literatur

Abercombie M, Jonson M (1942) The outwandering of cells in tissue cultures of nerves undergoing Wallerian degeneration. J Exp Biol 19: 266–283

Ageberg E, Björkman A, Rosén B, Lundborg G, Roos EM (2009) Principles of brain plasticity in improving sensorimotor function of the knee and leg in healthy subjects: a double-blind randomized exploratory trial. BMC Musculoskeletal Disorders 10: 99. doi:10.1186/1471-2474-10-99

Best TJ, Mackinnon SE (1994) Peripheral nerve revascularisation: a current literature review. J Reconstr Microsurg 10: 193–204

Best TJ, Mackinnon SE, Evans PJ, Hunter D, Midha R (1999) Peripheral nerve revascularization: histomorphometric study of small- and large-caliber grafts. J Reconstr Microsurg 15 (3): 183–190. doi:10.1055/s-2007-1000090

Björkman A, Weibull A, Rosén B, Svensson J, Lundborg G (2009) Rapid cortical reorganisation and improved sensitivity of the hand following cutaneous anaesthesia of the forearm. Eur J Neurosci 29 (4): 837–844. doi:10.1111/j.1460-9568.2009.06629.x

Boivin A, Pineau I, Barrette B, Filali M, Vallières N, Rivest S, Lacroix S (2007) Toll-like receptor signaling is critical for Wallerian degeneration and functional recovery after peripheral nerve injury. J Neurosci 27 (46): 12565–12576

Bradley WG, Asbury AK (1970) Duration of synthesis phase in neuilemma cells in mouse sciatic nerve during degeneration. Exp Neurol 26 (2): 275–282

Brenner MJ, Dvali L, Hunter DA, Myckatyn TM, Mackinnon SE (2007) Motor neuron regeneration through end-to-side repairs is a function of donor nerve axotomy. Plastic Reconstr Surg 120 (1): 215–223. doi:10.1097/01.prs.0000264094.06272.67

Brushart TM, Hoffman PN, Royall RM, Murinson BB, Witzel C, Gordon T (2002) Electrical stimulation promotes motoneuron regeneration without increasing its speed or conditioning the neuron. J Neurosci 22 (15): 6631–6638

Brushart TM (2011) Nerve Repair. Oxford University Press

Bunge MB, Williams AK, Wood PM (1982) Neuron-Schwann cell interaction in basal lamina formation. Dev Biol 92 (2): 449–660

Castejon MS, Culver DG, Glass JD (1999) Generation of spectrin breakdown products in peripheral nerves by addition of M-calpain. Muscle Nerve 22:905–909

Chiu SY (1993) Channel function in mammalian axons and support cells. In: Dyck PJ, Thomas PK (eds.) Peripheral Neuropathy, Vol. 3. Philadelphia: Saunders, pp. 94–108

Clark MB, Bunge MB. (1989) Cultured Schwann cells assemble normal-appearing basal lamina only when they ensheathe axons. Dev Biol 133 (2): 393–404

Clarke E, Bearn JG (1972) The spiral bands of Fontana. Brain 95: 1–20

Court FA, Wrabetz L, Feltri ML (2006) Basal lamina: Schwann cells wrap to the rhythm of space-time. Curr Opin Neurobiol 16: 501–507

Dahlin L, Johansson F, Lindwall C, Kanje M (2009) Chapter 28: Future perspective in peripheral nerve reconstruction. Int Rev Neurobiol 87: 507–530

de Waegh SM, Lee VM, Brady ST (1992) Local modulation of neurofilament phosphorylation, axonal caliber, and slow axonal transport by myelinating Schwann cells. Cell 68: 451–463

Dreesmann L (2007) Zelluläre Mechanismen beim Neuro Tissue Engineering. Dissertation zur Erlangung des Doktorgrades der Naturwissenschaften, Fakultät für Naturwissenschaften Universität Hohenheim, Institut für Zoologie

el-Barrany WG, Marei AG, Vallée B (1999) Anatomic basis of vascularised nerve grafts: the blood supply of peripheral nerves. Surg Radiol Anatomy 21 (2): 95–102. doi:10.1007/s00276-999-0095-9

Fugleholm K, Schmalbruch H, Krarup C (1994) Early peripheral nerve regeneration after crushing, sectioning, and freeze studied by implanted electrodes in the cat. J Neurosci 14: 2659–2673

George EB, Glass JD, Griffin JW (1995) Axotomy-induced axonal degeneration is mediated by calcium influx through ion-specific channels. J Neurosci 15: 6445–6452

Goldberg JL, Barres (2000) The relationship between neuronalö survival and regeneration. Annu Rev Neurosci 23: 579–612

Griffin JW, George R, Ho T (1993) Macrophage systems in peripheral nerves. A review. J Neuropathol Exp Neurol 52: 553–560

Grothe C, Meisinger C, Hertenstein A, Kurz H, Wewetzer K (1997) Expression of fibroblast growth factor-2 and fibroblast growth factor receptor 1 messenger RNAs in spinal ganglia and sciatic nerve: regulation after peripheral nerve lesion. Neuroscience 76: 123–135

Guntinas-Lichius O, Angelov DN, Morellini F, Lenzen M, Skouras E, Schachner M, Irintchev A (2005) Opposite impacts of tenascin-C and tenascin-R deficiency in mice on the functional outcome of facial nerve repair. Eur J Neurosci 22: 2171–2179

Haninec P (1986) Undulating course of nerve fibres and bands of Fontana in peripheral nerves of the rat. Anatomy and Embryology 174 (3): 407–411

Heumann R, Lindholm D, Bandtlow C, Meyer M, Radeke MJ, Misko TP, Shooter E, Thoenen H (1987) Differential regulation of mRNA encoding nerve growth factor and its receptor in rat sciatic nerve during development, degeneration, and regeneration: role of macrophages. Proc Natl Acad Sci USA 84 : 8735–8739

Höke A, Gordon T, Zochodne DW, Sulaiman OA (2002) A decline in glial cell-line-derived neurotrophic factor expression is associated with impaired regeneration after long-term Schwann cell denervation. Exp Neurol 173: 77–85

Ide C, Tohyama K, Yokota R, Nitatori T, Onodera S (1983) Schwann cell basal lamina and nerve regeneration. Brain Res 288: 61–75

Jessen KR, Mirsky R (2005) The origin and development of glial cells in peripheral nerves. Nat Rev Neurosci 6: 671–682

Karanth S, Yang G, Yeh J, Richardson PM (2006) Nature of signals that initiate the immune response during Wallerian degeneration of peripheral nerves. Exp Neurol 202: 161–166

Kozu H, Tamura E, Parry GJ (1992) Endoneurial blood supply to peripheral nerves is not uniform. J Neurol Sci 111: 204–208

Lee SK, Wolfe SW (2000) Peripheral nerve injury and repair. J Am Acad Orthop Surg 8: 243–252

Li H, Terenghi G, Hall SM (1997) Effects of delayed re-innervation on the expression of c-erbB receptors by chronically denervated rat Schwann cells in vivo. Glia 20: 333–347

Lietz M, Dreesmann L, Hoss M et al. (2006) Neuro tissue engineering of glial nerve guides and the impact of different cell types. Biomaterials 27: 1425–1436

Lundborg G (1988) Vascular systems. Nerve Injury and Repair. London: Churchill Livingstone, pp. 42–46

Lundborg G (2000) Brain plasticity and hand surgery: an overview. J Hand Surg Br 25: 242–252

Lundborg G (2003) Richard P. Bunge memorial lecture. Nerve injury and repair – a challenge to the plastic brain. Journal of the Peripheral Nervous System : J Peripher Nerv Syst 8: 209–226

Lundborg G, Rosen B (2007) Hand function after nerve repair. Acta Physiologica (Oxford, England) 189 (2): 207–217. doi:10.1111/j.1748-1716.2006.01653.x

Lundborg G, Rydevik B (1973) Effects of stretching the tibial nerve of the rabbit. A preliminary study of the intraneural circulation and the barrier function of the perineurium. J Bone Joint Surg (Brit.) 55 (2): 390–401

Ma J, Novikov LN, Wiberg M, Kellerth JO (2001) Delayed loss of spinal motoneurons after peripheral nerve injury in adult rats: a quantitative morphological study. Exp Brain Res 139: 216–223

Ma J, Novikov LN, Kellerth JO, Wiberg M (2003) Early nerve repair after injury to the postganglionic plexus: an experimental study of sensory and motor neuronal survival in adult rats. Scand J Plast Reconstr Surg Hand Surg 37: 1–9

Mack TG, Reiner M, Beirowski B, Mi W, Emanuelli M, Wagner D, Thomson D, Gillingwater T, Court F, Conforti L, Fernando F, Tarlton A, Andressen C, Addicks K, Magni G, Ribchester RR, Perry VH, Coleman MP (2001) Wallerian degeneration of injured axons and synapses is delayed by a Ube4b/Nmnat chimeric gene. Nat Neurosci 4: 1199–1206

Makwana M, Raivich G (2005) Molecular mechanisms in successful peripheral regeneration. FEBS J 272: 2628–2638

McKay Hart A, Brannstrom T, Wiberg M, Terenghi G (2002) Primary sensory neurons and satellite cells after peripheral axotomy in the adult rat: timecourse of cell death and elimination. Exp Brain Res 142: 308–318

Merzenich MM, Kaas JH, Wall J, Nelson RJ, Sur M, Felleman D (1983) Topographic reorganization of somatosensory cortical areas 3b and 1 in adult monkeys following restricted deafferentation. Neuroscience 8 (1): 33–55

Meyer M, Matsuoka I, Wetmore C, Olson L, Thoenen H (1992) Enhanced synthesis of brain-derived neurotrophic factor in the lesioned peripheral nerve: different mechanisms are responsible for the regulation of BDNF and NGF mRNA. J Cell Biol 119: 45–54

Michailov GV, Sereda MW, Brinkmann BG, Fischer TM, Haug B et al. (2004) Axonal neuregulin-1 regulates myelin sheath thickness. Science 304: 700–703

Midha R (2008) Mechanisms and Pathology of Injury. In: Kim DH, Midha R, Murovic JA (eds.) Kline & Hudson's Nerve Injuries: Operative Results for Major Nerve Injuries, Entrapments, and Tumors, 2nd ed. Philadelphia: Saunders

Millesi H, Rath T, Reihsner R, Zoch G (1993) Microsurgical neurolysis: its anatomical and physiological basis and its classification. Microsurgery 14 (7): 430–439

Millesi H, Zoch G, Rath T (1990) The gliding apparatus of peripheral nerve and its clinical significance. Annales De Chirurgie De La Main Et Du Membre Supérieur 9 (2): 87–97

Moldovan M, Sørensen J, Krarup C (2006) Comparison of the fastest regenerating motor and sensory myelinated axons in the same peripheral nerve. Brain 129: 2471–2483

Noble J, Munro CA, Prasad VS, Midha R (1998) Analysis of upper and lower extremity peripheral nerve injuries in a population of patients with multiple injuries. J Trauma 45: 116–122

Novikov L, Novikova L, Kellerth JO (1997) Brain-derived neurotrophic factor promotes axonal regeneration and long-term survival of adult rat spinal motoneurons in vivo. Neuroscience 79: 765–774

Olawale AR, Sulaiman AR, Gordon T (2000) Effects of short- and long-term Schwann cell denervation on peripheral nerve regeneration, myelination and size. Glia 32: 234–246

Pannucci C, Myckatyn TM, Mackinnon SE, Hayashi A (2007) End-to-side nerve repair: review of the literature. Restor Neurol Neurosci 25 (1): 45–63

Penkert G, Bini W, Samii M (1988) Revascularization of nerve grafts: an experimental study. J Reconstructive Microsurg 4 (4): 319–325. doi:10.1055/s-2007-1006938

Perry VH, Brown MC, Gordon S (1987) The macrophage response to central and peripheral nerve injury. A possible role for macrophages in regeneration. J Exp Med 165: 1218–1223

Prpa B, Huddleston PM, An K-N, Wood MB (2002) Revascularization of nerve grafts: a qualitative and quantitative study of the soft-tissue bed contributions to blood flow in canine nerve grafts. J Hand Surg 27 (6): 1041–1047. doi:10.1053/jhsu.2002.36996

Richter HP (1982) Impairment of motor recovery after late nerve suture: experimental study in the rabbit. Part 1: functional and electromyographic findings. Neurosurgery 10 (1): 70–74

Richter HP, Kettelsen UP (1982) Impairment of motor recovery after late nerve suture: experimental study in the rabbit. Part 2: morphological findings. Neurosurgery 10 (1): 75–85

Richardson PM, Miao T, Wu D, Zhang Y, Yeh J, Bo X (2009) Responses of the nerve cell body to axotomy. Neurosurgery 65: A74–79

Rosén B, Björkman A, Weibull A, Svensson J, Lundborg G (2009) Improved sensibility of the foot after temporary cutaneous anesthesia of the lower leg. Neuroreport 20 (1): 37–41. doi:10.1097/WNR.0b013e32831b4486

Sahin C, Karagoz H, Yuksel F, Kulahci Y, Akakin D, Dagbasi N et al. (2012) The effect of perineurotomy on nerve regeneration in diabetic rats. Plastic Reconstr Surg 130 (5): 651e–661e. doi:10.1097/PRS.0b013e318267d3bd

Saxena S, Caroni P (2007) Mechanisms of axon degeneration: from development to disease. Prog Neurobiol 83: 174–191

Scherer SS, Arroyo EJ (2002) Recent progress on the molecular organization of myelinated axons. J Peripher Nerv Syst 7 (1):1–12

Shamash S, Reichert F, Rotshenker S (2002) The cytokine network of Wallerian degeneration: tumor necrosis factor-alpha, interleukin-1alpha, and interleukin-1beta. J Neurosci 22: 3052–3060

Shanthaveerappa TR, Bourne GH (1966) Perineural epithelium: a new concept of its role in the integrity of the peripheral nervous system. Science 154 (3755): 1464–1467

Shevtsov V, Popkov A, Popkov D, Prévot J (2001) Reduction of the period of treatment for leg lengthening. Technique and advantages. Revue De Chirurgie Orthopédique Et Réparatrice De L'appareil Moteur 87 (3): 248–256

Siironen J, Vuorio E, Sandberg M, Röyttä M (1996) Expression of type I and III collagen and laminin beta1 after rat sciatic nerve crush injury. J Peripher Nerv Syst 1: 209–221

Stassart RM, Fledrich R, Velanac V, Brinkmann BG, Schwab MH, Meijer D, Sereda MW, Nave KA (2013) A role for Schwann cell-derived neuregulin-1 in remyelination. Nat Neurosci 16: 48–54

Stoll G, Jander S, Myers RR (2002) Degeneration and regeneration of the peripheral nervous system: from Augustus Waller's observations to neuroinflammation. J Peripher Nerv Syst 7: 13–27

Sugimoto Y, Takayama S, Horiuchi Y, Toyama Y (2002) An experimental study on the perineurial window. J Peripher Nerv Syst 7 (2): 104–111

Sulaiman OA, Gordon T (2000) Effects of short- and long-term Schwann cell denervation on peripheral nerve regeneration, myelination, and size. Glia 32: 234–246

Sunderland S (1951) A classification of peripheral nerve injuries producing loss of function. Brain Res 74: 491–516

Sunderland S (1978) Nerve and Nerve Injuries, 2nd ed. Edinburgh: Churchill Livingstone, pp. 31–60

Sunderland S (1991) Nerve Injuries and Their Repair: A Critical Appraisal. New York: Churchill Livingstone

Sunderland IR, Brenner MJ, Singham J, Rickman SR, Hunter DA, Mackinnon SE (2004) Effect of tension on nerve regeneration in rat sciatic nerve transection model. Ann Plast Surg 53: 382–387

Tannemaat MR, Korecka J, Ehlert EM, Mason MR, van Duinen SG, Boer GJ, Malessy MJ, Verhaagen J (2007) Human neuroma contains increased levels of semaphorin 3A, which surrounds nerve fibers and reduces neurite extension in vitro. Neurosci 27: 14260–14264

Terenghi G, Calder JS, Birch R, Hall SM (1998) A morphological study of Schwann cells and axonal regeneration in chronically transected human peripheral nerves. J Hand Surg Br 23: 583–587

Terenghi G (1999) Peripheral nerve regeneration and neurotrophic factors. J Anat 194: 1–14

Thompson DM, Buettner HM (2004) Oriented Schwann cell monolayers for directed neurite outgrowth. Ann Biomed Eng 32: 1120–1130

Thompson DM, Buettner HM (2006) Neurite outgrowth is directed by schwann cell alignment in the absence of other guidance cues. Ann Biomed Eng 34: 161–168

Tillett RL, Afoke A, Hall SM, Brown RA, Phillips JB (2004) Investigating mechanical behaviour at a core-sheath interface in peripheral nerve. Journal of the Peripheral Nervous System : J Peripher Nerv Syst 9 (4): 255–262. doi:10.1111/j.1085-9489.2004.09411.x

Ushiki T, Ide C (1990) Three-dimensional organization of the collagen fibrils in the rat sciatic nerve as revealed by transmission- and scanning electron microscopy. Cell Tissue Res 260: 175–184

Wall PD (1979) Three phases of evil: the relation of injury to pain. Ciba Found Symp 69: 293–304

Waller A (1850) Experiments on the section of the glossopharyngeal and hypoglossal nerves of the frog, and observations of the alterations produced thereby in the structure of the primitive fibres. Philos Trans R Soc Lond 140: 423–429

Wanner IB, Wood PM (2002) N-cadherin mediates axon-aligned process growth and cell-cell interaction in rat Schwann cells. J Neurosci 22: 4066–4079

West CA, Davies KA, Hart AM et al. (2007) Volumetric magnetic resonance imaging of dorsal root ganglia for the objective quantitative assessment of neuron death after peripheral nerve injury. Exp Neurol 203: 22–33

Wilgis EF, Murphy R (1986) The significance of longitudinal excursion in peripheral nerves. Hand Clinics 2 (4): 761–766

Windebank A, McDonald E (2005) Neurotrophic factors in the peripheral nervous system. In: Dyck P, Thomas P (eds.) Peripheral Neuropathy, 4th ed. Philadelphia: Saunders, pp. 377–386

Witzel C, Rohde C, Brushart TM (2005) Pathway sampling by regenerating peripheral axons. J Comp Neurol 485: 183–190

Yudin D, Hanz S, Yoo S, Iavnilovitch E, Willis D, Gradus T, Vuppalanchi D, Segal-Ruder Y, Ben-Yaakov K, Hieda M, Yoneda Y, Twiss JL, Fainzilber M (2008) Localized regulation of axonal RanGTPase controls retrograde injury signaling in peripheral nerve. Neuron 59: 241–252

Diagnoseverfahren

Ralph W. König, Thomas Kretschmer, Maria Teresa Pedro, Christian Bischoff, Wilhelm Schulte-Mattler, Heinrich Kele, Philipp Bäumer, Martin Bendszus, Mirko Pham

Anamnese und klinische Untersuchung stehen am Anfang der Diagnostik von Nervenläsionen. Sie werden ergänzt durch die elektrophysiologischen Methoden wie Neurographie und Elektromyographie. Sie sind die Methoden der Wahl, um Aussagen zur Pathophysiologie, zu Schweregrad, Lokalisation, Verlauf und Prognose der Läsion treffen zu können. Als bildgebende Verfahren ermöglichen die Sonographie und die Magnetresonanztomographie eine präzise Darstellung der meisten peripheren Nerven und deren Erkrankungen. Auch intraoperativ spielt die Elektrophysiologie in der Chirurgie traumatischer Nervenläsionen und bei der Entfernung von Nervenscheidentumoren eine wichtige Rolle. Der intraoperative Hochfrequenzultraschall an freigelegten Nervensegmenten erlaubt durch seine brillante Auflösung im Submillimeterbereich inzwischen eine gewebedifferenzierende Untersuchung. So können traumabedingte peri- oder intraneurale Veränderungen dargestellt und damit der Schweregrad einer Nervenverletzung eingeschätzt werden.

2.1   Präoperative klinische Diagnostik

2.1.1   Anamnese

Ralph W. König, Thomas Kretschmer, Maria Teresa Pedro

Die sorgfältige Erhebung der Krankengeschichte markiert in der Regel die erste Begegnung mit dem Patienten. Dieser Erstkontakt bietet die große Chance, die Probleme und Beschwerden des Patienten unvoreingenommen erfassen zu können. Häufig können die Patienten den Hergang der Krankengeschichte sehr präzise schildern und Zusammenhänge, die aus Befundberichten oder Arztbriefen nie hervorgehen würden, aus ihrer »subjektiven« Sicht darlegen. Diese Informationen sind wichtig und dienen als Grundraster, um alle folgenden »objektiven« Befundberichte (Operationsberichte, Arztbriefe etc.) einordnen zu können. Eine gute Anamnese ist der Schlüssel für das Verständnis und die Behandlung aller nervenchirurgischen Krankheitsbilder, ob Trauma, Tumor oder Kompression (◘ Tab. 2.1). Sie gibt entscheidende Hinweise für die darauf folgende fokussierte klinische Untersuchung und begründet die Fragestellungen für die weiterführende apparative Diagnostik.

Trauma

Die Traumaanamnese hat das Ziel, nähere Umstände einer Nervenverletzung, z. B. Zeitpunkt und Mechanismus (Hochgeschwindigkeitstrauma, geschlossene oder offene Verletzung etc.), und mögliche Begleitverletzungen zu erfassen. Die Angaben des Patienten, sofern dieser sich an die Ereignisse erinnert, sind häufig wegweisend, insbesondere bei iatrogenen Nervenläsionen. Darüber hin-

aus sind Fremdbefunde (Entlassungsbriefe, Bericht des Durchgangsarztes, OP-Berichte) überaus hilfreich.

Die Erstversorgung von Begleitverletzungen nimmt häufig Einfluss auf die Behandlung und Prognose einer Nervenverletzung, z. B. osteosynthetisch versorgte Frakturen, Gefäßverletzungen (z. B. mit Versorgung durch Veneninterponat), plastische Eingriffe zur Rekonstruktion von Weichteildefekten, Sehnen- oder Muskelverletzungen, das Auftreten eines Kompartmentsyndroms, chronische Wundfisteln auf dem Boden einer Osteomyelitis (evtl. mit multiresistenten Erregern), um die Wichtigsten zu nennen. Eine sorgfältig erhobene Anamnese und Untersuchung hilft, potenzielle Schwierigkeiten einer Operation zu antizipieren (z. B. Lagerungsprobleme bei ausgeprägten Kontrakturen).

Die Anamnese kann insbesondere im Kontext einer geschlossenen Nervenverletzung durch genaue Rekonstruktion des zeitlichen Verlaufs neurologischer Symptome (z. B. Erholungstendenz? Auftreten von Schmerzen?) entscheidende Hinweise für das Vorliegen einer schweren Nervenverletzung sammeln.

Nicht jede Nervenverletzung muss mit Schmerzen einhergehen, diese sind allerdings meist ein wichtiger Hinweis auf eine schwere Nervenläsion. So treten starke Brennschmerzen typischerweise nach intraduralen Nervenwurzelausrissen bei Plexusläsionen oder aber unmittelbar nach intraneuralen Injektionen auf. Andererseits können Schmerzen, die mit einiger Verzögerung beginnen und in ihrer Intensität zunehmen, auf eine fortschreitende Nervenschädigung hindeuten. Im Kontext einer traumatischen Nervenläsionen ist es zudem unumgänglich, die soziale und berufliche Situation des Betroffenen zu erfassen (Berufsunfähigkeitsversicherung).

Tumor

Ein zentraler Aspekt der Anamnese peripherer Nervenscheidentumoren ist zunächst die Frage, ob es sich um einen Tumor bzw. Tumoren im Kontext einer Neurofibromatose oder – sehr viel häufiger – um einen sporadischen Nervenscheidentumor handelt.

Tumoren werden häufig zufällig entdeckt, die Patienten bemerken eine Schwellung oder Parästhesien bei Berührung. Auch wenn die Patienten häufig nicht sagen können, wie lange sie den Tumor bereits haben, so können sie doch recht gut abschätzen, wie das Größenwachstum des Tumors ist, seitdem dieser entdeckt wurde.

❯ Rasches Größenwachstum, neuropathische Schmerzen und neurologische Ausfälle müssen immer als Warnhinweise für das Vorliegen eines malignen peripheren Nervenscheidentumors (MPNST) oder eines sekundär infiltrierenden malignen Tumors (z. B. Pancoast-Tumor mit Infiltration des unteren Plexus brachialis) gedeutet werden.

◻ Tab. 2.1 Anamnese

Anamnese	Trauma	Tumor	Kompression
Familienanamnese	–	NF 1	HNPP
Sozial- und Arbeitsanamnese	Berufsunfähigkeit Gutachten	–	Prädisponierende repetitive manuelle Tätigkeit
Spezifische Krankheitsanamnese	Unfallzeitpunkt Unfallhergang Berufsgenossenschaft? Private Unfallversicherung? Beschreibung des Ausfallsmusters unmittelbar nach dem Unfall (Arztbriefe, Befunde) Subjektive Beschreibung des Verlaufs (Besserung?)	Zufallsbefund? Schwellung seit wann? Subjektive Größenzunahme? Subjektive neurologische Ausfälle?	–
Medizinische Anamnese	Voroperationen (OP-Berichte) Vorbefunde, EMG etc. Polyneuropathie? Osteosynthesematerial (Entfernung? Wann?)	Voroperationen (OP-Berichte) Multiple Voreingriffe bei NF	Voroperationen Konservative Therapie Rheuma? Schwangerschaft? Diabetes mellitus?
Schmerzanamnese	Schmerzen (ja/nein) Neuropathische Schmerzen? Neuromschmerzen? Allodynie? Schmerzmedikation Stehen die Schmerzen in Zusammenhang mit operativen Maßnahmen?	Schmerzen (ja/nein) Progrediente Schmerzen (Hinweis auf MPNST)?	Schmerzen (ja/nein) Neuropathische Schmerzen?

EMG Elektromyogramm, *HNPP* hereditäre Neuropathie mit Neigung zu Druckläsionen, *MPNST* maligner peripherer Nervenscheidentumor, *NF 1* Neurofibromatose Typ 1

Im Rahmen einer Neurofibromatose liegt ein wichtiger Aspekt der Anamnese darin, Zeichen einer sekundären Malignisierung wie rasche Größenzunahme oder einsetzende Schmerzen von in der Regel langjährig vorbestehenden Tumoren (z. B. plexiforme Neurofibrome) zu erkennen. Die Tumoranamnese sollte immer eine onkologische Basisanamnese (Erfassung sonstiger Allgemeinsymptome, Gewichtsverlust, Nachtschweiß etc.) einschließen.

Kompression

Die Schilderung typischer Beschwerden und ihrer Auslöser ist nach wie vor Grundlage der Diagnose einer Kompressionsneuropathie. Gerade im Frühstadium der Erkrankung können stark beeinträchtigende subjektive Beschwerden (z. B. ausgeprägte nächtliche Parästhesien) trotz normwertiger oder nur dezent veränderter elektrophysiologischer Befunde eine Operation rechtfertigen. Zusätzlich sollte die Anamnese möglichst alle Hinweise auf ein sekundäres Kompressionssyndrom (z. B. Ellenbogentrauma, rheumatoide Arthritis etc.) erfassen, da diese die Behandlungsstrategie beeinflussen können (z. B. Synovialektomie bei Karpaltunnelsyndrom auf dem Boden einer rheumatoiden Arthritis, Volarverlagerung des N. ulnaris bei knöchern deformiertem Sulkus nach Fraktur).

2.1.2　Klinische Untersuchung

Ralph W. König, Thomas Kretschmer, Maria Teresa Pedro

Durch Berücksichtigung der topographischen Anatomie ermöglicht die Untersuchung in der Regel die Eingrenzung der Läsionshöhe. Ein systematisches Vorgehen mit den klassischen Untersuchungstechniken der Inspektion und Palpation, ergänzt durch die Prüfung der passiven Gelenkbeweglichkeit und die anatomisch orientierte Untersuchung von Motorik und Sensibilität, hat sich in der Praxis sehr bewährt. Insbesondere um einen Anhalt über das vorliegende, individuell unterschiedliche Kraftniveau zu erhalten, ist die seitenvergleichende Untersuchung zwischen betroffener und gegenüberliegender Extremität ein wichtiges Prinzip der körperlichen Untersuchung.

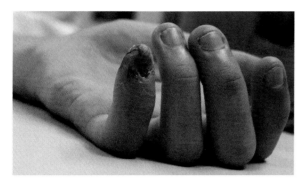

◨ Abb. 2.1 Verlust des Fingernagels am Digitus V, trophische Hautstörung und akzidentelle Verletzungsfolgen der Fingerkuppe bei Anästhesie im Versorgungsgebiet des N. ulnaris rechts nach Messerstichverletzung am proximalen medialen Oberarm

Inspektion

Die Inspektion erfasst beispielsweise trophische Hautveränderungen (◨ Abb. 2.1), Atrophien, Gelenkdeformitäten oder Kontrakturen, aber auch gestaute Hautvenen bei Tumoren oder einer gemischten neurovaskulären Kompressionssymptomatik beim Thoracic-outlet-Syndrom. Ein wichtiger Aspekt der Inspektion ist die Erfassung von Narben (frühere Operationsnarben, Meshgrafts etc.). Beispielsweise kann bei persistierenden Beschwerden nach der Operation eines Kompressionssyndroms bereits die gewählte Schnittführung (Operationsnarbe) auf eine unzureichende Dekompression oder ein Nervenkinking nach Volarverlagerung des N. ulnaris hinweisen (◨ Abb. 2.2).

Palpation

Das Betasten der Haut lässt vegetative und trophische Störungen erkennen: Fühlt sich die Haut trocken oder feucht, kalt oder warm, schuppig verhärtet oder weich an? Darüber hinaus kann die Palpation insbesondere im Kontext einer traumatischen Nervenläsion auf eine Weichteilschädigung hinweisen. Verhärtete, fibrotisch veränderte und verkürzte Weichteilkompartimente werden insbesondere beim Palpieren während der Durchführung einer entsprechenden Bewegung offensichtlich.

Bei exponierter, oberflächlicher Lage eines Nervs oder Tumors können diese in der Regel direkt palpiert werden. Beispielsweise lässt sich eine Luxation oder Subluxation des N. ulnaris in den meisten Fällen durch direktes Ertasten des Nervs im Sulkus unter Flexion und Extension des Ellenbogens nachweisen. Gewöhnliche Nervenscheidentumoren (Schwannome und Neurofibrome) sind in Verlaufsrichtung des betroffenen Nervs in der Regel kaum, quer zu diesem aber gut verschieblich und häufig als ovaläre Schwellung zu tasten.

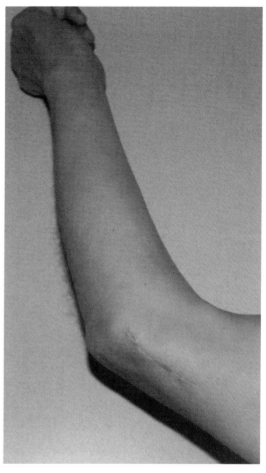

◨ Abb. 2.2 Ungewöhnlich proximale Schnittführung nach subkutaner Volarverlagerung des N. ulnaris rechts bei einem Patienten mit verstärkter postoperativer Beschwerdesymptomatik

Prüfung der passiven Gelenkbeweglichkeit

Die Prüfung der passiven Gelenkbeweglichkeit ist essenziell. Dies sowohl aus prognostisch funktionellen, praktischen als auch gutachterlichen Gesichtspunkten.

> ❯ Die Reinnervation eines Muskels nach einem rekonstruktiven nervenchirurgischen Eingriff kann funktionell nur soweit wirksam werden, wie die passive Beweglichkeit des betroffenen Gelenks es zulässt.

Bei Verletzungen des Plexus brachialis, insbesondere geburtstraumatischen Plexusläsionen (»obstetric brachial *plexus* palsy« OBPP), nimmt beispielsweise die Funktion des Schultergelenks (Subluxation oder Luxation, Innenrotationskontraktur) eine prognostisch zentrale Rolle ein. Ausgeprägte Kontrakturen des Schultergelenks oder

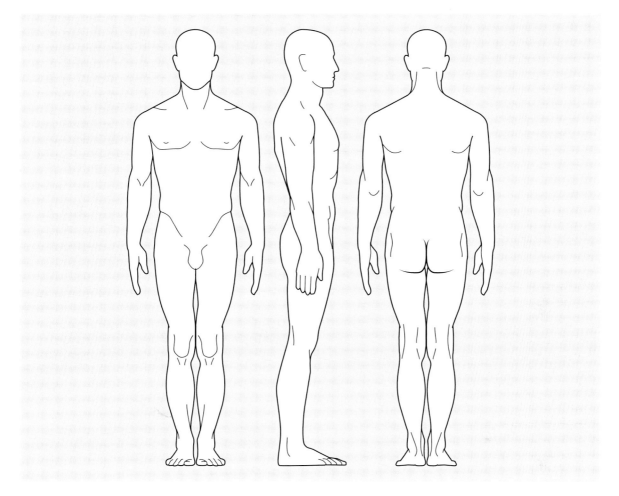

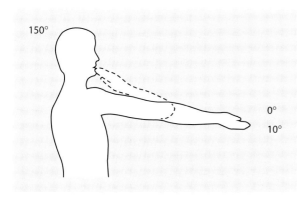

Ellenbogens können allerdings auch aus praktischen chirurgischen Gesichtspunkten relevant werden, da die gewohnte Lagerung einer Extremität zur Operation unter Umständen erschwert, zum Teil fast unmöglich werden kann.

Nahezu jedes Gutachten im Rahmen einer Extremitäten- bzw. Nervenverletzung schließt die standardisierte Beschreibung des Bewegungsausmaßes an den Gelenken – aktiv und passiv – ein. Als standardisierter Dokumentations- und Bewertungsindex für die Beweglichkeit von Gelenken hat sich die Neutral-Null-Methode (NNM, ■ Abb. 2.3, ■ Abb. 2.4, ■ Abb. 2.5) bewährt. Dabei wird die Bewegungsfreiheit als die maximale Auslenkung des Gelenks aus der Neutralposition in Winkelgraden angegeben. Der Patient befindet sich in Neutral-Null-Position, indem er aufrecht stehend die Arme entspannt nach unten hängen lässt, die Füße stehen parallel.

Motorische Prüfung

Die motorische Prüfung verfolgt das Ziel, einzelne Muskeln oder Muskelgruppen möglichst selektiv, standardisiert und reproduzierbar zu untersuchen. Das weltweit bekannteste Graduierungssystem ist das Medical Research Council Muscle Strength Grading System (MRC-System, ■ Tab. 2.2), das auf die Behandlung der Poliomyelitis und

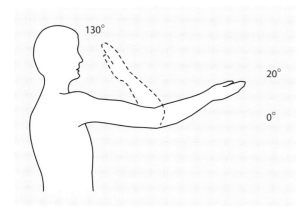

◪ Abb. 2.5 Beugekontraktur im Ellenbogengelenk, die Nullstellung kann nicht erreicht werden. Aus der Kontrakturstellung von 20° Beugung kann das Ellenbogengelenk bis 130° (von der Nullstellung aus gemessen) um 110° gebeugt werden. Protokoll: Flexion/Extension 130°/20°/0°. (Aus Krämer u. Grifka 2007)

von Kriegsverletzungen zurückgeht (Medical Research Council 1943, Dyck et al. 2005).

Eine Schwäche des MRC-Systems liegt in der Definition des Kraftgrads 4, der aktiven Bewegung gegen Schwerkraft und Widerstand, begründet. Hier ist eine weitere Unterteilung wünschenswert, die in der klinischen Praxis häufig durch Ergänzung mit einem Minus- (4–) oder Pluszeichen (4+) vorgenommen wird.

Das Ziel, einzelne Muskeln oder Muskelgruppen möglichst selektiv zu beurteilen, kann durch Trickbewegungen oder Kokontraktion synergistisch wirkender Muskeln erschwert sein. ◪ Tab. 2.3 stellt die Untersuchung der wichtigsten Muskeln der oberen und unteren Extremität dar (weiterführende Literatur: Russel 2006). Die radikuläre und periphere Innervation der Muskeln zeigt ◪ Abb. 2.6.

Sensibilitätsprüfung

Für die Erfassung von Sensibilitätsstörungen erscheint es zunächst erforderlich, eine Definition der in diesem Zusammenhang verwendeten Begriffe vorzunehmen (Mummenthaler et al. 2007). Grundsätzlich können qualitative von quantitativen Sensibilitätsstörungen unterschieden werden. Qualitative Sensibilitätsstörungen treten abhängig von ihrer Ursache z. B. strumpf- oder handschuhförmig (z. B. bei Neuropathien) oder im Ausbreitungsgebiet einzelner Nerven (z. B. bei Kompressionssyndromen oder Trauma) auf. Die Patienten beschrieben diese in der Regel als »Kribbeln« oder »Ameisenlaufen«. Man unterscheidet bei diesem häufig auch als Missempfindung bezeichneten Symptom Dysästhesie und Parästhesie:

– Dysästhesie (griech. Missempfindung): auf einen normalen Reiz wahrgenommene, qualitativ veränderte und unangenehme Sensibilitätsstörung

◪ Tab. 2.2 Motorische Skalierung nach Medical Research Council. (Modifiziert nach Medical Research Council 1943)

Grad	Muskel
0	Keine Kontraktion
1	Einzelne Muskelkontraktionen
2	Aktive Bewegung unter Ausschaltung der Schwerkraft
3	Aktive Bewegung gegen Schwerkraft
4	Aktive Bewegung gegen Schwerkraft und Widerstand
5	Volle Kraft

– Parästhesie (griech. Wahrnehmung »daran vorbei«): ohne erkennbaren physikalischen Reiz auftretende, als unangenehm bis schmerzhaft beschriebene Sensibilitätsstörung; typisches Symptom von Kompressionsneuropathien, insbesondere des Karpaltunnelsyndroms

Quantitative Sensibilitätsstörungen umschreiben eine Verminderung (Hypästhesie) bis hin zum kompletten Verlust (Anästhesie) oder eine Steigerung (Hyperästhesie) der sensiblen Wahrnehmung. Schmerzen, ausgelöst durch Reize, die normalerweise keinen Schmerz verursachen würden, werden als Allodynie oder Hyperalgesie bezeichnet.

Zu Beginn der Sensibilitätsprüfung hat es sich bewährt, das betroffene Hautareal durch den Patienten umfahren zu lassen. Auf diese Weise ist der Untersucher in der Lage, rasch die Ausdehnung der Sensibilitätsstörung zu erfassen. Die weitere Untersuchung erfolgt durch leichte Berührung der Haut, meist mit einem Wattebausch oder mit den Fingerkuppen.

❯ Zur Befunddokumentation ist es sinnvoll, die herausgearbeiteten Grenzen des sensibilitätsgestörten Hautareals mit einem Marker aufzuzeichnen und zu fotografieren. Hierdurch können die Befunde für Verlaufsuntersuchungen dokumentiert und Veränderungen im Längsschnitt erfasst werden.

Insbesondere bei Sensibilitätsstörungen, welche die Hand betreffen, ist es ratsam, die 2-Punkte-Diskrimination an den Fingerkuppen zu erfassen. Eine detaillierte Beschreibung der Sensibilitätsuntersuchung findet sich in ▶ Kap. 9.

□ Tab. 2.3 Untersuchung der wichtigsten Kennmuskeln großer Stammnerven

Obere Extremität

N. radialis

M. triceps brachii (C6–C8) □ Abb. 2.7	Streckung des Arms im Ellenbogen gegen Widerstand. Um die Schwerkraft auszuschalten, kann alternativ der Oberarm parallel zum Boden gehalten werden.
M. brachioradialis (C5, C6) □ Abb. 2.8	Der M. brachioradialis wirkt synergistisch an der Ellenbogenbeugung mit. Um ihn möglichst selektiv zu untersuchen, wird die Ellenbogenbeugung in Pronation getestet, wodurch die Wirkung des M. biceps brachii weitgehend ausgeschalten werden kann.
M. extensor carpi radialis longus (C6, *C7*) und brevis (*C7*, C8) □ Abb. 2.9	Überprüfung bei Faustschluss und Streckung im Handgelenk (in Radialdeviation)
M. extensor carpi ulnaris (N. interosseus posterior; *C7*, C8) □ Abb. 2.10	Überprüfung bei Faustschluss und Streckung im Handgelenk (in Ulnardeviation)
M. extensor digitorum communis (N. interosseus posterior; *C7*, C8) □ Abb. 2.11	Handgelenk in Neutralstellung, Überprüfung der Streckung für jeden einzelnen Finger durch Streckung im Grundgelenk gegen Widerstand

N. ulnaris

M. flexor carpi ulnaris (*C7*–Th1) □ Abb. 2.12	Überprüfung bei Faustschluss und Beugung im Handgelenk (in Ulnardeviation)
M. flexor digitorum profundus Dig. V (C8, Th1) □ Abb. 2.13	Untersuchung des M. flexor digitorum profundus Dig. V (N. ulnaris, *C7*, C8). Flexion des distalen Interphalangealgelenks unter Fixierung der Mittelphalanx
Mm. interossei dorsales (C8, Th1) □ Abb. 2.14	Abduktion der Finger bei überstrecktem Handgelenk, um die abduzierende Funktion der radialisinnervierten langen Fingerextensoren weitgehend auszuschalten
Mm. interossei palmares (C8, Th1) □ Abb. 2.15	Adduktion der Finger bei überstrecktem Handgelenk
M. adductor pollicis (C8, Th1) □ Abb. 2.16	Adduktion des gestreckten Daumens parallel zum Thenar

N. medianus

M. pronator teres (C6, *C7*) □ Abb. 2.17	Pronation des im Ellenbogen gestreckten Unterarms gegen Widerstand
M. flexor carpi radialis (C6, *C7*) □ Abb. 2.18	Überprüfung bei Faustschluss und Beugung im Handgelenk (in Radialdeviation)
M. flexor digitorum superficialis (C8, Th1) □ Abb. 2.19	Beugung im proximalen Interphalangealgelenk
M. flexor digitorum profundus Dig. II (C8, Th1) □ Abb. 2.20	Endgliedbeugung gegen Widerstand
M. flexor pollicis longus (C8, Th1) □ Abb. 2.21	Beugung des Daumenendglieds gegen Widerstand

□ Tab. 2.3 Fortsetzung

Obere Extremität

M. abductor pollicis brevis (C8, Th1) □ Abb. 2.22	Abduktion des Daumens im rechten Winkel von der Handfläche
M. lumbricalis Dig. II (C8, Th1) □ Abb. 2.23	Hyperextension des Fingers im Metakarpophalangealgelenk und Streckung im proximalen Interphalangealgelenk gegen Widerstand
N. dorsalis scapulae	
Mm. rhomboidei (C5) □ Abb. 2.24	Der N. dorsalis scapulae entspringt wirbelsäulennah aus der dorsalen C5-Wurzel. Eine Parese der Mm. rhomboidei bei Plexuslähmung ist immer Hinweis auf eine sehr proximale Schädigung, ggfs. einen Wurzelausriss.
N. suprascapularis	
M. supraspinatus (C5, C6) □ Abb. 2.25	Startermuskel für die Abduktion im Schultergelenk (erste 20–30°)
M. infraspinatus (C5, C6) □ Abb. 2.26	Außenrotation des Oberarms im Schultergelenk
N. musculocutaneus	
M. biceps brachii (C5, C6) □ Abb. 2.27	Flexion in Supinationsstellung des Unterarms, hierdurch Minimierung der synergistischen Wirkung des M. brachioradialis bei Ellenbogenbeugung
Untere Extremität	
N. ischiadicus	
Ischiocrurale Muskulatur (L5–S2) □ Abb. 2.28	Die Untersuchung erfolgt im Sitzen, der Patient beugt das Kniegelenk gegen Widerstand. Eine Hand des Untersuchers kann die Sehnen der ischiocruralen Muskulatur (M. semitendinosus und M. semimembranosus [medial] und M. biceps femoris [lateral]) palpieren.
Hüftadduktoren (L2–L4) □ Abb. 2.29	Die Hüftadduktoren haben eine Mischinnervation aus N. ischiadicus (L4) und N. obturatorius (L2–L3)
M. triceps surae (N. tibialis; S1, S2) □ Abb. 2.30	Überwiegende Funktion des M. triceps surae (M. gastrognemicus, M. soleus und M. plantaris) ist die Flexion des Fußes. Subtile Paresen können besser durch monopedalen Zehenstand herausgearbeitet werden.
M. tibialis posterior (N. tibialis; L4, L5) □ Abb. 2.31	Fußinversion gegen Widerstand
M. tibialis anterior (N. peroneus; L4–S1) □ Abb. 2.32	Fußextension gegen Widerstand ohne Großzehen- bzw. Zehenextension
Mm. peroneus longus et brevis (N. peroneus; L5, S1) □ Abb. 2.33	Fußeversion gegen Widerstand
N. femoralis	
M. iliopsoas (L2–L4) □ Abb. 2.34	Beugung des Oberschenkels im Hüftgelenk gegen Widerstand
M. quadriceps femoris (L2–L4) □ Abb. 2.35	Streckung des Beines im Unterschenkel bei gebeugtem Hüftgelenk

Muskel	C2	C3	C4	C5	C6	C7	C8	Th1	Nerv
M. trapezius	X	X	X						N. accessorius und direkte zerikale Äste
Diaphragma		X	X	X					N. phrenicus
M. levator scapulae		X	X	X					N. dorsalis scapulae
Mm. rhomboidei			X	X					N. dorsalis scapulae
M. supraspinatus			X	X					N. suprascapularis
M. infraspinatus			X	X	X				N. suprascapularis (manchmal auch N. axillaris)
M. teres minor			X	X	X				N. axillaris
M. deltoideus			X	X	X				N. axillaris
M.bicepsbrachii				X	X				N. musculocutaneus (manchmal auch N. medianus)
M. brachialis				X	X				N. musculocutaneus (der laterale Teil manchmal vom N. radialis)
M. brachioradialis				X	X				N. radialis
M. supinator				X	X				N. radialis
M. serratus anterior				X	X	X			N. thoracicus longus
M. subscapularis				X	X	X			N. subscapularis
M. extensor carpi radialis longus				X	X	X			N. radialis
M. pectoralis major				X	X	X	X	X	N. pectoralis medialis und lateralis
M. coracobrachialis					X	X			N. musculocutaneus
M. teres major					X	X			N. subscapularis
M. pronator teres					X	X			N. medianus
M. extensor carpi radialis brevis					X	X			N. radialis
M. pectoralis minor					X	X	X		N. pectoralis medialis und lateralis
M. latissimus dorsi					X	X	X		N. thoracodorsalis
M. extensor digitorum					X	X	X		N. radialis
M. triceps brachii					X	X	X		N. radialis
M. flexor carpi radialis					X	X	X		N. medianus
M. abductor pollicis longus					X	X	X		N. radialis
M. extensor pollicis brevis					X	X	X		N. radialis
M. opponens pollicis					X	X	X		N. medianus
M. flexor pollicis brevis					X	X	X		N. medianus und N. ulnaris
M. extensor digiti minimi						X	X		N. radialis
M. extensor carpi ulnaris						X	X		N. radialis
M. extensor pollicis longus						X	X		N. radialis
M. extensor indicis						X	X		N. radialis
M. abductor pollicis brevis						X	X		N. medianus
M. flexor carpi ulnaris						X	X	X	N. ulnaris
M. flexor digitorum superficialis						X	X	X	N. medianus
M. pronator quadratus						X	X	X	N. medianus
M. palmaris longus						X	X	X	N. medianus
M. flexor digitorum profundus						X	X	X	N. medianus und N. ulnaris
M. flexor pollicis longus						X	X	X	N. medianus
M. adductor pollicis							X	X	N. ulnaris
M. abductor digiti minimi							X	X	N. ulnaris
M. flexor digiti minimi brevis							X	X	N. ulnaris
M. opponens digiti minimi							X	X	N. ulnaris
Mm. interossei							X	X	N. ulnaris
Mm. lumbricales I/II							X	X	N. medianus
Mm. lumbricales III/IV							X	X	N. ulnaris

Abb. 2.6 Radikuläre und periphere Innervation der Muskeln

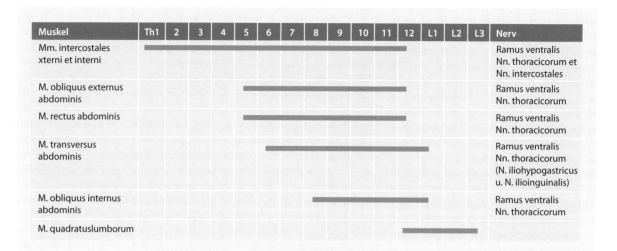

Muskel	Th1	2	3	4	5	6	7	8	9	10	11	12	L1	L2	L3	Nerv
Mm. intercostales xterni et interni	▬	▬	▬	▬	▬	▬	▬	▬	▬	▬	▬	▬				Ramus ventralis Nn. thoracicorum et Nn. intercostales
M. obliquus externus abdominis					▬	▬	▬	▬	▬	▬	▬	▬				Ramus ventralis Nn. thoracicorum
M. rectus abdominis					▬	▬	▬	▬	▬	▬	▬	▬				Ramus ventralis Nn. thoracicorum
M. transversus abdominis						▬	▬	▬	▬	▬	▬	▬				Ramus ventralis Nn. thoracicorum (N. iliohypogastricus u. N. ilioinguinalis)
M. obliquus internus abdominis								▬	▬	▬	▬	▬				Ramus ventralis Nn. thoracicorum
M. quadratuslumborum												▬	▬	▬		

Muskel	Th12	L1	L2	L3	L4	L5	S1	S2	S3	S4	Nerv
M. iliopsoas	▬	▬	▬	▬							N. femoralis
M. sartorius			▬	▬							N. femoralis
M. gracilis			▬	▬	▬						N. obturatorius
M. adductor longus			▬	▬	▬						N.obturatorius und N. femoralis
M. quadriceps femoris			▬	▬	▬						N. femoralis
M. adductor magnus			▬	▬	▬	▬					N. obturatorius und N. tibialis
M. tibialis anterior					▬						N. peronaeus profundus
M. tensor fasciae latae					▬	▬					N. glutaeus superior
M. tibialis posterior					▬	▬					N. tibialis
M. popliteus					▬	▬					N. tibialis
M. glutaeus medius					▬	▬					N. glutaeus superior
M. glutaeus minimus					▬	▬					N. glutaeus superior
M. extensor hallucis longus						▬	▬				N. peronaeus profundus
M. extensor digitorum longus						▬	▬				N. peronaeus profundus
M. peronaeus brevis						▬	▬				N. peronaeus profundus
M. peronaeus longus						▬	▬				N. peronaeus superficialis
M. extensor hallucis brevis						▬	▬				N. peronaeus superficialis
M. extensor digitorum brevis						▬	▬				N. peronaeus profundus
M. glutaeus maximus						▬	▬	▬			N. glutaeus inferior
M. semitendinosus						▬	▬	▬			N. tibialis
M. semimembranosus						▬	▬	▬			N. tibialis
M. biceps femoris						▬	▬	▬			N. ischiadicus
M. plantaris							▬				N. tibialis
M. abductor hallucis							▬				N. plantaris medialis
M. adductor hallucis							▬				N. plantaris medialis
M. triceps surae							▬				N. tibialis
M. flexor digitorum longus							▬				N. tibialis
M. flexor digitorum brevis							▬				N. plantaris medialis
M. flexor hallucis longus							▬				N. tibialis
M. flexor hallucis brevis							▬				N. plantaris medialis
Mm. lumbricales							▬				N. plantaris medialis
M. quadratus plantae							▬				N. plantaris lateralis
M. interossei							▬				N. plantaris lateralis
M. flexor digiti minimi brevis							▬				N. plantaris lateralis
M. abductor digiti minimi							▬				N. plantaris lateralis
M. sphincter vesicae									▬		N. pudendus
M. sphincter ani externus									▬		Nn. rectales inferiores
M. levator ani									▬		N. pudendus

◻ **Abb. 2.6**   Fortsetzung

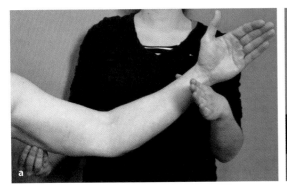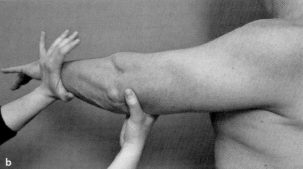

◘ **Abb. 2.7 a,b**   M. triceps brachii (C6–C8)

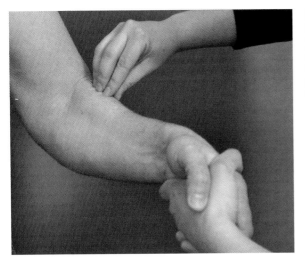

◘ **Abb. 2.8**   M. brachioradialis (C5, C6)

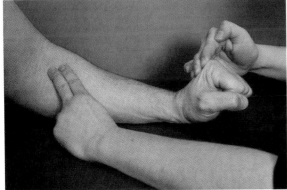

◘ **Abb. 2.9**   M. extensor carpi radialis longus (C6, C7) und brevis (C7, C8)

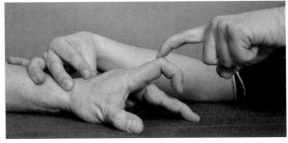

◘ **Abb. 2.10**   M. extensor carpi ulnaris (N. interosseus posterior; C7, C8)

◘ **Abb. 2.11**   M. extensor digitorum communis (N. interosseus posterior; C7, C8)

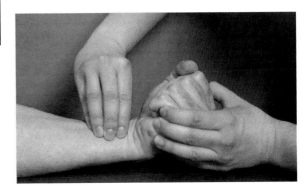

◘ **Abb. 2.12**   M. flexor carpi ulnaris (C7–Th1)

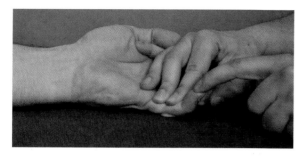

▪ **Abb. 2.13**   M. flexor digitorum profundus Dig. V (C8, Th1)

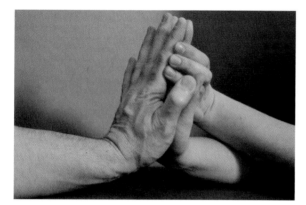

▪ **Abb. 2.14**   Mm. interossei dorsales (C8, Th1)

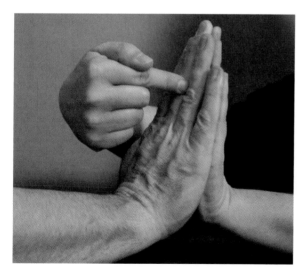

▪ **Abb. 2.15**   Mm. interossei palmares (C8, Th1)

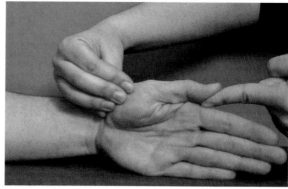

▪ **Abb. 2.16**   M. adductor pollicis (C8, Th1)

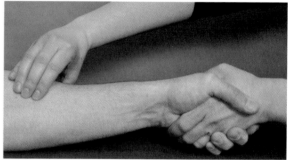

▪ **Abb. 2.17**   M. pronator teres (C6, C7)

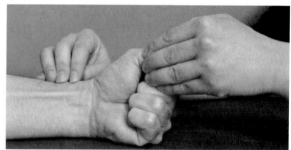

▪ **Abb. 2.18**   M. flexor carpi radialis (C6, C7)

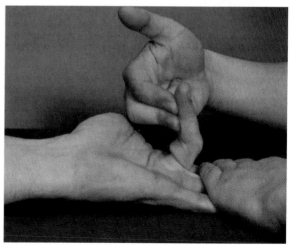

▪ **Abb. 2.19**   M. flexor digitorum superficialis (C8, Th1)

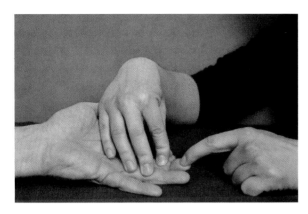

◪ **Abb. 2.20**   M. flexor digitorum profundus Dig. II (C8, Th1)

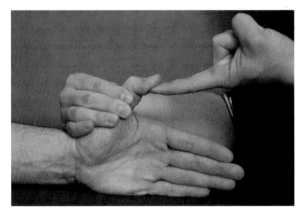

◪ **Abb. 2.21**   M. flexor pollicis longus (C8, Th1)

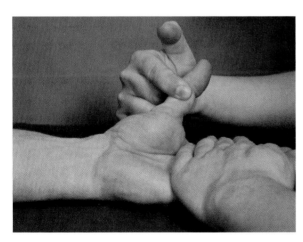

◪ **Abb. 2.22**   M. abductor pollicis brevis (C8, Th1)

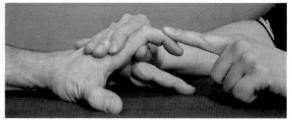

◪ **Abb. 2.23**   M. lumbricalis Dig. II (C8, Th1)

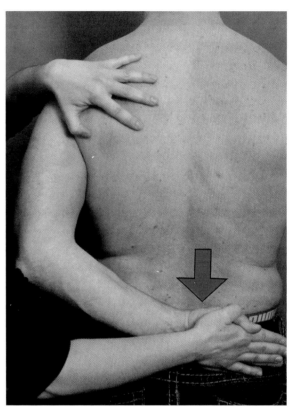

◪ **Abb. 2.24**   Mm. rhomboidei (C5)

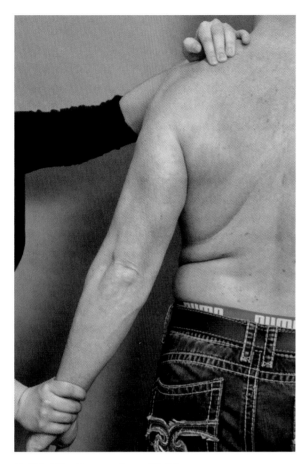

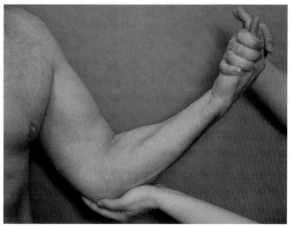

◻ **Abb. 2.27**   M. biceps brachii (C5, C6)

◻ **Abb. 2.25**   M. supraspinatus (C5, C6)

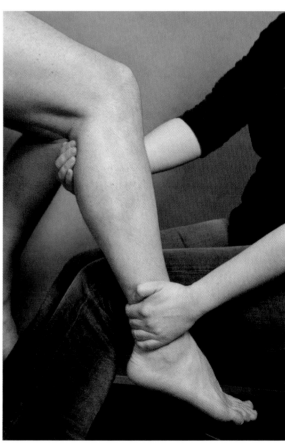

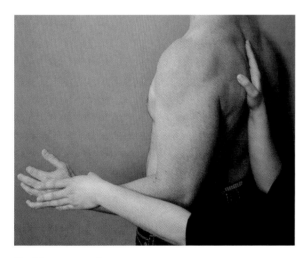

◻ **Abb. 2.28**   Ischiocrurale Muskulatur (L5–S2)

◻ **Abb. 2.26**   M. infraspinatus (C5, C6)

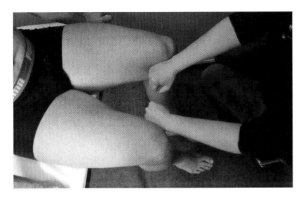

□ **Abb. 2.29**   Hüftadduktoren (L2–L4)

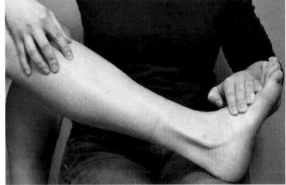

□ **Abb. 2.33**   Mm. peroneus longus et brevis (N. peroneus; L5, S1)

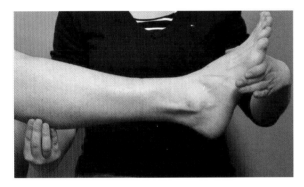

□ **Abb. 2.30**   M. triceps surae (N. tibialis; S1, S2)

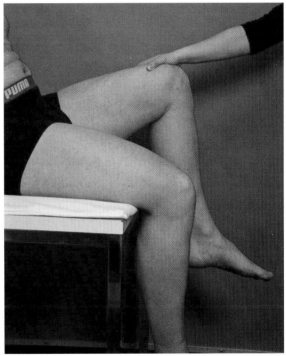

□ **Abb. 2.34**   M. iliopsoas (L2–L4)

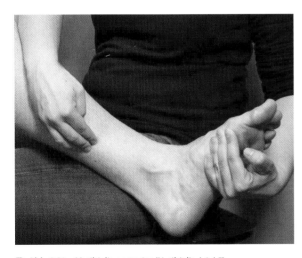

□ **Abb. 2.31**   M. tibialis posterior (N. tibialis; L4, L5)

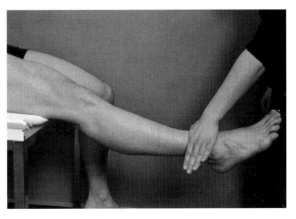

□ **Abb. 2.35**   M. quadriceps femoris (L2–L4)

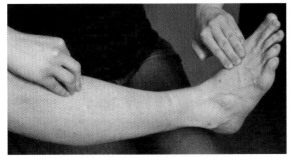

□ **Abb. 2.32**   M. tibialis anterior (N. peroneus; L4–S1)

◘ **Tab. 2.4** Klassifikation der Schulterfunktion nach Gilbert. (Modifiziert nach Gilbert et al. 1985)

Grad	Schulterfunktion
0	Komplett paretische Schulter
I	Abduktion=45°, Anteversion, keine aktive Außenrotation
II	Abduktion <90°, keine Außenrotation
III	Abduktion <90°, schwache Außenrotation
IV	Abduktion <90°, inkomplette Außenrotation
V	Abduktion < aktive Außenrotation

◘ **Tab. 2.5** Klassifikation der Ellenbogenfunktion. (Modifiziert nach Haerle u. Gilbert 1996)

Grad	Funktion	Muskel
1	Flexion	Keine (geringe) Kontraktion
2		Inkomplette Beugung
3		Komplette Beugung
1	Extension	Keine Extension
2		Schwache Extension
3		Gute Extension
0	Streckhemmung	0–30°
−1		30–50°
−2		>50°

◘ **Tab. 2.6** Klassifikation der Handfunktion nach Raimondi. (Modifiziert nach Haerle 1997)

Grad	Muskel
0	Komplette Lähmung oder geringe, nutzlose Langfingerbeugung, nutzlose Daumenfunktion, wenig oder keine Sensibilität
I	Eingeschränkte aktive Langfingerbeugung, keine aktive Handgelenks- und Fingerextension, Schlüsselgrifffunktion des Daumens
II	Aktive Handgelenkstreckung mit passiver Langfingerbeugung (Tenodeseeffekt), passive Schlüsselgrifffunktion des Daumens (Pronation)
III	Komplette aktive Handgelenk- und Fingerbeugung, mobiler Daumen mit partieller Abduktion und Opposition, keine aktive Supination
IV	Komplette aktive Handgelenk- und Langfingerbeugung, schwache oder fehlende Langfingerstreckung, gute Daumenopposition mit aktiver intrinsischer Muskulatur (N. ulnaris), partielle Pronation und Supination
V	Grad IV mit zusätzlicher aktiver Langfingerstreckung, fast kompletter Pronation und Supination

Klinische Untersuchung von Kindern mit geburtstraumatischen Plexuslähmungen

Die klinische Untersuchung eines Säuglings oder Kleinkinds mit geburtstraumatischer Armplexuslähmung (OBPP) stellt eine besondere Herausforderung dar. Bei der OBPP ist es erforderlich, frühzeitig, innerhalb der ersten 6–8 Lebenswochen, diejenigen Säuglinge zu identifizieren, welche aufgrund der Schwere der zugrunde liegenden Verletzung frühzeitig operativ behandelt werden müssen (Terzis u. Papakonstantinou 1999). Die Prognose schwerer Verletzungen, insbesondere das Armlängenwachstum, die kortikale Repräsentation und Integration der Extremität in das Körperschema (Terzis u. Kokkalis 2010) korrelieren eng mit dem Zeitpunkt der Versorgung.

Die Anamnese bei OBPP sollte eine kurze Geburtsanamnese (Geburtsgewicht, Verlauf unter und nach der Geburt) sowie die Aufzeichnung der Geschehnisse bis zum Zeitpunkt der Vorstellung umfassen. Hieraus und aus Befunden der behandelnden Therapeuten kann die spontane Erholungstendenz der Nervenverletzung abgeschätzt werden. Inspektorisch kann vor allem ein Horner-Syndrom (als Hinweis für Wurzelausrisse C8 oder Th1) auf eine schwere Läsion hinweisen.

Die Schwere der OBPP wird derzeit vor allem an der Bizepsfunktion nach 3 Monaten beurteilt (Gilbert et al. 1991): Lassen sich nach diesem Zeitraum keine Kontraktionen im M. biceps brachii oder eine aktive Ellenbogenbeugung nachweisen, so besteht eine Indikation zur operativen Freilegung und Rekonstruktion des Plexus brachialis. Malessy (2011) bezieht in seinen Untersuchungsalgorithmus neben der Ellenbogenflexion auch die Ellenbogenextension und das Nadel-EMG aus dem M. biceps brachii ein und erreicht so bereits nach einem Monat eine zuverlässige Unterscheidung leichter von schweren Verletzungen.

Da die Funktion einzelner Muskeln beim Kleinkind schwer zu untersuchen ist und diese über die Funktionalität der Extremität nur wenig aussagt, haben sich die Befunddokumentation und die Verlaufsbeurteilung von Bewegungsmustern bewährt. Am gängigsten sind die in ◘ Tab. 2.4, ◘ Tab. 2.5 und ◘ Tab. 2.6 dargestellten Klassifikationsschemata, welche die Funktion von Schulter, Ellenbogen und Hand einzeln beurteilen (Gilbert et al. 1985, Haerle u. Gilbert 1996, Haerle 1997).

2.1.3 Hoffmann-Tinel-Zeichen

H. Assmus, T. Kretschmer

Dieses Zeichen wird nicht nur während der präoperativen Untersuchung genutzt, sondern vor allem auch bei den postoperativen Nachkontrollen. Im Jahr 1915 beschrieben Hoffmann (März 1915) und Tinel (Oktober 1915) unabhängig voneinander das nach Ihnen benannte Hoffmann-Tinel-Zeichen (Buck-Gramcko u. Lubahn 1993).

❯ Ein auslösbares Hoffmann-Tinel-Zeichen wird als induzierte Teilaktivität eines läsionierten Nervs gewertet. Es kann als Hinweis auf die Höhe bzw. Lokalisation einer Nervenläsion dienen. Weiterhin wird es bei der klinischen Untersuchung genutzt, um das Fortschreiten der Nervenregeneration nach distal zu beurteilen.

Die Originalbeschreibung von Hoffmann bezog sich auf »eine Methode, den Erfolg einer Nervennaht zu beurteilen«, die von Tinel auf »das Zeichen des Ameisenkribbelns (»signe de fourmillement«) bei den peripheren Nervenläsionen«. Somit nutzten die Autoren beide Teilaspekte dieses Untersuchungszeichens.

Auf die Auslösbarkeit eines Hoffmann-Tinel-Zeichens wird geprüft, indem über dem Nervenverlauf mit dem Zeigefinger die Haut beklopft wird. Stumpfneurome, teilverletzte Nerven mit freien Nervenendigungen und chronisch komprimierte Nerven sind besonders empfindlich gegenüber einem derartigen mechanischen Reiz. Der Perkussionsstimulus erzeugt eine ausstrahlende elektrisierende Missempfindung (»Ameisenkribbeln«), die entlang des distalen Nervenverlaufs empfunden wird.

Pathophysiologisch geht man davon aus, dass der mechanische Reiz eine Erregung an ungeschützten Nervenendigungen, aussprossenden und unzureichend bemarkten Axonen auslöst. Wissenschaftlich aufgearbeitet ist dies nicht. Dennoch ist das Hoffman-Tinel-Zeichen eine zusätzliche, wichtige, meist zuverlässige und einfache Hilfe bei der Beurteilung einer Nervenläsion und ihrer Regeneration.

Mit zunehmender Regeneration sollte das Zeichen mit den sprossenden Axonen nach distal wandern. Wenn das Zeichen in Höhe der Nervennaht stagniert und hier stärker auslösbar ist als im Bereich der mutmaßlichen aussprossenden Axone, ist dies ein prognostisch ungünstiges Zeichen. Bleibt es im transplantierten Bereich stehen, besteht der Verdacht auf ein Transplantatversagen, z. B. wegen Dehiszenz der Koaptationsstelle oder aufgrund der Bildung eines Transplantatneuroms. Eine einfache Untersuchung mit dem Finger kann somit die voranschreiten-

de Regeneration nach erfolgter Nervenrekonstruktion zumindest im Ansatz bestätigen. Dies gilt auch für degenerative Läsionen (Axonotmesis). Bei diesen schreitet das Zeichen generell schneller voran (etwa 2 mm/Tag) als nach einer Nervenrekonstruktion (lediglich etwa 1 mm/Tag). Bei Kompressionsneuropathien erlaubt das Zeichen besonders im Frühstadium der Schädigung keine Aussage darüber, ob eine vollständige Kontinuitätsunterbrechung (Axonotmesis) vorliegt. Jedoch sollte nach erfolgreicher Dekompression eines Nervs im Verlauf keine lokal auslösbare Überempfindlichkeit mehr vorhanden sein.

❯ In der Praxis beginnt die Perkussion zunächst im Nervenverlauf distal der mutmaßlichen Läsion und wird in kleinen Schritten nach proximal verfolgt. Zur Dokumentation des Befunds sollte immer eine konstante Messstrecke, beginnend an einem Fixpunkt (knöcherner Vorsprung), zugrunde gelegt werden.

Das Zeichen kann auch bei Nervenläsionen im Rahmen geschlossener Frakturen verwendet werden. Ebenso ist es bei »rein motorischen« Nerven wie dem N. facialis und N. interosseus posterior verwertbar, da diese neben propriozeptiven noch einen geringen Anteil sensibler Fasern enthalten. Ist das Zeichen bei supraklavikulären Traktionsschädigungen des Plexus brachialis nicht auslösbar, ist von einem Leitungsblock auszugehen. Die Ursache kann somit auch ein Wurzelausriss sein. Bei bestimmten Nerven (z. B. N. peroneus communis in Höhe des Fibulaköpfchens) ist dies nur von begrenztem Wert. Dies gilt auch für proximale Läsionen des N. ischiadicus sowie anderer tief liegender Nerven.

Bei der Festlegung eines Explorationstermins sollte man sich jedoch keineswegs allein auf das Hoffmann-Tinel-Zeichen verlassen, sondern weitere bildgebende oder elektrophysiologische Untersuchungen ergänzen. Auch der Verdacht auf eine gescheiterte Nervenrekonstruktion sollte eine weitere Aufarbeitung nach sich ziehen.

2.2 Anatomisch orientierte Klassifikationsschemata

Maria Teresa Pedro, Ralph W. König

Die erste anerkannte Klassifikation von Nervenschäden geht auf H.J. Seddon aus dem Jahr 1943 zurück. Unter anatomisch strukturellen Aspekten werden diese dabei in 3 Gruppen unterteilt.

— Neurapraxie: Axon erhalten, umschriebene Demyelinisierung

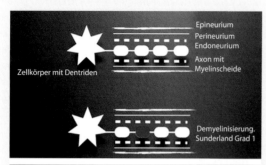

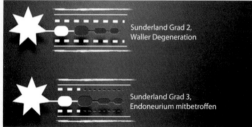

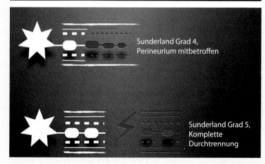

□ Abb. 2.36 Sunderland-Klassifizierung von Nervenschäden in die Grade 1–5

— Axonotmesis: Axondestruktion mit erhaltener Hüllstruktur

— Neurotmesis: Kontinuitätsunterbrechung des gesamten Nervs

Basierend hierauf erweiterte 1951 Sunderland diese Klassifizierung in nun insgesamt 5 Schweregrade (□ Abb. 2.36):

— **Grad 1:** Axone erhalten, segmentaler Leitungsblock durch Demyelinisierung. Oft bedingt durch Druck auf den Nerven. Sehr gute spontane Erholung der klinischen Symptomatik innerhalb von 5–6 Wochen. Entspricht der Neurapraxie.

— **Grad 2:** Axonverletzung mit distaler Waller-Degeneration. Damit Verlust der Nervenleitung und Amplitudenminderung. Endo- und Perineurium sind jedoch intakt. Verursacht oft durch Quetschverletzungen. Die Regeneration durch Aussprossen der Axone entlang der intakten Basalmembran ist möglich. Entspricht der Axonotmesis.

— **Grad 3:** Axonolyse mit Waller-Degeneration und Verlust des Endoneuriums, nur das Perineurium bleibt intakt. Die aussprossenden Axone bleiben im ursprünglichen Faszikel, wachsen jedoch entlang unterschiedlicher Bahnen, sodass die Regeneration in der Regel nicht ad integrum erfolgen kann.

— **Grad 4:** Verletzung auch des Perineuriums, damit einhergehend der Verlust der faszikulären Struktur. Die Kontinuität des Nervs ist nur noch durch das Bindegewebe bzw. durch das Epineurium erhalten. Eine spontane Erholung ist äußerst unwahrscheinlich. Ähnelt der Neurotmesis.

— **Grad 5:** Komplette Durchtrennung des Nervs, komplett der Neurotmesis entsprechend.

Betrachtet man diese Einteilung, insbesondere die Gruppen 2–4, wird klar, dass die nervale Erholung von weiteren Kriterien, insbesondere der Fibrose, abhängig ist. Millesi (1992) entwickelte daher eine neue Einteilung, die die Sunderland-Klassifizierung ergänzt, in dem sie neue Untergruppen (A, B, C, N, S) schafft.

— Typ A – Fibrose des epifaszikulären Epineuriums: Das epifaszikuläre Epineurium ist fibrosiert und geschrumpft. Dadurch kommt es zu einer Kompression des Nervs. Das interfaszikuläre Epineurium und die Faszikel sind nicht verändert. Eine solche Fibrose vom Typ A kann beim Grad 1, 2 und 3 nach Sunderland vorkommen. Eine Epineurotomie, d. h. eine Spaltung des epifaszikulären Epineuriums, ist erforderlich.

— Typ B – Fibrose des epi- und interfaszikulären Epineuriums: Die Fibrose erstreckt sich auch auf den Bereich zwischen den Faszikeln. Die Faszikel selbst stehen unter Druck, sie sind aber intakt. Eine solche Fibrose vom Typ B kann bei einer Schädigung Grad 1, 2 und 3 nach Sunderland auftreten. In solchen Fällen muss eine epi- und interfaszikuläre Epineurektomie durchgeführt werden.

— Typ C – Fibrose des endoneuralen Bindegewebes: Bei Erhalt der Faszikelstruktur kann der Inhalt der Faszikel so geschädigt werden, dass eine Resektion des fibrotischen Gewebes mit nachfolgender Wiederherstellung des Nervs angezeigt wäre.

— Typ N: Neurom

— Typ S: Stumpf

Damit bildet die Millesi-Klassifikation alle morphologischen Nervenschäden ab und vermag, das Regenerationspotenzial bzw. die entsprechend anzuwendende Operationstechnik aufzuzeigen. Weitere Einteilungen, die speziell einzelne periphere Nervenläsionen, deren klinische Symptomatik und deren Operationsoutcome beschreiben, entstanden in den nachfolgenden Jahren. Allen voran seien die Bishop- und Dellon-Klassifikationen zu nennen, die auf Läsionen des N. ulnaris eingehen (Dellon 1989, Kleinman u. Bishop 1989).

2.3 Präoperative apparative Diagnostik

2.3.1 Neurographie, Elektromyographie und somatosensibel evozierte Potenziale

Christian Bischoff, Wilhelm Schulte-Mattler

Trotz aller Fortschritte in den bildgebenden Verfahren ermöglichen elektrophysiologische Untersuchungen – Elektromyographie (EMG) und Neurographie (NG) – bei Nerventrauma in Abhängigkeit von der Zeit zwischen Trauma und Untersuchung Aussagen zur Pathophysiologie (Neurapraxie, partielle axonale Schädigung oder vollständige Nervendurchtrennung), zum Schweregrad der Läsion, zu Verlauf und Prognose sowie zum Alter der Läsion und zur Lokalisation der Schädigung (▶ Abschn. 2.3.2). Der günstigste Untersuchungszeitpunkt ist etwa 3 Wochen nach dem Trauma. Je nach Art der Läsion und klinischer Fragestellung können aber zusätzliche Untersuchungen zu anderen Zeiten sinnvoll sein (◘ Tab. 2.7, ◘ Abb. 2.37, ◘ Abb. 2.38, ◘ Abb. 2.39).

Motorische Neurographie
Prinzip der motorischen Neurographie ist die Registrierung der elektrischen Muskelantworten (Muskelsummenaktionspotenziale, MSAP) auf elektrische Reizung des versorgenden Nervs möglichst an unterschiedlichen Orten. Wesentliche Voraussetzung für verwertbare Ergebnisse ist eine supramaximale elektrische Stimulation, d. h. die Erregung aller motorischen Axone an der Stimulationsstelle. Bei einer Nervenläsion werden die wertvollsten Befunde dann erhalten, wenn es möglich ist, den Nerv sowohl distal als auch proximal des Läsionsorts elektrisch zu reizen (◘ Abb. 2.37).

Mittels der Neurographie ist bereits eine Woche nach einem Trauma eine Differenzierung zwischen einem Leitungsblock und einer axonalen Läsion möglich (◘ Abb. 2.37 c, d). Bereits unmittelbar nach der Schädigung kann unter Umständen der Schädigungsort durch eine Amplitudenabnahme oder einen Amplitudenverlust bei Stimulation proximal der Schädigungsstelle nachgewiesen werden (◘ Abb. 2.37 d). Ist bei proximaler Stimulation ein motorisches Summenaktionspotenzial bei einer Nervenverletzung ableitbar, zeigt die Elektroneurographie die Kontinuitätserhaltung des betreffenden Nervenanteils an und schließt damit eine komplette Nervendurchtrennung oder -kompression aus. Unmittelbar nach der Läsion

ist die Amplitude bei der proximalen Stimulation erniedrigt (inkomplette Schädigung) bzw. es kommt zu einem Potenzialverlust (komplette Schädigung). Anfangs bleibt der Nerv distal der Schädigungsstelle unabhängig von der Art der Läsion erregbar.

Bei einem reinen Leitungsblock (Neurapraxie) bleibt dies auch in der Folge so, da nur die Nervenleitung über die Läsionsstelle hinweg gestört ist. Dies ist der mildeste Grad einer Nervenverletzung. Da die Axone in ihrer Kontinuität erhalten sind, ist die Nervenleitung proximal und distal der Läsion unauffällig. Die Läsion ist nach Abklingen oder Beseitigung der Störung reversibel und geht mit einer vollständigen Normalisierung der Nervenleitung innerhalb von Tagen oder Wochen einher (◘ Abb. 2.37 d).

Bei axonalen Läsionen (Axonotmesis oder Neurotmesis) nimmt in den ersten 7–10 Tagen die Amplitude der MSAP infolge der Waller-Degeneration ab (◘ Abb. 2.37 c). Betrifft die Schädigung nicht alle Axone, so ist nach Ablauf dieser Zeit noch ein in der Amplitude reduziertes MSAP nachweisbar, das bei der kompletten (totalen) Axonotmesis fehlt.

> ❯ Da auch bei einer Neurotmesis kein MSAP ableitbar ist, kann die Neurotmesis mit klinisch-neurophysiologischen Methoden nicht von einer totalen Axonotmesis unterschieden werden.

Eine besondere Schwierigkeit stellen distale Läsionen dar. Wenn der Schädigungsort distal eines möglichen Stimulationsorts liegt, kommt es an allen Stimulationsorten zu einer Amplitudenerniedrigung oder zum Potenzialverlust, unabhängig davon, ob es sich um einen Leitungsblock (Stimulation proximal der Schädigung) oder eine axonale Schädigung handelt (◘ Abb. 2.37 c). In solchen Situationen ist eine zusätzliche EMG-Untersuchung indiziert. Diese zeigt nur bei einer axonalen Läsion pathologische Spontanaktivität, dies allerdings frühestens 14 Tage nach der Schädigung.

Bei chronischer Kompression eines Nervs kann es zu Umbauvorgängen der Myelinscheiden im Kompressionsgebiet ohne Verlust von Axonen kommen. Diese machen sich neurographisch durch eine Verlangsamung der Nervenleitung, also eine erniedrigte Nervenleitgeschwindigkeit bemerkbar (◘ Abb. 2.37 b). Dies gilt aber nur dann, wenn der Läsionsort zwischen dem distalen und dem proximalen Reizort liegt. Im häufigen Fall einer weit distalen Kompression (z. B. Karpaltunnelsyndrom) ist lediglich die Latenzzeit der distalen MSAP erhöht.

Sensible Neurographie
Prinzip der sensiblen Neurographie ist Reizung eines sensiblen Nervs, um die elektrischen Reizantworten des Nervs selbst (sensible Nervenaktionspotenziale, SNAP) zu

◻ Tab. 2.7 Zeitlicher Verlauf und Befunde bei traumatischen Nervenläsionen. Elektrophysiologische Klassifikation und Untersuchungsergebnisse (◻ Abb. 2.39)

Nervenschaden	Zeitraum nach Eintreten der Läsion	EMG-Befund	NG-Befund
Neurapraxie	Sofort	Normal, bei hochgradiger Schädigung erhöhte Entladungsraten	Leitungsblock (◻ Abb. 2.37 d)
	Nach Restitution (Minuten bis Tage nach Läsion). Cave: Persistiert eine Neurapraxie über Wochen, so muss an einen chronischen Druck auf den betroffen Nerven gedacht werden, z. B. durch ein Hämatom.	Normal	Normal (◻ Abb.2.37 a)
Axonotmesis (partiell)	Sofort	Normal, bei hochgradiger Schädigung erhöhte Entladungsraten der PME	Leitungsblock (◻ Abb. 2.37 d)
	Ab ca. 7–14 Tagen	Normal, bei hochgradiger Schädigung erhöhte Entladungsraten der PME	Niedrige Reizantworten, (niedrig) normale NLG (◻ Abb. 2.37 c)
	Ab ca. 10–14 Tagen	PSA, bei hochgradiger Schädigung erhöhte Entladungsraten der PME	Niedrige Reizantworten, (niedrig) normale NLG (◻ Abb. 2.37 c)
	Nach einigen Wochen (mindestens 4–6)	Rückgang der PSA und der erhöhten Entladungsraten, Nebeneinander von polyphasisch verbreiterten und gering vergrößerten PME (Reinnervation durch kollaterale Aussprossung)	Reizantworten größer als im Akutstadium
	Nach Restitution	Vergrößerte PME (chronisch neurogener Umbau), nur selten noch PSA	Je nach Ergebnis niedrige bis normale Reizantworten (◻ Abb. 2.37 a, c)
Axonotmesis (total)	Sofort	Normale Insertionsaktivität, keine PSA, keine PME	Kompletter Leitungsblock
	Ab ca. 7–10 Tagen	Keine PSA, keine PME	Keine Reizantworten
	Ab ca. 10–14 Tagen	Reichlich PSA, keine PME	Keine Reizantworten
	In den folgenden Wochen	Rückgang der PSA, keine PME	Keine Reizantworten
	Nach Monaten (zu Beginn der Reinnervation[a])	Kleine, polyphasische (»naszierende«) PME (Reinnervation durch Neuaussprossen von Axonen)	Niedrige Reizantworten (◻ Abb. 2.37 c)
	Nach Restitution	Vergrößerte PME (chronisch neurogener Umbau), nur selten noch PSA	Je nach Ergebnis niedrige bis normale Reizantworten (◻ Abb. 2.37 a, c)
Neurotmesis	Lässt sich neurophysiologisch nicht von totaler Axonotmesis unterscheiden. Die Unterscheidung ist aber wichtig, da bei einer Neurotmesis keine spontane Reinnervation vorkommt, zur Restitution daher unbedingt eine Operation notwendig ist.		

EMG Elektromyogramm, *NG* Neurographie, *NLG* Nervenleitgeschwindigkeit, *PSA* pathologische Spontanaktivität, *PME* Potenziale motorischer Einheiten
[a] Abstand zwischen Läsion und Muskel in mm entspricht den Tagen bis zum Beginn der Reinnervation

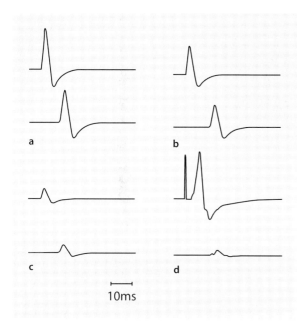

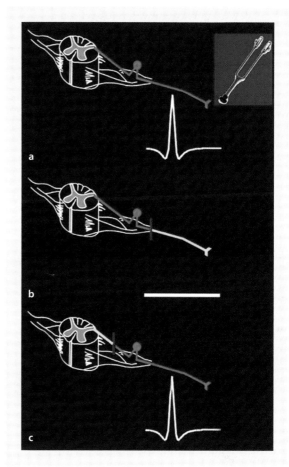

Abb. 2.37 a–d Befundtypen der motorischen Neurographie bei Läsionen peripherer Nerven. a Normalbefund. Typisches Vorkommen: bei geringem Ausmaß einer Läsion; in den ersten Tagen nach beliebig schwerer Läsion, wenn diese proximal der Stimulationsorte liegt. **b** Verlangsamung. Typisches Vorkommen: durch chronischen Druck auf einen Abschnitt des Nervs, der zwischen den Stimulationsorten liegt. **c** Niedrige Reizantworten (unabhängig vom Reizort). Typisches Vorkommen: bei axonalem Läsionstyp unabhängig vom Läsionsort. *Cave:* Dieser Befundtyp findet sich auch bei einer Neurapraxie, wenn der Läsionsort distal aller Reizorte liegt. **d** »Leitungsblock« (jargonhafte Bezeichnung dafür, dass ein Muskelsummenaktionspotenzial (MSAP) nach proximaler Reizung deutlich kleiner ist als nach distaler). Typisches Vorkommen: Neurapraxie, axonale Läsion vor Eintritt der Waller-Degeneration, Läsionsort jeweils zwischen den Stimulationsorten.

Abb. 2.38 a–c Sensible Neurographie zur Unterscheidung von infra- und supraganglionären axonalen Läsionen. a Keine Läsion, normale Sensibilität, normale sensible Reizantwort, **b** infraganglionäre axonale Läsion. Durch Waller-Degeneration der Axone distal des Spinalganglions erniedrigte oder fehlende sensible Reizantwort und aufgehobene Sensibilität, **c** supraganglionäre axonale Läsion. Die Waller-Degeneration betrifft hierbei die Axone rostral des Spinalganglions, daher trotz aufgehobener Sensibilität normale sensible Reizantwort

registrieren. Die SNAP sind im Vergleich zu den MSAP um den Faktor 500 niedriger und damit technisch schwieriger abzuleiten. Ein Vorteil der sensiblen Neurographie gegenüber der motorischen liegt darin, dass ein Reizort genügt, um eine Leitgeschwindigkeit zu bestimmen (Bischoff 2008a, b). Das führt zu einer besseren diagnostischen Genauigkeit der sensiblen Neurographie bei distalen Nervenkompressionen (z. B. Karpaltunnelsyndrom).

Prinzipiell kann auch die sensible Neurographie zum Nachweis eines Leitungsblocks genutzt werden, indem der Nerv sowohl proximal als auch distal des Läsionsorts gereizt wird. Dies ist aber nur über kurze Distanzen möglich, da aufgrund der physiologischen temporalen Dispersion die Amplitude des SNAP bei proximaler Stimulation abnimmt.

Eine besondere Bedeutung kommt der sensiblen Neurographie bei der Differenzierung von proximalen Läsionen, Plexusläsionen und Wurzelausrissen zu. Bei infraganglionären Schädigungen, d. h. distal des im Fora-

men intervertebrale gelegenen Spinalganglions, kommt es zu einer Amplitudenabnahme oder einem totalen Verlust der sensiblen Antworten. Im Unterschied dazu bleibt bei präganglionären Schädigungen, d. h. bei Wurzelausrissen, bei denen nur der zentrale Anteil der pseudounipolaren Ganglienzellen geschädigt wird, trotz klinischer Anästhesie das SNAP erhalten (Abb. 2.38).

Mittels Neurographie sind Regenerationsvorgänge in der Regel schwerer nachvollziehbar bzw. quantifizierbar, da mitunter trotz guter klinischer Erholung die Verbesserung der neurographischen Werte ausbleiben kann. Die Nervenleitgeschwindigkeit (NLG) ist bei traumatischen Nervenläsionen in der Regel nicht bedeutsam, da – mit Ausnahme des Leitungsblocks – Myelinisierungsstörun-

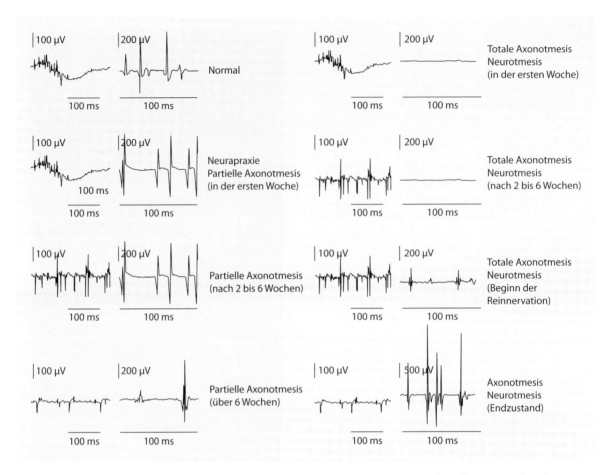

◘ Abb. 2.39   Original-EMG-Registrierungen zu ◘ Tab. 2.7. *Linke Spalte* entspannter Muskel zur Beurteilung der Insertions- bzw. Spontan-aktivität. *Rechte Spalte* willkürliche Muskelanspannung: Potenziale motorischer Einheiten

gen eine untergeordnete Rolle spielen. Bei schweren axo-nalen Traumen kann die NLG allein aufgrund des Verlusts schnell leitender Axone reduziert sein.

Elektromyographie

Die EMG mit der konzentrischen Nadelelektrode (Bi-schoff et al. 2008b) dient in der Regel zur Abschätzung der Prognose, zur Lokalisation und bei (vollständiger) Axonotmesis zur Verlaufsbeurteilung. Bei axonalen Schä-den kann mit einer Nadel-EMG-Untersuchung nach etwa 14–21 Tagen pathologische Spontanaktivität (Fibrillations-potenziale oder positive scharfe Wellen) in betroffenen (denervierten) Muskeln nachgewiesen werden. Ab diesem Zeitpunkt ist eine Unterscheidung zwischen Axonotmesis und Neurapraxie mithilfe des EMG zuverlässig möglich (distaler Leitungsblock, siehe oben).

Besonders bei eingeschränkter Beweglichkeit und Beurteilbarkeit der Kraftprüfung, z. B bei Frakturen, schmerzbedingter Immobilisation und kognitiven Ein-schränkungen, kann durch das Verteilungsmuster der

EMG-Veränderungen der Schädigungsort bestimmt wer-den. Eine Differenzierung zwischen kompletter und in-kompletter Schädigung ist klinisch mitunter nicht mög-lich, sobald sich aber bei der EMG-Untersuchung Poten-ziale motorischer Einheiten (PME) nachweisen lassen (Willkürinnervation), handelt es sich um eine inkomplette Schädigung, eine komplette Nervendurchtrennung ist da-mit ausgeschlossen. Bei kompletten Läsionen kann aber mittels EMG nicht zwischen einer Axonotmesis und einer Neurotmesis unterschieden werden.

Frühe Untersuchungen in den ersten Tagen nach einem Trauma lassen eventuelle Vorschädigungen erfas-sen und ermöglichen auch in klinisch nicht eindeutigen Fällen eine Unterscheidung zwischen einer zentralen und einer peripheren Läsion. Bei einer höhergradigen post-traumatischen Parese kann mit der EMG-Untersuchung schon in den ersten Tagen durch die erhöhte Entladungs-rate motorischer Einheiten eine periphere Läsion nachge-wiesen werden (Jürgens et al. 2012). Bei zentralen Schäden werden demgegenüber keine erhöhten Entladungsraten motorischer Einheiten gefunden.

> Bei einer totalen Axonotmesis sollte das zeitgerechte Einsetzen der Reinnervation (Aussprossung des Nervs mit 1 mm/Tag) mittels EMG nachgewiesen werden. Die dafür spezifische EMG-Aktivität (naszierende Potenziale) ist deutlich früher (ca. 2–4 Wochen) nachweisbar als die entsprechenden Zeichen in der klinischen Kraftprüfung.

Damit kann bei Ausbleiben der zeitgerechten Reinnervation frühzeitig Klarheit über die Notwendigkeit einer Operation geschaffen werden.

Eine EMG-Untersuchung innerhalb der ersten Woche nach dem Trauma ist zur Klärung der Frage, ob eine Vorschädigung besteht, sinnvoll. Pathologische Spontanaktivität oder neurogen veränderte PME zu diesem Zeitpunkt sind eindeutige Hinweise auf einen Vorschaden. Ist eine posttraumatische Parese hochgradig und unklar, ob eine Läsion eines peripheren Nervs dafür ursächlich ist, kann dies durch eine EMG-Untersuchung auch in den ersten Tagen durch die erhöhte Entladungsrate motorischer Einheiten nachgewiesen werden. Schließlich spricht der Nachweis von PME unabhängig vom Untersuchungszeitpunkt gegen eine Neurotmesis.

Somatosensibel evozierte Potenziale

Nach einer Nervenverletzung mit axonaler Läsion können SEP registriert werden, während ein SNAP häufig nicht mehr auslösbar ist (Assmus 1978). Dies wird durch einen bisher noch unbekannten zentralen Verstärkermechanismus erklärt (Eisen 1988). Die Methode kann unter Ausnutzung dieses kortikalen Verstärkereffekts als objektive Funktionsprüfung der sensiblen Leitungsbahn im Frühstadium der Reinnervation und zur Verfolgung des Regenerationsfortschritts nach operativer Behandlung von Nervenverletzungen Verwendung finden (Assmus 1978). SEP sind im Regenerationsstadium oft früher zu registrieren als SNAP. Ein fehlendes SNAP ist nur beweisend für eine ausbleibende Regeneration, wenn gleichzeitig das SEP nicht auslösbar ist (Eisen 1988). SEP werden auch zum intraoperativen Monitoring eingesetzt.

Praktisches Vorgehen

Ein standardisiertes neurophysiologisches Vorgehen bei traumatischen Läsionen periphere Nerven gibt es nicht. Bei der Untersuchungsplanung müssen Ort, Ursache oder Zeitpunkt der Läsion und evtl. begleitende oder frühere Verletzungen oder Erkrankungen bedacht werden; dies auch, da Läsionen peripherer Nerven oft Schadenersatzansprüche der Betroffenen auslösen, nicht zuletzt deshalb, weil sie mitunter iatrogen sind. So werden je nach Situation mehr oder weniger umfangreiche neurophysiologi-

sche Untersuchungen sinnvoll sein. Zwei extreme Beispiele sollen das illustrieren:

Im einfachsten Fall bildet sich eine Neurapraxie, z. B. des N. peroneus eines sonst Gesunden, innerhalb einiger Tage vollständig zurück. Neurophysiologische Untersuchungen sind danach entbehrlich. Schwierig zu beurteilen sind hingegen Patienten mit Mehrfachverletzungen und nach mehreren Operationen, bei denen erst im Verlauf eine periphere Nervenläsion auffällt. Hier stellen sich neben der Frage nach der besten Behandlung der Nervenläsion regelmäßig auch die Fragen nach der Ursache: Vorerkrankung? Das Trauma selbst? Welche der Operationen? Typisch chirurgische Komplikation oder Lagerungsschaden als Kunstfehler? Die Wahl der Untersuchungsmethode und der Untersuchungszeitpunkte hängt dabei entscheidend von den diagnostischen Fragestellungen ab. ◘ Tab. 2.7 und ◘ Tab. 2.8 geben Anhaltspunkte für die Planung von Zeitpunkt und Umfang der klinisch-neurophysiologischen Untersuchungen.

Einige Zeiträume nach dem Trauma sind für die neurophysiologische Klärung bestimmter Fragen besonders geeignet (◘ Tab. 2.7 u. ◘ Tab. 2.8). Im Alltag zeigt sich, dass gerade eine sehr frühe EMG-Untersuchung, also innerhalb der ersten Woche nach dem Trauma, nur selten vorgenommen wird. Dabei lässt sich die Frage nach evtl. Vorschäden in diesem Zeitraum am zuverlässigsten beurteilen. Auch die Frage nach einer evtl. zentralnervösen Ursache einer posttraumatischen oder postoperativ aufgetretenen Schwäche, die sich ebenfalls häufig bereits in der ersten Woche klären lässt – soweit die Klinik nicht bereits den Weg weist – wird häufig nicht oder nicht zu diesem Zeitpunkt gestellt, obwohl gerade die nicht organischen zentralnervösen Ursachen einer Parese (z. B. algogene Parese, habituelle Parese, Simulation und Aggravation) keineswegs selten sind.

◘ Tab. 2.9 und ◘ Tab. 2.10 geben einen Überblick über häufige Läsionen peripherer Nerven und neurophysiologische Untersuchungen sowie über besonders geeignete Muskeln für die Elektromyographie.

Grenzen elektrophysiologischer Methoden

Die für ein weiteres therapeutisches Vorgehen oft wesentliche Frage nach dem Vorliegen einer Neurotmesis lässt sich mit elektrophysiologischen Untersuchungen häufig nicht klären, da die Befunde bei Neurotmesis sich nicht von den Befunden bei totaler Axonotmesis unterscheiden. Überhaupt kann die Prognose beim Vorliegen der Befundkonstellation totale Axonotmesis/Neurotmesis vor dem Zeitpunkt, an dem Reinnervation durch Axonwachstum (1 mm/Tag!) zu erwarten ist, elektrophysiologisch in keiner Weise präzisiert werden.

□ Tab. 2.8   Aktionsplan für neurophysiologische Untersuchungen im zeitlichen Verlauf nach einem Nerventrauma

Zeitpunkt nach Trauma	Zu lösendes Problem	Sinnvolle Untersuchung
Sofort bis 1 Woche danach	Liegt ein Vorschaden vor?	EMG (PSA oder umgebaute PME: ja) dNG (erniedrigte MSAP oder SNAP: ja)
	Ist die Läsion inkomplett?	EMG (PME vorhanden: ja) NG (MSAP nach proximaler Reizung vorhanden: ja)
	Ist die Läsion peripher (und nicht zentralnervös)?	EMG (erhöhte Entladungsraten der PME: Ja)
Nach 1 Woche	Liegt ein Vorschaden vor?	EMG (PSA oder umgebaute PME: ja)
	Ist die Läsion inkomplett?	EMG (PME vorhanden: ja) dNG (MSAP vorhanden: ja)
	Ist die Läsion peripher (und nicht zentralnervös)?	EMG (erhöhte Entladungsraten der PME: ja)
	Liegt eine Neurapraxie vor?	NG (Leitungsblock: ja)
	Liegt Axonotmesis vor?	dNG (erniedrigte MSAP oder SNAP: ja) *Cave:* Vorschaden
Nach mind. 2 Wochen	Liegt ein Vorschaden vor?	EMG (umgebaute PME: ja)
	Ist die Läsion inkomplett?	EMG (PME vorhanden: ja) dNG (MSAP vorhanden: ja)
	Ist die Läsion peripher (und nicht zentralnervös)?	EMG (PSA oder erhöhte Entladungsraten der PME: ja)
	Liegt eine Neurapraxie vor?	NG (Leitungsblock: ja)
	Liegt Axonotmesis vor?	EMG (PSA: ja) dNG (erniedrigte MSAP oder SNAP: ja) *Cave:* Vorschaden
Nach einigen Wochen (mind. 4–6)	Ist die Läsion inkomplett?	EMG (PME vorhanden: ja) dNG (MSAP vorhanden: ja)
	Ist die Läsion peripher (und nicht zentralnervös)?	EMG (PSA oder erhöhte Entladungsraten der PME: ja)
	Liegt eine Neurapraxie vor?	NG (Leitungsblock: ja)
	Liegt Axonotmesis vor?	EMG (PSA oder umgebaute PME: ja) dNG (erniedrigte MSAP oder SNAP: ja)
	Gibt es Reinnervation?	EMG (umgebaute PME: ja)
Nach Monaten (zu Beginn einer möglichen Reinnervation nach totaler Axonotmesis[a])	Gibt es Reinnervation?	EMG (umgebaute oder naszierende PME: ja)

dNG Neurographie (Reizung distal der Läsion), *EMG* Elektromyogramm, *MSAP* Muskelsummenaktionspotenzial, *NG* Neurographie (Voraussetzung: Reizung proximal und distal der Läsion möglich), *PME* Potenziale motorischer Einheiten, *PSA* pathologische Spontanaktivität, *SNAP* sensible Nervenaktionspotenziale

[a] Abstand zwischen Läsion und Muskel in mm entspricht den Tagen bis zum Beginn der Reinnervation

▣ Tab. 2.9 Häufige Läsionen peripherer Nerven und neurophysiologische Untersuchungen

Nerv	Ort der Läsion	Typische Ursachen	Beitrag der Neurophysiologie
N. medianus	Handgelenk	Karpaltunnelsyndrom	Nachweis (NG)
	Handgelenk	Trauma	Läsionsart, Ausmaß (EMG, NG)
N. ulnaris	Hohlhand	Kompression (Arbeit, Sport)	Nachweis (NG)
	Handgelenk	Trauma	Läsionsart, Ausmaß (EMG, NG)
	Ellenbogen	Trauma, Engpass, Arbeit	Läsionsort (NG), Läsionsart, Ausmaß (EMG, NG)
N. radialis	Unterarm (Ramus profundus)	Trauma (auch iatrogen)	Läsionsart, Ausmaß (EMG)
	Oberarm	Trauma (auch iatrogen), Kompression (auch im Schlaf)	Läsionsort (EMG, NG) Läsionsart, Ausmaß (EMG)
N. axillaris	Schulter	Trauma	Läsionsart, Ausmaß (EMG)
N. ischiadicus	Gesäß	Trauma (meist iatrogen), Kompression	Läsionsort (EMG), Läsionsart, Ausmaß (EMG)
N. tibialis	Kniekehle	Trauma (auch iatrogen), Kompression (z. B. Baker-Zyste)	Läsionsart, Ausmaß (EMG)
N. peroneus	Fibulakopf	Trauma (Sport), Kompression (Arbeit)	Läsionsort, Läsionsart, Ausmaß (NG, EMG)
N. femoralis	Lumbal, Leiste	Trauma (auch iatrogen), Kompression (Psoas-Hämatom)	Läsionsort (EMG), Läsionsart, Ausmaß (EMG)

EMG Elektromyographie mit Nadelelektrode, *NG* Neurographie

▣ Tab. 2.10 Auswahl einiger besonders informativer Muskeln für die Elektromyographie (EMG)

Muskel	Kommentar
M. interosseus dorsalis I	Betroffen bei Läsionen des N. ulnaris oder der Wurzel C8
M. abductor pollicis brevis	Untersuchung besonders schmerzhaft!
M. flexor pollicis longus	Versorgung durch N. medianus und C8, nicht betroffen also bei Läsionen des N. ulnaris
M. extensor digitorum communis	Betroffen bei Läsionen des N. radialis oder der Wurzel C7
M. brachioradialis	Betroffen bei Läsionen des N. radialis oder der Wurzel C6
M. extensor carpi radialis longus	Betroffen bei Läsionen des N. radialis proximal der Teilungsstelle im Unterarm oder der Wurzel C7
M. biceps brachii	Betroffen bei Läsionen des N. musculocutaneus (selten!) oder der Wurzel C6
M. triceps brachii	Betroffen bei Läsionen des N. radialis proximal im Oberarm oder der Wurzeln C7 und C8
M. deltoideus	Betroffen bei Läsionen des N. axillaris oder der Wurzel C5
M. trapezius (oberer Anteil)	Wird durch Hirnnerven versorgt. Betroffen bei sehr ausgedehnten Verletzungen und bei neuralgischer Schultermyatrophie
M. tibialis anterior	Betroffen bei Läsionen des N. peroneus, des N. ischiadicus oder der Wurzel L5
M. tibialis posterior	Versorgung durch N. tibialis und L5, daher nicht betroffen bei Läsionen des N. peroneus
M. biceps femoris, Caput breve	Betroffen bei Läsionen des N. ischiadicus und des proximalen N. peroneus, nicht aber des N. peroneus unterhalb des Knies
M. pectoralis major	Betroffen bei Läsionen der Wurzel C7, nicht aber des N. radialis
M. gastrocnemius	Betroffen bei Läsionen des N. tibialis oder der Wurzel S1
M. quadriceps femoris	Betroffen bei Läsionen des N. femoralis oder der Wurzel L4
Paravertebrale Muskulatur	Zum sicheren Nachweis radikulärer Läsionen, z. B. Wurzelausriss

◘ Tab. 2.11 Einsatz neurophysiologischer Methoden zur Beurteilung von Läsionen peripherer Nerven

Läsion	Bestimmung von			
	Art	Ort	Dynamik	Ausmaß
Neurapraxie (Leitungsblock)	NG, (EMG)	NG	–	NG
Fokale Myelinstörung	NG	NG	–	(NG)
Partielle Axonotmesis	EMG, (NG)	–	EMG	NG, (EMG)
Totale Axonotmesis	EMG, (NG)	–	EMG	–
Neurotmesis	Neurotmesis unterscheidet sich elektrophysiologisch nicht von totaler Axonotmesis!			

EMG Elektromyographie mit Nadelelektrode, *NG* Neurographie

2.3.2 Elektrophysiologische Klassifikation

Christian Bischoff, Wilhelm Schulte-Mattler

Ziel einer neurophysiologischen Diagnostik bei Läsionen peripherer Nerven ist die Bestimmung von Art, Ort, zeitlicher Dynamik, Ausmaß und Prognose der Läsionen. Dazu stehen an wesentlichen neurophysiologischen Verfahren die Elektromyographie (EMG) und die Neurographie zur Verfügung. Beide Verfahren ergänzen einander und müssen je nach Einzelfall sinnvoll kombiniert werden, um ihren Beitrag zur Beantwortung der genannten Fragen zu leisten (◘ Tab. 2.7, ▶ Abschn. 2.3.1).

Art der Läsion

Die neurophysiologische Klassifikation von traumatischen Nervenschäden beruht auf der histologisch-anatomischen Klassifikation von Seddon (1943), der zwischen Neurapraxie, Axonotmesis und Neurotmesis unterschied. Seddon verstand dabei unter Axonotmesis die Zerstörung aller Axone eines Nervs, ein Zustand, der von einer Zerstörung nur eines Teils der Axone abzugrenzen ist (▶ Abschn. 2.2). Der erste Fall wird totale Axonotmesis, der zweite Fall partielle Axonotmesis genannt. Diese Unterscheidung ist praktisch von großer Bedeutung, da die kollaterale Aussprossung als Regenerationsmechanismus nur bei der partiellen, nicht aber bei der totalen Axonotmesis vorkommen kann. Bei letzterer kommt eine Regeneration nur durch Wachstum von Axonen vom Läsionsort bis zum Muskel zustande. Dieser Vorgang dauert ja nach Läsionsort sehr lange, da die Wachstumsgeschwindigkeit der Axone nur ca. 1 mm/Tag beträgt. Die kollaterale Aussprossung hingegen findet innerhalb des Muskels statt, beginnt wenige Wochen nach dem Trauma und ist nach ca. 6–12 Monaten abgeschlossen.

Chronische Kompression kann einen weiteren Läsionstyp verursachen, die fokale Myelinschädigung. Diese muss nicht zu neurologischen Ausfällen führen, kann also subklinisch sein und ist dann nur neurographisch nachzuweisen. Dieser Befund findet sich z. B. häufig beim Karpaltunnelsyndrom (◘ Tab. 2.11).

Ort der Läsion

Leitungsblöcke können immer dann gut lokalisiert werden, wenn der Nervenabschnitt proximal und distal der vermeintlichen Schädigungsstelle erregt werden kann. Schwierigkeiten bereiten hingegen ganz distal gelegene Blöcke, bei denen alle Stimulationsorte proximal der Schädigungsstelle liegen, sowie proximale Blockierungen. In letzteren Fällen kann ein Ausfall der F-Wellen auf einen Leitungsblock hinweisen.

Bei axonalen Schädigungen ist das Verteilungsmuster der EMG-Veränderungen für die Lokalisation entscheidend. Neurographisch sind die Amplituden erniedrigt, oder die Antworten fallen aus, und zwar an allen Stimulationsorten unabhängig von der Läsionsstelle. Eine Lokalisation mittels motorischer Neurographie ist somit nicht möglich. Differenzialdiagnostisch spielt die sensible Neurographie eine wichtige Rolle, da erhaltene sensible Potenziale in einem anästhetischen Areal für eine radikuläre und gegen eine periphere Schädigung sprechen.

Dynamik der Läsion

Unmittelbar nach einer Schädigung sind die Antworten bei der Neurographie unauffällig; Ausnahmen sind Läsionen, die distal der letztmöglichen Stimulationsstelle liegen, und die Stimulation proximal einer Kompressionsstelle, unabhängig davon, ob eine Axonotmesis oder eine Neurapraxie vorliegt. Innerhalb der nächsten 7 Tage kommt es bei axonalen Läsionen zur Waller-Degeneration und damit zu einer Amplitudenabnahme (Wilbourn 1977,

Chaudhry u. Cornblath 1992). Danach können neurographische Verfahren nicht zur Beurteilung der Dynamik herangezogen werden.

Das EMG kann über die Dynamik der axonalen Veränderungen Auskunft geben. Dabei unterscheiden sich die Veränderungen bei totaler Axonotmesis von denen bei inkompletten Störungen (◘ Tab. 2.7 in ▶ Abschn. 2.3.1).

> Wichtig ist, dass die Reinnervation des Muskels elektromyographisch früher erfasst werden kann als mittels klinischer Untersuchung.

Ausmaß der Läsion

Das Ausmaß der Läsion ist mit klinisch-neurophysiologischen Verfahren in aller Regel nicht zu bestimmen. Einige Veränderungen korrelieren zwar mit klinischen Veränderungen, jedoch nur schwach. Pathologische Spontanaktivität als Zeichen eines axonalen Untergangs kann in Muskeln nachweisbar sein, die klinisch unauffällig sind, da mindestens 60–70 % der Axone geschädigt sein müssen, bis eine Parese klinisch erfassbar wird. Ausfall motorischer Einheiten und hochfrequent entladende motorische Einheiten werden bei höhergradigen Paresen in aller Regel gefunden. Normale Entladungsraten bei Paresen vom Kraftgrad 3 und weniger sind mit einer rein peripheren Schädigung nicht vereinbar (Schulte-Mattler et al. 2000). Die Korrelation des Amplitudenabfalls beim Leitungsblock korreliert allenfalls schwach mit dem Ausmaß der Parese.

Prognose

Die Prognose einer Nervenläsion hängt wesentlich von Art und Ort der Läsion ab. Für den Ort gilt, dass distale Läsionen eine bessere Prognose haben als proximale. Außerdem besitzen einzelne Nerven recht unterschiedliche regenerative Fähigkeiten. Für die Läsionsart gilt, dass die Prognose einer Neurapraxie ausgezeichnet ist, wenn deren Ursache beseitigt ist. Die Neurapraxie heilt folgenlos aus; ein Beispiel zeigt ◘ Abb. 2.40 nach lokaler operativer Dekompression des N. ulnaris. Die Prognose nach partieller Axonotmesis ist in der Regel gut. Meist reicht die kollaterale Aussprossung aus, eine mindestens befriedigende Restitution zu bewirken. Allerdings ist mittels neurophysiologischer Untersuchungen keine verlässliche Aussage zum erwarteten Grad der Restitution möglich. Die Prognose ist zweifelhaft, wenn nahezu alle Axone betroffen sind, sodass die kollaterale Aussprossung nicht ausreicht, eine ausreichende Zahl an Muskelfasern zu reinnervieren. Die partielle Axonotmesis hinterlässt auch bei völliger klinischer Restitution einen elektromyographisch lebenslang nachweisbaren neurogenen Umbau im Muskel als subklinische Dauerfolge.

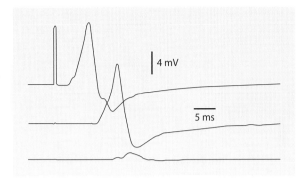

◘ **Abb. 2.40** Neurograpischer Befund eines Leitungsblocks. Ableitungen vom M. abductor digiti quinti eines Patienten mit einer Kompression des N. ulnaris unmittelbar proximal des Sulcus ulnaris. *Obere Kurve* Reizung des N. ulnaris am Handgelenk, *mittlere Kurve* Reizung distal des Sulcus ulnaris, *untere Kurve* Reizung 8 cm proximal davon

2.3.3 Nervensonographie

Heinrich Kele

Dank der technischen Entwicklung seit der Jahrtausendwende spielt die Bildgebung eine zunehmend wichtige Rolle bei der Diagnostik peripherer Nervenläsionen. Die Sonographie und die Magnetresonanztomographie ermöglichen eine präzise Darstellung der meisten peripheren Nerven und deren Erkrankungen.

Die traditionell angewandte Diagnostik der Nervenläsionen mittels Anamnese, neurologischer Untersuchung und Elektrophysiologie reflektiert den Funktionsstatus der Nerven und gibt Auskünfte über das Vorliegen einer Nervenschädigung, deren Akuität, Charakter (axonal/demyelinisierend) und über eventuelle Regenerationsprozesse. Die morphologische Situation der Nerven sowie deren Umgebung werden durch die Standardmethoden nicht erfasst. Mit der Nervensonographie lässt sich eine Nervenaffektion direkt darstellen und ihre Ätiologie bestimmen, z. B. Kompression durch Nachbarschaftsprozesse oder Detektion einer Raumforderung.

Bei schmerzhaften Reizzuständen spielt sie eine besondere Rolle, da klinische und elektrophysiologische Defizite fehlen und die Diagnostik dadurch deutlich eingeschränkt ist. Auch erlaubt die Bildgebung eine präzise Lokalisation der Nervenläsion, was insbesondere bei multilokulären Schädigungen oder posttraumatischen Zuständen wichtig ist. Hilfreich ist sie auch bei Läsionen in proximalen Extremitätenabschnitten bzw. im Plexus, wo klinisch und elektrophysiologisch meistens nur eine grobe lokalisatorische Zuordnung (supra- oder infraganglionär) möglich ist. Die Darstellung der den Nerv umgebenden Strukturen erleichtert zudem eine spezifische Therapieplanung mit Auswahl des adäquaten Verfahrens und Zeitpunkts (z. B.

zeitnahe Operation bei Nervenkompression durch Raumforderung). In der postoperativen Situation können der Erfolg der Operation und auch eventuelle Komplikationen untersucht werden (z. B. Spaltung des Karpalbands, Narbenbildung).

Technische Voraussetzungen

Die erfolgreiche Anwendung der Nervensonographie ist an eine hohe Bildqualität gebunden. Diese wird durch die Kombination von hochfrequenten Schallköpfe und High-resolution-Geräten ermöglicht. Eine optimale Auflösung ist zur exakten Abgrenzung der Nerven zur Umgebung, zur Bestimmung der Größe sowie zur Beurteilung ihrer inneren Struktur essenziell.

Erforderlich hierfür sind hochfrequente Linearschallsonden, die einen breiten Frequenzbereich abdecken (z. B. 5–17 MHz, je nach Nerv und Fragestellung). Für oberflächlich gelegene Nerven (z. B. N. medianus im Karpaltunnel oder sensible Nerven) wird eine möglichst hohe Sendefrequenz (mindestens 10 MHz) angewandt. Bei tiefer liegenden Nerven (z. B. N. medianus am proximalen Unterarm oder N. ischiadicus) sind wiederum niedrigere Frequenzen (bis zu 5 MHz) erforderlich, da sich bei steigender Sendefrequenz die Eindringtiefe verringert. Bei niedrigen Schallfrequenzen wird jedoch die Auflösung schlechter und die Differenzierbarkeit der Nerven im umgebenden Gewebe sowie deren Binnenstruktur schwieriger. Die Untersuchung lässt dann nur eine grobe Beurteilung zu.

Durch den Einsatz von speziellen Bildgenerierungsverfahren kann eine deutliche Rauschunterdrückung und eine bessere Darstellung der Gewebegrenzen (Compound Imaging, XRes®) und bei tiefer liegenden Strukturen eine verbesserte Kontrastauflösung (Tissue Harmonic Imaging) erreicht werden. Gute Ultraschallgeräte ermöglichen bis zu einer Tiefe von etwa 2,5 cm auch die Beurteilung von feineren Veränderungen. Auch sollte eine gute Powerdoppler- bzw. Farbduplexfunktion (Slow-flow-Einstellung, PRF 500 Hz) zur Beurteilung der Vaskularisation des Nervs und seiner Umgebung zur Verfügung stehen.

Heute (2013) ist man auch mit Ultraschallgeräten der mittleren Preiskategorie in der Lage, die meisten Fragestellungen für die Nervensonographie adäquat zu untersuchen. Betont werden muss, dass eine orientierende Untersuchung auch mit älteren Geräten möglich ist und größere Veränderungen, wie etwa Raumforderungen oder Nervenverletzungen durch größere Fremdkörper, erkannt werden können. Für die Beurteilung von feinen Strukturen oder komplexen Veränderungen, z. B. von sensiblen Nerven, postoperativen Zuständen oder Nervenverletzungen, ist dagegen eine hochwertige apparative Ausstattung notwendig.

> **Zur Dokumentation der Befunde empfiehlt sich eine digitale Speicherung von Bildern und Videosequenzen. Die Videosequenzen ermöglichen durch die dynamische Darstellung einen besseren Überblick über die konkrete diagnostische Situation, was insbesondere bei komplexen Befundkonstellationen (z. B. bei Trauma) von Vorteil ist.**

Neben der technischen Ausstattung sind ausführliche Kenntnisse der regionalen topographischen Anatomie von großer Bedeutung. Eine Expertise in den Erkrankungen des peripheren Nervensystems sowie elektrophysiologische Kenntnisse ermöglichen einen effektiven Einsatz der Methode und erleichtern die Interpretation der Befunde.

Untersuchungsgang

Zu Beginn der Untersuchung sollte der Nerv am besten in Transversalschnitten an einer Stelle dargestellt werden, wo er sicher erkannt werden kann. Dies sind Stellen mit bekannten anatomischen Landmarken, meistens in der Nähe von Knochen (z. B. N. ulnaris im Sulcus, N. peroneus am Fibulaköpfchen) oder Gefäßen (N. radialis am Oberarm neben der A. brachialis profunda). Von hier lassen sich dann die Nerven nach proximal und distal an der Extremität leicht verfolgen.

Die Darstellung auf Longitudinalschnitten ist sonographietechnisch in manchen Fällen anspruchsvoller, da sich bei kurvigem Nervenverlauf die Ultraschallsonde nicht parallel zum Nerv ansetzen lässt und die Nerven mit anderen Strukturen, z. B. Muskelfaszien oder Sehnen, leichter verwechselt werden können.

> **Die Darstellung eines pathologischen Befunds ist immer in Transversal- und Longitudinalschnitten anzustreben. Bei unilateralen Prozessen sollte stets die asymptomatische Körperseite als Referenz untersucht werden.**

Die Sonographie erlaubt auch eine Untersuchung in Bewegung. So können z. B. eine Dislokation des N. ulnaris aus dem Sulcus oder eine narbige Adhäsion des Nervs beurteilt werden. Nicht zu vergessen ist die Beurteilung der Vaskularisation des Nervs und seiner Umgebung mit der Powerdoppler-/Farbduplexsonographie.

Darstellbare Nerven

Bei normalgewichtigen Personen können alle größeren Nerven der Extremitäten, die Nn. medianus, ulnaris, radialis und musculocutaneus sowie die Nn. ischiadicus, tibialis und peroneus, in ihrem gesamten Verlauf an der Extremität dargestellt werden. Auch kleinere Nerven, wie

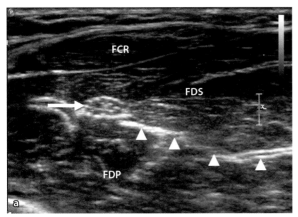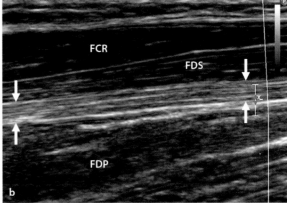

☑ **Abb. 2.41 a,b   Normalbefund des N. medianus am distalen Unterarm. a** Im Transversalschnitt zeigt sich die typische wabenförmige Echotextur des Nervs (*Pfeil*). Die Nervenfaszikel sind echoarm, das dazwischen liegende interfaszikuläre Epineurium ist echoreich. **b** Im Longitudinalschnitt kommt die faszikuläre Echotextur des Nervs zur Darstellung. *Pfeilspitzen* Faszie zwischen dem Flexor digitorum superficialis (*FDS*) und Flexor digitorum profundus (*FDP*), *FCR* Flexor carpi radialis. Links = proximal

z. B. die Rami profundus und superficialis des N. radialis, sind regelmäßig darstellbar. Bei günstigen Schallbedingungen sind auch kleinste sensible Nerven und Nervenäste, wie z. B. die Nn. cutaneus antebrachii medialis und lateralis, Ramus dorsalis des N. ulnaris oder Ramus palmaris des N. medianus, beurteilbar. Die Darstellung der Spinalnerven C4–C8 und des Plexus brachialis ist gut möglich, jedoch lassen sich insbesondere die Spinalnerven C4 und C8, die Trunci inferiores und die Faszikel nicht konstant differenzieren.

Die infraklavikulären bzw. infrapektoralen Plexusabschnitte sind nicht (Knochenschatten durch Klavikula) bzw. eingeschränkt (tiefe Lage) untersuchbar. Auch der N. axillaris lässt sich nicht konstant visualisieren. An der unteren Extremität kann insbesondere bei adipösen Patienten die Darstellung des N. ischiadicus am Oberschenkel sowie des N. tibialis am proximalen Unterschenkel schwierig oder sogar unmöglich sein. Bei normalgewichtigen Personen können auch kleine sensible Nerven wie die Nn. saphenus, suralis und peroneus superficialis sowie der N. cutaneus femoris lateralis dargestellt werden. Hirnnerven wie die Nn. vagus und accessorius (bei Normalgewichtigen) sind regelmäßig darstellbar.

Normale nervensonographische Befunde
Die Nerven sind kabelartige Strukturen, die auf Transversalschnitten als runde bis ovale echoreiche Strukturen erscheinen (☑ Abb. 2.41 a). Das sonographische Reflexmuster (Echotextur) wird als wabenförmig bezeichnet, wobei die echoarmen rundlichen Areale histologisch den Nervenfaszikeln und die echoreichen Septen dem interfaszikulären Epineurium entsprechen. Häufig lässt sich ein deutlicher echoreicher Ring, der dem epifaszikulären Epi-

neurium bzw. dem perineuralen Fettgewebe entspricht, darstellen.

> Messungen der Nervenquerschnittsflächen, mit denen die Nervengröße quantifiziert wird, sollten immer innerhalb des echoreichen Rands durchgeführt werden.

Auf Longitudinalschnitten weisen größere Nerven eine typische faszikuläre Echotextur auf (☑ Abb. 2.41 b). Die Powerdoppler- oder Farbduplexsonographie ist beim Auffinden größerer Nerven (häufig werden diese von Gefäßen begleitet), bei der Abgrenzung kleiner Nerven von Gefäßstrukturen (beide erscheinen als echoarme Bänder) und Erkennung der Gefäße als komprimierenden Faktor hilfreich. Mit einer sensitiven Einstellung des Farbduplex (PRF 500 Hz) können an einigen Nerven die epineuralen Vasa nervorum identifiziert werden, intraneurale Gefäßsignale finden sich dagegen im Normalfall selten.

Muskelsonographie bei Nervenerkrankungen
Zur Beurteilung einer Nervenläsion ist in Analogie zur MRT auch die Evaluation von sonomorphologischen Veränderungen der Muskeln möglich. Die Muskelsonographie ist eine einfache Methode, die in einem Untersuchungsgang mit der Nervensonographie durchgeführt wird. Im Allgemeinen lassen sich Muskelatrophien und ein mesenchymaler (fettiger) Umbau der Muskulatur, insbesondere im fortgeschrittenen Stadium, gut darstellen. Der betroffene Muskel ist echoreich, und die typische muskuläre Echotextur (☑ Abb. 2.42) verschwindet, sodass der Muskel wie eine nahezu homogene echoreiche Gewebemasse erscheint. Diese Information könnte zum

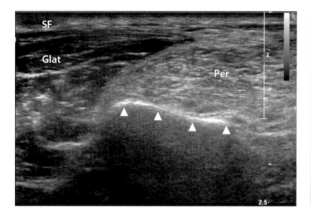

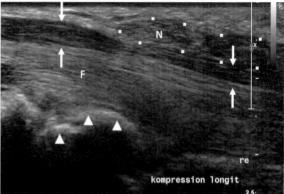

☐ **Abb. 2.42**   Mesenchymaler Umbau der Mm. peronaei (*Per*) im Vergleich zum normalen M. gastrocnemius lateralis (*Glat*) im Transversalschnitt. Die muskuläre Echotextur ist nicht erkennbar, die Echogenität ist erhöht. *SF* Subkutanfettgewebe, *Pfeil* Fibula

☐ **Abb. 2.43**   Der Longitudinalschnitt des N. medianus zeigt seine Kompression (Kalibersprung) im proximalen Karpaltunnel durch eine postoperativ entstandene Narbe (*N*). Der Nerv ist sanduhrförmig eingeengt, es entstanden 2 Pseudoneurome. Besonders auffällig sind die Echoarmut und die Auslöschung der faszikulären Echotextur proximal der Kompressionsstelle. *Pfeilspitzen* Os lunatum. *F* Flexorensehen, Links = proximal

Beispiel vor geplanten Nervenrekonstruktionseingriffen hilfreich sein. Das Fehlen eines Umbaus in einem über Monate paretischen Muskel weist entweder auf eine eher geringe axonale (und vorwiegend demyelinisierende) Läsion oder eine zentrale bzw. psychogene Ursache hin.

Kompressive Neuropathien

Die Sonographie wird heutzutage bei allen Erkrankungskategorien des peripheren Nervensystems eingesetzt. Die kompressiven Neuropathien und insbesondere Engpasssyndrome sind die häufigsten Erkrankungen, sodass auf diesem Gebiet die meisten Erfahrungen vorliegen. Die zur sonographischen Untersuchung am besten geeigneten Engpässe an den oberen Extremitäten sind der Karpaltunnel (N. medianus), der Kubitaltunnel sowie die Guyon-Loge (N. ulnaris) und der Supinatortunnel (Ramus profundus des N. radialis). An den unteren Extremitäten sind es der Fibulaköpfchenbereich (N. peroneus), der Tarsaltunnel (N. tibialis) und die Intermetatarsalräume (Interdigitalnerven).

Das sonographische diagnostische Kriterium ist die Darstellung einer Nervenkompression, die sich in jeder anatomischen Lokalisation durch Veränderungen der Nervenkonfiguration, der Nervenmaße sowie der Nervenechotextur erkennen lässt. Die direkten Zeichen einer Nervenkompression sind auf Longitudinalschnitten eine abrupte Abflachung (Kalibersprung) des Nervs an der Kompressionsstelle und seine spindelförmige Auftreibung proximal und auch distal davon (☐ Abb. 2.43). Die Auftreibung wird je nach Ausmaß von Echoarmut und verminderter Erkennbarkeit bzw. Auslöschung der typischen faszikulären Echotextur als Ausdruck eines Nervenödems begleitet. Auf Transversalschnitten lässt sich dementsprechend eine Vergrößerung der Nervenquerschnittsfläche

mit Echoarmut und reduzierter Erkennbarkeit bzw. Auslöschung der wabenförmigen Echotextur dokumentieren.

Die sonographischen Befunde entsprechen somit den pathomorphologischen Veränderungen im Sinne der Nervenabflachung an der Kompressionsstelle und der Pseudoneurombildung. Durch die Darstellung des Nervs sowie der umgebenden Strukturen kann neben anatomischen Besonderheiten auch die Ätiologie der Nervenkompression erörtert werden. Aus der Ätiologie sind weitere Schritte bezüglich therapeutischer Methode (konservativ/operativ) und Zeitpunkt ableitbar (z. B. bei Nervenkompression durch Raumforderung zeitnahe operative Therapie).

Karpaltunnelsyndrom

Passend zur Pathomorphologie lässt sich beim Karpaltunnelsyndrom sonographisch eine Kompression unter dem Retinakulum mit einem Pseudoneurom proximal und weniger auch distal des Retinakulums darstellen (☐ Abb. 2.44). Der sensitivste diagnostische Parameter ist die Zunahme der Nervenquerschnittsfläche im proximalen Karpaltunnel (Höhe des Os pisiforme bzw. der Handgelenkfalte) als Korrelat zu dem auf Longitudinalschnitten zu beobachtenden Pseudoneurom. Die Sonographie besitzt eine der Elektrophysiologie vergleichbare Sensitivität (73–92 %) und Spezifität (Beekmann u. Visser 2004). Sie stellt eine komplementäre Methode zur elektrophysiologischen Evaluation dar, wobei auch bei unauffälligen elektrophysiologischen Befunden sonographisch ein Karpaltunnelsyndrom nachgewiesen werden kann und umgekehrt. Zusammen angewandt kann die klinische

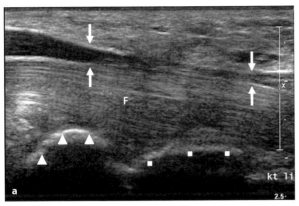
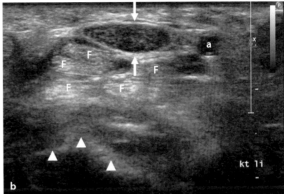

Abb. 2.44 a,b Karpaltunnelsyndrom. a Longitudinalschnitt: langstreckige Kompression des N. medianus (*Pfeile*) unter dem Retinakulum (die Pfeile links und rechts markieren die Kalibersprünge). **b** Im Transversalschnitt zeigt sich ein massives Ödem des Nervs. Die Nervenfläche beträgt 0,25 cm², der Nerv ist echoarm, die Echotextur ist nicht erkennbar. *a* A. ulnaris, *Pfeilspitzen* Os lunatum, *Punkte* Os capitatum, *F* Flexorensehen. Links = proximal

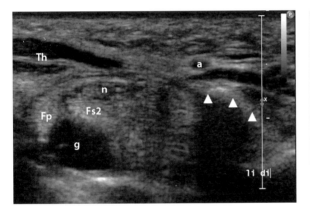
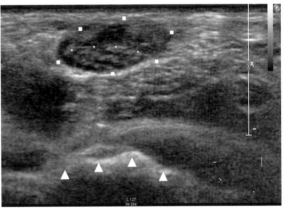

Abb. 2.45 Sekundäres Karpaltunnelsyndrom bei Ganglion (g) im distalen Karpaltunnel im Transversalschnitt. *N* N. medianus. *Th* Thenar. *Fp* Sehne des M. flexor pollicis longus. *Fs2* Sehne des M. flexor digitorum superficialis zum Dig. 2, *Pfeilspitzen* Os hamatum, *a* A. ulnaris

Abb. 2.46 Axialschnitt eines partiellen traumatischen Neuroms des N. medianus (*Punkte*) nach Karpaltunneloperation. Die intakten Faszikel (*feine Punkte*) finden sich in den tiefer liegenden Nervenanteilen, wobei das Neurom oberflächlich liegt.

Verdachtsdiagnose bei 98 % der Patienten untermauert werden (Kele et al. 2003).

Einen noch wichtigeren Beitrag leistet die Methode bei der Ursachenforschung. Sonographisch können als Ursachen eines Karpaltunnelsyndroms Tenosynovitiden, Ganglien (Abb. 2.45), arthrotische Veränderungen, Amyloidablagerungen, akzessorische Muskeln oder eine Thrombose der A. mediana nachgewiesen werden. Des Weiteren lassen sich verschiedene anatomische Varianten im Karpaltunnel, z. B. bis in den Karpaltunnel reichende verlängerte Muskelbäuche der Fingerflexoren, ein bifider N. medianus (der N. medianus verläuft schon im Karpaltunnel in 2 Stränge unterteilt), atypisch abgehende Thenaräste (transligamentär oder subligamentär) oder atypische Gefäße (z. B. A. mediana), darstellen. Der Nachweis solcher Normvarianten kann insbesondere für den

endoskopischen Operateur bedeutsam sein. Bei jedem dritten Patienten mit einem Karpaltunnelsyndrom findet sich sonographisch eine der oben genannten strukturellen Auffälligkeiten (Kele et al. 2003).

Die Bedeutung der Sonographie bei postoperativ persistierenden oder rezidivierenden Beschwerden liegt in der Erkennung von chirurgisch behandelbaren Ursachen. So lassen sich unvollständige Retinakulumspaltungen oder Komplikationen wie abnorme Narbenbildung mit Nervenkompression (Abb. 2.43) oder Verletzung von Nervenfaszikeln darstellen (Abb. 2.46). Ohne eine postoperative Bildgebung wird oft mehrere Monate abgewartet, was insbesondere bei der inkompletten Karpalbandspaltung zu irreparablen Schäden führen kann. Immer wieder entdeckt man in der Sonographie auch, dass die präoperative Diagnose nicht richtig war und eine andere

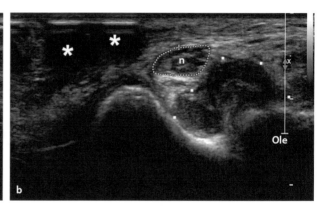

◻ **Abb. 2.47 a,b   Kompression des N. ulnaris proximal des Kubitaltunneleingangs (kleines x des Fokusbalkens neben der Messskala).** **a** Im Longitudinalschnitt durch arthrotische Auflagerungen (*Punkte*) ausgehend vom humeroulnaren Gelenk an der Ulna betont (*Pfeilspitzen*). Links = proximal. **b** Im Transversalschnitt sieht man die Dislokation des geschwollenen Nervs (Nervenfläche 0,22 cm²) aus dem Sulkus. *n* N. ulnaris, *Ole* Olecranon, *Sterne* Artefakte aufgrund eines unzureichenden Kontakts des Schallkopfs mit der Haut bzw. dem Gelmangel

Erkrankung vorlag, z. B. ein Nerventumor oder eine Immunneuritis.

Ulnarisneuropathie im Ellenbogenbereich/Kubitaltunnelsyndrom

Unter der Ulnarisneuropathie im Ellenbogenbereich (UNE) werden aus sonographischer Sicht im engeren Sinne mehrere Erkrankungen verstanden, die eine eigene Ätiologie besitzen und demzufolge auch differenzierter Therapie bedürfen. Das Kubitaltunnelsyndrom stellt dabei die häufigste Erkrankung dar, bei der die Nervenkompression unter der Aponeurose zwischen den Ursprüngen des M. flexor carpi ulnaris (humeroulnare Arkade, Osborne-Ligament) stattfindet. Dementsprechend kann sonographisch eine Abflachung des Nervs unter der Arkade mit einer proximalen Schwellung im Sulkus dargestellt werden.

Eine andere Entität stellt die im Rahmen einer Subluxation oder Luxation des N. ulnaris im Sulkus auftretende chronische Druckschädigung des N. ulnaris dar. Die Dislokation lässt sich neben einer gleichzeitig vorhandenen Nervenschwellung sonographisch verlässlich nachweisen.

> ❯ Die diagnostische Aussagekraft der Sonographie ist mit der Elektrophysiologie vergleichbar, und kombiniert angewandt verbessert sie die diagnostische Ausbeute. Darüber hinaus liefert sie prognostische Informationen, wobei das Ausmaß der Schwellung im Sulkus mit der klinischen Besserung nach Operation negativ korreliert (Beekman et al. 2004).

Raumforderungen wie Ganglien, Lipome, arthrotische Veränderungen (◻ Abb. 2.47), akzessorische Muskeln oder eine Dislokation des medialen Trizepskopfes (»snapping triceps syndrome«) können zuverlässig identifiziert werden. In einigen Fällen ist die Kompression sonographisch proximal des Kubitaltunnels lokalisiert, was atypische elektrophysiologische Befunde zur Folge haben kann.

Seltene Kompressionssyndrome

Da die seltenen Engpasssyndrome meistens kleinere Nerven betreffen, gestaltet sich die direkte sonographische Darstellung einer Nervenkompression schwierig. Die Rolle der Sonographie liegt daher insbesondere in der Erkennung von Nachbarschaftsprozessen als komprimierende Faktoren. So können Raumforderungen wie Ganglien, Lipome und Hämangiome bei Kompressionen des N. ulnaris in der Guyon-Loge, des N. medianus und des N. interosseus anterior am proximalen Unterarm, des N. axillaris im Spatium quadrilaterale und des N. suprascapularis sonographisch nachgewiesen werden (Martinoli et al. 2000, 2004). Bei guten Schallbedingungen kann beim Supinatorlogensyndrom eine direkte Nervenkompression des Ramus profundus des N. radialis dargestellt werden. Beim Wartenberg-Syndrom (Ramus superficialis N. radialis) kann eine Tendovaginitis stenosans de Quervain abgegrenzt werden.

Im Bereich der unteren Extremitäten können bei Kompressionssyndromen des N. peroneus im Fibulaköpfchenbereich und auch des N. tibialis im Tarsaltunnel verschiedene Raumforderungen der Weichteile (vergrößerte Bursen, extra- und intraneurale Ganglien) als ursächliche Faktoren identifiziert werden (Nagaoka et al. 2005, Peer et al. 2002, Visser 2007). Bei der Morton-Metatarsalgie stellt sich eine fusiforme echoarme Auftreibung des plantaren Interdigitalnervs (»Morton-Neurom«) in Höhe der Metatarsalköpfchen dar. Bei der Meralgia paraesthetica lässt sich auch bei adipösen Patienten eine Nervenkompression

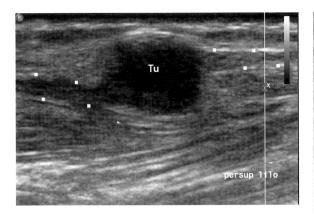

Abb. 2.48 Schwannom. Der Longitudinalschnitt des N. peroneus superficialis (*Punkte*) zeigt eine echoarme, gut abgegrenzte Raumforderung (*Tu*), die exzentrisch zur Verlaufsachse des Nervs liegt. In diesem Fall sind die proximal des Tumors gelegenen Abschnitte des Nervs echoarm, wobei der Nerv distal des Tumors normal erscheint

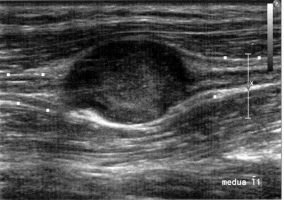

Abb. 2.49 Neurofibrom. Der Longitudinalschnitt des N. medianus (*Punkte*) zeigt eine echoarme, gut abgegrenzte Raumforderung, die zentral zur Verlaufsachse des Nervs liegt. Auffällig ist die schießscheibenförmige Echogenitätserhöhung (»target-sign«).

nachweisen und mit einer sonographisch gesteuerten Infiltration kombinieren (Tagliafico et al. 2011).

Tumoren peripherer Nerven

Die Diagnostik von Tumoren peripherer Nerven ist die Domäne der bildgebenden Methoden. Die Sonographie ermöglicht eine schnelle und kontinuierliche Darstellung der Nerven an den Extremitäten, was sie zur optimalen Screeninguntersuchung macht. Obwohl die Nerventumoren selten sind, sollte bei jeder unklaren oder atypischen Mononeuropathie an einen Nerventumor gedacht werden. Bei den Tumoren handelt es sich meistens um größere Strukturen, sodass sie oft auch mit älteren Geräten und Schallköpfen mit mittlerer Sendefrequenz um 7,5 MHz erkannt werden können.

Die häufigsten peripheren Nervenscheidentumoren sind Schwannome (Neurinome) und Neurofibrome. Sonographisch erscheinen beide als gut definierte rundliche Raumforderungen mit echoreichem Rand, die im Verlauf eines peripheren Nervs lokalisiert sind. Der Nachweis der Raumforderung innerhalb eines Nervenstamms ist das kardinale diagnostische Zeichen und zur Abgrenzung extraneuraler Strukturen, wie z. B. Lymphknoten, notwendig. **Schwannome** (Abb. 2.48) sind meistens exzentrisch zur langen Nervenachse gelegen, echoarm, mit homogener Echotextur und scharfem echoreichem Rand. Heterogene Echotextur mit zystischen Anteilen, Nekrosen und Kalzifikationen (»ancient schwannoma«) sowie eine im Farbduplexsonogramm darstellbare Hypervaskularisation können ebenfalls vorkommen (Lin u. Martel 2001).

Neurofibrome (Abb. 2.49) liegen dagegen eher zentral zur langen Nervenachse. Die Echogenität ist meistens höher und ihre Verteilung inhomogen, die Vaskularisa-

tion ist gering bzw. nicht nachweisbar. Oft findet sich das »target-sign« (Schießscheibenzeichen), das die Echogenitätsverteilung beschreibt: Zentral in der Raumforderung liegt ein rundes echoreiches Areal, das von einem echoarmen Rand umgeben ist.

Plexiforme Neurofibrome, die typischerweise bei der Neurofibromatosis Typ 1 (Von-Recklinghausen-Erkrankung) vorkommen, breiten sich langstreckig entlang eines oder mehrerer Nervenstämme aus und formen eine dysmorphe Masse heterogener Echogenität und unscharfer Abgrenzung mit aufgehobener innerer Nervenarchitektur. Der sonomorphologische Aspekt einer Neurofibromatosis Typ 1 kann in einigen Fällen auch einem hypertrophischen Nervenumbau bei hereditären (Charcot-Marie-Tooth-Erkrankung Typ 1) und einigen Autoimmunneuropathien (chronisch-inflammatorische demyelinisierende Polyneuropathie, multifokale motorische Neuropathie etc.) ähneln.

Viel seltener sind **Perineuriome**, die besonders bei jungen Patienten zu langsam progredienten, schmerzlosen sensomotorischen Defiziten führen können. Perineuriome erscheinen als spindelförmige echoarme Verdickungen mit inkonstanter Vaskularisation, die sich oft über mehrere Zentimeter erstrecken. Da sie auch an Engpassstellen wie etwa Kubitaltunnel oder Supinatortunnel (Abb. 2.50) auftreten, sind sie elektrophysiologisch nicht von Engpasssyndromen zu differenzieren. Differenzialdiagnostisch sollten sie mit Hilfe der MR-Neurographie von entzündlichen Veränderungen abgegrenzt werden.

Sonographisch können auch die sehr seltenen mesenchymalen Tumoren wie das fibrolipomatöse **Hamartom** (neurales Fibrolipom) oder das intraneurale Angiom entdeckt werden. Der erstgenannte Tumor (Abb. 2.51) findet sich meist in der oberen Extremität, hauptsächlich

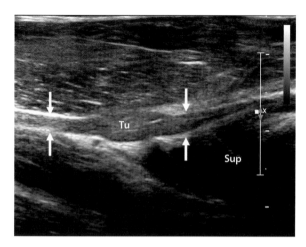

◻ Abb. 2.50   Perineuriom. Der Longitudinalschnitt zeigt eine spindelförmige echoarme Auftreibung des Ramus profundus des N. radialis (*Tu*) unmittelbar proximal des Supinatortunneleingangs. Gegen ein durch Kompression verursachtes Pseudoneurom spricht die Konfiguration der Auftreibung. *Sup* M. supinator. Links = proximal

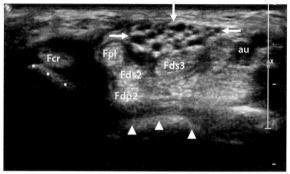

◻ Abb. 2.51   Fibrolipomatöses Hamartom. Der Transversalschnitt zeigt einen deutlich vergrößerten N. medianus (*Pfeile*) am Karpaltunneleingang. Auffällig ist das stark echoreiche und verdickte interfaszikuläre Epineurium und die sonst normalen Faszikel. *Fcr* Flexor carpi radialis, *Fpl* Flexor pollicis longus, *Fds2/3* M. flexor digitorum superficialis 2/3, *Fdp2* Flexor digitorum profundus 2, *au* A. ulnaris, *Punkte* Os scaphoideum, *Pfeilspitzen* Os lunatum

im Handwurzelabschnitt des N. medianus, und kann ein Karpaltunnelsyndrom hervorrufen. Der Nerv ist dabei deutlich verdickt, jedoch ist das interfaszikuläre Epineurium fettig-fibrös verändert und erscheint damit echoreich. Dies kontrastiert deutlich zu der Echoarmut und dem Verlust der Nervenechotextur bei Nervenödem im Rahmen von Nervenkompressionen.

Ein **Nervenscheidenganglion**, das hauptsächlich den N. peroneus im Bereich des Fibulaköpfchens betrifft, gehört zu Raumforderungen nicht neuralen Ursprungs. Solche intraneuralen Ganglien breiten sich aus der geschädigten Gelenkkapsel retrograd entlang eines Gelenkasts in den Nervenhauptstamm aus und können eine Länge von mehr als 10 cm erreichen. Sonographisch zeigt sich eine oft polyzystische, nahezu echofreie Raumforderung ohne Vaskularisation, die sich perlschnurartig entlang des Nervs ausbreitet und die Nervenfaszikel an den Rand des betroffenen Segments verdrängt (◻ Abb. 2.52). Ihre Häufigkeit wurde bei nicht traumatischen Peroneusläsionen mit 18 % angegeben (Visser 2007). Am N. ischiadicus im Gesäßbereich bzw. N. ulnaris im Ellenbogenbereich haben intraneurale Ganglien eine eher einfache zystische Form.

❯ Aussagen zur Tumorart und Malignität sind anhand der Sonographie nicht verlässlich.

Der Verdacht auf einen malignen Tumor entsteht bei Darstellung eines invasiven Wachstums im B-Bild (irreguläre Form, unscharfe Abgrenzung und Adhäsionen zur Umgebung) sowie einer reichlichen Vaskularisation und des-

organisierten Gefäßarchitektur in der Farbduplexsonographie (Bodner et al. 2002).

Traumatische Nervenläsionen

Die Sonographie spielt bei der Beurteilung traumatischer Neuropathien eine wichtige und oft entscheidende Rolle. Für die Untersuchung ist eine qualitativ hochwertige apparative Ausstattung empfehlenswert, da sie die Darstellung von Veränderungen in oftmals unübersichtlichem Terrain mit Narben, Hämatomen oder Fremdkörpern erleichtert. Auch sollten Bildgenerierungsverfahren (v. a. Compound Imaging) zwecks Artefaktreduktion zum Einsatz kommen. Zur Dokumentation der oft komplexen Befunde ist die Anfertigung von Videosequenzen zu empfehlen, da sie die Situation besser vermitteln. Für weniger Erfahrene sind zur einfachen Befunddemonstration Bilder mit Longitudinalschnitten besser verständlich.

Die sonographische Untersuchung beinhaltet die Beurteilung der Kontinuität und Integrität des Nervs, die Darstellung des Defekts mit eventueller Neurombildung sowie der Nervenumgebung mit etwaigen externen kompressiven Faktoren. Es werden dabei Aussagen über Lokalisation, Ausmaß und Art der Schädigung getroffen.

❯ In der Sonographie lassen sich eine komplette und partielle Durchtrennung, der Abstand und Zustand der Stümpfe (Bildung eines Neuroms) oder eine Kompression des Nervs, z. B. durch dislozierte Frakturen, Hämatome oder Fremdkörper darstellen (Peer et al. 2002, Kele 2004).

Die häufigste sonographische Veränderung ist die **faszikuläre Schwellung** (Ödem), die sich im Frühstadium bei

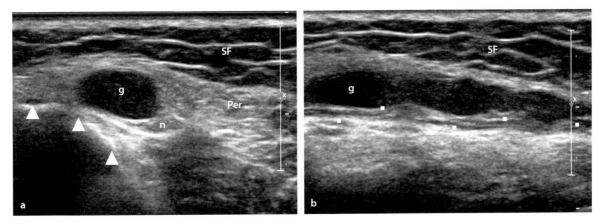

Abb. 2.52 a,b   Intraneurales Ganglion. a Der Transversalschnitt zeigt eine große, gut definierte, echoarme Raumforderung, die am N. peroneus profundus anhängig ist (*n*). **b** Im Longitudinalschnitt erkennt man eine perlschnurartige echoarme Raumforderung (*g*), die den Nerv langstreckig begleitet. *Pfeilspitzen* Fibula, *Per* Nn. peronaei, *SF* Subkutanfettgewebe

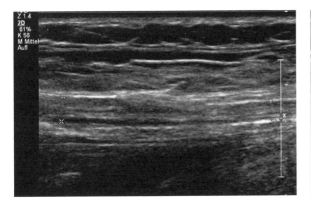

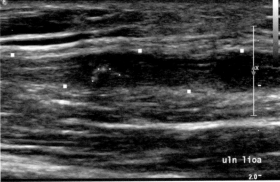

Abb. 2.53   Faszikuläres Ödem des N. tibialis (Marker) am distalen Unterschenkel durch Zerrung nach einer komplexen Unterschenkelfraktur. Im Longitudinalschnitt zeigen sich links im Bild (= proximal) echoarme und leicht verdickte Faszikel, wobei das interfaszikuläre und epifaszikuläre Epineurium unscharf erscheint. Der Nerv normalisiert sich weiter nach distal und ist rechts im Bild wieder normal. Klinisch verbleiben nach der initial subtotalen Läsion nur geringe Defizite

Abb. 2.54   Massives Ödem und Fremdkörper im Nerv. Der Longitudinalschnitt zeigt einen stark geschwollenen N. ulnaris (*Punkte*) am Oberarm mit einem bogenförmigen echoreichen Reflex (intraneurale Fadenreste; *kleine Punkte*) nach einer inadäquaten Schwannomexstirpation und einer intraneuralen Naht mit dickem Faden. Der Nerv ist komplett echoarm ohne erkennbare Echotextur, links im Bild ist zumindest die Echogenität normal

nahezu allen traumatischen Läsionen findet. Dabei ist die Nervenechotextur unscharf definiert und der echoarme Nerv über einige Zentimeter verdickt, ohne dass eine Nervenkompression nachweisbar ist (**Abb. 2.53**). Das Ausmaß der Schwellung ist auch von der Schwere und Art der Läsion abhängig. Bei lokalisierten Läsionen, z. B. durch Druck bei Lagerung, ist die Schwellung örtlich bezogen (meistens 1–2 cm). Die Veränderungen können auch subtil sein, sodass der Vergleich mit der gesunden Gegenseite anzuraten ist. Bei Zerrungsläsionen sind die Faszikel wesentlich dicker, und die Schwellung beträgt meistens mehrere Zentimeter (z. B. Ischiadicusläsion nach Hüft-TEP). Bei schweren proximalen axonalen Läsionen (z. B. perioperative Radialisläsion am Oberarm, Plexus-brachi-alis-Läsionen) kann sie sich sogar langstreckig über die Extremität nach distal ausbreiten. Auch kann sie trauma-assoziierte neuropathische Schmerzsyndrome begleiten (**Abb. 2.54**).

Eine **Nervendurchtrennung** (Neurotmesis) stellt sich auf Longitudinalschnitten als ein plötzlicher Verlust der Kontinuität des Epineuriums dar. Es kann die komplette und partielle Nervendurchtrennung differenziert werden. Ein Amputationsneurom (**Abb. 2.55**) erscheint im Longitudinalschnitt als eine bulböse echoarme Verdickung, in der die Kontinuität des Nervs endet. Hilfreich ist der präoperative Einsatz der Methode beim Aufsuchen von Nervenstümpfen, was allerdings in Abhängigkeit von der Lokalisation nicht immer einfach ist (z. B. Accessorius-läsionen am Hals bei adipösen Personen). Der Abstand

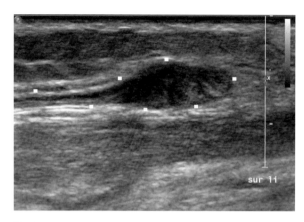

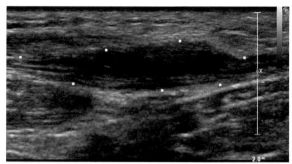

Abb. 2.57 Longitudinalschnitt bei Zerrungsverletzung des N. ulnaris (*Punkte*) nach Unterarmfraktur mit einem Kontinuitätsneurom, jedoch noch einigen intakten Faszikeln in den tiefer liegenden Nervenabschnitten

Abb. 2.55 Amputationsneurom des N. suralis (*Punkte*) im Longitudinalschnitt

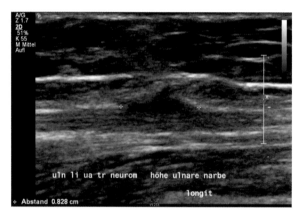

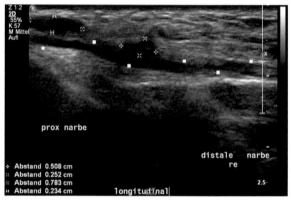

Abb. 2.56 Partielle Nervenläsion des N. ulnaris am Unterarm mit kleinem Kontinuitätsneurom im Longitudinalschnitt. Die Kontinuität des epifaszikulären Epineuriums und eines Faszikels ist unterbrochen (zwischen Markern).

Abb. 2.58 Longitudinalschnitt bei Vernarbung des stark echoarmen N. ulnaris (*Punkte*) im Ellenbogenbereich nach Kubitaltunneldekompression. Die Narben sind direkt am Nerv angeheftet, die distale Narbe scheint mit dem Nerv zu »verschmelzen«. Der Patient litt an einem neuropathischen Schmerzsyndrom und hatte von einer Neurolyse wesentlich profitiert

zwischen den oftmals retrahierten Stümpfen lässt sich ebenfalls bestimmen.

Bei partiellen Nervendurchtrennungen, die in der frühen posttraumatischen Phase (innerhalb von 3 Monaten) klinisch und elektrophysiologisch besonders schwierig zu diagnostizieren sind, erlaubt die Sonographie die Darstellung der diskontinuierlichen und erhaltenen Nervenfaszikel (■ Abb. 2.56), ggf. auch die Bildung eines Neuroms. Kontinuitätsneurome lassen sich als lokalisiert spindelförmig verdickte echoarme Nervenabschnitte mit erloschener Echotextur und intaktem epifaszikulärem Epineurium erkennen (■ Abb. 2.57). Einen wesentlichen Beitrag leistet die Sonographie bei multietagigen Läsionen, wobei diese elektrophysiologisch besonders schwer differenzierbar sind. So können auch kombinierte Schädigungsmuster vorkommen.

Anhand der sonomorphologischen Veränderungen ist eine Zuordnung zu den etablierten Läsionsgraden nach Seddon gut möglich. Bei Neurapraxien (Seddon-Grad 1)

findet man Normalbefunde oder leichte axonale Schwellungen. Insbesondere gelingt aber die Unterscheidung einer Axonotmesis (Grad 2) und Neurotmesis (Grad 3), die jeweils zu einem unterschiedlichen therapeutischen Vorgehen führen. Ungenauer ist die Zuordnung zu den Läsionsgraden nach Sunderland, da insbesondere die Grade 2–4 nicht sicher von einander zu differenzieren sind (▶ Abschn. 2.2). Aus sonographischer Sicht kann man die Schädigungen in »major« und »minor lesions« einteilen. Eine »major lesion« liegt dabei in Situationen mit durchgetrenntem inter- oder epifaszikulärem Epineurium bzw. bei Neurombildung vor und legt ein chirurgisches Vorgehen nahe (Gruber et al. 2007).

Die Anwendung der Sonographie ist auch zur Erkennung von Nervenkompressionen durch Nachbarschaftsprozesse bzw. in postoperativen Situationen wichtig. Hier können Narben (■ Abb. 2.58), osteosynthetisches Material (■ Abb. 2.59), Fremdkörper (■ Abb. 2.54) oder Kallus

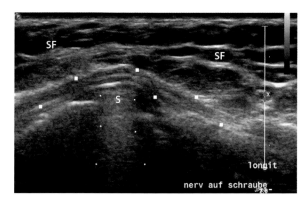

Abb. 2.59 Der Longitudinalschnitt zeigt einen auf einer Schraube (*S*) liegenden N. ulnaris (*Punkte*) nach Ellenbogenfraktur. Charakteristisch für Metall (oder auch Glas) ist das »Kometenschwanzartefakt« (*feine Punkte*). *SF* Subkutanfettgewebe

(Abb. 2.60) die Nervenregeneration behindern. Durch die Untersuchung in Bewegung können Verwachsungen mit Narben besser evaluiert werden. Auch können Nerventransplantate bzw. die Bildung von postoperativen Neuromen (Abb. 2.61) visualisiert werden. Die Muskelsonographie kann bei der Entscheidungsfindung bezüglich der Sekundär- bzw. Ersatzoperationen (fettiger Umbau der betroffenen Muskeln) hilfreich sein. Nicht zuletzt können sonographisch auch iatrogene Nervenverletzungen erkannt werden (Abb. 2.46). Dies ist nicht nur im therapeutischen Kontext, sondern auch in Hinsicht auf mögliche forensische oder gutachterliche Konsequenzen bedeutsam.

Diagnostische Schwierigkeiten können insbesondere in der Akutphase auftreten, wenn offene Wunden, freie Flüssigkeit oder Hämatome die Darstellung behindern. In den späteren Stadien können Narben (Artefakte!) die Diagnostik ggf. deutlich erschweren.

Die Nervensonographie kommt mittlerweile auch intraoperativ zur Anwendung. Durch den direkten Kontakt zum Nerv wird mit hochfrequenten Schallköpfen eine besonders gute Auflösung erreicht, was insbesondere die Evaluation von Kontinuitätsneuromen und epi- und perineuralen Fibrosen verbessert (König et al. 2011, ► Abschn. 2.4.2).

 Die morphologische Information der Sonographie erleichtert somit die therapeutischen Entscheidungen und ermöglicht eine frühzeitige operative Intervention mit der geeigneten Methode (Neurorrhaphie, Nerventransplantation oder Neurolyse). Im Gesamtkontext mit der klinischen Evaluation (► Abschn. 2.1) und der Elektrophysiologie bildet sie die optimale prä- und postoperative Diagnostik (► Abschn. 2.3.1).

Erkrankungen des Plexus brachialis

Die sonographische Diagnostik des Plexus brachialis und der Spinalnerven gehört zusammen mit den traumatischen Neuropathien zu den schwierigsten Aufgaben für den Untersucher. Dies liegt einerseits in der komplizierten Anatomie, andererseits in den Untersuchungsbedingungen begründet. Im Gegensatz zu den peripheren Nerven der Arme ist daher eine kontinuierliche Darstellung der Plexusanteile nicht möglich. Durch den knöchernen Schatten der Klavikula sind die Strukturen unter dieser nicht sichtbar. Der infraklavikuläre Plexusabschnitt auf der Ebene der Faszikel ist oft schon bei Normalgewichtigen aufgrund der Untersuchungstiefe nicht sicher strukturell beurteilbar. Die supraklavikulären Abschnitte mit den Spinalnerven C4–C8 und den Trunci sind hingegen bei den meisten Patienten gut evaluierbar, was auch für den axillären Plexus brachialis gilt. Bei adipösen Patienten sind wiederum die Spinalnerven C4, C7 und C8 sowie die Trunci medius und inferior nicht immer darstellbar. Die Beschreibung der sonographischen Normalbefunde und insbesondere die Technik zur Bestimmung der Orientierungsebene mit Spinalnerven wurden von Martinoli et al. (2002) publiziert.

Die Sonographie des Plexus brachialis ist bei traumatischen und entzündlichen (Immun-)Neuropathien, Tumoren und Thoracic-outlet-Syndrom hilfreich, jedoch wurden darüber bislang relativ wenige Arbeiten publiziert (Martinoli et al. 2010). Die meisten Erfahrungen liegen auf dem Gebiet der traumatischen Läsionen vor. Die sonographischen Schädigungsmuster entsprechen denen bei peripheren Nerven. In einer großen prospektiven Studie konnten Gruber et al. (2007) den Wert der Methode bei Plexustrauma belegen, in dem die »major lesions« differenziert wurden. Vor allem handelte es sich um langstreckige Kontinuitätsneurome (v. a. bei Traktionstrauma), partielle oder komplette Durchtrennungen mit Meningozelen sowie Vernarbungen der Spinalnerven und Trunci. Wurzelausrisse lassen sich allerdings sonographisch nicht mit Sicherheit ausschließen, insbesondere in den unteren Segmenten.

Die Sonographie vervollständigt die klinische und elektrophysiologische Information und hilft bei der Therapieplanung. Bei Detektion einer »major lesion« impliziert sie ein frühes chirurgisches Vorgehen. Bei langstreckigen Kontinuitätsneuromen mehrerer Spinalnerven bzw. Trunci ist eine Versorgung aller Stränge mit Transplantaten oft nicht möglich. Der Chirurg kann sich daher schon präoperativ Gedanken über die optimale Strategie machen und dies auch mit dem Patienten abstimmen. Bei Detektion einer »minor lesion« wäre zunächst ein konservatives Vorgehen angebracht.

Das Thoracic-outlet-Syndrom ist eine oft schwer zu diagnostizierende Erkrankung bislang nicht einheitlich

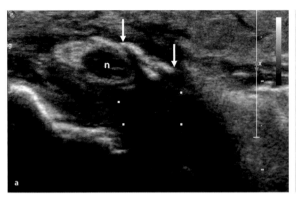
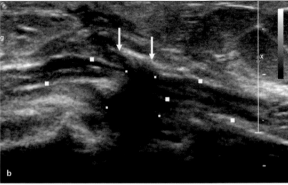

■ **Abb. 2.60 a,b   Kompression des N. ulnaris durch Kallus. a** Der Transversalschnitt zeigt einen stark ödematösen Nerv (*n*) mit einem deutlich echoreichen Epineurium und von rechts anliegender stark echoreicher Struktur (*Pfeile*), die einen Schallschatten (*feine Punkte*) verursacht. **b** Der Longitudinalschnitt zeigt gut die faszikuläre Schwellung. Die kalkreiche Struktur mit Schallschatten vermittelt den Eindruck einer Nervendurchtrennung. Solche Fehlbefunde sind durch konsequente Beschallung in mehreren Ebenen zu vermeiden

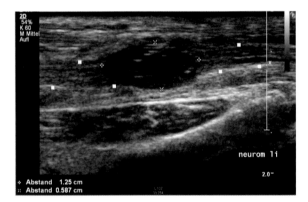

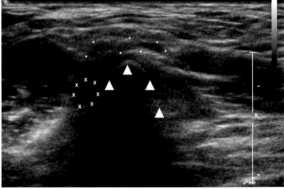

■ **Abb. 2.61**   Kontinuitätsneurom des N. medianus (*Punkte*) am distalen Unterarm nach kompletter Durchtrennung und Primärnaht. Zu beachten sind die zahlreichen feinen echoreichen horizontalen Linien, die Nahtmaterial entsprechen

■ **Abb. 2.62**   Axialschnitt einer prominenten Halsrippe (*Pfeilspitzen*), die den Truncus superior (*Punkte*) zur Oberfläche drückt. Der Truncus medius (*Kreuze*) liegt unmittelbar dem Schallschatten der Halsrippe an. Der Truncus inferior ist auf dem Bild nicht sichtbar. Links = medial

beschriebener pathomorphologischer Genese, die sich klinisch in verschiedenen Formen präsentiert (Ferrante 2012). Bei einem Teil der Patienten liegt eine Halsrippe bzw. ein verlängerter Processus transversus C7 vor, die oft in Kombination mit einer kräftigen fibrösen Bandstruktur zur Kompression insbesondere der Spinalnerven C8 und Th1 bzw. des Truncus inferior führen können. Sonographisch lässt sich eine solche Halsrippe bzw. ein prominenter Processus transversus gut identifizieren (■ Abb. 2.62).

Bei Darstellung eines Kontakts der knöchernen Strukturen zu den Nervensträngen (■ Abb. 2.62), der allerdings normalerweise nicht vorliegt, muss der Verdacht auf eine Kompressionssituation ausgesprochen werden. Im eigenen Patientengut wurden sowohl Fälle mit Kompression des Spinalnervs C8 durch ein fibröses Band als auch durch verknorpelte Halsrippen festgestellt. Hilfreich ist die Auslösung eines typischen ausstrahlenden Druckschmerzes unter dem auf den Spinalnerven bzw. der Halsrippe aufgesetzten Schallkopf. Mithilfe der Sonographie kann daher die Diagnose eines Thoracic-outlet-Syndroms unterstützt werden, systematische Studien diesbezüglich fehlen jedoch.

Des Weiteren sollte die sonographische Untersuchung des Plexus brachialis bei jeder unklaren (Mono-)Neuropathie durchgeführt werden, da in seltenen Fällen auch Raumforderungen (z. B. Schwannome) vorliegen können. Aus differenzialdiagnostischer Sicht muss aufgeführt werden, dass Ödeme bzw. hypertrophische Umbauvorgänge bei immunologisch bedingten Neuropathien den Plexus brachialis betreffen und zu klinisch inkompletten Krankheitsbildern führen können, z. B. zu atypischen Mononeuropathien bzw. Mononeuropathia multiplex. Deren Erkennung kann eine unnötige Operation an einem peripheren Engpasssyndrom oder einer vermeintlichen Wurzelläsion verhindern.

Tab. 2.12 Typische Sequenzen zur Durchführung der MR-Neurographie am Plexus (SPACE STIR, T2-SPAIR) und an den Extremitäten (T2)

Sequenz	TR [ms]	TE [ms]	TI [ms]	ST [mm]	Pixel spacing [mm²]	FoV [mm]	S	n	Spule
Koronare SPACE STIR	3.800	267	180	0,8	0,781 × 0,781	250	72	2	Hals (Siemens)
Sagittal-oblique T2-SPAIR	5.530	45		3,0	0,469 × 0,469	150	51	4	Oberflächenspule (Noras)
Axiale fettgesättigte T2	7.020	52		3,0	0,300 × 0,300	130	45	3	8-Kanal-Kniespule (Siemens)

FoV »field of view«, *n* Anzahl der Mittelungen, *S* Anzahl der Schichten im Block, *ST* »slice thickness«,TR »time of repetition«, TE »time of echo«, TI »time of inversion«, SPAIR »spectral attenuated inversion recovery«

Vorteile und Grenzen der Sonographie

Die Sonographie ist eine kostengünstige und schnell anzuwendende Methode, die in einem Untersuchungsgang mit der klinischen und elektrophysiologischen Untersuchung durchgeführt werden kann. Ein besonderer Vorteil der Sonographie liegt darin, dass sie erlaubt, in einer Sitzung die Nerven und Muskeln kontinuierlich im Verlauf der Extremität darzustellen. Die Möglichkeit einer Untersuchung in Bewegung sowie die Anwendung bei gesteuerten Biopsien oder Injektionen bleiben bislang nur der Sonographie vorbehalten. Die Sonographie ist nicht invasiv und kann insbesondere bei Kindern helfen, die schmerzhafte elektrophysiologische Diagnostik gezielter einzusetzen.

Es ist aber wichtig darauf hinzuweisen, dass die Methode untersucherabhängig ist und eine entsprechende Ausbildung und Erfahrung voraussetzt. Auch ist sie von der Anwendung qualitativ hochwertiger Geräte abhängig. Physikalisch bedingt sind Limitationen bezüglich der Darstellbarkeit einiger Nervenstrukturen (infraklavikulärer Plexus brachialis, Plexus lumbosacralis) aus anatomischen Gründen oder aufgrund der Untersuchungstiefe (adipöse Personen).

2.3.4 MR-Neurographie

Philipp Bäumer, Martin Bendszus, Mirko Pham

Die Bildgebung des peripheren Nervensystems hat sich in den vergangenen Jahren neben der klinischen Untersuchung und den elektrophysiologischen Messverfahren als diagnostische Methode etabliert (Bendszus u. Stoll 2005, Stoll et al. 2009). Das Verfahren der Wahl für die Schnittbildgebung ist dabei die Magnetresonanztomographie (MRT) von peripheren Nerven, auch MR-Neurographie (MRN) genannt. Während die Elektrophysiologie exzellente Kriterien zur Beurteilung der elektrischen Lei-

tungsfunktion von peripheren Nerven beiträgt, liefert die MR-Neurographie besonders präzise Informationen zur Lokalisation der Läsion, zur Anzahl der Läsionen in einem bestimmten Nervensegment und, falls mehrere Nervenläsionen vorliegen, zum Verteilungsmuster.

Technische Voraussetzungen zur Durchführung der MRN sind ein Hochfeldkernspintomograph, geeignete Empfangsspulen sowie ein speziell für die Nervenbildgebung optimiertes Arsenal an Aufnahmetechniken (sog. Pulssequenzen). Bei einer Feldstärke von 3 Tesla können periphere Nerven in ihrer faszikulären Struktur dargestellt werden. Einzelne Äste peripherer Nerven, wie z. B. der N. interosseus anterior oder der Ramus profundus des N. radialis, sind bis nahe des Eintritts in die Zielmuskulatur verfolgbar. Auch interdigitale Nerven sind morphologisch erfassbar. Es ist also eine bildgebende diagnostische Darstellung auch feiner Nerven bzw. Nervenäste bis an die distale Extremität möglich. Wichtigste diagnostische Sequenzen für die meisten Fragestellungen sind T2-gewichtete Aufnahmen mit Fettsättigung und in hoher räumlicher Auflösung (**Tab. 2.12**).

> Eine Signalanhebung des Nervs in der T2-Wichtung ist das wichtigste und sensitivste Kriterium zur Erkennung einer Läsion.

T1-gewichtete Sequenzen vor und nach Kontrastmittelgabe sind bei der Frage nach Neoplasien wie Nervenscheidentumoren und in postoperativen Situationen (z. B. bei der Frage nach inkompletter Dekompression oder Tumorrezidiv) sinnvoll. Zur Übersicht für die Bildgebung der Plexus brachialis und lumbosacralis sind überdies dreidimensional-isotrope Sequenzen hilfreich (SPACE [»sampling perfection with application optimized contrasts using different flip angle evolution«] STIR [»short tau inversion recovery«], TIRM [»turbo inversion recovery magnitude«]), d. h. räumlich besonders hochauflösende Sequenzen, die eine artefakt- und verzerrungsfreie Rekonstruktion der Zielstrukturen in allen Raumebenen ermöglichen.

Der intradurale Verlauf von Nervenwurzeln und ihrer Faseranteile (intradurale Filamente) kann besonders genau mit stark T2-gewichteten Sequenzen wie beispielsweise CISS (»constructive interference in steady state«), SPACE, erfolgen. Im peripheren Verlauf lassen sich mittels speziell entwickelter Oberflächenspulen (CP Coil, Noras GmbH, Würzburg) zudem sämtliche Strukturen des supra- und auch infraklavikulären und axillären Plexus brachialis in hoher Auflösung darstellen. Mit dieser besonderen Untersuchungsanordnung für den Plexus brachialis können alle seine Elemente (Spinalnerven, Trunci, Divisiones, Fasciculi) und auch die abgehenden Armnerven einschließlich des N. axillaris voneinander differenziert werden.

Neben diesen etablierten morphologischen Sequenzen befinden sich weitere Sequenzen zur Akquisition von funktionellen Parametern des peripheren Nervengewebes noch in der technischen Entwicklung und klinischen Validierung. Hierzu gehören das »diffusion tensor imaging« (DTI) sowie die kontrastmittelgestützte Perfusion von Spinalganglien und peripheren Nerven.

Röntgenverfahren sind in der Primärdiagnostik neuromuskulärer Erkrankungen und peripherer Neuropathien ungeeignet. Die direkte Darstellung der Knochenstrukturen mittels Röntgen oder Computertomographie (CT) kann in einzelnen Fällen jedoch notwendig sein, weil der Knochen im MRT nur indirekt als signalarme Struktur abgebildet ist. Dies ist für die Diagnostik einer Nervenläsion z. B. dann hilfreich, wenn eine posttraumatische Fehlstellung oder degenerative Gelenkveränderungen mit Nervenirritationen einhergehen (z. B. Ulnarisspätlähmung) oder nach Frakturen Kallus oder Knochenfragmente möglicherweise eine fokale Neuropathie bedingen.

Ein weiterer Spezialfall mit gegebener Indikation zur Röntgenzielaufnahme oder CT ist das neurogene Thoracic-outlet-Syndrom (nTOS). Dabei ist der Nachweis einer Halsrippe jedoch weder sensitiv noch spezifisch für ein nTOS. Die allermeisten Halsrippen verursachen keine nTOS-ähnlichen Symptome (Ferrante 2012). Auf der anderen Seite kann die mit einem TOS einhergehende Kompression nicht durch knöcherne Strukturen, sondern durch ein fibröses Band verursacht werden. Bei iatrogenen oder durch Fremdkörper bedingten Läsionen kann der röntgenologische Nachweis von Osteosynthesematerial (Spickdrähte, Platten usw.), Knochenspornen und -fragmenten oder Fremdkörpern für den Operateur bei der intraoperativen Lokalisation des Nervenschadens hilfreich sein.

Nerven- und Plexusverletzungen

Die MR-Neurographie kann wichtige diagnostische Beiträge für verschiedene klinische Fragestellungen leisten. Im Fall von traumatischen Läsionen des peripheren Nervensystems ist in vielen Körperregionen die MR-Neurographie eine zuverlässige Methode zur Beurteilung der Kontinuität von peripheren Nerven und Nervenplexus. Dies gilt nicht nur für oberflächliche, sondern vor allem auch für tiefer gelegene Strukturen. Deshalb kann in vielen Fällen eine MRN eine vorangegangene sonographische oder neurosonographische Untersuchung sinnvoll ergänzen, denn sonographische Verfahren sind hinsichtlich der Beurteilung von tiefer im Weichteilmantel verborgenen oder nahe an Knochen lokalisierten Nervenabschnitten bedingt einsetzbar.

> Bei traumatischen Läsionen kann die MRN differenzieren zwischen einem echten Neurom, einem Kontinuitätsneurom und einer funktionellen Läsion mit erhaltener Kontinuität ohne neuromatöse Auftreibung.

Dies kann beispielhaft am Plexus brachialis illustriert werden. Durch ein Trauma kann es sowohl zu Ausrissen der intraduralen Filamente als auch zu peripheren Läsionen mit vollständiger Durchtrennung und nachfolgender Neurombildung kommen. In beiden Fällen ist eine zuverlässige Diagnostik mittels MRN möglich (Abb. 2.63). Die CT-Diagnostik der intraduralen Nervenwurzeln mittels Myelographie ist damit aus Strahlenschutzgründen obsolet, wenn keine MRT-Kontraindikationen vorliegen. Der Nachweis der Pseudomeningozele in der MRN ist allerdings kein sicheres Indiz dafür, dass alle intraduralen Filamente ausgerissen sind. Vielmehr muss für den sicheren Nachweis eines Nervenwurzelausrisses dieser direkt nachweisbar sein (Abb. 2.63 b). Für die Bildgebung des Plexus empfiehlt es sich, nach einem schweren Trauma etwa 4–6 Wochen zu warten, damit die Beurteilung des Plexus nicht durch Weichteilödeme beeinträchtigt wird.

Liegt eine komplette Kontinuitätsunterbrechung mit Neurombildung vor, leistet die MRN neben der Sonographie die wesentliche diagnostische Hilfe bei der Indikationsstellung zur frühen Operation. Im Fall eines Kontinuitätsneuroms (Abb. 2.64) kann die Bildgebung bislang nicht verlässlich vorhersagen, ob es zu einer Spontanregeneration kommen kann oder nicht. Liegt lediglich eine funktionelle Läsion ohne wesentliche Kaliberveränderung vor, in der MRN gekennzeichnet durch ein stark T2-hyperintenses Signal (Abb. 2.65) der betroffenen Nervenabschnitte wie bei einem Traktionsschaden, kann die Spontanregeneration abgewartet werden.

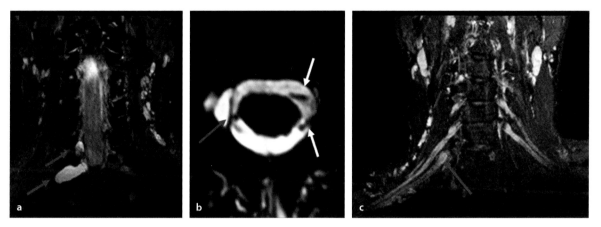

◘ Abb. 2.63 a–c   Patient nach Verkehrsunfall. a Übersicht mittels koronarer SPACE-STIR-Sequenz. Auf Höhe von C7 und C8 rechts sind Pseudomeningozelen (*rote Pfeile*) erkennbar als indirekter Hinweis auf einen intraduralen Nervenwurzelausriss. **b** Axiale Schicht einer hochaufgelösten CISS-Sequenz durch den Spinalkanal. Die intakten Nervenwurzelfasern sind gut erkennbar (*weiße Pfeile*), während auf der Gegenseite lediglich ein Rest von Fasern zu sehen ist, die nicht bis zum Neuroforamen ziehen, sondern an der inneren Membran der Pseudomeningozele (*roter Pfeil*) enden. **c** Koronare MIP (»maximum intensity projection«) der SPACE-STIR-Sequenz, in welcher der distale Neuromstumpf von C7 gut abgrenzbar ist (*roter Pfeil*).

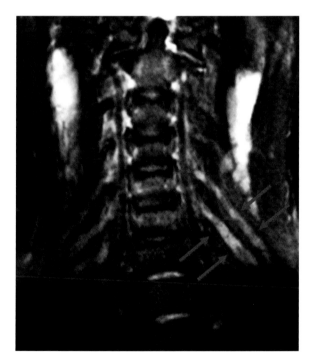

◘ Abb. 2.64   Koronare MIP-Rekonstruktion der SPACE-STIR-Sequenz. Die Spinalnerven C6 und C7 sind deutlich aufgetrieben und hyperintens signalalteriert. In der Bildgebung der weiter peripher gelegenen Plexusanteile waren keine weiteren Läsionen erkennbar. Somit handelt es sich bei der erhaltenen Kontinuität der Fasern um Kontinuitätsneurome

Tumoren

In der Diagnostik von Tumoren des peripheren Nervensystems ist die MRN die Methode der Wahl. Sie legt punktgenau den Ort des Tumors und seine Ausdehnung sowie eine mögliche Infiltration der Umgebung fest. Die Abbildung der Tumorgröße, der Bezug zu den angrenzenden Weichteilstrukturen und der genaue Entstehungsort, ob innerhalb eines Nervenstamms, extrinsisch am Nervenstamm oder von einem kleinen Seitenast ausgehend, sind entscheidende präoperative Informationen für den Nervenchirurgen. Die Visualisierung von übrigen, nicht betroffenen Faszikeln desselben Nervs kann wichtige Informationen zur Entscheidung über den Zugangsweg erheben. (◘ Abb. 2.66)

Bei Tumoren des peripheren Nervensystems ist ein wichtiges diagnostisches Merkmal zur Identifizierung des Tumors die Alteration des T2-Signals. Bereits kleinste Tumorvorstufen wie bei der mit Neurofibromatose Typ 2 assoziierten Polyneuropathie lassen sich in hoher Auflösung visualisieren (Bäumer et al. 2013; ◘ Abb. 2.67). Ein weiteres Merkmal ist die Kontrastmittelaufnahme. Diese ist unterschiedlich stark ausgeprägt und kann beispielsweise bei Schwannomen und plexiformen Neurofibromen sehr heterogen sein.

Neurofibrome weisen im Vergleich zu Schwannomen signifikant häufiger ein zentrales Kontrastmittel-Enhancement und ein »target sign« in T2 auf, welches einer zentralen hypointensen Zone im ansonsten hyperintensen Tumor entspricht (Jee et al. 2004). In Schwannomen sind hingegen zentral die einzelnen Faszikel besser erkennbar (»fascicle sign«) und weisen einen hyperintensen Randsaum in T2 auf. Eine verlässliche Unterscheidung zwischen den beiden gelingt nicht. Auch bei der klinisch relevanteren Einschätzung der Dignität eines peripheren Nervenscheidentumors ist die MRT allein mit einer Sensitivität von 61 % und Spezifität von 90 % nicht hinreichend verlässlich (Li et al. 2008).

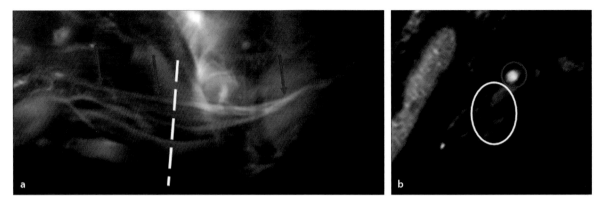

◻ **Abb. 2.65 a,b   Patient nach Schulterluxation. a** Koronare Ebene der mittels Oberflächenspulen akquirierten dreidimensionalen PD SPACE. Die roten Pfeile markieren den Verlauf des Fasciculus posterior bzw. des N. axillaris. **b** Sagittal-oblique Schicht hierzu (gestrichelte Ebene in a), in der der N. axillaris als deutlich hyperintense Struktur (rot umrandet) von den übrigen Plexusfasern (weiß umrandet) abgrenzbar ist.

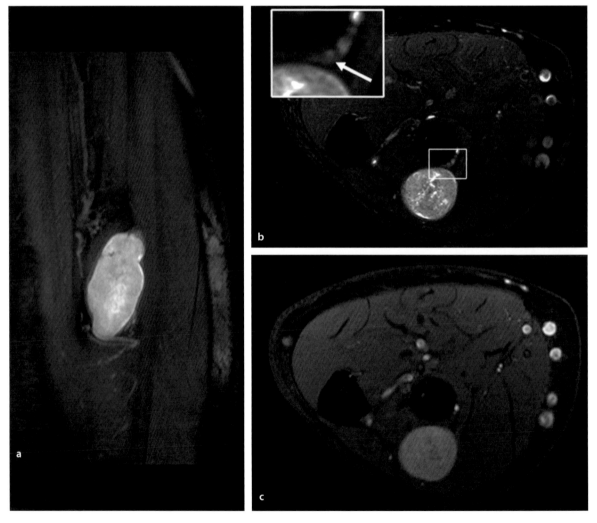

◻ **Abb. 2.66 a–c   Schwannom des Ramus profundus des N. radialis. a** Sagittale Übersicht über den Tumor. **b** Der Tumor ist nach dorsal/außen exzentrisch gelagert; der weiße Pfeil in der Vergrößerung zeigt den Ramus profundus an. **c** Kontrastmittelgestützte T1-fettgesättigte Sequenz mit relativ homogenem Enhancement des Tumors. Die MRN konnte den möglichen Erhalt des Nervs vorhersagen, was intraoperativ auch gelang

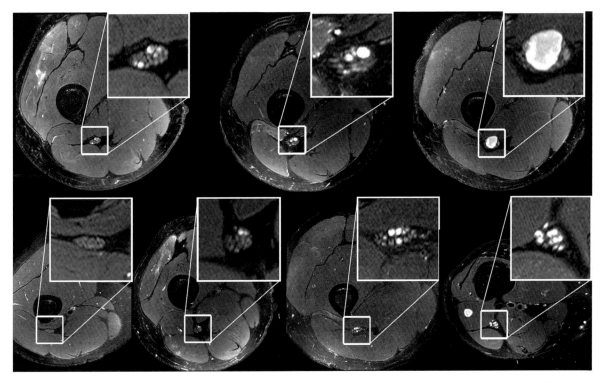

Abb. 2.67 Nervenveränderungen bei der mit Neurofibromatose Typ 2 assoziierten Polyneuropathie. Die obere Reihe zeigt axiale Schichten mit unterschiedlichen Größen von Tumorvorstufen bzw. Tumoren im N. ischiadicus auf Oberschenkelniveau. Dabei kann nur ein einzelner Faszikel betroffen sein oder der gesamte Nervenquerschnitt (untere Reihe). (Aus: Bäumer P. et al. 2013).

> Eine Größe über 5 cm, schlecht abgrenzbare Tumorränder, Invasion in das angrenzende Fettgewebe sowie ein umgebendes Ödem können ein Hinweis sein auf das Vorliegen eines malignen peripheren Nervenscheidentumors (MPNST).

Nicht jede Schwellung bzw. Kaliberauftreibung eines peripheren Nervs entspricht einem echten Tumor (Simmons et al. 1999, Golan u. Jacques 2004, Koszyca et al. 2009). Bei entzündlichen Erkrankungen kommt es gelegentlich zu einer ausgeprägten pseudotumorösen Anschwellung des Nervs. Eine langstreckige Untersuchung der betroffenen Extremität bzw. zusätzlich der Gegenseite kann weitere entzündliche Läsionen im selben Nerv oder in anderen Nerven detektieren und damit die weitere Diagnostik und Therapie in Richtung von entzündlichen gegenüber neoplastischen Erkrankungen lenken.

Die zuverlässige Differenzialdiagnose zwischen denjenigen Tumorentitäten, die sich diffus entlang peripherer Nerven ausdehnen können (z. B. MPNST oder auch Perineuriome) und schweren chronisch entzündlichen Kaliberauftreibungen kann schwierig sein. Hilfreich für die Differenzierung von Entzündung versus MPNST ist die meist nur schwache oder fehlende Kontrastmittelaufnahme bei Entzündung und die starke Kontrastmittelaufnahme bei MPNST. Hilfreich für die Differenzierung von

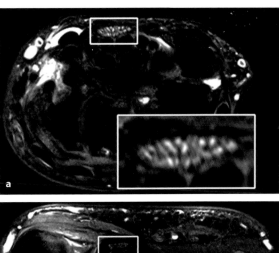
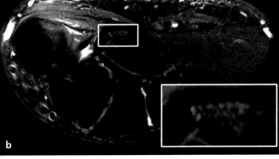

Abb. 2.68 a,b Typisches Erscheinungsbild des Karpaltunnelsyndrom in der MR-Neurographie. **a** Proximal der Engstelle ist der N. medianus im Sinne eines Pseudoneuroms aufgetrieben und deutlich T2-hyperintens. **b** An der Engstelle selbst ist nur eine leichte Signalschwankung nachweisbar bei leichter Anhebung des Retinaculum flexorum

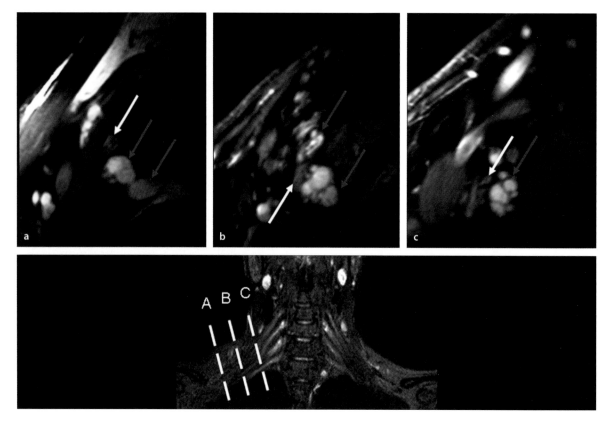

◻ Abb. 2.69 a–c   Sagittal-oblique Schichten durch den Plexus brachialis mittels T2 W SPAIR. a Die Spinalnerven C8 und Th1 sind stark aufgetrieben und T2-hyperintens bei normalem Erscheinungsbild von C7. **b** Hier haben sie sich bereits zu den Trunci vereinigt, betroffen erscheinen der Truncus superior (*oberer roter Pfeil*) und der Truncus inferior (*unterer roter Pfeil*) bei unauffälligem Truncus medius (*weißer Pfeil*). **c** Schnittebene auf Höhe der Fasciculi mit unauffälligem Fasciculus lateralis (*weißer Pfeil*) und pathologisch alteriertem Fasciculus medialis (*roter Pfeil*). Das diffuse Verteilungsmuster spricht für eine entzündliche Erkrankung, deren Ausdehnung mittels MRN präzise bestimmbar war und durch das Läsionsmuster von anderen Differenzialdiagnosen (z. B. kompressiv durch degenerative HWS-Veränderungen) abgrenzbar war

Entzündung versus Perineuriom ist die meist starke T2-Signalanhebung bei Entzündung und die meist deutlich schwächere T2-Signalanhebung bei Perineuriomen.

Diese Erfahrung beruht auf wenigen histologisch gesicherten Fällen dieser seltenen Krankheitsbilder, sodass einschränkend angemerkt werden muss, dass die Charakterisierung bildgebender Kriterien für Perineuriome und insbesondere für Frühstadien von MPNST bislang noch nicht ausreichend erfolgt ist.

Nervenkompressionssyndrome

Die MRN wird am häufigsten zur Differenzierung von Monofokalität versus Multifokalität von Läsionen eingesetzt. Diese Unterscheidung ist besonders relevant, weil monofokale Neuropathien häufig einer Kompressionsneuropathie entsprechen und somit potenziell chirurgisch behandelbar sind. Hingegen weisen multifokale Neuropathien häufig eine immunologische Genese auf. Die Unterscheidung zwischen monofokal und multifokal allein mit elektrophysiologischen Methoden – ohne Bildgebung – ist aus mehreren Gründen, auf die hier nicht umfassend eingegangen werden kann, schwierig.

Die ersten wissenschaftlichen Arbeiten zur MR-Neurographie befassten sich bereits mit dem Karpaltunnelsyndrom als häufigste Kompressionsneuropathie. Beim Karpaltunnelsyndrom ist der Nerv am Ort der Kompression abgeflacht und dabei in der T2-Wichtung meist nur relativ geringfügig T2-hyperintens. Proximal und distal der Engstelle ist der Nerv dann typischerweise stark T2-signalangehoben und geschwollen (◻ Abb. 2.68). Klinische Relevanz hat die MRN beim Karpaltunnelsyndrom in den selteneren, diagnostisch schwierigen Fällen, etwa mit der Frage nach zusätzlichen Nervenläsionen oder bei postoperativ nicht zufriedenstellendem Verlauf.

Bei der Ulnarisneuropathie wird die MRN erfolgreich und routinemäßig eingesetzt. Sie kann dabei zur präzisen Lokalisation des Schädigungsorts beitragen. Eine neuroforaminale Kompression ist im konventionellen MRT der Halswirbelsäule bereits beurteilbar. Eine Plexopathie ist in der MRN des Plexus brachialis nachweisbar mit genauer Zuordenbarkeit der einzelnen Plexusanteile (◻ Abb. 2.69).

Das Kubitaltunnelsyndrom bzw. die Ulnarisneuropathie am Ellenbogen (UNE) sind durch die MRN mit hoher Spezifität und Sensitivität zu diagnostizieren (Bäumer et al. 2011). Ähnlich wie beim Karpaltunnelsyndrom ist eine Zunahme des T2W-Signals in und vor allem unmittelbar proximal der Stelle der Kompression deutlich erkennbar (◻ Abb. 2.70). Zusätzlich kommt es zu der im operativen Situs und neurosonographisch bereits häufig beschriebenen Kaliberzunahme, dem Pseudoneurom. Dabei kann die Erhöhung des T2W-Signals vor allem zur Diskriminierung zwischen einem klinisch symptomatischen Kubitaltunnelsyndrom und dem gesunden asymptomatischen Zustand dienen. Eine Kaliberzunahme hingegen ist sensitiv und spezifisch für das Vorliegen eines höheren Schweregrads eines Kubitaltunnelsyndroms.

Als seltene Differenzialdiagnose der Ulnarisneuropathie lässt sich auch das Loge-de-Guyon-Syndrom mittels MRN mit hoher diagnostischer Genauigkeit nachweisen (Kollmer et al. 2012). Raumfordernde Ganglienzysten und deren räumliche Beziehung zum N. ulnaris sind zuverlässig nachweisbar. Auch in Abwesenheit einer erkennbaren ursächlichen Raumforderung ist beim idiopathischen Loge-de-Guyon-Syndrom eine deutliche T2-Läsion im Ramus profundus mit hoher Sensitivität festzustellen. Hingegen sind die sensiblen oberflächlichen Äste und der Hauptstamm – meist mit sehr guter Korrelation zur Klinik des Patienten – nur bei seltener sensibler Symptomatik signalangehoben und sonst, ohne das Vorliegen sensibler Symptome, normintens (◻ Abb. 2.71). Das T2W-Signal in der MRN korreliert nicht linear mit der Leitungsgeschwindigkeit bzw. der distal motorischen Latenz: das T2W-Signal scheint dabei ein sehr früher Indikator für das Vorliegen einer Nervenläsion zu sein.

Bei manchen Patienten mit einer Ulnarisneuropathie unklarer Ätiologie und Lokalisation lässt sich kein einzelner Fokus in der MRN ausmachen. Stattdessen weist der Nerv ein längerstreckig erhöhtes T2w-Signal oder ein disseminiertes Läsionsmuster auf. In solchen Fällen kann von einer entzündlichen Nervenerkrankung ausgegangen werden (Bäumer et al. 2012). Dieser Verdacht erhärtet sich insbesondere dann, wenn subklinische Läsionen in anderen Nerven der oberen Extremität nachweisbar sind (◻ Abb. 2.72). Prädilektionsstellen für solche zusätzlichen Läsionen sind typischerweise der Oberarm für den N. me-

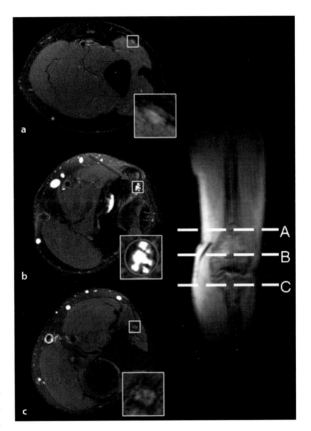

◻ **Abb. 2.70 a–c MRN-Befund beim Kubitaltunnelsyndrom. a** Proximal, **b** im Bereich des Sulcus des N. ulnaris (bzw. des Kubitaltunnels) deutliche Verdickung und T2-Läsion des N. ulnaris (*Pfeil*), die auf den Sulcusbereich beschränkt ist und sich nicht nach proximal oder distal fortsetzt, **c** distal

dianus und der Sulcus radialis humeri sowie der Eintritt in den M. supinator für den N. radialis.

An diesem letzten Beispiel ist besonders gut erkennbar, dass die Unterscheidung zwischen Monofokalität und disseminierten multifokalen Läsionen anhand klinischer Symptome und elektrophysiologischer Messungen schwierig ist und mit der MR-Neurographie zuverlässig gelingen kann. Diese Differenzierung zwischen fokalen und disseminierten oder multifokalen Läsionsmustern ist eine für den Neurologen und Nervenchirurgen essenzielle diagnostische Leistung, welche die MR-Neurographie erbringen kann. Abschließend sei erneut darauf verwiesen, dass die besondere therapeutische Bedeutung darin liegt, dass eine monofokale Neuropathie häufig ein potenziell chirurgisch behandelbares Krankheitsbild darstellt, während die große und ätiologisch heterogene Gruppe der multifokalen Mono-, Oligo- oder Polyneuropathien chirurgisch nicht kausal therapierbar sind.

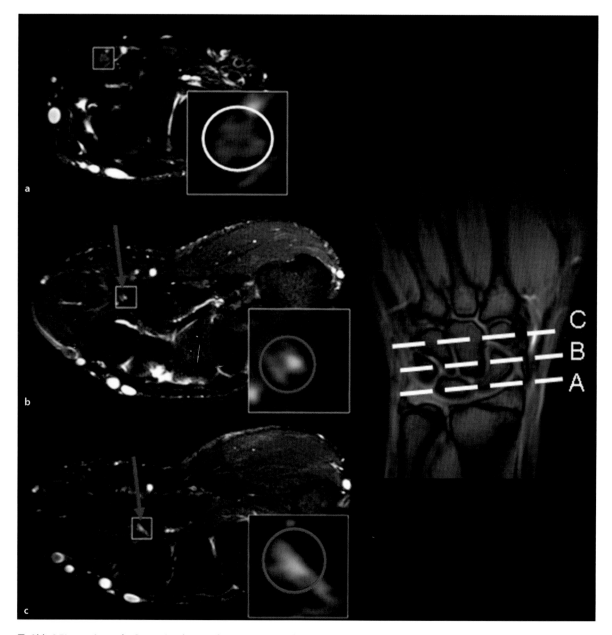

◻ **Abb. 2.71 a–c   Loge-de-Guyon-Syndrom in der MR-Neurographie. a** Unauffälliger Hauptstamm des N. ulnaris vor Eintritt in den Guyon-Kanal. **b, c** Der motorische Ramus profundus ist erkennbar mit deutlicher T2-Läsion entlang seines Verlaufs

2.4   Intraoperative apparative Diagnostik

Ralph W. König, Maria Teresa Pedro

2.4.1   Intraoperative Elektrophysiologie

Im einfachsten Fall dient die Stimulation mit einer bipolaren Stimulationspinzette der eindeutigen Identifikation eines noch intakten Nervs. Die intraoperative Elektrophysiologie spielt jedoch auch nach wie vor in der Chirurgie traumatischer Nervenläsionen und bei der Entfernung von Nervenscheidentumoren eine wichtige Rolle. Bei traumatischen Läsionen dient sie dazu, funktionell noch oder wieder intakte Faszikelanteile von nicht mehr intakten zu unterscheiden. Somit sind ihre Methoden ein wichtiges Hilfsmittel bei der Entscheidung für oder gegen eine Resektion und Transplantation. In der Tumorchirurgie hilft die Stimulation, den Tumor unter Schonung von intakten Faszikeln zu präparieren.

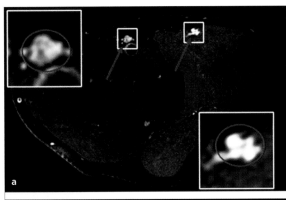

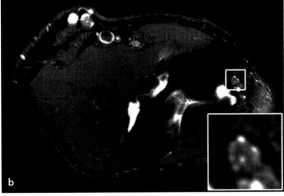

Tab. 2.13 Elektrophysiologische Techniken und deren Anwendung in der peripheren Nervenchirurgie

Elektrophysiologische Technik	Intraoperative Anwendung
Direkte bipolare Nervenstimulation	Lokalisation Anatomische Zuordnung Nervenkontinuität
NAP-Ableitung	Nervenkontinuität
EMAP-Ableitung	Differenzierung motorischer und sensibler Nervenanteile Differenzierung unterschiedlicher motorischer Anteile in einem Nerven
SEP-Ableitung EMAP-Ableitung paraspinal	Wurzelausrissdiagnostik

EMAP evozierte motorische Aktionspotenziale, *NAP* Nervenaktionspotenzial, *SEP* somatosensibel evozierte Potenziale

Abb. 2.72 a,b Patient mit Ulnarisneuropathie unklarer Ätiologie und Lokalisation vor Durchführung des MRT. a Am Oberarm deutliche T2-Läsion im N. ulnaris (rechts) und subklinisch auch im N. medianus (links) als starke Indizien für eine disseminierte Neuropathie, **b** am Ellenbogen nur mäßige Signalveränderungen, welche die ausgeprägten Symptome des Patienten nicht zufriedenstellend erklären konnten

Tab. 2.13 zeigt die unterschiedlichen elektrophysiologischen Techniken, die intraoperativ bei der Behandlung verschiedenster Nervenläsionen zur Anwendung kommen können.

Direkte bipolare Nervenstimulation

Die direkte bipolare Nervenstimulation ist die einfachste, dabei aber sehr effektive intraoperative elektrophysiologische Technik. Ihr wird aufgrund ihrer präziseren Stimulationswirkung gegenüber der monopolaren Stimulation der Vorzug gegeben (Johnstone et al. 2007).

Die Nervenstimulation kann zunächst dazu dienen, einen Nerv oder einzelne Nervenfaszikel zu lokalisieren (z. B. vernarbter Operationssitus nach Trauma, funktionstragende Nervenfaszikel in der Kapsel eines Nervenscheidentumors). Darüber hinaus können Nerven durch die auf Stimulation auszulösende motorische Antwort in Kennmuskeln zweifelsfrei identifiziert werden (Crum et al. 2007).

Die direkte Nervenstimulation mit Beobachtung peripherer Muskelkontraktionen lässt bereits 3–4 Wochen nach Trauma eine Aussage über die funktionelle Kontinuität einer traumatischen Nervenläsion zu: Ist der Nerv proximal und distal der Schädigungsstelle stimulierbar, so kann eine Nervenläsion mit guter Prognose angenommen werden.

NAP-Ableitung

Der korrekten Einschätzung des Schweregrads einer Kontinuitätsverletzung peripherer Nerven kommt bei der Operation entscheidende Bedeutung zu. Allerdings lassen sich schwere Läsionen weder durch Palpation, noch durch mikrochirurgische Inspektion zuverlässig von leichteren Verletzungstypen unterscheiden (Kline u. Nulsen 1972, Kline 1990, Oberle et al. 1997a).

Mit dem Ziel, eine bessere Differenzierung von Kontinuitätsneuromen peripherer Nerven vornehmen zu können, entwickelte und validierte David Kline die Methode der intraoperativen CNAP-Ableitung (»compound nerve action potential«; Kline et al. 1969, Kline u. Happel 1993, Robert et al. 2009, Thiel et al. 1996). Der Nachweis eines CNAP bei Stimulation proximal (3-polige Hakenelektrode) und Ableitung distal (2-polige Hakenelektrode, Abb. 2.73) der Schädigungsstelle setzt die Regeneration einer ausreichenden Anzahl myelinisierter Nervenfasern (mehrere Tausend) über die Läsion hinweg voraus und korreliert daher eng mit dem funktionellen Outcome (Thiel et al. 1996). Ist ein CNAP ableitbar (Abb. 2.74), kann bei bis zu 93 % der Patienten mit einer funktionell

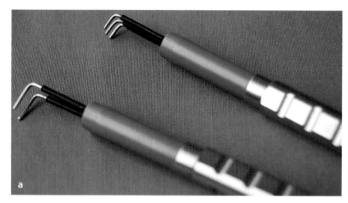
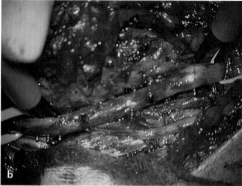

Abb. 2.73 **a** Elektrodenpaar zur intraoperativen CNAP-Ableitung (3-polige Reiz- und 2-polige Ableiteelektrode) **b** CNAP-Ableitung bei traumatischer Läsion des N. radialis am Oberarm

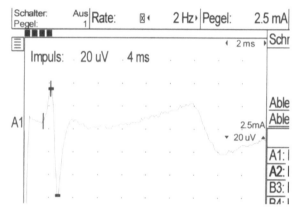

Abb. 2.74 Abgeleitetes CNAP bei einer Reizstärke von 2,5 mA

Abb. 2.75 Intraoperativer Situs nach interfaszikulärer Präparation des N. ulnaris am Oberarm

Tab. 2.14 NAP-Ableitung: technische Einstellungen. (Modifiziert nach Robert et al. 2009)

Stimulation	Einstellungen	Ableitung	Einstellungen
Dauer	0,05–0,1 ms	Verstärkung	0,05– 5 mV pro Division
Intensität	10–200 V 5–10 mA	Kippgeschwindigkeit	0,5–2,0 ms pro Division
Frequenz	1–3 Hz	Frequenzfilter	1–3 Hz

rechtfertigt die Resektion und autologe Transplantation des geschädigten Nervensegments (Robert et al. 2009).

Die technischen Einstellungen für die NAP-Ableitung sind in **Tab. 2.14** dargestellt.

NAP-Ableitung (mod. nach Robert 2009)
- Adäquate 360-Grad-Freilegung des betroffenen Nervensegments, inklusive einer ausreichenden Strecke (2–3 cm) des angrenzenden proximalen und distalen Nervs
- Spülung mit warmer Ringer-Lösung (die Leitfähigkeit kann durch Abkühlung deutlich beeinträchtigt werden)
- Narkoseführung (totale intravenöse Anästhesie [TIVA], kein Relaxans), keine Blutsperre
- Mindestabstand der Stimulations- und Ableitungselektrode 3–4 cm (Faustregel: je dicker der

guten Erholung der Nervenverletzung ohne weitere chirurgische Maßnahmen gerechnet werden. Andererseits belegt ein negatives CNAP 3–4 Monate nach Trauma die Schwere der zugrunde liegenden Nervenverletzung und

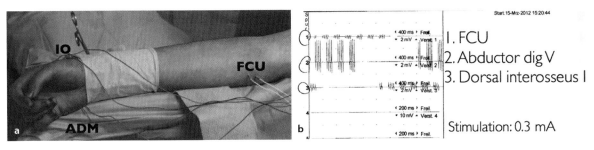

Abb. 2.76 **a** Paarig eingesetze EMG-Nadeln über dem M. flexor carpi ulnaris (*FCU*), M. interosseus dorsalis I (*IO*), M. abductor digiti minimi (*ADM*). **b** Amplitudenhöhen im Vergleich unter Stimulation mit 0,3 mA

Nerv, desto größer sollte der Mindestabstand zwischen den Elektroden sein)
- Stimulation und Ableitung jeweils sowohl von medial als auch von lateral
- Impedanzcheck nach Anlage der Elektroden
- Wiederholung der Messung nach einzelnen Präparationsschritten der Neurolyse (z. B. nach Epineurotomie, Epineurektomie oder interfaszikulärer Präparation (dann Messung an einzelnen Faszikeln, ggf. »split-repair«)
- Ausschluss falsch-negativer NAP-Ableitungen durch Messung eines ggf. freigelegten benachbarten sensiblen Nervs oder Messung an einem Nervensegment proximal der Schädigungsstelle

Ableitung evozierter motorischer Potenziale

Bei Nerventransfers, wie z. B. dem Oberlin-Transfer, bei dem zur Wiederherstellung der Ellenbogenbeugung ein Faszikel des N. ulnaris End-zu-End auf den motorischen Ast des N. musculocutaneus zum M. biceps brachii genäht wird (Oberlin et al. 2002), ist die intraoperative Ableitung evozierter motorischer Potenziale (EMAP) überaus hilfreich. Durch diese Messmethode lassen sich motorische Faszikel des N. ulnaris, die bevorzugt den M. flexor carpi ulnaris innervieren, objektiv identifizieren, welche dann für den Transfer herangezogen werden können (◻ Abb. 2.75).

Dazu werden sterile EMG-Nadeln paarig in die Muskulatur des Hypothenars, den M. interosseus dorsalis I und den M. flexor carpi ulnaris, gestochen (◻ Abb. 2.76). Nach Freilegung des N. ulnaris am Oberarm, Epineurektomie und Separation einzelner Faszikel werden diese mit der bipolaren Stimulationspinzette unter niedrigster Stromstärke (0,3–1 mA) gereizt. Faszikel mit der höchsten Amplitude über dem M. flexor carpi ulnaris werden für den Transfer ausgewählt.

In ähnlicher Weise wird die Ableitung evozierter motorischer Potenziale beim kontralateralen C7-Transfer in der Plexus-brachialis-Chirurgie angewandt (Chuang et al. 1998). Unter der Vorstellung, dass die C7-Wurzel kein autonomes Innervationsgebiet besitzt, wird die kontralaterale C7-Wurzel als Axonspender zur Reinnervation von Plexuslähmungen mit kompletten Wurzelausrissen verwendet (Zhang u. Gu 2011). Durch die intraoperative Elektrophysiologie gilt es, dies funktionell anatomisch zu bestätigen. Durch separate Stimulation der supraklavikulär freigelegten Nervenwurzeln C5–C8 (jeweils von ventral, dorsal, lateral und medial) werden analog aus der Kennmuskulatur der gesunden Extremität Muskelaktionspotenziale abgeleitet. Die C7-Wurzel der gesunden Extremität kann nur dann »geopfert« und transferiert werden, wenn elektrophysiologisch eine überlappende Innervation der C7-Kennmuskeln nachgewiesen werden kann.

Intraoperative elektrophysiologische Wurzelausrissdiagnostik

Die intraoperative SEP- und MEP-Ableitung (motorisch evozierte Potenziale) wird zur Diagnostik von Wurzelausrissen in der Behandlung traumatischer Plexusläsionen eingesetzt. Die Ergebnisse der SEP- und MEP-Ableitungen müssen dabei in der Zusammenschau mit der präoperativen Bildgebung (Myelo-Spinal-CT und MRT [3D-CISS]) und der Inspektion der Nervenwurzeln interpretiert werden.

Technisch wird für die SEP-Ableitung die betreffende Nervenwurzel wirbelsäulennah mit einer Hakenelektrode stimuliert und über eine Korkenzieher- oder Nadelelektrode kortikal über dem kontralateralen Handareal (C3' oder C4') abgeleitet. Zusätzlich werden über eine Nadelelektrode in der segmentalen paraspinalen Nackenmuskulatur evozierte Muskelaktionspotenziale abgeleitet, um die Funktion der Rr. dorsales zu überprüfen (Oberle et al.

Tab. 2.15 SEP-Ableitung: technische Einstellungen			
Stimulation	Einstellungen	Ableitung	Einstellungen
Impulsdauer	0,2 ms	Verstärkung	1–10 µV pro Division
Impulsintensität	10–25 mA	Kippgeschwindigkeit	5,0 ms pro Division
Frequenz	5 Hz	Frequenzfilter	20–2.000 Hz

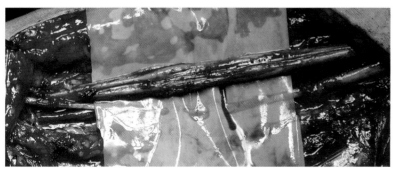
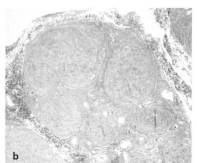
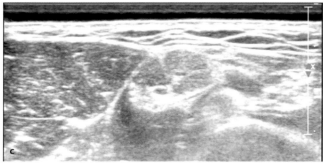

☐ **Abb. 2.77 a–c   Beispielhafte Darstellung eines Perineurioms des N. ulnaris** rechts. **a** intraoperativer Situs mit aufgetriebenem Nerven, **b** intraoperative Sonographie (Querschnitt, Philips L15-7), roter Pfeil: N. ulnaris mit aufgetriebener Faszikelstruktur, **c** histologisches Bild (HE-Färbung)

1997b). Die technischen Einstellungen für die SEP-Ableitung sind in ☐ Tab. 2.15 dargestellt.

Eine sehr einfache, komplementäre Methode, intraoperativ die Funktion der C5-Wurzel zu überprüfen, ist die intraoperative bipolare Stimulation des supraklavikulären Abschnitts des N. thoracicus longus (Flores 2008): Lässt sich eine Kontraktion des M. serratus anterior auslösen, so ist aufgrund des weit proximalen Abgangs des N. thoracicus longus aus der Nervenwurzel C5 von einer distalen, d. h. extraforaminalen Schädigung auszugehen, bei ausbleibendem Stimulationseffekt muss ein intraduraler Nervenwurzelausriss angenommen werden.

2.4.2   Intraoperative Sonographie

Mit der fortschreitenden technischen Weiterentwicklung des Ultraschalls hat dessen Stellenwert in der Diagnostik peripherer Nerven in den vergangenen Jahren beständig zugenommen (König et al. 2009). Die Grundlagen sind in ▸ Abschn. 2.3.3 beschrieben.

Die intraoperative Anwendung des Ultraschalls spielte jedoch in der peripheren Nervenchirurgie bislang keine Rolle. Eine erste Veröffentlichung zum intraoperativen Einsatz des Ultraschalls in der Chirurgie peripherer Nerven geht auf Lee et al. (2011) zurück. Die Autoren beschränken die Anwendung dabei auf die chirurgische Zu-

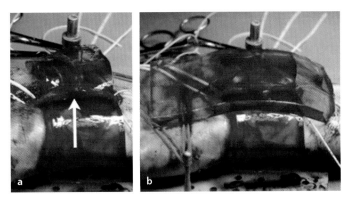
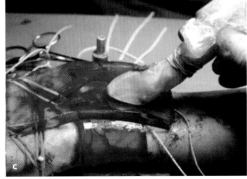

■ **Abb. 2.78 a–c** **Intraoperative Ultraschalluntersuchung des N. medianus** rechts. **a** Unterlegung eines Neuroms des N. medianus (*weißer Pfeil*) mit zurechtgeschnittener Hydrogelplatte, **b** Sandwich-Technik: Einbettung des Nervs zwischen 2 Hydrogelplatten, **c** Untersuchungsablauf mit steril überzogenem hochfrequentem Linear-Array-Schallkopf (Philips L15-7io)

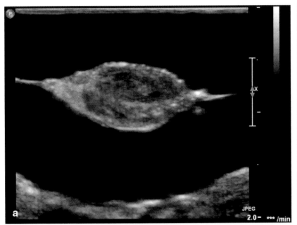
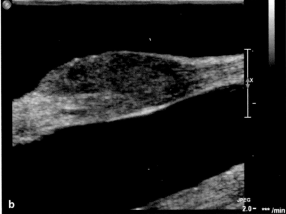

■ **Abb. 2.79 a,b** **Intraoperative Sonographie eines Kontinuitätsneuroms des N. medianus (Philips L15-7).** a Querschnitt, b Längsschnitt

gangsplanung und intraoperative Lokalisationsdiagnostik, beispielsweise um schmerzhafte Neurome auffinden und resezieren zu können.

Intraoperativer Hochfrequenzultraschall an freigelegten Nervensegmenten erlaubt durch seine brillante Auflösung im Submillimeterbereich inzwischen eine gewebedifferenzierende Untersuchung, z. B. von Tumoren oder traumatischen Kontinuitätsverletzungen peripherer Nerven (■ Abb. 2.77a–c; König et al. 2011). So können traumabedingte peri- oder intraneurale Veränderungen wie Typ und Ausmaß einer intraneuralen Fibrose dargestellt und damit der Schweregrad einer Nervenverletzung eingeschätzt werden. Die Untersuchung wird mit einem Hochfrequenzlinearschallkopf durchgeführt,

der Nerv zur Optimierung der Ankopplung und Bildqualität in Agargelplatten eingebettet (■ Abb. 2.78. u. ■ Abb. 2.79).

Die morphologische Information durch den intraoperativen Hochfrequenzultraschall traumatischer Kontinuitätsverletzungen korreliert sehr stark mit der funktionellen Untersuchung in Form der intraoperativen NAP-Ableitung (König et al. 2011; ■ Tab. 2.16; ■ Abb. 2.80).

Aufgrund dieser starken Korrelation lässt sich für das intraoperative Management traumatischer Kontinuitätsverletzungen ein einfacher Algorithmus ableiten, der eine zügige intraoperative Entscheidungsfindung (Neurolyse versus Resektion und autologe Transplanta-

Tab. 2.16   Intraoperativer Ultraschall. (Modifiziert nach König et al. 2011)

Befund	NAP-Ableitung	Chirurgisches Vorgehen
Normalbefund (Abb. 2.80 a)	NAP mit niedriger Reizstärke ableitbar	Dekompression, ggf. externe 360-Grad-Neurolyse
Epineurale Fibrose (Abb. 2.80 b)	NAP mit erhöhter Reizstärke, ggf. mit erniedrigter Amplitude ableitbar	Epineurotomie bzw. Epineurektomie, häufig mit konsekutiver Verbesserung des NAP
Intraneurale Fibrose (Abb. 2.80 c)	Niedrigamplitudiges NAP, häufig nur mit extrem hohen Reizstärken ableitbar	Interfaszikuläre Neurolyse, ggf. autologe Transplantation
Partielles Neurom (Abb. 2.80 d)	NAP evtl. nur bei Reizung und Ableitung von einer Seite des Nervs ableitbar. Nach interfaszikulärer Neurolyse kann NAP aus erhaltenem Anteil ableitbar sein	»Split repair«
Neurom (Abb. 2.80 e)	NAP negativ	Autologe Transplantation erforderlich

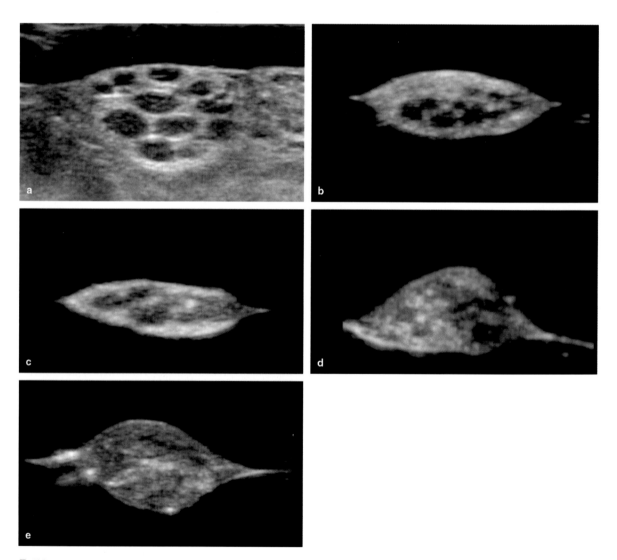

Abb. 2.80 a–e   Intraoperative Sonographie. a Normalbefund, **b** epineurale Fibrose, **c** intraneurale Fibrose, **d** partielles Neurom, **e** Neurom

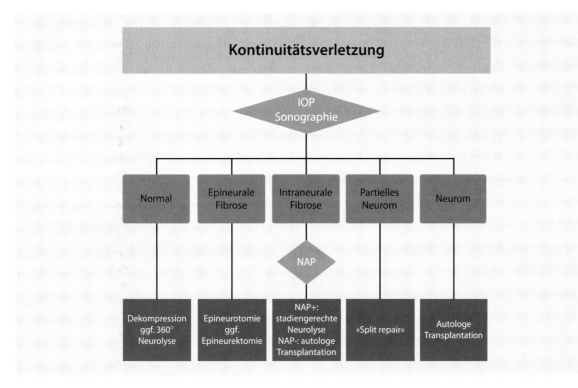

Kontinuitätsverletzung

IOP
Sonographie

| Normal | Epineurale Fibrose | Intraneurale Fibrose | Partielles Neurom | Neurom |

NAP

| Dekompression ggf. 360° Neurolyse | Epineurotomie ggf. Epineurektomie | NAP+: stadiengerechte Neurolyse NAP-: autologe Transplantation | »Split repair« | Autologe Transplantation |

☑ Abb. 2.81   Algorithmus zur intraoperativen Untersuchung und chirurgischen Versorgung von Kontinuitätsverletzungen peripherer Nerven

tion) möglich macht (☑ Abb. 2.81). Der Stellenwert der intraoperativen NAP-Ableitung liegt weiterhin darin begründet, Verletzungen mit intrafaszikulärer Fibrose zu differenzieren.

Literatur

Literatur zu ▸ Abschn. 2.1

Buck-Gramcko D, Lubahn JD (1993) The Hoffmann-Tinel sign (1915). J Hand Surg (Edinburgh, Scotland) 18 (6): 800–805

Dyck PJ, Boes CJ, Mulder D, Milikan C, Windebank AJ, Dyck PJ, Espinosa R (2005) History of standard scoring, notation and summation of neuromuscular signs. A current survey and recommendation. J Peripher Nerv Syst 10: 158–173

Gilbert A, Tassin JL, Benjeddou MS (1985) Paralysies obstétricales du membre superieur. Encycl Méd Chir Pédiatrie 4002: 1

Gilbert A, Brockman R, Carlioz H (1991) Surgical treatment of brachial plexus birth palsy. Clin Orthop 264 (35): 39–47

Haerle M, Gilbert A (1996) Strategy and results of the treatments of complete paralysis of the brachial plexus in neonates. J Hand Surg Br B21: 5

Haerle M (1997) Standardisierung von Evaluation und Klassifikation der Krankheitsbilder bei geburtstraumatischen Armplexuslähmungen. Orthopäde 26 (8): 719–22

Hoffmann P (1915) Über eine Methode, den Erfolg einer Nervennaht zu beurteilen. Medizinische Klinik 11: 359–360

Hoffmann P (1915) Weiteres über das Verhalten frisch regenerierter Nerven und über die Methode, den Erfolg einer Nervennaht frühzeitig zu beurteilen. Medizinische Klinik 11: 856–858

Krämer J, Grifka J (2007) Orthopädie und Unfallchirurgie, 8. Aufl. Heidelberg: Springer

Malessy MJA, Pondaag W, Yang LJS, Hofstede-Buitenhius SM, Le Cessie S, van Dijk JG (2011) Severe obstetric brachial plexus palsies can be identified at one month of age. PLoS One 6 (10): e26193. doi: 10.1371/journal.pone.0026193

Medical Research Council (1943) Aids to the investigation of peripheral nerve injuries, 2nd ed. London: Her Majesty's Stationery Office

Mummenthaler M, Stöhr M, Müller-Vahl H (2007) Läsionen peripherer Nerven und radikuläre Syndrome, 9. Aufl. Stuttgart: Thieme

Russel SM (2006) Examination of peripheral nerve injuries: an anatomical approach. Stuttgart: Thieme

Spinner RJ, Kline DG (2000) Surgery for peripheral nerve and brachial injuries or other nerve lesions. Muscle Nerve 23 (5): 680–95

Terzis JK, Papakonstantinou KC (1999) Management of obstetric brachial plexus palsy. Hand Clin 15 (4): 717–36

Terzis JK, Kokkalis ZT (2010) Bone discrepancy as a powerful indicator for early surgery in obstetric brachial plexus palsy. Hand 5 (4): 386–396

Tinel J (1915) Le signe du »fourmiliement« riphtriques. Presse Medicale 47: 388–389

Literatur zu ▸ Abschn. 2.2

Dellon AL (1989) Review of treatment results for ulnar nerve entrapment at the elbow. J Hand Surg Am 14: 688–700

Kleinman WB, Bishop AT (1989) Anterior intramuscular transposition of the ulnar nerve. J Hand Surg Am 14: 972–979

Millesi H (1992) Einteilung der Nervenschäden. In: Millesi H (Hrsg.) Chirurgie der peripheren Nerven. Urban & Schwarzenberg, S. 15

Seddon HJ (1943) Three types of nerve injury. Brain 66: 237–283

Sunderland S (1951) A classification of peripheral nerve injuries producing loss of Function. Brain 74: 491–516

Literatur zu ▶ Abschn. 2.3.1

Assmus H (1978) Das somato-sensorische evozierte kortikale Potential (SSEP) im Verlauf der sensiblen Regeneration nach Nervennähten. EEG EMG 167–71

Bischoff C (2008a) Sensible Neurographie. In: Bischoff C, Dengler R, Hopf HC (Hrsg.) EMG – NLG. Stuttgart: Thieme, S. 15ff

Bischoff C (2008b) Einzelpotentialanalyse. In: Bischoff C, Dengler R, Hopf HC(Hrsg.) EMG – NLG. Stuttgart: Thieme, S. 53ff

Eisen A (1988) The use of somatosensory evoked potentials for the evaluation of the peripheral nervous system. Neurol Clin 6: 825–838

Jürgens TP, Puchner C, Schulte-Mattler WJ (2012) Discharge rates in EMG distinguish early between peripheral and central paresis. Muscle Nerve 46: 591–593

Literatur zu ▶ Abschn. 2.3.2

Chaudhry V, Cornblath DR (1992) Wallerian degeneration in human nerves: serial electrophysiological studies. Muscle Nerve 15: 687–693

Schulte-Mattler W (2003) Traumatische Nervenläsionen. In: Bischoff C, Dengler R, Hopf HC (Hrsg.) Elektromyographie –Nervenleitungsuntersuchungen. Stuttgart: Thieme, S. 121–124

Schulte-Mattler WJ, Georgiadis D, Tietze K, Zierz S (2000) Relation between maximum discharge rates on EMG and motor unit number estimates. Muscle Nerve 23: 231–238

Seddon H (1943) Three Types of Nerve Injury. Brain 66: 237–288

Wilbourn AJ (1977) Serial conduction studies in human nerve during Wallerian degeneration. Electroencephalogr Clin Neurophysiol 43: 616

Literatur zu ▶ Abschn. 2.3.3

Beekmann R, Visser L H (2004) High-resolution sonography of the peripheral nervous system – a review of the literature. Europena Journal of Neurology 11: 305–314

Beekmann R, Wokke JHJ, Schoemaker MC et al. (2004) Ulnar neuropathy at the elbow. Follow-up and prognostic factors determining outcome. Neurology 63: 1675–1680

Bodner G, Schocke M F, Rachbauer F et al. (2002) Differentiation of malignant and benign musculoskeletal tumors: combined color and power Doppler US and spectral wave analysis. Radiology 223 (2): 410–416

Ferrante MA (2012) The thoracic outlet syndromes. Muscle Nerve 45 (6): 780–95

Gruber H, Glodny B, Galiano K et al. (2007) High-resolution ultrasound of the supraclavicular brachial plexus–can it improve therapeutic decisions in patients with plexus trauma? Eur Radiol 17 (6): 1611–20

Kele H (2004) Sonographie der peripheren Nerven. In: Reimers C D, Gaulrapp H, Kele H (Hrsg.) Sonographie der Muskeln, Sehnen und Nerven. Köln: Deutscher Ärzteverlag

Kele H, Verheggen R, Bittermann HJ, Reimers CD (2003) The potential value of ultrasonography in the evaluation of carpal tunnel syndrome. Neurology 61: 389–392

König RW, Schmidt TE, Heinen CP, Wirtz CR, Kretschmer T, Antoniadis G, Pedro MT (2011) Intraoperative high-resolution ultrasound: a new technique in the management of peripheral nerve disorders. J Neurosurg 114 (2): 514–21

Lin J, Martel W (2001) Cross-sectional imaging of peripheral nerve sheath tumors: characteristic signs on CT, MR imaging, and sonography. AJR Am J Roentgenol 176 (1): 75–82

Martinoli C, Bianchi S, Gandolfo N et al. (2000) Ultrasound of nerve entrapments in osteofibrous tunnels of the upper and lower limbs. Radiographics 20 (Suppl): 199–217

Martinoli C, Bianchi S, Pugliese F et al. (2004) Sonography of entrapment neuropathies in the upper limb. J Clin Ultrasound 32: 438–450

Martinoli C, Bianchi S, Santacroce E et al. (2002) Brachial plexus sonography: a technique for assessing root level. AJR Am J Roentgenol 179 (3): 699–702

Martinoli C, Gandolfo N, Perez MM et al. (2010) Brachial plexus and nerves about the shoulder. Semin Musculoskelet Radiol 14 (5): 523–46

Nagaoka M, Matsuzaki H (2005) Ultrasonography in tarsal tunnel syndrome. J Ultrasound Med 24: 1035–1040

Peer S, Bodner G, Meirer J et al. (2001) Examination of postoperative peripheral nerve lesions with high-resolution sonography. AJR Am J Roentgenol 177: 415–419

Peer S, Kovacs P, Harpf C et al. (2002) High-resolution sonography of lower extremity peripheral nerves. Anatomic correlation and spectrum of disease. J Ultrasound Med 21: 315–322

Tagliafico A, Serafini G, Lacelli F et al. (2011) Ultrasound-guided treatment of meralgia paraesthetica (lateral femoral cutaneous nerv neuropathy): technical description and results of treatment in 20 consecutive patients. J Ultrasound Med 30: 1341–1346

Visser LH (2007) High-resolution sonography for the common peroneal nerve: detection of intraneural ganglia. Neurology 67: 1473–1475

Literatur zu ▶ Abschnitt 2.3.4

Bäumer P, Dombert T, Staub F, Kaestel T, Bartsch AJ, Heiland S, Bendszus M, Pham M (2011) Ulnar Neuropathy at the Elbow: MR Neurography – Nerve T2 Signal Increase and Caliber. Radiology 260 (1): 199–206

Bäumer P, Weiler M, Ruetters M, Staub F, Dombert T, Heiland S, Bendszus M, Pham M (2012) MR Neurography in Ulnar Neuropathy as Surrogate Parameter for the Presence of Disseminated Neuropathy. PLoS One 7 (11): e49742

Bäumer P, Mautner VF, Baumer T, Schuhmann MU, Tatagiba M, Heiland S, Kaestel T, Bendszus M, Pham M (2013) Accumulation of non-compressive fascicular lesions underlies NF2 polyneuropathy. J Neurol 260 (1): 38–46

Bendszus M, Stoll G (2005) Technology insight: visualizing peripheral nerve injury using MRI. Nat Clin Pract Neurol 1 (1): 45–53

Ferrante MA (2012) The thoracic outlet syndromes. Muscle Nerve 45 (6): 780–795

Golan JD, Jacques L (2004) Nonneoplastic peripheral nerve tumors. Neurosurg Clin N Am 15 (2): 223–230

Jee WH, Oh SN, McCauley T, Ryu KN, Suh JS, Lee JH, Park JM, Chun KA, Sung MS, Kim K, Lee YS, Kang YK, Ok IY, Kim JM (2004) Extra-axial neurofibromas versus neurilemmomas: discrimination with MRI. AJR Am J Roentgenol 183 (3): 629–633

Kollmer J, Bäumer P, Milford D, Dombert T, Staub F, Bendszus M, Pham M (2012) T2-Signal of Ulnar Nerve Branches at the Wrist in Guyon's Canal Syndrome. PLoS One 7(10): e47295

Koszyca B, Jones N, Kneebone C, Blumbergs P (2009) Localized hypertrophic neuropathy: a case report and review of the literature. Clin Neuropathol 28 (1): 54–58

Li CS, Huang GS, Wu HD, Chen WT, Shih LS, Lii JM, Duh SJ, Chen RC, Tu HY, Chan WP (2008) Differentiation of soft tissue benign and malignant peripheral nerve sheath tumors with magnetic resonance imaging. Clin Imaging 32 (2): 121–127

Pastore C, Izura V, Geijo-Barrientos E, Dominguez JR (1999) A comparison of electrophysiological tests for the early diagnosis of diabetic neuropathy. Muscle Nerve 22 (12): 1667–1673

Simmons Z, Mahadeen Z.I, Kothari MJ, Powers S, Wise S, Towfighi J (1999) Localized hypertrophic neuropathy: magnetic resonance imaging findings and long-term follow-up. Muscle Nerve 22 (1): 28–36

Stoll G, Bendszus M, Perez J, Pham M (2009) Magnetic resonance imaging of the peripheral nervous system. J Neurol 256 (7): 1043–1051

Literatur zu ▶ Abschn. 2.4

Crum BA, Strommen JA, Stucky SC (2007) Peripheral nerve stimulation and monitoring during operative procedures. Muscle Nerve 35 (2): 159–170

Chuang DC, Cheng SL, Wie FC, Wu CL, Ho YS (1998) Clinical evaluation of C7 spinal nerve transection: 21 patients with at least 2 years follow up. Br J Plast Surg 51 (4): 285–290

Flores LP (2008) Functional assessment of C-5 ventral rootlets by intraoperative electrical stimulation of the supraclavicular segment of the long thoracic nerve during brachial plexus surgery. J Neurosurg 108 (3): 533–40

Johnstone BR, Coombs CJ, Dowling GJ (2007) Intraoperative Nerve Stimulation: A simple, effective and inexpensive alternative to standard devices. J Hand Surg Am 32 (8): 1296–98

Kline DG, Hackett ER, May PR (1969) Evaluation of nerve injuries by evoked potentials and electromyography. J Neurosurg 31 (2): 128–136

Kline DG, Nulsen FE (1972) The neuroma in continuity. It's preoperative and operative management. Surg Clin North Am 52 (5): 1189–1209

Kline DG (1990) Surgical repair of peripheral nerve injury. Muscle Nerve 13 (9): 843–852

Kline DG, Happel LT (1993) Penfield Lecture. A quarter century´s experience with intraoperative nerve action potential recording. Can J Neurol Sci 20 (1): 3–10

König RW, Pedro MT, Heinen CPG, Schmidt T, Richter HP, Antoniadis G, Kretschmer T (2009) High-Resolution ultrasonography in evaluating peripheral nerve entrapment and trauma. Neurosurg Focus 26 (2): E13

König RW, Schmidt TE, Heinen CP, Wirtz CR, Kretschmer T, Antoniadis G, Pedro MT (2011) Intraoperative high-resolution ultrasound: a new technique in the management of peripheral nerve disorders. J Neurosurg 114 (2): 514–21

Lee FC, Singh H, Nararian LN, Ratliff JK (2011) High-resolution ultrasonography in the diagnosis and intraoperative management of peripheral nerve lesions. J Neurosurg 114 (1): 206–11

Oberle JW, Antoniadis G, Rath SA, Richter H-P (1997a) Value of nerve action potentials in the surgical management of traumatic nerve lesions. Neurosurgery 41 (6): 1337–1344

Oberle JW, Antoniadis G, Rath SA, Richter H-P (1997b) Intra-operative electrophysiologogical diagnosis of spinal root avulsion during surgical repair of brachial plexus stretch injuries. Acta Neurochirurgica 139 (3): 238–9

Oberlin C, Ameur NE, Teboul F, Beaulieu JY, Vacher C (2002) Restoration of elbow flexion in brachial plexus injury by transfer of ulnar nerve fascicles to the nerve to the biceps muscle. Tech Hand Up Extrem Surg 6 (2): 86–90

Robert EG, Happel LT, Kline DG (2009) Intraoperative nerve action potential recordings: technical considerations, problems, and pitfalls. Neurosurgery 65 (4 Suppl): A97–104

Thiel RJ, Happel LT Jr, Kline DG (1996) Nerve action potential recording method and equipment. Neurosurgery 39 (1): 103–109

Zhang CG, Gu YD (2011) Contralateral C7 nerve transfer- Our experience over past 25 years. J Brachial Plex Peripher Nerve Inj 6 (1): 10

Chirurgische Techniken

Thomas Kretschmer, Kartik G. Krishnan

Es existieren viele geeignete mikrochirurgische Techniken nebeneinander. Im folgenden Kapitel werden einige grundlegende Prinzipien für den mikrochirurgischen Umgang mit peripheren Nerven beschrieben und diskutiert. Neben einer kurzen Klärung der relevanten Begriffe stellen wir unterschiedliche Methoden einander gegenüber und heben von uns bevorzugte Varianten oder als wichtig erachtete Aspekte hervor. In einem Unterkapitel werden die Möglichkeiten endoskopischer Nerventechniken erörtert. Diese sind bei Weitem nicht auf die Anwendungen bei Karpaltunnel- und Kubitaltunnelsyndrom beschränkt.

3.1   Operative Verfahren und mikrochirurgische Technik

Thomas Kretschmer

Im Folgenden gehen wir auf die grundlegenden Techniken mikrochirurgischer Nervenoperationen ein. Spezifische Beschreibungen von Operationsabläufen bei traumatischen Läsionen, Tumoren und Kompression finden sich in den entsprechenden Kapiteln. ▶ Kap. 4 »Traumatische Nervenläsionen« enthält zudem Kasuistiken, die jede der hier beschriebenen Techniken detailliert am Fallbeispiel erläutert und abbildet.

Die Exploration und Rekonstruktion von Nervenverletzungen und Nerventumoren wird im Allgemeinen in Narkose durchgeführt. Die Gründe hierfür sind:
- Nicht absehbare Präparationsdauer
- Durchführung einer Transplantation
- Lagerungsposition des Patienten im Wachzustand nicht tolerierbar
- Anwendung intraoperativer Stimulationsverfahren
- Die Narkose ist ohne Muskelrelaxanzien zu führen, um den Einsatz der intraoperativen motorischen Nervenstimulation zu ermöglichen. Bei geplanter Bestimmung von Nervenaktionspotenzialen und somatosensibel evozierten Potentialen (SEP) ist eine total intravenöse Narkose erforderlich (TIVA)

Ausnahmen können kurz dauernde Eingriffe an den distalen Extremitäten sein, bei denen keine Transplantatentnahme erforderlich ist (z. B. End-zu-End-Naht eines rein sensiblen Digitalnervs). Kompressionsneuropathien hingegen werden meist unter Lokal-, Regional- oder in Plexusanästhesie operiert. Die Plexusanästhesie erfordert ein besonders umsichtiges Vorgehen, um keine Verletzung des Plexus brachialis zu riskieren (z. B. Ultraschallkontrolle).

3.1.1   Instrumentarium und mikrochirurgische Umgebung

Die Mikrochirurgie peripherer Nerven kommt mit einem vergleichsweise reduzierten Instrumentensatz und wenigen technischen Hilfsmitteln aus. Eine wesentliche Grundvoraussetzung ist jedoch eine geeignete mikrochirurgische Umgebung. Darunter ist eine sehr gute Ausleuchtung des Situs, die Möglichkeit der Handablage und eine ausreichende Vergrößerung zu verstehen. Die Verwendung eines Operationsmikroskops bietet eine optimale Ausleuchtung in Verbindung mit einem sehr tiefenscharfen und vergrößerten Bild. Mikrochirurgisches Arbeiten ist auch mit einer Kombination aus Lupenbrille und Stirnlampe möglich.

Geeignetes mikrochirurgisches Instrumentarium zeichnet sich dadurch aus, dass es zum einen gut in der Hand liegt und zum anderen mit den Branchen auch Fäden der Stärke 10-0 sicher und atraumatisch fassen kann. Wie ein Instrument in der Hand liegt, wird unter anderem durch die Länge und die Art des Handgriffs bestimmt. Es gibt Flachgriffe, Rundgriffe und Instrumente mit einem zusätzlichen Ausgleichsgewicht am Ende des Griffs. Die Präzision des Instruments wird vor allem durch die Passgenauigkeit und Schlusskraft der Branchen bzw. durch die Scherenschärfe gewährleistet. Hier bestehen auch bei äußerlicher Ähnlichkeit der Instrumente deutliche Qualitätsunterschiede.

Mikroinstrumente sind sehr empfindlich gegen jede Art von Fehlbehandlung wie das Anschlagen oder Einklemmen der Spitzen oder Branchen auf den Instrumententrägern. Dies gilt insbesondere für die fachgerechte Reinigung und Sterilisation dieser Instrumente. Hierbei muss ein Anschlagen der Spitzen durch geeignete Aufbewahrungsboxen unbedingt vermieden werden. Als Grundinstrumentarium werden eine Mikroschere, unterschiedliche spitze Pinzetten zum Fassen des Fadens, des Epineuriums oder von Faszikelanteilen und ein Nadelhalter benötigt (mit oder ohne Verschlussmechanismus).

Bevorzugtes Mikroinstrumentarium der Autoren
Empfehlenswert ist ein langer Nadelhalter mit überkreuzten Branchen, Rundgriff und Gegengewicht, um eine Führung wie bei einem Schreibinstrument zu ermöglichen; feinste Manöver der Branchenspitze sind so durch Rollen des Instrumentengriffs zwischen Zeigefinger und Daumen möglich, ohne die Hand selbst stark bewegen zu müssen. Wir verzichten auf einen Verschlussmechanismus. Die Mikroscheren für die Nervenpräparation nutzen wir in gerader und gebogener Ausführung. Sie besitzen einen Wellenschliff, damit das Nervengewebe unter dem Schnitt nicht weggleitet. Mikrochirurgische Fasspinzetten wählen wir mit kleinem dreieckigem Plateau, Knopfspitze und gezahnt (◘ Abb. 3.1).

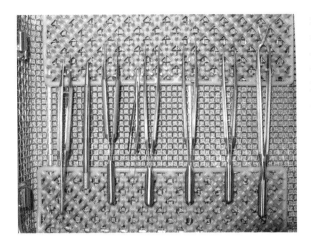

◘ **Abb. 3.1** Verschiedene Mikroinstrumente zur Nervenrekonstruktion

3.1.2 Dekompression und Neurolyse

Bei der Dekompression wird eine den Nerv einengende Struktur entfernt. In der Regel ist dies Bindegewebe, eine verdickte oder scharfkantige Faszie, ein Ligament oder im Fall von Verletzungen eine Narbenplatte. Unter **externer Neurolyse** versteht man hingegen eine mikrochirurgische, direkt am Nerv durchgeführte Entfernung einer Narbe, die das Epineurium nicht überschreitet und intakt lässt.

Anwendung findet dieses Verfahren meist bei Nervenrekonstruktionen, Tumorentfernungen und Rezidivoperationen. Bei diesen Operationen geht es darum, den Nerv durch eine externe Neurolyse zu mobilisieren und rundherum zu inspizieren (zirkumferenzielle Präparation). Bei nicht voroperierten Kompressionsneuropathien ist dies jedoch nicht indiziert, denn es gilt, den Nerv möglichst nicht zu berühren und ihn in seinem natürlichen Bett zu belassen, um seine Gleitfähigkeit, das versorgende externe mikrovaskuläre Netzwerk und sein umgebendes Paraneurium nicht zu beeinträchtigen.

❯ **Für die Dekompression und externe Neurolyse gilt**
 — Dem Nerv nicht schaden
 — Sich dem läsionierten Bereich vom Gesunden her nähern
 — Die Übersicht bewahren und sich nicht in der mikrochirurgischen Auflösung verlieren

Die **interne oder innere Neurolyse** (Endoneurolyse) findet innerhalb der Nervbinnenstruktur, im inneren Epineurium statt. Ihr Ziel ist die Entfernung fibröser Veränderungen im Sinne von Neuromanteilen. Sie setzt somit eine Epineuriotomie voraus. Sie ist deswegen auch nur

indiziert, wenn ein Teil der Nervbinnenstruktur fibrös oder neuromatös umgewandelt ist. In Abhängigkeit vom Ausmaß der fibrösen/neuromatösen Veränderungen geht eine epifaszikuläre Epineuriektomie dann auch in eine partielle interfaszikuläre Epineuriektomie bei durchdringender und fortgeschrittener fibrosierender/neuromatöser Veränderung über. Sie kann nur mikrochirurgisch durchgeführt werden. Ihr Ziel ist die Resektion von fibrösem Gewebe unter Erhalt der Faszikelstruktur. Diese Technik beinhaltet somit eine interfaszikuläre Präparation (▶ Abschn. 3.1.3).

3.1.3 Nervenrekonstruktion

End-zu-End-Naht

Die End-zu-End-Naht hat die möglichst exakte Kopplung der korrespondierenden Faszikelgruppen zum Ziel. Dies ist auch nach dem regelmäßig noch notwendigen geringen Rückschnitt der Stümpfe möglich (»Anfrischen« im Millimeterbereich). Die beiden Nervenstümpfe werden entsprechend ausgerichtet und mit epineuralen Nähten in Einzelknopftechnik koaptiert (◘ Abb. 3.2).

❯ Die Koaptation ist spannungsfrei durchzuführen. Dabei sollte auch die benachbarte Gelenkstellung beachtet werden, damit die Naht in anderer Gelenkposition nicht zu sehr unter Spannung steht und möglicherweise sogar reißt. Fortlaufende Nähte sind kontraindiziert.

Im Unterschied zur Koaptation von Transplantaten sind mehrere Nähte notwendig. Die Naht muss fest genug sein, um ein Auseinanderweichen der Stümpfe zuverlässig zu verhindern. Wir verwenden hierfür nicht resorbierbares Nahtmaterial der Stärke 10-0, andere Autoren benutzen auch Fäden ab Stärke 8-0 für die Epineuralnaht. Die ersten 2 Nähte werden an gegenüberliegenden Positionen gesetzt. Befinden sich die wiederzuvereinigenden Enden tief im Gewebe, kann es hilfreich sein, die optimale Orientierung durch nahtstellenferne epineurale Haltenähte zu sichern. Diese werden nach der Nervennaht wieder entfernt. Bei der Orientierung der gegenüberliegenden Nervenstümpfe helfen die an der Oberfläche verlaufenden Gefäße. Beim Setzen der Nähte wird darauf geachtet, diese epineural mit möglichst geringer zusätzlicher Traumatisierung des Nervs zu setzen.

Interfaszikuläre Präparation

Die interfaszikuläre Präparation oder interne Neurolyse (Millesi et al. 1993) bleibt der Nervenrekonstruktion, Neuromresektion, Entfernung von fibrotischem Gewebe

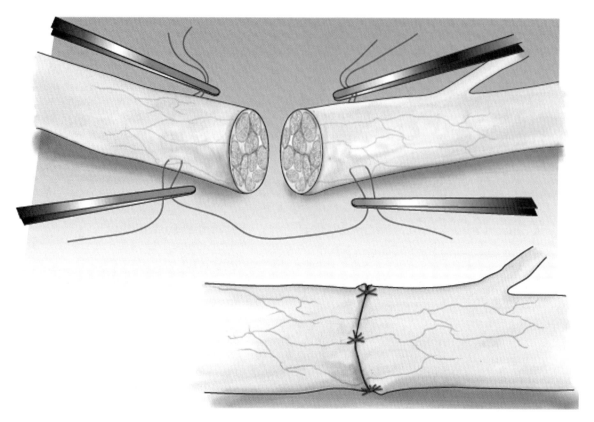

⬛ Abb. 3.2   End-zu-End-Naht

und Tumorresektion vorbehalten. Es ist somit keine Methode, die bei Kompressionsneuropathien angewendet
wird. Sie setzt eine Epineuriotomie voraus und erfolgt
unter Mikroskopsicht, mit ausreichender Lichtstärke und
hoher Vergrößerung. Mit einer frischen 11-er oder 15-er
Skalpellklinge wird in Längsrichtung das Epineurium inzidiert, um schließlich zwischen den Faszikeln eingehen
zu können. Die interfaszikuläre Präparation wird durch
intermittierende Spülung aus einer Spritze erleichtert.
Zum einen ist die Sicht verbessert, zum anderen wird
die Unterscheidung zwischen Neurom, interfaszikulärer
Vernarbung und noch morphologisch intakter Faszikelstruktur vereinfacht. Je nach Operationssituation ist ein
Wechsel zwischen Klinge, Diamantmesser und spitzer Mikroschere hilfreich.

Die interfaszikuläre Präparation an sich ist ein trau-
matisierender Vorgang und deswegen immer auf das notwendigste zu beschränken. Sie findet deswegen auch nur
bei entsprechend vorgeschädigtem Nervengewebe Anwendung. Die Indikation muss sehr streng gestellt werden.

Transplantation mit autologem Nerveninterponat

Bei diesem Verfahren wird die Defektstrecke zwischen
2 Nervenstümpfen durch Interposition des körpereigenen

Nervs überbrückt. Die Nervenstümpfe werden hierzu bis
auf die normale, d. h. nicht vernarbte Faszikelstruktur zurückgeschnitten (angefrischt). Dieser Rückschnitt erfolgt
mikrochirurgisch. Durch die Verwendung entsprechend
scharfer Klingen ist eine stumpfe Traumatisierung der
dann sukzessive hervortretenden »angefrischten Faszikel«
während des Rückschnitts zu vermeiden.

Die so entstehenden Stümpfe werden möglichst in
ihrem gesamten Querschnitt mit den Transplantaten abgedeckt. Die entstandene Defektstrecke zwischen den
Nervenstümpfen wird ausgemessen, um einen Anhalt
über die erforderliche Transplantatlänge zu erhalten. Beim
Zurechtkürzen der gehobenen Transplantate ist eine Retraktion ≤10 %, zusätzliche Reservelänge für eine spannungsfrei Naht und ein weiteres Zurückschneiden der
Anschlussenden mit einzurechnen. Somit sollte die ver-
fügbare ungekürzte Transplantatlänge ungefähr 10–20 %
über der ausgemessenen Defektstrecke liegen: Wenn für
10 cm Defekt 3×10 cm N. suralis notwendig wären, empfiehlt es sich, 33–36 cm vor dem Zurechtschneiden zur
Verfügung zu haben.

Unter Umständen werden einzelne Faszikelgruppen
auch auf unterschiedliche Höhen zurückgekürzt, wodurch
sich die Einzellängen der Interponate dann zusätzlich
unterscheiden. Millesi und Kollegen (persönliche Mit-

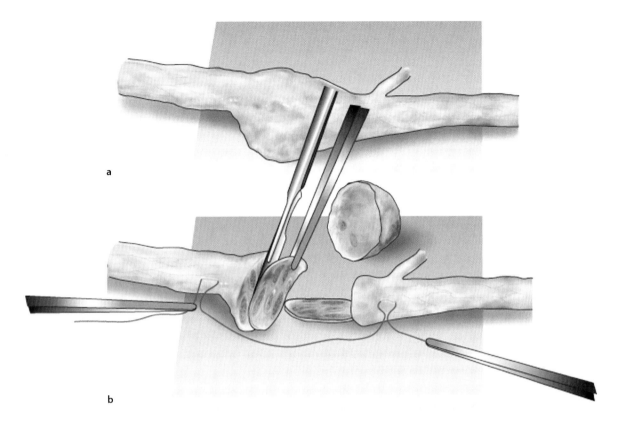

◻ Abb. 3.3a,b Darstellung eines verletzten neuromatösen Nervenabschnitts auf Hintergrundmaterial (**a**) mit anschließender Exzision des vernarbten Bereichs unter schrittweisem Zurückschneiden in scheibenartiger Form bis in gesunde faszikuläre Struktur proximal (**b**)

teilung) benutzen dieses Prinzip bei der interfaszikulären Rekonstruktion, um die einzelnen faszikulären Koaptationen auf unterschiedlichen Höhen anzusiedeln.

Die Transplantate werden korrespondierenden Faszikelgruppen zugeordnet, torsionsfrei ausgerichtet und in ihrer Position durch Naht oder Klebung gesichert. Die Interponate liegen dabei spannungsfrei mit überreichlicher Länge zwischen den zu verbindenden Nervenstümpfen. Millesi (1993) wies auf die absolute Priorität dieses Prinzips des »tensionless repair« für die erfolgreiche Nervenrekonstruktion hin.

Nerventransplantation
— Darstellen des proximalen und distalen Nervenendes
— Rückschnitt und Faszikelpräparation
— Bestimmen der Defektstrecke und der Transplantatlänge
— Heben und Aufbereiten der Transplantatinterponate
— Sukzessives Einpassen und Koaptation der Interponate

Neuromresektion und Rückschnitt

Eindeutige Neuromanteile sind meist von sehr derber Konsistenz. Die Resektion dieses derben Gewebes macht die Verwendung einer frischen scharfen Klinge notwendig. Der eindeutig neuromatöse Bereich wird großzügig und sukzessive über quere Schnitte entfernt (◻ Abb. 3.3).

Im Übergangsbereich zwischen Neurom und bereits erkennbarer Faszikelstruktur wird in dünneren Schichten weiter zurückgeschnitten. Dies erfolgt unter Mikroskopsicht, bis auf dem gesamten Querschnitt wieder normale Faszikelstruktur erkennbar ist. Intakte Faszikel sind daran erkennbar, dass sie glänzen und aus der erzeugten Schnittebene hervortreten. Narbig veränderte Faszikel bleiben stumpf, trocken und treten nicht aus der Schnittebene hervor. In der Nähe der Neuroforamina ist dieser Effekt nicht so eindeutig, weil die Faszikel nicht in Gruppen geordnet sind. Es ist dementsprechend schwerer zu beurteilen, ob noch eine interfaszikuläre Fibrose vorliegt (Plexuschirurgie). Im Zweifelsfall kann eine Schnellschnittuntersuchung eines scheibenförmigen dünnen Rückschnitts der Stumpfenden zur Beurteilung der Faszikelstruktur notwendig sein.

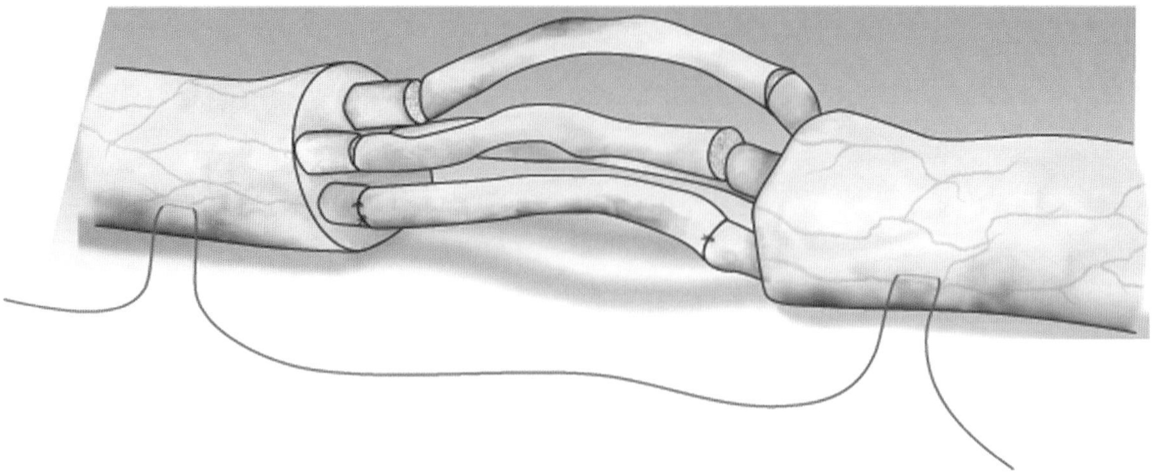

Abb. 3.4 Sukzessives Einpassen der Transplantatinterponate und Koaptation an die proximale und distale Faszikelstruktur des zu rekonstruierenden Nervs mit jeweils einer Nervennaht pro Faszikel

Nervenkoaptation

> Bei guter Positionierung der Transplantate ohne Torsion in der Längsachse kleben diese aufgrund der Kohäsionskräfte sehr schnell an ihrem korrespondierenden Empfänger- bzw. Spenderfaszikel.

Ziel ist es, die Querschnittfläche des zu rekonstruierenden Nervs so vollständig wie möglich mit Transplantaten abzudecken. Auf diese Weise wird die Anzahl der zielgerichtet entlang der Basalmembranen sprossenden Axone maximiert. Bei Anordnung wird darauf geachtet, die Transplantate möglichst an Faszikelgruppen mit passendem Querschnitt anzulagern.

Die Frage, ob der Anschlussbereich interfaszikulär aufzupräparieren ist oder ob auch ein direktes Anlagern an einen gerade abgeschnittenen Stumpf ausreicht, ist nach wie vor nicht geklärt. Ein eindeutiger Unterschied im Outcome nach Anwendung dieser beiden Techniken konnte bisher nicht demonstriert werden. Das interfaszikuläre Aufpräparieren ermöglicht eine sehr passgenaue und in der Längsachse flexiblere Koaptation und sollte für die sich entwickelnde Mikrozirkulation im Anschlussbereich besser sein (v. a. Tranplantate, die eher im Inneren des Querschnitts angelagert sind). Auf der anderen Seite bedeutet jegliche interfaszikuläre Präparation ein zusätzliches Trauma, das eine Narbenbildung bzw. eine Fibrose induzieren kann.

Die beste Art der Koaptation wird seit Langem diskutiert. Bislang konnte kein eindeutiger Vorteil einer interfaszikulären sog. Faszikelgruppennaht (»group fascicular suture«) gegenüber einer epineuralen Technik nachgewiesen werden. Beide Methoden haben unterschiedliche Anwendungsbereiche. So wird die Epineuralnaht prinzipiell bei der End-zu-End-Naht eingesetzt und

die Faszikelgruppennaht eher bei den Transplantationen. Es gibt aber ebenso bei den Transplantationen Übergänge und Kombinationen. Bei genauer Betrachtung finden während einer interfaszikulären Rekonstruktion nebeneinander unterschiedliche Nahtverfahren Anwendung. Auf Transplantatseite erfolgt die Naht perineural, auf der Seite des zu rekonstruierenden Nervs aber peri- oder epineural. Dies hängt unter anderem auch von der Position des Transplantats in Bezug zum Nervenquerschnitt ab (am Innen- oder Außenbereich des zu rekonstruierenden Nervs). Eine strikte Unterscheidung ist also meist in der Praxis gar nicht möglich und wahrscheinlich auch nicht relevant, solange die Zuordnung exakt und spannungsfrei erfolgt und keine Restfibrose zwischen den Anschlussfaszikeln mehr liegt.

Die autologen Interponate werden spannungsfrei zwischen die beiden Stümpfe eingebracht und so orientiert, dass sie sich torsionsfrei mit der Faszikelgruppe des Nervenstumpfes koaptieren lassen. Regelhaft wird das Epineurium im Anschlussbereich des Stumpfes etwas zurückgeschnitten, und es werden mehrere interfaszikuläre »Finger« kreiert. Dies ermöglicht ein sehr gutes Einpassen der Interponate in interfaszikulärer Technik (**◘** Abb. 3.4).

Die Koaptation der einzelnen Transplantatstränge mit den Faszikelgruppen des proximalen oder distalen Stumpfes erfolgt mit möglichst wenig Nahtstellen. Bei guter, torsionsfreier Orientierung des Interponats ist es meist möglich, pro Transplantatstrang nur eine Naht zu setzen. Wir bevorzugen hierfür Nahtmaterial der Stärke 10-0.

Auch mit der Fibrinklebung ist eine Koaptation möglich, diese hat jedoch weniger Reißfestigkeit. Die Fibrinklebung hat den Vorteil, das Gewebe weniger zu traumatisieren sowie eine bereits gute primäre Anlagerung des Transplantats nicht wieder zu verändern und schnell zu

Transplantations Bereich

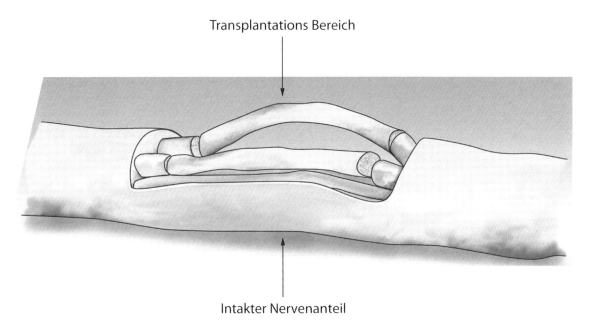

Intakter Nervenanteil

◘ Abb. 3.5 Nerventeilrekonstruktion (»split repair«): Der neuromatös veränderte Teil des Nervenquerschnitts wurde bereits exzidiert, um nunmehr sukzessive die entstandene Lücke mit Spendernerv zu transplantieren. Es werden möglichst korrespondierende Faszikel und Faszikelgruppen über die eingebrachten Transplantate verbunden.

sichern. Es sollte allerdings vermieden werden, eine zu dicke Schicht des Fibrins aufzutragen, und Fibrinkleber sollte nicht an die Koaptationsflächen der Nervenquerschnitte gelangen.

Die früher geäußerten Befürchtungen, dass der Fibrinmantel die Revaskularisation des Transplantats funktionsbehindernd beeinträchtigt, konnte klinisch nicht bestätigt werden. Es liegt somit im Ermessen des Operateurs zu entscheiden, wann und ob eine Naht mit Klebung sicher genug ist. Bei richtiger Nahttechnik wiederum wird der Nerv nur minimal traumatisiert, ist aber sehr sicher koaptiert. Da meist mehrere Transplantatstränge an einem Nerven koaptiert werden, sind auch Kombinationen aus Klebung und Naht möglich, denn schon koaptierte Interponate stabilisieren die in Folge angeordneten Interponate.

Bevorzugte Technik der Autoren
- Hochwertiges Nahtmaterial (reißfest, geringe Neigung, sich zu verwinden) der Stärke 10-0 mit schwarzem Faden (besser vor dem Hintergrund erkennbar)
- Rückschnitt des Nervs mit 11-er Klinge und teilweise mit Nervenrückschnitthalter nach Viktor Meyer
- Interfaszikuläre Präparation der Anschlussstellen mit Mikroschere
- Scharnierfreier Nadelhalter, immer mit feuchtgehaltenen Branchen und Nadel ohne Blutreste
- In Abhängigkeit vom Situs Hintergrundmaterial aus Gummi (z. B. gelb)
- Zurechtkürzen der Interponate in situ
- Kombination von Naht und Klebung, je nach Lage und Anzahl der Interponate

Die Interponate können in situ oder außerhalb in ihrer Länge angepasst werden. Eine In-situ-Längenanpassung hat den Vorteil der genaueren Längenbestimmung. Es muss jedoch stärker darauf geachtet werden, die Transplantate nicht durch das starke und sehr heiße Mikroskoplicht auszutrocknen.

3.1.4 Nerventeilrekonstruktion (»split-repair«)

Bei teilweisem Substanzverlust eines Nervs oder bei neuromatöser Veränderung nur eines Teils des Nervs besteht eine Indikation, diesen Teil zu rekonstruieren. Hierbei wird mikrochirurgisch in interfaszikulärer Technik der gesunde Anteil vom betroffenen separiert, bevor der neuromatöse Anteil reseziert wird. Dies gilt insbesondere bei Teilnervenläsionen mit Substanzverlust durch Ausriss. Im Bereich des Ausrissrands besteht zusätzlich eine neuromatöse Veränderung, die unter Umständen relativ schnell wieder in Faszikelstruktur übergeht. Die Defektstrecke wird dann mit autologem Transplantat in interfaszikulärer Technik überbrückt (◘ Abb. 3.5).

Der gesunde Anteil des Nervs dient dabei als Nervenbett. Deswegen ist bei dieser Rekonstruktionstechnik mit besonders wenig Nervennähten oder in Kombination mit einer Klebetechnik eine ausreichende Sicherung der Transplantate zu erreichen.

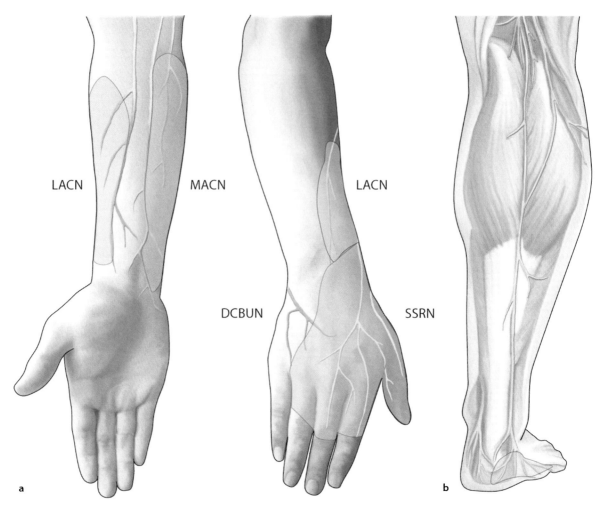

�‌ Abb. 3.6a,b Spendernerven und ihr sensibler Entnahmedefekt. a Unterschiedliche sensible Hautnerven zur Transplantatentnahme, **b** typische Verlaufsvariante des N. cutaneus suralis, der einen lateralen Anteil aus dem N. peroneus und einen tiefen Anteil aus dem N. tibialis aufweist. Diese beiden Anteile vereinigen sich zu einem Ast, der regelmäßig mittig zwischen Außenknöchel und Achillessehne aufgefunden werden kann. *DCBUN* Ramus cutaneus dorsalis des N. ulnaris, *LACN* N. cutaneus antebrachii lateralis, *MACN* N. cutaneus antebrachii medialis, *SSRN* Ramus superficialis des N. radialis

Bevorzugte Technik der Autoren
Bei einer Nerventeilrekonstruktion passen wir in Abhängigkeit vom Nervendefekt die Interponate teilweise auch passgenau in die Lücke ein, ohne dass die Transplantate Überlänge haben. Dies wird erreicht, indem das Transplantat in situ auf entsprechende Länge gekürzt wird. Die Resultate solcher Rekonstruktionen sind regelmäßig sehr gut. Alternativ können an den Anschlussstellen ebenso »Faszikelfinger« präpariert werden. Dies hängt im Wesentlichen von der Verteilung des zuvor exzidierten neuromatösen Bereichs ab.

3.1.5 Transplantathebung

Die als Transplantat verwendeten sensiblen Nerven unterscheiden sich in Länge, Kaliber und erzeugtem sensiblem Defektareal (�‌ Abb. 3.6). Ihre Entnahme ist unterschiedlich anspruchsvoll.

Folgende Hautnerven werden verwendet: Am häufigsten N. suralis, weiterhin N. cutaneus brachii medialis, N. cutaneus antebrachii medialis/lateralis, Gelenkast des N. interosseus posterior, N. auricularis magnus oder sensible Äste des Plexus cervicalis zur Rekonstruktion des N. accessorius. Seltener auch der N. saphenus, wenn größere Transplantatmengen notwendig sind, z. B. bei ausgedehnten Plexus-brachialis-Rekonstruktionen. Der Gelenkast des distalen N. interosseus posterior am Handgelenk (Elgafy et al. 2000) findet z. B. Verwendung bei der Transplantation von Digitalnerven, wenn die Entnahme anderer Nerven in Abwägung der Entnahmemorbidität eher nicht zu rechtfertigen ist (◌ Tab. 3.1).

Nach Identifikation des jeweiligen Nervs wird dieser verfolgt und nach entsprechender Länge abgesetzt. Das nach dem Absetzen entstehende freie Nervenende sollte

Tab. 3.1 Als Transplantate geeignete Spendernerven

Transplantat	Länge [cm]	Entnahmemorbidität	Entnahme
N. suralis	30–50	Gering	Am einfachsten
N. cutaneus brachii medialis	10–12	Mäßig +	Einfach
N. cutaneus antebrachii medialis	8–10	Mäßig +	Einfach
N. cutaneus antebrachii lateralis	10–12	Mäßig ++	Einfach
Ramus superficialis des N. radialis	20–30	Höher ++	Schwieriger
Ramus articularis des N. interosseus posterior	5–7	Gering	Schwieriger
N. saphenus	30–40	Höher ++	Schwieriger
N. auricularis magnus	4–5	Mäßig +	Einfach

Tab. 3.2 Techniken der Nervus-suralis-Entnahme

Technik	Nachteile	Vorteile
Nervstripper	Hängenbleiben an Unterschenkelfaszie mit vorzeitiger Nervdurchtrennung möglich (sehr selten) Abscheren des Seitenastes Maximale Nervenlänge 34 cm Zweite Inzision, wenn Länge >34 cm	Ein- oder beidseitige Entnahme in kürzester Zeit (5–10 min) Auch in Rückenlage einfach Nur minimale Inzision nötig Bestes kosmetisches Resultat Nerv nach Entnahme sehr sauber, kaum noch Befreiung von Adhäsionen nötig Auch zur Entnahme anderer Spendernerven geeignet
Multiple Querinzisionen	Zug am Nerv nötig Seitenast wird meist geopfert Deutlich zeitaufwendiger als Strippertechnik	Geringe Wundfläche Befriedigendes kosmetisches Resultat
Längsinzision entlang des Nervs	Unpraktisch in Rückenlage Große Wundfläche Sehr zeitaufwendig Mühsamer Wundverschluss Schlechtestes kosmetisches Resultat	Kein Zug am Nerv Erkennen aller Aufzweigungen
Endoskopisch	Limitiert auf kurze Transplantatlänge Zeitaufwendig Risiko venöser Blutung, die zu Sichtverlust führt Hoher Materialaufwand In Rückenlage nur sehr unpraktisch durchführbar Deswegen kaum verbreitet	Nerventnahme unter Sicht Erkennen von Nervaufzweigungen Gutes kosmetisches Resultat

nicht oberflächlich zu liegen kommen. Dadurch wird eine dauerhafte Reizung des Nervenstumpfes vermieden, welche die Entstehung eines schmerzhaften Neuroms begünstigen könnte. Wir entnehmen den Nerv erst, nachdem die Läsion dargestellt wurde und Klarheit darüber besteht, dass eine Transplantation erfolgt und wie viel Interponat benötigt wird.

N. suralis als Spendernerv

Der N. suralis kann auf sehr unterschiedliche Weise gehoben werden. **Tab. 3.2** stellt die einzelnen Techniken einander gegenüber.

Wir bevorzugen die Anwendung des Nervstrippers nach Assmus oder, wenn nicht möglich, eine Hebung über mehrere kleine Querinzisionen am Unterschenkel. Falls eine Entnahme von mehr als 34 cm (maximale Entnahmelänge mit Assmus-Stripper) notwendig ist, setzen wir eine zusätzliche Querinzision und fädeln den Nerv erneut ein. Für die meisten Patienten mit Nervenläsionen an Rumpf und den oberen Extremitäten ist eine Rückenlagerung notwendig. Wir bevorzugen die Suralisentnahme ohne zusätzliches Umlagern. Dies ist durch eine entsprechende Abdeckung und Lagerung des Beins möglich. Das »Aufstellen des Beins« zur Entnahme (Beugung in Hüfte und

Knie) bei ansonsten während der Operation gestreckter Beinposition erlaubt eine Exposition des dorsolateralen Unterschenkels, wenn nötig auch von beiden Beinen.

Die Entnahme des N. suralis in Bauchlagerung ist ohne Zweifel einfacher, wird von uns aber nur praktiziert, wenn sich der Patient ohnehin in Bauchlage befindet. Eine endoskopische Hebung des N. suralis hat sich für uns nicht als praktikabel erwiesen.

Nach Coert u. Dellon (1994) verzichtet man in 80 % der Fälle auf ca. 30 cm zusätzliches Transplantat, wenn man nur den vom N. tibialis entspringenden N. cutaneus surae medialis hebt und auf den N. cutaneus surae lateralis verzichtet, wenn dieser durch den Stripper diskonnektiert wird oder bei Entnahme über kleine Querinzisionen nicht aufgesucht wird (Mahakkanukrauh u. Chomsung 2002).

Es gibt einige Varianten des Suralisverlaufs. Er kann nur vom N. tibialis oder nur vom N. peroneus entspringen, mit oder ohne Verbindung der beiden Anteile. Der N. suralis verläuft am distalen Unterschenkel subkutan, im mittleren subfaszial und im oberen intramuskulär. Viele Nervenchirurgen entfernen möglichst lange Anteile des Nervs bis in den intramuskulären Anteil, auch wenn nur kürzere Längen benötigt werden, um kein schmerzhaftes Neurom durch zu oberflächliche Stumpflage zu riskieren (z. B. Kline). Oberle et al. (1998) berichteten, dass bei Entfernung von kurzen N.-suralis-Anteilen bei 22 % der Patienten schmerzhafte Parästhesien auftraten.

Unabhängig von der gewählten Entnahmetechnik empfehlen wir, den Nerv vor der Durchtrennung an der geplanten Absetzungsstelle mit einem länger wirksamen Lokalanästhetikum zu infiltrieren. Eine sichere Entnahme beider Suralisanteile und somit der maximalen Nervenlänge wäre am einfachsten durch eine Längsinzision entlang des Unterschenkels gewährleistet. Diese Entnahmetechnik bietet die beste Übersicht und vermeidet zu großen Zug am Nerv. Sie ist jedoch mit ungleich aufwendigerer Exposition, größerer Wundfläche, deutlich längerem Wundverschluss und schlechterem kosmetischen Resultat verbunden. Sie ist deswegen nicht die von uns bevorzugte Methode.

Entnahme mit Nervstripper

Der Nervstripper nach Assmus eignet sich sehr gut zur Entnahme des N. suralis oder anderer längerer Hautnerven über eine kleine quere Hautinzision (Assmus 1983). Der Nerv muss dazu vorher auf Außenknöchelhöhe durchtrennt und durch das Öhr des Strippers gefädelt werden. Unter Halten des Nervenendes wird der Stripper dann entlang des Nervs nach proximal geführt. Der Nerv wird durch eine Torsionsbewegung mit der integrierten Schneide des Stripperkopfes abgeschert und zusammen mit dem Stripper geborgen. Auch Varianten des Nervenstrippings wurden beschrieben (Krishnan 2007).

Der Vorteil des Strippings besteht in einer sauberen, wenig invasiven und vor allem sehr schnellen Entnahme. Nachteilig kann die limitierte Länge sein. Diese kann aber durch einen weiteren Hautschnitt und ein nochmaliges Ansetzen des Strippers über die zusätzliche Querinzision überwunden werden. Auf diese Weise ist es möglich, einen Suralisstrang auch bis auf Kniekehlenhöhe zu heben. Weiterhin muss man das oben für den N. suralis beschriebene »Opfern« von Ästen im Bereich von proximalen Aufteilungsstellen einkalkulieren. Sind maximale Transplantatmengen/Längen notwendig und aufgrund der Nervenlänge möglich, kann deswegen die Entnahme über multiple Inzisionen zweckmäßiger sein.

Querinzisionen versus Längsinzision

Beide Methoden haben Vor- und Nachteile. Die Entnahme über mehrere Querinzisionen ermöglicht einen deutlich schnelleren Wundverschluss, die Wundfläche heilt mit einem besseren kosmetischen Resultat ab. Die Technik setzt jedoch ein stärkeres ziehen am Nerv zur Mobilisation und Erkennen des Verlaufs unter der Haut voraus und ist deswegen traumatischer für den Nerv. Die einfachste Methode zum Auffinden ist deswegen die von vielen Operateuren ebenso noch eingesetzte Längsinzision entlang des Nervs. Die große Wundfläche und der aufwendige Wundverschluss sowie die erzeugte lange Narbe sind jedoch nachteilig. Falls der Patient in Rückenlage operiert werden muss, ist diese Technik mühsam und setzt eine Lagerung des Beins voraus, die ein steriles Aufstellen des Beins auf dem OP-Tisch ermöglicht, um an die dorsolaterale Seite des Unterschenkels zu gelangen.

Endoskopische Entnahme

Die endoskopische Entnahme eines Spendernervs ist zwar elegant und nervschonend möglich, setzt aber eine entsprechende Lagerungsmöglichkeit der betroffenen Extremität zum Vorschieben des Endoskops voraus. Weiterhin ist die Entnahmestrecke auf die Länge des Endoskops beschränkt. Die Technik ist vergleichsweise zeitaufwendiger als das Stripping oder Querinzisionen (Lin et al. 2007, Park et al. 2006). In der Regel wird sie ohne Blutleere durchgeführt, deswegen können venöse Blutungen den Vorteil der besseren Sicht schnell egalisieren.

3.1.6   Nerventransfer

Ist die Rekonstruktion des Nervs nicht möglich oder nicht Erfolg versprechend, kann versucht werden, einen gesunden Nerv als »Axondonor« zu verwenden. Die Funktion des Spendernervs distal seiner Durchtrennung wird dadurch der neuen Funktion geopfert. Die Anwendung dieser Verfahren erfolgt hauptsächlich im Rahmen der Plexuschirurgie (▶ Kap. 5).

> Das Prinzip des Nerventransfers besteht darin, einen gesunden Nerv möglichst weit distal zu durchtrennen und diesen Stumpf als Axondonor mit dem Empfängernerv zu koaptieren, damit über diesen wieder das Zielorgan reinnerviert werden kann.

Damit verliert man den Teil der Funktion des Spendernervs, der über distal der Durchtrennungsstelle abgehende Äste vermittelt wird. Deswegen ist eine Abwägung und Priorisierung der einzelnen Muskelfunktionen in solchen Fällen entscheidend.

Die ersten Transfers wurde vor vielen Jahrzehnten beschrieben: Harris und Low schlugen das Prinzip bereits 1903 vor, Tuttle empfahl die Verwendung des N. accessorius und von Teilen des Plexus cervicalis bereits 1913, im selben Jahr wie Vulpius und Stoffel den N. pectoralis. Foerster schrieb 1929 über die Verwendung des N. thoracicus longus, Yeoman und Seddon (1961) schlugen ebenso wie Fantis und Slezak den N. intercostalis vor. Hierbei war es Yeoman, der die Verwendung des N. intercostalis zur Reinnervation des M. biceps brachii vorschlug, und Seddon berichtete 1963über die klinischen Fälle.

In neuerer Zeit treten immer wieder neue Varianten auf, und weitere Nerven werden als geeignete »Axondonoren« entdeckt. So wurde das Prinzip des Nerventransfers auch erweitert, um freie Muskeltransplantate zu innervieren. Einer der sicherlich wirkungsvollsten »neueren Transfers« ist der sogenannte Oberlin-Transfer. Bei diesem werden ein oder zwei Faszikel des N. ulnaris zur Reinnervation des M.-cutaneus-Astes des M. biceps brachii verwendet, um eine wirksame Armbeugung zu erreichen. Auch hier gibt es eine weitere Variante mit zusätzlicher Augmentation durch einen Medianusfaszikel (Mackinnon-Transfer). Am häufigsten finden solche Transfers nach Plexusläsionen Anwendung (Midha 2008). Einzelne Nerventransfers inklusive des C7-Transfers von der gesunden Seite werden in ▶ Kap. 5 geschildert, eine Kasuistik findet sich in ▶ Kap. 4. Am wirkungsvollsten sind Nerventransfers, wenn sie in End-zu-End-Technik ohne das Zwischenschalten eines Transplantats durchgeführt werden können.

> Es gibt viele potenziell geeignete Spendernerven. Sie unterscheiden sich wesentlich in der durchschnittlichen Anzahl ihrer Axone, im erzeugten Spendernervdefekt und vor allem in der Zuverlässigkeit, einen klinisch relevanten Funktionsgewinn zu erzeugen.

Birch führte seit 1979 über 2.500 Transfers an 1.500 Patienten durch. Er gibt folgende Wertung: »Some of these transfers should be emphasized because they are particularly reliable and important.« (Kretschmer u. Birch 2011) Erstaunlicherweise nennt er die Reinnervation des gelähmten M. serratus anterior über die tiefen Anteile der Interkostalnerven T3 und T4 an erster Stelle, da dieser Transfer in über 90 % erfolgreich gewesen sei. An zweiter Stelle seiner »Liste der zuverlässigsten Transfers« liegt derjenige nach Oberlin mit erfolgreicher Reinnervation in über 80 % der Fälle und an dritter Stelle der N.-accessorius-Transfer zur Schulterelevation und lateralen Rotation mit einer Rate von über 70 %. Obwohl der N. accessorius ein sehr starker Axondonor ist, fällt die Erfolgsrate, wenn er zur Bizepsreinnervation unter Zwischenschaltung eines Interponats verwendet wird. Interkostaltransfers zum Erreichen einer Armbeugung ergaben bei Birch in weniger als 40 % funktionell nutzbare Resultate.

Einer der neuesten Transfers ist der in ▶ Kap. 5 beschriebene Trizepsasttransfer zum N. axillaris. Dieser scheint ebenso ein zuverlässiger und funktionell sehr wirksamer Transfer zu sein.

3.1.7 Alternativen zum autologen Nerventransplantat

Es gibt noch andere Verfahren, um einen Nervendefekt zu überbrücken. Sie allen haben zum Ziel, ohne die Verwendung von autologem Nerv eine zielgerichtete Nervenaussprossung vom proximalen in den distalen Nervenstumpf zu unterstützen, indem sie eine der Basalmembran ähnliche Leitstruktur beinhalten. Bis heute gelten sie eher als Ersatzverfahren, falls eine Nervenrekonstruktion mit autologem Nerventransplantat nicht möglich oder nicht indiziert ist. Zu nennen sind folgende Verfahren:
- Allogene Transplantate
- Conduits
- Mit Muskel aufgefüllte Veneninterponate
- Interponierter schockgefrorener und wieder aufgetauter Muskel

Allogene Transplantate wurden dann eingesetzt, wenn es galt, viele und lange Defektstrecken zu überwinden. Mackinnon beschrieb 1996 einen erfolgreichen Einsatz im Bereich des N. tibialis bei einem 12-Jährigen (Mackinnon 1996). Problematisch ist die notwendige temporäre Immunsuppression und das potenzielle Risiko viraler Infektionen (Brenner et al. 2002).

Die unterschiedlichen Aspekte von Transplantatersatz (z. B. in Form von Röhrchen [Conduits]) werden ausführlich in ▶ Kap. 10 erläutert. Bisher scheint sich ihre erfolgreiche klinische Anwendung auf die Rekonstruktion von Digitalnerven zu beschränken, wenn die Defektstrecken unter 3 cm liegen (Schlosshauer et al. 2006). Chiu et al.

weisen seit Jahrzehnten auf die Möglichkeit der Nutzung von aufgefüllten Veneninterponaten zur Überbrückung kurzer Defektstrecken hin (Chiu u. Strauch 1990, Chiu et al. 1982, Strauch et al. 2001).

Schockgefrorener und wieder aufgetauter (denaturierter) Muskel konnte sich nicht durchsetzen, obwohl eine Nervensprossung experimentell nachweisbar war. Ein Hauptproblem scheint die nicht zielgerichtete Axonsprossung zu sein (Antoniadis 1997). Berichte von erfolgreichen Einsätzen beschränken sich auf die Nervenrekonstruktion sensibler Anteile im Bereich der Hand nach Entwicklung schmerzhafter Neuromen infolge eines Leprabefalls (Pereira et al. 2008) und auf die Behandlung einzelner schmerzhafter Neurome von Hautnerven. Alle Verfahren konnten bisher die autologe Transplantatrekonstruktion nicht ersetzen.

Falls kein distaler Nervenstumpf zum Anschluss eines Transplantats oder proximalen Nervenstumpfes mehr verfügbar ist, besteht auch die Möglichkeit zur **direkten muskulären Neurotisation**. Beispiele wären ein fehlender Stumpf des N. axillaris am M. deltoideus oder des N. accessorius unterhalb des M. trapezius. Die Faszikel des Axondonors werden dann fächerförmig aufpräpariert, im Intermysium des Zielmuskels versenkt und mit Fibrinkleber gesichert (Askar u. Sabuncuoglu 2002, Becker et al. 2002, Brunelli 2001, Mackinnon et al. 1993). Ein solcher Versuch ist eher als letzte Möglichkeit zu bezeichnen, kann aber durchgeführt werden, wenn sich keine anderen Optionen bieten.

3.1.8   Andere technische Aspekte

Blutstillung

Im Rahmen einer Neuromexzision und interfaszikulären Präparation treten kleine Blutungen aus dem Nerv auf. Diese sind unterschiedlich stark ausgeprägt und behindern teilweise die Sicht bei der Rekonstruktion oder Tumorentfernung. Eine direkte bipolare Koagulation des Nervs ist zu vermeiden. Kleinere Blutungen sistieren bereits durch den Kontakt des eröffneten Gefäßes mit den in der Mikrochirurgie gebräuchlichen Präparationswatten. Optional können diese Watten vor der Auflage auch in Thrombinlösung oder dem zur Hautinfiltration gebräuchlichen Gemisch aus Xylocain und Adrenalin getränkt werden.

Sehr hilfreich für die Koaptationsphase sind kleine dreieckige Fließkeile zum Aufsaugen geringer Blutansammlungen. Lässt sich die bipolare Koagulation nicht vermeiden, wird diese bei niedriger Koagulationsstufe, hoher mikroskopischer Auflösung und unter Verwendung einer bipolaren Pinzette mit mikrochirurgischer Spitze direkt am Gefäß durchgeführt.

> Nach einer erfolgten Transplantation muss die Blutung sistieren. Sickerblutungen sind absolut zu vermeiden, da diese schnell zu einem größeren die Rekonstruktionsstelle ummantelnden Blutkoagel führen.

Nach durchgeführter Rekonstruktion wird deswegen der Situs unter mikroskopischer Sicht mit Kochsalz oder Ringer-Lösung aus einer Spritze gespült, um auch kleinere Blutungen auszuschließen bzw. genau zu lokalisieren.

Tunnelierung von Transplantaten

Ist der proximale und distale Nervenanschluss durch separate Zugänge dargestellt und die dazwischen liegende Wegstrecke nicht gänzlich aufpräpariert, kommen Tunnelierungstechniken zum Einsatz. Das neue Transplantatbett wird dazu vorsichtig mit einem entsprechend dicken, aber am Ende stumpfen langen Instrument geschaffen, etwas geweitet und mithilfe eines Gummizügels offengehalten. Die Transplantate werden nach Säuberung von Bindegewebe zurechtgeschnitten, gebündelt und an den Zügel angenäht. Sie können dann vorsichtig an ihre Endposition gezogen werden. Das am Zügel angenähte Nervenende wird reseziert, und die Interponate werden unter Mikroskopsicht auf die erforderliche Endlänge gekürzt und koaptiert. Bei Einsatz dieser Technik ist besonders auf genügend Reservelänge zu achten, indem die entsprechende Extremität vor dem Transplantatrückschnitt bewegt wird.

Längengewinn durch Transposition

Unter Transposition versteht man die Verlagerung eines Nervs aus seiner ursprünglichen in eine andere Position. Eine Nervenverlagerung kann an bestimmten Stellen zum Längengewinn genutzt werden. Am gängigsten ist die Verlagerung des N. radialis am Oberarm von der Streck- auf die Beugeseite oder die des N. ulnaris aus dem Sulkus auf die Beugeseite. Bei beiden Verfahren sind bis zu 3 cm an Länge zu gewinnen. Manchmal gelingt hiermit nach Neuromresektion noch eine spannungsfreie End-zu-End-Koaptation, und es kann auf die Verwendung von Transplantaten verzichtet werden.

Blutleere

Der Vorteil der Methode liegt in einer sehr guten Übersicht des operativen Situs und der sehr viel besseren kontrastschärferen Identifizierbarkeit der anatomischen Strukturen. Auch kleine Nervenäste sind besser von der Umgebung und Narbe zu unterscheiden. Die Wahrscheinlichkeit, unbeabsichtigt relevante Strukturen zu durchtrennen, dürfte deutlich geringer sein. Die gesteigerte Sicherheit der Präparation lässt eine effektivere und damit schnellere Präparation zu. Der Nachteil der Methode liegt darin begründet, dass eine elektrophysiologische Untersuchung nicht mehr aussagekräftig ist. Dies betrifft in erster Linie die Versorgung von traumatischen Läsionen in Kontinuität und von Nervenscheidentumoren. Bei beiden Kategorien wird intraoperativ stimuliert, um motorisch intakte Faszikelanteile zu identifizieren.

Nervenaktionspotenziale lassen sich unter angelegter Blutleere oder Blutsperre nicht mehr auslösen. Auch nach Ablassen einer Sperre ist nicht sicher vorhersagbar, wann wieder normale Antwortpotenziale auslösbar sind. Bei Läsionen, die von Beginn an nur beeinträchtigte Potenzialantworten zulassen, dürfte der Einfluss wiederum deutlich stärker sein. Bei durchtrennten Nerven der Extremitäten besteht dieses Problem hingegen nicht. Es stellt sich aber ein anderes: Die Freilegung bis zu einer Rekonstruktion übersteigt oft die empfohlene Anlagedauer der Blutsperre, sodass mit zwischenzeitlichem Ablassen der Sperre gearbeitet werden müsste. Eine weitere Einschränkung besteht darin, dass sich das Verfahren nur bei Präparationen an den Extremitäten und dort nicht rumpfnah angewendet werden kann.

Allgemeine Kontraindikationen für die Anwendung eines pneumatischen Tourniquets (u. a. nach Herstellerangaben):

- Offene Frakturen
- Lange Rekonstruktionsdauer
- Schwere Quetschverletzungen
- Vorhandene Abflussstörungen
- Starker Bluthochdruck
- Periphere Gefäßerkrankungen
- Ausgeprägter Diabetes mellitus

Für die Kompressionsneuropathien und zeitlich absehbaren Nervenrekonstruktionen ohne intraoperative elektrophysiologische Untersuchung, die weniger als 2 Stunden benötigen und bei denen eine Anlage der Manschette möglich ist, bietet die Methode deutliche Vorteile (z. B. Digitalnerven, Rekonstruktion durchtrennter Handnerven, Fußnerven). Folgende Punkte gilt es zu beachten:

- An die Extremitäten angepasste Manschettenbreite und adäquate Abpolsterung zur Vermeidung von direktem Kanten-, Schnallen- oder Nahtstellendruck auf der Haut
- An den Blutdruck des Patienten und die Extremität angepasste Manschettendruckgrenzwerte, die möglichst niedrig zu halten sind
  - Obere Extremität: systolischer Druck plus 50–75 mmHg (bis 100 mmHg), Manschettenbreite mindestens 14 cm für den adulten Arm
  - Untere Extremität: systolischer Druck plus 100–150 mmHg oder der 2-fache Wert des präoperativen systolischen Blutdrucks, Manschettenbreite mindestens 18 cm für den adulten Oberschenkel

- Maximale Dauer der Blutleere (Tourniquet-Zeit): diese sollte 2 h nicht überschreiten, ohne die Blutsperrenmanschette kurzfristig zu entlüften um eine Reperfusion zu ermöglichen. Bei der Reperfusion sollte die Extremität angehoben werden. Die erforderliche Reperfusionsdauer ist nicht wissenschaftlich evaluiert. Empfohlen werden zwischen 3 und 20 min. Empfohlen wird (Herstellerangabe eines Tourniquetanbieters) eine Reperfusionsdauer von 10–15 min für die erste und 15–20 min für jede weitere Reperfusion.

Es ist sehr wichtig, regelmäßig die Funktionstüchtigkeit der angewandten Manometer zu überprüfen. Ebenso sollte auf Nebenerkrankungen die zu Druckläsionen disponieren (Alkoholismus, Diabetes mellitus, Niereninsuffizienz, Erbkrankheiten, die mit Neuropathien einhergehen können, Neigung zu Druckläsionen) und den Habitus des Patienten geachtet werden. Unterschiedliche Extremitätendurchmesser machen unterschiedliche Drücke und Manschettenbreiten erforderlich. Bonney beschrieb eindrücklich, dass jede Anlage einer Manschette prinzipiell eine ischämische Nervenläsion erzeugt, wenn die Dauer 20 min übersteigt. Diese Läsion ist jedoch vorübergehend und schnell wieder aufgehoben.

Über die Effekte auf Muskel und Nerv und die Frage nach dem Hauptpathogen (Druck vs. Ischämie) existieren einige Untersuchungen (Levy et al. 1993). Eine Fallbeschreibung verfolgte mit elektrophysiologischen Untersuchungen eindrücklich, wie sich eine Kombination aus axonaler Degeneration und Leitungsblock im Zeitverlauf wieder auflöst (Trojaborg 1977). Die Inzidenz von Tourniquet-Lähmungen werden mit 1 pro 7.000 Operationen angegeben (Landi et al. 1995).

> ❯ Typisch für eine Tourniquet-Lähmung ist, dass alle Nerven der Extremität distal der angelegten Manschette in wechselndem Ausmaß betroffen sind und sich kein Hoffmann-Tinel-Zeichen auslösen lässt.

Gefäßverletzungen

Nach ausgedehnten Verletzungen mit Gefäßbeteiligung sind entsprechende Vorbereitungen zu treffen, um ggf. auch eine Gefäßnaht oder Rekonstruktion durchführen zu können. Entsprechend müssen nicht traumatische Gefäßklemmen und monofiles, nicht resorbierbares Nahtmaterial der Stärken 5-0 bis 7-0 kurzfristig verfügbar sein, ebenso eine heparinisierte Spüllösung.

Wurde bei einem Patienten infolge des initialen Traumas eine Gefäßrekonstruktion notwendig, ist eine Gefäßdarstellung vor einer geplanten Nervenrekonstruktion zu erwägen, wenn diese in unmittelbarer Nachbarschaft zum verletzten Nerv liegt. Die Gefäßdarstellung soll klären, ob das Gefäß perfundiert ist und ob eventuell relevante neue Kollateralkreisläufe vorliegen, die bei der Nervenrekonstruktion geschädigt werden könnten. Dies ist jedoch höchst selten der Fall und betrifft am ehesten Verletzungen des Plexus brachialis.

Metallentfernung

Bei notwendigen Nervenrekonstruktionen sollten knöcherne Begleitverletzungen generell nicht vergessen werden. Dazu gehört auch, sich im Vorfeld darüber zu informieren, wie vorbehandelte Frakturen und Gelenkprothesen zu beurteilen sind. Ist eine Metallentfernung notwendig, sollte diese mit der Nervenrekonstruktion geplant werden. Zur Eingriffsplanung kann deshalb auch der Austausch mit den Voroperateuren gehören. Gegebenenfalls ist auch die Planung eines interdisziplinären Vorgehens notwendig (z. B. zusätzliche Instrumentierungen, Pseudarthrosen).

3.2   Endoskopische Techniken

Kartik G. Krishnan

3.2.1   Einführung

Operative Eingriffe sollen möglichst effektiv, risikominimiert und schonend sein. Aus diesem Grundverständnis heraus versuchen alle chirurgischen Disziplinen, nach folgenden Prinzipien vorzugehen:

- Zielführende präoperative Diagnostik, wodurch explorative Eingriffe möglichst vermieden werden können
- Rechtzeitige und risikoarme Darstellung der Strukturen
- Präzise Manipulationen der zu behandelnden Zielstrukturen, ohne die Integrität der benachbarten Strukturen zu schädigen
- Vermeidung von Komplikationen und Rezidiven

Somit stellt sich die Frage, ob die Endoskopie als unabhängige nervenchirurgische Technik diesen Forderungen jederzeit gerecht wird – dem aktuellen Stand der technologischen Entwicklung nach vielleicht noch nicht für alle Fragestellungen, nicht in allen Fachgebieten und nicht als alleinige endoskopische Technik.

Die Endoskopie ist für den Bereich der peripheren Nervenchirurgie ein sehr wertvolles Hilfsmittel geworden. Ihre Rolle ist bei Weitem nicht auf die Anwendung bei einigen ausgewählten Kompressionsneuropathien beschränkt. Nur mit dieser Methode ist es möglich, Nerven

auch über lange Strecken hinweg in hervorragender Bildqualität darzustellen, ohne die gesamte Verlaufsstrecke mit einem Hautschnitt zu eröffnen. In den geeigneten Fällen ist es dadurch möglich, die chirurgischen Eingriffspforten zu minimieren. Im Falle einer langstreckigen Exploration werden der operative Aufwand und die Eingriffsmorbidität gesenkt, weil nicht alle über dem Nerv liegenden Strukturen durchtrennt werden müssen, um eine Aussage über die Integrität des Nervs treffen zu können. Gerade für den Bereich der langstreckigen Exploration traumatischer Läsionen wird der Nutzen der Endoskopie noch unterschätzt. Hinweise auf Anwendungsmöglichkeiten finden sich für den N. ischiadicus in ▶ Abschn. 4.5.3. Es bleibt dem Operateur vorbehalten zu erkennen, welche endoskopische Technik für welche Fragestellung und in welchem Umfang – ob alleinig oder in Kombination mit anderen Techniken – hilfreich ist.

Die endoskopischen Operationstechniken finden heute in zahlreichen Fachgebieten der Medizin Anwendung. So wurden die offenen Operationstechniken in manchen Bereichen nahezu vollständig obsolet, und minimal-invasive Eingriffe wurden zum neuen Standard, geläufige Beispiele sind die Appendektomie und die Cholezystektomie (Katz et al. 1998, König et al. 2009). In anderen Bereichen dienen sie neben der offenen Technik als optionale Zusatztechnik (Baravarian 2002, Swanson 2010, Unwin 2002). Auch in der Neurochirurgie ergeben sich immer neue Fragestellungen, bei denen endoskopische Techniken von Nutzen sind. Durch endoskopisch geführte Operationen können viele neurochirurgische Eingriffe wesentlich schonender durchgeführt werden. So ist es beispielsweise möglich, intrakranielle Blutungen per Endoskop auszuräumen oder raumfordernde Zysten zu fenestrieren und zu entlasten. Selläre und paraselläre Raumforderungen werden teilweise alleinig endoskopisch entfernt (Chen et al. 2011, Hardavella et al. 2005, Heinen et al. 2009, Jimenez-Leon u. Jimenez-Betancourt 2003). Auch im Bereich der Wirbelsäulenchirurgie können Endoskope erfolgreich eingesetzt werden, z. B. zur Entfernung von Bandscheibenvorfällen über kleine Stichinzisionen (Hardavella et a. 2005, Jimenez-Leon u. Jimenez-Betancourt 2003).

In der peripheren Nervenchirurgie lassen sich die Möglichkeiten der endoskopisch geführten Eingriffe nutzen, indem entlang der peripheren Gefäß-Nerven-Leitungsbahnen vorgegangen wird, um möglichst atraumatisch »neue Räume« zu öffnen. Aktuell werden endoskopische Techniken am häufigsten bei Kompressionsneuropathien eingesetzt. Hierbei steht gestaffelt nach der Häufigkeit die operative Dekompression des N. medianus im Karpaltunnel oder die des N. ulnaris im Kubitaltunnel im Vordergrund (Chung et al. 1998, Cobb 2010, Filippi et al. 2002, Kiymaz et al. 2002 Wong et al. 2003). Eine endoskopische Behandlung dieser Nervenengpasssyndrome wird in vielen Zentren als Alternative zur offenen Operation praktiziert (▶ Kap. 7). Bei Beherrschung der endoskopischen Basistechniken und Kenntnis der Vor- und Nachteile der Methode ist der Einsatz der Methode jedoch bei Weitem nicht auf diese Anwendungen beschränkt.

3.2.2 Methoden und Instrumentarium

Die endoskopischen Methoden in der peripheren Nervenchirurgie unterscheiden sich deutlich im verwendeten Instrumentarium und in ihrer Technik. Die initial propagierten Verfahren wurden speziell für die Operation des Karpaltunnelsyndroms entwickelt (▶ Abschn. 7.2.1). Eine in ihrer Anwendbarkeit möglichst wenig limitierte und für unterschiedliche Nervenläsionen einsetzbare endoskopische Nerventechnik stellt jedoch bestimmte Anforderungen an das System. Es besteht diesbezüglich ein deutlicher Unterschied zwischen den hier dargestellten Techniken nach Hoffmann und Krishnan, die universell einsetzbar sind, zu anderen endoskopischen Methoden wie der nach Chow und Agee. Inzwischen werden von verschiedenen Firmen Endoskope und Instrumentarien für die periphere Nervenchirurgie angeboten.

Die Kombination eines Endoskops mit einem Retraktionswerkzeug eröffnet neue Möglichkeiten. Ein sehr präzise kontrollierbarer Führungsspatel kann die darzustellende Leitungsbahn durch Retraktion in Richtung Tunneldach öffnen. Die sich unter dem Führungsspatel befindliche Optik fungiert dabei als Kamera, entweder in Geradeausoptik oder aus der Vogelperspektive. Somit sind langstreckige Explorationen, einfache Dekompressionen und auch aufwendigere externe Neurolysen durchführbar. Sollte sich fern des Zugangsports eine Läsion finden, die einer offenen Rekonstruktion Bedarf, ist dies sehr gut erkennbar. Kommt man jedoch mit einer Dekompression und externen Neurolyse aus, kann ein solches Vorgehen deswegen auch die langstreckige offene Freilegung eines Nervs vermeiden helfen (z. B. des N. ischiadicus am Gesäß). Um das Prinzip und die Möglichkeiten der Methode genauer aufzuzeigen, werden im Folgenden auch die Operationsabläufe für die beiden häufigsten Anwendungen bei den Kompressionsneuropathien des N. medianus und des N. ulnaris dargestellt.

System nach Hoffmann

Das Endoskopsystem nach Hoffmann (Fa. Karl Storz, Tuttlingen, ◘ Abb. 3.7) wird zur In-situ-Dekompression des N. ulnaris bei Kubitaltunnelsyndrom vertrieben, ist jedoch auch für andere Indikationen einsetzbar. Das System besteht aus einem Dissektor mit Spatel, beleuchteten Spekula mit 90 und 110 mm Länge, Metzenbaum-Scheren, Tunnelzangen, Clipzangen mit Clips sowie Präparier- und

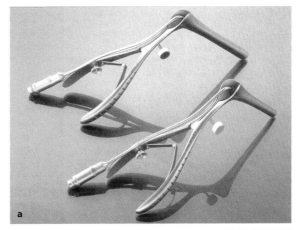

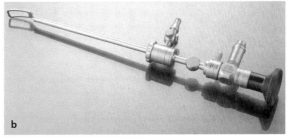

◘ **Abb. 3.7a,b** Endoskopieeinheit nach Hoffmann. **a** Spekulum mit Lichtträger und Stellschraube, **b** Optik mit Dissektor. (Aus Hoffmann et. al. 2006, mit freundlicher Genehmigung des Sage-Verlags)

Fasszange. Durch Spreizen der Tunnelzange kann ein Korridor zwischen Faszie und Subkutangewebe in beiden Richtungen, d. h. proximal und distal vom Sulkus des N. ulnaris, geschaffen werden. Dieser Raum wird zunächst mit einem beleuchteten Spekulum inspiziert. Die Dissektor-Optik-Kombination kann den geschaffenen Korridor offenhalten, um eine endoskopische Präparation zu ermöglichen. Mit einer 30-Grad-Optik kann der Nerv nach proximal und distal, über einen Hautschnitt von 1,5–2 cm, optimal dargestellt und dekomprimiert werden. Um jederzeit die bestmögliche Übersicht zu haben, wird das endoskopische Bild auf einen hochauflösenden Fernsehbildschirm vergrößert.

System nach Krishnan

Das Endoskop nach Krishnan (Fa. Karl Storz, Tuttlingen) integriert einen Retraktor mit Handgriff und Absaugkanälen. Das Instrumentarium besteht aus folgenden Komponenten: 2 optische Retraktoren nach Krishnan (in 2 unterschiedlichen Typen: schmal und breit, ◘ Abb. 3.8), eine 0-Grad- und eine 30-Grad-Optik nach Hopkins, 1 Präparationsschere nach Jameson, 1 abgewinkelte Schere, 2 chirurgischen Pinzetten, 2 Pinzetten nach DeBakey, 2 Arterienklemmen, 1 Nadelhalter nach Hegar, 1 Dissek-

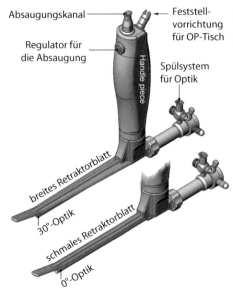
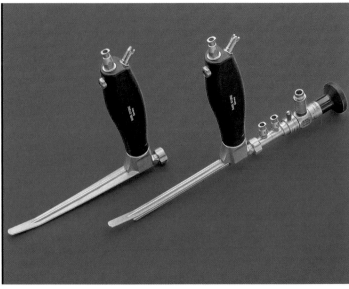

◙ Abb. 3.8a,b   Endoskop nach Krishnan mit integriertem Retraktor. (Mit freundlicher Genehmigung der Karl Storz GmbH & Co. KG)

tor-Elevator nach Tönnis, 1 Saugrohr und 1 bipolare Ko-agulationspinzette.

Die Endoskopieeinheit besteht aus einer Kamera (der optischen Einheit), der Lichtquelle und dem elektronischen Endoskopieturm (Bildschirm mit integriertem Aufnahme-PC). Es stehen unterschiedliche Kameratypen zur Verfügung, zum einen die bis vor einigen Jahren als einzige zur Verfügung stehende Kameratechnik ohne High-Definition-(HD-)Funktion, zum anderen die seit ca. 8 Jahren erhältlichen Endoskopiekameras mit HD-Qualität, die zunehmend bei den Anwendern Einzug finden. Die Adapterstücke zur Optik sind für alle Hersteller von Endoskopiesystemen einheitlich. Somit kann die Optik einer beliebigen Firma mit jeder Kamera verwendet werden. Die optische Einheit besteht aus einer Glasoptik mit einem Linsensystem, welches das Bild aus dem Operationsgebiet auf den Bildschirm projiziert. Der Winkel, mit dem das Objekt visualisiert wird, kann zwischen einer 0-Grad-Optik und einer 30-Grad-Optik angepasst werden. Die beschriebene Präparation unter Sicht aus der Vogelperspektive wird mit der 30-Grad-Optik möglich.

Die Lichtquelle ist eine Halogen-Kaltlichtquelle, die über eine Fiberglasoptik mit der optischen Einheit verbunden ist. Dies verhindert die Hitzeentwicklung im Operationsgebiet. Der Retraktor wurde von Krishnan in Zusammenarbeit mit der Firma Karl Storz (Tuttlingen) entwickelt. Er besteht aus einem Schaft, in den die Optik eingeführt werden kann, und einem ergonomischen Handgriff, der auch eine Zugbewegung erlaubt. Die Fixierung der Optik an den Retraktor ist mittels Feststellrädchen möglich. In den Handgriff ist eine an der Retraktorspitze endende Absaugung integriert. Diese wird besonders zum Absaugen entstandenen Koagulationsschmauchs verwendet. Auf diese Weise lässt sich ein Beschlagen der Optik vermeiden. Darüber hinaus befindet sich am Handgriff ein Adapter für eine hydraulische Feststellvorrichtung am Operationstisch (◙ Abb. 3.8).

3.2.3   Endoskopische Dekompression bei Karpaltunnelsyndrom

Die operative Dekompression des Karpaltunnelsyndroms ist in Deutschland ein häufig durchgeführter Eingriff. Es ist wichtig, dass einerseits eine komplette Dekompression des Nervs (durch Spaltung des Retinaculum flexorum) erreicht wird und sich andererseits der operative Eingriff auf eine möglichst geringe Freilegung beschränkt, da die Bildung von postoperativem Narbengewebe zu einer erneuten Einengung des Nervs führen kann. Endoskopische Operationstechniken können diese beiden Anforderungen, eine komplette Dekompression bei minimalem Gewebetrauma, miteinander vereinen.

Die Vorteile einer endoskopischen Operationstechnik sind die deutlich kleineren Narben mit entsprechend kosmetisch günstigeren Ergebnissen und das geringere Trauma im Bereich der Hand. Die unmittelbare postoperative Schmerzsymptomatik nach endoskopischer Intervention ist geringer ausgeprägt. Eine schnellere Gebrauchsfähigkeit der Hand ist möglich. Dies kann helfen, die Zeit der Arbeitsunfähigkeit verkürzen (Brown et al. 1993, Chandra et al. 2012, Chow 1993, Chung et al. 1998, Erdmann 1994,

Filippi et al. 2002, Flores 2005, Hasegawa et al. 1999, Henkin u. Friedman 1997, Kerr et al. 1994, Luria et al. 2008, Mailander u. Berger 1997, Trumble et al. 2002, Vasen et al. 1999).

Kritiker dieser Operationstechnik befürchten hingegen gehäufte Komplikationen aufgrund des kleineren Zugangswegs und einer ggf. geringeren Übersicht über das Operationsgebiet. Bei ausreichender Erfahrung des Operateurs sind die Komplikationsraten jedoch genauso niedrig wie bei den offenen Eingriffen. Als Nachteil werden außerdem die technisch anspruchsvollere Durchführung (bei der endoskopischen Technik ist die Lernkurve deutliche länger als bei den offenen Operationen) und die höheren Kosten genannt (Chung et al. 1998, Ferdinand u. MacLean 2002, Henkin u. Friedman 1997, Kretschmer et al. 2009, Macdermid et al. 2003, Saw et al. 2003, Vasen et al. 1999). In vielen Publikationen der letzten Jahre wurde gezeigt, dass die endoskopische Technik gleich gute Ergebnisse wie die offene Dekompression aufweist (▸ Kap. 7).

Die erste endoskopische Karpaltunneloperation beschrieb Okutsu 1989. Innerhalb der darauf folgenden 5 Jahre etablierten sich mono- und biportale Techniken. Die Endoskope nach Chow, Agee, Krishnan, Hoffmann und die von inzwischen vielen anderen Firmen angebotenen Endoskope sind Beispiele aktuell angewandter endoskopischer Dekompressionstechniken (Agee et al. 1992, 1995, Chow 1993, 1994, Krishnan et al. 2004, 2006). Gemeinsam ist ihnen die endoskopische Optik, die zur Dokumentation mit einer Kamera verbunden ist. Es bestehen jedoch deutliche Unterschiede im Aufbau der Systeme. Hieraus ergibt sich eine stark unterschiedliche Anwendungstechnik:

Bei der endoskopischen Operation nach Agee und Chow wird der N. medianus am Anfang dargestellt, das Endoskop und der Pistolengriff mit der integrierten Messerklinge (Agee) bzw. das Gleitrohr für die Klinge und das Endoskop (Chow) werden zwischen Retinaculum und Nerv eingebracht (▸ Kap. 7). Eine Bougierung erweitert den potenziellen Raum zwischen N. medianus und Retinaculum flexorum, um das Endoskop in den dilatierten Raum einführen zu können und das Retinaculum flexorum im folgenden Prozedere zu spalten (Agee et al. 1992, Chow 1993, Filippi et al. 2002, Wong et al. 2003). Bei diesen Techniken bildet das Retinaculum das Dach des geschaffenen Raums. Während der Durchtrennung des Retinaculums wird dieses von unten visualisiert.

Bei der Technik sowohl nach Krishnan als auch nach Hoffmann ist die Einführung eines Dilatators zur Bougierung vor Einführung des Endoskops nicht erforderlich. Im Gegensatz zu den oben beschriebenen endoskopischen Techniken, bei denen das Endoskop in den eigentlichen Nervenkanal eingeführt wird, wird das Endoskop bei diesen Techniken darüber platziert (◘ Abb. 3.9). Es ist somit eine Sicht aus der Vogelperspektive auf die Strukturen mitsamt ihrer Verzweigungen und Gefäße möglich.

Durch dieses Prinzip, einen chirurgischen Arbeitsraum durch Gewebetraktion zu schaffen und dort unter endoskopischer Sicht nervenchirurgische Manöver durchzuführen, bleibt die Methode nicht auf die Dekompression von Kompressionsneuropathien beschränkt. Innerhalb des so geschaffenen Raums sind auch distal des Zugangsports weitere chirurgische Techniken durchführbar: eine externe Neurolyse, die Transposition von Nerven und die Entnahme von Transplantatnerven. Die Anwendung ist nicht auf bestimmte Körperstellen und Nerven beschränkt, sondern dort möglich, wo mit einer starren Hülse entlang eines Korridors parallel zum Nervenverlauf gearbeitet werden kann.

3.2.4 Endoskopische Dekompression bei Kubitaltunnelsyndrom

Die periphere Läsion des N. ulnaris ist schon lange bekannt. In den ersten Beschreibungen handelte es sich zunächst ausschließlich um posttraumatische Syndrome, die als sekundäres Kubitaltunnelsyndrom vom primären oder idiopathischen Syndrom abzugrenzen sind. Bereits 1898 operierte Courtis zum ersten Mal am Ellenbogen das Kubitaltunnelsyndrom mit einer anterioren Transposition des N. ulnaris und publizierte die dabei gewonnenen Daten (Courtis 1898).

1899 veröffentlichten Broca und Mouchet eine erste Studie über 78 Patienten mit Frakturen des distalen Humerus, die über einen Zeitraum von 20 Jahren nachuntersucht worden waren. Während dieses Zeitraums entwickelten 5 der Patienten ein peripheres Nervensyndrom des N. ulnaris. Dies legte den Schluss nahe, dass ein solches Syndrom auch aufgrund von Veränderungen der Anatomie des Ellenbogens entstehen kann und festigte die Meinung einer ursächlichen traumatischen Pathologie des Krankheitsbilds. Osborne führte dann 1957 an 15 Patienten eine Dekompressionsoperation des N. ulnaris durch und publizierte seine Ergebnisse (Osborne 1957). Er sah die ursächliche Pathologie für die Nervenkompression jedoch nicht in einer traumatisch bedingten anatomischen Veränderung, sondern in dem nach ihm benannten Osborne-Ligament. Erst ein Jahr später erkannten Feindel und Stratford die Bedeutung des Kubitaltunnels für die Erkrankung und prägten den Begriff Kubitaltunnelsyndrom (Feindel u. Stratford 1958a, b).

1995 und 1999 berichteten Tsai et al. von einer neuen endoskopischen Methode, bei der durch ein eigens dafür konstruiertes Glasrohr ein Endoskop sowie ein spezielles

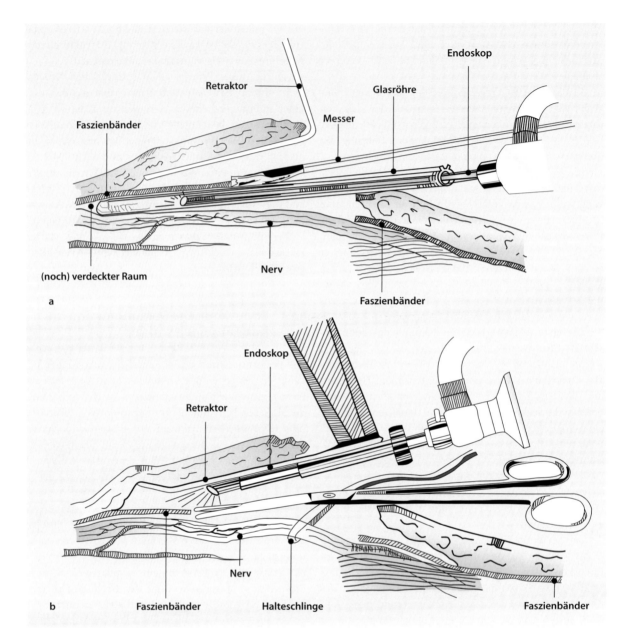

□ Abb. 3.9a,b   Schematische Darstellung der endoskopischen Dekompressionstechniken. a Technik, bei der das Endoskop in den Nervenkanal eingeführt wird, **b** Technik nach Krishnan, bei der das Endoskop über dem Nervenkanal eingeführt wird. (Aus Krishnan et al. 2006, mit freundlicher Genehmigung des Elsevier Verlags)

Meniskusmesser geschoben wurden. Mit dieser Methode war es ihnen möglich, bei 76 Patienten das Kubitaltunnelsyndrom minimal-invasiv mit guten Ergebnissen zu behandeln.

Seitdem wurde die endoskopische Methode hierfür kontinuierlich weiterentwickelt. In Deutschland werden für diese Pathologie hauptsächlich das System nach Hoffmann und das retraktorintegrierte Endoskop nach Krishnan eingesetzt (Hoffmann u. Siemionow 2006, Krishnan et al. 2006).

3.2.5   Anwendungsbeispiele der endoskopischen Technik nach Krishnan

Im Folgenden wird die endoskopische Operationstechnik nach Krishnan (2006) bei einigen häufigen Nervenengpasssyndromen dargestellt. In Abhängigkeit von Körperteil und erforderlicher Operation wird entweder unter Lokalanästhesie mit intravenöser Sedierung (KTS, KUTS), in Plexus-brachialis-Blockade (Operationen an den oberen Extremitäten), unter epiduraler spinaler Anästhesie (Operationen an den unteren Extremitäten) oder Kurznarkose (Intubation, Larynxmaske) operiert.

Endoskopische Dekompression des N. medianus bei Karpaltunnelsyndrom

Der Patient wird in Rückenlage positioniert, der betroffene Arm auf einen Handtisch in einem 90-Grad-Winkel ausgelagert. Am Oberarm wird nach Unterpolsterung mittels Wattebinde die Druckmanschette zur Blutsperre angelegt. Nach Desinfektion und sterilem Abdecken des Operationsgebiets erfolgt das Auswickeln des Arms mittels Esmarch-Binde von distal nach proximal oder über eine pneumatische Manschette. Anschließend wird die Blutsperre mit 75–100 mmHg über dem momentan herrschenden systolischen Blutdruck aufgepumpt.

Nach Inzision der Haut entlang der Langer-Hautspannungslinien am Handgelenk wird zunächst die Sehne des M. palmaris longus visualisiert. Diese Struktur wird radialseitig weggeschoben. Darunter identifiziert man das Retinaculum flexorum. Nun erfolgen die Inzision des Retinakulums in Faserrichtung und die vorsichtige Darstellung des N. medianus darunter. Das im Retraktor integrierte Endoskop (schmaler Typ, 0-Grad-Optik) wird in die zuvor gebildete subkutane Tasche und somit oberhalb des Retinaculum flexorum eingeführt, was einen umfassenden Blick auf das Retinakulum, die Inzision auf dem Retinakulum sowie auf den sukzessive erkennbaren N. medianus erlaubt. Unter endoskopischer Sicht wird das Retinaculum flexorum durchtrennt und der Retraktor mit Fortschreiten der Präparation vorgeschoben.

> **Die Spaltung des Retinakulums erfolgt dabei am ulnaren Rand des N. medianus mit einer Schere nach Jameson, um die in der Regel radial abgehenden Thenaräste des N. medianus nicht zu verletzen.**

Nach vollständiger Durchtrennung des Retinakulums wird ein stumpfer Dissektor nach Tönnis in den dekomprimierten Raum vorgeschoben, um eine ausreichende Dekompression sicherzustellen. Abschließend wird die zweifelsfreie, vollständige Spaltung des Retinaculum flexorum auf gesamter Länge überprüft (◻ Abb. 3.10). Danach wird der Retraktor des Endoskops in umgekehrter Richtung nach proximal eingesetzt, und es erfolgt die Spaltung der tiefen Faszie oberhalb des N. medianus am proximalen Unterarm.

Der Hautverschluss erfolgt mit 2–3 Einzelknopfnähten der Stärke 4-0. Nach sterilem Pflasterverband wird ein relativ straff sitzender Wickelverband von den Fingerspitzen bis zum Unterarm angelegt und die Blutsperre eröffnet. Nach 1 h wird der Verband durch eine Bandage mit leichter Kompression ersetzt. Die Fäden werden je nach Wundheilung zwischen dem zehnten und zwölften postoperativen Tag entfernt.

In-situ-Dekompression des N. ulnaris bei Kubitaltunnelsyndrom

Positionierung des Patienten in Rückenlage mit Auslagerung des Arms auf einem Handtisch. Nach Unterpolsterung des Oberarms wird die Blutsperremanschette so proximal wie möglich angelegt. Steriles Abwaschen und Abdecken wie üblich. Konsekutives Auswickeln des Arms und Aufbauen der Blutleere wie oben beschrieben. Die Hautinzision (ca. 1,5–2 cm) wird zwischen Epicondylus medialis und Olekranon entlang der Hautfalten angelegt. Es wird dann in die Tiefe präpariert und der N. ulnaris in seiner Rinne dargestellt. Eine kurze subkutane Tasche wird entlang der imaginären Linie zwischen Epicondylus medialis und mittlerer Axillarlinie (Oberflächenprojektionslinie des Septum intermusculare mediale) präpariert. Diese Tasche wird später unter direkter endoskopischer Sicht je nach Bedarf erweitert.

> **Die Taschenpräparation sollte exakt zwischen der oberflächlichen und der tiefen Faszien erfolgen. Die oberflächliche Faszie ist eine netzartige, sehr fragile Bindegewebsstruktur, die das subkutane Fettgewebe zusammenhält. Diese oberflächliche Faszie sollte intakt leiben, damit während der späteren endoskopischen Manipulationen die Sicht nicht durch herunterhängende Fettbürzel beeinträchtigt wird.**

Nun wird das Retraktorendoskop (breiter Typ, 0-Grad- oder 30-Grad-Optik) in die Tasche eingeführt. Man gewinnt eine Sicht aus Vogelperspektive auf den Nerv sowie die darüberliegenden Bänder und die Faszie. Mit einer bipolaren Bajonett-Pinzette ist während des gesamten Eingriffs eine präzise Blutstillung möglich. Konsekutiv werden die Bänder und die Faszie in proximaler Richtung durchtrennt, um den Nerv zu »entdachen«. Liegt ein scharfkantiges verdicktes Septum intermusculare mediale vor, wird dieses reseziert. Im Bereich des Kubitaltunnels (distal zur Hautinzision gelegen) wird in derselben Art und Weise zunächst die tiefe Faszie, die den M. flexor carpi ulnaris bekleidet, entlang des Nervenverlaufs gespalten, danach der Muskel selbst (entlang seiner Faserrichtung). Es schließt sich die Durchtrennung der einzelnen, den Nerv ummantelnden, Faszienbänder an. Die distale Freilegung erfolgt auf einer Strecke von maximal 15–20 cm entlang des Kubitaltunnels (◻ Abb. 3.11). Es folgt die Spülung des Operationskorridors mit warmer Kochsalzlösung. Wundverschluss und postoperative Behandlung wie oben beschrieben.

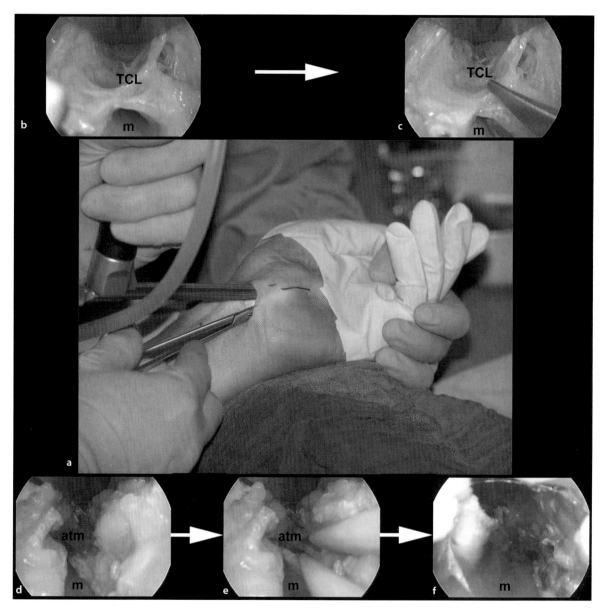

◻ **Abb. 3.10a–f   Retraktorendoskopische Operationstechnik bei Karpaltunnelsyndrom. a** Die zentrale Aufnahme demonstriert das über eine Inzision in einer Handbeugefalte eingeführte Retraktorendoskop mitsamt einer zur Dekompression benutzten Schere. Erkennbar sind die Ausrichtung des Endoskops, die räumlichen Verhältnisse und die Funktionsweise des integrierten Retraktors. Um eine günstige Passage zu ermöglichen, wird die Hand über ein Hypomochlion in leicht dorsalextendierter Position gehalten. **b** Blick mit dem retraktorgestützten Endoskop auf den Eingang in den Karpaltunnel: Lig. carpi transversum über dem N. medianus und beides unterhalb der Retraktorspitze liegend. **c** Scherenspitze berührt das Lig. carpi transversum, **d** Blick auf das durchtrennte TCL, an dessen distalem Ende ein akzessorischer Thenarmuskel oberhalb des Nervs durchschimmert, **e** Koagulation mithilfe einer bipolaren Pinzette, **f** Sicht auf den Nervus medianus nach kompletter Dekompression. *TCL* Ligamentum carpi transversum, *m* N. medianus, *atm* akzessorischer Thenarmuskel. (Mit freundlicher Genehmigung der Karl Storz GmbH & Co. KG)

Vordere subkutane Transposition des N. ulnaris bei Kubitaltunnelsyndrom

Die Frage, ob eine Vorverlagerung erfolgen soll, bei welchen Patienten und welcher Symptomatik, wird sehr kontrovers diskutiert. Dessen ungeachtet stellt die Verlagerungstechnik ein Beispiel für die unter Endoskopsicht möglichen chirurgischen Manipulationen dar. Sie sollte jedoch dem endoskoperfahrenen Chirurgen vorbehalten bleiben. Indikationen für eine Volarverlagerung können sein:

- Rezidiv des Kubitaltunnelsyndroms
- Lokale Irritation des N. ulnaris beim Auflegen des Ellenbogens

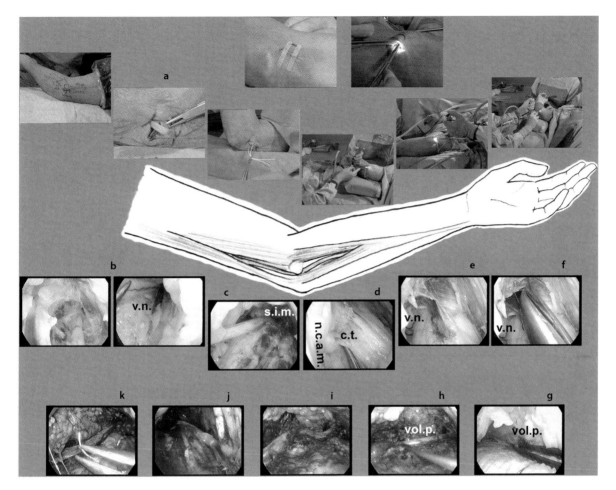

Abb. 3.11a–k Operationsverlauf der retraktorendoskopischen In-situ-Dekompression und vordere subkutane Transposition des N. ulnaris bei Kubitaltunnelsyndrom. **a** Präparation des N. ulnaris, **b** proximale Präparation des Nervs, Blick auf den Nerv aus der Vogelperspektive, **c** Präparation bis zur Teilung des Septum intermusculare mediale mit 360-Grad-Neurolyse, **d** Kubitaltunnel vor der Spaltung, **e** Kubitaltunnel nach der Spaltung, **f** distale Präparation des Nervs mit 360-Grad-Neurolyse, **g** Präparation der volaren Tasche, **h** Transposition des Nervs in die volare Tasche, **i** spannungslose Lagerung des Nervs in der volaren Tasche, **j** Blutstillung nach Öffnen der Blutsperre, **k** spannungsfreie Fixierung des Nervs in der volaren Tasche. *v.n.* Vasa nervorum Nervi ulnaris, *s.i.m.* Septum intermusculare mediale, *n.c.a.m.* N. cutaneus antebrachii mediales, *c.t.* Kubitaltunnel, *vol.p.* volare Tasche. (Aus Krishnan et. al. 2006, mit freundlicher Genehmigung des Elsevier Verlags)

▬ Anatomisch flacher Sulcus ulnaris mit Subluxieren des Nervs entlang des Epicondylus medialis beim Beugen

Die endoskopisch-technische Durchführung ist bis zur In-situ-Dekompression des N. ulnaris wie oben beschrieben. Die Hautinzision ist ebenso 1,5–2 cm entlang der Langer-Linien zwischen dem Epicondylus medialis und dem Olekranon. Bei der proximalen (in Richtung Septum intermusculare mediale) und distalen (im Bereich des Kubitaltunnels) externen Neurolyse des N. ulnaris wird der Nerv 360° freigelegt, sodass er frei mobil ist (im Gegensatz zur einfachen »Entdachung«).

❯ Bei der Neurolyse ist darauf zu achten, den versorgenden Blutgefäßstiel im unteren Drittel des Oberarms (ca. 6–10 cm oberhalb des Sulcus Nervi ulnaris) nicht zu durchtrennen.

Danach erfolgt die endoskopische Formierung einer Tasche im Bereich der Fossa cubitalis, bis man die gewünschte Position des locker nach volar verlagerten Nervs erreicht hat. Anschließend wird der 360° freigelegte N. ulnaris in die Fossa cubitalis transponiert, ohne seinen Gefäßstiel zu diskonnektieren (❏ Abb. 3.11). Häufig ist das Opfern oder Hochsplitten eines motorischen Asts zum M. flexor carpi ulnaris sowie eine Faszienkerbung des M. flexor carpi ulnaris notwendig, damit der Nerv nach seiner Transposition nicht abknickt. Die Vorverlagerung sollte zudem absolut spanungsfrei erfolgen. Um dies auch dynamisch zu testen, wird der Arm unter Sicht in komplettem Umfang im Ellenbogengelenk gebeugt und wieder gestreckt. Nach einer korrekt durchgeführten Verlagerung rutscht der Nerv auch bei kompletter Streckung nicht zurück in seine ursprüngliche Position.

Nach sorgfältiger Blutstillung werden 2 resorbierbare Nähte durch die tiefe Faszie oberhalb des Epicondylus medialis und das Subkutisgewebe gelegt. Auf diese Weise wird ein neues volares Kompartiment gebildet. Wundverschluss und weitere postoperative Behandlung erfolgen wie oben beschrieben.

Dekompression des N. cutaneus femoris lateralis bei Meralgia paraesthetica

Der Patient wird in Rückenlage operiert. Die Spina iliaca anterior superior (SIAS) wird getastet und markiert. Der Verlauf des N. cutaneus femoris lateralis ist direkt medial der SIAS in der Tiefe (wenn man von den vielfältigen anatomischen Verlaufsvarianten absieht, ▶ Kap. 7). Etwa 2–5 cm distal zur SIAS durchbricht der Nerv die tiefe Faszie und verläuft direkt subkutan im lateralen Aspekt des oberen Oberschenkeldrittels. Die Hautinzision (ca. 2 cm) wird entsprechend ca. 3–5 cm distal zur SIAS entlang der Langer-Hautspannungslinien angelegt. Die Präparation erfolgt vorsichtig bis zur tiefen Faszie. Nach Durchtrennung der tiefen Faszie ist der Nerv auf dem M. sartorius identifizierbar. Danach erfolgt die Dekompression des Nervs unter Einsatz des retraktorintegrierten Endoskops zunächst in distaler Richtung und dann nach proximal.

Dekompression des N. tibialis bei hinterem Tarsaltunnelsyndrom

Der Patient wird in Rückenlage operiert. Die betroffene untere Extremität wird im Hüftgelenk etwas außenrotiert und im Kniegelenk etwas gebeugt, damit der mediale Aspekt des Sprunggelenks frei zugänglich ist. Eine Blutsperre wird am Oberschenkel platziert. Nach Abwaschen und Abdecken wird die Extremität mit einer Esmarch-Binde exsanguiniert und die Blutsperre ca. 130–150 mmHg über dem momentan herrschenden systolischen Blutdruckwert insuffliert. Die Hautinzision (ca. 2 cm) erfolgt zwischen dem Malleolus medialis und der Achillessehnenprojektion entlang der Hautspannungslinien nach Langer. Es wird bereits unter Vergrößerung (Mikroskop/Lupenbrille) in die Tiefe präpariert und die Faszie auf dem Gefäßnervenbündel dargestellt (◘ Abb. 3.12). Oberhalb dieser glänzenden Faszie liegt ein venöses Geflecht. Dieses sollte vorsichtig und stumpf abgeschoben werden.

Der Einsatz des retraktorintegrierten Endoskops erfolgt unterhalb des Venenplexus, sodass dieser nicht verletzt wird. Spaltung des Bands und Darstellung des N. tibialis sowie der Begleitgefäße. Das Gefäßnervenbündel wird nun als eine Einheit betrachtet. Es erfolgt die Entdachung des Bündels in distaler Richtung über die Aufzweigung des N. tibialis in die Nn. plantaris medialis et lateralis hinaus. Danach wird das Endoskop in proximaler Richtung eingeführt, um den Nerv in selber Art und Weise zu entdachen (◘ Abb. 3.13). Im Gegensatz zur oberen Extremität wird bei der Tarsaltunneloperation die Blutsperre vor dem Wundverschluss freigegeben, um unter endoskopischer Sicht die Blutstillung vorzunehmen. Danach erfolgt der Hautverschluss mit nicht resorbierbaren Fäden (in der Regel 2–3 Nähte). Ein Wickelverband mit sehr wenig Druck wird von den Zehenspitzen bis zum unteren Drittel des Unterschenkels angelegt. Der Patient wird wenige Stunden nach der Operation voll mobilisiert.

3.2.6 Ergebnisse der endoskopischen Nervendekompression

Die Ergebnisse der endoskopischen Karpaltunneldekompression wurden in zahlreichen Publikationen über die Jahre gut belegt. Diese beziehen sich hauptsächlich auf diejenigen endoskopischen Techniken, die dem Bougierungsprinzip folgen (z. B. System nach Agee, Chow etc.). Neuere prospektiv randomisierte klinische Studien der endoskopischen Karpaltunneldekompression wurden in den letzten 2 Jahren (2012–2013) veröffentlicht. Larsen et al. (2013) verglichen die Ergebnisse der Karpaltunneldekompression durch die klassische offene Operationsmethode mit den Methoden der Miniinzision und der Anwendung eines Bougieendoskops in einer Kohorte von 99 Patienten. Sie kamen zu dem Ergebnis, dass nach 24 Wochen keinerlei Unterschiede zwischen den Techniken nachweisbar sind. Die Patienten in der endoskopischen Gruppe zeigten jedoch eine statistisch signifikant schnellere Erholung und waren nach dem Eingriff kürzer arbeitsunfähig (Larsen et al. 2013).

Eine weitere prospektiv randomisierte Studie von Chandra et al. (2012) vergleicht die Ergebnisse einer früh (eine Woche nach Diagnosestellung) mit einer spät durchgeführten Dekompression (6 Monate nach Diagnosestellung) in einer Kohorte von 100 Patienten. Die Ergebnisse der früh operierten Patientengruppe wies nach Maßgabe der Auswertungskriterien ein besseres Ergebnis auf (Chandra et al. 2012).

Wie bereits erwähnt ist die retraktorintegrierte endoskopische Technik (im Gegenteil zum Bougieendoskop) bei der chirurgischen Behandlung von fast allen Nervenengpasssyndromen, bei Nerven- und Gefäßentnahmen zwecks Transplantation und bei der Exploration unklarer langstreckiger traumatischer Nervenläsionen einsetzbar.

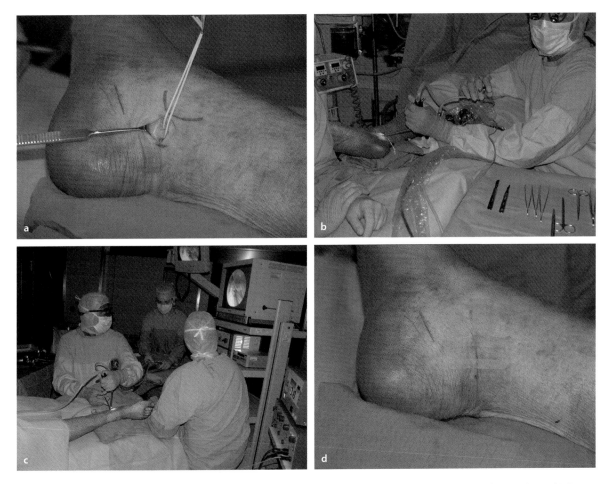

◘ Abb. 3.12a–d   Retraktorendoskopische Dekompression des N. tibialis bei Tarsaltunnelsyndrom. a Offene Freilegung des N. tibialis durch eine kleine Inzision entlang der Langer-Linien, **b** distale Entdachung, **c** proximale Entdachung des N. tibialis, **d** Hautverschluss. (Aus Krishnan et. al. 2010, mit freundlicher Genehmigung des Elsevier Verlags)

Eine vergleichende klinische Studie zu den pathoanatomischen Grundlagen der endoskopischen Dekompression nach Hoffmann bei Kubitaltunnelsyndrom veröffentlichten Heinen et al. 2009. Die Arbeit basiert auf einer kombinierten Auswertung der mit dieser Methode erreichten Ergebnissen von 36 operierten Patienten und einer anatomischen Studie. Die Autoren folgerten, dass die langstreckige endoskopische Dekompression des N. ulnaris, insbesondere die Spaltung der submuskulären Membranen auf einer Strecke von mindestens 10 cm distal zum Sulcus Nervi ulnaris, eine sinnvolle Alternative zu den bisherigen Methoden darstellen kann (Heinen et al. 2009).

Systematische Auswertungen der Langzeitergebnissen nach Nervenoperationen mit dem Retraktorendoskop nach Krishnan gibt es aktuell nur für die Anwendungen bei Karpaltunnelsyndrom, In-situ-Dekompression sowie die vordere subkutane Vorverlagerung des N. ulnaris bei Kubitaltunnelsyndrom (Mellerowicz 2011, Rambow 2011). Die Ergebnisse dokumentieren, dass auch dieses Ope-

rationsverfahren, gemessen anhand des Bishop-Scores, insgesamt sehr gute Resultate erzielt: Bereits nach 6 Monaten lagen 87 % der Patienten im exzellenten bis guten Outcomebereich. Insgesamt war bei 86,3 % der Patienten eine normale Handlungsfähigkeit im Alltag innerhalb der ersten 2 postoperativen Monate möglich. Mit 84,8 % der Patienten, die postoperativ ihren Zustand im Vergleich zu präoperativ als besser beschrieben, war das subjektive Operationsergebnis sehr zufriedenstellend. Nach Auswertung dieser Studienergebnisse konnte die endoskopische Operationsmethode nach Krishnan im Vergleich zu Angaben aus der Literatur mindestens als gleichwertig eingeschätzt werden.

Um die Vorteile der retraktorendoskopischen Methode gegenüber der offenen Technik zu überprüfen, führten Dützmann et al. (2013) eine retrospektive Vergleichsanalyse für die In-situ-Dekompression des N. ulnaris beim Kubitaltunnelsyndrom durch (Dützmann et al. 2013). In diese Studie wurden insgesamt 114 Patienten nachuntersucht,

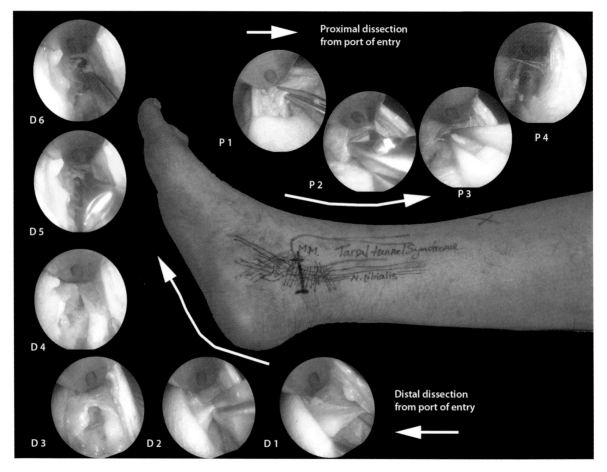

Abb. 3.13 Retraktorendoskopische Ansicht der schrittweisen Dekompression bzw. Entdachung des N. tibialis bei Tarsaltunnelsyndrom. D1 bis D6: distale Entdachung, P1 bis P4 proximale Entdachung. (Aus Krishnan et. al. 2010, mit freundlicher Genehmigung des Elsevier Verlags)

davon 59 Patienten nach offener In-situ-Dekompression und 55 nach retraktorendoskopischer Dekompression. Um etwaige Verzerrungen zu vermeiden, wurde eine Match-Pair-Analyse durchgeführt. Die Ergebnisse dieser Auswertungen zeigen, dass 2 Jahre nach dem Eingriff bei 98,3 % der Patienten in der offenen Gruppe und bei 98,2 % der Patienten in der endoskopischen Gruppe exzellente bis gute Ergebnisse erreicht wurden (ohne signifikanten statistischen Unterschied, p=0,84). Ein signifikanter Unterschied zeigte sich lediglich kurze Zeit nach der Operation: In der endoskopischen Gruppe war der Anteil der Patienten größer, die ihre Extremität innerhalb von 7 Tagen nach dem Eingriff wieder voll einsetzen konnten (76,4 % in der endoskopischen und 18,6 % in der offenen Gruppe, p<0,001). Der zweite signifikante Unterschied bestand darin, dass Patienten in der endoskopischen Gruppe weniger Tage Wundschmerz (67,3 % <3 Tage) zeigten als in der offenen Gruppe (54,2 % >10 Tage; p=0,04).

Um eine evidenzbasierte Behandlungsstrategie für die endoskopische Behandlung peripherer Nervenkompressionssyndrome aufstellen zu können, erscheint eine Bestätigung der von Dützmann aufgezeigten Ergebnisse durch eine prospektive, multizentrische, randomisierte Studie mit deutlich größeren Fallzahlen sinnvoll.

3.2.7 Schlussfolgerungen

Endoskopische Techniken haben im Fachgebiet der peripheren Nerven zunehmend an Popularität gewonnen. Das Endoskop bietet sowohl dem peripheren Nervenchirurgen als auch seinen Patienten einige Vorteile:
- Minimal-invasive Zugänge zu den nervalen Strukturen in verschiedenen anatomischen Regionen des Körpers
- Möglichkeit der Beobachtung der pathologischen Veränderung eines Nervs in seinem proximalen und distalen Verlauf in Bezug zur Zugangsinzision
- Optische Vergrößerung kombiniert mit einer hohen Auflösung der übertragenen Bilddaten auf dem Bildschirm

- Schnellere Erholungszeiten der Pateinten nach endoskopischer Operation im Vergleich zu den herkömmlichen offenen Eingriffen

Gleichwohl existieren auch Nachteile der endoskopischen Methode:
- Die Endoskopie erfordert besondere technische Fähigkeiten des Chirurgen, z. B. die anatomische sowie operationstechnische Orientierung an einem zweidimensionalen Bildschirm
- Das Erlernen der notwendigen endoskopisch unterstützten Manipulationen ist zeitaufwendig und beinhaltet eine deutliche Umstellung.
- Letztlich kommen immer noch relativ große Optiken und Instrumente zum Einsatz. Diese sind bei tieferen oder langstreckigen Zugängen teilweise hinderlich.

Mit dem aktuellen Stand der technologischen Entwicklung kann das Endoskop für komplexere Fragestellungen wie Nervenrekonstruktionen und -transfers deswegen nur in Kombination mit anderen, »offenen« operativen Techniken angewendet werden. Daher sollte das Endoskop als ein zusätzliches Hilfsmittel im Instrumentarium des Chirurgen betrachtet werden und nicht als eine Methode der Behandlung. Es ist absehbar, dass in naher Zukunft dreidimensionale kleinere elektronische Optiken (z. B. »chip on the tip«) mit ebenbürtiger oder besserer Bildübertragung als heute angeboten werden. Mit zunehmender Strukturierung der Ausbildung wird der zukünftige periphere Nervenchirurg in der Lage sein einzuschätzen, wann und wie er das Endoskop zum Wohl seines Patienten einsetzt. Der adäquate Einsatz endoskopischer Technologie wird dennoch immer personengebunden bleiben. Es ist wünschenswert, den nervenchirurgisch Auszubildenden auch frühzeitig endoskopische Techniken nahezubringen. Damit werden sich die Anwendungsgebiete für endoskopische Techniken in der Nervenchirurgie vergrößern.

Literatur

Literatur zu ▶ Abschn. 3.1

Antoniadis G (1997) Nervenregeneration nach Transplantation autologer Skelettmuskelinterponate und ihr Vergleich mit herkömmlichen Interponaten. Habilitationsschrift, Universität Ulm

Askar I, Sabuncuoglu BT (2002) Superficial or deep implantation of motor nerve after denervation: an experimental study – superficial or deep implantation of motor nerve. Microsurgery 22 (6): 242–248. doi:10.1002/micr.10044

Assmus H (1983) Sural nerve removal using a nerve stripper. Neurochirurgia 26 (2): 51–52. doi:10.1055/s-2008-1053611

Becker M, Lassner F, Fansa H, Mawrin C, Pallua N (2002) Refinements in nerve to muscle neurotization. Muscle & Nerve 26 (3): 362–366. doi:10.1002/mus.10205

Brenner MJ, Tung TH, Jensen JN, Mackinnon SE (2002) The spectrum of complications of immunosuppression: is the time right for hand transplantation? J Bone Joint Surg (Am) 84-A(10): 1861–1870

Brunelli GA (2001) Direct neurotization of muscles by presynaptic motoneurons. J Reconstr Microsurg 17 (8): 631–636. doi:10.1055/s-2001-18873

Chiu DT, Strauch B (1990) A prospective clinical evaluation of autogenous vein grafts used as a nerve conduit for distal sensory nerve defects of 3 cm or less. Plastic Reconstr Surg 86 (5): 928–934

Chiu DT, Janecka I, Krizek TJ, Wolff M, Lovelace RE (1982) Autogenous vein graft as a conduit for nerve regeneration. Surgery 91 (2): 226–233

Coert JH, Dellon AL (1994) Clinical implications of the surgical anatomy of the sural nerve. Plastic and Reconstructive Surgery 94 (6): 850–855

Elgafy H, Ebraheim NA, Yeasting RA (2000) The anatomy of the posterior interosseous nerve as a graft. J Hand Surg 25 (5): 930–935. doi:10.1053/jhsu.2000.16359

Kretschmer T, Birch R (2011) Management of Acute Peripheral Nerve Injuries. In: Winn R (ed.) Youmans Neurological Surgery, 6th ed. Saunders, pp. 2465–2483

Krishnan KG (2007) Harvesting of the sural nerve using a stripper. Neurosurgery 60 (1): E208. doi:10.1227/01.NEU.0000253650.60276.FA

Landi A, Saracino A, Pinelli M, Caserta G, Facchini MC (1995) Tourniquet paralysis in microsurgery. Annals of the Academy of Medicine (Singapore) 24 (4 Suppl): 89–93

Levy O, David Y, Heim M, Eldar I, Chetrit A, Engel J (1993) Minimal tourniquet pressure to maintain arterial closure in upper limb surgery. J Hand Surg (Edinburgh) 18 (2): 204–206

Lin C-H, Mardini S, Levin SL, Lin Y-T, Yeh J-T (2007) Endoscopically assisted sural nerve harvest for upper extremity posttraumatic nerve defects: an evaluation of functional outcomes. Plastic Reconstr Surg 119 (2): 616–626. doi:10.1097/01.prs.0000253220.60630.99

Mackinnon SE (1996) Nerve allotransplantation following severe tibial nerve injury. Case report. J Neurosurg 84 (4): 671–676. doi:10.3171/jns.1996.84.4.0671

Mackinnon SE, McLean JA, Hunter GA (1993) Direct muscle neurotization recovers gastrocnemius muscle function. J Reconstr Microsurg 9 (2): 77–80. doi:10.1055/s-2007-1006655

Mahakkanukrauh P, Chomsung R (2002) Anatomical variations of the sural nerve. Clinical Anatomy 15 (4): 263–266. doi:10.1002/ca.10016

Midha R (2008) Nerve Transfers for Severe Nerve Injury. Neurosurgery Clinics of NA 20 (1): 27–38. doi:10.1016/j.nec.2008.07.018

Millesi H, Rath T, Reihsner R, Zoch G (1993) Microsurgical neurolysis: its anatomical and physiological basis and its classification. Microsurgery 14 (7): 430–439

Oberle J, Richter HP (1998) Painful paresthesia after removal of the sural nerve for autologous nerve transplantation. Zentralblatt für Neurochirurgie 59 (1): 1–3

Park S-B, Cheshier S, Michaels D, Murovic JA, Kim DH (2006) Endoscopic Harvesting of the Sural Nerve Graft: Technical Note. Neurosurgery 58 (Suppl 1): ONS–E180. doi:10.1227/01.NEU.0000193527.31749.2F

Pereira, J. H, Palande, D. D, Narayanakumar, T. S, Subramanian, A. S, Gschmeissner, S, Wilkinson, M (2008) Nerve repair by denatured muscle autografts promotes sustained sensory recovery in leprosy. J Bone Joint Surg (Brit) 90(2): 220–224. doi:10.1302/0301-620X.90B2.19586

Schlosshauer B, Dreesmann L, Schaller H-E, Sinis N (2006) Synthetic Nerve Guide Implants in Humans: A Comprehen-

sive Survey. Neurosurgery 59 (4): 740–748. doi:10.1227/01.
NEU.0000235197.36789.42

Strauch B, Rodriguez DM, Diaz J, Yu HL, Kaplan G, Weinstein DE (2001) Autologous Schwann cells drive regeneration through a 6-cm autogenous venous nerve conduit. J Reconstr Microsurg 17 (8): 589–95; discussion 596–7. doi:10.1055/s-2001-18812

Trojaborg W (1977) Prolonged conduction block with axonal degeneration. An electrophysiological study. J Neurol Neurosurg Psych 40 (1): 50–57

Literatur zu ► Abschn. 3.2

Agee JM, McCarroll HR Jr, Tortosa RD, Berry DA, Szabo RM, Peimer CA (1992) Endoscopic release of the carpal tunnel: a randomized prospective multicenter study. J Hand Surg 17: 987–995

Agee JM, Peimer CA, Pyrek JD, Walsh WE (1995) Endoscopic carpal tunnel release: a prospective study of complications and surgical experience. J Hand Surg Am 20: 165–171; discussion 172

Baravarian B (2002) Soft-tissue disorders of the ankle: a comprehensive arthroscopic approach. Clinics in Podiatric Medicine and Surgery 19: 271–283, vi

Brown MG, Rothenberg ES, Keyser B, Woloszyn TT, Wolford A (1993) Results of 1236 endoscopic carpal tunnel release procedures using the Brown technique. Contemp Orthop 27: 251–258

Chandra PS, Singh PK, Goyal V, Chauhan AK, Thakkur N, Tripathi M (2012) Early versus Delayed Endoscopic Surgery for Carpal Tunnel Syndrome: Prospective Randomized Study. World Neurosurgery 79 (5–6): 767–772

Chen CC, Liu CL, Tung YN, Lee HC, Chuang HC, Lin SZ, Cho DY (2011) Endoscopic surgery for intraventricular hemorrhage (IVH) caused by thalamic hemorrhage: comparisons of endoscopic surgery and external ventricular drainage (EVD) surgery. World Neurosurgery 75: 264–268

Chow JC (1993) The Chow technique of endoscopic release of the carpal ligament for carpal tunnel syndrome: four years of clinical results. Arthroscopy 9: 301–314

Chow JC (1994) Endoscopic carpal tunnel release. Two-portal technique. Hand Clin 10: 637–646

Chung KC, Walters MR, Greenfield ML, Chernew ME (1998) Endoscopic versus open carpal tunnel release: a cost-effectiveness analysis. Plast Reconstr Surg 102: 1089–1099

Cobb TK (2010) Endoscopic cubital tunnel release. J Hand Surg 35: 1690–1697

Courtis BF (1898) Traumatic Ulnar Neuritis: Transplantation of the Nerve. J Nerve Ment Dis 25: 580

Dützmann S, Martin KD, Sobottka S, Marquardt G, Schackert G, Seifert V, Krishnan KG (2013) Open Versus Retractor-Endoscopic in situ Decompression of the Ulnar Nerve in Cubital Tunnel Syndrome – A Retrospective Cohort Study. Neurosurgery 72 (4): 605–616

Erdmann MW (1994) Endoscopic carpal tunnel decompression. J Hand Surg Br 19: 5–13

Feindel W, Stratford J (1958a) Cubital tunnel compression in tardy ulnar palsy. Can Med Assoc J 78: 351–353

Feindel W, Stratford J (1958b) The role of the cubital tunnel in tardy ulnar palsy. Can J Surg 1: 287–300

Ferdinand RD, MacLean JG (2002) Endoscopic versus open carpal tunnel release in bilateral carpal tunnel syndrome. A prospective, randomised, blinded assessment. J Bone Joint Surg Br 84: 375–379

Filippi R, Reisch R, El-Shki D, Grunert P (2002) Uniportal endoscopic surgery of carpal tunnel syndrome: technique and clinical results. Minim Invasive Neurosurg 45: 78–83

Flores LP (2005) Endoscopic carpal tunnel release: a comparative study to the conventional open technique. Arquivos de neuropsiquiatria 63: 637–642

Hardavella G, Ianovici N (2005) Current trends in minimally invasive neurosurgery: neuro-endoscopy. Revista medico-chirurgicala a Societatii de Medici si Naturalisti din Iasi 109: 528–531

Hasegawa K, Hashizume H, Senda M, Kawai A, Inoue H (1999) Evaluation of release surgery for idiopathic carpal tunnel syndrome: endoscopic versus open method. Acta Medica Okayama 53: 179–183

Heinen CP, Richter HP, König RW, Shiban E, Golenhofen N, Antoniadis G (2009) The endoscopic management of the cubital tunnel syndrome – an anatomical study and first clinical results. Handchir Mikrochir Plast Chir 41: 23–27

Henkin P, Friedman AH (1997) Complications in the treatment of carpal tunnel syndrome. Neurosurgical focus 3: e10

Hoffmann R, Siemionow M (2006) The endoscopic management of cubital tunnel syndrome. J Hand Surg Br 31: 23–29

Jimenez-Leon JC, Jimenez-Betancourt CS (2003) Indications for neuroendoscopy. Revista de Neurologia 36: 274–281

Katz JN, Keller RB, Simmons BP, Rogers WD, Bessette L, Fossel AH, Mooney NA (1998) Maine Carpal Tunnel Study: outcomes of operative and nonoperative therapy for carpal tunnel syndrome in a community-based cohort. J Hand Surg Am 23: 697–710

Kerr CD, Gittins ME, Sybert DR (1994) Endoscopic versus open carpal tunnel release: clinical results. Arthroscopy 10: 266–269

Kiymaz N, Cirak B, Tuncay I, Demir O (2002) Comparing open surgery with endoscopic releasing in the treatment of carpal tunnel syndrome. Minim Invasive Neurosurg 45: 228–230

Koenig RW, Pedro MT, Heinen CP, Schmidt T, Richter HP, Antoniadis G, Kretschmer T (2009) High-resolution ultrasonography in evaluating peripheral nerve entrapment and trauma. Neurosurgical Focus 26: E13

Kretschmer T, Antoniadis G, Richter HP, König RW (2009) Avoiding iatrogenic nerve injury in endoscopic carpal tunnel release. Neurosurgery Clinics of North America 20: 65–71, vi–vii

Krishnan KG (2010) Endoscopic Decompression of the Tarsal Tunnel. Techniques in Foot and Ankle Surgery 92: 52–57

Krishnan KG, Pinzer T, Reber F, Schackert G (2004) Endoscopic exploration of the brachial plexus: technique and topographic anatomy – a study in fresh human cadavers. Neurosurgery 54: 401–408; discussion 408–409

Krishnan KG, Pinzer T, Schackert G (2006) A novel endoscopic technique in treating single nerve entrapment syndromes with special attention to ulnar nerve transposition and tarsal tunnel release: clinical application. Neurosurgery 59: ONS89–100; discussion ONS189–100

Larsen MB, Sorensen AI, Crone KL, Weis T, Boeckstyns ME (2013) Carpal tunnel release: a randomized comparison of three surgical methods. J Hand Surg (Eur) 38 (6): 646–650

Luria S, Waitayawinyu T, Trumble TE (2008) Endoscopic revision of carpal tunnel release. Plast Reconstr Surg 121: 2029–2034; discussion 2035–2026

Macdermid JC, Richards RS, Roth JH, Ross DC, King GJ (2003) Endoscopic versus open carpal tunnel release: a randomized trial. J Hand Surg Am 28: 475–480

Mailander P, Berger A (1997) The differential indication for »open« or »endoscopic« carpal tunnel release. Chirurg 68: 1106–1111

Mellerowicz H (2011) Kompressionssyndrome des Nervus ulnaris – klinische Ergebnisse der endoskopischen Nervendekompression. Dissertationsschrift zur Erlangung eines Doctor medicinae der Medizinischen Fakultät Carl Gustav Carus der Technischen Universität Dresden

Okutsu I (2010) How I developed the world's first evidence-based endoscopic management of carpal tunnel syndrome. Hand Surg 15: 149–155

Osborne GV (1957) The Surgical Treatment of Tardy Ulnar Neuritis. J Bone Joint Surg 39: 782

Quiñones-Hinojosa A (ed.) (2012) Schmidek and Sweet's Operative Neurosurgical Techniques, 6th ed. Elsevier

Rambow S (2011) Kompressionssyndrome des Nervus medianus – klinische Ergebnisse der endoskopischen Nervendekompression. Dissertationsschrift zur Erlangung eines Doctor medicinae der Medizinischen Fakultät Carl Gustav Carus der Technischen Universität Dresden

Saw NL, Jones S, Shepstone L, Meyer M, Chapman PG, Logan AM (2003) Early outcome and cost-effectiveness of endoscopic versus open carpal tunnel release: a randomized prospective trial. J Hand Surg Br 28: 444–449

Swanson SJ (2010) Video-assisted thoracic surgery segmentectomy: the future of surgery for lung cancer? The Annals of Thoracic Surgery 89: S2096–2097

Trumble TE, Diao E, Abrams RA, Gilbert-Anderson MM (2002) Single-portal endoscopic carpal tunnel release compared with open release : a prospective, randomized trial. J Bone Joint Surg Am 84-A: 1107–1115

Tsai TM, Bonczar M, Tsuruta T, Syed SA (1995) A new operative technique: cubital tunnel decompression with endoscopic assistance. Hand Clinics 11: 71–80

Tsai TM, Chen IC, Majd ME, Lim BH (1999) Cubital tunnel release with endoscopic assistance: results of a new technique. J Hand Surg Am 24: 21–29

Unwin A (2002) Arthroscopy of the knee joint. Annals of the Royal College of Surgeons of England 84: 137–139

Vasen AP, Kuntz KM, Simmons BP, Katz JN (1999) Open versus endoscopic carpal tunnel release: a decision analysis. J Hand Surg 24: 1109–1117

Wong KC, Hung LK, Ho PC, Wong JM (2003) Carpal tunnel release. A prospective, randomised study of endoscopic versus limited-open methods. J Bone Joint Surg Brit 85: 863–868

Traumatische Nervenläsionen

Thomas Kretschmer, Gregor Antoniadis

Nervenverletzungen können als komplette oder teilweise Unterbrechung der intakten Struktur und Funktionsfähigkeit eines Nervs durch die akute Einwirkung einer äußeren Noxe aufgefasst werden. Hierunter versteht man im Wesentlichen die Folgen von Schnitt, Stich, Dehnung, Torsion, Prellung, Druck und Quetschung; eine besondere Form ist die im Rahmen einer ärztlichen Behandlungsmaßnahme unbeabsichtigt hervorgerufene oder bewusst in Kauf genommene iatrogene Nervenläsion. Darüber hinaus gibt es jedoch auch durch andere physikalische (z. B. Strom/Elektrotrauma, Kälte, Strahlung) und chemische Noxen (direkte und indirekte Nerveninjektion) hervorgerufene Nervenläsionen.

Um Nervenverletzungen adäquat behandeln zu können, ist es wesentlich, ein Grundverständnis über ablaufende Degenerations- und Regenerations Vorgänge zu besitzen. Und es gilt der »biologische Imperativ« nach R. Birch: »The sooner the nerve is reconnected to the cell body the better.« (Kretschmer u. Birch 2011)

4.1   Einleitung

Der Verletzungsmechanismus und die Art der Verletzung sowie die objektivierbaren klinischen Befunde spielen die entscheidende Rolle für die Einschätzung und Beurteilung im Hinblick auf die adäquate Behandlung. Je präziser die zusammengetragenen Informationen aus Anamnese, klinischer Untersuchung und Verlaufsentwicklung sind, umso einfacher ist es, das vorliegende Trauma, die Läsionshöhe und Tiefe der Nervenverletzung zu erkennen. Elektrophysiologische Untersuchungen inklusive der intraoperativen Untersuchungen sind ein wertvolles Hilfsmittel für die Entscheidungsfindung. Die sich zunehmend entwickelnden und praktikablen bildgebenden Möglichkeiten, hier vor allem die Neurosonographie, haben wesentlich dazu beigetragen, in unklaren Fällen die Entscheidung für oder gegen eine Freilegung zu einem früheren Zeitpunkt treffen zu können.

> Eine möglichst frühzeitig durchgeführte operative Versorgung ist ein wesentlicher Faktor im Hinblick auf das später erreichbare funktionelle Endresultat.

In ▶ Kap. 1 über Degenerations- und Regenerationsvorgänge wurde der Zusammenhang zwischen zeitgerechter Versorgung und funktionellem Resultat bereits dargestellt. Der klinische Bezug wird in ▶ Abschn. 4.6 »Timing« vertieft. Der Vorteil der **dringlichen Versorgung** und die negativen Auswirkungen einer **verschleppten Versorgung** liegen auf der Hand und sind seit Langem bekannt. Dennoch ist auch bei verschleppter Versorgung ein Rekonstruktionsversuch nur in den seltensten Fällen abzulehnen,

da in der Regel durch erfahrene, rekonstruktiv tätige Nervenchirurgen eine Funktionsverbesserung herbeigeführt werden kann.

Das Ausmaß der möglichen Funktionsverbesserung wird durch den zeitlichen Verlauf beeinflusst. Dies wird besonders deutlich bei einer Untergruppe der traumatischen Nervenläsionen, den iatrogenen Verletzungen. Diese werden überdurchschnittlich häufig verschleppt und abwartend behandelt. Substanzielle Verletzungen können deswegen nur mit deutlicher Verzögerung einer notwendigen operativen Behandlung zugeführt werden. Diesem Problem kann man nur durch entsprechende Aufklärung und eine Vertiefung des Wissens um Nervenverletzungen begegnen. Der Nervenchirurg sollte hier der entscheidende Berater sein. Da er aber nicht selten relativ spät eingeschaltet wird, kann er in dieser wichtigen Phase nur bedingt Einfluss nehmen.

Es gibt jedoch eine Vielzahl weiterer Faktoren, die der Nervenchirurg direkt beeinflussen kann. Hierzu gehören die Evaluierung, Einschätzung und Beurteilung der vorliegenden Nervenverletzungen sowie der adäquate Einsatz der geeigneten mikrochirurgischen Techniken. Auch wenn eine Vielzahl unterschiedlicher Verfahrensweisen und Techniken nebeneinander bestehen, lassen sich doch einige übergeordnete Prinzipien für die erfolgreiche Exploration und Versorgung der meisten peripheren Nervenverletzungen herausstellen.

Die **sichere und schonende Freilegung** des verletzten Nervs ist ein erster und sehr wichtiger Schritt; die intraoperative Entscheidungsfindung, ob und – wenn ja – wie rekonstruiert werden soll, ist ebenso entscheidend. Die Nervenpathologie ist von proximal und distal im gesunden Nerv anzugehen. Ein Präparieren direkt in die Nervennarbe kann zur Zerstörung noch intakter Nervenstruktur führen. Der Chirurg muss sich vor dem Eingriff Gedanken über den am besten geeigneten **Zugangsweg** und über die **adäquate Rekonstruktionstechnik** machen. Dies ist bei Nervenläsionen in Diskontinuität mit 2 Stümpfen leichter, da klarere Verhältnisse vorliegen, als bei Läsionen in Kontinuität. Während der Operation wird die Entscheidung getroffen, ob Dekompression und externe Neurolyse ausreichen, oder ob es notwendig ist, ein invasiveres Vorgehen zu wählen und die vernarbte Nervbinnenstruktur aufzupräparieren (innere Neurolyse), oder ob die komplette Neuromresektion und Transplantation die einzig sinnvolle Vorgehensweise ist. Die neurophysiologische **intraoperative Evaluation** ist wertvoll, wenn es sich um unklare Kontinuitätsläsionen handelt. Der prä- und intraoperative Ultraschall kann entscheidende Hinweise liefern, ob nur ein Teil des Nervenquerschnitts vernarbt ist und deswegen unter Umständen eine **Nerventeilrekonstruktion** (»split repair«) die am besten geeignete Rekonstruktionsmaßnahme ist.

> ❯ Es ist ganz wesentlich, dass die Versorgung von
> Nervenläsionen nicht mit der Hautnaht endet.
> Die Patienten sind in ein nachfolgendes Behand-
> lungsregime einzubetten, dessen Verlauf regel-
> mäßig kontrolliert wird.

Das Ziel der Bemühungen ist hierbei nicht nur eine Funktionsbesserung bzw. -wiederherstellung des Muskel- und
Gelenkapparats, sondern auch der afferenten Organkom-
ponenten, wie z. B. der Hautrezeptoren und freien Nervenendigungen.

4.1.1 Epidemiologie und Häufigkeit

Es existieren vergleichsweise wenige epidemiologische
Daten über periphere Nervenverletzungen. Ein grund-
sätzliches Problem besteht darin, dass viele der Verletzungen primär nicht erkannt werden und so den Statistiken
der Unfallversicherer entgehen. Die in der spärlichen Literatur veröffentlichten, niedrigen Raten an Nervenverletzungen stehen im Gegensatz zu den Patienten, die sich mit
der Frage einer Operationsmöglichkeit bei anhaltendem
Funktionsverlust an Nervenzentren wenden.

Nervenverletzungen werden mit Inzidenzen zwischen
1,6 und 2 % innerhalb einzelner Verletzungsstatistiken geführt. Der Anteil iatrogen bedingter Nervenverletzungen
ist beträchtlich. An nervenchirurgischen Zentren umfasst
er 15–20 % aller operierten peripheren Nervenverletzungen (PNV; Khan u. Birch 2001, Kretschmer et al. 2001).
Das Statistische Bundesamt Deutschland listet unter insgesamt 1.715.371 Unfällen für die Jahre 1994–1999 lediglich
5.646 Nerven- und Rückenmarksverletzungen jährlich
(somit 0,3 % der erfassten Unfälle). Die Schweizerische
Unfallstatistik (SUV) beziffert das Verhältnis von Nerven-
und Rückenmarksverletzungen zu Unfällen mit 3.674 pro
2.470.274 (0,15 % der Unfälle), eine amerikanische Studie
an 220.593 Fällen von Extremitätenverletzungen ergab
eine Inzidenz von 1,6 % (Taylor et al. 2008).

Innerhalb einer kanadischen Population von Unfall-
opfern mit multiplen Verletzungen wurden Prävalenzen
von 2,8 % beschrieben (Campbell 2008, Noble et al. 1998).
In dieser Unfallopferpopulation von 5.777 Patienten, die
zwischen 1986 und 1996 am Sunnybrook Hospital Trau-
macenter in Toronto (Kanada) behandelt wurden, zeigte
sich die folgende Verteilung und Häufigkeit:

— Verkehrsunfälle waren mit 46 % die Hauptursache.
— 83 % dieser Patienten waren männlich und das
  Durchschnittsalter lag bei 35 Jahren (34,6 Jahre).
— In 75 % waren die oberen Extremitäten von der Nervenverletzung betroffen (121 von 162 Patienten).
— Der N. radialis war mit 36 % (58 von 162 Verletzungen) der am häufigsten betroffene Nerv insgesamt

und der N. peroneus mit 24 % der am häufigsten
betroffene Nerv der unteren Extremitäten (39 von 162
Verletzungen).
— In 54 % aller Fälle war eine operative Versorgung
  dieser Läsionen notwendig.
— In einer weiteren Erhebung aus diesem Kollektiv
  wurden Plexus-brachialis-Verletzungen in 1,2 % aller
  polytraumatisierten Patienten diagnostiziert (54 von
  4.538 Patienten) (Midha 1997).

Im klinischen Alltag vieler neurologischer Kollegen und
noch mehr bei einem Nervenchirurgen treten PNV deutlich häufiger auf. Von diesen Verletzungen sind hauptsächlich jüngere Patienten betroffen, da in dieser Altersgruppe
auch die Unfallrate höher ist. Das mittlere Lebensalter
liegt zwischen 32–35 Jahren (Eser et al. 2009, Kouyoumdjian 2006, Noble et al. 1998, Wee et al. 2006), männliche
Patienten sind in der Überzahl.

Nervenverletzungen verursachen überdurchschnittlich hohe Folgekosten und Arbeitsausfälle. Daten der
schweizerischen Unfallversicherer (SUVA) aus dem Jahr
1997 belegen exemplarisch, dass die durchschnittliche
Dauer der Arbeitsunfähigkeit bei Nerven- und Rücken-
markverletzten deutlich höher ist als bei anderweitig
Verletzten: 26,8 Tage pro Patient und Behandlungsfall im
Vergleich zu 14,7 Tagen bei den anderen Verletzten. Speziell an der Hand und den oberen Extremitäten beeinträchtigen Nervenverletzungen die berufliche Leistungsfähigkeit und die Lebensqualität sehr und sind deswegen auch
mit hohen Folgekosten verbunden. Rosberg berechnete
die mittleren Kosten für eine N.-medianus-Verletzung in
Schweden bei im Arbeitsprozess stehenden Verletzten auf
51.238 Euro mit einem Anteil von Folgekosten in Höhe
von 87 % (Rosberg et al. 2005).

4.1.2 Ursachen und Verteilung

Verkehrsunfälle sind in den meisten europäischen Ländern die häufigste Ursache einer Nervenverletzung. Auch
Arbeits-, Freizeit- und Sportunfälle führen zu Verletzungen peripherer Nerven. Am häufigsten ist die obere Extremität und hierbei der N. ulnaris und N. medianus betroffen (Eser et al. 2009, Scholz et al. 2009). Bei Kindern
werden Nervenverletzungen an der Hand am häufigsten
durch Glasscherben verursacht. In Ländern mit einer
höheren Rate an gegen Personen gerichteten Kriminali-
tätsdelikten und Ländern in Kriegszuständen findet man
einen höheren Anteil an Schuss- und Schnittverletzungen
sowie Minenkontaktfolgeverletzungen.

Die Nervenverletzungen können entweder offen oder
geschlossen sein. Bei offenen Verletzungen ist zwischen
sauberen und unsauberen zu unterscheiden. Geschlosse-

ne Verletzungen beruhen hauptsächlich auf einem Deh-
nungs-, Kontusions- oder Quetschungsmechanismus oder
aus Kombinationen davon. Assoziierte Arterienverletzun-
gen finden sich häufiger bei ausgeprägten Dehnungsverletzungen, Schussverletzungen, Hochgeschwindigkeits-
traumata und natürlich auch bei Messerstichverletzungen.
Die Ätiologie akuter Nervenverletzungen ist vielfältig und
reicht von penetrierenden Läsionen über Quetschungen/
Einklemmungen bis hin zu Überdehnungen und ischä-
miebedingten Ursachen. Thermische und elektrische Verletzungen sind eher seltener. Die denkbaren direkten Ursachen sind so vielfältig, dass eine umfassende Auflistung
nicht sinnbringend erscheint.

Schnitt-, Stich- und Risswunden werden unter anderem verursacht durch Scherben, Messerklingen, scharfe
Metallkanten, Propeller, Sägeblätter und Knochenfragmente. Sie treten dementsprechend häufiger als offene
Verletzungen in Erscheinung, wohingegen Dehnungs-/
Traktionsschäden mit Kontusionen und Quetschungen
überwiegend bei geschlossenen Verletzungen vorkommen.

Bei Kriegsopfern sind Nervenverletzungen häufiger
mit Gefäßverletzungen assoziiert, etwa bei einem Drittel
der Patienten. Bei diesen Patienten sind Trümmerfraktu-
ren ebenso häufiger, die Weichteilgewebe sind nicht selten ausgedehnt destruiert, und die Verletzungen gehen
mit großflächigen Verlusten von Muskel und Haut einher
(Campbell 2008, Stanec et al. 1997).

Iatrogene Nervenläsionen werden überwiegend während einer Operation gesetzt (Khan u. Birch 2001, Kretschmer et al. 2001). Im Patientengut der Universität Ulm am
Bezirkskrankenhaus Günzburg war dies in 94 % der Fall
(Kretschmer et al. 2009b).

4.2   Klinische Beurteilung und systematische Vorgehensweise

Die klinische Beurteilung ist der entscheidende Schritt
für die Einleitung der adäquaten Behandlung. Hier liegen
am häufigsten Fehleinschätzungen vor, die eine eigentlich
indizierte Operation verhindern. Eine zweckmäßige Beurteilung resultiert in der Zuordnung eines Verletzungstyps. Die Zuordnung soll so genau sein, dass daraus die
Behandlungskonsequenz abgeleitet werden kann. Dies
erfordert neben klinischer Erfahrung im chirurgischen
Umgang mit Nervenverletzungen auch eine systematische
Vorgehensweise. Ein reines Akkumulieren von Befunden
im Verlauf ist nicht zielführend. Aufgrund der zeitlichen
Limitierung der abhängigen Regenerationsprozesse ist es
vorrangig, die Beurteilung so schnell wie möglich vorzunehmen.

4.2.1   Erkennen des Verletzungstyps und des -ausmaßes

Das Erkennen des vorliegenden Verletzungstyps und noch
mehr des Verletzungsausmaßes, auch als Verletzungstiefe
bezeichnet (»depth of injury« nach Birch), sind die entscheidenden Kriterien bei der Beurteilung einer Nervenverletzung. Aus dem vorliegenden Verletzungstyp und der
Verletzungstiefe innerhalb des Typs leitet sich direkt die
geeignete Versorgungsmaßnahme ab.

> ❯ Eine Beschränkung der Diagnostik und daraus
> gefolgerten Beurteilung auf die Kriterien des
> kompletten oder teilweisen Funktionsverlusts
> reicht nicht aus, sondern es muss daraus auch
> zeitnah eine entsprechende Behandlungsemp-
> fehlung abgeleitet werden.

Läsionen in Kontinuität
Läsionen in Kontinuität sind Nervenverletzungen, bei
denen der Nerv nicht durchtrennt ist. Sie können sowohl bei offenen als auch bei geschlossenen Verletzungen auftreten. Kontinuitätsläsionen werden durch sehr
unterschiedliche Mechanismen erzeugt. Sie reichen von
Druckschäden, Kontusionen und Überdehnungen bis hin
zu thermischen Schäden und Injektionsverletzungen. Ein
Nerv muss nicht auseinandergerissen sein, um keinerlei Aussicht mehr auf eine spontane Erholung zu haben.
Wenn das Ausmaß der äußeren Gewalteinwirkung stark
genug ist, können die Axone auch innerhalb einer intakt
gebliebenen epineuralen Hüllstruktur zerrissen oder irreversibel gequetscht sein.

Ein derartiges Trauma hat zur Folge, dass sich der betroffene Nervenabschnitt innerhalb der äußerlich intakten Hüllstruktur in ein Neurom umwandelt. Man spricht
dann von einem Kontinuitätsneurom. Dieses kann wiederum gänzlich unterschiedliche Ausprägungen haben, z. B.
indem es noch eine Teilsprossung von Axonen zulässt
oder ausschließt oder sogar einen Teil der Faszikelstruktur
völlig unberührt lässt. Ist bereits das initiale Defizit nicht
komplett, besteht eine deutlich höhere Wahrscheinlichkeit
dafür, dass eine spontane Erholung eintritt.

> ❯ Eine funktionell wirksame oder ausreichende
> Erholung ist auch bei Teilläsionen keinesfalls
> garantiert. Ein regelmäßiges Nachkontrollieren
> des Erholungsprozesses ist erforderlich.

Bei einem kompletten Funktionsausfall im Rahmen einer
geschlossenen Verletzung ist es schwieriger, die Aussicht
auf eine spontane Erholung vorherzusagen. Dies ist einer
der Gründe für kontroverse Diskussionen über den besten
Zeitpunkt für eine Operation und auch dafür, warum in
manchen Fällen die notwendige Freilegung eines Nervs

nicht durchgeführt wird. Kernpunkt der Diskussion ist die Frage, ob sich der Nerv noch erholen kann. Zusätzlich steht dahinter auch ein zu apodiktisch vertretener Ansatz, einen sich erholenden Nerv nicht zu operieren.

Neurome und Teilneurome verhindern eine funktionell wirksame Regeneration des ganzen Nervs oder des betroffenen Nervensektors. Im weitesten Sinne können sie auch als frustraner Regenerationsversuch eines Nervs aufgefasst werden (Kretschmer et al. 2002b).

Der exakte Zeitverlauf der Neuromentwicklung beim Menschen und die zunehmende Ausdehnung im Querschnitt und entlang der longitudinalen Nervenachse sind weiterhin nicht eindeutig geklärt (Beirowski et al. 2005, Dubový 2011). Ebenso wenig geklärt ist die Frage, ob die charakteristische überschießende Bindegewebeneubildung der Kontinuitätsneurome nach Ablauf eines bestimmten Zeitintervalls sistiert oder ob sich unter Umständen auch die neuromatöse Umwandlung fortsetzt, wenn man länger beobachtet.

Ein verletzter Nerv in Kontinuität kann von Narbengewebe umgeben sein, das kompressiv wirkt und ihn nicht nur breitflächig einengt, sondern auch eng umschrieben einschnürt. Er kann weiterhin in eine Narbenplatte eingebettet sein, die sich nicht nur entlang des Nervs fortsetzt, sondern auch über ein verletztes Epineurium hinweg kontinuierlich in sein Inneres vordringt. Andererseits ist es auch möglich, dass ein äußerlich nicht vernarbter Nerv in seinem Inneren massiv narbig umgewandelt ist. Eine solche Narbe kann auf den intrafaszikulären Raum als endoneurale Fibrose beschränkt sein oder ein Ausmaß annehmen, das jegliche faszikuläre Nervbinnenstruktur über eine bestimmte Strecke komplett aufhebt. Man spricht dann von einem kompletten Kontunitätsneurom. Hierbei muss der Nerv nicht immer äußerlich erkennbar aufgetrieben sein; er ist es aber meist.

Die Palpation eines solchen Nervs gibt dem Operateur wertvolle Hinweise: Ist der Nerv deutlich verhärtet, ist davon auszugehen, dass er neuromatös umgewandelt ist. Die Härte und meist vorhandene segmentale Auftreibung liefern wertvolle zusätzliche Hinweise darüber, ob ein Nerv so stark geschädigt ist, dass keine Chance auf eine Spontanerholung besteht. In solch einem Fall ist die Rekonstruktion mit Interposition von Transplantaten indiziert.

Geschlossene Dehnungsverletzungen

Dies ist eine im Zusammenhang mit Verkehrs- und Betriebsunfällen, Stürzen und Sportunfällen auftretende Verletzungsvariante (Campbell 2008, Midha 1997, Noble et al. 1998). Äußerlich findet sich direkt nach dem Trauma ein kompletter oder inkompletter Nervenausfall, ohne dass eine offene Verletzung vorliegen muss.

Eine Kombination der stumpfen Verletzungsmechanismen Dehnung/Traktion/Zug und Kontusion/Kompression ist keine seltene Ursache von akuten Nervenverletzungen. Plötzlicher, vehementer Zug an einer Extremität kann sogar zur Ruptur von Nerven und Arterien bei noch geschlossenem Integument führen. Eine eindeutige Abgrenzung zwischen den Begriffen Traktions- und Dehnungsverletzung besteht nicht. Im englischsprachigen Schrifttum wird »traction lesion« und »stretch lesion« nebeneinander verwendet. Traktion beschreibt eher die Ursache (Zug), Dehnung die Wirkung; die damit gemeinte Art der Nervenverletzung ist identisch, die Begriffe werden synonym verwendet. Von einer solchen »Traktionsverletzung« sind am häufigsten folgende Nerven betroffen:

Dehnungsverletzungen
Von ausgeprägten Dehnungsverletzungen am häufigsten betroffene Nerven:
- Plexus brachialis, aufgrund der Beweglichkeit der Schulter am häufigsten betroffen
- N. radialis: Dehnung um den Humerus
- N. ischiadicus: Dehnung um einen dislozierten Hüftkopf
- N. peroneus communis: Dehnung um eine laterale Kniedislokationen

---

Wenn derartige Nervenüberdehnungen von arteriellen Verletzungen begleitet werden, resultiert daraus eine eingeschränktere Gesamtprognose. Vehemente Dehnungsverletzungen, bei denen eine Extremität mit hoher Energie und Beschleunigung gezerrt wird, führen regelhaft zu besonders ausgeprägten Läsionen. Diese können im Fall der Zerreißung zu langstreckigen proximalen Stumpfneuromen (s. unten) oder im Fall einer Läsion in Kontinuität zu sehr langstreckigen Kontinuitätsneuromen des Nervs führen. Neuromausdehnungen entlang der Längsachse von über 15 cm Länge sind möglich.

Läsionen in Diskontinuität

Wenn ein Nerv durchtrennt wurde und 2 Stümpfe vorliegen, bezeichnet man dies unabhängig vom Mechanismus als eine Läsion in Diskontinuiät.

Offene Verletzung mit Durchtrennung

Offene Verletzungen mit Nervendurchtrennung sind in scharfe und stumpfe Durchtrennungen und Zerreißungen durch Überdehnung zu unterscheiden. Sie haben keinerlei Chance auf spontane Erholung. In diesen Fällen ist ein abwartendes Verhalten kontraindiziert. Die Durchtrennungsvarianten scharf und stumpf unterscheiden sich lediglich in der Art der Versorgung: scharfe Durchtrennungen werden primär versorgt, stumpfe Durchtrennungen sekundär. Komplette Durchtrennungen sollten frühest möglich operiert werden. Derartige Verletzungen sind in der Regel offen und werden meist durch Messer, Glas oder das Skalpell eines Chirurgen verursacht.

> Wenn eine scharfe Durchtrennung vorliegt und die Wunde sauber ist, wird primär mit einer epineuralen End-zu-End-Naht rekonstruiert (Sunderland-Grad 5, Neurotmesis). Scharfe Verletzungen, die primär und ohne Verzögerung End-zu-End genäht werden können, haben eine sehr gute Prognose.

In eine andere Versorgungsgruppe fallen offene und geschlossene, aber stumpfe Verletzungen mit Zerreißung, z. B. infolge von Beschleunigungstrauma, offener Fraktur oder penetrierender Schuss- und Schrapnellverletzung. Leider ist der größere Anteil der Nervendurchtrennungen stumpf. Der stumpfe Mechanismus löst eine ausgedehntere Neurombildung aus. Es bestehen häufig noch ausgefranste, kontusionierte und gequetschte Nervenenden, die längere Nervenstumpfrückschnitte und somit eine Rekonstruktion mit Transplantatinterposition notwendig machen.

> Stumpfe Durchtrennungen werden im Intervall nach 2–3 Wochen verzögert rekonstruiert. Dies wird als frühe Sekundärversorgung bezeichnet.

Wenn nach Rückschnitt der Stümpfe noch eine spannungsfreie Anlagerung beider Enden aneinander möglich ist, wird eine End-zu-End-Naht angestrebt. Diese Art der bewusst später durchgeführten Nervenrekonstruktion bezeichnet man als »verzögerte End-zu-End-Naht«. Sie ist aber nach 2 Wochen nur noch sehr selten durchführbar und betrifft eher Nerven, bei denen durch geeignete Verlagerungsmanöver ein »Längengewinn« erzielbar ist, z. B. beim N. ulnaris auf Ellenbogenhöhe. Hier lassen sich durch eine submuskuläre Volarverlagerung aus dem Sulkus und Kubitaltunnel 2–3 cm gewinnen.

Bei der Planung einer Koaptation muss unbedingt auch eine mögliche Längenänderung durch Gelenkbewegungen einkalkuliert werden. Ist jedoch keine spannungsfreie Koaptation möglich wird die Rekonstruktion mittels interponierter Transplantate notwendig.

Bei initial offener Verletzung mit massivem Gewebedefekt und Durchblutungsstörung besteht ein höheres Infektions- bzw. Sepsisrisiko, weil aufgrund der Wundverhältnisse kein geeignetes Transplantatbett vorliegt. In diesem Fall ist eine späte sekundäre Nervenversorgung zweckmäßig. Der geeignete Zeitraum zur Nervenrekonstruktion wird hierbei durch die Wundverhältnisse diktiert. In Abhängigkeit von diesen muss teilweise mehrere Wochen abgewartet werden.

Bei einer 2–3 Wochen übersteigenden, verzögerten Nervenrekonstruktion ist leider eine ausgedehntere Rück-

resektion als bei früherer und insbesondere primärer Rekonstruktion notwendig. Dies liegt an der Größenzunahme der Stumpfneurome. Zusätzlich haben sich die Nervenenden retrahiert. Es resultiert ein Nervendefekt variabler Länge. Die Defektstrecke lässt sich regelhaft nicht ausreichend durch Nervenmobilisation und Verlagerung ausgleichen und muss deswegen durch Transplantate überbrückt werden. Um die Defektlänge dennoch möglichst klein zu halten, kann es hilfreich sein, die Stümpfe bei der primären Operation mit einer dickeren monofilen, farblich gut erkennbaren nicht resorbierbaren Naht im Begleitgewebe zu verankern oder zu koaptieren (z. B. 3-0 bis 5-0).

Nerventeilläsionen: Nerventeildurchtrennung und Nerventeilneurom

Hierbei ist ein Teil des Nervenquerschnitts funktionell noch intakt, wohingegen der Rest komplett durchtrenntoder neuromatös umgewandelt ist. Weiterhin kann es auch zu einem partiellen Substanzverlust des Nervs gekommen sein. Diese Möglichkeiten gilt es, bei der Evaluation von Nervenverletzungen in Betracht zu ziehen. Insbesondere elektrophysiologische Untersuchungen mit Hinweisen auf eine teilweise erhaltene Funktion und Leitungsfähigkeit können zu der falschen Annahme verleiten, dass sich die Läsion noch gänzlich funktionell erholen könne. Wird der funktionierende Anteil als regenerierender Nerv fehlinterpretiert, beobachtet man dann unnützerweise eine operationsbedürftige Läsion im Verlauf.

Den entscheidenden Hinweis auf einen komplett neuromatösen Umbau eines Teils des Nervenquerschnitts kann eine neurosonographische Untersuchung liefern. Die Läsion ist mit dieser Methode schon sehr früh erkennbar. Die richtige klinische Maßnahme besteht in einer sofortigen End-zu-End-Teilnaht bei einer scharfen Teildurchtrennung oder einer frühen Sekundärversorgung innerhalb von 2–3 Wochen bei stumpfem Mechanismus oder Verunreinigung. Die Ergebnisse einer Teilnervenrekonstruktion sind auch bei größeren Verzögerungen noch regelhaft sehr gut. Meist muss hierbei eine Defektstrecke mit autologem Nerveninterponat überbrückt werden. Wir bezeichnen dies als Nerventeilrekonstruktion (»split repair«, ► Abschn. 3.1.4). Die gesunden Faszikelanteile schienen und versorgen über ihre Gefäße die in den Defekt eingepassten Interponate zusätzlich.

4.2.2 Primäre Versorgung: dringliche Chirurgie

Unter primärer Versorgung versteht man eine unmittelbar nach dem Trauma durchgeführte Nervenrekonstruktion; sie wird so früh wie möglich nach dem Trauma durchgeführt. Die entsprechenden Zeiträume sind nicht einheitlich definiert und werden in der Literatur unterschiedlich angegeben. Deswegen wird auch zwischen später primärer und früher sekundärer Versorgung nicht einheitlich unterschieden. Was für den einen Experten bereits eine späte primäre Versorgung darstellen mag (>72 h, aber <10 Tage), läuft für andere bereits unter dem Terminus einer frühen sekundären Versorgung. Wir verstehen unter einer primären Nervenrekonstruktion eine im Anschluss an das Trauma so schnell wie möglich durchgeführten Versorgung, möglichst innerhalb von 72 h. Nach unserer Ansicht sollte aber auch ein bereits abgelaufenes Intervall von 3–10 Tagen eine primäre Rekonstruktion mit Versuch der End-zu-End-Naht nicht verhindern, wenn die Grundvoraussetzungen der scharfen Durchtrennung und der sauberen Wundverhältnisse gegeben sind. Die Wahrscheinlichkeit, dass eine End-zu-End-Naht dann überhaupt noch möglich ist, wird jedoch mit wachsendem Intervall geringer (▶ Abschn. 4.2.1).

Klassische Indikationen für eine primäre Versorgung sind scharfe Nervdurchtrennungen. Eine spannungsfreie mikrochirurgische End-zu-End-Naht kann hier die korrespondierenden Faszikel wieder koaptieren. Die funktionellen Resultate sind regelhaft sehr gut, wenn die richtige Indikation vorlag und adäquate Techniken angewandt wurden. Tierexperimentell gibt es Hinweise, dass eine End-zu-End-Naht zu einer größeren Anzahl an aussprossenden Nervenfasern führt (Fox et al. 2012).

Erfolgreiche Gliedmaßenreplantationen mit Wiederkehr sensomotorischer Funktionen sind Beispiele dafür, dass es unter bestimmten Bedingungen auch möglich ist, bei stumpfen Verletzungen in Diskontinuität erfolgreiche Primärversorgungen durchzuführen. Hier werden allerdings Rückschnitte entlang der verletzten Nervenenden notwendig, deren adäquates Ausmaß deutlich schwieriger zu beurteilen ist. Die intraoperative Entscheidung bezüglich der ausreichenden Rückschnittlänge ist in solchen Fällen unsicherer.

4.2.3 Sekundäre Versorgung: elektiv, aber früh genug

Eine sekundäre Versorgung bezeichnet eine aufgrund der äußeren Umstände bewusst im Intervall durchgeführte Nervenoperation. Bei der sekundären Versorgung liegt somit gewollt oder ungewollt eine deutliche Verzögerung zwischen Trauma und Operation. Sie wird in einem Intervall von 2 Wochen bis zu 3 Monaten nach dem Unfall durchgeführt. Eine binnen 2–3 Wochen durchgeführte Rekonstruktion wird als frühe sekundäre Versorgung bezeichnet.

Indikationen sind stumpfe Durchtrennungen, Kontinuitätsläsionen und Schussverletzungen. Kann ein Nerv nicht primär versorgt werden, weil der Patient nicht früh genug vorgestellt wurde oder weil die Operationsindikation nicht eindeutig zu stellen war, ist nur noch eine sekundäre Versorgung möglich. Nervenschäden in infizierten Wunden sind ebenso sekundär zu versorgen.

Wenn bei einer Kontinuitätsläsion die Verletzungstiefe initial unklar ist und diese auch nicht durch die additiven diagnostischen Verfahren ausreichend abgeschätzt werden kann, erfolgen im Beobachtungsintervall mindestens einmal im Monat klinische und elektrophysiologische Verlaufskontrollen. Sie sollten Aufschluss über die Wahrscheinlichkeit einer spontanen Erholung geben. Zeigen sich keine Erholungszeichen, wird der Nerv möglichst nicht später als 3 Monate nach dem Trauma freigelegt. Eine dann statfindende Rekonstruktion wird als späte sekundäre Versorgung bezeichnet.

> Aufgrund der modernen Bildgebungsmöglichkeiten hat sich die Beurteilung unklarer Nervenläsionen wesentlich verbessert. Eine Durchtrennung ist neurosonographisch meist gut erkennbar. Sie benötigt kein mehrmonatiges Beobachtungsintervall, sodass die Operationsindikation sehr schnell zu stellen ist. Die Rekonstruktion hat so eine bessere Chance auf ein gutes funktionelles Ergebnis.

Funktionslose, aber nicht durchtrennte Nerven sind am schwierigsten zu beurteilen. Aufgrund der modernen diagnostischen Möglichkeiten ist es dennoch nur in seltenen Fällen notwendig, unklare Läsionen mehr als 3 Monate zu beobachten, wenn sich überhaupt kein Hinweis auf Regeneration zeigt. Stellt die Neurosonographie eine neuromatöse Auftreibung in Kontinuität ohne erkennbare Faszikelstruktur dar (fehlendes »Bienenwabenmuster« im Querschnitt), ist davon auszugehen, dass dieser Nervenanteil nur noch ein bindegewebiges Narbenkonglomerat enthält. Dieses wird mikrochirurgisch exzidiert und mit einem autologen Interponat transplantiert. Eine solche neurosonographisch erkennbare Umwandlung ist schon nach 2 Wochen diagnostizierbar.

Sehr tief liegende Nerven wie der N. ischiadicus am Gesäß sind jedoch bildtechnisch häufig nicht eindeutig beurteilbar und deswegen im Hinblick auf ihr Potenzial zur Spontanregeneration deutlich schwerer einzuschätzen. Je rückenmarksnaher die Läsion ist, d. h. je weiter entfernt sich die Läsionsstelle vom Zielorgan befindet, umso wichtiger ist es, einen angemessenen Zeitverlauf zwischen Trauma und Rekonstruktion einzuhalten.

Kontinuitätsläsionen mit Zeichen spontaner Regeneration werden zunächst im Verlauf beobachtet. Sistiert die Regeneration, sollte dies eine umgehende weitere Aufarbeitung zur Folge haben. Liegen komplett neuromatöse Umwandlungen eines Teils des Nervenquerschnitts vor, besteht eine Indikation zur Exploration und Teilquerschnittrekonstruktion (»split repair«).

> Ein Grund für eine im Verlauf sistierende Regeneration können komprimierend wirkende Narbenplatten sein, die den Nerv von extern einengen.

Narben ändern sich im zeitlichen Verlauf: Initial nimmt die Narbe an Größe zu, um sich dann aufgrund der Kollegenfaserveränderungen wieder zusammenzuziehen. Hierdurch ist auch die Erzeugung eines zunehmend konstringierenden Effekts auf einen von Narbengewebe umgebenen Nerv möglich. Derartige Veränderungen können dann eine Verschlechterung der Nervenfunktion im Verlauf hervorrufen. Zusätzlich stört die konstringierende Narbe die Nervendurchblutung und den Nervbinnendruck und löst damit eine Kaskade aus, die auch die axolemmale Transportfunktion und den venösen Abtransport im Nerv beeinflusst. Ist ein abwartendes Verhalten nicht mehr indiziert, wird eine Rekonstruktion zeitnah durchgeführt.

Die hier dargestellten Versorgungsprinzipien beziehen sich auf Einzelnervläsionen. Plexusverletzungen sind deutlich schwieriger zu beurteilen und weisen im Hinblick auf die Versorgung viele Besonderheiten auf, die es zu beachten gilt (Birch 2009, Kline 2009; ▶ Kap. 5).

4.3   Operationsindikationen

Die Hauptgründe, einen verletzten Nerv zu operieren, bestehen darin, die Kontinuität nach Durchtrennung oder Ruptur wiederherzustellen, eine Nervenläsion in Kontinuität zu reparieren, die keine Chance mehr auf funktionell wirksame Spontanerholung hat, oder auch einen Nerv von einer dauerhaft schädigenden Struktur zu befreien. Dies können konstringierend wirkende Narbenplatten und Hämatome ebenso sein wie Knochenfragmente oder Metallimplantate. Sie können den Nerv von außen komprimieren, in seine Binnenstruktur eindringen oder seine Faszikelgruppen dehnen.

Ein weiterer Indikationsgrund kann darin bestehen, eine Diagnose zu bestätigen oder diese erst eindeutig zu stellen. Die Operation wird dann »Exploration« oder »explorative Freilegung« genannt. Gerade bei Läsionen in Kontinuität ist vor der Operation nicht immer klar, ob eine Transplantation notwendig sein wird oder ob auch eine Dekompression und eine externe oder auch eine interfaszikuläre Neurolyse für eine funktionelle Erholung ausreichend sein kann. Die Entscheidung für ein bestimmtes Verfahren kann in solchen Fällen auf dem Ergebnis einer

intraoperativen Nervenaktionspotenzialanalyse beruhen. Ist über die Läsion hinweg ein eindeutiges fortgeleitetes Nervenaktionspotenzial (NAP) auslösbar, wird sich der Operateur in den meisten Fällen auf eine externe Neurolyse beschränken.

Bei akuten Verletzungen mit komplettem Nervenausfall im Zusammenhang mit einer offenen Wunde sowie ausgeprägten Nervenschäden, die im zeitlichen Zusammenhang mit einer Fraktur der langen Knochen, schwerwiegenden Gelenkläsionen und Luxationen oder gar arteriellen Verletzungen stehen, ist die Entscheidung für eine Nervenoperation eindeutig.

Indikationen zur Nervenoperation

Die Indikationen zur Nervenoperation nach traumatischen Ereignissen schließen folgende Konstellationen ein:

— Schwere Lähmung im Zusammenhang mit einer Wunde über einem Hauptnerv oder nach einer Injektion in die Nähe eines solchen Nervs
— Schwere Lähmung nach einer Operation, bei der der Nerv in unmittelbarer Nähe zum Operationssitus verläuft (iatrogene Nervenläsion)
— Schwere Lähmung nach einem geschlossenen Dehnungsschaden des Plexus brachialis
— Nervenläsion, die mit einer arteriellen Verletzung assoziiert ist (»Hochenergietransferverletzung«, z. B. Hochgeschwindigkeitsläsion)
— Nervenverletzung, die mit einer Fraktur oder Dislokation assoziiert ist, welche eine umgehende Reposition und interne Fixierung erforderlich macht
— Verschlechterung einer Nervenläsion im Beobachtungsintervall
— Versagen/Ausbleiben einer funktionellen Besserung innerhalb eines erwarteten Zeitintervalls
— Ausbleiben von Besserungszeichen nach Ablauf von 6 Wochen bei einem diagnostizierten »Leitungsblock«
— Ausbleiben von Regenerationszeichen im erwarteten Zeitintervall nach einer geschlossenen Verletzung, die anfänglich als Axonotmesis eingestuft wurde
— Anhaltender Schmerz
— Behandlung eines schmerzhaften Neuroms

Bei Schmerzzuständen nach rekonstruierbaren Nervenverletzungen ist der zeitliche Einfluss im Hinblick auf das erreichbare Resultat wahrscheinlich weniger dominant; dies gilt trotz des viel zitierten »Schmerzgedächtnisses«. Deswegen können auch die folgenden Aspekte bei der Indikationsstellung Berücksichtigung finden:

- Anhaltender starker Schmerz weist auf eine anhaltende Schädigung hin, dies lässt sich nicht mit der Diagnose eines nicht degenerativen Leitungsblocks in Einklang bringen (Neurapraxie).
- Eine aufgehobene sympathische Funktion ist ein sicheres Zeichen einer Axonunterbrechung.
- Bietet man einem irreversibel verletzten Nerv oder Nervenanteil eine Aussprossungsstrecke in Form eines Transplantats an, ist eine vorhandene Schmerzsymptomatik besserbar.

Das Ziel einer Operation kann neben der Wiederherstellung oder dem Erhalten von Funktion, auch die Linderung von Schmerz sein.

Bei einem durchtrennten Nerv ist die Nervenrekonstruktion die einzige Chance, die ursprüngliche Funktion wieder annähernd herstellen zu können. Diese erfolgt in Abhängigkeit vom Befund durch Nervennaht oder Transplantatinterposition. Falls der proximale Stumpf hoffnungslos geschädigt ist (hohe Dehnungsläsionen) oder der Nerv gar am Myelon ausgerissen ist, besteht auch die Möglichkeit des Transfers intakter Nervenfaszikel eines anderen Nervs (Axondonor) auf den distalen Stumpf (Empfängernerv). Auch bei lange bestehenden kompletten Läsionen stellen solche Nerventransfers eine Option dar. Die Zeitdauer, bis die aussprossenden Axone die muskulären Endplatten erreichen, ist aufgrund des zielorgannahen Anschlusses relativ kurz.

Die Indikation zu einer notwendigen Wiederherstellungsoperation wird im Wesentlichen aus zwei Gründen nicht gesehen: »Der Nerv könnte sich von selbst erholen.« Und: »Eine Operation bringt außer Risiken keinen substanziellen Funktionsgewinn.«

Hinter der ersten Aussage verbirgt sich die Sorge, in einen sich spontan erholenden Nerv »hineinzuoperieren« und dadurch seine Erholungsfähigkeit zu gefährden. Weiterhin könne keine Nervenoperation ein so gutes Ergebnis erzielen wie eine spontane Regeneration. Zusätzlich besteht die Sorge, einen Patienten unnötig einem operativen Eingriff auszusetzen. Hierzu lässt sich Folgendes feststellen: Viele traumatische Nervenläsionen regenerieren tatsächlich spontan. Dies ist von Beginn an wahrscheinlicher, wenn keine komplette Läsion vorliegt. Eine genaue klinische Untersuchung gibt hierüber Auskunft. Werden in der Diagnostikphase die Möglichkeiten elektrophysiologischer und bildtechnischer Ergänzungsuntersuchungen nicht voll ausgeschöpft, können daraus Fehleinschätzungen resultieren.

Liegt eine inkomplette Läsion vor, so sollte sich die Funktion stetig bessern; dies wird durch engmaschige, möglichst monatliche Verlaufskontrollen verifiziert. Ein fokaler Leitungsblock, der länger als 6 Wochen besteht, ist ein Hinweis darauf, dass kein Leitungsblock vorliegt, sondern eine schwerwiegendere Läsion. Eine minimale Regeneration, die auf demselben Niveau stehen bleibt, lässt vermuten, dass ein großer Teil des Nervenquerschnitts substanziell so geschädigt und neuromatös verändert ist, dass er sich nicht weiter erholen wird. In einem solchen Fall besteht eine Indikation zur Exploration.

Die Wahrscheinlichkeit, dass ein mikrochirurgisch versierter Nervenchirurg einen Nerv zusätzlich schädigt, ist sehr gering. Er wendet die gängigen Methoden zur intraoperativen Überprüfung der funktionellen Integrität (z. B. direkte Nervenstimulation und EMG-Ableitung sowie Induzieren von Nervenaktionspotenzialen über die Läsion hinweg) und Binnenstrukturdiagnostik (z. B. Aussehen und Konsistenz des Nervs, intraoperativer Ultraschall) an, wenn Zweifel bestehen. Bei den meisten Explorationen ergeben sich keine intraoperativen Unklarheiten, sondern eindeutige Befundkonstellationen mit einer Indikation zur Transplantatrekonstruktion.

Zum Vorurteil, eine Operation bringe außer Risiken keinen substanziellen Funktionsgewinn, ist anzuführen, dass das Wissen über die erreichbaren guten funktionellen Resultate nach der Rekonstruktion von Nervenverletzungen wenig verbreitet ist. Die Ausbildungsstandards der operativen Fachdisziplinen messen der Nervenrekonstruktion einen geringen Stellenwert bei. Ärzte unterschiedlicher Fachrichtungen schätzen deswegen die erzielbaren Resultate häufig zu schlecht ein. Das fehlende Vertrauen in eine operative Maßnahme kann dann einen konservativen Behandlungsweg ebnen, der zum Scheitern verurteilt ist.

4.4 Exploration traumatischer Läsionen

Ziel der Exploration ist es, den betroffenen Nerv in einem Abschnitt freizulegen, der sowohl den läsionierten Teil als auch an die Läsion angrenzende unversehrte Anteile beinhaltet. Ein gutes Verständnis der topographisch relevanten Anatomie ist wesentlich. Durch anatomische Landmarken und Tasten der relevanten Knochenvorsprünge lässt sich bereits nach der Lagerung des Patienten auf der Haut der ungefähre Nervenverlauf aufzeichnen. Die Neurosonographie ermöglicht eine genaue Darstellung der Läsionshöhe und, falls notwendig, auch des Nervenverlaufs. So ist z. B. ein läsionierter und verlagerter N. ulnaris vor dem Hautschnitt in seinem Verlauf erkennbar. Auch die genaue Position eines Kontinuitätsneuroms ist auf diese Weise vor dem Hautschnitt bestimmbar.

> ❯ Das zielgenaue Freilegen eines Nervenabschnitts unter Schonung intakter abgehender Äste setzt ein Präparieren in den anatomischen Schichten voraus. Kline gab hierzu den Rat: »Do not dig a hole.«

Eine weitere Grundregel lautet, sich der Nervenläsion vom gesunden Gewebe und dem nicht läsionierten Nervenanteil her anzunähern. So kann vermieden werden, sich in einem Narbenfeld zu verlieren. Abgesehen davon, dass es durch direktes Präparieren in der Narbe schwerlich möglich ist, die notwendige Übersicht zu gewinnen, birgt eine direkte Vorgehensweise in der Läsion die Gefahr, noch intakte Nervenanteile zusätzlich zu schädigen.

Die klassischen Zugänge zur Freilegung der peripheren Nerven an den Extremitäten und am Stamm schaffen die nötigen Voraussetzungen, sich der Nervenläsion in den anatomischen Schichten vom Gesunden her zu nähern. Zusätzlich ist ein Vorgehen in den anatomischen Schichten gewebeschonender, sicherer und zügiger möglich. In Schichten zu präparieren impliziert auch, nicht alle Gewebeschichten über dem Nerv auf direktem Weg durchzuschneiden, sondern Muskeln entweder in ihrem Faserverlauf zu separieren oder ihren lateralen Rand aufzusuchen, um sie dann zu unterminieren und aus dem Weg zu drängen.

Baufett wird geschont und nicht exzidiert. Es kann inzidiert und mit Abnähten gesichert werden, um einen Präparationskorridor zu gewinnen, der nachher wieder problemlos mit demselben, gefäßgestielt gebliebenen Fett verschlossen werden kann. Auf dem Weg zum Zielnerv wird so darauf geachtet, vorhandenes Gleitgewebe und insbesondere die Fettschichten zu schonen, diese nicht großzügig zu exzidieren und insbesondere keine komplett koagulierte »Rodungsschneise« im Gewebe zu hinterlassen. Breitflächig koaguliertes Gewebe ist ein sehr schlechtes Transplantatbett. Es führt nicht nur zu stärkeren Adhäsionen, sondern vermindert auch das Einsprossen von Kapillaren in die Transplantate. Umgebendes Gleitgewebe und gefäßgestielte Fettlappen stellen das beste Nervenbett für einen transplantierten Nerv dar. Die Fetthülle schützt und vaskularisiert die Transplantate. Millesi weist auf die große Bedeutung erhaltener Gleitschichten für eine uneingeschränkte Nervenfunktion hin (Millesi u. Schmidhammer 2007, Millesi et al. 1993).

Im Hinblick auf die Nervenexpositionen ist es hilfreich, sich auch mit den unfallchirurgischen und gefäßchirurgischen Zugängen zu den Extremitäten zu beschäftigen. Viele der heute propagierten Zugangsprinzipien gehen auf eine Zusammenstellung mit Merkregeln und Landmarken zurück, die Arnold K. Henry 1945 in einer Monographie verfasste. Aufgrund seiner Popularität unter Chirurgen wurde dieses Werk 1957 und 1995 neu aufgelegt und in unzähligen Nachdrucken wieder veröffentlicht (Henry 1995). An der Nützlichkeit von »extensile exposure applied to limb surgery« für die Nervenchirurgie hat sich wenig geändert.

Die Nervenrekonstruktion erfolgt unter Verzicht auf Muskelrelaxanzien. Auf diese Weise ist eine Präparation unter Nutzung der intermittierenden Nervenstimulation möglich. Die intraoperative Bestimmung von Nervenaktionspotenzialen erfordert zusätzlich auch eine gasfreie Narkose (TIVA).

Bei ausgedehnten und unklaren Läsionen sind langstreckige Freilegungen notwendig. Ist noch nicht klar, ob tatsächlich langstreckig rekonstruiert werden muss, bietet eine endoskopisch unterstützte Exploration eine sehr gute Möglichkeit, den Nerv langstreckig, aber minimal-invasiv darzustellen. Wir nutzen dies regelmäßig bei unklaren Ischiadicusläsionen (▶ Abschn. 4.5.3). Ausgedehnte Vernarbungen, initiale Begleitverletzungen, Voroperationen sowie Osteosynthesematerial verhindern oftmals das Vorfinden von »Lehrbuchanatomie«. Umso wichtiger ist es, sich an anatomischen Landmarken zu orientieren. Dies gilt insbesondere für die Plexuschirurgie. Das systematische Aufsuchen einzelner Zielstrukturen in der richtigen Reihenfolge und im Gesunden ist in solchen Fällen besonders wichtig. Auf die anatomischen Besonderheiten und Landmarken einzelner Nerven wird in den folgenden Abschnitten hingewiesen.

Auch für einen erfahrenen Operateur sind die Eingriffe nicht selten langwierig und mühsam. Oft genug sind Gefäß- und Nervenstrukturen trotz Landmarkenbestimmung nur sukzessive aus einem Narbenkonglomerat herauszuarbeiten. Nach Darstellung des Nervs in seinem Verlauf folgt die Funktionsprüfung und Entscheidung für das geeignete rekonstruktive Verfahren. Die eigentliche Nervenrekonstruktion nimmt dabei zeitlich den geringsten Teil in Anspruch.

Die Operation beinhaltet einen Wechsel zwischen makro- und mikrochirurgischen Teilschritten. Bei bestimmten Läsionen sind auch langstreckige Transplantate erforderlich. Hierzu muss nicht immer die ganze Wegstrecke freigelegt werden. Transplantate sind tunnelbar und können proximal am Axondonor und distal am Axonempfänger angeschlossen werden. Ein Beispiel hierfür ist die Rekonstruktion des N. axillaris über die laterale Achsellücke hinweg über einen vorderen infraklavikulären und hinteren Zugang am Oberarm.

Prinzipien der Nervenrekonstruktion

- Relaxanzienfreie Narkose
- Antizipieren des Nervenverlaufs vor dem Hautschnitt
- Nutzung anatomischer Landmarken: Knochenvorsprünge, Muskelansätze, Gefäßverläufe
- Präparation entlang anatomischer Schichten
- Kein Graben von Löchern (Kline)
- Zielgenaues Freilegen des Nervs, ausgehend von nicht läsionierten Nervenanteilen

- Annäherung an die Pathologie beidseits vom Gesunden her
- Nutzung der intraoperativen Nervenstimulation
- Gegebenenfalls Bestimmung von Nervenaktionspotenzialen
- Nutzung der Neurosonographie
- Transplantate möglichst in Baufett lagern
- Schonender Umgang mit dem Gewebe, keine Exzision des Baufetts

4.4.1 Nervenreparaturtechniken

Die grundlegenden Prinzipien der mikrochirurgischen Nervenpräparationstechniken werden in ▶ Kap. 3 erläutert. Diese Prinzipien gelten uneingeschränkt auch für die Rekonstruktion traumatischer Läsionen. Unter Operateuren besteht eine große Variabilität im Hinblick auf die gewählte Umsetzung dieser allgemeinen Prinzipien. Die Autoren bevorzugen folgende technische Umsetzungen in den einzelnen Nervenrekonstruktionsphasen:

Dekompression Diese wird meist makroskopisch durchgeführt; bei kurzen Eingriffen an den Extremitäten, falls keine NAP-Bestimmung oder Stimulation notwendig ist, auch in Blutleere.

Externe Neurolyse Gemischt makro- und mikroskopisch, zirkumferenzielles Vorgehen unter Benutzung von um 90° gewinkelten Overholts unterschiedlicher Größe zum Unterfahren. Nicht einschnürender Gummizügel zum Anheben des Nervs, Schneiden und Lösen parallel zum Nerv. Spülflüssigkeit.

Interfaszikuläre Präparation Unter hoher Mikroskopvergrößerung und Lichtstärke. Einsatz eines Diamantmessers oder einer 11-er Klinge, Verwendung einer geraden Mikroschere. Präparation unter intermittierender Spülung und intermittierender Stimulation mit einer bipolaren Reizpinzette.

Neuromrückschnitt und Anfrischen Meist unter Benutzung einer 11-er Klinge durchgeführt, teilweise auch mit Nervenhalter nach Viktor Meyer mit Resektionsschlitz und entsprechender Klinge, wenn ein sparsamer Rückschnitt des Neuroms im Millimeterbereich erwünscht ist. Für die interfaszikuläre Transplantation werden »Faszikelfinger« am proximalen und distalen Nervenstumpf zur Aufnahme der Interponate mit Messer und Mikroschere präpariert.

Sichere Blutstillung Hierdurch wird eine gute Sicht auf die Faszikelgruppen ermöglicht, dies ist eine Voraussetzung für die akkurate Koaptation. Erreicht wird dies durch Einsatz von Mikrowatten, die kleinere Blutungen atraumatisch zum Stillstand bringen können. Die Sicht bei kleineren Blutungen wird auch durch intermittierende Spülung verbessert. Kleinere Blutansammlungen werden mit dreieckigen Flieskeilen aufgesaugt.

Spendernerventnahme und -aufbereitung Entnahme über eine oder mehrere Querinzisionen oder mit einem Nervstripper, hierzu infiltrieren wir den Spendernerv vor dem Absetzen an der vorgesehenen Durchtrennungsstelle mit einem Lokalanästhetikum. Das Transplantat wird in einer feuchten Kompresse aufbewahrt, noch anhaftendes Begleitgewebe wird mikrochirurgisch entfernt. Die Längenanpassung des Transplantats erfolgt innerhalb oder außerhalb des Situs mit einer frischen Klinge oder einer Mikroschere mit Wellenschliff.

Transplantatinterposition Es wird auf eine torsionsfreie Einlage geachtet, die Transplantate werden sorgfältig zwischen den zu rekonstruierenden Nervenstümpfen ausgerichtet und orientiert. Es erfolgt eine genaue Zuordnung zu den geeigneten Faszikelgruppen entsprechenden Kalibers. Genügend Reservelänge mit entsprechender Undulation für eine spannungsfreie Koaptation wird eingeplant.

Koaptation Für die Koaptation und Nervennaht wird gelbes Hintergrundmaterial verwendet, um den Kontrast zum Nahtmaterial zu verstärken. Der Einsatz von Einzelknopfnaht und Fibrinklebung wird individuell angepasst, teilweise auch kombiniert. Prinzipiell setzen wir zur Koaptation so wenig Nähte wie möglich und so viel wie für die sichere Befestigung der Transplantate nötig. Hierzu reicht meist eine Naht pro Interponatende aus. Eine gute Apposition und Ausrichtung der Transplantate garantiert einen unterstützenden kohäsiven Effekt. Als Nahtmaterial kommt bei uns monofiles nicht resorbierbares Nylon (Polyamid) der Stärke 10-0 sowie eine Nadel mit schneidender Nadelspitze, 3/8 Biegung und 5–6 mm Länge zum Einsatz. Wenn wir Fibrinkleber verwenden, wird dieser sparsam mit einer sehr dünnen Schicht aufgetragen. Fibrinkoagel und dicke Schlieren werden mit einem Flieskeil abgestreift, um kein zusätzliches Gewebehindernis für die Revaskularisierung aus dem Wundbett zu schaffen. Häufig kombinieren wir Klebung und Naht. Folgende Hilfstechniken setzten wir zur Positionierung von Stümpfen in tiefen, engen und schlecht zugänglichen Lokalisationen ein:

- Epineurale Nahtsicherung mit 5-0-Naht, um einen schlecht zugänglichen Stumpf in Position zu halten bzw. seine Retraktion in die Tiefe zu verhindern

- Gute Positionierung von Stümpfen ist auch über ein Hypomochlion aus Minitupfern möglich.
- Die Sicht lässt sich durch intermittierendes, tropfenweises Spülen und den Einsatz von Keiltupfern verbessern.
- Sauger werden vor der eigentlichen Transplantation entweder abgestellt, auf eine niedrige Saugstufe gedrosselt oder durch Sauger mit geringerem Lumen ersetzt (geringer als der Transplantatquerschnitt), um ein versehentliches Absaugen von Interponaten zu vermeiden.

Bei guter Ausrichtung der Transplantate (ohne Torsion entlang ihrer Längsachse) kleben diese aufgrund der wirkenden Kohäsionskräfte sehr schnell an ihrem korrespondierenden Empfänger- bzw. Spenderfaszikel fest.

Test der Koaptationssicherheit Eine spätere Bewegung der betroffenen Extremität soll unbedingt mit eingeplant werden. Deswegen wird die betroffene Extremität nach erfolgter Koaptation unter Sicht auf die Transplanate vorsichtig durchbewegt. Dies macht eine entsprechend mobile Lagerung und Extremitätenabdeckung erforderlich. Das gilt nicht nur für Rekonstruktionen an den Extremitäten, sondern beispielsweise auch für Transplantationen im Bereich des lateralen und posterioren Halsdreiecks. Entsprechende Kopfbewegungen sind mit einzuplanen.

Drainageverzicht In den meisten Fällen verzichten wir auf den Einsatz von Drainagen, um die Nervrekonstruktion nicht durch den späteren Drainagezug zu gefährden. Falls eine Drainage unverzichtbar ist, wird diese nicht in die Schicht des rekonstruierten Nervs gelegt.

Wundverschluss Dieser erfolgt in den anatomischen Schichten. Als letzte Nahtschicht setzen wir vorzugsweise eine intrakutane Einzelknopf- oder fortlaufende Naht mit resorbierbarem Nahtmaterial, die mit einer zügelnden Schicht von Steristrips abgeschlossen wird. Laufen die Schnitte über Gelenke, wird meist eine Einzelknopfhautnaht gesetzt. Bei langstreckigen Wundverschlüssen wird teilweise geklammert.

Bevorzugte Mikroinstrumente Wir setzen bevorzugt eine gerade Mikroschere mittlerer Länge mit Wellenschliff an den Branchen ein, um ein Durchrutschen des zu präparierenden Nervs zu vermeiden. Zudem verwenden wir einen langen Nadelhalter mit sich überkreuzenden Branchen, Rundgriff und Gegengewicht, um eine Führung wie bei einem Stift zu ermöglichen; feinste Manöver der Branchenspitze sind so durch Rollen des Instrumentengriffs zwischen Zeigefinger und Daumen möglich, ohne die Hand selbst stark bewegen zu müssen. Zum Halten kommt eine mikrochirurgische Haltepinzette mit schmalem aufgerauhtem Plateau oder kleinen Tellern an der Spitze zum Einsatz. Wichtigstes Schneidewerkzeug für die mikrochirurgische Präparationsphase ist neben der Mikroschere ein Skalpell mit 11er-Klinge. Für die interfaszikuläre Präparationsphase wird seltener auch ein Diamantmesser eingesetzt.

Endoskopische Hilfstechniken An geeigneten Körperstellen setzen wir auch in der Traumachirurgie gerne ein Endoskop ein, um Nerven explorieren zu können, ohne sie komplett freilegen zu müssen. Dies kommt z. B. bei unklaren Läsionen zur Anwendung, wenn Verletzungstiefe oder Läsionshöhe noch nicht eineutig sind oder mehrere Stellen betroffen sein können.

Immobilisation Wir beschränken Immobilisationsphasen auf das absolut Notwendigste, um Transplantate vor Ausriss durch zu frühe Bewegung zu schützen. Dies ist eher nötig, wenn in Gelenknähe oder gelenküberschreitend transplantiert wurde. An Arm- und Schulterregion setzen wir ein Dreiecktuch oder einen Gilchrist-Verband ein, in Handgelenknähe eine volare oder dorsale Schiene und am Bein Unterarmgehstützen oder eine Beinschiene.

4.4.2 Intraoperative Entscheidungsfindung

Bei einem durchtrennten Nerv ist die Indikation zur Rekonstruktion offensichtlich, wenn beide Stümpfe über Transplantate koaptierbar sind. Bei einer Läsion in Kontinuität ist intraoperativ darüber zu entscheiden, ob die vorliegende Läsion noch eine Chance auf spontane Regeneration hat oder ob eine Transplantation oder eine Teiltransplantation nötig ist. Die Palpation gibt darüber Aufschluss, ob überhaupt eine typisch neuromatöse Verhärtung vorliegt. Der Nerv wird eingehend und in seiner gesamten Zirkumferenz inspiziert, um eine neuromatöse Auftreibung zu erkennen. Stellt sich nach externer Neurolyse jedoch kein Kontinuitätsneurom dar, wird zunächst direkt stimuliert. Lässt sich hierdurch eine motorische Antwort auslösen, wird der Eingriff in diesem Stadium beendet. Lässt sich keine Stimulationsantwort im Zielmuskel auslösen, werden Nervenaktionspotenziale (NAP) eingesetzt.

> **❯ Die Bestimmung von NAP liefert bei fokalen Läsionen mehrere Wochen nach dem Unfall zuverlässige Informationen darüber, ob über die Läsion hinweg bereits die Nervenleitung wieder intakt ist.**

Fortgeleitete NAP sind nur auslösbar, wenn eine kritische Anzahl an Axonen über die Läsion hinweg intakt ist. Um solch ein nicht aufsummiertes zusammengesetztes NAP auszulösen und über einen geschädigten Nervenquerschnitt fortzuleiten, benötigt der Nerv mehrere Tausend Fasern mit Durchmessern von mehr als 6 μm (»non summated compound nerve action potential«; Kim et al. 2008). Eine positive NAP-Antwort korreliert signifikant mit einer guten funktionellen Erholung. Im Patientengut von Kline war dies in 94 % der Fälle so (Kraftgrad ≥M3 nach dem Louisiana State University Health Science Center System, dies entspricht einem schwachen Kraftgrad 4 im System des Brith Medical Research Counsil; Robert et al. 2009). Die Daten wurden an 3.459 Kontinuitätsläsionen von 1736 Patienten erhoben.

Sogenannte neuromatöse Minifaszikel sind ein histologisches Kennzeichen von Neuromen und entstehen durch frustrane Axonsprossungen im fibrösen Bindegewebe. Sie sind nicht in der Lage, ein NAP fortzuleiten.

Lassen sich keine NAP auslösen, wird der läsionierte neuromatös umgewandelte Nervenabschnitt exzidiert. Im Zweifel besteht die Möglichkeit, zunächst eine interfaszikuläre Darstellung in Längsrichtung des Nervs vorzunehmen. Dies erfolgt mikrochirurgisch und schrittweise, um unter Umständen vorhandene und intakte Faszikelstruktur erhalten zu können. Zeigt sich hierbei ein Teilneurom, wird nur dieses exzidiert. Der Teildefekt wird dann mit Transplantaten überbrückt (»split repair«).

4.4.3 Unmittelbar postoperative Nachbehandlung

Generell versuchen wir, Patienten so schnell wie möglich zu mobilisieren. Längere Phasen der Ruhigstellung führen zu Gelenkkontrakturen (besonders schnell z. B. im Schultergelenk) und Verklebungen des Nervs mit seinem Umgebungsgewebe. Die Einbettung von Nerven in entsprechendes Gleitgewebe ist eine essenzielle funktionelle Voraussetzung. Deswegen sollte zumindest die passive Beweglichkeit so schnell wie möglich wiederhergestellt werden. Wurden keine Nervennähte durchgeführt, ist keinerlei Ruhigstellung notwendig. Wir halten den Patienten an, die Extremität am Tag nach der Operation zu mobilisieren.

Bei gelenküberschreitenden Nervennähten und Interponaten immobilisieren wir mit entsprechenden Schienen oder Verbänden für maximal 3 Wochen. Oft werden Pendelbewegungen im Schultergelenk oder Bewegungen mit geringerem Umfang schon früher freigegeben (z. B. im Kniegelenk bis zu 20°). Spätestens 3 Wochen nach der Operation sollte eine uneingeschränkte krankengymnastische Beübung möglich sein (▶ Kap. 9).

4.4.4 Iatrogene Nervenläsionen

❯ »It has been noted that the discretion of the protagonists generally draws a veil over the early proceedings in these cases.« (Birch et al. 1998)

Durch ärztliches Handeln verursachte Nervenverletzungen sind nicht selten: In einigen Nervenzentren machen diese 17–25 % der dort operierten traumatischen Nervenläsionen aus (Khan u. Birch 2001, Kretschmer et al. 2001). Aufgrund der Bedeutung dieser Entität für den behandelnden Arzt lohnt es sich, einzelne Fakten über diese Verletzungsgruppe näher zu beleuchten. Die erstaunlichste Tatsache ist nicht, dass diese Verletzungen auftreten, sondern dass sie vielen Patienten gegenüber negiert werden. Manchmal wird auch davon ausgegangen, dass sich eine Nervenverletzung unabhängig von Verletzungstyp und der -tiefe spontan bessern wird. In der Folge wird eine adäquate Behandlung verspätet oder gar nicht begonnen.

Die Behandlungsregime iatrogener Verletzungen unterscheiden sich nicht von denen anderer traumatischer Läsionen. Nicht selten setzen Behandler zu hohe Hoffnungen in die Spontanregeneration, wenn der Schaden durch einen ärztlichen Kollegen erzeugt wurde. Birch erklärte im Zusammenhang mit iatrogenen Läsionen: »Wann immer sich eine Wunde über einem nicht funktionierenden Nerv befindet, nimmt die Wahrscheinlichkeit, dass dieser Nerv von einer Operation profitieren würde, nahezu Gewissheit an.« (Birch et al. 1998, Übersetzung des Autors)

Die obere Extremität ist häufiger betroffen als die untere. Im Patientengut von Birch wurden 206 Läsionen der oberen Extremität und 100 der unteren Extremität und des Rumpfes operiert (Khan u. Birch 2001). Die am häufigsten betroffenen Nerven sind die Nn. medianus, accessorius, radialis, ulnaris, peroneus und der Plexus brachialis. Häufig zur Läsion führende operative Eingriffe im eigenen Patientengut sind die offene und endoskopische Karpaltunneloperation und die Lymphknotenbiopsie am hinteren Halsdreieck (N. accessorius)

Hervorzuheben ist die große zeitliche Verzögerung zwischen dem Setzen der Läsion und der rekonstruktiven Maßnahme. In der eigenen Zusammenstellung konnte nur ein Drittel der Patienten innerhalb von 6 Monaten operiert werden. Zwei Drittel wurden erst nach über 6 Monaten operiert und hiervon wiederum ein Drittel erst nach einem Jahr. Somit sind zwei Drittel der operationsbedürftigen Patienten mit iatrogenen Läsionen nur nach einer nicht akzeptablen Verzögerung operierbar (Kretschmer et al. 2001). Die gleiche Serie zeigte folgende Reihung und Häufigkeiten (Kretschmer et al. 2001, 2009b):

Von Januar 1990 bis Januar 2008 wurden 263 iatrogene Nervenläsionen operiert.

- N. medianus (41/263, 16 %)
- N. acessorius (33/263, 13 %)
- N. peroneus (30/263, 11 %), davon 19 N. peroneus communis, 9 Ramus superficialis, 2 Ramus profundus
- N. radialis (25/263, 10 %) davon 13 Hauptast, 6 N. interosseous posterior, 6 Ramus superficialis)
- N. genitofemoralis (13/263, 5 %)
- N. ilioinguinalis (11/263, 4 %)
- N. femoralis (11/263, 4 %)
- N. ulnaris (10/263, 4 %)

Von 41 Medianusläsionen entstanden 31 bei einer Karpaltunneloperation, davon 14 (45 %) nach offener und 17 (55 %) nach endoskopischer Operation. Bei Vergleich der 10 am häufigsten betroffenen Nerven zeigte sich zwischen 2001 und 2008 zwar kein wesentlicher Unterschied, jedoch eine Tendenz zu mehr Verletzungen des N. medianus allgemein, insbesondere nach Karpaltunneloperationen.

4.4.5 Penetrierende Schuss- und Kriegsverletzungen

Hierbei handelt es sich um kombinierte und sehr komplexe Verletzungen. Im Hinblick auf die Beurteilung derartiger Verletzungen ist entscheidend, dass sie alle eine ausgeprägt stumpfe Komponente aufweisen und sich schon deswegen nicht für die Akutversorgung eignen. Je nach Waffengattung, Kaliber und Geschwindigkeit der Geschosse, Abstand zwischen Schütze und Opfer sowie dem Projektilverlauf ergeben sich sehr unterschiedliche Schädigungsmuster. Die Schäden am Nerv werden meist indirekt verursacht, in 85 % wird der Fälle der Nerv nicht direkt getroffen. Plexus-brachialis-Verletzungen mit komplettem Funktionsverlust können von einer operativen Versorgung profitieren (Kline 1989), insbesondere diejenigen, die Elemente von C5, C6, C7, Truncus superior, Fasciculus lateralis und posterius betreffen.

Ein großer Anteil der Literaturdaten bezieht sich auf ältere Veröffentlichungen und beschreibt daher auch Verletzungen, die von heute nicht mehr gebräuchlichen Waffen resultierten (Puckett u. Grundfest 1946). Zeitgemäße Veröffentlichungen basieren beispielsweise auf Erfahrungen aus den serbokroatischen Kriegshandlungen und aus dem nahen Osten (Birch et al. 2012a, 2012b, Campbell 2008, Secer et al. 2007, 2008).

Geschosse erzeugen aufgrund der Druckwelle und resultierenden Kavitation neben einer direkten auch ein indirekte Wirkung. Die Kraftvektoren wechseln ihre Richtung sehr schnell, da die sich dem Nerv nähernde positive Druckwelle plötzlich in einen Unterdruck übergeht, wenn sich das Geschoss wieder vom Nerv entfernt. Ein sehr naher »Vorbeiläufer« (»near miss«) erzeugt auf diese Weise eine akute Druckwelle im Sinne einer »Explosion« auf dem Weg in Richtung Nerv, auf die unmittelbar eine Unterdruckwelle mit »Implosion« und entsprechender Schädigung folgt.

Die Effekte von Hochgeschwindigkeits-, kleinkalibrigen und großkalibrigen Geschossen können sehr unterschiedlich sein. Niedrigere Geschwindigkeit eines Geschosses oder von Metallteilen kann auch zu einer stärkeren Zerfetzung des Gewebes führen. Dies gilt insbesondere auch für Minenverletzungen. Hier steht primär das Überleben und damit die Versorgung der Gefäßverletzugen, des Weichteilgewebes und Knochens im Vordergrund. Derartige Mischverletzungen werden am zweckmäßigsten mithilfe der Rotkreuz-Wundklassifikation(»red cross wound classification system«) eingeteilt (Bowyer u. Stewart 1993, Coupland 1993).

Im weiteren Verlauf können neben den erzeugten Schmerzsyndromen auch die assoziierten Verunreinigungen, Weichteil- und Knochenverletzungen problematisch bleiben, sodass mehrere Operationen notwendig werden. Eine Nervenrekonstruktion findet deswegen, auch wenn initial bereits eine Durchtrennung diagnostiziert wurde, erst sekundär statt (Roganovic 2005). Ein anderes komplexes Problem stellen Schrapnellverletzungen dar. Sie rufen ausgeprägtere Bindegewebereaktionen hervor und können so mit Verzögerung auch die Entwicklung multipler Gewebeverkalkungen induzieren.

Die Nervenläsion an sich kann in Abhängigkeit von der Geschossart und dem Geschossverlauf alle Schädigungstiefen von einer Neurapraxie bis zu einer kompletten Zerfetzung aufweisen (Steward u. Birch 2001). Zur sekundären Evaluation der Nervenkontinuität und des Läsionsausmaßes kann die Neurosonographie ein wesentliches zusätzliches Hilfsmittel sein.

Bei Schussverletzungen in Kontinuität ist somit zunächst eine Verlaufsbeobachtung indiziert. Läsionen, die im Verlauf keine spontanen Regenerationszeichen aufweisen, werden sekundär exploriert und benötigen häufig eine Transplantatrekonstruktion. Eine Untersuchung nach der Versorgung von 100 Patienten mit 261 Nervenverletzungen, die während kriegerischer Auseinandersetzungen erlitten wurden, zeigte keinen signifikanten Unterschied im Ergebnis zwischen penetrierenden Geschoss- oder Explosionsverletzungen (Birch et al. 2012b).

4.4.6 Chirurgisch behandelbare neurogene Schmerzen

Schmerzen durch verletzte Nerven und Nerventeilläsionen können sehr stark die Lebensqualität beeinträchtigen. Im Hinblick auf die chirurgische Behandelbarkeit sollte zwischen einzelnen Ursachen und Verletzungsarten differenziert werden, da deren Behandlung und vor allem auch Prognose sich unterscheiden. Nicht alle traumatisch erzeugten Nervenschmerzen haben eine schlechte Prognose. Schmerzen aufgrund von Nervenläsionen, die rekonstruiert werden können, lassen sich teilweise gut durch einen solchen Eingriff mildern oder beseitigen. Neuropathische Schmerzsyndrome, die im Rahmen von durchtrennten sensiblen Nerven mit oberflächlich liegenden Stumpfneuromen erzeugt wurden, sind jedoch regelhaft schwer behandelbar. Patienten, die unter ausgeprägten chronischen Neuropathien durch schmerzhafte Stumpfneurome leiden, haben unter Umständen auch eine gesteigerte und autonom einsetzende Erregbarkeit von Axonen innerhalb dieser Neurome.

Neben einer ektopen Hyperaktivität an der Läsionsstelle und innerhalb der schmerzhaften Neurome, die höchstwahrscheinlich im Zusammenhang mit einer fokalen Fehlverteilung und Überexpression von Natriumkanalrezeptoren am Nervenstumpf steht, gibt es vielfältige weitere Mechanismen auf Rückenmarks- und Hirnebene. Diese können die Schmerzempfindung unabhängig von der Ursache und ursprünglichen Läsionsstelle unterhalten (Kretschmer et al. 2002a, 2002b, Taylor et al. 2009). Zusätzlich werden unterschiedliche Ausprägungen der Schmerzwahrnehmung und -verarbeitung diskutiert.

Nervenschmerzen, die im Zusammenhang mit neurotoxischen Substanzen oder Verbrennungen von Nerven erzeugt wurden, z. B. im Rahmen von Fehlinjektionen oder bei Kontakt mit aushärtendem Wärme entwickelndem Knochenzement (exotherme radikalische Polymerisation von PMMA (Polymethylmethacrylat) mit Temperaturen bis zu 70 °C), sind ein therapeutisches Dilemma.

Auch bei schweren und bereits lange bestehenden Schmerzsyndromen sollte nicht nur ein konservativer Behandlungsversuch erwogen werden. Bei einigen Patienten, die unter neuropathischen Schmerzen leiden, liegt eine extra- und binnenstrukturelle Ursache vor, die operativ behandelt werden kann. Eine genaue Anamneseerhebung und Untersuchung unter Zuhilfenahme der Bilddiagnostik kann häufig den Läsionsmechanismus identifizieren und die aktuell vorliegende Verletzung charakterisieren.

> ❯ Schon die Abfrage der Schmerzanamnese und der Schmerzarten gibt erste wesentliche Hinweise auf die mögliche Genese und eventuelle operative Behandelbarkeit.

Beschwerden ohne Zuordnung zu einem umschriebenen Versorgungsareal eines bestimmten Nervs sind schlechter durch Nervenoperationen behandelbar. Ein umschriebener Schmerzpunkt und ein deutlicher und wiederholt an gleicher Stelle vorhandener Triggerpunkt, dem Nerv zuordenbare Defizite und die Blockierbarkeit des Schmerzes durch Infiltration eines Lokalanästhetikums am Punctum maximum sprechen eher für einen operativ angehbaren Nervenschmerz.

Nerventeilverletzungen in Kontinuität verursachen teilweise stärkere Schmerzen als komplette Durchtrennungen. Transplantatrekonstruktionen von geschädigten Bereichen können einen neuropathischen Schmerzzustand bessern. Deswegen ist es wichtig zu überprüfen, ob prinzipiell eine Situation vorliegt, in der noch eine Rekonstruktion durchgeführt werden kann.

Im Folgenden soll nicht die komplette Bandbreite der konservativen oder adjuvanten Behandlungsmöglichkeiten dargestellt werden. Vielmehr wird auf diejenigen Schmerzzustände hingewiesen, die auch durch operative Maßnahmen eine gute Chance auf Besserung besitzen. Falls die auf Beseitigung des ursächlichen Zustands zielenden Maßnahmen nicht indiziert sind oder keinen Erfolg brachten, kommen die konservativen Maßnahmen voll zum Tragen. Sind diese ebenso ausgeschöpft, können eventuell adjuvante Verfahren, wie z. B. periphere Nervenstimulation, Flächenstimulation oder rückenmarksnahe Stimulationsverfahren (»spinal cord stimulation«, SCS), eine Linderung herbei führen.

Kompressiv wirkende Narben

Anhaltend kompressiv wirkende Narben können sowohl die Nervenregeneration verhindern als auch Schmerzzustände bedingen. Wird ein Nerv an einer Stelle fixiert, an der er normalerweise gleiten kann, zeigt sich eine deutliche Bewegungsabhängigkeit der Schmerzen.

Neurostenalgie

Dieser Begriff umschreibt Nervenschmerzen, die durch anhaltendes Einwirken einer mechanischen Noxe auf einen anatomisch intakten Nerv erzeugt werden (Camp u. Milani 2008). Der Schmerz wird im Versorgungsgebiet des Nervs empfunden. Im Gegensatz zu Nerventeilläsionen wird keine erhöhte sudomotorische oder vasomotorische Aktivität festgestellt. Wenn die Ursache über eine längere Zeit anhält, kann sich die Symptomatik verschlimmern. In der Praxis kann dies durch von außen komprimierende Implantatanteile (z. B. Repositionsplatten) oder Knochenfragmente verursacht werden. Es gilt, die verursachende Noxe zügig zu beseitigen.

Schmerzen bei Nerventeilläsion

Schmerzen, die erst nach Operationen oder Unfällen auftreten und auf einen Nerv zu beziehen sind, der nicht komplett ausgefallen ist, sollten an die Möglichkeit einer Teilverletzung denken lassen, umso mehr, wenn die Schmerzen nach Implantierung von Prothesen oder Osteosynthesematerial zum ersten Mal auftraten. Koventionelle Röntgenaufnahmen geben einen guten ersten Anhalt dafür, ob eine Nähe der Implantate zum natürlichen

Nervenverlauf besteht. Diese Art von Schmerz ist durch eine Nerventeilrekonstruktion gut beeinflussbar. Beispiele hierfür sind Knochensplitter im Nerv oder Metallteile nach Fusionsoperationen, die einen Teil des Nervenquerschnitts zerstört haben.

Die Schmerzen werden typischerweise als anhaltend und tief stechend beschrieben. Eine Bewegungsabhängigkeit kann bestehen, wenn der Nerv über die Metallteile oder Knochensplitter schrappt. Beispiele sind Platten nach Rekonstruktion des Azetabulums mit einzelnen seitlichen Aussparungen in Nähe des N. ischiadicus (◧ Abb. 4.33). Auch das Gewinde einer geschraubten Hüftprothese kann sukzessive den N. ischiadicus zerstören: Beim Sitzen treten dann zusätzliche Schmerzen mit elektrisierender und einschießender Schmerzkomponente durch den direkten Druck der scharfen Gewindekante in den Nerv auf. Die Behandlungsmethode der Wahl ist die Entfernung der Noxe und eine Nerventeilrekonstruktion (»split repair«).

Besteht der Verdacht auf eine durch ein Implantat ausgelöste oder unterhaltene Läsion, wird die Bilddiagnostik schwieriger, da meist Artefakte in Nervennähe vorhanden sind, die eine genaue Beurteilung nicht möglich machen. Bei erhärtetem Verdacht und hohem Leidensdruck besteht eine Indikation zur Freilegung. In Abhängigkeit von der Lokalisation kann die Exploration mit dem Endoskop hilfreich sein, bevor im nächsten Schritt eine komplette Freilegung erfolgt (◧ Abb. 4.33, ◧ Abb. 4.34, ◧ Abb. 4.35).

Durchtrennung und Stumpfneurom

Durchtrennungen von gemischten Nerven erzeugen seltener die Lebensqualität beeinflussende Schmerzsyndrome. Wenn starke Schmerzen vorhanden sind, ist die Rekonstruktion die richtige Therapie. Dies gilt auch für Fälle, bei denen die Läsion aufgrund der Läsionshöhe und des Alters des Patienten wenig Aussicht auf eine Rekonstitution der Motorik hat. Ein Beispiel ist die hohe Ischiadicusläsion mit komplett ausgefallenem peronealen Anteil. Bei deutlich beeinträchtigenden Schmerzen würden wir ebenso eine Indikation zur Transplantation sehen. In der Praxis wird man aber feststellen, dass besonders an dieser Stelle nicht selten die läsionsverursachende Struktur weiterhin den Nerv bedrängt (Metall/Knochen). Somit muss der Nerv vor der Rekonstruktion so gebettet werden, dass er nicht mehr durch Metall oder Knochenfragmente bedrängt wird und bei Bewegung auch gleiten kann. Gegebenenfalls erfolgt eine Revision der Osteosynthese. Wesentlich ist es, den rekonstruierten Nerv in eine lockere Fettgewebehülle zu betten. Diese wird in gestielter Form aus dem umgebenden Gewebe gewonnen.

> ❯ Nerven müssen bei Bewegung gleiten können; für schmerzhafte Nerven gilt dies umso mehr.

Stumpfneurome machen eher lageabhängig Probleme: Schmerzhafte Neurome liegen besonders häufig oberflächennah. Berührungen der Haut und somit indirekt des Neuroms lösen heftige Schmerzsensationen aus. Durch Betippen mit dem Finger werden elektrisierende Missempfindungen ausgelöst, die im ehemaligen Versorgungsgebiet des betroffenen Nervs empfunden werden. Infiltrationen mit einem Lokalanästhetikum blockieren diese Sensationen kurzfristig. Bestimmte Nerven sind offensichtlich für die Entwicklung eines schmerzhaften Stumpfneuroms prädisponiert. Dies sind in erster Linie die Leistennerven nach Verletzungen durch Leisten- und Abdominaloperationen, Durchtrennungen des distalen sensiblen Radialisasts, des sensiblen Ramus cutaneus antebrachii medialis bei Operation der Kompressionsneuropathie des N. ulnaris auf Ellenbogenhöhe und Interkostalnerven nach Thorakotomien. Der Okzipitalnerv liegt tiefer und scheint sich hier zu unterscheiden. Er ist jedoch in einem Areal gelegen, das stark beweglich ist.

Zug am Nerv ist ein häufig übersehenes weiteres Element der Schmerzauslösung. Neurome sind in ihrer Umgebung durch die Vernarbung »verankert«. Deswegen ist nach der externen Neurolyse auch das Betten in vaskularisierte Fettlappen eine Behandlungsoption. Neben anderen Faktoren soll durch das Ummanteln mit dem gleitfähigen Gewebe ein erneutes Verkleben und »Anbinden« (»tethering«) mit dem umgebenden Gewebe verhindert werden.

Letztlich wird man abwägen, ob eine Rekonstruktion möglich und sinnvoll ist. Ist sie es nicht, bleibt nur die Resektion des Stumpfneuroms weit nach proximal. Dies sollte so hoch erfolgen, dass der Restnerv nicht mehr oberflächlich, sondern im idealen Fall auf einer Baufettschicht zu liegen kommt oder bei fehlendem Fettgewebe tief in der Muskulatur versenkt wird. Nur die kolbige Auftreibung zu resezieren ist nicht Erfolg versprechend, weil sich immer wieder ein Stumpfneurom bilden wird. Liegt es relativ oberflächlich, ist es externen Stimuli zu stark ausgesetzt. Abgesehen von den sehr nützlichen Fettlappentechniken lehnen wir andere früher propagierte Umhüllungsverfahren (z. B. Silikonkappen) genauso ab wie das Versenken in Knochen. Die beschriebenen Varianten sind mannigfaltig. Abgesehen vom hohen Rückschnitt und tiefen Lagern in ein Fettbett hat sich aber kein anderes Verfahren in der Praxis bewährt.

Ein Problem kann dann bestehen, wenn solche Patienten bereits multipel voroperiert wurden. Inguinal sind beispielsweise die entsprechenden Nerven auch ohne Voroperation nicht leicht aufzufinden. In einem Narbenfeld ist dies nicht leichter und teilweise auch nicht mehr möglich. Der nächste Schritt ist dann der Versuch, den betreffenden Nerv deutlich weiter proximal darzustellen. Für die Leistennerven beinhaltet dies unter Umständen einen retroperitonealen oder dorsalen Zugang. Dies erfordert im Vorfeld eine sehr genaue Differenzialdiagnostik und Risiko-Nutzen-Abwägung. Nach multiplen Voroperationen sinken die Chancen für einen Behandlungserfolg. Bestehen stark die Lebensqualität beeinflussende Schmerzen fort, bleiben noch die Verfahren der direkten peripheren Nervenstimulation oder Flächenstimulation durch implantierte Elektroden. Dies wiederum setzt die Platzierungsmöglichkeit einer Elektrode in der Nähe eines stimulierbaren Nervs oder des vom Nerv versorgten Areals voraus (z. B. Leistennerven)

Wurzelausrissschmerz

Dehnungsverletzungen des Plexus brachialis mit hoher Geschwindigkeit und starker Beschleunigung führen teilweise zum Ausriss von Wurzeln aus dem Myelon. Hierdurch kann ein sogenannter Wurzelausriss- oder Deafferenzierungsschmerz entstehen. Dieser Schmerz ist im Gegensatz zu den anderen hier behandelten Formen ein zentraler Schmerz, der durch eine supraganglionäre Verletzung erzeugt wird. Er ist in seiner Art, seiner Verteilung und seinen Schmerzkomponenten charakteristisch und hochgradig beeinträchtigend. Er kann sofort, aber auch mit Verzögerung, mehrere Wochen oder auch Monate nach dem Unfall auftreten.

Patienten beschreiben den Schmerz als dumpf andauernd, schraubstockartig, mit brennendem, ziehendem Charakter oder als aufgepropft einschießend (»lanzinierend«). Die Schmerzverteilung korreliert grob mit den betroffenen Segmenten (Finger, Hand, Ellenbogenregion, Oberarm/Schulter). Die Schmerzen bessern sich bei vielen Patienten unter medikamentöser Behandlung mit einer Kombination von Pregabalin (Bindung an Kalziumkanäle) oder Gabapentin (Kalziumkanalhemmung und glutamaterge Mechanismen) mit einem Schmerzmittel aus einer anderen Wirkstoffgruppe sowie Psychopharmaka (trizyklische Antidepressiva: Amitriptylin).

Für diejenigen Patienten, bei denen unter konservativer Therapie keine Schmerzbesserung erzielt werden kann, ist das »dorsal root entry zone lesioning« (DREZ-lesioning) nach Nashold die von uns präferierte Behandlungsmethode (Rath et al. 1996). Die Erfolgsrate mit guter Schmerzreduktion bei mehr als 75 % der behandelten Patienten ist hoch. Leider ist dieser Eingriff auch aufgrund der potenziellen Risiken zunehmend in Vergessenheit geraten und wird nur noch von wenigen Neurochirurgen praktiziert (▶ Abschn. 5.2). Es besteht ein Trend, auch diese Patienten mit elektrischen Stimulationsverfahren zu behandeln (z. B. Motorkortexstimulation).

Komplexe regionale Schmerzsyndrome

Hierunter fallen die komplexen regionalen Schmerzsyndome (»complex regional pain syndrome«, CRPS), die in 2 Formen auftreten, dem CRPS-Typ 1 und 2. Folgende diagnostische Kriterien treffen auf beide Formen zu:
- Wirkung einer auslösenden Noxe
- Spontaner Schmerz
- Allodynie

Der Schmerz ist nicht notwendigerweise auf das Territorium eines einzelnen Nervs beschränkt und hat ein Ausmaß, das unverhältnismäßig zur auslösenden Ursache steht (verselbstständigter Schmerz). Im Bereich des schmerzenden Areals ist es zu einer vaso- oder sudomotorischen Abnormalität gekommen. Die grundlegenden Konzepte und Definitionen hinter beiden Formen werden sehr kontrovers diskutiert. Das früher als Morbus Sudeck oder sympathische Reflexdystrophie bezeichnete Syndrom, das z. B. nach Radiusfrakturen beobachtet wurde, setzt keine direkte Nervenverletzung voraus und wird heute unter CRPS-Typ 1 geführt. Die klassische Kausalgie mit zusätzlicher und stark beeinträchtigender brennender Schmerzkomponente setzt hingegen eine Nervenverletzung voraus. Sie wird heute unter dem Begriff CRPS-Typ 2 geführt.

4.5 Verletzungen einzelner Nerven

Verletzungen an den folgenden Nerven werden in unserer klinischen Praxis am häufigsten mit der Frage der operativen Intervention vorgestellt:
- N. accessorius
- N. radialis auf Oberarmhöhe
- N. ulnaris und N. medianus an Arm und Hand
- N. peroneus und N. ischiadicus an den unteren Extremitäten
- Plexus brachialis oder isoliert N. axillaris

Unabhängig von der Häufigkeit gibt es kaum einen Nerv, der nicht verletzt wird.

4.5.1 Halspartie und Thorax

Im Folgenden gehen wir auf die wesentlichen Aspekte ausgewählter Nervenverletzungen in der Hals- und Rumpfregion ein.

Spinaler N. accessorius

■ **Vorkommen und Pathogenese**

Am häufigsten werden Verletzungen des spinalen N. accessorius iatrogen erzeugt. Dies war in 93 % der größten Serie an operierten Accessoriusläsionen der Fall (Kim et al. 2003b). Die mit Abstand am häufigsten ursächliche Prozedur ist die Lymphknotenbiopsie am seitlichen Halsdreieck

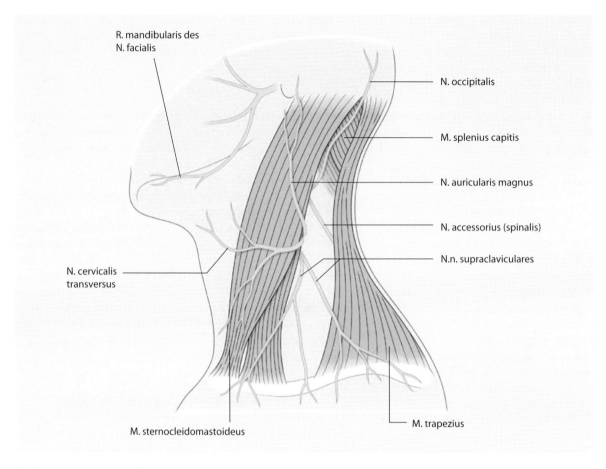

R. mandibularis des
N. facialis

N. occipitalis

M. splenius capitis

N. auricularis magnus

N. accessorius (spinalis)

N.n. supraclaviculares

N. cervicalis
transversus

M. sternocleidomastoideus

M. trapezius

Abb. 4.1 Hautnerven in Nähe des N. accessorius am hinteren Halsdreieck. (Aus Birch 2011)

(Trigonum colli laterale, hinteres Halsdreieck [»posterior triangle«]); eine Inzidenz derartiger Verletzungen von 3–10 % bei Lymphknotenbiopsien wird beschrieben (Boström u. Dahlin 2007), bei Kim et al. (2003b) lag der Anteil durch Lymphknotenbiopsie verursachter Verletzungen bei 80 % (82/111).

■ **Anatomische Details**
Der Nerv tritt am lateralen Unterrand des M. sternocleidomastoideus hervor, um in das seitliche Halsdreieck einzuziehen (■ Abb. 4.1). Meist zieht er unter diesem hindurch, teilweise jedoch auch durch dessen Rand, und gibt hier motorische Äste an den M. sternocleidomastoideus ab. Anatomisch liegt dies relativ regelhaft auf einer Höhe von 7–9 cm, gemessen vom lateralen Ansatz des Muskels an der Klavikula (Kierner et al. 2000). Nachdem er durch das seitliche Halsdreieck gezogen ist, innerviert er den M. trapezius mit unterschiedlichen Ästen. Innerhalb seines Verlaufs durch dieses Halsdreieck zieht er häufig in unmittelbarer Nähe eines prominenten Lymphknotens,

der wie der Nerv in Fett eingebettet ist. Die ist der Grund, warum der Nerv bei minimalen Inzisionen, die nur auf den Lymphknoten zentriert sind, so häufig durchtrennt, gezerrt oder anderweitig stumpf verletzt wird.

Es ist sehr leicht, den Lymphknoten zu identifizieren, schwerer ist es, den Nerv zu erkennen. Die geeignete Präparationstechnik ist eine vorsichtige, zirkumferenzielle Dissektion zur Auslösung des Lymphknotens. Wichtigste Voraussetzung für ein nervschonendes Präparieren ist jedoch, dass der Operateur mit dem Nervenverlauf und der Möglichkeit seiner Verletzung überhaupt vertraut ist.

■ **Symptome und Diagnosestellung**
Obwohl dieser Nerv als »rein« motorischer Nerv bekannt ist, beschreiben die Patienten häufig, trotz Lokalanästhesie einen plötzlichen, starken, elektrisierenden Schmerz am Hals verspürt zu haben (nozizeptive Fasern). Das wahre Ausmaß des dadurch erzeugten funktionellen Schadens wird erst mit zeitlicher Verzögerung offensichtlich (Kretschmer et al. 2009b).

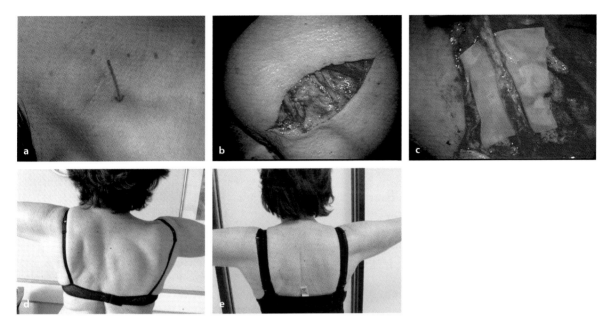

◨ Abb. 4.2 a–e »Split repair« eines komplett ausgefallennen N. accessorius nach Lymphknotenexstirpation am rechten Halsdreieck.
a Lagerung auf dem OP-Tisch mit Kopfseitwendung nach links; der laterale Rand des M. sternocleidomastoideus ist gepunktet markiert. Die Narbe der Lymphknotenexstirpation ist erkennbar, der Pfeil zeigt den Verlauf des N. accessorius an. **b** Exposition unter Verlängerung des alten Hautschnitts mit Narbenplatte in der Mitte und Rand des M. sternocleidomastoideus am Wundpol rechts. **c** Im geschädigten Bereich verjüngt sich der nicht durchtrennte N. accessorius mit einem Teilneurom. Diese Stelle wird mikrochirurgisch interfaszikulär präpariert und das Teilneurom exzidiert. Anschließend wird ein Transplantat interponiert. Hierzu wurde ein sensibler Halsnerv im Wundbereich verwendet. **d** Präoperativer Muskeldefekt des M. trapezius mit Aussparung am rechten Schultergürtel und nach lateral um den Thorax gewanderter Skapula im Seitenvergleich. **e** Rekonstruktionsergebnis 6 Monate später. Es zeigt sich eine symmetrisch stehende Skapula im Seitenvergleich und ein wieder aufgebauter M. trapezius bei Schulterabduktion.

> **Die anfänglich erzeugten dumpfen Schulterschmerzen werden von den Behandlern manchmal als Wundschmerz oder auch als Omarthrose fehlinterpretiert.**

Die Patienten verspüren neben dem dumpfen Schmerz auch ein »ziehendes« Missgefühl am Arm, das durch die hängende Schulter mit verursacht wird. Insbesondere kombinierte Bewegungen mit Armelevation und Außen-Innen-Rotation, z. B. beim Haarekämmen, sind nur noch eingeschränkt durchführbar und erzeugen Schmerzen. Unglücklicherweise wird die Diagnosestellung häufig verzögert, bis die Läsion aufgrund der sich im Lauf der Zeit einstellenden pathognomonischen Atrophie des Schultergürtels mit »Eindellung« der Schulterkontur und Fehlstellung des Schulterblatts offensichtlich ist.

Die Schulterabduktion ist je nach Trainingsgrad weiterhin möglich, jedoch erschwert und »unrund«, vor allem wenn der Arm über die Horizontale gehoben wird. Mit andauernder Denervierung wird das typische Muster der Muskelatrophie und Schulterblattfehlstellung deutlich von dorsal erkennbar (◨ Abb. 4.2d): Einsenkung des Schultergürtels zwischen Nacken und Schulter (Atrophie der Pars descendens und horizontalis des M. trapezius), Schultertiefstand (aufgrund des fehlenden Zugs des obe-

ren/horizontalen Trapeziusanteils, der an der Spina scapulae ansetzt), Wandern des Schulterblatts in eine ventrokaudale Richtung um den Thorax, weg von der Wirbelsäule (durch den unopponierten laterokaudalen Zug des M. serratus anterior, der am Angulus inferior scapulae und an der Ventralseite des Schulterblatts ansetzt). Gleichzeitig fehlt die Fixierung der Skapula am Rücken durch den nunmehr ausgedünnten und kraftlosen darüberliegenden M. trapezius. Dies resultiert in der sogenannten »Schaukelstellung« der Skapula, die von der »klassischen Scapula alata« durch Parese des M. serratus anterior (Läsion des N. thoracicus longus) zu unterscheiden ist. Codman beschrieb die Bedeutung des M. trapezius für die skapulothorakale Bewegung und prägte dafür 1934 den Begriff »scapulohumeral rhythm« (Galano et al. 2008).

Durch schräges Anlehnen an eine Wand wird die Parese im Seitenvergleich erkennbar; die Skapulastellung unterscheidet sich jedoch bei diesem Provokationsmanöver deutlich von der Flügelstellung der klassischen Scapula alata. Aufgrund des »Wanderns um den Thorax« wird der Seitenunterschied durch Druck mit dem Arm der betroffenen Seite quer über den Thorax prominenter. Bei Läsionen des N. accessorius sind auch bei verspätet durchgeführten mikrochirurgischen Rekonstruktionen mehr als 9 Monate nach dem Trauma noch gute funktionelle Resultate erzielbar. Dies mag auch daran liegen, dass kaudalere Anteile des M. trapezius wohl teilweise auch durch direkte paraspinale Äste mitversorgt werden. In diesen Fällen kann eine elektromyographische Willküraktivität der unteren Muskelanteile irreführend sein. Sie können als Reinnervationszeichen missinterpretiert werden.

Differenzialdiagnostisch ist die traumatische Läsion im hinteren Halsdreieck von einer hohen Accessoriusparese mit Beteiligung des M. sternocleidomastoideus (SCM), z. B. aufgrund eines Schädelbasistumors im Bereich des Foramen jugulare, nach Operationen bei Halszysten oder nach »neck dissection« zu unterscheiden. Die klinische Untersuchung sollte deswegen auch entsprechende Manöver zum Test der Kraft des SCM beinhalten und die Sensibilität von Kinn, submentalem und präaurikulärem Areal erfassen, um eine Mitbeteiligung der Hautnerven des Erb-Punkts auszuschließen. Weiterhin ist sie durch eine EMG-Untersuchung zu ergänzen.

■ **Indikationsstellung und Operation**

Die Neurosonographie ist das Mittel der Wahl zur Beurteilung der Kontinuität. Stumpfe Läsionen, die nicht in Kontinuität sind, können bereits nach 2 Wochen rekonstruiert werden, scharfe Durchtrennungen möglichst sofort. Unklare Läsionen in Kontinuität werden bis zu 3 Monate im Verlauf beobachtet. Die monatliche EMG-Kontrolle sollte einen Hinweis auf progrediente Willküraktivität objektivieren. Meist ist dies jedoch nicht der Fall, sodass es keinen Grund gibt, eine Freilegung mit Möglichkeit zur mikrochirurgischen Rekonstruktion weiter zu verzögern.

Die Freilegung orientiert sich vom SCM ausgehend an den Hautnerven, die hinter diesem Muskel austreten und über und posterior von diesem entlangziehen. Die Präparation zielt zunächst auf den proximal und distal nicht narbig veränderten Bereich, nachdem vorher auf der Haut bereits die ungefähre Lage des N. accessorius anhand der oben erwähnten Regel (7–9 cm, gemessen vom lateralen Ansatz des SCM an der Klavikula) angenähert wurde.

Die mikrochirurgische Dissektion am und unter dem SCM sollte zunächst den proximalen Stumpf des N. accessorius zu Tage fördern. Die intermittierende Stimulation mit 5–14 mA führt dann über eine retrograde Erregung regelhaft zu einer Kontraktion dieses Muskels und hilft auf diese Weise bei der Identifikation und Unterscheidung von den rein sensiblen Hautnerven dieses Areals (◘ Abb. 4.1).

Der distale Stumpf wird unterhalb des ehemaligen Trapeziusrands aufgesucht. Nunmehr kann von proximal und distal auf den Narbenbereich zu präpariert werden. Etwas schwieriger gestaltet sich die Situation, wenn auch die Hautnerven der Region durchtrennt sind. In einem solchen Fall muss man die Stümpfe des N. accessorius weit proximal und distal aufsuchen, um sie sicher zu identi-

fizieren. Selten zeigt sich der Nerv noch in Kontinuität; entsprechend der oben erläuterten Prinzipien ist dann zwischen Dekompression mit externer Neurolyse, »split repair« oder kompletter Rekonstruktion mit autologem Transplantat zu entscheiden.

Trotz des kleinen Präparationsraums ist es möglich Nervenaktionspotenziale zu bestimmen, falls bei einer Kontinuitätsläsion nicht klar ist, ob noch ein Regenerationspotenzial besteht oder ob ein Kontinuitätsneurom vorliegt, das exzidiert werden muss, um anschließend zu transplantieren. In den meisten Fällen der von uns versorgten N.-accessorius-Läsionen war der Nerv jedoch mit längerer Defektstrecke in seiner Kontinuität unterbrochen. Eine End-zu-End-Naht ist aufgrund der Retraktionskräfte und des erforderlichen Rückschnitts bis zur Faszikelstruktur an dieser Stelle kaum durchführbar. Der Autor bevorzugt zur Exposition waagrechte Hautschnitte, die den Spannungslinien folgen, den kürzeren initialen Schnitt übernehmen und verlängern.

Als autologes Nerveninterponat kommen meist 1–2 Stränge des N. suralis oder des N. auricularis magnus/transversus colli infrage (◘ Abb. 4.3). Die Frage des Spendernervs ist unbedingt mit den Patienten vor dem Eingriff zu klären, da es Patienten gibt, die eine Hypästhesie präaurikulär oder am Hals unter dem Kinn ablehnen. Es gelten ansonsten die allgemeinen Prinzipien der interfaszikulären autologen Nerventransplantation unter spannungsfreier Koaptation.

■ **Nachbehandlung**

Nach autologer Transplantation sind brüske Kopfseitwendungen und grobe manuelle Manipulation im transplantierten Bereich für 14 Tage zu vermeiden. Die krankengymnastische Beübung kann danach wieder uneingeschränkt aufgenommen werden.

■ **Prognose**

Die Patienten sind regelhaft sehr zufrieden mit dem operativen Ergebnis. Erstaunlicherweise lässt die typische Schmerzsymptomatik oft vor dem feststellbaren funktionellen Zugewinn nach und verschwindet (Camp u. Birch 2011). Die funktionelle Beeinträchtigung ist 1,5 Jahre nach erfolgreicher Rekonstruktion oft nur noch minimal; die Muskelkontur ist jedoch meist nicht wieder symmetrisch herstellbar.

N. thoracicus longus

■ **Vorkommen und Pathogenese**

Die Erstbeschreibung der isolierten M.-serratus-anterior-Lähmung erfolgte 1837 durch Velpeau. Dieser Muskel wird durch den N. thoracicus longus versorgt. Das Bild des Thoracicus-longus-Ausfalls ist pathognomonisch und erzeugt die klassische Scapula alata. Durch Wegfall

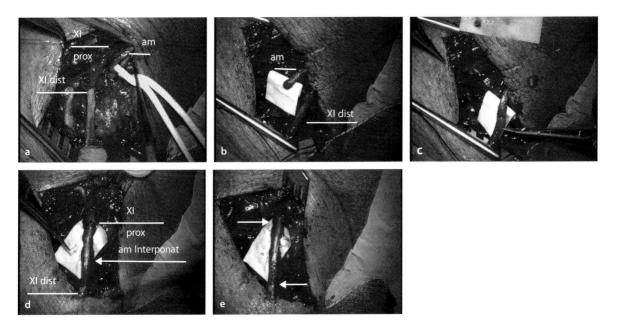

☐ **Abb. 4.3 a–e   Rekonstruktion des N. accessorius am rechten Halsdreieck mit N.-auricularis-magnus-Interponat. a** Proximaler und distaler Stumpf des N. accessorius mit blauem Faden, N. auricularis magnus mit gelbem »vessel loop« angeschlungen, **b** Zurechtlegen für distale Koaptation zwischen N. auricularis magnus und N. accessorius, **c** distale Koaptation, **d** Zurechtlegen für die proximale Koaptation, Nadel im Nadelhalter, **e** Rekonstruierter N. accessorius, Nahtstellen mit Pfeilen markiert. *XI* N. accessorius, *am* N. auricularis magnus, *dist* distal, *prox* proximal

des Zugs über den ventral des Schulterblatts ansetzenden M. serratus anterior überwiegen die dorsal ansetzenden Muskeln. Dies führt einerseits zu einer Hebung des medialen Skapularands und erzeugt die deutlich erkennbare Flügelstellung. Andererseits wird das Schulterblatt auch in Richtung zur Wirbelsäule gezogen und somit medialisiert. Diese Zugrichtung und Schulterblattbewegung in Relation zum Thorax ist derjenigen bei Ausfall des N. accessorius genau entgegengesetzt.

Diese Form der Scapula alata tritt selten auf. Noch viel seltener dürfte eine traumatische Genese sein. Bei im weitesten Sinne »entzündlichen Ursachen« bzw. spontanem Auftreten, z. B. im Rahmen der unten beschriebenen entzündlichen Schulteramyotrophie besteht keine Operationsindikation. Deswegen stehen bei einer akut aufgetretenen Scapula alata initial differenzialdiagnostische Erwägungen im Vordergrund. Im Hinblick auf eine traumatische Läsion geben Gozna u. Harris (1979) sehr wertvolle Hinweise und schlagen folgenden Pathomechanismus vor:

Sie untersuchten eine Serie von 14 Patienten mit isolierten traumatischen Läsionen des N. thoracicus longus (elektromyographisch bestätigter isolierter Serratus-anterior-Ausfall). Bei allen Patienten war ein Schulterblattschmerz von brennender Qualität, der meist im Bereich des unteren Skapulawinkels empfunden wurde, aufgefallen. Bei vielen war die Diagnosestellung verzögert, da initial Schultertraumata mit Beeinträchtigung der Rotatorenmanschette vermutet wurden. Alle Patienten mit nicht

spontan regenerierenden Läsionen hatten eine starke und plötzliche Depression des Schultergürtels gegen den Thorax erlitten. Entweder durch plötzlichen Zug am Arm, weil schwere Objekte heruntergefallen und abgefangen worden waren oder weil ein schweres Objekt von oben auf den Schultergürtel fiel (z. B. schwere Äste). Nach den Kadaveruntersuchungen der Autoren ist der Nerv an der Stelle, an der er über die zweite Rippe tritt, am exponiertesten für eine mechanische Läsion. Plötzlicher Zug am Arm könnte den Nerv zwischen Skapula und zweiter Rippe einklemmen.

Differenzialdiagnostisch gilt es somit vor allem, nicht traumatisch bedingte Zustände auszuschließen: Eine klassische eher »entzündlich« gedeutete Form ist die mit unterschiedlichen Synonymen belegte Plexusneuritis. Bei den »entzündlichen« sind unterschiedliche Muskelgruppen und Plexus-brachialis-Elemente in unterschiedlicher Ausprägung und Verteilung beteiligt. Dieses wurde zuerst bei Rekruten nach langen Märschen von Spillane und unabhängig auch von Parsonage und Turner beschrieben (s. unten).

Hochleistungssportler, insbesondere Ruderer, sind für eine Läsion des N. thoracicus longus prädisponiert. Es wurden jedoch auch Fälle veröffentlicht, die vom klinischen Bild und Verlauf mit einer Plexusneuritis vereinbar sind, obwohl sie isoliert nur den M. serratus anterior betreffen (Foo u. Swann 1983). Bei genauer Untersuchung fallen unter Umständen neben der Scapula alata auch weitere diskrete Paresen unterschiedlichen Ausprägungsgrads auf, die sich nicht exakt mit einem Nerv oder einem bestimmten Plexuselement in Einklang bringen lassen. Der akut einsetzende und nach 2–5 Tagen selbst limitierte Schmerz und der Funktionsausfall ohne ursächliches Trauma prägen das initiale Bild.

Die »verstreute« Muskelbeteiligung lässt sich sehr früh im MRT und EMG nachweisen. Ebenso ist es möglich, den spontanen Heilungsverlauf per MRT und EMG zu kontrollieren. Im Verlauf weniger Wochen sollten sich so trotz noch deutlich vorhandener Paresen wieder Hinweise auf eine Reinnervation einstellen (im MRT Nachlassen des Denervierungssignals, im EMG Hinweise auf Willkürmotorik). Derartige Läsionen sollten initial keinesfalls operiert werden.

Exkurs Plexusneuritis

Das klassische klinische Ausfallssyndrom der Plexusneuritis mit Beteiligung mehrerer Muskeln tritt gehäuft nach körperlichen Anstrengungen oder nach für den Betroffenen ungewöhnlichen und andauernden Bewegungsmustern auf. Es wurde erstmals bei Rekruten nach langen Märschen mit Rucksäcken beobachtet (Spillane 1943). Es sind mannigfaltige Synonyme im Gebrauch: Plexitis, Plexusneuritis, Schulteramyotrophie, myalgiforme Schulteratrophie, neuralgische oder entzündliche Schulteramyotrophie oder das Eponym Parsonage-Turner-Syndrom nach den Zweitbeschreibern (Parsonage u. Turner 1948).

Viele Ausprägungsvarianten mit ein- oder beidseitigem Auftreten oder mit Beschränkung auf das Versorgungsgebiet eines Nervs sind bekannt und erschweren deswegen die Diagnosestellung (England u. Sumner 1987). Allen gemein ist jedoch der initial starke Schmerz und der Funktionsverlust. Die Schmerzen gehen nach wenigen Tagen zurück, der Funktionsverlust bleibt. Im MRT ist bereits in der frühen Phase eine Signalanreicherung der betroffenen und meist rumpfnahen Muskulatur erkennbar (Denervierungsödem). Von der Verteilung der beteiligten Muskeln lässt sich auf die Beteiligung eines oder unterschiedlicher Plexus-brachialis-Elemente schließen.

◾ **Anatomische Details**

Der N. thoracicus longus wird durch die ventralen Anteile der Wurzeln C5, C6 und C7 gebildet. Die Zuflüsse aus C5 und C6 laufen schräg durch den M. scalenus medius, der C7-Anteil darauf. Der so gebildete N. thoracicus longus zieht hinter dem Plexusbündel nach kaudal. Die Verlaufsrichtung ist hierbei jedoch initial mehr parallel als perpendikulär zum Plexus (wie häufig dargestellt). Er kreuzt dann den oberen Rand seines Zielmuskels, um schließlich auf seine laterale Oberfläche zu gelangen.

Erst hier vereint er sich mit seinem Zufluss von C7, der zwischen dem mittleren und vorderen Scalenusmuskel austritt. Nun läuft der Nerv bis zum Unterrand des M. serratus anterior. Die C5- und C7-Anteile zum Nerv sind anscheinend deutlich variabler als der C6-Anteil.

Es werden unterschiedliche Varianten des Nervmusters unterschieden (Bertelli u. Ghizoni 2005, Yazar et al. 2009), genauso wie der M. serratus anterior unterschiedliche Innervationsvarianten aufweist (Nasu et al. 2012).

◾ **Symptome und Diagnosestellung**

Läsionen des N. thoracicus longus führen über die Denervierung des M. serratus anterior zur klassischen Form der Scapula alata (im Gegensatz zur Scapula alata bei Läsion des N. accessorius). Das klinische Bild ist pathognomonisch.

Der M. serratus anterior besitzt mehrere Anteile (Pars inferior, intermedia und superior). Es fehlt der Muskelzug im Bereich der Ansätze des M. serratus anterior am ventralen medialen Skapularand. Dieser reicht vom Angulus superior der Skapula über den eigentlichen Margo medialis bis zum Angulus inferior und einem kleinen Anteil des Skapulaunterrands. Hierdurch überwiegt der Zug der Mm. rhomboidei und des M. trapezius. Dies erzeugt die markante Fehlstellung mit flügelartigem Abstehen des Schulterblatts am medialen Rand in Vorhalte des Arms. Weiterhin wird aber auch eine Verschiebung in Richtung der Wirbelsäule hervorgerufen (im Gegensatz zum Wandern der Skapula um den Thorax bei der Läsion des spinalen N. accessorius).

Die Diagnose wird durch Inspektion und die körperliche Untersuchung gestellt. Ein EMG kann den komplettem Ausfall objektivieren oder eine funktionell noch inapparente Reinnervation feststellen.

◾ **Indikationsstellung und Operation**

Die Anamnese liefert Hinweise auf den Mechanismus und differenziert von der Plexusneuritis. Das EMG objektiviert den Grad des Ausfalls (komplette Denervierung oder noch vorhandene Willküraktivität, chronisch oder akut), das MRT schließt in unklaren Fällen neoplastische Ursachen aus und gibt einen Überblick über die beteiligte Muskulatur (MRT Rumpf/Schulterblatt/Schulter, ggf. Arm). Das ambitionierte MRT kann ebenso den Verlauf bei inkompletten Läsionen dokumentieren (Nachlassen der Signalsteigerung, Muskelregeneration).

> ❯ Ein Parsonage-Turner-Syndrom ist eine Kontraindikation für eine frühe Operation. Die meisten der Patienten erholen sich spontan im Verlauf.

Problematisch sind diejenigen 10–30 % der Patienten, die einen spontanen Thoracicus-longus-Ausfall erleiden und sich im Langzeitverlauf davon nicht mehr erholen (Hussey et al. 2007). Aufgrund des dann abgelaufenen langen Zeitraums von 8–24 Monaten ist wahrscheinlich ein Nerventransfer, der aufgrund der kurzen Strecke schneller zur Reinnervation führt, die bessere operative Alternative, um eine Reinnervation zu erzielen.

Besteht der klare Verdacht auf eine traumatische Läsion, gelten die erörterten Prinzipien zur Versorgung traumatischer Nervenläsionen. Die insgesamt sehr seltene Läsion ist im Rahmen von operativen Zugängen zum lateralen Thorax, zur Axilla und Schulter, durch Messerstichverletzungen sowie durch Sportunfälle mit plötzlicher Quetschung des Nervs zwischen Klavikula und Rippen möglich.

Wir versuchen, den Nerv zu rekonstruieren; falls nicht möglich, ist auch ein Nerventransfer von Ästen des N. thoracodorsalis (laterale Thoraxwand; Uerpairojkit et al. 2009), von Pectoralisästen des Fasciculus lateralis oder über die Interkostalnerven möglich. Ein Nerventransfer auf 2 Höhen wurde beschrieben (Ray et al. 2011). Bei lange bestehenden Ausfällen ist dies unter Umständen die bessere Alternative. Ein EMG klärt in einem solchen Fall, ob noch ein reinnervierungsfähiger Muskel vorhanden ist (Nachweis von Spontanaktivität). Auch die MRT ist diesbezüglich hilfreich (Vergleich mit der gesunden Gegenseite).

▪ **Prognose**

Die raren Fallbeschreibungen von rekonstruktiven Nervenoperationen beschränken sich auf Nerventransfers und zeigten gute Resultate. Lässt sich im Verlauf die Nervenfunktion nicht wieder herstellen, besteht die Möglichkeit, den medialen Rand des Schulterblatts mit einem M.-pectoralis-Sehnentransfer mit oder ohne Faszienkopplung wieder anzulegen (Streit et al. 2012). Der funktionelle Zustand sollte auch bei kompletten Ausfällen in jedem Fall zu bessern sein.

N. thoracodorsalis

Verletzungen des N. thoracodorsalis sind nicht häufig. Als Axondonor für Nerventransfers kann dieser Nerv aber auch bei spät behandelten Thoracicus-longus-Läsionen mit Serratus-anterior-Parese und Scapula alata sehr wertvoll sein (s. oben). Aus diesem Grund schließen wir eine kurze Schilderung der topographischen Anatomie an.

Verletzungen des N. thoracodorsalis treten ansonsten im Rahmen von Läsionen des Plexus brachialis mit Beteiligung des Fasciculus posterior auf. Weiterhin sind iatrogene Läsionen durch axilläre Zugänge, Tumorausräumungen in der Axilla und Thorakotomien über die laterale Thoraxwand möglich (Khan et al. 2012).

▪ **Anatomische Details**

Der N. thoracodorsalis geht mit Anteilen der Wurzeln von C5 und C6 direkt aus dem Fasciculus posterior hervor und innerviert nach seinem Verlauf mit der A. subscapularis bzw. A. thoracodorsalis entlang der Axillahinterwand den M. latissimus dorsi. Von den Nerven im subskapulären Raum ist er derjenige mit der geringsten Verlaufsvariabilität (Lu et al. 2008, Tubbs et al. 2007).

Selten entspringt der N. thoracodorsalis nicht vom Fasciculus posterior, sondern direkt aus dem N. axillaris (ca. 10 %; Muthoka et al. 2011). Er ist deutlich kaliberschwächer als dieser und lässt sich eindeutig durch eine intraoperative Nervenstimulation identifizieren. Die Identifizierung gelingt über die ventralen infraklavikulären Zugänge anhand des zuvor identifizierbaren Fasciculus posterior (Zin et al. 2012). Dieser läuft in den N. radialis, der am kaliberstärksten ist, aus. Lateral entspringt der N. axillaris. Am dünnsten und weiter proximal geht der N. thoracodorsalis eher rechtwinklig aus dem Fasciculus posterior hervor. Er sollte nicht mit den ebenfalls abgehenden oberen und unteren Nn. subscapularis verwechselt werden.

4.5.2 Obere Extremität

▪ Abb. 4.4 gibt einen Überblick über die sensible Versorgung der Schulter und der oberen Extremität.

❯ Für die Beurteilung und Wiederherstellung der Bewegungsfunktion ist es von herausragender Bedeutung, in Bewegungsketten zu denken und sich nicht auf die Beurteilung einzelner Muskelkraftgrade zu beschränken.

N. axillaris
▪ **Vorkommen und Pathogenese**

Isolierte oder kombinierte Axillarisläsionen treten nach Verkehrsunfällen und Stürzen durch plötzliche Dehnung des Arms oder durch Humerusfrakturen in des Nähe des chirurgischen Halses auf, weiterhin im Rahmen der Schulterchirurgie, z. B. nach vorderen Zugängen zur Schulter. Schulterluxationen können ebenso zu Axillarisschäden führen wie zu brüske Repositionsmanöver bei Vorliegen derselben (Dehnung plus Hypomochlion!). Beim Sport sind Schäden nach Fußball, Skifahren und bei Kontaktsportarten beschrieben (Lee et al. 2011). Zudem können durch Fehlinjektionen in das Schultergelenk Schäden erzeugt werden, wenn die Kanüle zu kaudal gesetzt wird. Kompressionen im Bereich des Spatium quadrangulare sind zwar beschrieben, aber selten und führen eher zu chronischen Kompressionsneuropathien als zu Verletzungen.

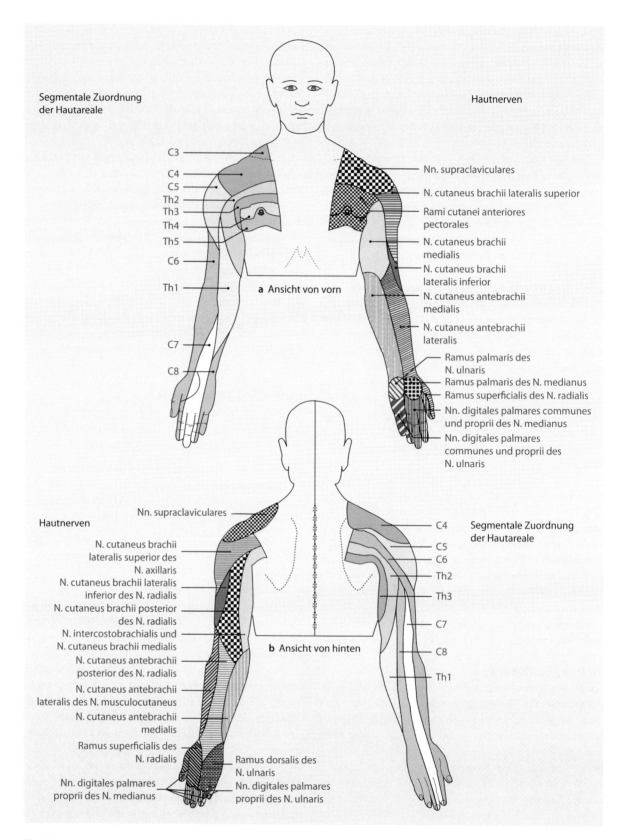

Segmentale Zuordnung der Hautareale

C3
C4
C5
Th2
Th3
Th4
Th5
C6
Th1
a Ansicht von vorn
C7
C8

Hautnerven

Nn. supraclaviculares
N. cutaneus brachii lateralis superior
Rami cutanei anteriores pectorales
N. cutaneus brachii medialis
N. cutaneus brachii lateralis inferior
N. cutaneus antebrachii medialis
N. cutaneus antebrachii lateralis
Ramus palmaris des N. ulnaris
Ramus palmaris des N. medianus
Ramus superficialis des N. radialis
Nn. digitales palmares communes und proprii des N. medianus
Nn. digitales palmares communes und proprii des N. ulnaris

Hautnerven

Nn. supraclaviculares
N. cutaneus brachii lateralis superior des N. axillaris
N. cutaneus brachii lateralis inferior des N. radialis
N. cutaneus brachii posterior des N. radialis
N. intercostobrachialis und N. cutaneus brachii medialis
N. cutaneus antebrachii posterior des N. radialis
N. cutaneus antebrachii lateralis des N. musculocutaneus
N. cutaneus antebrachii medialis
Ramus superficialis des N. radialis
Nn. digitales palmares proprii des N. medianus

b Ansicht von hinten

Ramus dorsalis des N. ulnaris
Nn. digitales palmares proprii des N. ulnaris

Segmentale Zuordnung der Hautareale

C4
C5
C6
Th2
Th3
C7
C8
Th1

◨ **Abb. 4.4a,b   Sensible Versorgung der Schulter und oberen Extremität durch die Hautnerven (linke Körperseite) sowie die segmentale Zuordnung der Hautareale (rechte Körperseite). a** Ansicht von vorn, **b** Ansicht von hinten. (Aus Tillmann 2005)

Aufgrund des häufigen Schädigungsmechanismus einer unteren und hinteren Schulterluxation können Läsionen des N. axillaris auch mit Läsionen des N. suprascapularis vergesellschaftet sein (Kline u. Kim 2003, Lee et al. 2011). Es handelt sich hierbei um Dehnungsläsionen infolge einer Schulterluxation mit Austreten des Humeruskopfs nach unten und/oder hinten.

❯ Der N. axillaris hat einen relativ kurzstreckigen Verlauf und ist funktionell am M. deltoideus fixiert, nachdem er sich um den Humerushals gewunden hat (»tethered axillary«). Daher ist er besonders empfindlich für Dehnungsläsionen.

Meist liegt eine Kontinuitätsläsion mit einem entsprechenden Kontinuitätsneurom vor, das nicht selten langstreckig ist. Entsprechende Traumata entstehen durch plötzlichen sehr starken Zug am Arm und dementsprechend auch an der Skapula. Auch der N. suprascapularis hat einen kurzen Verlauf, bevor er fixiert endet. Dementsprechend hat er ebenso wenig Längenredundanz und funktionelles Dehnungspotenzial. Dies erklärt die mögliche Vergesellschaftung einer Axillarisläsionen mit einer zusätzlichen Läsion des N. suprascapularis. Der Verletzungsmechanismus kann ein zusätzliches Anpralltrauma, das über eine Skapulafraktur eine noch langstreckigere Suprascapularisläsion erzeugen kann.

Derartig kombinierte Verletzungen einer Suprascapularisläsion mit einem Axillarisschaden sind funktionell besonders beeinträchtigend. Es ist weder eine seitliche Armhebung noch eine Außenrotation im Schultergelenk möglich. Auch die Armvorhaltebewegung ist kaum durchführbar. Die Rotatorenmanschette ist funktionell ausgeschaltet, da die übrig bleibende Funktion des durch den N. subscapularis versorgten M. subscapularis nicht ausreicht (Ursprung: Vorderfläche des Schulterblatts, Ansatz: Tuberculum minus humeri, Funktion: Einwärtsdrehen und Heranführen).

Der Übergang in eine Plexusläsion ist fließend, denn Axillarisläsionen können natürlich auch auf Höhe des Fasciculus posterior erzeugt werden. Der oben beschriebene Verletzungsmechanismus führt bei noch stärkerem Energietransfer auch zu einer Verletzung des Truncus superior mit entsprechend möglicher zusätzlicher Beeinträchtigung der Armbeugung im Sinne einer »oberen Plexusläsion«.

❯ Somit ist es bei der Evaluation von Axillarisläsionen besonders wichtig, auch die anderen Plexuselemente und insbesondere die des Fasciculus posterior, des Truncus superior und den N. suprascapularis auf funktionelle Intaktheit zu überprüfen.

■ **Anatomische Details**

Der N. axillaris innerviert den M. deltoideus und den M. teres minor. Er enthält Anteile von C5 und C6. Der M. deltoideus trägt die Last des Arms und führt das Schultergelenk muskulär. Er liegt wie eine Kappe über der Schulter und hat vordere, mittlere und hintere Anteile (Tillmann 2009):

– Vordere Pars clavicularis: Anteversion, Innendrehung, Adduktion im Schultergelenk aus der Neutral-0-Stellung und Unterstützung der Abduktion ab ca. 60° abduziertem Arm
– Mittlere Pars acromialis: Abduktion im Schultergelenk
– Hintere Pars spinalis: Retroversion, Außenrotation, Adduktion im Schultergelenk aus der Neutral-0 Stellung, Unterstützung der Abduktion bei abduziertem Arm

Der N. axillaris entspringt vom Fasciculus posterius des Plexus brachialis unter und distal des lateralen Rands des M. pectoralis minor. Er zieht zusammen mit der A. circumflexa humeri posterius in die Tiefe der Achsellücke und tritt aus dieser im sogenannten quadrilateralen Raum (mehr verbreitet im englischsprachigen Raum, entspricht der lateralen Achsellücke) auf der Schulterrückseite wieder hervor (❏ Abb. 4.5). Dieser Raum wird nach oben durch den M. teres minor (Adduktion, Außenrotation; Innervation: N. axillaris, C5–C6), nach unten durch den M. teres major (Adduktion, Retroversion, Innenrotation; Innervation: N. thoracodorsalis und/oder N. subscapularis, C5–C7, selten wohl auch N. axillaris) nach medial durch den langen Trizepskopf und nach lateral durch den Humerushals begrenzt (Tubbs et al. 2010).

Der Nerv verläuft im oberen Teil dieser Lücke und hat einen sensiblen und zwei motorische Hauptäste, die sich weiterverzweigen (❏ Abb. 4.6): einen anterioren, der die vorderen Anteile des M. deltoideus versorgt, und einen posterioren, der die hinteren Anteile und den M. teres minor innerviert. Der vom Hauptnervenstamm abgehende Hautast versorgt als N. cutaneus brachii lateralis superior das autonome Gebiet des N. axillaris. Der Nerv wird von der A. circumflexa und ihren Ästen bis in die Peripherie begleitet.

Die anatomische Aufteilung und das Versorgungsgebiet dieses Nervs werden im Hinblick auf den vorderen und hinteren Ast im Detail unterschiedlich beschrieben; die hier dargestellte Variante entspricht der eigenen operativen Erfahrung und deckt sich z. B. mit der Sichtweise von D.G. Kline (Kline u. Kim 2003).

Nicht selten ist der Nerv im nicht einsehbaren Bereich der Achsellücke verletzt und kann distal nicht mehr ausreichend gut für eine Transplantation von ventral-infrak-

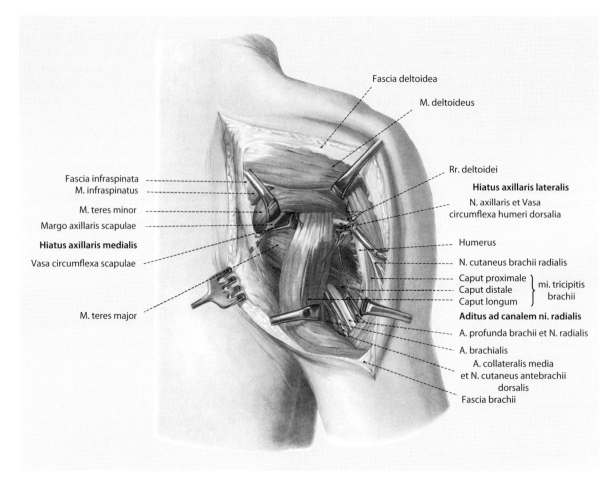

Fascia deltoidea

M. deltoideus

Fascia infraspinata
M. infraspinatus

M. teres minor

Margo axillaris scapulae

Hiatus axillaris medialis

Vasa circumflexa scapulae

M. teres major

Rr. deltoidei

Hiatus axillaris lateralis
N. axillaris et Vasa
circumflexa humeri dorsalia

Humerus

N. cutaneus brachii radialis

Caput proximale ⎫
Caput distale   ⎬ mi. tricipitis
Caput longum   ⎭ brachii

Aditus ad canalem ni. radialis

A. profunda brachii et N. radialis

A. brachialis

A. collateralis media
et N. cutaneus antebrachii
dorsalis
Fascia brachii

▣ Abb. 4.5   Dorsaler Zugang zum N. axillaris und langen Trizepskopfast des N. radialis. Diese anatomische Übersicht stellt das Spatium quadrilaterale (laterale Achsellücke), den hier durchziehenden N. axillaris und sein Begleitgefäß, die A. circumflexa humeri posterius, sowie seine Landmarken dar. Ergänzend ist auch die mediale Achsellücke dargestellt. Sucht man den N. axillaris vergeblich und findet nur die Arterie und Vene, ist die Wahrscheinlichkeit sehr hoch, dass man beim Expositionsversuch versehentlich in die mediale Achsellücke gelangt ist. Weiterhin ist unterhalb des M. teres major auf seiner handwärts gelegenen Seite der Radialiskanal erkennbar. Hierdurch wird die enge anatomische Lagebeziehung zwischen N. axillaris und langem Trizepskopfast des N. radialis deutlich. Dies wird für einen dorsalen Nerventransfer dieses Trizepsasts auf den N. axillaris genutzt. (Aus Lanz u. Wachsmuth 1959)

lavikulär präpariert und vorbereitet werden. Eine Rekonstruktion erfolgt dann über die Achsellücke hinweg durch eine Zugangskombination von ventral-infraklavikulär und dorsal zwischen Schulter und langem Trizepskopf durch getunnelte Transplantate.

■   **Symptome und Diagnosestellung**
Ein schmerzhafter Ausfall der Schulterabduktion nach entsprechenden Traumata und Operationen ist pathognomonisch. Bei kompletten Läsionen besteht auch ein entsprechendes Taubheitsgefühl im Bereich des vom N. cutaneus brachii lateralis superior des N. axillaris versorgten Hautareals im unteren Anteil der »Schulterkappe«, das sich lateroventral bis in den proximalen Oberarm zieht. Durch den fehlenden Muskeltonus hängt die Schulter tiefer; unter Umständen wird durch einen verstärkten Zug

des M. trapezius versucht, dies zu kompensieren. Dies ist an einer entsprechenden Asymmetrie auch vor einer Atrophie bemerkbar. Im weiteren Verlauf ist bereits nach 2 Wochen die zunehmende Verschmächtigung des Schulterreliefs erkennbar. Ein EMG nach 2–3 Wochen, abgeleitet aus allen 3 Muskelanteilen, objektiviert eine substanzielle Läsion.

❯ Wichtig ist es, eine komplette von einer inkompletten Läsion zu unterscheiden. Dies erfordert eine Testung aller durch den Nerv versorgten Muskelanteile und Hautareale.

Damit wird die Bedeutung einer eingehenden körperlichen Untersuchung noch einmal unterstrichen. Bei der Untersuchung sind in Abhängigkeit vom verursachenden Trauma unbedingt auch die anderen Anteile des Plexus

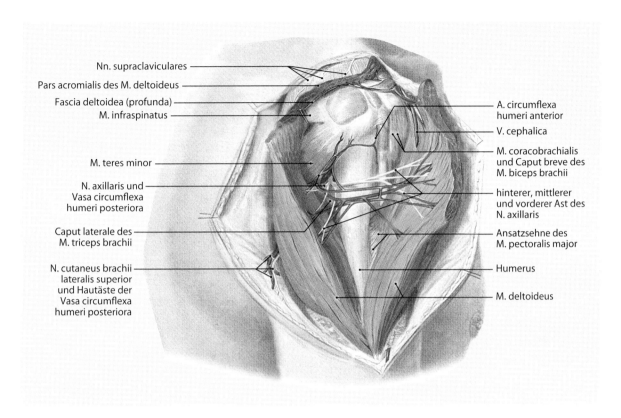

Nn. supraclaviculares

Pars acromialis des M. deltoideus

Fascia deltoidea (profunda)

M. infraspinatus

A. circumflexa humeri anterior

V. cephalica

M. coracobrachialis und Caput breve des M. biceps brachii

M. teres minor

N. axillaris und Vasa circumflexa humeri posteriora

hinterer, mittlerer und vorderer Ast des N. axillaris

Caput laterale des M. triceps brachii

Ansatzsehne des M. pectoralis major

N. cutaneus brachii lateralis superior und Hautäste der Vasa circumflexa humeri posteriora

Humerus

M. deltoideus

Abb. 4.6   N. axillaris und Vasa circumflexa humeri posteriora der rechten Schulter, Ansicht von seitlich. (Aus Tillmann 2005)

brachialis zu überprüfen. Besonders wichtig ist es, eine begleitende Läsion des N. suprascapularis oder des Truncus superior auszuschließen. Weiterhin sind die anderen Nervenäste des Fasciculus posterior durch Untersuchung der abhängigen Muskulatur zu überprüfen (N. radialis, N. thoracodorsalis).

Das EMG aus allen 3 Anteilen des M. deltoideus zeigt eindeutig, ob jegliche Willkürinnervation ausgefallen ist oder ob evtl. noch vereinzelt Willkürpotenziale ableitbar sind. Die unterschiedlichen Muskelanteile müssen von der Nervenläsion nicht in gleichem Ausmaß betroffen sein. Die neurosonographische Darstellung des Nervs im infraklavikulären und Achsellückenbereich ist aufgrund der Tiefe und Verdichtung von Leitungsstrukturen und Gefäßen sehr schwer und nicht in gleicher Weise wegweisend wie an anderen Lokalisationen. Eine hochauflösende MRT-Neurographie kann den Nerv im Verlauf sehr gut darstellen; diese erfordert jedoch einen vergleichsweise hohen zeitlichen Aufwand und eine ebensolche Expertise. Bei einer komplexen Schulterverletzung könnte die Rotatorenmanschette zerrissen sein, die eine Abduktion des Arms trotz intaktem N. axillaris stark beeinträchtigt. Aus diesem Grund ist eine MRT-Untersuchung der Schulter zur Beurteilung der Sehnen der zur Rotatorenmanschette

gehörenden Muskeln unabdingbar. Eine Sehnenrekonstruktion muss vor oder nach der Nervenoperation erfolgen.

> Die Untersuchung wird auf alle Komponenten der Schulter ausgedehnt und nicht auf Nerv, Muskel und Haut beschränkt. Gerade die Untersuchung der passiven Gelenkbeweglichkeit gibt weitere wertvolle Hinweise, ob nur eine Nervenläsion vorliegt oder ob sich aufgrund einer zu langen passiven Beobachtungszeit bereits massive Kontrakturen des Schultergelenks eingestellt haben.

Hierzu wird die Beweglichkeit im Humeroglenoidalgelenk überprüft. Ist die Beweglichkeit in diesem Gelenk eingeschränkt, dreht bei einem Abduktionsversuch im Schultergelenk sehr früh das gesamte Schulterblatt mit. Um dies zu bemerken, wird der Angulus inferior scapulae von dorsal getastet, während die Armabduktion durchgeführt wird.

Indikationsstellung und Operation

Eine mechanische Beeinträchtigung durch Frakturstücke, Metall oder Schrauben und raumfordernde Hämatome ist unbedingt so früh wie möglich auszuschließen und, wenn vorhanden, zu beseitigen. Wenn eine akute Nervenläsion

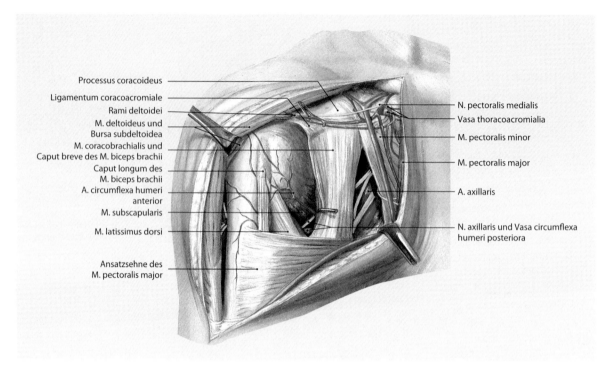

Processus coracoideus
Ligamentum coracoacromiale
Rami deltoidei
M. deltoideus und
Bursa subdeltoidea
M. coracobrachialis und
Caput breve des M. biceps brachii
Caput longum des
M. biceps brachii
A. circumflexa humeri
anterior
M. subscapularis
M. latissimus dorsi
Ansatzsehne des
M. pectoralis major

N. pectoralis medialis
Vasa thoracoacromialia
M. pectoralis minor
M. pectoralis major
A. axillaris
N. axillaris und Vasa circumflexa
humeri posteriora

◘ Abb. 4.7   Leitungsbahnen der tiefen Schulterregion, der Achselhöhle und des Trigonum clavipectorale (syn. Trigonum deltopectorale, Mohrenheim-Grube) der rechten Schulter, Ansicht von lateral. (Aus Tillmann 2005)

in zeitlichem Zusammenhang mit einem dargestellten Hämatom aufgetreten ist, besteht eine Notfallindikation zur Exploration und Ausräumung der Blutung unter Schonung der Plexusstrukturen.

Das spontane Regenerationspotenzial nach komplettem Ausfall des Nervs ist nicht sehr gut. Auch bei inkompletten Läsionen, die konservativ behandelt werden, bleiben oft starke Funktionseinbußen zurück. Die Entscheidung zur Operation sollte nach Ansicht der Autoren deswegen früh erfolgen. Entsprechend niedrig sollte die Schwelle für eine Exploration und ggf. Rekonstruktion bei unklaren Befunden sein. Dies wird durchaus kontrovers diskutiert, da C5- und C6-Läsionen oft eine längere Latenz bis zum Auftreten spontaner Erholungszeichen aufweisen. In der Zusammenschau von Entstehungsmechanismus, klinischem, elektrophysiologischem und bildgebendem Befund lässt sich meist sehr früh entscheiden, ob eine Operation oder eine weitere Verlaufsbeobachtung gerechtfertigt sind. Zu langes Abwarten bei bestehender Indikation zur Rekonstruktion beeinträchtigt das erreichbare funktionelle Ergebnis besonders bei diesem Nerv sehr deutlich.

▪▪ Ventraler, infraklavikulärer Zugang zum N. axillaris
Der N. axillaris wird primär von ventral über einen infraklavikulären Zugang zum Plexus brachialis freigelegt. ◘ Abb. 4.7 stellt die topographische Anatomie dieser Re-

gion dar. Die Rekonstruktion dieses Nervs erfordert reichlich Erfahrung in der Nerventransplantation und der Plexuschirurgie, da der N. axillaris sehr viel tiefer liegt, als die idealisierte Zeichnung vermuten lässt. Zum Auffinden des Nervs muss letztlich schonend am gesamten Plexus brachialis und an der A. axillaris vorbeipräpariert werden, bevor man auf den Nerv trifft.

Der Patient befindet sich in Rücken- oder Halbseitenlage, falls ein zusätzlicher dorsaler Zugang wahrscheinlich ist. Das Bein und der gesamte Arm sind für die eventuelle Transplantatentnahme vorbereitet. Der Arm ist beweglich gelagert (◘ Abb. 4.8). Der gerade Hautschnitt hat entweder eine schräge Verlaufsrichtung von infraklavikulär bis an die vordere Achselfalte, oder er wird vertikal ausgeführt. Ein »Säbelhiebschnitt« (◘ Abb. 4.8a) führt oft zu weniger auffälligen Narben, da der Verlauf eher der Ausrichtung der relaxierten Hautspannungslinien an dieser Stelle entspricht (»relaxed skin tension line«, RSTL).

Anschließend wird der M. pectoralis major im Faserverlauf auseinandergedrängt. Der darunter liegende M. pectoralis minor wird identifiziert, unterfahren, mit einer feuchten Kompresse angeschlungen und auf die mediale Seite retrahiert. Lateral des M. pectoralis minor zeigt sich dadurch der Faszienraum. Dieser wird eröffnet, und der schützende Fettpfropf herausluxiert, ohne ihn zu diskonnektieren. Als erste Plexusstruktur wird nun der Fasciculus lateralis und der von ihm abgehende N. mu-

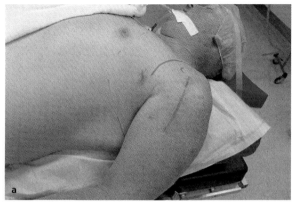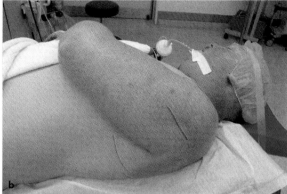

☑ **Abb. 4.8a,b** Kombiniert ventrodorsaler Zugang zur Rekonstruktion des N. axillaris über die laterale Achsellücke hinweg (Spatium quadrilaterale). **a** Infraklavikulärer Zugang zum Plexus brachialis von ventral über einen geraden Säbelhiebschnitt (grüne vertikal durchgezogene Markierung). Kopf in Seitwendung gelagert, Arm auf Unterarmstütze neben dem Patienten. **b** Ein mobiles Lagern des Arms ermöglicht die Lagerung auf dem Thorax des Patienten für die dorsale Exposition des N. axillaris zwischen M. triceps und M. deltoideus

sculocutaneus erkennbar. Als nächstes wird die A. axillaris mit der auf ihr liegenden Medianusgabel identifiziert. Der Fasciculus posterior liegt tiefer und lateral der Arterie. Dementsprechend ist der Fasciculus lateralis schonend nach medial-kaudal zu mobilisieren. Nach Identifikation des Fasciculus posterior in der Tiefe und Stimulationskontrolle wird seine Aufzweigung in den N. radialis (dickster Ast), N. thoracodorsalis, N. subscapularis (dünnste Äste) und N. axillaris unter Mikroskopsicht präpariert.

Zeigt man mit der Fingerspitze des gekrümmten Zeigefingers in die Achsellücke und hält das Fingergrundgelenk an den Processus coracoideus, so hat man grob den Verlauf des Nervs in die Achsellücke (Henry 1957). Der Nerv wird dann so weit nach distal präpariert wie möglich. Hierbei sind querende Arterienäste unbedingt zu schonen: die weiter proximal abgehende A. profunda brachii und die in das Spatium quadrilaterale begleitende A. circumflexa humeri posterius.

Ist der Nerv genügend exponiert, erfolgt seine Testung durch Inspektion (Kontinuität?), Palpation (neuromatös verhärtet?) und Elektrophysiologie (direkte Stimulation mit Muskelantwort? NAP auslösbar?). Die NAP-Ableitung ist an dieser Stelle nur bei weiträumiger Exposition möglich und deswegen nicht immer praktikabel. Um ein verwertbares Resultat zu erhalten, sollte der Abstand zwischen Stimulations- und Ableitelektrode mindesten 3–4 cm betragen. Zusätzlich ist der Kontakt der Elektrodenbranchen mit den umliegenden Strukturen zu vermeiden.

Langstreckige Kontinuitätsneurome sind nicht selten und machen unter Umständen eine zusätzliche Exposition über einen dorsalen Zugang zum N. axillaris notwendig (☑ Abb. 4.8b).

■ ■ **Dorsaler Zugang zum N. axillaris**

Ein zusätzlicher dorsaler Zugang ermöglicht die Rekonstruktion des N. axillaris über die Achsellücke hinweg. Hierbei werden von ventral-infraklavikulär die Transplantate nach dorsal tunneliert, um sie hier mit dem distalen Anteil des N. axillaris unterhalb des M. deltoideus koaptieren zu können.

In Rücken- oder Halbseitenlagerung wird ein ca. 5–8 cm langer gerader Hautschnitt entlang der Grenze zwischen hinterem Deltoideusrand und Vorderrand des langen Trizepskopfes gelegt. Dann wird direkt das Spatium quadrilaterale (laterale Achsellücke) in der Tiefe aufgesucht. Befindet sich der dorsale Oberarm in der Waagerechten, wird der Unterrand der Exposition durch den langen Trizepskopf gebildet, der Oberrand durch den M. deltoideus. Präpariert man zwischen diese Muskelschicht, sollte sich in der Tiefe ventral vor und auf dem Trizepskopf der schräg von kaudal-schulterseitig nach kranial-handseitig aufsteigende M. teres major darstellen. Schulterseitig von diesem liegt das gesuchte Gefäß-Nerven-Bündel. Schulterseitig von N. axillaris und A. circumflexa humeri posterior zieht ebenso schräg verlaufend der M. teres minor; allerdings verläuft er dorsal des M. triceps und taucht unter dem M. deltoideus ab.

■ ■ **Nerventransfer**

Ist eine Nervenrekonstruktion möglich, ziehen wir diese generell einem Nerventransfer vor. Meist hat die Nervenrekonstruktion einen deutlich höheren präparativen Aufwand. Kann eine Rekonstruktion nicht durchgeführt werden, bietet sich ein Transfer des langen Trizepskopfastes des N. radialis auf den N. axillaris an, wenn der M. triceps in seiner Kraft vorher unbeeinträchtigt war und keine Radialisläsion vorliegt (☑ Abb. 4.9). Für diesen Transfer

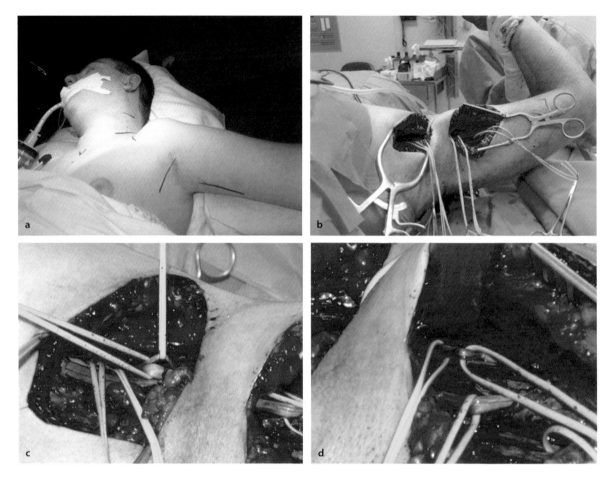

Abb. 4.9a–d   Läsion im Rahmen einer Plexus-brachialis-Verletzung mit Wurzelausrissen C5, C6 und C7. a Darstellung der Lagerung und Markierung der multiplen Zugänge, **b** Exposition über die Axilla und den medialen Oberarm, **c** Darstellung der Nervenäste von ventral über die Axilla und **d** den medialen Oberarm (unten rechts)

existieren unterschiedliche Zugänge, im Wesentlichen von ventral und dorsal (transaxillär). Mittlerweile gibt es mehr und mehr Varianten unterschiedlicher Transfers. Die Kraftgrade, die durch diesen und ähnliche Transfers, auch in Kombination (z. B. medialer Trizepskopfasttransfer), erreichbaren sind, werden im Hinblick auf ihren funktionellen Gewinn unterschiedlich beurteilt (Bertelli et al. 2007, Colbert u. Mackinnon 2006, Leechavengvongs 2003, Midha 2008).

Bevorzugte Technik der Autoren

Eine Voraussetzung zur Operation ist, dass der M. deltoideus noch nicht bindegewebig umgewandelt ist. Dies kann mit einem MRT und mit Einschränkung auch mit einem EMG festgestellt werden. Ist noch pathologische Spontanaktivität nach dem Nadeleinstich hörbar, kann davon ausgegangen werden, dass noch Muskelgewebe vorhanden ist. Hierbei ist jedoch auszuschließen, dass bei der Untersuchung der klavikulären bzw. spinalen Deltoideusanteile nicht die tiefer liegenden Muskeln gestochen wurden, z. B. M. supraspinatus oder M. infraspinatus.

Die passive Gelenkbeweglichkeit und die Intaktheit der Rotatorenmanschette werden vor der Indikationsstellung unbedingt geprüft. Bei der operativen Versorgung stellen wir zunächst den N. axillaris über einen ventralen infraklavikulären Zugang dar. Die Operation wird so vorbereitet, dass auch ein dorsaler Zugang zum N. axillaris möglich ist. Besteht eine langstreckige Läsion mit Indikation zur Rekonstruktion, wird über einen kombinierten Zugang von ventral-infraklavikulär und dorsal am Oberarm vorgegangen (Abb. 4.10). Das Transplantat wird hierbei von ventral nach dorsal tunneliert.

■ **Nachbehandlung**

Die intensive krankengymnastische Beübung, ergänzt durch tägliches selbstständiges Training ist bei isolierten oder kombinierten Deltoideusläsionen besonders wichtig. Solange der Muskel noch nicht funktionell reinnerviert ist, sollte sehr auf das Beüben der Gelenkbeweglichkeit geachtet werden, um Kontrakturen zu vermeiden. Sind die übrigen Rotatoren nicht beteiligt, ist von Beginn an die muskuläre Beübung vereinfacht, da die Patienten zumeist schon eine Teilabduktion und Elevation im Schultergelenk ausführen können. Regelmäßiges Schwimmen in jeglicher Form ist

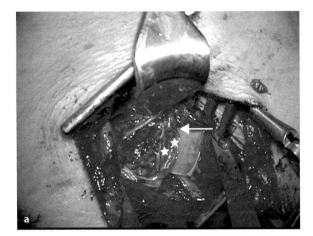

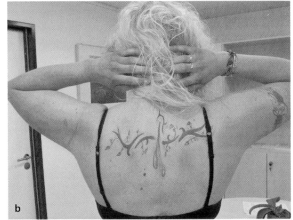

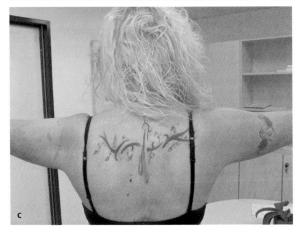

◘ Abb. 4.10a–c Patientin mit inkompletter Läsion des Plexus brachialis und komplettem Ausfall des N. axillaris nach Motorradunfall. **a** OP-Situs am dorsalen Oberarm mit Koaptation (*Pfeil*) zweier getunnelter Suralisinterponate (*Stern*) an den N. axillaris. **b, c** Schulterabduktion ein Jahr nach der Nervenoperation

eine hervorragende Übung zur Verbesserung der Gelenkbeweglichkeit, zum Aufbau des M. deltoideus und der gesamten Schultergürtelmuskulatur sowie zum Einüben und Koordinieren von komplexeren Bewegungsmustern.

■ **Prognose**

Eine allgemeine Aussage über die Prognose zu treffen ist schwierig, weil häufig keine isolierten Läsionen bestehen und dann die Nervenverletzung Teil eines Plexusschadens ist. Zudem gibt es sehr wenige größere Serien, die sich der Auswertung von Rekonstruktionsergebnissen speziell dieses Nervs widmen. Isolierte Läsionen wiederum werden zu häufig nicht operativ behandelt. Wird die Spontanheilung abgewartet, stellen sich relativ schnell bindegewebige Veränderungen an der Schulter ein, wenn nicht konsequent trainiert und beübt wird. Diese beeinträchtigen auch bei an sich guter Reinnervation das funktionelle Ergebnis.

Auch in der Literatur werden öfters schlechte Resultate angegeben. Es gibt nur sehr wenige Berichte, welche die hier vorgestellte Rekonstruktionsvariante über einen kombinierten Zugang erwähnen (Kline u. Kim 2003). Wenn der Nerv langstreckig neuromatös verändert ist, macht es unserer Ansicht nach jedoch keinen Sinn, nur von ventral zu rekonstruieren und an einen »nicht sicheren« distalen Stumpf anzuschließen. Vielleicht ist dies auch ein Grund für schlechtere Resultate in der Literatur. Der kombinierte Zugang ist aufwendig.

> ❯ In der eigenen Praxis haben sich funktionell sehr gute Resultate mit langen und über die Achsellücke hinweg getunnelten Transplantaten erzielen lassen. Daher ziehen wir die Rekonstruktion einem primären Transfer vor.

Dies steht im Gegensatz zu einem Trend, zunehmend Transfers gegenüber Rekonstruktionen zu favorisieren. Die maximal erreichbare und koordiniert einsetzbare Muskelkraft ist jedoch auch ein wesentlicher Faktor (Lee et al. 2012). Im Gegensatz zu anderen Autoren haben wir beim N. axillaris keine schlechten Erfahrungen mit Interponaten gemacht, die eine Länge von 10 cm überschreiten.

N. radialis

■ **Vorkommen und Pathogenese**

Der N. radialis ist einer der am häufigsten verletzten Nerven überhaupt, insbesondere an den oberen Extremitäten (Noble et al. 1998, Robinson 2000). Ursächlich sind dislozierte Humerusfrakturen nach Stürzen und Verkehrsunfällen. Humerusschaftfrakturen machen 20 % aller Humerusfrakturen aus; 8–10 % der Frakturen sind mit einer Radialislähmung vergesellschaftet (Mahabier et al. 2012). Durch den direkten und relativ ungeschützten Verlauf am Humerusknochen und das Herumwinden dieses Nervs um den Humerus ist er besonders exponiert, wenn die Frakturenden dislozieren und hierbei den Nerv kontusionieren, dehnen und teilweise mit spitzen Knochenfragmenten lazerieren. Nicht selten werden prinzipiell noch intakte Nerven bei der osteosynthetischen Versorgung solcher Knochenverletzungen initial oder zusätzlich geschädigt, indem sie unbeabsichtigt verplattet und mit Schrauben aufgedreht werden. Dies resultiert in einer kompletten Fallhand.

Hohe Radialisläsionen hingegen treten häufig im Zusammenhang mit Verletzungen des Plexus brachialis auf. Ihre Prognose ist bei Weitem nicht so günstig wie die bekannt gute Prognose nach Läsionen auf mittlerer Oberarmhöhe.

Eine besondere Verletzungsform stellen akute Druckläsionen infolge von lange anhaltendem kleinflächigem Druck auf die Achselregion (mit Trizepsbeteiligung) oder den Bereich des Spiralkanals (ohne Trizepsbeteiligung) in ungeschütztem Zustand dar (Narkose im Rahmen einer Operation oder Bewusstseinsstörung infolge Alkoholintoxikation). Dies wurde mit Begriffen wie Parkbanklähmung, »saturday night plasy« (Arm hängt nach exzessivem Alkoholgenuss über die Lehne) und »honeymoon palsy« (Partner liegt mit Kopf auf der medialen Oberarmseite) betitelt (Spinner et al. 2002). Radialisparesen wurden auch aufgrund einer exzessiven Nutzung von Krücken mit Achselabstützung beobachtet. Heute sind diese in Deutschland überwiegend durch Unterarmgehstützen ersetzt.

Weiterhin wird der N. radialis bei Unterarmfrakturen durch den Unfall selbst oder iatrogen bei der Frakturversorgung verletzt. Isolierte Verletzungen des tiefen Radialisasts, der auch als N. interosseus posterior bezeichnet wird, treten ebenso auf, z. B. infolge von Radiusköpfchenfrakturen (Serrano et al. 2012). Eine Rekonstruktion dieses Radialisasts ist technisch anspruchsvoll. Dies gilt sowohl für die Exposition als auch für die eigentliche Rekonstruktion. Auf dieser Höhe sind die abgehenden Äste bereits relativ kleinkalibrig und in der Narbe relativ schwierig auszumachen, oder sie retrahieren sich und verschwinden in der Muskulatur.

■ Anatomische Details

Meist wird der N. radialis am Übergang vom mittleren zum distalen Humerusdrittel verletzt. Viele Äste zum M. triceps sind auf dieser Höhe bereits abgegangen. Deswegen ist die durch den Trizeps vermittelte Armstreckfunktion meist nicht oder nur wenig beeinträchtigt. Der erste Ast nach den Trizepsästen und denjenigen zum M. anconeus ist derjenige, der zum M. brachioradialis zieht. Die Funktion dieses Muskels lässt sich sehr gut und meist eindeutig bei der körperlichen Untersuchung testen.

Der tiefe Ast des N. radialis läuft an der Unterarmrückseite zwischen dem oberflächlichen und tiefen Bauch des M. supinator (◘ Abb. 4.11).

❯ Im Bereich der Handrückfläche und des distalen Unterarms sollte man den Verlauf des oberflächlichen Radialisasts orten können (◘ Abb. 4.12).

Dieser Ast neigt dazu, nach seiner Verletzung gravierende neuropathische Schmerzen zu erzeugen.

■ Symptome und Diagnosestellung

Die Symptome ergeben sich direkt aus den obigen Darstellungen. Die Läsionshöhe lässt sich durch eine genaue klinische Untersuchung sehr gut ermitteln. Die abhängige Muskulatur ist in der Reihenfolge der Nervenastabgänge weiter oben abgebildet. Bei Beurteilung der Läsionstiefe sollte nicht vergessen werden, auch die Intaktheit der sensiblen Kennareale genau zu überprüfen. Nur so kann eine komplette Läsion von einer inkompletten oder nur nahezu kompletten unterschieden werden.

Entscheidend ist die richtige und frühestmögliche Einschätzung der spontanen Regenerationsfähigkeit. Der M. brachioradialis ist hierbei ein bedeutsamer Muskel im Hinblick auf die Einschätzung der Tiefe der Läsion (komplett oder inkomplett). Auch wenn die Fallhand noch komplett ausgeprägt ist, zeigt eine Kontraktion dieses Muskels an, dass ein funktionell wirksamer Regenerationsprozess bereits eingesetzt hat oder nur eine partielle bzw. distalere Läsion vorlag. Bei guter Funktion des M. brachioradialis und noch vorhandener Fallhand bestehen somit gute Chancen für eine weiter voranschreitende spontane Regeneration.

Als nächste Funktion ist gemäß der Astfolge eine beginnende Streckung im Handgelenk über den Zweig zum M. extensor carpi radialis (ECR) zu erwarten. Diese Funktion wird durch eine Radialdeviation der Hand in Streckstellung erkennbar, da der Ast zum M. extensor carpi ulnaris (ECU) distaler abgeht und folglich später reinnerviert wird. Schreitet die Regeneration stadiengerecht voran, wird dann durch gleichzeitigen Zug des ECU die Handgelenkstreckung auch mittig möglich. Im weiteren zeitlichen Verlauf sollte sich dann auch eine beginnende Fingerstreckung einstellen.

Diese prüfen wir generell mit beidseits aufgelegten Händen auf einer Tischplatte im Seitenvergleich, um Trickbewegungen auszuschalten und auch schwache Reinnervationszeichen nicht zu übersehen. In dieser Stellung ist auch an der gesunden Hand gut erkennbar, wie schwierig diese Bewegungen auszuführen sind und wo die am Unterarm kontrahierenden Muskeln genau lokalisierbar sind. Auch die zuletzt reinnervierenden Mm. extensor pollicis longus und brevis lassen sich in dieser Position sehr gut testen.

■ Indikationsstellung und Operation

Die Bilddiagnostik, insbesondere mithilfe der Neurosonographie, bringt in Bezug auf die Beurteilung einen entscheidenden Vorteil: Es lässt sich damit regelhaft sehr früh entscheiden, ob die Kontinuität des Nervs erhalten

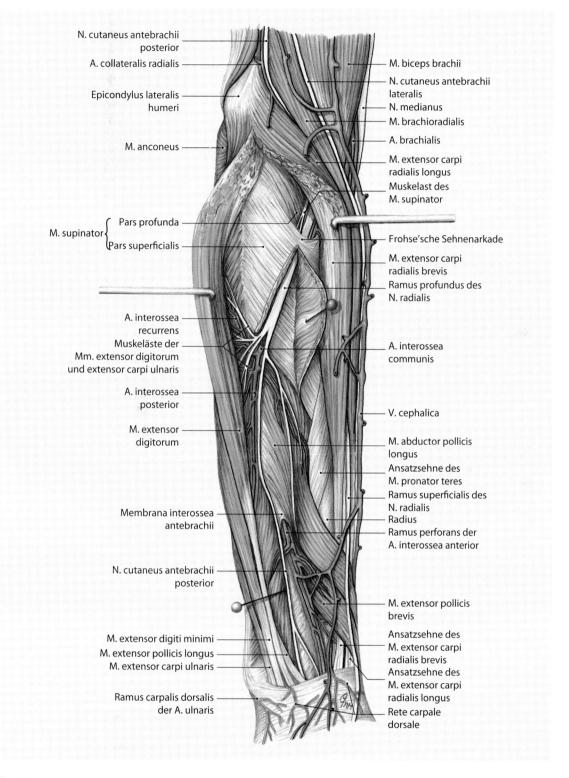

N. cutaneus antebrachii posterior
A. collateralis radialis
Epicondylus lateralis humeri
M. anconeus
M. supinator { Pars profunda / Pars superficialis
A. interossea recurrens
Muskeläste der Mm. extensor digitorum und extensor carpi ulnaris
A. interossea posterior
M. extensor digitorum
Membrana interossea antebrachii
N. cutaneus antebrachii posterior
M. extensor digiti minimi
M. extensor pollicis longus
M. extensor carpi ulnaris
Ramus carpalis dorsalis der A. ulnaris

M. biceps brachii
N. cutaneus antebrachii lateralis
N. medianus
M. brachioradialis
A. brachialis
M. extensor carpi radialis longus
Muskelast des M. supinator
Frohse'sche Sehnenarkade
M. extensor carpi radialis brevis
Ramus profundus des N. radialis
A. interossea communis
V. cephalica
M. abductor pollicis longus
Ansatzsehne des M. pronator teres
Ramus superficialis des N. radialis
Radius
Ramus perforans der A. interossea anterior
M. extensor pollicis brevis
Ansatzsehne des M. extensor carpi radialis brevis
Ansatzsehne des M. extensor carpi radialis longus
Rete carpale dorsale

■ **Abb. 4.11** N. radialis an der rechten Unterarmrückseite. Es kommt zu Druckschädigungen des Ramus profundus des N. radialis beim Eintritt in den Supinatorkanal durch die Frohse-Sehnenarkade (distaler Lähmungstyp – Supinatorsyndrom). Die Extension in den Fingergrundgelenken ist dann nicht möglich. Die Hand steht in leichter Extension und radialer Abduktion durch die Kontraktion der nicht betroffenen Mm. extensores carpi radialis longus und brevis. Sensibilitätsstörungen fehlen aufgrund des nicht betroffenen Ramus superficialis des N. radialis beim Supinatorsyndrom. Man beachte den Verlauf des Ramus profundus des N. radialis im Supinatorkanal sowie die Überkreuzung des Ramus profundus durch die Frohse-Sehnenarkade. (Aus Tillmann 2005)

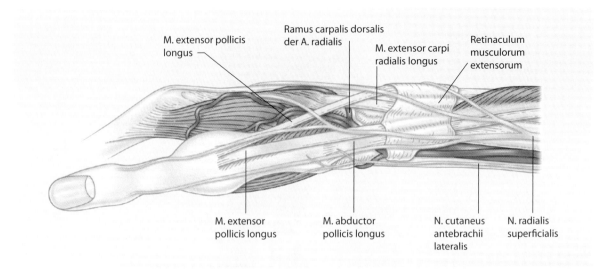

Abb. 4.12   N. radialis superficialis an der Hand und seine Astaufteilung am distalen Unterarm. (Aus Birch 2011)

ist oder ob ein massiver struktureller Schaden trotz erhaltener Kontinuität vorliegt. Mit einer solchen Aussage in Verbindung mit einem kompletten Ausfall distal der Läsion lässt sich ohne weiteres Beobachtungsintervall eine OP-Indikation stellen.

■■ **Posteriorer Zugang zum Humerus**
Dies ist der klassische unfallchirurgische Zugang für die Frakturversorgung mit Verplattung. Es ist wichtig, diesen Zugang zu verstehen, da die nervenchirurgische Versorgung meist erst nach einer erfolgten unfallchirurgisch-osteosynthetischen Versorgung möglich ist. Die Schnittführung für eine solche Osteosynthese zieht gerade von 6–8 cm unterhalb des Akromions bis zum Processus olecrani. Der Schnitt läuft dabei seitlich des langen Trizepskopfes. Dieser ist vergleichsweise mobiler als der laterale Trizepskopf oder der M. deltoideus.

■■ **Dorsaler Zugang zum N. radialis am Oberarm**
Zur Darstellung des N. radialis wird der Unterrand des M. deltoideus nach oben retrahiert, um dann die typische V-Konfiguration, gebildet aus langem und lateralem Trizepskopf, zu erkennen. Mit dem Finger wird diese V-förmige Vereinigung beider Muskeln unterfahren, um sie zu separieren (■ Abb. 4.13a). Die Vereinigung der eher vertikalen Fasern des langen Kopfes mit den schräg verlaufenden Fasern des lateralen Kopfes bilden eine Raphe, die scharf durchtrennt wird. Hiermit wird der N. radialis entlang seines dorsalen Verlaufs innerhalb des Canalis spiralis freigelegt (■ Abb. 4.13a). Er wird begleitet von der A. brachialis profunda und liegt größtenteils auf dem Knochen.

Nerv und Arterie laufen schräg-lateral und parallel zum oberen Ansatz des medialen Trizepskopfes, der

am tiefsten liegt. Zur weiteren Exposition des Humerus und einer eventuell aufliegenden Platte ist dieser mediale Trizepskopf mittig in Faserrichtung spaltbar. Ein mittig durchgeführtes Splitten dieses Muskels vermeidet eine Verletzung der ihn versorgenden Radialisäste.

■■ **Kombinierter Zugang zum N. radialis am Oberarm**
Der N. radialis wird am medialen proximalen Oberarm freigelegt, die Äste zum M. triceps brachii werden dargestellt und der Nerv bis zum Humerus verfolgt. Bei Humeruschaftfrakturen liegt an dieser Stelle die Nervenverletzung. Anschließend wird der Nerv lateral am distalen Oberarm und am medialen Rand des M. brachioradialis identifiziert und retrograd bis zur Läsionsstelle neurolysiert. Nach Resektion der Neurome werden beide Stümpfe angefrischt und ventralisiert. Die Interponate können dann auch durch den M. biceps brachii getunnelt werden (vs. natürlicher Verlauf des Nervs). Die Vorteile dieser Technik liegen darin, dass einerseits die Defektstrecke verkürzt wird, andererseits der transplantierte Nerv weit entfernt von der eingesetzten Humerusplatte liegt, sodass keine Gefahr einer erneuten Nervenverletzung bei der Entfernung des Osteosynthesematerials besteht.

■■ **Ventraler Zugang im Bereich der Ellenbeuge**
Dieser entspricht dem in ► Kap. 7 dargestellten ventralen Zugang zur Dekompression bei Supinatorlogensyndrom (► Abschn. 7.4.2).

■■ **Dorsaler Zugang am Unterarm**
Dieser wird gewählt, um den tiefen Ast des N. radialis darzustellen. In ■ Abb. 4.14 sind die wesentlichen Schritte dieses transmuskulären Zugangsweges dargestellt.

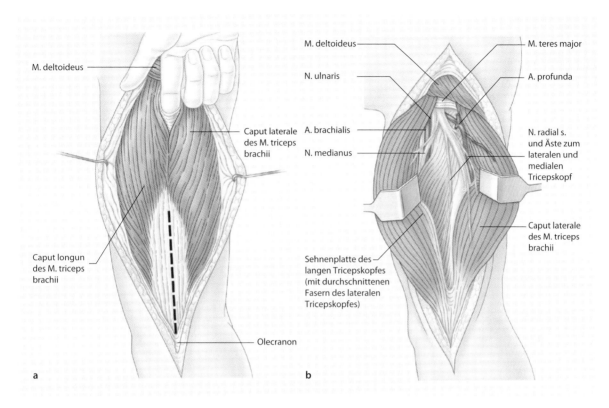

Abb. 4.13a,b   Dorsaler Zugang zum N. radialis am Oberarm. a »Trizepssaum« nach A.K. Henry, der Finger geht zwischen dem langen und dem lateralen Kopf des M. triceps ein. Beide Köpfe werden bis zu ihrer Raphe separiert, die Raphe wird durchtrennt. **b** Die Öffnung des Saums legt den N. radialis vom Beginn seines Verlaufs am dorsalen Humerus bis zu seinem Durchtritt durch das laterale Septum intermusculare frei. (Aus Birch 2011)

Bevorzugte Technik der Autoren

Bei Radialisläsionen auf Oberarmhöhe übernehmen wir bei bereits durchgeführter Verplattung oder vorheriger unfallchirurgischer Versorgung meist den Zugang (◘ Abb. 4.15). Dies ist regelhaft der dorsale Zugang zum Humerus. Der unfallchirurgische Zugang zum Oberarm ist in Bauchlage praktikabler. In dieser Positionierung ist es jedoch nicht gut möglich, bei Bedarf auch den Brachialisast bzw. den Nerv auf Ellenbogenniveau darzustellen, falls ein langes Interponat notwendig wird oder der Nerv weit im Gesunden aufgesucht werden muss. Aus demselben Grund ist es manchmal notwendig, den Nerv weit proximal im Bereich des Übergangs von der Achsel in den medialen Oberarm darzustellen, bevor sich er in den Canalis spiralis windet. Deswegen bevorzugen wir für den dorsalen Zugang zum Oberarm meist die Rückenlage bzw. Halbseitenlage des Patienten mit Ablegen des gebeugten Arms über dem Thorax.

Nach Ortung der Nervenenden proximal und distal im Gesunden wird die Platte entfernt. Ist die Transplantationsnotwendigkeit offensichtlich, werden Rückschnitte in bereits beschriebener Weise angefertigt. Dann wird die Defektstrecke bemessen und Transplantatredundanz aufgerechnet. Kann der Nerv in der Narbenplatte nicht zielsicher aufgefunden werden, stellen wir ihn zunächst über einen lateralen volaren Zugang an der Ellenbeuge zwischen den Mm. brachioradialis und brachialis dar und verfolgen ihn nach proximal. Nach demselben Prinzip kann der N. radialis auch am proximalen medialen Oberarm und am Übergang zur Axilla aufgesucht und nach distal bis zur Traumazone verfolgt werden. Sind dann lange Transplantate nötig, können diese auch über einen biportalen Zugang tunneliert

werden (◘ Abb. 4.16). Regelhaft sind die Stumpfenden jedoch bereits über den dorsalen Zugang zum Oberarm erkennbar. Ein noch vor dem Hautschnitt durchgeführter intraoperativer Ultraschall kann hilfreich sein. Die Nervenkoaptation erfolgt nach den dargestellten Prinzipien. In Abhängigkeit von der Läsionshöhe kann der Querschnitt meist mit 2–5 Suralisinterponaten abgedeckt werden (◘ Abb. 4.17).

Distale Radialisläsionen des tiefen Asts (N. interosseus posterior bzw. Ramus profundus des N. radialis) werden über den dorsalen Zugang nach Henry versorgt (Henry 1995).

■   Nachbehandlung

Um eine Beugesehnenkontraktur zu vermeiden, ist es wichtig, das Handgelenk und die Finger für die Phase der Fallhand durch geeignete Schienen und Orthesen in eine Streckstellung zu bekommen (► Kap. 9). Nach einer Nervennaht oder Transplantation auf Oberarmhöhe wird der Arm in einem Gilchrist-Verband oder einem Dreiecktuch ruhiggestellt, um ein Auseinanderweichen der koaptierten Nerven zu vermeiden. Die Finger und das Handgelenk sind sofort nach dem Eingriff zu bewegen und beübbar. Ebenso sollte durch vorsichtiges Pendeln im Schultergelenk ein Einsteifen vermieden werden. Nach 10–14 Tagen wird der Arm bereits vorsichtig für 10–20° im Tuch

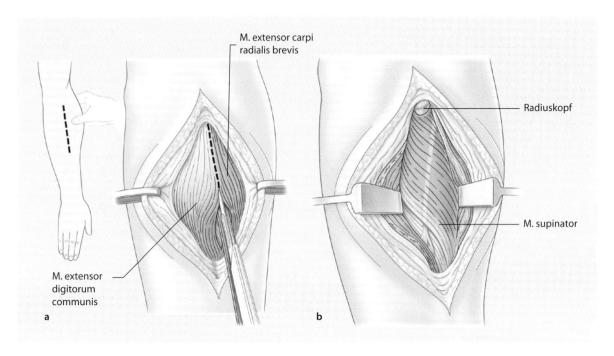

☐ **Abb. 4.14a,b   Freilegung des N. interosseus posterior über den dorsalen Zugang nach Henry. a** Die Schnittlinie läuft auf der ulnaren Seite des »mobilen Muskelbauches«, der vom M. brachioradialis gebildet wird. Der M. extensor carpi radialis brevis und der M. extensor digitorum communis werden erkennbar. Nach Unterminieren beider Muskeln werden diese in Richtung Radiusköpfchen gespalten.**b** Der M. supinator wird erkennbar. Er hat einen oberflächlichen und einen tiefen Anteil. Zwischen diesen beiden Anteilen verläuft der N. interosseus posterior. Etwa 3 Querfinger unterhalb des Radiusköpfchens lässt sich der N. interosseus posterior nach Auseinanderdrängen des oberflächlichen Supinatorbauches im sogenannten »Knopfloch« gut darstellen (»Mc Burney button hole«, nach A.K. Henry). Er tritt erkennbar zwischen diesen hervor, bevor er sich in seine motorischen Äste aufteilt. (Aus Birch 2011)

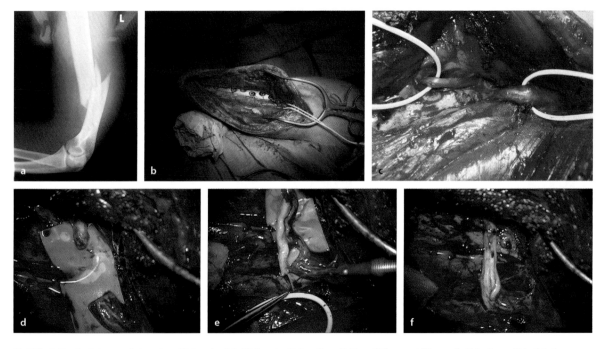

☐ **Abb. 4.15a–f   Rekonstruktion einer Diskontinuitätsläsion des linken N. radialis auf Oberarmhöhe nach dislozierter Schaftfraktur. a** Schaftfraktur im distalen Oberarmdrittel. **b** Freilegung über einen dorsalen Zugang zum Oberarm, erkennbar ist die zur Frakturversorgung eingebrachte Platte. **c** Nach Entfernung der Platte wurden der proximale (links im Bild) und distale Nervenstumpf (rechts im Bild) mit gelben »vessel loops« angeschlungen. **d** Für die Transplantation vorbereitete Nervenstümpfe nach Rückschnitt. **e** Einpassen und Koaptation der ersten Suralisinterponate. **f** Komplett rekonstruierter Nerv

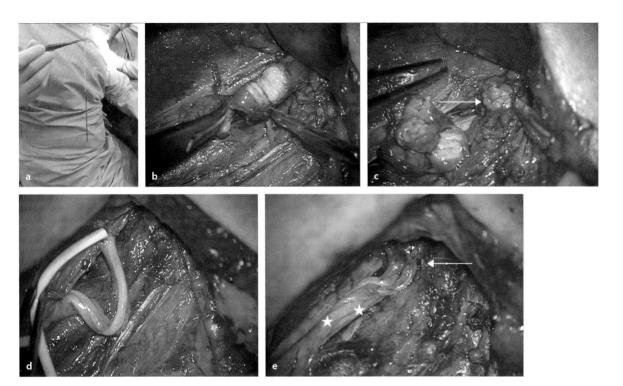

◨ **Abb. 4.16a–e** **Langstreckige Rekonstruktion des N. radialis am rechten Oberarm über einen biportalen Zugang mit getunnelten Transplantaten. Komplette Radialisläsion nach komplexer Schulterprothese infolge Oberarmkopfnekrose. a** Mit gelbem Loop koaptierte Transplantate als Vorbereitung für die Tunnelung. **b** Neuromrückschnitt mit beginnendem Hervortreten von faszikulärer Struktur im Neurom. **c** Erkennbar gute Faszikelstruktur am proximalen Stumpf (*Pfeil*) nach weiterem Rückschnitt. **d** Getunnelte Transplantate mit noch bestehender Verbindung zum Loop, nach Durchzug zum proximalen Anschluss. Die Transplantate wurden vom distalen Anschluss auf der dorsolateralen Seite des Oberarms zum medialen Oberarm getunnelt. **e** Die Transplantate (*Stern*) sind mit dem proximalen Anteil des N. radialis mittels Naht koaptiert (*Pfeil*)

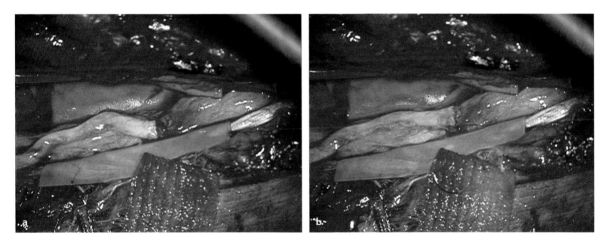

◨ **Abb. 4.17a,b** **Abdeckung mit Suralisinterponaten. a** Anlagern zweier Suralisinterponate an einen Radialisstumpf am linken distalen Oberarm, **b** Sicherung mit Nervennaht (Nadel auf Watte)

gestreckt. Die Immobilisation sollte 3 Wochen nach der Rekonstruktion komplett aufgehoben werden und der Patient ohne ein Dreiecktuch oder einen Gilchrist-Verband auskommen. Wurden lediglich eine Dekompression und externe Neurolyse durchgeführt, wird der Arm nicht immobilisiert.

■ **Prognose**

Die Prognose von rechtzeitig rekonstruierten und transplantierten Radialisläsionen unterhalb der Trizepsäste ist sehr gut. Das Regenerationspotenzial dieses Nervs nach Rekonstruktion wird von anderen Nerven kaum übertroffen (Roganovic u. Pavlicevic 2006, Shergill et al. 2001). Eine funktionell wirksame Verbesserung kann in über 80 % der Fälle erwartet werden. Eine deutlich eingeschränkte Prognose besteht jedoch für hohe Läsionen mit arterieller Begleitverletzung.

N. medianus

■ **Vorkommen und Pathogenese**

Medianusverletzungen sind die häufigsten iatrogenen Nervenverletzungen der oberen Extremität, die einer Operation bedürfen (Kretschmer et al. 2009b). In einer großen südamerikanischen Studie über 557 Nervenverletzungen bei 456 Patienten während eines Zeitraums von 1989 bis 2004 befanden sich die Verletzungen des N. medianus an vierter Stelle (1. N. ulnaris, 2. Plexus brachialis, 3. N. radialis; Kouyoumdjian 2006). Ulnaris- und Medianusläsionen waren in diesem Kollektiv die häufigste Verletzungskombination zweier Nerven. Unter den Verletzungskategorien war die penetrierende Verletzung mit 35 % die häufigste (vgl. N. ulnaris 46 %). Auf die anderen Kategorien verteilten sich die Verletzungen wie folgt: Schussverletzungen 17 %, Stürze 16 %, Auto gegen Fußgänger 4 %, Autounfälle 5 %, andere Ursachen 27 %.

Sicherlich ist die regionale Verteilungsanalyse eines ausländischen Zentrums nur bedingt auf lokale Verhältnisse übertragbar, insbesondere im Hinblick auf Schuss- und Stichverletzungen, die in Deutschland seltener sein dürften. Dennoch ist ein gewisser Trend zur Häufung von Stürzen und penetrierenden Verletzungen als Ursache plausibel. Bei Betrachtung sämtlicher penetrierender Nervenverletzungen genannten Serie waren Glasscherben in Zweidrittel der Fälle die Ursache, beim Rest die Einwirkung eines Messers (Glas: 49/72, 68 %; Messer 23/72, 32 %).

Eine multizentrische Auswertung der Daten von stationär behandelten US-amerikanischen Patienten mit Verletzung des N. medianus, N. ulnaris, N. radialis oder Plexus brachialis aus den Jahren 1993 bis 2006 ergab im Hinblick auf eine notwendig gewordene Akutrekonstruktion (mindestens Nervennaht), folgende Verteilung: N. medianus 37 %, N. ulnaris 40 %, N. radialis 33 % (>100 % aufgrund von Patienten mit Mehrfachverletzung; Lad et al. 2010).

Eine weitere Studie untersuchte 69 Patienten mit Ulnaris- und Medianusverletzungen des Unterarms, die an der Universität von Malmö zwischen 1992 und 1998 aufgrund einer mindestens 50 %igen Durchtrennung eines oder beider Nerven operiert wurden (Rosberg et al. 2005). In der Kostenanalyse ergaben sich Folgekosten für eine N.-medianus-Läsion von durchschnittlich 51.000 Euro. Die Altersverteilung zeigte 2 Gipfel: 15–25 und 45–50 Jahre. Der N. medianus war in dieser Studie mit 41 % häufiger betroffen als der N. ulnaris mit 39 %; in 17 % waren beide Nerven verletzt. Die meisten Patienten hatten sich während einer Freizeitaktivität verletzt (49 %), davon 20 % zu Hause. Dementsprechend traten diese Verletzungen gehäuft an Wochenenden und Freitagen auf. Der häufigste Mechanismus war auch hier die penetrierende Verletzung, mit Glasscherben in 59 % und einem Messer in 19 % der Fälle. Nur Männer hatten sich am Arbeitsplatz verletzt. Bei 13 % war ein Suizidversuch und bei 26 % Patienten eine alkoholassoziierte Verletzung ursächlich.

■ **Anatomische Details**

Der N. medianus wird durch alle Anteile des Plexus brachialis von (C5) C6, C7, C8 und Th1 gebildet und versorgt die Muskulatur mit folgenden Wurzelanteilen:

- M. pronator teres C6–C7
- M. flexor carpi radialis (C5) C6–C7 (C8)
- M. palmaris longus C8–Th1
- M. pronator quadratus (C7) C8–Th1
- M. flexor digitorum superficialis (C6) C7–Th1 mit variablen ulnaren Anteilen
- M. flexor pollicis longus (C6) C7–C8 (Th1), Kennmuskel für C8-FPL-Sehnenreflex
- M. flexor digitorum profundus C6–Th1, rein N. medianus an Finger II, N. medianus und N. ulnaris an Finger III und IV
- M. pronator quadratus (C7) C8–Th1
- M. abductor pollicis brevis C6–C7
- M. opponens pollicis C6–C7
- M. flexor pollicis brevis – Caput superficiale C7–Th1
- Mm. lumbricales an Finger I und II C8 und Th1

Die topographische Anatomie im Bereich des palmarseitigen Unterarms gibt (□ Abb. 4.18) wieder. Auf Handgelenkhöhe (□ Abb. 4.19) und im Bereich der Hand (□ Abb. 4.20) sind die topographischen Beziehungen gemeinsam mit dem N. ulnaris dargestellt.

Die klinisch wesentlichen Varianten betreffen Nervenverbindungen, akzessorische Muskeln zusätzliche Knochenvorsprünge und überdachende Faszien im Bereich des Oberarms bis zur Hand (Amadio 1988, Gutman 1993, Lanz 1977). Die folgende Aufstellung der Varianten und Anomalien vor allem im Bereich der Hand ist bei Weitem nicht vollständig:

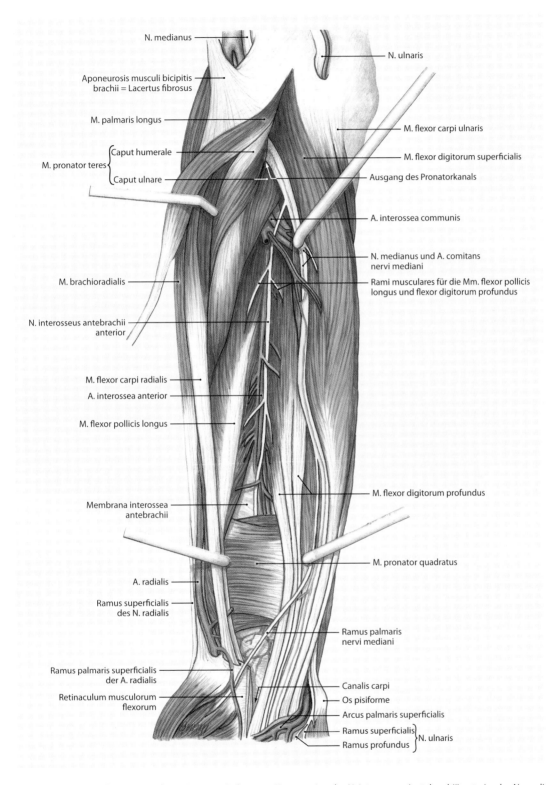

N. medianus

N. ulnaris

Aponeurosis musculi bicipitis brachii = Lacertus fibrosus

M. flexor carpi ulnaris

M. palmaris longus

M. flexor digitorum superficialis

Caput humerale

M. pronator teres

Caput ulnare

Ausgang des Pronatorkanals

A. interossea communis

N. medianus und A. comitans nervi mediani

M. brachioradialis

Rami musculares für die Mm. flexor pollicis longus und flexor digitorum profundus

N. interosseus antebrachii anterior

M. flexor carpi radialis

A. interossea anterior

M. flexor pollicis longus

M. flexor digitorum profundus

Membrana interossea antebrachii

M. pronator quadratus

A. radialis

Ramus superficialis des N. radialis

Ramus palmaris nervi mediani

Ramus palmaris superficialis der A. radialis

Canalis carpi

Retinaculum musculorum flexorum

Os pisiforme

Arcus palmaris superficialis

Ramus superficialis
}N. ulnaris
Ramus profundus

Abb. 4.18 N. medianus am rechten Unterarm. Es kann zur Kompression des N. interosseus (antebrachii) anterior des N. medianus beim Verlauf im Pronatorkanal kommen, z. B. durch die Ursprungssehne des Caput ulnare des M. pronator teres oder durch variable akzessorische Sehnenverbindungen benachbarter Muskeln (mittlerer Lähmungstyp des N. medianus). Charakteristisch sind Schmerzen im volaren proximalen Unterarmbereich, Beugeschwäche des M. flexor pollicis longus und des M. flexor digitorum profundus. Der Patient kann mit Daumen und Zeigefinger kein »O« formen, und es kommt zu Schwierigkeiten beim Schreiben. Eine Pronationsschwäche entsteht durch Ausfall des M. pronator quadratus. (Aus Tillmann 2005)

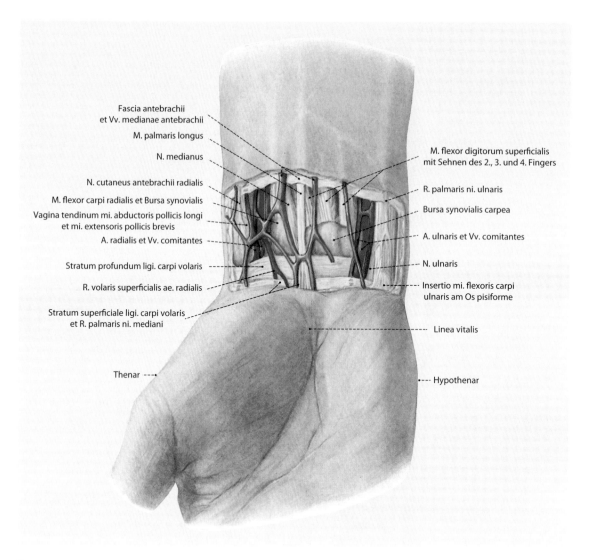

Abb. 4.19   Topographische Beziehungen des N. medianus und N. ulnaris auf Höhe des Handgelenks. (Aus Lanz u. Wachsmuth 1959)

■■   **Plexusebene und Axilla**

– Die Innervierung von M. biceps und M. brachialis kann selten auch durch den N. medianus anstatt durch den N. musculocutaneus erfolgen.

■■   **Medialer Oberarm**

– Eine Verbindung zwischen N. medianus und N. musculocutaneus ist möglich.

– Es gibt sehr selten einen knöchernen Processus supracondylaris am distalen Drittel des Humerus, der von einem Bandzug überspannt wird (Struthers-Ligament, nicht zu verwechseln mit der Struthers-Arkade, die den N. ulnaris einengen kann). Durch den sich so bildenden fibrösen Kanal ziehen dann N. medianus und A. brachialis, die hier auch entsprechend eingeengt werden können.

■■   **Ellenbeuge und Unterarm**

– Komplett durch N. medianus oder N. ulnaris innervierte Hand (»all-ulnar« oder »all-median hand«)

– Hohe Teilung des N. medianus und N. medianus bifidus mit oder ohne persistierende A. mediana (Abb. 4.21). Dies resultiert in 2 Nerven, die als N. medianus die Hohlhand erreichen und auch einen oder mehrere verbindende Äste tragen können (»communicating loop«). Die A. mediana entspricht einer Gefäßanomalie, die als persistierender Ast aus der A. interossea anterior hervorgeht und aus einer axialen Unterarmarterie des Embryonalstadiums entsteht. Hohe Medianusteilungen sind auch häufiger mit akzessorischen Muskeln assoziiert, z. B. zusätzliche Mm. lumbricales oder akzessorische Bäuche des M. flexor digitorum superficialis.

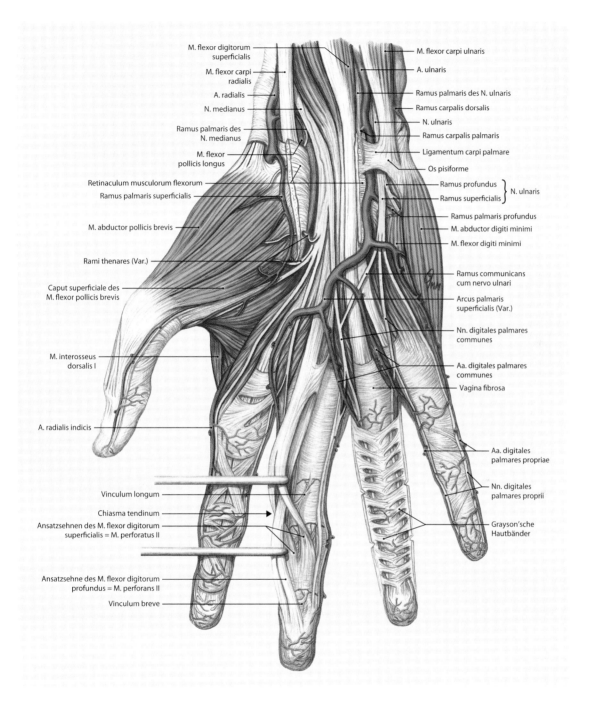

M. flexor digitorum
superficialis

M. flexor carpi
radialis

A. radialis

N. medianus

Ramus palmaris des
N. medianus

M. flexor
pollicis longus

Retinaculum musculorum flexorum

Ramus palmaris superficialis

M. abductor pollicis brevis

Rami thenares (Var.)

Caput superficiale des
M. flexor pollicis brevis

M. interosseus
dorsalis I

A. radialis indicis

Vinculum longum

Chiasma tendinum

Ansatzsehnen des M. flexor digitorum
superficialis = M. perforatus II

Ansatzsehne des M. flexor digitorum
profundus = M. perforans II

Vinculum breve

M. flexor carpi ulnaris

A. ulnaris

Ramus palmaris des N. ulnaris

Ramus carpalis dorsalis

N. ulnaris

Ramus carpalis palmaris

Ligamentum carpi palmare

Os pisiforme

Ramus profundus

Ramus superficialis   } N. ulnaris

Ramus palmaris profundus

M. abductor digiti minimi

M. flexor digiti minimi

Ramus communicans
cum nervo ulnari

Arcus palmaris
superficialis (Var.)

Nn. digitales palmares
communes

Aa. digitales palmares
communes

Vagina fibrosa

Aa. digitales
palmares propriae

Nn. digitales
palmares proprii

Grayson'sche
Hautbänder

◘ Abb. 4.20   N. medianus und N. ulnaris in der rechten Hand. Darstellung des Karpalkanals. Der oberflächliche Hohlhandbogen ist nicht geschlossen. Man beachte den Verlauf des N. ulnaris und der A. ulnaris in der Guyon-Loge. (Aus Tillmann 2005)

─ Marinacci-Anastomose am Unterarm mit Verbindung ausgehend vom N. ulnaris und zum N. medianus ziehend (Stančić et al. 2000)

─ Martin-Gruber-Anastomose am Unterarm mit Verbindung von N. medianus zu N. ulnaris

■■   **Hand und Karpaltunnel**

Hier sind Versorgungsvarianten, zusätzliche Äste und Verbindungen am häufigsten anzutreffen, so dass man sich nie gänzlich auf die »Regelanatomie« verlassen sollte.

─ Thenarastvarianten (◘ Abb. 4.22): Abgang vor oder nach dem Retinakulum, transretinakulär, Versorgung

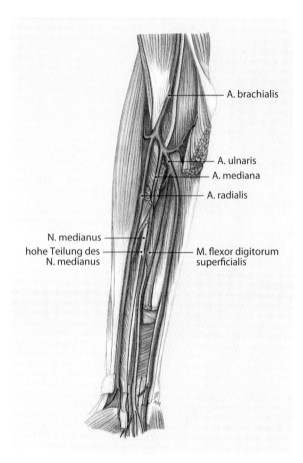

Abb. 4.21 A. mediana und hohe Teilung des N. medianus an einem rechten Unterarm, Ansicht von vorn. Die A. mediana entspringt aus der A. ulnaris. Der N. medianus teilt sich im mittleren Bereich des Unterarms, die A. mediana läuft zwischen den beiden Teilen des N. medianus. (Aus Tillmann 2005)

über 2 Äste, Versorgung über den tiefen Ulnarisast. Lanz (1977) fand 29 Varianten in 246 Händen und teilte diese in die Typen I–IV auf. Die Thenarastvarianten lagen zu 46 % extraligamentär, zu 31 % subligamentär und zu 23 % transligamentär. Daraus leitete er die operative Empfehlung ab, sich dem N. medianus von seiner ulnaren Seite zu nähern.

– Typ I: Verlaufsvarianten des Thenarasts
– Typ II: zusätzliche Äste am distalen Karpaltunnel
– Typ III: hohe Teilungen des N. medianus
– Typ IV: akzessorische Äste proximal des Karpaltunnels
– Palmare Hautastvarianten: z. B. transretinakulärer Ast, multiple weitere Äste
– Anastomosen: sensibler Verbindungsast zwischen N. medianus und N. ulnaris; unterschiedliche Abgangshöhen z. B. vom N. medianus proximal des arteriellen Arcus superficialis (Amadio 1988)

– Riche-Cannieu-Anastomose (motorische Verbindung): Von Riche und Cannieu 1879 unabhängig voneinander beschriebene Nervenverbindung zwischen dem motorischen N. recurrens des N. medianus und dem Ramus profundus des N. ulnaris auf der radialen Seite der Hohlhand zwischen Daumen und Zeigefingerbasis
– Berrettini-Ast: palmare sensible Verbindung zwischen N. medianus und N. ulnaris, die bei 80–85 % der Patienten und auftritt und somit als Regelanatomie zu werten ist. Variabel ist jedoch die Lokalisationshöhe. Teilweise ist die Verbindung direkt am distalen, ulnarseitigen Ende des Retinaculum flexorum gelegen. Die Verbindung ist entsprechend bei Spaltung des Retinakulums im Rahmen einer Karpaltunneloperation oder Fasziotomie wegen Dupuytren-Kontraktur gefährdet (Kretschmer et al. 2009a, Stancić et al. 1999).
– Akzessorische distale Muskelbäuche, z. B. des M. palmaris longus
– Variationen der Innervation, z. B. der Lumbrikalmuskeln und des M. flexor digitorum profundus

■ Symptome und Diagnosestellung
Eine bestehende Medianusläsion erklärt sich durch inkompletten oder kompletten Ausfall der oben beschriebenen Funktionen des Nervs und seiner einzelnen Äste. Im Bereich der Verletzungsstelle lässt sich regelhaft eine elektrische Missempfindung auslösen, die nach distal in den versorgten Bereich ausstrahlend empfunden wird (Hoffmann-Tinel-Zeichen, ▶ Abschn. 2.1.3). Neurome lassen sich manchmal auch durch die Haut tasten. Teilverletzungen des N. medianus sind nicht selten mit ausgeprägten neuropathischen Schmerzen assoziiert. Der Unfallmechanismus und die Heftigkeit des Traumas sollten sehr genau eruiert werden. Bei assoziierten Frakturen mit erfolgter Osteosynthese sind die prä- und postoperativen Aufnahmen zu beurteilen. Operationsberichte der Voroperateure können hilfreich sein. Bei unklaren oder Kontinuitätsläsionen wird der Nerv in seinem Verlauf neurosonographisch dargestellt, der elektrophysiologische Befund objektiviert die Art und das Ausmaß des Ausfalls. Die EMG-Ableitung aus den Kennmuskeln hilft bei der Unterscheidung eines kompletten von einem inkompletten Ausfall und bei der Einschätzung des Regenerationspotenzials.

■ Indikationsstellung und Operation
Da gehäuft penetrierende Verletzungsmechanismen ursächlich sind, kommt es zwangsläufig am häufigsten zu stumpfen und scharfen Durchtrennungen. Ist die zugehörige Wunde sauber, besteht bei einer scharfen Durchtrennung eine klare Indikation zur primären Versorgung. Leider kommt man selten in die Lage, einen durchtrenn-

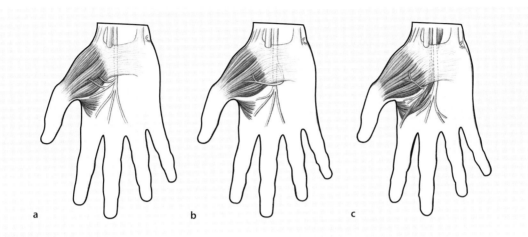

Abb. 4.22a–c Beispiele für Varianten des N. medianus und seines Thenarasts an der rechten Hand nach Lanz (1977). **a** Außerhalb des Karpalkanals entspringen 2 Thenaräste. **b** Der Thenarast zweigt im Karpalkanal auf der medialen Seite des N. medianus ab, macht einen Bogen nach ulnar und zieht dann nach lateral in die Thenarmuskeln. Der Thenarast kann in solchen Fällen auch auf dem Retinaculum musculorum flexorum verlaufen. **c** Hohe Teilung des N. medianus. Aus dem schwachen radialen Teil geht der Thenarast an typischer Stelle ab (hohe Teilung des N. medianus bei gleichzeitig vorliegender A. mediana). Durch den Karpalkanal zieht ein akzessorischer M. lumbricalis. (Aus Tillmann 2005)

ten Nerv primär versorgen zu können, denn die Patienten werden häufig nicht zeitgerecht vorgestellt. Eine primäre Versorgung nach scharfer Durchtrennung sollte als Notfall gelten.

Aus Sicht der Autoren wäre eine primäre Rekonstruktion in Abhängigkeit von Lokalisation, Situs und Mechanismus bis zu 5–10 Tage nach dem Unfall noch möglich. Die Chance auf eine mögliche End-zu-End-Naht sinkt mit zunehmender Zeit jedoch deutlich, da unter Umständen eine umfangreichere Nachresektion erforderlich ist. Eine durchgeführte End-zu-End-Naht des N. medianus kann im Verlauf neurosonographisch beobachtet werden. So lässt sich bereits frühzeitig ausschließen, dass sich ein Transplantat- oder Koaptationsneurom entwickelt hat. Tritt ein solches auf, ist eine Revision und eine erneute Transplantation indiziert. Verläuft die Axonsprossung jedoch wie erwünscht, lässt sich im sonographischen Längs- und Querschnitt im Lauf der Zeit wieder die Entwicklung einer wabenartigen Faszikelstruktur über den transplantierten Bereich hinweg verfolgen.

Bei zweifelhaften Rekonstruktionen sollte keinesfalls 6 Monate bis zur ersten Kontrolle abgewartet werden, um dann eine fehlende Reinnervation festzustellen. Gerade nach Medianustransplantationen im Bereich des Handgelenks treten Transplanatneurome häufiger auf. Besteht neurosonographisch der Verdacht auf eine neuromatöse Veränderung im Bereich der Koaptation oder eine Faszikelverwerfung oder schlichtweg eine Ruptur der Nahtstelle, kann rechtzeitig in einem Zweiteingriff retransplantiert werden (spät sekundär). Die Chancen des Patienten auf

eine gute funktionelle Erholung werden dadurch wieder deutlich erhöht.

Aufgrund der assoziierten und meist dringlicheren anderen Extremitätenverletzungen ist es keine Seltenheit, dass bei der Primärversorgung End-zu-End-Nähte von Chirurgen durchgeführt werden müssen, die weniger Erfahrung mit der Versorgung und Rekonstruktion von Nervenverletzungen besitzen. Bei fehlender Verwendung eines Mikroskops oder zumindest einer Lupenbrille und dem Einsatz von ungeeignet dickem Nahtmaterial sollte das Voranschreiten der Nervenregeneration besonders engmaschig kontrolliert werden (dem OP-Bericht zu entnehmen!).

Kontrolle des Regenerationsfortschritts

Es ist möglich, den Regenerationsfortschritt vor Einsetzten einer muskulären Antwort zu kontrollieren:

- Das Hoffmann-Tinel-Zeichen wandert nach distal.
- Der Tastbefund gibt keinen Hinweis auf eine erneute Neuromentwicklung.
- Die Neurosonographie schließt eine Dehiszens, Verwerfung oder Neurombildung aus.
- Bereits vor dem Auftreten von tastbaren Muskelkontraktionen ist im EMG Willküraktiviät nachweisbar.

Bei manchen Durchtrennungen kann nicht eindeutig ausgeschlossen werden, dass diese nicht auch einer stumpfen Gewalteinwirkung oder einem Dehnungsmechanismus unterlagen. Es sollte in jedem Fall vermieden werden, 2

Nervenenden primär zu koaptieren, die sich innerhalb von 2 Wochen nach dem Trauma noch neuromatös umwandeln. Bei einer stumpfen Durchtrennung ist deswegen eine frühe Sekundärversorgung 2–3 Wochen nach dem Unfall zu empfehlen. Aufgrund des sich entlang der Stumpflängsachse entwicklenden Neuroms ist ein etwas längerer Rückschnitt nötig; der eingesetzten Nervenretraktion muss zusätzlich Rechnung getragen werden. Die dann deutliche Defektstrecke wird mit mehreren Transplantaten überbrückt, die den Querschnitt des Empfängernervs abdecken. Als Transplantate kommen sensible Unterarmnerven oder der N. suralis infrage.

Bevorzugte Technik der Autoren

Wir favorisieren die frühestmögliche Versorgung. Die Zugänge zum N. medianus sind aufgrund der oberflächlichen Lage relativ einfach und erklären sich durch den anatomischen Verlauf von selbst. Am Oberarm erfolgt eine längerstreckige Freilegung durch Hautschnitt entlang des Sulcus bicipitalis, um auf die Gefäß-Nerven-Loge zu gelangen. Kurzstreckige Expositionen sind kosmetisch sehr gut auch durch querverlaufende Hautschnitte am Oberarm parallel zu den relaxierten Hautspannungslinien durchführbar (RSTL). Dieses Prinzip der alternativen Hautschnittführung kann entsprechend auch in den anderen Körperregionen angewandt werden.

Am Übergang vom Oberarm zum Unterarm im Bereich der Ellenbeuge arbeiten wir entweder getunnelt durch 2 separate Zugänge am distalen Ober- und proximalen Unterarm unter Hochhalten der Hautbrücke oder über eine Schnittführung, welche die Ellenbeuge nicht überkreuzt, sondern radialseitig an ihr vorbeiläuft. Der Schnitt liegt angenähert mittig zwischen Sulcus ulnaris und der Mitte der Ellenbeuge. In der Ellenbeuge lässt sich am radialen Rand des am Epicondylus medialis ansetzenden »Flexor-Pronator-Pakets«, bestehend aus M. flexor digitorum superficialis/M. flexor carpi ulnaris und Caput humerale/ulnare des M. pronator teres, sehr einfach und atraumatisch das Ellenbeugenfett mit der in ihr verlaufenden Gefäß-Nerven-Loge ausmachen.

Die A. brachialis zweigt sich auf Höhe des Ellenbogengelenks in die A. ulnaris und radialis auf. Der N. medianus liegt ulnarseitig direkt neben der Arterie. Er gibt im Bereich der Ellenbeuge und distal davon Äste zum M. pronator teres ab, die diesen Muskel von unten und auf der radialen Seite erreichen und dementsprechend beim Mobilisieren dieses Muskelpakets zu schonen sind. Zum Teil wird der Nerv noch durch den Lacertus fibrosus in sehr variabler Ausprägung überdacht.

In distaler Richung geht dann als nächstes ein Ast zum M. flexor carpi radialis aus dem N. medianus hervor. Als nächste Äste verlassen auf der ulnaren Seite des Nervs die Rami zu den Mm. flexor digitorum superficialis und palmaris longus. In Richtung Unterarm zieht der Nerv dann zwischen den unter ihm liegenden ulnaren und den über ihm liegenden humeralen Kopf des M. pronator teres (Pronatorkanal). Nach dem Ausgang aus dem Pronatorkanal geht der N. interosseus anterior aus dem N. medianus radialseitig ab.

Am Unterarm lässt sich der erwartete Verlauf des N. medianus relativ einfach auf der Hautoberfläche markieren, indem bei ausgestrecktem Arm und gerade auf der Handrückseite liegender Hand eine Linie von der Mitte der Ellenbeuge bis zwischen Kleinfinger und Mittelfinger gezogen wird (◘ Abb. 4.23b). Um den Nerv freizulegen, wird am radialen Rand des M. flexor digitorum superficialis eingegangen. Im Bereich des distalen Unterarms muss man darauf achten, dass der Hautschnitt nicht direkt über dem N. medianus verläuft, sondern bogenförmig angelegt wird. Der transplantierte Nerv sollte unter dem Hautlappen und nicht direkt unter dem Schnitt liegen.

■ Nachbehandlung

Die Notwendigkeit und Dauer einer Ruhigstellung ist davon abhängig, ob gesetzte Transplantate gelenküberschreitend gelegt wurden. In diesem Fall stellen wir bis zu 3 Wochen ruhig. Bei Transplantaten, die lediglich am Oberarm oder Unterarm verlaufen, ist das Risiko einer Koaptationsdehiszenz deutlich geringer. Hier begnügen wir uns mit einer Ruhigstellung über 10–14 Tage. Gipsschienen benötigen wir sehr selten. Wir machen dies davon abhängig, wie stark das Risiko ist, dass durch die aktive Bewegung der funktionierenden Muskeln und Sehnen die Transplantate verschoben werden könnten (wie im Beispielfall der kompletten Medianustransplantation am Unterarm, ◘ Abb. 4.23).

Bei einer Teiltransplantation wirkt der verbliebene gesunde Nervenanteil als »stützende Schiene«, die Gefahr, dass hier eine Transplantatdehiszenz oder -verwerfung auftritt, ist sehr gering. Dementsprechend ist meist keine Ruhigstellung nötig. Sehr oberflächliche Befunde wiederum sind gefährdet. Handgelenküberschreitende Transplantationen versorgen wir mit einer dorsalen Schiene für 2–3 Wochen, je nach Kooperation bzw. Compliance des Patienten.

Spezifische Behandlungsregime nach Medianusverletzungen sollten unbedingt auch darauf abzielen, neben der groben Kraft und Feinmotorik auch konsequent die Haptik und Sensibilität zu trainieren (▸ Kap. 9). Der Patient wird angehalten, unabhängig von den verordneten Therapieblöcken selbstständig täglich mit einfachen Maßnahmen zu trainieren. Sehr kleine und unterschiedliche Gegenstände (Erbsen, Reiskörner, Büroklammern etc.), die aus einer Schüssel auf den Tisch gekippt werden, wieder aufzuheben ist ein gutes Beispiel für eine einfache Übung, die sehr unterschiedliche Aspekte trainiert.

> **Aspekte der Nachbehandlung**
> ― Verbesserung der Durchblutung
> ― Vermeidung von Ödemen
> ― Hautpflege
> ― Erhalten der Beweglichkeit der Finger-, Hand- und Ellenbogengelenke
> ― Verhindern von Fehlstellungen und Überdehnungen, unter anderem durch gezielte Schienenbehandlung
> ― Förderung der Gewebeverschieblichkeit
> ― Förderung des Muskelaufbaus und der Muskelkoordination, insbesondere auch der kleinen Handbinnenmuskeln
> ― Anwendung der Fazilitationsmaßnahmen zur Förderung der Muskelkontraktion
> ― Im weiteren Regenerationsverlauf auch die Vorbereitung und Schulung von Aktivitäten

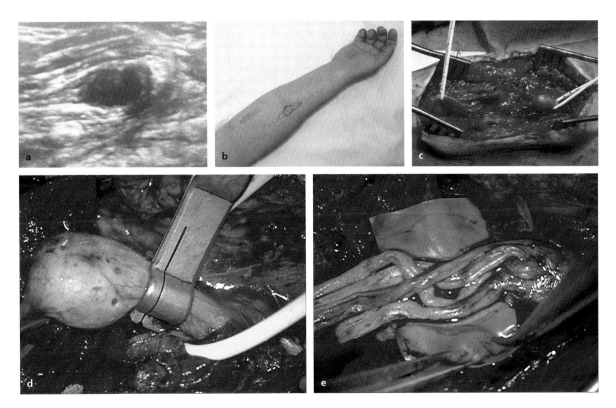

◨ **Abb. 4.23a–e   Komplette späte sekundäre Rekonstruktion des N. medianus am rechten Unterarm; Rückschnitte und Transplantat-lage. a** Proximales Stumpfneurom längs im intraoperativen Ultraschall vor dem Hautschnitt, **b** Markierung des Neuroms auf der Haut, **c** Situs mit typisch schmalem distalen Stumpfneurom (»vessel loop« links) und dickem proximalem Neurom (»vessel loop« rechts), **d** Anfrischen des distalen Stumpfes mit einem Nervenhalter mit Klingenaussparung, **e** Koaptierte Transplantate am distalen Anschluss mit erkennbarer Über-länge für eine spannungsfreie Interposition, die aufgrund des Platzes zwischen den einzelnen Strängen ein umfassendes Einsprossen von Kapillargefäßen ermöglicht.

Die einzelnen Methoden werden in ▶ Kap. 9 beschrieben. Die Patienten profitieren sehr von der Behandlung durch speziell ausgebildete Hand- und Ergotherapeuten (Lundborg u. Rosen 2007, Rosen et al. 2006, Rosén u. Lundborg 2005).

▪ **Prognose**
Eine große Metaanalyse aus dem Jahre 2005 hat nach Durchsicht von 130 Artikeln zum Thema der sensomotorischen Erholungsfähigkeit nach Medianus- und Ulnarisläsionen 23 Arbeiten eingeschlossen und 623 Medianus- (n=322) oder Ulnarisläsionen (n=301) vergleichend analysiert (Ruijs et al. 2005). Bei 583 dieser Läsionen waren Transplantate verwendet worden. Eine zufriedenstellende motorische Erholung wurde ab einem BMRC-Kraftgrad gleich oder besser als 4 definiert, eine gute sensible Erholung als ein BMRC-Grad besser als 3+ (BMRC = British Medical Research Council). Das Patientenalter (Kind <16 Jahre, Adoleszente 16–25 Jahre, junge Erwachsene 25–40 Jahre, Ältere >40 Jahre), die Läsionshöhe (hoch, intermediär, niedrig) und vor allem die Zeitverzögerung in Monaten zwischen Trauma und Eingriff waren signi-

fikante Prädiktoren für eine erfolgreiche motorische Erholung. Die motorische und sensible Erholungsfähigkeit waren bei beiden Nerven signifikant miteinander assoziiert. Beim N. ulnaris fand sich eine um 71 % niedrigere Wahrscheinlichkeit für eine gute Erholung.

❯ Im Vergleich zum N. ulnaris zeigte der N. medianus eine bessere Erholungsfähigkeit von motorischen Defiziten. Erstaunlicherweise waren auch für die sensible Erholungsfähigkeit die Zeitverzögerung und das Patientenalter signifikante Prädiktoren für ein gutes Resultat.

Ein interessanter Nebenaspekt, auf den auch in dieser Arbeit hingewiesen wird, ist das Fehlen von einheitlichen Auswertungskriterien und Tests. Dieses Thema wird im Zusammenhang mit der Regeneration und Rehabilitation nach Nervenläsionen in der Arbeitsgruppe um Göran Lundborg und Birgitta Rosén aus Malmö in all ihren Facetten bearbeitet (Rosén u. Lundborg 2003).

Andere Autoren hingegen sahen keinen Unterschied in der motorischen Erholungsfähigkeit von N. medianus und N. ulnaris nach Läsionen auf Handgelenkhöhe, aber

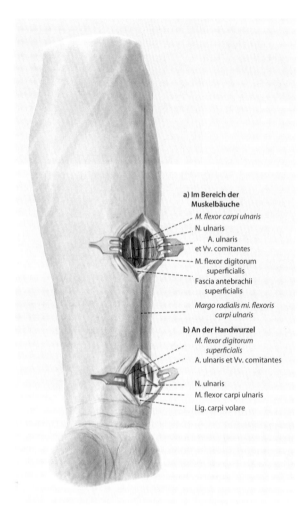

a) Im Bereich der Muskelbäuche

M. flexor carpi ulnaris

N. ulnaris

A. ulnaris
et Vv. comitantes

M. flexor digitorum
superficialis

Fascia antebrachii
superficialis

*Margo radialis mi. flexoris
carpi ulnaris*

b) An der Handwurzel

*M. flexor digitorum
superficialis*

A. ulnaris et Vv. comitantes

N. ulnaris

M. flexor carpi ulnaris

Lig. carpi volare

☐ Abb. 4.24 Verlauf und sequenzielle Freilegung des N. ulnaris am rechten Unterarm mit oberflächlicher Verlaufslinie des Nervs vom Sulcus ulnaris zur Daumenseite des Os pisiforme. Eine auf der Hautoberfläche gezogene Verbindungslinie zwischen dem Sulcus ulnaris und einem Punkt, der in der Guyon-Loge daumenseitig des Os pisiforme gelegen ist, markiert den Nervenverlauf und entspricht gleichzeitig dem radialen Rand des M. flexor carpi ulnaris. (Aus Lanz und Wachsmuth 1959)

eine deutlich schlechtere sensible Erholung der Medianus-läsionen (Kilinc et al. 2009). Kombinierte Medianus- und Ulnarisläsionen haben eine schlechtere Prognose.

N. ulnaris

▪ Vorkommen und Pathogenese

In einer Serie von 1.165 PNV aus der Türkei war der N. ulnaris der am häufigsten betroffene Nerv (Eser et al. 2009). Die Verletzungen treten häufig iatrogen in Form von Lagerungsschäden, durch Osteosynthesen (hier v. a. Spickdrahtversorgungen) und nicht iatrogen nach Unterarmbrüchen infolge von Stürzen auf. Suprakondyläre Frakturen bei Kindern können mit Verletzungen der Nn. radia-

lis, medianus oder ulnaris assoziiert sein. Brown u. Zinar (1995) stellten bei 162 dislozierten Frakturen 23 traumatische und iatrogene Nervenverletzungen bei 19 Kindern fest. Weiterhin ist der Nerv am Oberarm und Unterarm durch direkte Glasverletzungen gefährdet, z. B. bei Stürzen durch Scheiben von Fenstern und Türen, beim Handhaben von Flaschen, Möbeln und Spiegeln (Adeyemi-Doro 1988). In einer neueren großen retrospektiven Fallserie aus Sao Paulo war die obere Extremität in 73,5 % der Fälle betroffen und der N. ulnaris der insgesamt am häufigsten verletzte Nerv. Penetrierende Verletzungen betrafen häufig die Nn. ulnaris und medianus. Dagegen führten Stürze und Schussverletzungen häufiger zu Läsionen der Nn. radialis, ulnaris und medianus (Kouyoumdjian 2006).

▪ Anatomische Details

Der Verlauf des Nervs am medialen Oberarm lässt sich relativ einfach parallel zum Arterienverlauf im Sulcus bicipitalis verfolgen. Er zieht von hier in Richtung Sulcus ulnaris. Am Unterarm kann der Nervenverlauf bereits auf der Haut grob bestimmt werden, indem eine Linie vom Sulcus ulnaris in Richtung zum medialen Rand des Os pisiforme (bzw. der Guyon-Loge) gezogen wird (☐ Abb. 4.24). Die topographischen Beziehungen am Unterarm gibt ☐ Abb. 4.25 wieder. Der Verlauf des Nervs in der Hand ist komplex, und die Lagebeziehungen zum tiefen arteriellen Hohlhandbogen sind bei einer Exposition zu beachten (☐ Abb. 4.26).

▪ Symptome und Diagnosestellung

☐ Abb. 4.24 bis ☐ Abb. 4.26 zeigen die Abfolge der einzelnen Äste und dementsprechend bei traumatischen Läsionen zu erwartende Ausfälle bzw. Paresen und sensibilitätsgestörte Areale. Die abhängige Muskulatur und die versorgten sensiblen Areale werden während einer systematischen und effizienten Untersuchung überprüft. Das gedankliche Abschreiten der motorischen und sensiblen Astabfolge kann dabei sehr hilfreich sein. Der Test der sehr kleinen Mm. lumbricales III und IV ist aufschlussreich, wenn es darum geht, auch sehr diskret ausgeprägte Paresen bzw. Läsionen des N. ulnaris nachzuweisen. Selbiges gilt für den M. interosseus dorsalis I und den M. abductor digiti minimi. Der Test der dorsalen und palmaren Mm. interossei ist ebenso aussagekräftig.

Um nicht fälschlicherweise die Funktion zu gut einzuschätzen, sind Trickbewegungen durch entsprechende Positionierungen der Hand auszuschalten. Die tiefen Fingerflexoren sind nicht immer in ihrer nervalen Versorgung zwischen N. ulnaris und N. medianus aufgeteilt, wie es anatomisch beschrieben wird. Das Hoffman-Tinel-Zeichen ist als Hinweis auf die Läsionsstelle ein wichtiges Zeichen. Es kann auch auf eine bestehende mechanische Beeinträchtigung hinweisen. Ein Fehlen der Schweißsekretion ist ein prognostisch schlechtes Zeichen und deutet

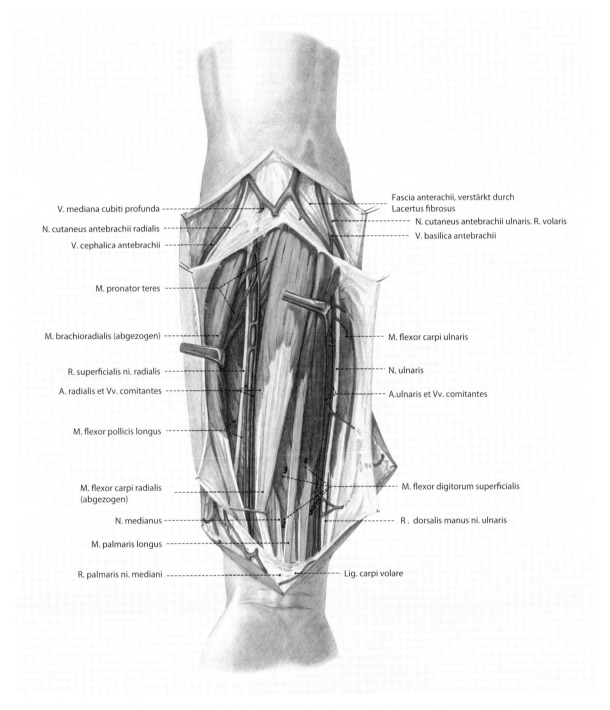

V. mediana cubiti profunda

N. cutaneus antebrachii radialis

V. cephalica antebrachii

M. pronator teres

M. brachioradialis (abgezogen)

R. superficialis ni. radialis

A. radialis et Vv. comitantes

M. flexor pollicis longus

M. flexor carpi radialis (abgezogen)

N. medianus

M. palmaris longus

R. palmaris ni. mediani

Fascia anterachii, verstärkt durch Lacertus fibrosus

N. cutaneus antebrachii ulnaris. R. volaris

V. basilica antebrachii

M. flexor carpi ulnaris

N. ulnaris

A.ulnaris et Vv. comitantes

M. flexor digitorum superficialis

R . dorsalis manus ni. ulnaris

Lig. carpi volare

Abb. 4.25 N. ulnaris (und Ramus superficialis des N. radialis am rechten Unterarm). (Aus Lanz und Wachsmuth 1959)

auf eine komplette Nervenläsion hin. In fortgeschrittenen Fällen entwickelt sich typischerweise eine Krallenhand.

Die systematische Untersuchung der abhängigen Muskulatur erlaubt eine relativ genaue Bestimmung der Läsionshöhe und -tiefe. Im Hinblick auf sensible Störungen gilt es zu beachten, dass der sensible Ast für den ulnaren Handrücken meist 6–7 cm proximal der Handgelenkbeugefalte vom Ulnarishauptstamm abgeht und in Richtung des ulnaren Handrückens zieht. Läsionen des N. ulnaris distal dieses Astbgangs sparen dementsprechend dieses Areal aus, so z. B. bei Läsionen auf Höhe der Guyon-Loge.

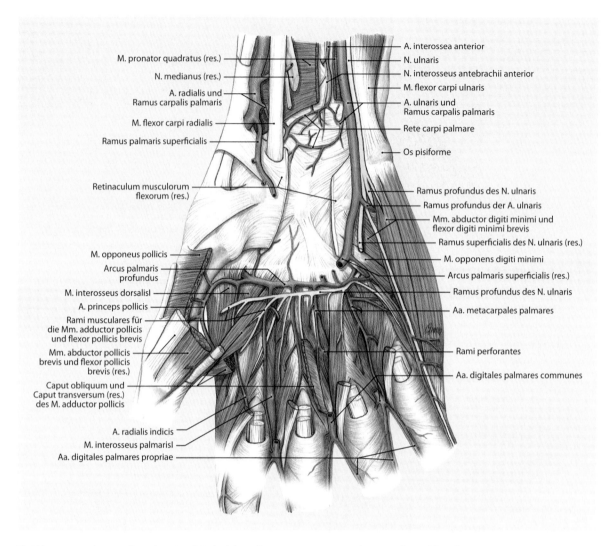

□ Abb. 4.26   N. ulnaris in der rechten Hand, Verlauf des tiefen Asts in Bezug zum tiefen arteriellen Hohlhandbogen. Beim distalen Lähmungstyp des N. ulnaris ist der Ramus profundus im Hohlhandbereich (Druck durch Instrumente oder Werkzeuge) betroffen. (Aus Tillmann 2005)

■   **Indikationsstellung und Operation**

Tritt nach einem Trauma ein kompletter Ausfall distal der Läsionsstelle auf, ohne dass eine Aussage über die Kontinuität des Nervs getroffen werden kann, ist eine neurosonographische Untersuchung indiziert. Auch die MRT-Untersuchung ist hierzu in der Lage, wenn die entsprechenden Schnitte und Wichtungen gewählt werden. Hierdurch sollte eindeutig bestimmbar sein, ob der Nerv in seiner Kontinuität erhalten ist oder nicht. Auch eine Teildurchtrennung ist mit diesen Methoden erkennbar. Die Aussagekraft ist jedoch sehr untersucherabhängig. Der Befund wird elektrophysiologisch komplettiert.

Scharfe Durchtrennungen werden primär rekonstruiert. Gegebenenfalls ist auch bei primärer Rekonstruktion ein minimaler Rückschnitt im Millimeterbereich nötig. Die Ausrichtung der Nervenenden ist relativ einfach, und

die Koaptation bedient sich mehrerer Einzelknopfnähte mit Nahtmaterial der Stärke 10-0. Es sollen die zusammengehörenden Faszikelgruppen miteinander koaptiert werden. Der Gefäßverlauf auf dem Nerv hilft bei der Orientierung, Ausrichtung und Anlagerung der korrespondierenden Stumpfenden.

Bei einer stumpfen Durchtrennung, ggf. mit zusätzlichem Dehnungsschaden, wird im Intervall nach 2–3 Wochen mit autologem Transplantat rekonstruiert. Die Rationale hinter dem Abwarten besteht darin, das Ausmaß der stumpfen Gewalteinwirkung nach diesem Zeitraum aufgrund der abgelaufenen neuromatösen Umwandlung am distalen und proximalen Stumpf beurteilen zu können. Dieses Argument ist nicht unumstritten. Dennoch ist davon auszugehen, dass auch nach diesem Zeitraum eine sehr zufriedenstellende Rekonstruktion möglich sein wird. Die in unserer Praxis jedoch häufigere Konstellation besteht in einem kompletten oder inkompletten Ausfall bei Läsion in Kontinuität. Hier wird aufgrund einer empfundenen diagnostischen Unsicherheit regelhaft zu viel Zeit mit langen Verlaufsbeobachtungen verschwendet.

Bei der Operation empfiehlt es sich, den Nervenverlauf bereits vor dem Schnitt auf Hautniveau anzuzeichnen, um den Nerv proximal und distal zielsicher im Gesunden darstellen zu können. Insbesondere am Unterarm ist es so relativ einfach, den Nervenverlauf abzuschätzen, um den N. ulnaris beispielsweise am proximalen Unterarm durch transmuskuläres Separieren atraumatisch im Gesunden darzustellen, falls eine Läsion und Narbenplatte im Sulkusbereich des Ellenbogens vorliegen. Der Nerv kann dadurch sicher lokalisiert und nach proximal verfolgt werden. In analoger Weise wird der Nerv proximal der Verletzung dargestellt. Bei ausgedehnten Verletzungen und Vernarbungen wird dadurch allzu langes Suchen des Nervs und die Verletzung noch intakter Nervenanteile vermieden. Diese Gefahr besteht besonders bei voroperierten Läsionen im Ellenbogenbereich (z. B. nicht selbst durchgeführte Verlagerungen). Auch hier kann die vor dem Hautschnitt durchgeführte Neurosonographie sehr hilfreich sein.

Bevorzugte Technik der Autoren
Bei Läsionen im Ellenbogenbereich: Den erwarteten Nervenverlauf auf der Haut aufzeichnen, unter Umständen unter Zuhilfenahme der Neurosonographie. Darstellen des N. ulnaris im Gesunden am proximalen Unterarm durch atraumatisches Auseinanderdrängen des M. flexor carpi ulnaris; von hier Verfolgen nach proximal. Überspringen der Läsionsstelle und Darstellen des Nervs proximal am distalen Oberarm. Einschwenken des Mikroskops und scharfe Präparation des Nervs. Gegebenenfalls Bestimmung von Nervenaktionspotenzialen nach Dekompression und externer Neurolyse, falls keine muskuläre Reizantwort erhalten werden kann.

Entscheidung über komplette oder Teilrekonstruktion. Entscheidung über Volarverlagerung des Nervs. Gründe können Gewinnung von Längenreserve und besserer Schutz des rekonstruierten Nervs sein. Wenn der Nerv zur Transplantation verlagert werden muss, bevorzugen wir, dies submuskulär durchzuführen, nach Möglichkeit unter Verwendung eines Transplantatbetts aus einem gestielten Fettlappen, der als versorgendes und Gleitgewebe dient. Unter Einrechnung von Reservelänge für spannungsfreie redundante Interponate Ausmessen der zu überbrückenden Defektstrecke. Entnahme von Spendernerven nach den individuellen Gegebenheiten (N. suralis oder Unterarmhautnerv). Zurechtschneiden der Interponate im Situs. Koaptation mit 10-0-Nervennaht.

Die Abbildungen zeigen Beispiele für die Anwendung der rekonstruktiven Techniken der Dekompression und externen Neurolyse bei komplettem Nervausfall infolge dislozierter Unterarmfraktur (□ Abb. 4.27), der frühen sekundären interfaszikulären Transplantation bei stumpfer Nervendurchtrennung am Ellenbogen (□ Abb. 4.28) und der Nerventeilresektion (»split repair«) nach stumpfem Anpralltrauma (□ Abb. 4.29) bzw. stumpfer Teildurchtren-

nung des N. ulnaris mit kombinierter gelenküberschreitender Rekonstruktion des N. medianus nach Glastürenverletzung (□ Abb. 4.30).

Mit einer frühzeitig durchgeführten Neurosonographie kann auch deutlich werden, dass eine erhebliche narbige Konstriktion eines Nervs vorliegt. Damit ist selbst bei elektrophysiologisch diskreten Hinweisen auf Reinnervation eine Indikation zur Freilegung zu stellen, denn die Regeneration wird ohne die Beseitigung der starken mechanischen Barriere nicht vollständig sein. Meist bleibt sie in solchen Fällen komplett aus oder auf sehr niedrigem Niveau stehen. Neurosonographisch kann nicht immer zwischen einem Kontinuitätsneurom und einer externen den Nerv komprimierenden Narbe unterschieden werden. Dennoch kann mit einem derartigen sonographischen Befund eine Indikation zur Freilegung und externen Neurolyse und ggf. zur Rekonstruktion gestellt werden.

Die Wahrscheinlichkeit, dass ein in der Rekonstruktion erfahrener Nervenchirurg einen solchen Nerv zusätzlich schädigt, ist verschwindend gering. Die Wahrscheinlichkeit, dass eine Funktionsbesserung resultiert sehr viel höher.

▪ **Nachbehandlung**
Bei Transplantation über ein Gelenk hinweg stellen wir 3 Wochen ruhig, z. B. bei Ellenbogenläsion im Dreiecktuch. Aktive und passive Bewegung der nicht betroffenen Gelenkanteile und Muskelgruppen sind durchführbar. Nach Ablauf von 3 Wochen erfolgt ein progredientes Aufdehnen und eine handtherapeutische Beübung, begleitet von selbstständigem Training.

▪ **Prognose**
Scharfe Verletzungen, die frühzeitig End-zu End versorgt werden, haben eine sehr gute funktionelle Prognose. Auch bei stumpfen Verletzungen mit Nerventransplantaten sind sehr gute Ergebnisse möglich. Eine funktionelle Verbesserung ist bei kompletten Ausfällen meist zu erreichen, wenn nach den dargestellten Prinzipien vorgegangen wird. Das Ergebnis für die sensible Wiederherstellung ist dennoch häufig vergleichsweise schlechter. Die Zwei-Punkte-Diskrimination ist oft noch beeinträchtigt. Die möglichst zeitnahe Versorgung ist auch bei distalen Verletzungen wichtig; die größte Serie versorgter traumatischer Läsionen auf Höhe der Guyon-Loge zeigte signifikant bessere Ergebnisse, wenn die Versorgung weniger als 4 Wochen nach dem Trauma erfolgte (Kokkalis et al. 2012). Umso mehr mag dies für die im Hinblick auf das funktionelle Ergebnis schwerer zu behandelnden proximalen Läsionen gelten. Eine sehr große Metaanalyse belegte noch einmal die Bedeutung einer zeitnahen Versorgung für das funktionelle Ergebnis. Bei vergleichbaren Ergebnissen im Hinblick

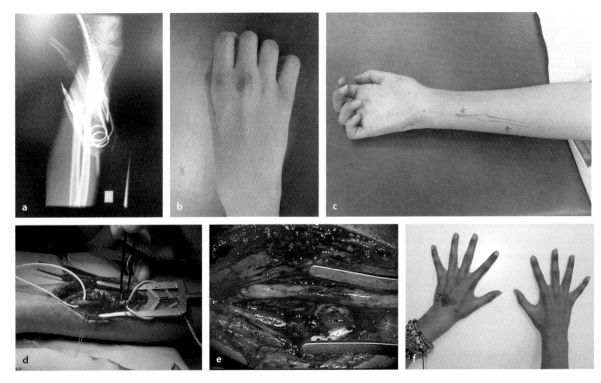

◻ Abb. 4.27a–f   Kompletter Ausfall des N. ulnaris nach dislozierter Unterarmfraktur mit beginnender Krallenhandstellung bei einer narbigen Einengung des Nervs, welche die Regeneration verhinderte. a Dislozierte Unterarmfraktur, **b** Atrophie der Mm. interossei mit beginnender Fehlstellung. **c** Markierung der Nervenläsion am Unterarm, **d** Freilegung der den Nerv einengenden Narbenplatte, Darstellung des N. ulnaris proximal (»vessel loop« rechts) und distal der Narbenplatte sowie proximale Reizung mit der Stimulationspinzette, **e** mikroskopische Sicht auf den auspräparierten Nerv. **f** Operationsresultat 3 Monate später, funktionell besteht kaum noch ein Defizit, die Atrophien sind nahezu ausgeglichen

auf die sensible Regeneration zwischen N. medianus und N. ulnaris schnitt der N. ulnaris im motorischen Ergebnis insgesamt schlechter ab (Ruijs et al. 2005; siehe auch Prognose unter N. medianus).

4.5.3   Untere Extremität

N. ischiadicus

■ **Vorkommen und Pathogenese**

Ischiadicusverletzungen kommen auf Gesäß- und Oberschenkelhöhe vor. Die Unterscheidung zwischen Läsionen unter- und oberhalb des Foramen infrapiriforme ist chirurgisch relevant (»sciatic notch«). Die weiter proximal liegenden Läsionen betreffen bereits den Verlauf im kleinen Becken und sind nicht mehr über dorsale transgluteale Zugänge erreichbar. In unserem Patientengut finden sich iatrogene Läsionen nach orthopädischen und unfallchirurgischen Eingriffen wie Implantation von Hüfttotalendoprothesen oder komplexen Osteosynthesen nach Azetabulumfrakturen. Weiterhin treten Verletzungen infolge von Verkehrsunfällen mit komplexen Beckenfrakturen

auf. In Krisengebieten stehen Schussverletzungen und Folgen von Antipersonenminen im Vordergrund (Gousheh et al. 2008, Kim et al. 2008, Murovic 2009, Roganovic 2005). Samardzic et al. (1999) betonen, dass entgegen älteren Berichten meist eine chirurgische Intervention notwendig würde; die Autoren führen dies auf den Gebrauch modernerer Waffensysteme zurück.

■ **Anatomische Details**

Der N. ischiadicus ist ein polyfaszikulärer Nerv mit einer großen Anzahl an Faszikeln. Sladjana et al. (2008) geben eine Spannweite von 27–70, Sunderland (1978) von 11–93 Nervenfaszikeln an. Nach Sladjana et al. (2008) erhöht sich im Alter anscheinend der Bindegewebeanteil bei Abnahme des Faszikelanteils durch Verlust myelinisierter Nervenfasern. Im weitesten Sinne ist der N. ischiadicus schon oberhalb des Foramen infrapiriforme in einen peronealen (L4, L5, S1, S2) und tibialen Anteil (L4, L5, S1–S3) aufgeteilt; das abhängige Versorgungsgebiet lässt sich schon auf Gesäßhöhe sehr genau zuordnen. Der laterale Ischiadicusanteil trägt die Peroneusfasern. Streng genommen durchmischen sich die beiden Nervenanteile

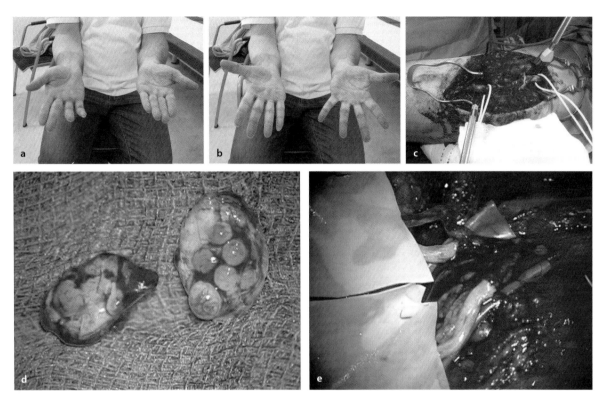

🔲 **Abb. 4.28a–e   Stumpfe Durchtrennung des N. ulnaris am Ellenbogen rechts. a** Funktionelles Defizit 3 Wochen nach stumpfer Nerven-durchtrennung. An der betroffenen Hand ist es nicht möglich, den Klein- und Ringfinger zu adduzieren, es besteht eine Beugestellung dieser Finger, **b** Abduzieren ist ebenso nicht möglich, **c** Operationssitus mit angeschlungenem proximalem (rechts) und distalem (links) Anteil bei der Ableitung von Nervenaktionspotenzialen mit 3-zinkiger Stimulations- und 2-zinkiger Ableitelektrode, **d** sequenzielle Rückschnitte des Neuroms, mit beginnend wieder auftretender Faszikelstruktur (Rückschnitt rechts), aber noch interfaszikulärer Fibrose, **e** Transplantatrekonstruktion

des N. ischiadicus nicht und können funktionell als zwar zusammenliegende und zu einem Nerv gebündelte, aber dennoch separate Nerven aufgefasst werden. Die topographischen Beziehungen im Verlauf von infrapiriform bis zu seiner Aufteilung in N. tibialis und N. peroneus am distalen Oberschenkeldrittel sind in 🔲 Abb. 4.31 dargestellt.

Der N. ischiadicus wird durch Anteile des Plexus lumbosacralis und die S1-Vorderwurzel präsakral intrapelvin gebildet und zieht dann ventral über den M. piriformis, um an dessen Unterrand aus dem kleinen Becken aus- und in die eigentliche Glutealregion einzutreten (Diop et al. 2002). Im kleinen Becken liegt er medial der externen Iliakalgefäße. Seine Lage wird deshalb in Beziehung zum M. piriformis (Außendrehung und Abduktion im Hüftgelenk, Streckung) gesetzt und sein Austrittspunkt in die Gesäßregion als Foramen infrapiriforme bezeichnet. Noch intrapelvin gibt er den N. gluteus superior (L4, L5, S1, [S2]) ab, der zusammen mit einem Gefäß-Nerven-Bündel suprapiriform nach gluteal austritt, um die Mm. gluteus medius und minimus zu versorgen (Abduktion im Hüftgelenk und Stabilisierung auf der Standbeinseite; durch vorderen Anteil Innendrehung und Beugung, durch hinteren Anteil Außendrehung und Streckung).

Der das Gesäß überdachende M. gluteus maximus (Streckung und Außendrehung im Hüftgelenk, Stabilisierung in der Sagittalebene, Abduktion im Hüftgelenk und durch oberen Anteil bei gebeugtem Hüftgelenk) wird durch den N. gluteus inferior ([L4], L5–S2) versorgt. Der N. gluteus inferior tritt medialseitig des N. ischiadicus zusammen mit der A. glutea inferior und ihren Venen dorsal auf dem N. ischiadicus liegend aus dem Foramen infrapiriforme aus. Ebenso medialseitig zieht ventral des N. gluteus inferior der N. cutaneus femoris posterior (aufgrund seines langen Verlaufs und seiner Zugrichtung hieß dieser Nerv früher auch kleiner N. ischiadicus). Diesen gilt es ebenfalls bei sub- oder transglutealen Präparationen zu schonen. Im Hinblick auf den Bezug zwischen N. ischiadicus und M. piriformis werden 6 Variantentypen unterschieden (Güvençer et al. 2008, Pokorný et al. 2006). Typ I tritt in 70–85 % der Fälle auf. Am zweithäufigsten ist eine hohe Teilung des N. ischiadicus in einen tibialen und einen peronealen Anteil und Durchzug des peronealen Anteils durch den M. piriformis. Dies ist Typ IV, der in 12–19 % der Fälle auftritt (🔲 Abb. 4.32).

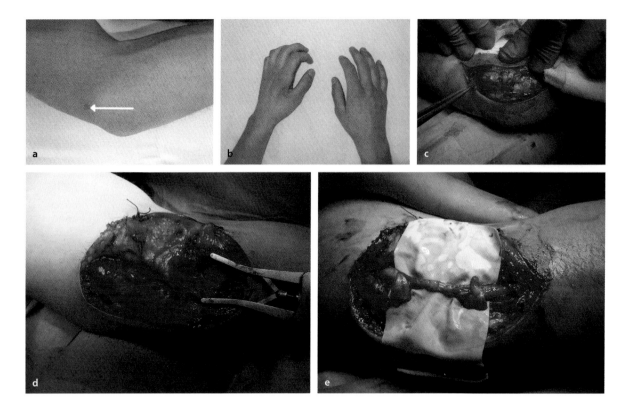

⬛ Abb. 4.29a–e   Kompletter Ausfall des N. ulnaris links bei Teilneurom von ⅘ des Querschnitts. **a** Sehr kleine Narbe (*Pfeil*) nach stumpfem Anpralltrauma (Ellenbogen gegen Zahnreihe bei Mannschaftssport). **b** Funktionelles Defizit der Hand mit Krallenhandstellung und Atrophie der ulnarisversorgten Handbinnenmuskulatur nach mehreren Monaten Verlaufsbeobachtung. **c** Nach Eröffnung erkennbare Narbe, in die der N. ulnaris eingebettet ist. **d** Nach Dekompression und externer Neurolyse zeigt sich ein großes exzentrisch gelegenes Kontinuitätsneurom. **e** Im Anschluss an die mikrochirurgische interfaszikulärer Neurolyse zeigt sich nur ein ⅕ des Nervquerschnitts intakt und nicht neuromatös verändert. Es erfolgt eine Teilquerschnittsrekonstruktion mit autologem Transplantat (»split repair«).

▪ Symptome und Diagnosestellung

Entsprechend den hauptsächlich betroffenen Nervenanteilen finden sich Paresen der Glutealmuskulatur bei sehr hohen Läsionen mit Verletzung der glutealen Äste, Ausfälle der Sensibilität am dorsalen Oberschenkel, des M. biceps femoris und der Kniebeuger bei Ausfall des Ischiadicusasts, der Fuß- und Zehenheber sowie der Sensibilität am Fußrücken durch Ausfall des N. peroneus und der Fußsenker und Fußsohlensensibilität durch Ausfall des N. tibialis. Teilverletzungen dieses Nervs verursachen stark beeinträchtigende neuropathische Schmerzen im hauptsächlich betroffenen Versorgungsgebiet (⬛ Abb. 4.33). Diese können nach komplexeren Becken- und Azetabulumfrakturen vorkommen. Die bildgebende Diagnostik ist auf Gesäßhöhe selten eindeutig und wird durch Metallimplantate zusätzlich erschwert (Tiefe, Artefaktüberlagerung durch Osteosynthesematerial, MR-neurographische Darstellung oft nicht exakt genug aufgearbeitet und gewählte Sequenzen nicht optimal). Chang u. Huang (2013) geben einen guten Überblick über die normale MRT-Hüftanatomie, die auch den N. ischiadicus einschließt.

❯ Eine eingehende klinische Untersuchung ist im Hinblick auf die Läsionshöhe wegweisend. Nicht selten werden Verletzungen dieses Nervs initial als Peroneusläsionen verkannt, weil dieser Anteil ausgefallen ist und der begleitende weniger ausgeprägte Tibialisausfall nicht bemerkt wird.

Der tibiale Anteil wird aufgrund seiner besser geschützten – weil weiter medialen – Lage bei inkompletten Ischiadicusläsionen meist weniger vehement betroffen als der peroneale Anteil. Die systematische Untersuchung von Peroneusläsionen sollte deshalb immer auch eine Untersuchung des N. tibialis beinhalten. Liegt eine Ischiadicusläsion vor, kann über die Symptome und insbesondere die genaue muskuläre Untersuchung grob orientierend eine Höhenlokalisation betrieben werden. Sind auch die glutealen Muskeln betroffen, ist von einer hohen Läsion auf oder über der Höhe des Nervenaustritts aus dem Foramen infrapiriforme auszugehen.

Der N. gluteus superior versorgt den M. gluteus medius und minimus. Die Gesäßfunktion wird abgesehen vom klassischen Trendelenburg-Zeichen sehr gut in Bauchlage

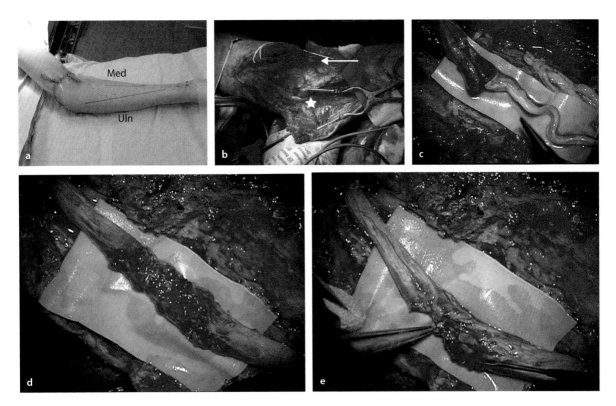

■ **Abb. 4.30a–e**   Komplette Rekonstruktion bei Diskontinuitätsläsion des N. medianus und »split repair« bei Teildurchtrennung des **N. ulnaris auf Ellenbogenhöhe. a** Lagerung des Arms auf dem Armtisch, markierter Verlauf der Nn. medianus und ulnaris am Unterarm (gerade Linien), geplanter Hautschnitt zur kompletten Exposition (gestrichelte Linie). **b** Großflächige Freilegung vom distalen Unterarm zum proximalen Oberarm; Medianusstumpf proximal (gelber »vessel loop«) und distal (*Pfeil*), N. ulnaris (*Stern*). **c** Einpassen der Interponate an den interfaszikulär präparierten proximalen Medianustumpf. **d** Präparation des in Kontinuität befindlichen N. ulnaris. **e** Nach mikrochirurgischer Präparation zeigt sich der Nerv über die Hälfte des Querschnitts durchtrennt.

erkennbar. Im Seitenvergleich sind auch geringer ausge-prägte Atrophien der Gesäßmuskulatur und Verziehun-gen der Gesäßfalte erkennbar. ■ Abb. 4.34 zeigt ein rechts stark atrophiertes Gesäß im Liegen aufgrund einer hohen kompletten Ischiadicusläsion. Ein gestrecktes Anheben des Beins von der Liege in Bauchlage ist bei kompletter Parese nicht möglich. Auch die Beinabduktion ist in dieser Stellung sehr gut im Seitenvergleich einzuschätzen.

■ **Indikationsstellung und Operation**
Anamnese, Unfallmechanismus, Schmerzschilderung und Ausfälle sind wegweisend für die Indikation zur Frei-legung. Unter der Vorstellung einer langen Zeitdauer bis zur Spontanregeneration wird die Nervenfunktion häufig sehr lange im Verlauf beobachtet. Leider wird meist eben-so verfahren, wenn eine klare Indikation zur Freilegung besteht.

Der N. ischiadicus kann bildtechnisch in seinem Verlauf unterhalb der Gesäßfalte sehr gut neurosono-graphisch und kernspintomographisch dargestellt wer-den. Substanzielle Läsionen sind so deutlich zu erfassen. Schwieriger ist die bildtechnische Darstellung im Verlauf

am Gesäß vom Foramen infrapiriforme bis zur Gesäßfalte, wo der Nerv am häufigsten verletzt ist. Bei klarem Ver-dacht auf einen schwerwiegenden Verletzungsmechanis-mus sollte eine frühzeitige explorative Freilegung erfolgen. Diese kann z. B. über einen minimierten endoskopgeführ-ten Zugang zunächst von der subglutealen Gesäßfalte aus erfolgen (■ Abb. 4.35). Hierbei wird schnell ersichtlich, ob der Nerv eine substanzielle Strukturläsion aufweist. Ist eine Transplantation notwendig, kann der Zugang dann umgehend erweitert werden. Besonders nützlich ist diese Zugangsweise im Gesäßabschnitt des Nervs, um ggf. eine große Freilegung mit Desinsertion der kompletten Gesäß-muskulatur zu vermeiden.

Klassische Zugänge sind der minimierte trans-gluteale (kann den Nerv auf Höhe des Schenkelhal-ses über ca. 15 cm darstellen) und der ausgedehnte fragezeichenförmige Zugang (rechte Gesäßhälfte) unter Absetzen der gesamten glutealen Muskulatur am Tro-chanter major (Henry 1957). Dieser sehr ausgedehnte Zugang erlaubt eine hervorragende Übersicht, auch die Darstellung der Nn. gluteus superior und inferior. Er ist aber selten nötig.

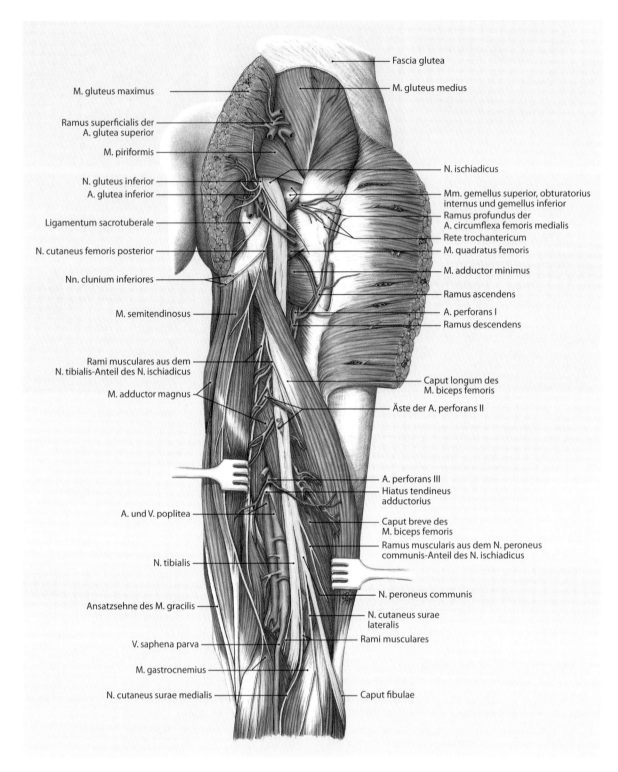

Fascia glutea

M. gluteus maximus

M. gluteus medius

Ramus superficialis der
A. glutea superior

M. piriformis

N. ischiadicus

N. gluteus inferior
A. glutea inferior

**Mm. gemellus superior, obturatorius
internus und gemellus inferior**

**Ramus profundus der
A. circumflexa femoris medialis**

Ligamentum sacrotuberale

Rete trochantericum

M. quadratus femoris

N. cutaneus femoris posterior

M. adductor minimus

Nn. clunium inferiores

Ramus ascendens

A. perforans I

M. semitendinosus

Ramus descendens

Rami musculares aus dem
N. tibialis-Anteil des N. ischiadicus

**Caput longum des
M. biceps femoris**

M. adductor magnus

Äste der A. perforans II

A. perforans III
**Hiatus tendineus
adductorius**

A. und V. poplitea

**Caput breve des
M. biceps femoris**

**Ramus muscularis aus dem N. peroneus
communis-Anteil des N. ischiadicus**

N. tibialis

N. peroneus communis

Ansatzsehne des M. gracilis

**N. cutaneus surae
lateralis**

V. saphena parva

Rami musculares

M. gastrocnemius

N. cutaneus surae medialis

Caput fibulae

⬛ Abb. 4.31   Verlauf des N. ischiadicus, Muskeln und Leitungsbahnen der Gesäßregion, der Oberschenkelrückseite und der Kniekehle von dorsal. Schädigungen des N. ischiadicus treten durch fehlerhafte intragluteale Injektion (korrekte Injektionsstelle im oberen äußeren Quadranten der Glutealregion) sowie nach Luxationsfrakturen im Hüftgelenk auf. Kompressionen des Nervs, z. B durch Instrumente bei operativen Eingriffen am Hüftgelenk (Totalendoprothese) oder bei Marknagelungen des Femurs, können ebenfalls zu Schädigungen des Nervs führen. (Aus Tillmann 2005)

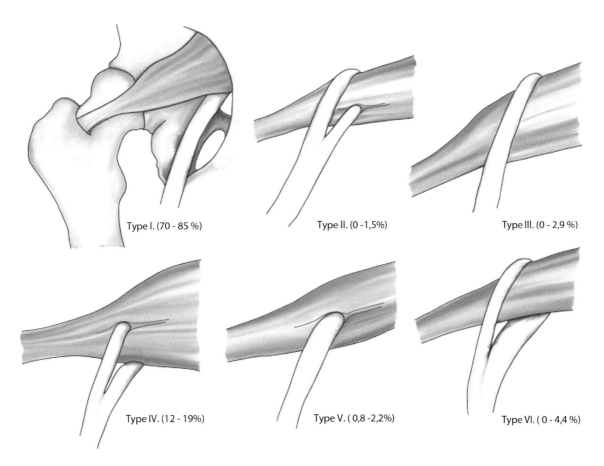

Type I. (70 - 85 %)

Type II. (0 -1,5%)

Type III. (0 - 2,9 %)

Type IV. (12 - 19%)

Type V. (0,8 -2,2%)

Type VI. (0 - 4,4 %)

◘ Abb. 4.32 Mögliche Lagebeziehungen zwischen N. ischiadicus und M. piriformis und Nervenvarianten sowie deren Häufigkeiten nach Pokorny 2006 (Typ I–VI, basierend auf Beaton 1937). (Adaptiert nach Pokorný et al. 2006)

Auch wenn die Chance für eine funktionelle Wiederherstellung der Fußhebung bei hoher Läsion sehr eingeschränkt ist, gibt es weitere wichtige Operationsziele und somit Indikationen:

– Wiederherstellung der weiter proximal abgehenden Äste
– Wiederherstellung der Tibialisfunktion
– Schmerzreduktion

Selbst wenn aufgrund der vergangenen Zeitdauer oder zusätzlicher Faktoren kein motorischer Funktionsgewinn prognostiziert würde, kann es für den Patienten sehr wesentlich sein, durch den Versuch der Tibialisrekonstruktion wieder eine Schutzsensibilität an der Fußsohle zu erhalten.

Bevorzugte Technik der Autoren
Der biportale, endoskopisch unterstützte ausweitbare dorsale Zugang für hohe Ischiadicusläsionen (Kretschmer 2011) ermöglicht die Inspektion und Dekompression des Nervs über einen kurzen Schnitt in der Subglutealfalte. Hierdurch ist der N. ischiadicus auch bei sehr beleibten Patienten sehr gut zu lokalisieren und mit dem Endoskop

bis auf Höhe des Foramen infrapiriforme zu verfolgen (◘ Abb. 4.36). Falls der Nerv nicht in seiner Binnenstruktur irreversibel geschädigt ist, können in dieser ersten Operationsphase ohne Probleme eine Dekompression und externe Neurolyse durchgeführt werden (z. B. bei Neurostenalgie).

Diese Technik hat im Vergleich zu den klassischen Verfahren mit Absetzen der Glutealmuskulatur eine minimale Eingriffsmorbidität. Weiterhin eignet sich dieser Zugang zur Exploration bei unklarer Läsion. Falls sich ein substanzieller Nervenschaden objektivieren lässt, wird dann in einem zweiten Schritt der Nerv über einen schräg verlaufenden Gesäßschnitt transgluteal innerhalb weniger Minuten dargestellt. Rahmengebundene und niedrig profilierte, flexible Retraktorsysteme erlauben über diesen Zugang problemlos die Durchführung von Ischiadicusrekonstruktionen mit autologen Transplantaten. Die Gesäßmuskulatur wird nicht durchtrennt, sondern auseinandergedrängt.

Bei Verdacht auf eine substanzielle Läsion dieses Nervs sollte die Indikation zur explorativen Freilegung großzügig gestellt werden. Die beschriebene zweistufige Herangehensweise erlaubt im ersten Schritt eine Evaluation und, falls notwendig, eine Dekompression und externe Neurolyse über einen sehr minimierten Zugang. Sollte eine aufwendige hohe Dekompression, ein »split repair« oder eine kom-

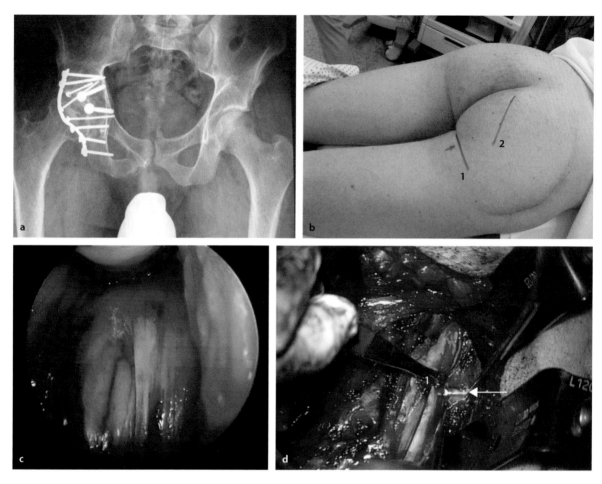

◻ Abb. 4.33a–d   Neuropathischer Schmerz nach Teilläsion des N. ischiadicus rechts im Bereich des Foramen infrapiriforme infolge Azetabulumfraktur. a Nach plattenversorgter Azetabulumfraktur besteht eine chronisches neuropathisches Schmerzsyndrom bei inkompletter Läsion des N. ischiadicus. **b** Der Nerv wird über einen biportalen Zugang exploriert (1 subglutealer Zugang, 2 transglutealer Zugang). **c** Zunächst endoskopische Exploration von subgluteal, dann offen transgluteal. **d** Hier zeigt sich der Nerv von ventral in eine scharfe Ausspaarung der Repositionsplatte gepresst (*Pfeil*).

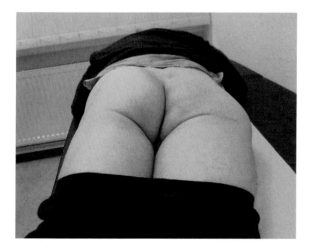

◻ Abb. 4.34   Atrophie der rechten Gesäßhälfte bei kompletter hoher Ischiadicusläsion

plette Transplantation notwendig sein, wird der Zugang über einen separaten Schnitt transgluteal erweitert. Ein entsprechendes Retraktorsystem erlaubt auch bei sehr tiefem Situs die Durchführung einer Transplantation (◻ Abb. 4.37). Unter Umständen finden sich bei einer Exploration eines posttraumatischen »neuropathischen Schmerzsyndroms« eindrückliche mechanische Ursachen, die das Syndrom unterhalten: Verletzung des Nervs durch Gewinde von Hüfttotalendoprothesen oder sonstigen Implantaten, Nervenarrosionen durch Vertiefungen der Rekonstruktionsplatten bei Azetabulumfrakturen sowie abgesprengte Knochenfragmente, die sich sukzessive in den Nerv arbeiten.

■   **Nachbehandlung**

Nach Dekompression und externer Neurolyse ist eine sofortige Mobilisierung und Beübung anzustreben. Im Hinblick auf die Schnittführung in der Gesäßfalte ist eine

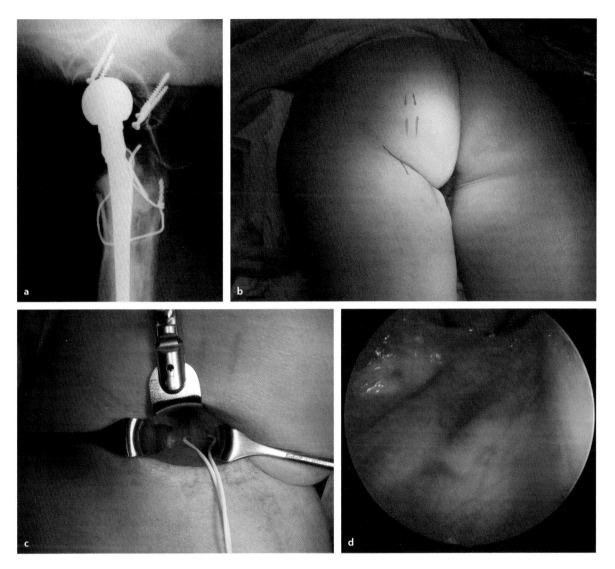

■ **Abb. 4.35a–d**   **Endoskopische Exploration des N. ischiadicus links von subgluteal. a** Röntgenübersicht des Osteosynthesezustands nach komplizierter Hüftendoprothesenimplantation mit mehreren Revisionen und nachfolgender Teilläsion des N. ischiadicus, **b** Markierung des Ischiadicusverlaufs, **c** subgluteale Identifikation des N. ischiadicus (gelber Zügel), **d** endoskopisches Bild des N. ischiadicus

besonders engmaschige Wundkontrolle notwendig. Nach einer Transplantation wird der Patient mit Unterarmgehstützen versorgt, um für die ersten 3 Wochen große Bewegungsumfänge im Hüftgelenk zu vermeiden. In Abhängigkeit von den vorhandenen Muskelausfällen wurde der Patient unter Umständen schon vor dem Eingriff mit einer Hilfsorthese versorgt, die dann weiter benutzt wird. Bei Transplantaten auf Gesäßhöhe besteht die größte Gefahr für eine Dehiszens beim Sitzen: Direkter Druck auf die betroffene Gesäßhälfte ist zu vermeiden, ebenso ein starkes Anbeugen im Hüftgelenk. Dies kann durch Sitzen auf nur einer Gesäßhälfte mit gestrecktem Bein erreicht werden. Subglutealer Druck ist unbedingt zu vermeiden. Besonders streng gilt dies die ersten 10 Tage.

■ **Prognose**

Die Prognose ist unterschiedlich für die einzelnen Nervenfunktionen (Kline et al. 1998). Sie entsprechen im Wesentlichen denen, die in den folgenden Abschnitten über den N. tibialis (weitaus bessere Prognose) und den N. peroneus (schlechtere Prognose) aufgeführt sind. Ein nicht unwesentlicher Aspekt sind jedoch auch Schmerzsyndrome durch anhaltende und direkte Nervenzerstörung, z. B. durch Implantate in Nervennähe oder Knochenfragmente, die sich in den Nerv gearbeitet haben und zu progredienten Schmerzen führen.

Unter dem Begriff »Neurostenalgie« wird ein stark beeinträchtigendes Schmerzsyndrom verstanden, bei dem der Nerv nach Operationen mit dichtem Narbengewebe

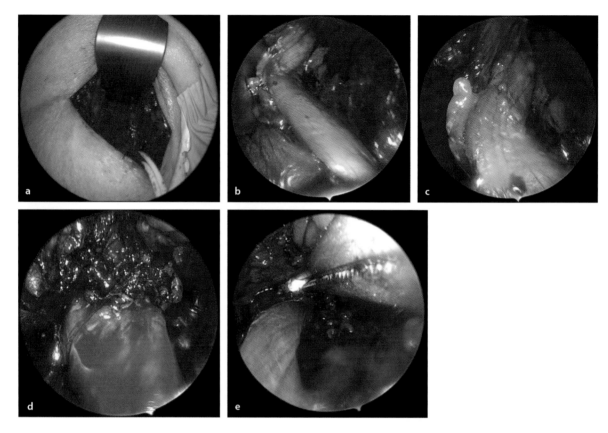

◨ **Abb. 4.36a–e   Endoskopische Exploration und Dekompression des N. ischiadicus von subgluteal links. a** Subglutealer Zugangsport,
b Darstellung des N. ischiadicus in der Übersicht, **c** Detail durch Heranführen der Kamera und Zoom, **d** narbig-venöse Veränderung auf dem
Nerv, **e** Präparation mit kleinem gestieltem Tupfer; die Explorationsgrenzen sind wesentlich durch die Endoskop- und Instrumentenlänge
vorgegeben

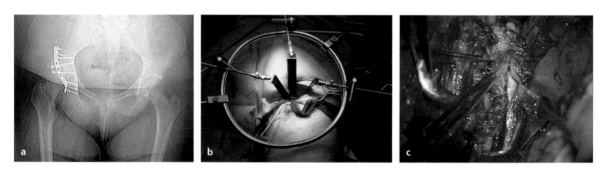

◨ **Abb. 4.37a–c   Darstellung und Dekompression des N. ischiadicus von transgluteal nach Teilläsion mit sensomotorischem Defizit und
neuropathischem Schmerz infolge einer Azetabulumfraktur. a** Übersicht nach osteosynthetischer Frakturversorgung, **b** Einsatz eines Ringretraktorsystems für den transglutealen Zugang, **c** Exposition des N. ischiadicus; die derbe, den Nerv ummantelnde Hüllschicht wird scharf
eröffnet und sukzessive in proximaler Richtung dekomprimiert und extern neurolysiert

verbacken ist und verzogen wird, ohne dass er in seiner
Binnenstruktur verletzt ist (Montgomery et al. 2005). In
solchen Fällen kann durch Dekompression und externe
Neurolyse eine substanzielle Schmerzlinderung erreicht
werden. Auch Transplantatrekonstruktionen eines Teils
des Nervenquerschnitts (»split repair«) können Schmerzsyndrome lindern.

❯ Unabhängig vom funktionellen Aspekt sehen
wir deswegen bei massiv beeinträchtigenden
Schmerzen durchaus eine Indikation zur Trans-
plantatversorgung. Dies gilt auch, wenn das verursachende Trauma mehr als ein Jahr zurückliegt
und somit die Chance auf funktionelle Wiederherstellung sehr gering ist.

N. peroneus

■ Vorkommen und Pathogenese

Der N. peroneus ist der am häufigsten verletzte Nerv der unteren Extremität und der am zweithäufigsten verletzte Nerv nach dem N. radialis (Noble et al. 1998). Die häufigste Ursache sind Verkehrsunfälle, gefolgt von Sportverletzungen und iatrogenen Schädigungen. Verletzungsmechanismen sind Überdehnungen und Kontusionen sowie Durchtrennungen; oft sind diese auch kombiniert. Der Nerv ist in seinem schrägen Verlauf zwischen Foramen infrapiriforme und Fibulaköpfchen stärker fixiert als der N. tibialis (»tethering«) und anfälliger für intraoperative und sonstige traumatische Überdehnungen (Reebye 2004).

■ Anatomische Details

Die topographischen Beziehungen des Nervs am ventrolateralen Unterschenkel zeigt ◘ Abb. 4.38. Der N. peroneus wird aus den Wurzeln L4 bis S1 gebildet und ist ein Teil des N. ischiadicus, aus dem er als N. peroneus communis hervorgeht (Durchmesser 3–5 mm). Er teilt sich auf in einen Hautast (zum N. suralis gehörend), die Rami articulares (zum Kniegelenk und zum Tibiofibulargelenk ziehend) sowie in einen oberflächlichen (N. peroneus superficialis) und einen tiefen Hauptast (N. peroneus profundus). Bei der Untersuchung wird häufig nicht zwischen den unterschiedlichen Peroneusanteilen differenziert. Zur besseren Unterscheidung sind deren unterschiedliche Funktionen in ◘ Tab. 4.1 dargestellt.

Der Nerv wird medial und unterhalb der Sehne bzw. des medialen Muskelbauchs des M. biceps femoris (Caput breve) aufgesucht. N. peroneus und N. tibialis gehen im distalen Oberschenkeldrittel aus dem N. ischiadicus hervor. Der N. tibialis setzt den Verlauf des N. ischiadicus fort und läuft eher mittig in den Kniekehlenbereich, wohingegen der N. peroneus in Richtung hinter das Fibulaköpfchen zieht. Er ändert dementsprechend seinen Verlauf in Richtung Außenseite des Unterschenkels. Parallel zur Bizepssehne verläuft der Nerv locker im Fettbett auf dem lateralen Bauch des M. gastrocnemius und ist hier ohne Risiko darstellbar. Bei sehr langstreckigen Läsionen, die bis zum N. ischiadicus reichen, geht der Operateur vom N. ischiadicus aus und stellt die Aufteilungsstelle in die Nn. tibialis und peroneus dar.

Auf Höhe der Kniebeugefalte geht der N. cutaneus surae lateralis aus dem N. peroneus communis ab, bevor dieser weiter nach lateral verläuft. Der N. peroneus communis zieht dann in seinen anatomischen Engpass auf und hinter das Fibulaköpfchen. Hier liegt der Nerv sehr oberflächlich und ungeschützt, bevor er hinter die am Fibulaköpfchen inserierenden 2 Muskelbäuche des M. peroneus longus abtaucht und in einem Tunnel (Hiatus fibularis) verläuft (Chhabra et al. 2012, Reebye 2004).

■ Symptome und Diagnosestellung

Bei komplettem oder teilweisem Ausfall der Fußheber wird üblicherweise zuerst an eine Peroneusläsion gedacht. Wichtig ist es, durch die genaue Anamneseerhebung den Unfallmechanismus zu hinterfragen (u. a. Unfallausmaß, Läsionshöhe, Knochenbeteiligung, Dehnung, Kompression, Kompartmentsyndrom). Insbesondere ist es bei traumatischen Läsionen mit Knochenbeteiligung nicht unerheblich, ob der Ausfall bereits vor Durchführung einer Osteosynthese bestand. Auch die Untersuchung der Sensibilität gibt Hinweise darauf, ob es sich tatsächlich um eine komplette Läsion handelt. Die systematische Untersuchung der durch den tiefen und oberflächlichen Ast versorgten Muskeln gibt neben der Läsionstiefe ebenso über die -höhe Aufschluss. In Abhängigkeit vom Läsionsmechanismus empfiehlt es sich, immer auch den N. tibialis und die abhängige proximaler gelegene Muskulatur zu untersuchen, die durch den N. ischiadicus versorgt wird.

> **❯** Ischiadicusläsionen mit komplett ausgefallenem peronealen Anteil und weniger stark betroffenem tibialen Anteil können als Peroneusläsionen fehlinterpretiert werden.

Der klinischen Untersuchung folgt meist eine bildgebende und elektrophysiologische Aufarbeitung, um eine schnelle Entscheidung im Hinblick auf Exploration und Rekonstruktion versus Verlaufsbeobachtung treffen zu können. Regelhaft ist das Verletzungsausmaß so schwerwiegend, dass eine Verlaufsbeobachtung eher kontraproduktiv ist. Im Alltag stellt sich insbesondere bei Peroneusläsionen eher das Problem der sehr späten Vorstellung des Patienten bei rekonstruktiv tätigen Nervenchirurgen.

■ Indikationsstellung und Operation

Die genaue körperliche Untersuchung zur Unterscheidung einer Ischiadicusläsion von einem Peroneusschaden ist wesentlich. Sie beschränkt sich nicht auf die Untersuchung der Fuß- und Zehenhebung. Wenn das Ausfallmuster sehr genau herausgearbeitet wird, ist es relativ einfach möglich, auch bei motorisch komplett ausgefallener Fußhebung (Profundusanteil) eine nicht komplette Nervenläsion zu erkennen. Aufgrund seines oberflächlichen Verlaufs ist dieser Nerv ideal durch die Neurosonographie zu untersuchen. Substanzielle Läsionen lassen sich so umgehend feststellen. Unnötig lange Verlaufsbeobachtungen sind dadurch oft vermeidbar.

Auch kombinierte Mechanismen sollten bei traumatischen Läsionen in Betracht gezogen werden (z. B. Kontusion im Bereich einer Engstelle). Nach Beseitigung einer prädisponierenden Engstelle ist auch bei komplettem Ausfall eine innerhalb von Wochen schnell voranschreitende funktionell wirksame Reinnervation bis zum Normalzustand möglich.

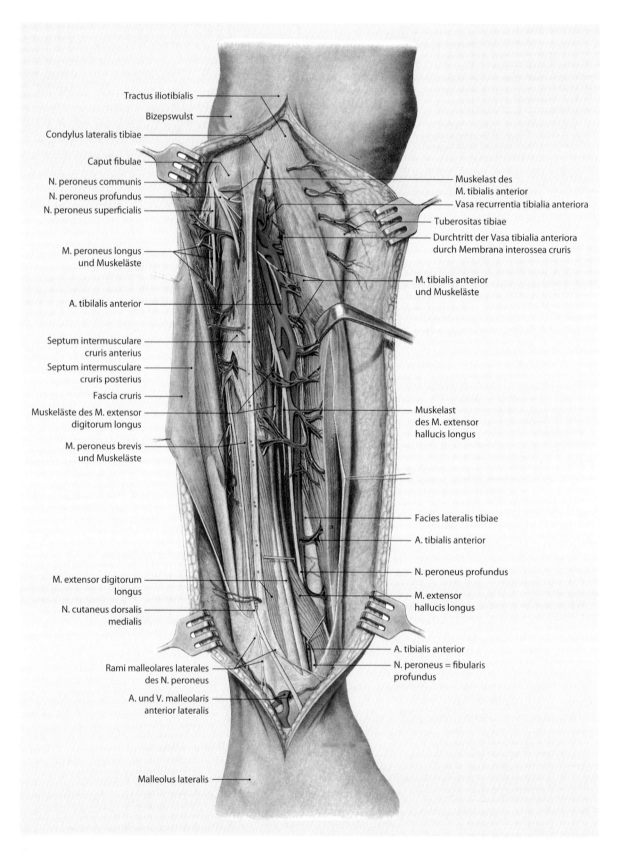

Tractus iliotibialis

Bizepswulst

Condylus lateralis tibiae

Caput fibulae

N. peroneus communis

N. peroneus profundus

N. peroneus superficialis

M. peroneus longus
und Muskeläste

A. tibilalis anterior

Septum intermusculare
cruris anterius

Septum intermusculare
cruris posterius

Fascia cruris

Muskeläste des M. extensor
digitorum longus

M. peroneus brevis
und Muskeläste

M. extensor digitorum
longus

N. cutaneus dorsalis
medialis

Rami malleolares laterales
des N. peroneus

A. und V. malleolaris
anterior lateralis

Malleolus lateralis

Muskelast des
M. tibialis anterior

Vasa recurrentia tibialia anteriora

Tuberositas tibiae

Durchtritt der Vasa tibialia anteriora
durch Membrana interossea cruris

M. tibialis anterior
und Muskeläste

Muskelast
des M. extensor
hallucis longus

Facies lateralis tibiae

A. tibialis anterior

N. peroneus profundus

M. extensor
hallucis longus

A. tibialis anterior

N. peroneus = fibularis
profundus

Abb. 4.38   Verlauf des N. peroneus am rechten Unterschenkel, Ansicht von lateral. (Aus Tillmann 2005)

◾ Tab. 4.1 Abhängige Versorgung des N. peroneus

Motorisch	Sensibel	
N. peroneus superficialis		
M. peroneus longus u. brevis	N. cutaneus dorsalis medialis/intermedius, Nn. digitales dorsales proprii	Laterale, distale ⅔ des Unterschenkels, Fußrücken und Zehen dorsalseitig bis auf lateralen Fußrand, der überlappend noch vom N. suralis versorgt wird (N. cutaneus dorsalis lateralis)
N. peroneus profundus		
M. tibialis anterior M. extensor digitorum longus M. extensor digitorum brevis (lateraler Profundusast) M. extensor hallucis longus M. extensor hallucis brevis (lateraler Profundusast)	Medialer Ast des N. peroneus profundus, Nn. digitales dorsales proprii an DI und II	Streifen im Interdigitalraum 1/2

Eine zeitnah nach dem Trauma durchgeführte neurosonographische Untersuchung kann eine Durchtrennung sofort detektieren (◾ Abb. 4.41). Daraus lässt sich unmittelbar die Indikation zur Nervenrekonstruktion ableiteten. Der Zeitgewinn erleichtert die Präparation und bessert die funktionelle Prognose wesentlich.

Die ◾ Abb. 4.39 bis ◾ Abb. 4.41 zeigen Fallbeispiele für unterschiedliche Verletzungen des N. peroneus, bei denen mit Dekompression (◾ Abb. 4.39) oder interfaszikulärer Transplantation (◾ Abb. 4.40 u. ◾ Abb. 4.41) therapiert wurde.

Bevorzugte Technik der Autoren

Die empfohlene Schnittführung und Exposition im Bereich der Kniekehle (◾ Abb. 4.42) verläuft moderat S-förmig (»lazy S«) mit geradem Auslaufen des proximalen Bauchs am distalen Oberschenkel. Landmarken sind Fibulaköpfchen, Kniebeugefalte, Kniemitte (N. tibialis), Bizepssehne. Der Patient ist dabei in Bauchlage. Ein bogenförmiger Schnitt wird dorsal auf der wadenwärts gelegenen Seite um das vorher identifizierte Fibulaköpfchen herumgeführt. Dann wird der Schnitt an der Lateralseite des Knies unter Aussparung der Kniebeugefalte gegenläufig geschwungen, um am distalen Oberschenkel von lateral wieder nach medial in Richtung der tastbaren Bizepssehne zu ziehen.

Regelmäßig sind längere Expositionen vom distalen Oberschenkel auf Kniehöhe und bis zum proximalen Unterschenkel notwendig, wenn eine Transplantation antizipiert wird. Die Schnittführung ist individuell verschieden und auch abhängig von etwaigen Voroperationen. Dennoch kreuzen wir nie die Beugefalte. Insbesondere bei Durchtrennungen und ausgedehnten Narbenplatten ist der Nervenverlauf auf Höhe der Kniekehle und des Fibulaköpfchens mitunter sehr unberechenbar. Direkt vor dem sterilen Abdecken versuchen wir, den Verlauf des Nervs darzustellen. Dadurch kann ein akzidentelles zusätzliches Durchtrennen von noch intakten oder für die Rekonstruktion brauchbaren Nervenanteilen/Nervenstümpfen vermieden werden.

Die nächste Maßnahme besteht darin, strikt von proximal und distal auf die Läsion hinzupräparieren. Als Transplantat entnehmen wir häufig den N. suralis des selben Beins. Dieser kann dann von proximal und distal entnommen werden. Da der Querschnitt des N. peroneus den des N. suralis deutlich übersteigt und regelhaft größere Defektstrecken zu überwinden sind, wird auch das gegenseitige Bein für eine etwaige Transplantatentnahme vorbereitet (z. B. doppeltes Lochtuch).

Es folgt die Darstellung der »Peroneustrifurkation« (oberflächlicher, tiefer und Gelenkast) auf Höhe des Fibulahalses: Zur besseren Übersicht wird ein Teil des M.-peroneus-Ansatzes am Fibulaköpfchen geschlitzt. Hierdurch kann der Muskelbauch wie die Seite eines Buches aufgeklappt werden. Die Position lässt sich mit einem kleinen Sperrer (z. B. Federsperrer oder Almsperrer) sichern. Dies ermöglicht eine deutlich bessere und direkte Sicht auf die Nervenaufteilungsstelle.

Die Transplantation erfolgt interfaszikulär. Wir generieren hierfür am proximalen und distalen Empfängerstumpf »Faszikelfänger« unter Mikroskopsicht. Die Koaptation führen wir mit 10-0-Nervennaht, teilweise ergänzt durch Fibrinklebung, durch. Die Interponate werden spannungsfrei mit redundantem Verlauf eingelegt.

▶ Nachbehandlung

Bei gelenküberschreitender Transplantation limitieren wir die Bewegung auf leichtes Beugen von ca. 20–30° für die ersten 2 Wochen. Wir benutzen keine Gipsschienen. Der Patient kann z. B. an Unterarmgehstützen mobilisiert werden. 3 Wochen nach der Nervenrekonstruktion geben wir die Bewegung komplett frei. Die krankengymnastische Beübung sollte dann das passive Bewegungsausmaß kontinuierlich steigern. Einige Patienten besitzen aufgrund eines stattgehabten Kniebinnentraumas, mit knöcherner und bindegewebiger Verletzung auch Knieextensionsschienen, die einen einstellbaren Freiheitsgrad erlauben. Diese können ebenso genutzt werden.

Wenn nach erfolgreicher Regeneration Kontraktionen im M. tibialis anterior spürbar sind, wird die Beübung aufgrund der positiven Rückkopplung für den Patienten leichter. Er wird angehalten, diese Kontraktionen selber zu tasten und mit der gesunden Gegenseite zu vergleichen. So lange keine aktive Fußhebung möglich ist, sollte eine Peroneusschiene angepasst werden. Das Gangbild ist auch

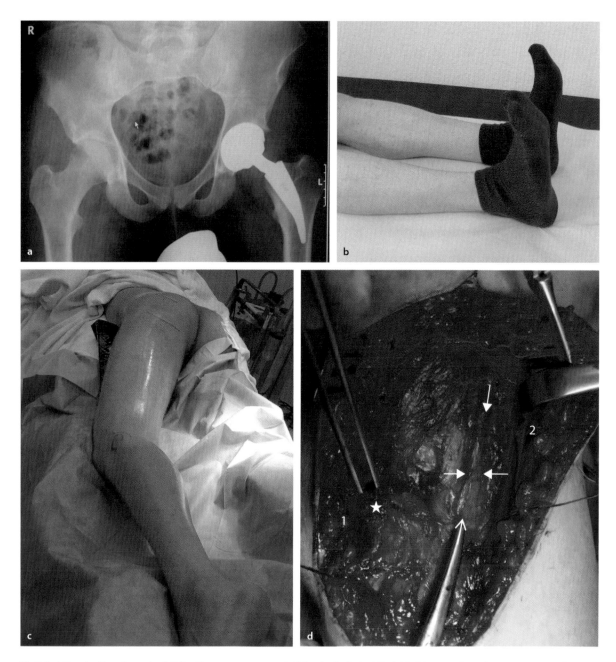

◘ Abb. 4.39a–d   Kompletter Ausfall des N. peroneus communis links oberhalb des Fibulaköpfchens nach Implantation einer Hüfttotal-endoprothese. Eine massive externe Einengung des Nervs war durch einen derben akzessorischen Muskelbauch auf Kniebeugefaltenhöhe verursacht. Retrospektiv führte eines der Repositionsmanöver mit anhaltend starker Kniebeugeposition während der TEP-Implantation zum Totalausfall des Nervs. Präoperativ war die Läsionshöhe unklar. **a** TEP links bei Hüftkopfnekrose infolge Chemotherapie als Kind, **b** uneinge-schränkte Fußhebung 8 Monate postoperativ, **c** Markierungen für unterschiedliche Zugangspforten im Fall einer endoskopunterstützten lang-streckigen Exploration bis in den Ischiadicusbereich, **d** noch deutlich abgeplatteter Nerv (Pfeile und Scherenspitze) direkt nach der Dekom-pression mittels Durchtrennung des akzessorischen, rundlich-faszienverstärkten Muskelbauchs (*Stern*), der quer über den Nerv lief (von 1 zu 2).

bei komplettem Peroneusausfall individuell sehr unter-schiedlich. Manche Patienten sind z. B. in der Lage, mit Schaftschuhen sehr gut ohne Schiene zu gehen.

Sobald der erste motorisch-funktionelle Gewinn in Form einer diskreten Fußhebung erkennbar ist, raten wir den Patienten, auch auf ebenem Boden zu Hause zu trainieren, indem sie bewusst und kontrolliert ohne Pe-roneusschiene barfuß gehen (z. B. mehrere Minuten täg-lich). Parallel sollte sich auch ein Tonus und eine aktive Kontraktion in den Mm. peroneus longus und brevis ent-

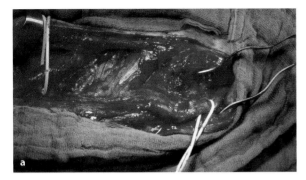

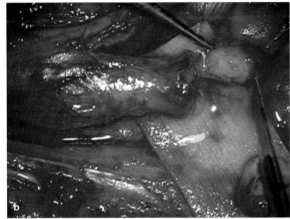

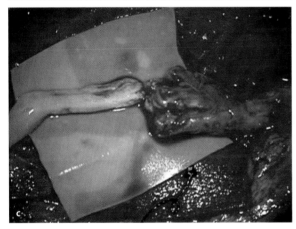

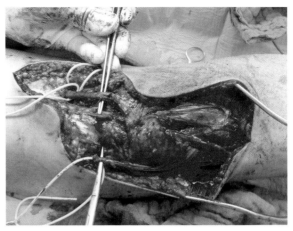

☐ **Abb. 4.41** Komplette Durchtrennung und Verlagerung des
N. peroneus communis auf Höhe der Kniekehle links

■ **Prognose**

Die Prognose ist bei Verletzungen des N. peroneus regelmäßig schlechter als bei anderen Nerven, z. B. im Vergleich
zu seinem Gegenpart am Unterschenkel, dem N. tibialis,
der die Fußsenkungsfunktionen und die Sensibilität der
Fußsohle vermittelt (Kim et al. 2004a, Seidel et al. 2008).
Über die Ursachen für die bei den meisten Arbeitsgruppen
schlechteren funktionellen Resultate nach Rekonstruktion
dieses Nervs gibt es unterschiedliche Hypothesen, z. B. ein
geringer Axonanteil, weniger Fett- und Bindegewebsanteil. Ebenso ist noch nicht eindeutig geklärt, warum im
Gegensatz zu anderen Nerven bei Transplantationen des
N. peroneus die funktionellen Resultate regelmäßig von
der Transplantatlänge abhängig sind und bei Interponaten
von mehr als 6 cm schlechter werden. Ein Grund könnte
sein, dass dieser Nerv häufig über das Fibulaköpfchenniveau hinweg transplantiert wird und hier ein schlechtes
Transplantatbett vorliegt (oberflächlich, druckexponiert,
kein schützendes und ernährendes Fettbett, Blutversorgung, Elastizität bei passiver Dehnung). Umso wichtiger
erscheint es uns, die genannten Aspekte bei der Rekonstruktion dieses Nervs zu beachten (keine Druckexposition,
möglichst wenig oberflächliche Lage, gutes Transplantatbett, z. B. durch einen gestielten Fettlappen).

Weiterhin ist gerade dieser Nerv der Bildgebung gut
zugänglich, sodass es meist keinen Grund gibt, eine lange Verlaufsbeobachtung durchzuführen. Auch ein nicht
geschädigter N. peroneus tritt am Übergang vom Oberschenkel in den Unterschenkel durch einen physiologisch
engen Abschnitt. Ein vorgeschädigter Nerv, der eine entsprechende Schwellung aufweist, wird hier sehr stark beengt. Der axolemmale, venöse Abfluss wird so in einem
Teufelskreis weiter behindert. Dieser Schwellungsmechanismus ist beim Karpaltunnelsyndrom bekannt und auch
histopathologisch beschrieben. Eine frühe Exploration

☐ **Abb. 4.40a–c** **Rekonstruktion bei massivem Dehnungsschaden mit Zerreißung des N. peroneus links. a** Angezügelter
proximaler und distaler Stumpf auf Kniekehlenhöhe links, **b** Rekonstruktionsschritte, proximal mit Zurückschneiden des Stumpfes und
Neuromscheibe in der Pinzettenspitze, **c** mit erstem ausgerichteten
Interponat und interfaszikulär aufpräpariertem distalen Stumpf

wickeln, sodass der Fußaußenrand immer mehr stabilisiert und schließlich auch gehoben werden kann. Ist dies
der Fall wird der Barfußgang und Abrollvorgang immer
runder bzw. der vormals vorhandene Steppergang bildet
sich immer mehr zurück.

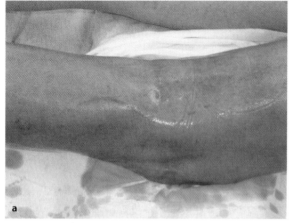

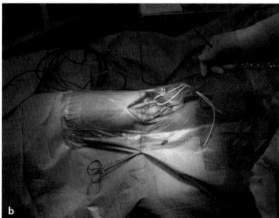

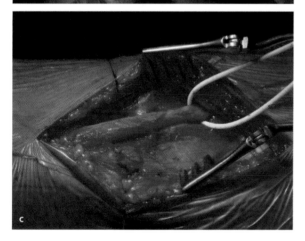

◧ **Abb. 4.42a–c   Exposition des N. peroneus rechts auf Höhe der Kniekehle unter Vermeidung einer Inzision in der Beugefalte.** **a** In beide Richtungen verlängerbare (gestrichelte Markierung) geschwungene Markierung der Hautinzision. Sie zieht bogenförmig und wadenseitig am Fibulaköpfchen (gepunktet umfahren) vorbei. **b** Exposition des N. peroneus noch proximal seiner Trifurkation gelegen. Die ihn mit überdachende Faszie ist beidseits mit einer Haltenaht markiert (unten mit Dandy Klemme befestigt). **c** Detailansicht des Nervs im Kniekehlenbereich.

kann zumindest diesem Aspekt durch Dekompression und z. B. Spalten der Faszie entgegenwirken. Somit wird auch bei Nichtvorliegen eines Kontinuitätsneuroms die Regeneration über diesen Engpass hinweg unterstützt.

N. tibialis

■ **Vorkommen und Pathogenese**

Aufgrund seiner anatomischen Lage und Binnenstruktur ist dieser Nerv weniger für traumatische Läsionen anfällig als der N. peroneus (Murovic 2009). Veröffentlichungen über isolierte größere Fallserien sind kaum zu finden, da Rekonstruktionen dieses Nervs vergleichsweise selten notwendig sind. Eine der größten Serien mit 71 Tibialisverletzungen über 33 Jahre nennt als Ursachen Kontusionen mit und ohne Frakturen, Zerquetschungen, Schnittverletzungen sowie iatrogen verursachte Läsionen und Schussverletzungen (Kim et al. 2003a). Die geschädigten Nervenabschnitte waren relativ gleichmäßig zwischen Knie-, Unterschenkel- und Außenknöchelhöhe verteilt: 38 auf Knie- und Unterschenkelhöhe, 33 auf Außenknöchelhöhe.

■ **Anatomische Details**

Die topographischen Beziehungen des Nervs im Bereich von Kniekehle und Fußsohle sind in den ◧ Abb. 4.43 und ◧ Abb. 4.44 dargestellt. Der Nerv wir aus den Wurzeln L4 bis S3 gebildet und geht in direktem, geradem Verlauf aus dem N. ischiadicus auf Höhe des distalen Oberschenkeldrittels hervor. Auf Höhe der Kniebeugefalte gibt er neben einem Gelenkast auch den medialen Anteil zum N. suralis ab (N. cutaneus surae medialis). Er liegt in der Fossa politea gut eingebettet in Fett in unmittelbarer Nachbarschaft zur ventral vor ihm durchziehenden A. poplitea (»unter dem Nerv« beim Blick in die Kniekehle). Er verläuft mittig durch die Kniekehle und entlang des proximalen Unterschenkels, bevor er schräg hinter den Außenknöchel zieht. Dann teilt er sich am Unterrand des über ihn verlaufenden Retinaculum flexorum in die Nn. plantaris medialis und lateralis auf, die an die Fußsohle ziehen (in Analogie zu Nn. medianus und ulnaris an der Hand)

■ **Symptome und Diagnosestellung**

Die systematische Untersuchung der abhängigen Muskulatur (◧ Tab. 4.2) ermöglicht die Unterscheidung zwischen einer Tibialis- und einer Ischiadicusläsion. Der Verlauf des Nervs an Bein und Fuß lässt sich bildgebend hervorragend mittels Neurosonographie darstellen. Es ist hierdurch eine exakte Lokalisation und damit eine fokussierte Freilegung klar umschriebener Läsionen möglich. Dies gilt insbesondere auch für den Unterschenkelabschnitt, wo der Nerv deutlich tiefer verläuft.

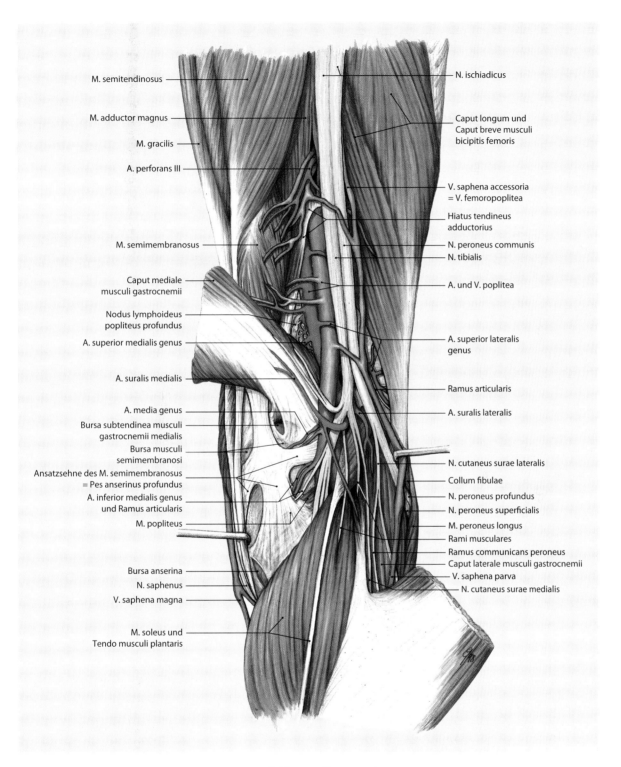

M. semitendinosus

M. adductor magnus

M. gracilis

A. perforans III

M. semimembranosus

Caput mediale
musculi gastrocnemii

Nodus lymphoideus
popliteus profundus

A. superior medialis genus

A. suralis medialis

A. media genus

Bursa subtendinea musculi
gastrocnemii medialis

Bursa musculi
semimembranosi

Ansatzsehne des M. semimembranosus
= Pes anserinus profundus

A. inferior medialis genus
und Ramus articularis

M. popliteus

Bursa anserina

N. saphenus

V. saphena magna

M. soleus und
Tendo musculi plantaris

N. ischiadicus

Caput longum und
Caput breve musculi
bicipitis femoris

V. saphena accessoria
= V. femoropoplitea

Hiatus tendineus
adductorius

N. peroneus communis

N. tibialis

A. und V. poplitea

A. superior lateralis
genus

Ramus articularis

A. suralis lateralis

N. cutaneus surae lateralis

Collum fibulae

N. peroneus profundus

N. peroneus superficialis

M. peroneus longus

Rami musculares

Ramus communicans peroneus

Caput laterale musculi gastrocnemii

V. saphena parva

N. cutaneus surae medialis

Abb. 4.43 N. tibialis und N. peroneus in der rechten Kniekehle. (Aus Tillmann 2005)

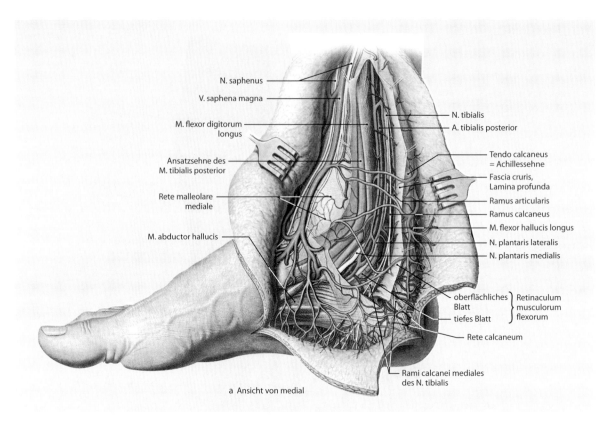

N. saphenus

V. saphena magna

M. flexor digitorum
longus

Ansatzsehne des
M. tibialis posterior

Rete malleolare
mediale

M. abductor hallucis

N. tibialis

A. tibialis posterior

Tendo calcaneus
= Achillessehne

Fascia cruris,
Lamina profunda

Ramus articularis

Ramus calcaneus

M. flexor hallucis longus

N. plantaris lateralis

N. plantaris medialis

oberflächliches
Blatt
}
Retinaculum
musculorum
flexorum

tiefes Blatt

Rete calcaneum

Rami calcanei mediales
des N. tibialis

a Ansicht von medial

▣ Abb. 4.44   Topographische Anatomie des N. tibialis im Bereich des rechten Innenknöchels. (Aus Tillmann 2005)

▣ Tab. 4.2   Abhängige Versorgung des N. tibialis

Motorisch		Sensibel	
Oberschenkeläste (aus Tibialisanteil des N. ischiadicus)	Caput longum des M. biceps femoris M. semtendinosus M. semimembranosus		
Kniekehlen-, Unterschenkeläste	M. gastrocnemius M. soleus M. plantaris M. popliteus M. tibialis posterior (Fußinnenrandheber) M. flexor digitorum longus M. flexor hallucis longus	Unterschenkelast	N. cutaneus suralis medialis
Fußäste: N. plantaris medialis	M. flexor digitorum brevis M. abductor hallucis M. flexor hallucis brevis M. lumbricalis I	Fersenäste	Rr. articulares Rr. calcanei mediales (S1, S2) des N. tibialis
Fußäste: N. plantaris lateralis, Ramus profundus	Mm. interossei plantares I, II, III Mm. lumbricales II, III, IV M. adductor hallucis	Fußsohle	Allgemein: Fußsohle bis auf den laterodorsalen Fußaußenrandstreifen (N. saphenus; L3, L4) N. plantaris medialis (S1, S2) N. plantaris lateralis (S1, S2)
Fußäste: N. plantaris lateralis, Ramus superficialis	M. flexor digiti minimi brevis Mm. interossei IV	Zehenzwischenräume	Nn. digitales plantares proprii Nn. plantaris medialis und lateralis

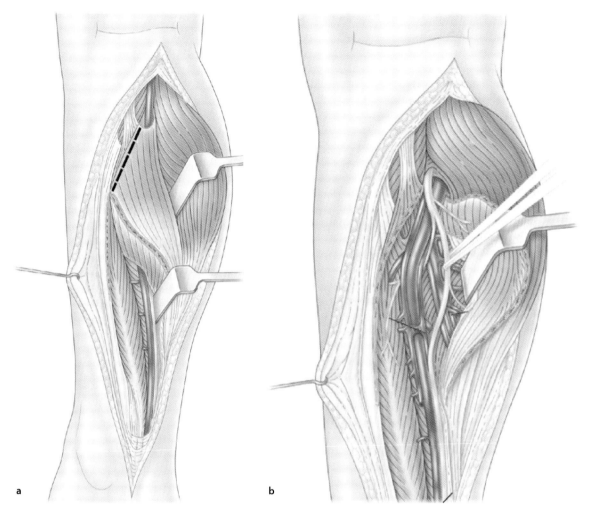

a b

◰ **Abb. 4.45a,b** **Freilegung des N. tibialis am Unterschenkel (nach Henry** 1957). **a** Eröffnung mit geradem Hautschnitt und Durchtrennung des medialen bogenförmigen Ansatzes des M. soleus, um den Nerv freizulegen, **b** topographische Anatomie nach Absetzen und Umschlagen des M. soleus. (Aus Birch 2011)

■ **Indikationsstellung und Operation**

Die Indikationsstellung und operativen Techniken unterscheiden sich nicht von den bereits erwähnten Prinzipien anderer traumatisierter Nerven. Aufgrund der vergleichsweise guten Prognose und der Bedeutung einer vorhandenen Schutzsensibilität an der Fußsohle sollte eine Rekonstruktion praktisch immer erwogen werden. Die bildgebenden Verfahren sind eine große Hilfe bei der Feststellung einer Diskontinuitätsläsion und bei der frühen Entscheidung zur Freilegung.

Bevorzugte Technik der Autoren
Auf Oberschenkel- und Kniehöhe ist die Freilegung in Bauchlage unkompliziert. Im Bereich des Unterschenkels läuft der Nerv unterhalb des M. soleus und des medialen Gastrocnemiuskopfes. Der Gastrocnemiuskopf wird nach lateral retrahiert, der M. soleus muss zur Exposition des Nervs teilweise an seinem proximalen medialen Insertionsbogen abgesetzt werden (◰ Abb. 4.45).

Wird nur eine relative kurze Freilegung benötigt, ist auch eine quere Schnittführung möglich, diese heilen sehr unauffällig ab. Am Unterschenkel kann aufgrund des tiefen Nervenverlaufs zwischen M. gastrocnemius und m. soleus mitunter stumpf transmuskulär vorgegangen werden.

Für eine kurzstreckige Exposition auf Höhe des Außenknöchels bevorzugen wir aufgrund der besseren Wundheilung teilweise die Darstellung über quere Hautschnitte mit dazwischenliegenden Hautbrücken. Ein Endoskop kann bei der Exploration sehr hilfreich sein, erfordert jedoch aufgrund der räumlichen Enge und der in unmittelbarer Nähe verlaufenden A. tibialis gute endoskopische Vorerfahrung. Ist die Operationszeit absehbar unter 2 h und keine intraoperative Messung erforderlich, ist gerade die Operation am Außenknöchel in Blutleere eine sehr gute Alternative, welche die Präparation immens erleichtert (z. B. bei bildtechnisch gesicherter Durchtrennung).

■ **Nachbehandlung**

Bei gelenküberschreitender Transplantation wird für 3 Wochen an Unterarmgehstützen ruhiggestellt (20°

Kniebeugestellung). Dann kann die spezifische und progrediente krankengymnastische Beübung einsetzen.

▪ Prognose

Aufgrund der guten Prognose nach Rekonstruktion sollte eine solche unabhängig von der Läsionshöhe immer angestrebt werden. In Abhängigkeit von Läsionsausmaß und -höhe wird ein funktioneller Zugewinn nach Transplantation, End-zu-End-Naht und Neurolyse zwischen 70 und 90 % beschrieben (Roganovic u. Pavlicevic 2006). Selbst wenn ein motorischer Zugewinn nicht funktionell wirksam sein sollte, bleibt das Erreichen einer Schutzsensibilität an der Fußsohle ein wichtiges Ziel, das einen Rekonstruktionsversuch mit autologer Transplantation rechtfertigt (Kim et al. 2003a).

N. femoralis

▪ Vorkommen und Pathogenese

Der Anteil iatrogener Schäden unter den traumatischen Femoralisläsionen überwiegt und ist im Vergleich zu den anderen Nerven sehr hoch. Da viele dieser Läsionen im Rahmen von Druckeinwirkungen entstehen, ist ein erheblicher Anteil inkomplett und weist ein gutes Regenerationspotenzial auf. Infolgedessen werden diese Läsionen, wenn sie diagnostiziert werden, häufiger konservativ behandelt. Neurologische Kollegen, die regelmäßig Patienten mit peripheren Nervenläsionen behandeln, berichten daher über eine höhere Inzidenz als Nervenchirurgen.

Problematisch sind eher die substanziellen, rekonstruktionsbedürftigen Läsionen. Sie werden häufig sehr spät oder auch gar nicht beim Nervenchirurgen vorgestellt. Khan u. Birch (2001) beschreiben Zeitverzögerungen von im Mittel 10 Monaten bei iatrogenen Nervenläsionen. Im eigenen Patientengut konnte nur ein Drittel der Patienten mit rekonstruierten iatrogenen Nervenläsionen innerhalb von 6 Monaten nach dem Trauma operiert werden (35 %), ein Drittel nach 6–12 Monaten (32 %) und ein Drittel erst über ein Jahr nach dem Trauma (33 %; Kretschmer et al. 2001).

Eine der größten veröffentlichen Serien umfasst 119 operierte Fälle in einem Zeitraum von 32 Jahren. Das bedeutet, dass an einem der international aktivsten Zentren für traumatische Nervenläsionen im Durchschnitt 4 Femoralisläsionen pro Jahr versorgt wurden (Kim et al. 2004b). Ursächlich waren überwiegend iatrogene Verletzungen (52/119, 44 %). Innerhalb dieser Gruppe waren Herniorrhaphien und Hüftoperationen am häufigsten (Anmerkung: bei Herniorrhaphien werden insgesamt jedoch wahrscheinlich häufiger die Nn. genitofemoralis, ilioinguinalis iliohypogastricus und cutaneus femoris lateralis geschädigt).

Beckenring-, Sakrum- und sakroiliakale Frakturen entstehen oft aufgrund von Verkehrsunfällen oder Betriebsunfällen. Hierbei können komplexe Läsionen des lumbosakralen Plexus oder seiner Äste N. femoralis und N. ischiadicus entstehen (19/119, 16 %). Nach den iatrogenen Ursachen sind Hüft- und Beckenringfrakturen der zweithäufigste Verletzungsmechanismus. Die Inzidenz an assoziierten Verletzungen mit Gefäß- und Harnwegsbeteiligung ist dementsprechend relativ hoch und erschwert die initiale Evaluation. Kontinuitätsläsionen mit starken Vernarbungen sind häufig.

Andere häufige iatrogene Ursachen sind neben den Hernien- und Hüftoperationen der aortofemorale Bypass, gynäkologische Operationen, Angiographien, abdominalchirurgische Eingriffe inklusive Appendektomie, Pseudoaneurysmen, retroperitoneale Hämatome und arterielle Punktionen. Nach gynäkologischen Operationen scheint zumindest in den veröffentlichten Fällen die inkomplette, spontan regenerierende Druckläsion im Vordergrund zu stehen. Auch eine direkte Verletzung durch die Trokarinsertion während eines laparoskopischen Eingriffs kommt vor. Ischämische Läsionen entstehen durch Kompression der iliakalen Gefäße im Rahmen von aortoiliakalen chirurgischen Verfahren. Ein arterielles »Steal-Phänomen« während einer Nierentransplantation wird ebenso als Mechanismus diskutiert (Sharma et al. 2002).

Verfahren mit erhöhtem Risiko einer Femoralisschädigung

Adaptiert nach Moore u. Stringer (2011)

- Regionalanästhetische Verfahren: Femoralisblock, Ilioinguinalisblock
- Angiographie: bei der Schleusenanlage in der Leiste direkt durch Punktion oder indirekt durch Hämatom (z. B. Herzkatheter)
- Inguinalhernienchirurgie: sowohl bei laparoskopischen als auch offenen Verfahren, bei der Versorgung von Rezidivhernien und Komplikationen
- Kolorektale Chirurgie: abdominoperineale Rektumexzision (inguinale Kompression durch Ellenbogen, Ringretraktor oder Lithotomieposition)
- Subtotale Kolektomie/Proktokolektomie: Druckschaden durch Lithotomielagerung und Retraktorsystem
- Weitere viszeralchirurgische Eingriffe: vordere Resektion (Ringretraktor und Lithotomieposition), Hartmann-Operation, Appendektomie, Nierentransplantation, intraabdominale Gefäßchirurgie
- Retroperitoneale Tumorexzision (unbemerkte Resektion von Schwannomen mit dem Ursprungsnerv)

- Hüftchirurgische Verfahren: Totalhüftendoprothese, Hüftarthroskopie über lateralen Zugang, Versorgung von Azetabulumfrakturen (Traktion, Kompression), Hüftdysplasie (vorderer und modifizierter vorderer Zugang)
- Wirbelsäuleninstrumentierung (Druckläsion in Bauchlage) und Kniechirurgie (Zeitdauer der pneumatischen Blutsperre)

Bei iatrogenen Femoralisläsionen auf Leistenhöhe kommt es vor, dass der Nerv direkt an das inguinale Mesh genäht wurde. Weiterhin können auch lange Retraktionen und direkter Druck durch Instrumente, Knochenanteile, eine zu implantierende Prothese selbst und Retraktorsysteme eine Läsion verursachen. Insbesondere feststellbare Ringretraktorsysteme bergen ein erhöhtes Risiko, unbemerkt eine Druckläsion zu erzeugen. Durch das Lateralisieren des M. psoas kann der Nerv ungünstig zwischen den Retraktor und die seitliche Beckenwand geklemmt werden. Nervendehnungen entstehen bei Positionsmanövern im Rahmen der Prothesenimplantation, wenn die Extremitäten hyperextendiert werden.

Die bei Hüftoperationen verantwortlich gemachten Mechanismen des Aufbohrens des Femurschafts und der Umpositionierung des Hüftkopfes nach Protheseneinbringung zeigten in einer Studie mit invasivem Druckmonitoring während der Hüftprothesenimplantation bei 10 Patienten keine exzessiven Druckerhöhungen. Sie sind als Ursache für auftretende Ausfälle somit viel weniger wahrscheinlich als vermutet. Exzessive Druckerhöhungen werden hingegen im Zusammenhang mit dem Einbringen eines Retraktors an der vorderen Azetabulumlippe erzeugt (Slater et al. 2000). Die Nähe des N. femoralis zum Azetabulumrand gefährdet ihn an dieser Stelle. Druckläsionen nach Platzierung des Retraktors an der vorderen Azetabulumlippe sind beschrieben.

❯❯ Die über den M. iliacus ziehende Faszie wird durch querverlaufende Transversalisfaszienzüge und andere Bindegewebszüge verstärkt. Somit entsteht durch eine Einblutung in diese Loge genügend Druck, um den N. femoralis bis zum Funktionsverlust zu komprimieren. Abhilfe schafft hier nur eine Entlastung und Ausräumung, nicht das Abwarten auf die Hämatomorganisation.

Bei Teilläsionen des Nervs entstehen äußerst belastende schmerzhafte Neuropathien. Ist der Nerv in eine Narbe eingebettet, kann man durch eine externe Neurolyse eine Entlastung erreichen. Bei strukturellen Läsionen der Nervbinnenstruktur ist eine Teilrekonstruktion mit Interponaten indiziert. Durch eine Transplantation lassen sich schmerzhafte Neuropathien häufig gut behandeln.

■ **Anatomische Details**

Der N. femoralis wird durch die hinteren Aufzweigungen der vorderen Wurzelanteile des Plexus lumbalis von L2 bis L4 gebildet. Stammnah liegt er retroperitoneal auf dem M. iliacus, unter dessen Faszie und hinter dem M. psoas. Man geht davon aus, dass der M. psoas durch direkte lumbale Äste innerviert wird, selten wird eine Innervation des M. psoas major durch Femoralisäste beschrieben. Kleine Nervenäste werden zum M. iliacus und zur A. iliaca abgegeben. Äste zum M. pectineus gehen auf unterschiedlicher Höhe ab: abdominal, unterhalb des Leistenbands und am Oberschenkel von der vorderen Aufzweigung des Nervs.

❯❯ Der N. femoralis tritt auf Höhe des unteren Psoasdrittels unter dessen lateralem Rand, ungefähr 4 cm oberhalb des Leistenbands, hervor. Hier kann er über einen retroperitonealen Zugang aufgefunden werden.

Der proximale N. femoralis posterior versorgt den M. iliacus und den m. iliopsoas. Die ventralen Äste versorgen die Mm. pectineus und sartorius. Der N. femoralis verläuft innerhalb der Iliacusfaszie unterhalb des Lig. inguinale, um in den Canalis femoris zu ziehen. Er tritt dann in das Femoralisdreieck ein (Lig. inguinale oben, medial M. adductor longus, lateral M. sartorius) und liegt am Oberschenkel lateral der Femoralisloge. Etwa 1–4 cm unterhalb des Leistenbands teilt sich der N. femoralis in seine Endäste für den M. quadriceps auf (Mm. rectus femoris, vastus lateralis, medius und intermedius; ◻ Abb. 4.46).

Er hat einen vorderen und hinteren Anteil, die teilweise durch die A. circumflexa lateralis femoris separiert werden. Der vordere Anteil gibt einen Ast zum M. sartorius und zwei sensible Äste ab, die Nn. cutaneus medialis und intermedius des Oberschenkels. Der hintere Anteil versorgt den M. quadriceps, hat einen Gelenkast zum Knie und mündet in den N. saphenus. Dieser versorgt das Areal am medialen Knie, Bein und Fußinnenrand bis zum ersten Metatarsophalangealgelenk sensibel. Die linksseitige Gefäßversorgung ist anscheinend schwächer ausgeprägt, was die relative Häufung von Läsionen auf dieser Seite erklären könnte. Es sind kaum anatomische Varianten beschrieben. Die wesentlichste besteht darin, dass der Nerv am Oberschenkel auch zwischen Arterie und Vene austreten kann.

■ **Symptome und Diagnosestellung**

Läsionen auf Hüfthöhe führen zu einer Schwäche der Hüftbeugung und Kniestreckung. Dies fällt vor allem beim Gehen und Treppensteigen auf. Der Patient kann auch beim ersten Versuch des Aufstehens nach einer nervschädigenden Operation stürzen. Die sensiblen Ausfälle

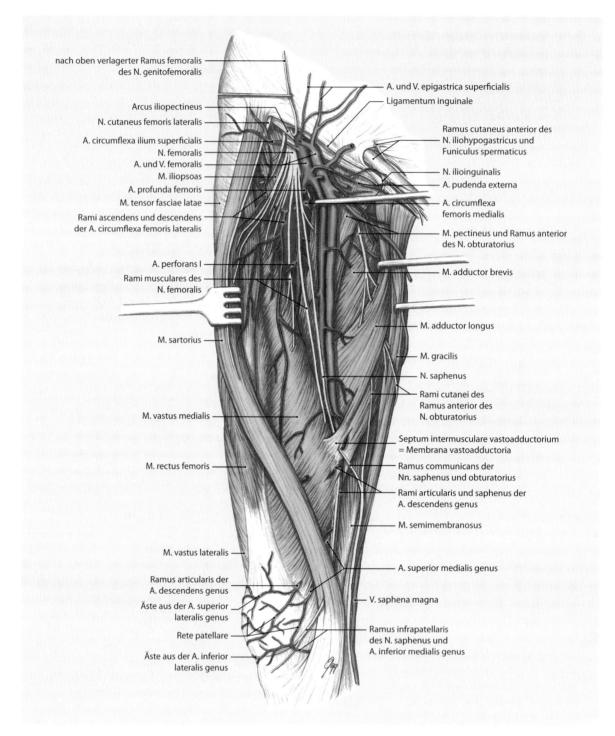

nach oben verlagerter Ramus femoralis
des N. genitofemoralis

Arcus iliopectineus

N. cutaneus femoris lateralis

A. circumflexa ilium superficialis

N. femoralis

A. und V. femoralis

M. iliopsoas

A. profunda femoris

M. tensor fasciae latae

Rami ascendens und descendens
der A. circumflexa femoris lateralis

A. perforans I

Rami musculares des
N. femoralis

M. sartorius

M. vastus medialis

M. rectus femoris

M. vastus lateralis

Ramus articularis der
A. descendens genus

Äste aus der A. superior
lateralis genus

Rete patellare

Äste aus der A. inferior
lateralis genus

A. und V. epigastrica superficialis

Ligamentum inguinale

Ramus cutaneus anterior des
N. iliohypogastricus und
Funiculus spermaticus

N. ilioinguinalis

A. pudenda externa

A. circumflexa
femoris medialis

M. pectineus und Ramus anterior
des N. obturatorius

M. adductor brevis

M. adductor longus

M. gracilis

N. saphenus

Rami cutanei des
Ramus anterior des
N. obturatorius

Septum intermusculare vastoadductorium
= Membrana vastoadductoria

Ramus communicans der
Nn. saphenus und obturatorius

Rami articularis und saphenus der
A. descendens genus

M. semimembranosus

A. superior medialis genus

V. saphena magna

Ramus infrapatellaris
des N. saphenus und
A. inferior medialis genus

▣ Abb. 4.46   N. femoralis ab seinem infrainguinalen Austrittspunkt in der Lacuna musculorum. Der N. femoralis kann z. B. bei Hernienope-rationen oder beim operativen Zugang zum Hüftgelenk verletzt werden. Schädigungen werden auch durch Druck vonseiten eines Häma-toms nach Blutungen in den Fasziensack des M. iliacus unter Antikoagulanzientherapie oder bei Blutgerinnungsstörungen beschrieben. Die Streckung im Kniegelenk ist dann aktiv nicht möglich, durch Zug der ischiocruralen Muskeln kommt es zum Genu recurvatum. Sensibilitäts-störungen betreffen die Vorderseite des Oberschenkels, über den Ausfall des N. saphenus die Vorderseite des Kniegelenks sowie die mediale Seite des Unterschenkels bis zum medialen Fußrand. (Aus Tillmann 2005)

reichen von Pelzigkeit über Taubheit bis zur Anästhesie. Es treten Parästhesien und Dysästhesien im Bereich des ventromedialen Oberschenkels auf. Bei substanziellen Nerventeilläsionen bestehen starke Schmerzen, die auch lanzinierenden Charakter haben und neben einer dumpfen Dauerschmerzkomponente zusätzlich eine Brennschmerzkomponente aufweisen können.

Thermisch-mechanische Läsionsursachen wie das Austreten von Knochenzement und Aushärten unter direktem Nervenkontakt bei der prothetischen Chirurgie können besonders beeinträchtigende und nur sehr schwer behandelbare Schmerzsyndrome hervorrufen. Läsionen auf Oberschenkelhöhe treten auch durch isolierte motorische oder sensible Ausfälle in Erscheinung. So kann der Patellarsehnenreflex ausgefallen sein. Bei lange bestehenden Läsionen ist die Atrophie des M. quadriceps augenscheinlich. Ist die Sudomotorik im sensiblen Autonomgebiet noch intakt, liegt eine inkomplette Läsion vor.

■ **Indikationsstellung und Operation**
Für Läsionen des N. femoralis gelten die in ▶ Abschn. 4.1 dargestellten Kriterien. Die Operationsindikation ist abhängig von der Art des Nervenschadens und der Chance auf spontane Regeneration.

Bei Auftreten einer postoperativen Femoralisläsion sollte eine umgehende Bildgebung durchgeführt werden, um insbesondere ein raumforderndes Hämatom, eine Gefäßnahtinsuffizienz oder eine Implantatfehllage auszuschließen. Hämatome sind ohne Verzögerung zu evakuieren, wenn die Gerinnungslage dies erlaubt. Andere Femoralisläsionen werden nach den dargestellten Prinzipien evaluiert und behandelt. In Fällen, bei denen eine Rekonstruktion keine gute Chance auf eine relevante Funktionswiederherstellung hat, empfehlen Campbell et al. (2010) einen retroperitonealen Transfer des N. obturatorius.

Bevorzugte Technik der Autoren
Darstellung intrapelvin: In Rückenlage Zugang über einen modifizierten Flankenschnitt, um das Retroperitoneum darzustellen. Dann Durchtrennen der Muskulatur und Abdrängen des Peritonealsacks. Orientierung am M. psoas und Identifikation des Nervs an seinem Austritt unter dem Muskel. Von hier aus Präparation in kaudaler Richtung. Ein entsprechend niedrig profiliertes Ringretraktorsystem ermöglicht einen sicheren Zugang in der Tiefe und verkürzt die notwendige Hautschnittlänge.

Darstellung inguinal und am Oberschenkel: Je nach vorgesehener Expositionslänge Eingehen über Quer-oder Längsschnitt; kosmetisch günstiger ist ein Querschnitt im Bereich der Unterhosenlinie. Vertikale Schnitte über die Leistenbeuge hinweg sollten wegen des möglichen Narbenzugs vermieden werden. Die Orientierung an der Hautoberfläche anhand des Pulses der A. femoralis, der Nerv liegt direkt lateral der Arterie. Es wird versucht, den Nerv oberhalb seiner Aufzweigung am Hauptstamm darzustellen. Lateralseitig wird darauf geachtet, nicht den N. cutaneus femoris lateralis zu verletzen. Nach Identifikation des Hauptstamms wird der betroffene Ast aufgesucht und nach distal bis zur Läsion verfolgt (◘ Abb. 4.47).

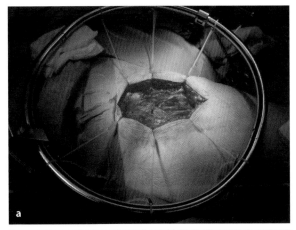
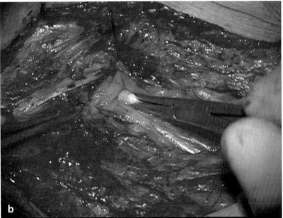
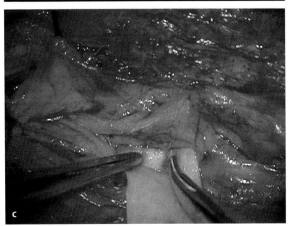

◘ **Abb. 4.47a–c   Neuropathisches Schmerzsyndrom nach Läsion des N. femoralis infolge femoraler Bypassoperation auf Leistenhöhe. a** Operationssitus unterhalb des Leistenbands rechts inguinal, **b** Dekompression und externe Neurolyse des N. femoralis unterhalb des Leistenbands in proximaler Richtung, **c** Verfolgen eines Femoralisasts nach distal

■ **Prognose**
Die Prognose von Femoralisläsionen, insbesondere der rekonstruktiv versorgten, ist vergleichsweise gut (Kim et al. 2004b). Regelmäßig kann wieder ein funktionell wirksa-

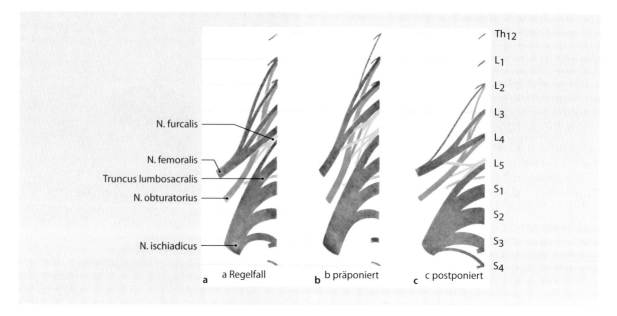

Abb. 4.48a–c   Plexus lumbosacralis. a In ca. 80 % der Fälle spaltet sich der vierte Lumbalnerv in 3 Äste (N. furcalis), die zum N. obturatorius, zum N. femoralis und zum Truncus lumbosacralis ziehen. **b** Die Geflechtbildung durch Beteiligung des Ramus (anterior) ventralis aus
Th12 am Aufbau des Plexus lumbosacralis ist nach kranial verschoben (präponierter Plexus lumbosacralis). **c** Die Geflechtbildung ist nach
kaudal verschoben, sie beginnt erst mit dem zweiten Lumbalnerv (postponierter Plexus lumbosacralis). Der N. furcalis geht in diesem Fall aus
dem fünften Lumbalnerv hervor. (Aus Tillmann 2005)

mer Kraftgrad sowohl bei intra- als auch bei extrapelvinen
Transplantationen erreicht werden.

4.5.4   Plexus lumbosacralis

Es existiert kaum Literatur über traumatische Läsionen des
Plexus lumbalis distal der Neuroforamina. Aufgrund der
langen Strecken der ihn bildenden Nerven wird in Analogie zu hohen Läsionen des N. ischiadicus auch bei diesen
Läsionen eine schlechte Prognose vermutet. Vergleichende
Auswertungen, die eine eindeutige Aussage darüber zulie-
ßen, liegen aber nicht vor. Es ist davon auszugehen, dass wie
beim Plexus brachialis auch hier beträchtliche Unterschiede zwischen den individuellen Prognosen vorliegen. Die
Variationsmöglichkeiten und unterschiedlichen prognos-
tischen Einflussfaktoren sind immens. In jedem Fall sind
Nervenrekonstruktionen in diesem Bereich sehr selten.

- **Vorkommen und Pathogenese**
Meist liegen folgende Szenarios vor:
  - Iatrogene Nervenverletzungen im kleinen Becken
  - Zustand nach Verkehrsunfall mit ausgedehnter Be-
    ckenring- und Sakrumverletzung unter Nervenbetei-
    ligung
  - Gutartige tumoröse Veränderung des kleinen Be-
    ckens, die unter dem Verdacht der Malignität radikal
    mit Plexusanteilen entfernt wurde

  - Tumoröse Veränderung in Nähe oder innerhalb des
    Plexus im MRT und infolgedessen Frage nach einzei-
    tiger Entfernung/Biopsie und ggf. Rekonstruktion

- **Anatomische Details**
 Abb. 4.48 stellt einige Varianten der Plexusbildung schematisch dar. Matejcík (2010) stellte die unterschiedlichen
lumbosakralen Plexusformationen und Aufzweigungsva-
rianten sehr übersichtlich und im Detail dar. Abgangsva-
rianten fanden sich relativ häufig auf Höhe der Wurzeln.
Die L1-Wurzel war regelmäßig am dünnsten und die L4-
Wurzel am dicksten. Ein doppelter Wurzelabgang ist lum-
bal am häufigsten bei L4 und sakral bei S1 zu finden. Die
insgesamt relativ häufigen Varianten wirken sich auch auf
die Ausfallsmuster nach intrapelvinen Läsionen aus.

- **Symptome und Diagnosestellung**
Ein Austausch mit dem Operateur und die Durchsicht
des Operationsberichts sind hilfreich, wenn es sich um
operativ erzeugte Läsionen handelt. Hierdurch sollen
nach Möglichkeit die Läsionshöhe und der Mechanismus weiter eingegrenzt werden. Massive Weichteilver-
letzungen durch Kriegsverletzungen und Verkehrsunfälle
sind andere mögliche Ursachen von Läsionen des Plexus
lumbosacralis. Durch eine eingehende klinische und elektrophysiologische Untersuchung sollten die betroffenen
Plexuselemente identifiziert und die Schwere der einzel-

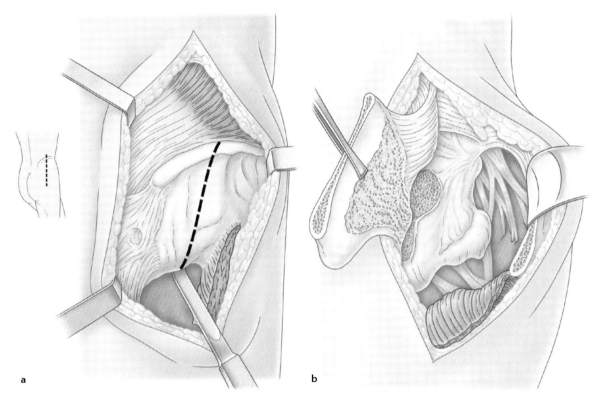

a   b

■ **Abb. 4.49a,b   Transiliakaler Zugang zum Plexus lumbosacralis nach Sedel. a** Lagerung des Patienten, Hautschnitt und Durchtrennungslinie am Ilium, **b** nach türflügelartigem Aufklappen der Iliumfragmente öffnet sich eine dorsale Zugangspforte zum Plexus sacralis. (Aus Birch 2011)

nen Ausfälle bestimmt werden (in Analogie zum Plexus brachialis, ► Kap. 5).

■ **Indikationsstellung und Operation**
Bei komplettem Ausfall ist in Abhängigkeit von den oben aufgeführten Kriterien die Freilegung und ggf. die Rekonstruktion zu erwägen. Die Risiko-Nutzen-Abwägung ist aufgrund der deutlich höheren Eingriffsmorbidität, der höheren Risiken für vaskuläre Komplikationen (Iliakalgefäße) und eine Verletzung des Plexus hypogastricus superior (z. B. mit dem Risiko einer retrograden Ejakulation beim Mann) sicherlich schwieriger als beim Plexus brachialis und bei anderen Nerven.

Es gibt unterschiedliche Zugänge. Wir nutzen überwiegend den ventralen oder ventrolateralen retroperitonealen Zugang. Birch (2011) beschreibt auch den dorsolateralen transiliakalen Zugang nach Sedel (■ Abb. 4.49). Dieser Zugang bietet den Vorteil einer guten Übersicht über den Plexus, besitzt aber aufgrund der kompletten Durchtrennung der Darmbeinschaufel eine hohe Eingriffsmorbidität und birgt ein postoperatives Instabilitätsrisiko. Kritisch ist zudem die fehlende Kontrolle über die ventral verlaufenden großen Gefäße (A. und V. iliaca).

Ein alternativer, dorsaler Zugang zum sakralen Plexus mit geringerer Eingriffsmorbidität kann über ein Knochenfenster durchgeführt werden (nach Millesi). Hierbei wird nach medialseitigem Absetzen der glutealen Muskulatur die knöcherne Eröffnung auf ein Fenster im Os ilium beschränkt. Dieser Zugang lässt sich in Abhängigkeit von der Läsion auch mit einem ventralen kombinieren. So besteht eine bessere Kontrolle über die ventralen Gefäße.

Derartige Zugangskombinationen werden in ähnlicher Weise bei komplexen und langstreckigen Nerventumorentfernungen in dieser Region angewandt, z. B. subgluteal und retroperitoneal, infrainguinal und retroperitoneal (Spinner et al. 2006). Sie können eine (Halb-) Seitenlagerung oder auch ein Umlagern von der Bauch- in die Rückenlage erforderlich machen.

Bevorzugte Technik der Autoren
Wir stellen den Plexus lumbosacralis über einen retroperitonealen Zugang zum kleinen Becken dar. Hierfür hat sich ein modulares Ringretraktorsystem bewährt, das wir mit einem Operationsmikroskop kombinieren (■ Abb. 4.50). Dies ermöglicht eine sehr präzise Einstellung des Situs, ohne dass die Zugänge überdimensioniert groß werden müssen. Auf die Vermeidung von Druckläsionen durch die fest eingestellten Retraktoren muss besonders geachtet werden. Auch bei schlanken Patienten liegen die Zielstrukturen sehr tief. Die

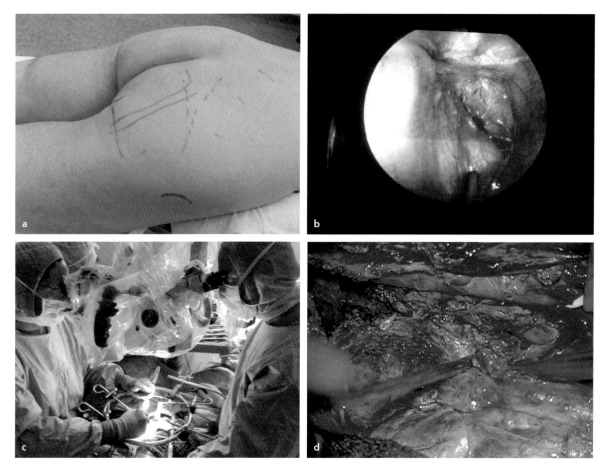

◨ **Abb. 4.50a–d   Darstellung des Plexus lumbosacralis rechts über einen retroperitonealen Zugang von ventral, kombiniert mit einer endoskopischen Exploration des N. ischiadicus von subgluteal nach infrapiriform.** a Hautmarkierung in Bauchlage des Patienten, **b** endoskopische Darstellung und Exploration des infrapiriform gelegenen N. ischiadicus über einen dorsalen subglutealen Zugang, **c** nach Umlagerung (Rückenlage) mikroskopgestützte Präparation am Plexus lumbosacralis unter Zuhilfenahme eines Ringretraktorsystems, das auch eine mikrochirurgische Arbeitsweise in der Tiefe des Situs erlaubt, **d** Präparation des Plexus im Bereich der iliakalen Gefäße

mikrochirurgische Arbeit in der Tiefe wird durch ein über ein Mundstück gesteuertes Mikroskop immens erleichtert. Die Unterarme des Operateurs liegen dem Retraktorring auf.

Für etwaige Nervenrekonstruktionen gelten die oben beschriebenen Verfahrensmöglichkeiten. Ein umfassendes elektrophysiologisches Monitoring inklusive EMG-Ableitung von nicht primär betroffenen, aber vom Plexus lumbosacralis versorgten Muskeln ist hilfreich. Die Ableitung von Nervenaktionspotenzialen ist aufgrund des kleinen und tiefen Situs deutlich erschwert. Der Einsatz einer bipolaren Nervenstimulationspinzette ist jedoch sehr hilfreich.

Bei langstreckigen Läsionen erwägen wir auch biportale Zugänge mit entsprechenden Tunnelierungen unter endoskopischer Führung, unter Umständen mit notwendiger Umlagerung des Patienten. Nerventransfers auch von kontralateral bieten Möglichkeiten, die es ebenso abzuwägen gilt. Je nach zusätzlich betroffenen Organsystemen ist ein interdisziplinäres Vorgehen empfehlenswert und entsprechend zu planen (z. B. Viszeralchirurgie, Gefäßchirurgie).

■   **Nachbehandlung**

Das Spektrum der Ausfälle ist sehr breit und reicht von milden Hypästhesien über stark die Gehfähigkeit beeinträchtigende motorische Ausfälle bis hin zu schwerst beeinträchtigenden Schmerzsymptomen. Entsprechend ist ein multidisziplinärer Behandlungsansatz unter Zuhilfenahme von physiotherapeutischen Maßnahmen, angepassten dynamischen Orthesen und schmerztherapeutischen Regimen notwendig. Lassen sich muskuläre Ausfälle im Verlauf nicht durch die operativen Nervenrekonstruktionen verbessern, ist bei geeigneten Patienten auch an die sekundären Muskeltransferverfahren zu denken. Patienten, bei denen keine substanzielle Funktionswiederherstellung erreicht werden konnte, kann sehr durch individuell angepasste Orthesen und geeignete Schuhe geholfen werden. Dies gilt ebenso für die TÜV-gerechte Umrüstung von Fahrzeugen.

■ **Prognose**

Es wurden nur wenige Daten über Ergebnisse nach diesen sehr seltenen Rekonstruktionen veröffentlicht. Prognosen sind aus Sicht der Autoren deswegen lediglich in Form von Abschätzungen des individuellen Falls möglich. Zusätzlich sind die beteiligten Nerven sehr unterschiedlich zu beurteilen. Für den N. femoralis besteht eine eher gute Prognose (s. oben).

4.5.5 Nerven der Leistenregion

■ **Vorkommen und Pathogenese**

Die Nerven der Leistenregion werden am häufigsten bei der Durchführung von Herniorrhaphien, seltener auch bei Appendektomien, abdominalen oder gynäkologischen Eingriffen verletzt. Dabei sind neben dem N. ilioinguinalis auch die Nn. iliohypogastricus und genitofemoralis beteiligt. Wurden bereits mehrere Revisionsversuche unternommen, verschlechtert sich die Prognose.

■ **Anatomische Details**

◫ Abb. 4.51 gibt einen schematischen Überblick über die Nerven der unteren Rumpf- und Inguinalregion, inklusive des N. femoralis und N. obturatorius. Ebenso aufgeführt ist die versorgte Muskulatur. Die topographischen Beziehungen dieser Nerven vom kleinen Becken bis unterhalb des Leistenbands sind ◫ Abb. 4.52 zu entnehmen. Die Beziehungen von N. femoralis und N. obturatorius unterhalb des Leistenbandes sind in ◫ Abb. 4.53 detailliert dargestellt.

■ **Symptome und Diagnosestellung**

Es besteht ein Leistenschmerz, der typischerweise ein Punctum maximum hat, an dem sich elektrisierende Sensationen im Sinne eines positiven Hoffmann-Tinel-Zeichens und Schmerzen auslösen lassen. Der Schmerz und die Hypästhesie sollten dem Versorgungsareal einer der Leistennerven entsprechen. Diffuse Schmerzen, die das gesamte Gebiet erfassen und sich auch nicht an einem bestimmten Punkt triggern lassen, haben eine deutlich geringere Aussicht, durch eine operative Revision positiv beeinflusst zu werden.

■ **Indikationsstellung und Operation**

Die Patienten stellen sich mit einem Schmerzsyndrom vor. Die Schwierigkeit besteht darin, diejenigen Patienten herauszufiltern, die von einem Eingriff profitieren könnten. Psychosomatische Ursachen sind häufig; weiterhin gilt es, Bauchwand- und Femoralhernien auszuschließen. Deswegen muss eine detaillierte Ausschlussdiagnostik erfolgen, die unter Umständen auch eine psychologische und schmerztherapeutische Konsultation beinhaltet.

Ein genaues Abfragen des Unfallmechanismus sollte dazu dienen, die Wahrscheinlichkeit für das Vorliegen einer traumatischen Läsion zu eruieren. Falls kein Unfallzusammenhang hergestellt werden kann, ist auch eine degenerative Veränderung im Bereich der Lendenwirbelsäule mit Beeinträchtigung der Wurzeln L1 (N. iliohypogastricus, N. ilioinguinalis), L1/2 (N. genitofemoralis), L2/3 (Nn. cutaneus femoris anterior und lateralis), L2/3/4 (N. obturatorius) und eine Neoplasie im kleinen Becken auszuschließen. Ein betroffener N. pudendus sollte klar differenzierbar sein (gemischter Nerv S2–S4). Ein Abfragen der Schmerzfrequenz, -ausprägung (visuelle Analogskala, VAS 0–10) und -art (lanzinierend, dumpf, hell, brennend, stechend) sowie der Triggermechanismen und des entwickelten Vermeidungsverhaltens ist wichtig. Weiterhin sollten die bisherigen Eingriffe und die schmerztherapeutische Behandlung genau abgefragt werden.

Hilfreich kann die neurosonographische Abklärung sein, wobei der Nerv nicht immer darstellbar ist. Sind diese Modalitäten abgeklärt und ist eine traumatische Läsion wahrscheinlich, kann ein diagnostischer Block eine weitere Entscheidungshilfe im Hinblick auf eine Operation bieten.

Die probatorische Infiltration mit Lokalanästhetikum am Punctum maximum ist sowohl eine diagnostische, als auch eine therapeutische Maßnahme (dann z. B. in Mischung eines Lokalanästhetikums mit einem Kortikoid). Vor einer operativen Revision bei unklarem Befund sollte der Versuch einer Schmerzlinderung mit einer Infiltrationsserie unternommen werden, da sich in manchen Fällen der Schmerzkreislauf dadurch auch langfristig unterbrechen bzw. mildern lässt (z. B. 1-mal pro Woche für 6 Wochen). Wenn eine Infiltration am Punctum maximum keinerlei Besserung bringt, ist der Erfolg einer Nervenoperation sehr unwahrscheinlich.

Diffuse Leistenschmerzen, die keinem Nerv eindeutig zuzuordnen sind, sprechen gegen die Verletzung eines Nervs dieser Region. Ist ein Unfallmechanismus als Ursache gesichert, aber der betroffene Nerv nicht eindeutig festzulegen, besteht die Möglichkeit, durch unterschiedliche Infiltrationen zwischen den Nerven zu differenzieren. Eine weitere Möglichkeit ist die CT-gesteuerte Wurzelblockade am Neuroforamen.

Bevorzugte Technik der Autoren

Bei erster Revision nach ursächlichen Operationen oder Traumata erfolgt die Eröffnung über dem betreffenden Bereich, bevorzugt mit einer kosmetisch günstigen Schnittführung, entweder unter Ausnutzung der alten Narbe oder quer, verdeckt im Bereich der »Unterhosenlinie«, parallel der relaxierten Hautspannungslinien. Bei multiplen Voroperationen ist ein Aufsuchen des Nervs weiter proximal besser geeignet, einen noch unverändert gesunden Nervenanteil bzw. proximalen Stumpf zu detektieren, als ein neuerliches mikrochirurgisches »Umgraben« eines massiv vernarbten Felds. Unter Umständen kann auch versucht werden, den betroffenen Nerv stammnah im Retroperitonealraum über einen minimal-invasiven Zugang darzustellen.

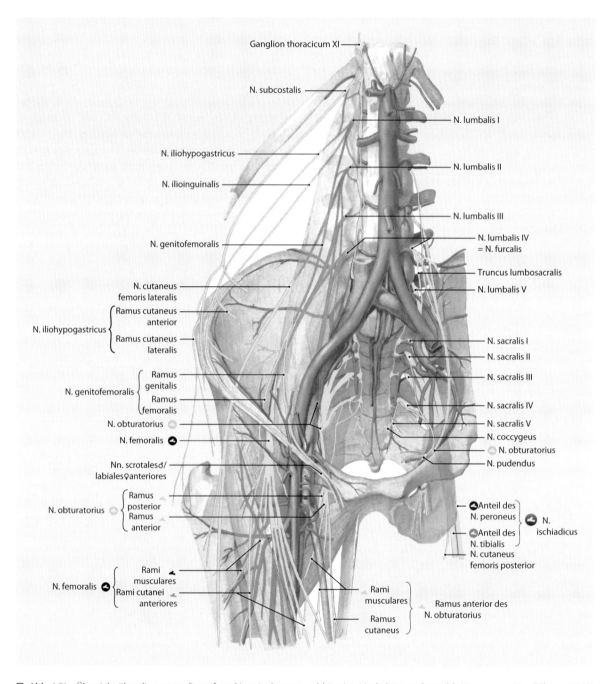

Ganglion thoracicum XI

N. subcostalis

N. lumbalis I

N. iliohypogastricus

N. lumbalis II

N. ilioinguinalis

N. lumbalis III

N. lumbalis IV
= N. furcalis

N. genitofemoralis

Truncus lumbosacralis

N. lumbalis V

N. cutaneus
femoris lateralis

Ramus cutaneus
anterior

N. iliohypogastricus

Ramus cutaneus
lateralis

N. sacralis I

N. sacralis II

N. sacralis III

Ramus
genitalis

N. genitofemoralis

N. sacralis IV

Ramus
femoralis

N. sacralis V

N. obturatorius

N. coccygeus

N. femoralis

N. obturatorius

N. pudendus

Nn. scrotales♂/
labiales♀ anteriores

Ramus
posterior

Anteil des
N. peroneus

N. obturatorius

N.
ischiadicus

Ramus
anterior

Anteil des
N. tibialis

N. cutaneus
femoris posterior

Rami
musculares

N. femoralis

Rami
musculares

Ramus anterior des
N. obturatorius

Rami cutanei
anteriores

Ramus
cutaneus

☒ **Abb. 4.51**   Übersicht über die unteren Rumpf- und Inguinalnerven – abhängige Muskulatur und sensible Versorgung. (Aus Tillmann 2005)

■ **Nachbehandlung**

Die schmerzmedikamentöse Therapie sollte auch postoperativ zunächst beibehalten werden. Bei Besserung der Beschwerden kann sie dann im Verlauf ausgeschlichen werden. Wurden die Bauchdecken oder das Leistenband eröffnet, gelten postoperativ die gleichen Verhaltensmaßregeln wie nach Herniorrhaphien: Initial Starker intraabdominaler Druck durch übertrieben pressorische Akte sollte vermieden werden. Ist dies nicht möglich, sollte beim Pressen und Husten mit der Hand im Bereich der Wunde gegengehalten werden.

■ **Prognose**

Liegt eine reine Einengung durch Mesh/Faszienanteil oder Nähte vor, ist die Prognose gut, ebenso wenn der Nerv rekonstruiert werden kann. Ist nur noch ein ablati-

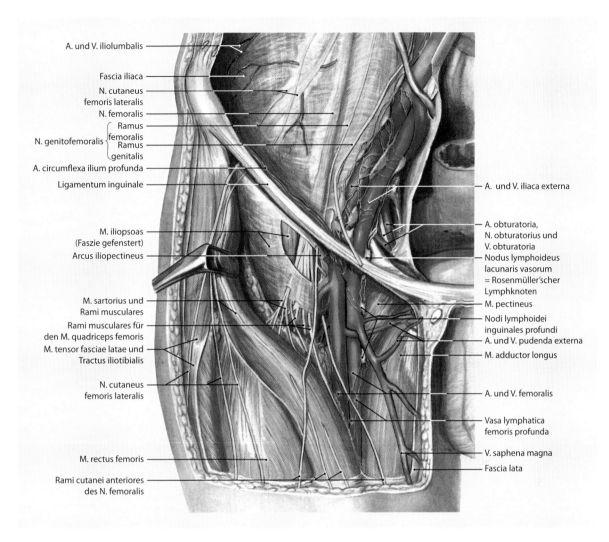

A. und V. iliolumbalis

Fascia iliaca

N. cutaneus femoris lateralis

N. femoralis

Ramus femoralis
N. genitofemoralis
Ramus genitalis

A. circumflexa ilium profunda

Ligamentum inguinale

M. iliopsoas (Faszie gefenstert)

Arcus iliopectineus

M. sartorius und Rami musculares

Rami musculares für den M. quadriceps femoris

M. tensor fasciae latae und Tractus iliotibialis

N. cutaneus femoris lateralis

M. rectus femoris

Rami cutanei anteriores des N. femoralis

A. und V. iliaca externa

A. obturatoria, N. obturatorius und V. obturatoria

Nodus lymphoideus lacunaris vasorum = Rosenmüller'scher Lymphknoten

M. pectineus

Nodi lymphoidei inguinales profundi

A. und V. pudenda externa

M. adductor longus

A. und V. femoralis

Vasa lymphatica femoris profunda

V. saphena magna

Fascia lata

◼ Abb. 4.52 N. femoralis und inguinale Nerven vom kleinen Becken über die Leistenregion bis zum Schenkeldreieck rechts. Man beachte die Faszienloge des M. iliopsoas, den Durchtritt des N. femoralis durch die Lacuna musculorum sowie den Verlauf von A. und V. femoralis durch die Lacuna vasorum

ver Eingriff mit Zurückschneiden eines Stumpfneuroms möglich, rezidivieren die Beschwerden häufig. Wenn trotz konservativer und operativer Therapieversuche auf Dauer stark beeinträchtigende Schmerzen persistieren, bleibt neben der medikamentösen Behandlung die Versorgung mit einem Nervenstimulator. Diese setzt jedoch einen auffindbaren Nerv voraus.

Viswanathan et al. (2009) trugen die großen Fallserien von Kline und Kim zusammen. Beschrieben wurde die Behandlung neuropathischer Schmerzsyndrome bei Verletzung der Nerven, welche die Leistenregion und ihre angrenzenden Areale versorgen (Nn. iliohypogastricus, ilioinguinalis, genitofemoralis, cutaneus femoris lateralis, obturatorius und pudendus). Die Arbeit gibt auch eine gute Übersicht über die lokale intrapelvine Anatomie und die operative Freilegung.

4.6   Timing der Versorgung

Verzögert durchgeführte Nervenrekonstruktionen beeinflussen das Ausmaß der möglichen funktionellen Erholung. Die Gründe bestehen in zunehmenden Veränderungen, die sich nicht auf den Ort der Verletzung beschränken:

- Veränderungen im Gehirn (Bewegungsplanung und Empfindung)
- Veränderungen im Rückenmark (Zellkerne)
- Veränderungen im Nerv (am Ort der Verletzung, proximal und distal davon, Hüllstrukturen, axolemmale Transportsysteme, interfaszikuläres Bindegewebe, Gefäßversorgung)

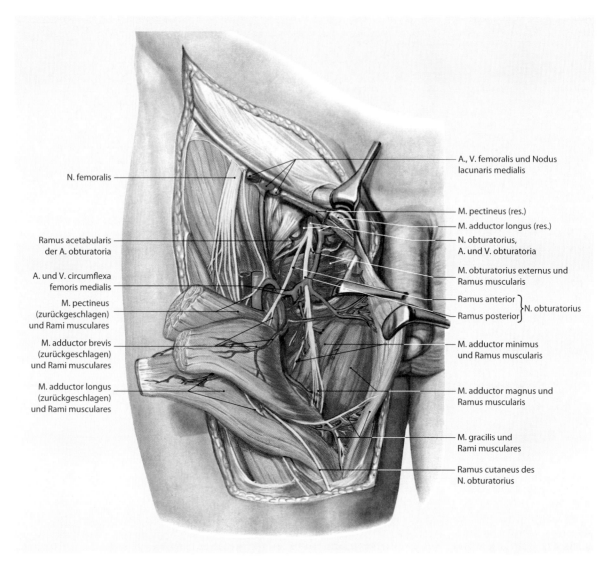

N. femoralis

Ramus acetabularis
der A. obturatoria

A. und V. circumflexa
femoris medialis

M. pectineus
(zurückgeschlagen)
und Rami musculares

M. adductor brevis
(zurückgeschlagen)
und Rami musculares

M. adductor longus
(zurückgeschlagen)
und Rami musculares

A., V. femoralis und Nodus
lacunaris medialis

M. pectineus (res.)

M. adductor longus (res.)

N. obturatorius,
A. und V. obturatoria

M. obturatorius externus und
Ramus muscularis

Ramus anterior ⎫
Ramus posterior ⎭ N. obturatorius

M. adductor minimus
und Ramus muscularis

M. adductor magnus und
Ramus muscularis

M. gracilis und
Rami musculares

Ramus cutaneus des
N. obturatorius

◘ Abb. 4.53   N. obturatorius und N. femoralis am medialen Oberschenkel rechts unterhalb des Leistenbands (Regio obturatoria). Beckenfrakturen führen gelegentlich zu Verletzungen des N. obturatorius. Kompressionen des Nervs entstehen z. B. bei Obturatoriushernien, bei
Metastasen im Becken oder durch Druck des kindlichen Kopfes unter der Geburt. Die Adduktion ist dann stark eingeschränkt (Doppelinner-
vation des M. adductor magnus aus N. obturatorius und N. ischiadicus sowie des M. adductor longus aus N. obturatorius und N. femoralis).
Der Sensibilitätsausfall kann im autonomen Hautgebiet an der Innenseite des Oberschenkels etwas oberhalb des Kniegelenks geprüft
werden. (Aus Tillmann 2005)

― Veränderungen im Muskel (Muskelfasern, muskuläre
Endplatten, intramuskuläre Nervenhüllen, endo- und
perimysiale Fibrosen, fettige Degeneration)

Dennoch ist auch in den meisten Fällen von verspätet
durchgeführten Transplantationen noch eine funktionelle
Besserung erzielbar. Eine möglichst frühe Versorgung erzielt jedoch ein besseres funktionelles Ergebnis. Andererseits soll natürlich vermieden werden, Läsionen operativ
zu versorgen, die sich von selbst erholt hätten. Die Abwägung kann im Einzelfall schwierig sein und setzt Erfah-

rung in der Beurteilung von Nervenverletzungen voraus.
Es ist deswegen wichtig, den Nervenoperateur nicht am
Ende der Behandlerkette zu sehen, sondern an deren An-
fang.

In unklaren Fällen ist es zudem wichtig, durch engmaschige Verlaufskontrollen einen besseren Gesamteindruck
von der Läsion und ihrer Entwicklung zu gewinnen. In
der Regel führen Bedenken und eine falsche Einschätzung
jedoch eher dazu, dass notwendige Operationen verzögert
oder gar nicht durchgeführt werden.

> Eine distale umschriebene Läsion, die sich nach 6–8 Wochen nicht substanziell verbessert, ist kein »fokaler Leitungsblock« und wird sich auch nach 5–6 Monaten nicht verbessert haben. Das Ergebnis einer Nervenrekonstruktion wird dann jedoch schlechter sein.

4.6.1 Effekte einer verzögerten Rekonstruktion

Foerster (1929) wies darauf hin, dass er nach Ablauf von 6 Monaten deutlich schlechtere klinische Ergebnisse nach Nervenoperationen erzielte. In den folgenden Jahrzenten finden sich kontinuierlich wissenschaftliche Arbeiten, die sich mit unterschiedlichen Aspekten des Zusammenhangs zwischen Rekonstruktionszeitpunkt und erreichbarem funktionellem Resultat beschäftigen (Abercrombie u. Johnson 1943, 1946, Holmes u. Young 1942). Die Übersichtsarbeiten von Stoll, Fu und Gordon geben einen guten Überblick über molekularbiologische Faktoren und morphologische Veränderungen, die sich im Lauf einer anhaltenden Denervierung einstellen (Fu u. Gordon 1997, Gordon et al. 2011, Stoll u. Müller 1999, Stoll et al. 2002).

Periphere Nervenverletzungen induzieren neben den lokalen Veränderungen auch Veränderungen am Gehirn, auf Ebene des Rückenmarks und am Muskel. Die Waller-Degeneration des Nervs am Tiermodell ist in ihrem zeitlich-räumlichen Ablauf nicht abschließend geklärt (Beirowski et al. 2005, Dubový 2011). Augustus Waller beschrieb 1850 die nach ihm benannten Veränderungen an zwei Hirnnerven des Frosches (Nn. hypoglossus und glossopharyngeus). Dabei fielen ihm auch auf, dass ein Nerventrauma nicht nur an der Läsionsstelle Veränderungen hervor ruft, sondern auch zentral. Heute lassen sich zentrale Veränderungen mittels funktioneller MRT am Menschen nachweisen (Lundborg u. Rosen 2007, Taylor et al. 2009). Im positiven Fall führen Rekonstruktionen und insbesondere auch Nerventransfers aufgrund der kortikalen Plastizität ebenso zu einer nachweisbaren Umorganisation auf der »Hirnkarte« (Anastakis et al. 2008, Malessy et al. 2003). Auch schmerzhafte Neuropathien führen zu kortikalen Veränderungen.

Ein wesentlicher Aspekt von Nervenrekonstruktionen ist auch die abgelaufene Zeitdauer, bis die Nervenleitung zum Zielorgan wiederhergestellt ist. Das Zielorgan Muskel verändert sich von dem Moment an, ab dem es keine nervalen Stimuli mehr empfängt. Schon weit vor einer Atrophie sind erste Veränderungen im MRT aufgrund des entstehenden Denervierungsödems erkennbar. Einige experimentelle Studien an Ratten und Fröschen untersuchten die auftretenden Veränderungen im denervierten Muskel in Abhängigkeit von der Denervierungszeit. Aus diesen Experimenten wurde gefolgert, dass eine erfolgreiche Muskelreinnervation davon abhängt, dass die aussprossenden Axone ihre Zielmuskeln innerhalb von 12–18 Monaten erreichen (Anzil u. Wernig, 1989, Gordon et al. 2011). Am Kaninchenmodell war zudem die Erholung der motorischen Funktion nach verzögert durchgeführter Nervennaht deutlich schlechter (Richter 1982a, Richter et al. 1979). Auch eine im Vergleich zum unverletzten Zustand reduzierte Anzahl von Axonen erzeugt schwächere Muskelkontraktionen (Cederna et al. 2000).

> Es ist seit Langem bekannt, dass die Denervierungsdauer zwischen Trauma und Reinnervation die später maximal erreichbare Muskelkraft beeinflusst.

Dabei verändert die Zeitdauer einer Nervendurchtrennung sowohl die Nervenzellkörper am einen Ende als auch die Zielmuskulatur am anderen Ende. Fu und Gordon (1995a,b) fanden mit einem sehr eleganten Versuchsaufbau an der Ratte heraus, wie stark der jeweilige Effekt der beiden Faktoren »lange anhaltende Nervdurchtrennung« (»prolonged axotomy«) versus »lange anhaltende Denervierung der Muskulatur« (»prolonged muscle denervation«) auf die Stärke der resultierenden Muskelkraft bei erfolgreicher Reinnervation ist. Welcher Faktor wiegt schwerer, die Durchtrennung des Nervs oder die Denervierung des Muskels? Bei prolongierter Durchtrennung des Nervs unter Erhalt der Muskelinnervation zeigten sich folgende Effekte (Fu u. Gordon 1995a):

Axotomieeffekte

Der N. tibialis wurde bis zu 12 Monate vor einer Nervenrekonstruktion durchtrennt, bevor er mit einem frischen distalen Stumpf des N. peroneus communis verbunden wurde, um den M. tibialis anterior zu reinnervieren. 3–17 Monate später wurde die Kraft des Muskels und seiner motorischer Einheiten gemessen, um die Anzahl der Axone zu bestimmen, die erfolgreich den Muskel reinnervierten. Die Gesamtanzahl motorischer Einheiten war signifikant auf 35 % der Kontrollgruppe vermindert, wenn die Nervdurchtrennung (»axotomy«) länger als 3 Monate bestand. Kompensatorisch hatte sich jedoch parallel die Kraft der einzelnen motorischen Einheiten um das 3-Fache erhöht. Im Endresultat war die Kraft der Muskeln, die mit einem bis zu 12 Monate axotomierten Nerv versorgt wurden (N. tibialis auf Peroneusstumpf) nahezu gleich wie die resultierende Kraft durch eine Versorgung mit frisch axotomiertem Nerv.

Muskeleffekte

Die Effekte der prolongierten Denervierung auf die Erholungsfähigkeit der Muskelfunktion wurden unabhängig von denen einer prolongierten Axotomie untersucht (sofortige Versorgung versus kurze Muskeldenervierung von 1 Monat und langer Muskeldenervierung von 12 Monaten). Hierzu durchtrennte man den N. peroneus communis und verhinderte seine Regeneration durch Ligatur des proximalen Stumpfes und Annäht an den M. biceps femoris. Nach bis zu einem Jahr durchtrennte man dann den N. tibialis und koaptierte sogleich seinen proximalen Stumpf mit dem distalen Stumpf des N. peroneus communis zur Reinnervation des frisch oder lange denervierten Muskels (M. tibialis anterior). Die Nerven- und Muskelreinnervation wurde mit elektrophysiologischen und histochemischen Methoden quantifiziert.

Wurde nach Durchtrennung des N. peroneus communis der Muskel lange in einem denervierten Zustand belassen (»prolonged muscle denervation«), zeigte sich folgendes Resultat (Fu u. Gordon 1995b): Je länger der Muskel denerviert geblieben war, desto weniger Axone reinnervierten den Muskel. Bei Denervierungszeiten über 6 Monaten betrug die mittlere Anzahl motorischer Einheiten 15 (±4 mittlerer Standardfehler) im Vergleich zu 137 (±21) nach unmittelbarer Nervennaht. Die schlechte Regeneration beruhte nicht auf der Unfähigkeit des Muskels, die Reinnervation anzunehmen, denn jedes Axon reinnervierte 3- bis 5-mal so viele Muskelfasern wie normal. Vielmehr ist der zunehmende Verfall der intramuskulären Nervenhüllen dafür verantwortlich.

Eine geringere Anzahl regenerierter Axone reinnerviert letztlich weniger als 50 % der Muskelfasern jedes Muskels. Dies trägt wesentlich dazu bei, dass mit zunehmender Denervierungsdauer die erreichbare Muskelkraft progredient abnimmt. Reinnervierte Muskelfasern schafften es ebenso wenig, sich komplett von der Denervierungsatrophie zu erholen. Der Muskelfaserquerschnitt nach langer Denervierung betrug im Mittel 1.171±84 µm² im Vergleich zu 2.700±47 µm², wenn eine sofortige Nervennaht durchgeführt worden war. Die Autoren folgern, dass die drastische Reduktion von Axonen, die erfolgreich durch eine zerfallende intramuskuläre Nervenhülle regenerieren können, die Hauptursache für eine schlechtere Erholung nach lange anhaltender Denervierung ist.

> **Eine lange verzögerte Nervenrekonstruktion führte letztlich zu einer 90 %igen Reduzierung funktionierender motorischer Einheiten (Fu u. Gordon 1995b).**

Ist der Muskel bei lange fortbestehender Nervdurchtrennung nicht denerviert, führt eine verzögerte Nervenrekonstruktion nur zu einer 30 %igen Reduktion funktionierender, motorischer Einheiten. Somit wiegt die prolongierte Denervierung des Muskels als einzelner Faktor für eine unvollständige funktionelle Erholung weit schwerer.

Über Jahrzehnte beschäftigten sich viele experimentelle Arbeiten mit der schlechteren Muskelkraft nach verzögerter Nervenrekonstruktion. Van Beek und Mitarbeiter (1975) fanden nach um 3 Wochen verzögerter Rekonstruktion des N. ischiadicus eine Reduzierung der Kraft für die Fußsenkung bei der Ratte. In Serien von 47 Hasen bzw. 75 Nerv-Muskel-Präparationen wurden muskuläre Veränderungen und ein Zusammenhang zwischen verzögerter Nervenrekonstruktion und reduzierter Kraftentfaltung beschrieben (Richter 1982a, 1982b, Richter et al. 1979). Richter u. Kettelsen (1982) wiesen explizit darauf hin, dass auch nach primärer Nervennaht das anatomische und histochemische Bild des Muskels verändert blieb. Ein wesentliches Resümee dieser Arbeiten ist:

> **Die degenerativen muskulären Veränderungen nach verzögerter Nervenrekonstruktion gehen nicht nur auf Veränderungen im Nerv zurück. Die Veränderungen der Muskelfasern und motorischen Endplatten selbst haben eine gleichrangige Bedeutung.**

Bolesta und Mitarbeiter (1988) zeigten ebenso am Hasenmodell, dass die erreichbare Kraft des M. extensor digitorum longus nach verzögerter Nervenrekonstruktion von 3 Wochen bis zu 6 Monaten deutlich reduziert war. Sie beschreiben unter anderem den Effekt der endomysialen und perimysialen Fibrose nach längerer muskulärer Denervierung. Kobayashi et al. (1997) untersuchten am N. tibialis der Ratte den Effekt der Denervierungsdauer auf die funktionelle Erholung und stellten bereits nach einer Verzögerung von einem Monat neben einer geringeren Muskelmasse auch eine Beeinträchtigung komplexer motorischer Funktionen auf dem Laufband fest.

Wann beim Menschen irreversible Muskelveränderungen eintreten, wird nach wie vor kontrovers diskutiert. Bisher wurde von einem irreversiblen Untergang der Muskulatur nach ca. 18 Monaten ausgegangen. Dieser beinhaltet eine Fragmentierung der Muskelfasern, zunehmende Fibrose und Auflösung der Muskelbinnenstruktur sowie einen fettigen Umbau.

Der Muskel ist das Zielorgan und über die muskulären Endplatten die »Andockstation« der aussprossenden Axone. Zudem emittiert er während des Aussprossungsprozesses unterstützende Nervenwachstumsfaktoren; dazu ist auch denervierter Muskel in der Lage. Dies setzt aber an sich noch intaktes Muskelgewebe voraus. Die Axonsprossung muss deswegen erheblich vor der irreversiblen Veränderung des Muskels einsetzen.

Auch die distalen Endoneuralrohre können sich anscheinend im Zeitverlauf noch dergestalt verändern, dass eine erfolgreiche Reinnervation ausgeschlossen ist. Ist dies der Fall, tritt ebenso eine zeit- und distanzabhängige Verminderung der regenerativen Kapazität axotomierter Neurone und ihrer denervierten Schwann-Zellen auf.

Schwann-Zellen

Sulaiman und Kollegen (2002) beschäftigen sich intensiv mit der Rolle der Schwann-Zellen bei der Nervenregeneration: Sie weisen darauf hin, dass Schwann-Zell-Gene von einem Myelinisierungsmodus in einen wachstumsunterstützenden Modus wechseln können. Der Verlust von axonalem Kontakt induziert eine Proliferation der Schwann-Zellen und einen Wechsel des Phänotyps von myelinisierend zu nicht myelinisierend und wachstumsfördernd. Dies ist sowohl bei Axotomien (Nervendurchtrennungen im Tiermodell) als auch bei Quetschtraumata (»crush injury« als tierexperimentelles Korrelat für eine Läsion in Kontinuität) möglich. Dieser Wechsel des Phänotyps ist mit einem Herunterregulieren der myelinassoziierten Gene (z. B. P0, myelinassoziiertes Glykoprotein [MAG]) und einem Hochregulieren regenerationsassoziierter Proteine verbunden (z. B. Adhäsionsmoleküle [L1], neurales Zelladhäsionsmolekül [NCAM], wachstumsassoziertes Protein [GAP] 43). Die Autoren weisen in mehreren Veröffentlichungen darauf hin, dass die wachstumsunterstützende Umgebung des distalen Nervenstumpfes nur erhalten werden kann, wenn der axonale Kontakt wiederhergestellt wird.

Das wachstumsfördernde Milieu wird bei zeitverzögerten Rekonstruktionen und langen Distanzen immer schlechter. Am Rattenmodell war das Vermögen der Motoneurone, Axone in die distalen Nervenstümpfe hineinzusprossen, bereits kompromittiert, wenn die Nervenrekonstruktion mehr als 4 Wochen verzögert wurde (Sulaiman u. Gordon 2000).

Bereits kurze Denervierungszeiten beeinflussten die maximale Anzahl an aussprossenden motorischen Axonen in die distalen Stümpfe. Erstaunlicherweise beeinflussen vorhandene sensible Axone die Anzahl aussprossender motorischer Axone negativ. Ein länger bekanntes experimentelles Konzept, das aus diesen zeitlichen Zusammenhängen heraus geboren wurde, ist das »sensory babysitting«. Dabei wird in einem durchtrennten distalen Nervenstumpf die Regenerationsfähigkeit länger erhalten, indem dieser durch Transfer eines anderen sensiblen Nervs neurotisiert wird. In Fällen von verzögerter Rekonstruktion gemischter Nerven führte dies im Tiermodell zu besseren funktionellen Ergebnissen (Bain et al. 2001). Vorausgegangen waren erfolgreiche Versuche mit der Absicht, die Regenerationsfähigkeit des Muskels länger zu erhalten (Hynes et al. 1997).

Neuronentod

Die Arbeitsgruppe um Terenghi (Manchester), Wiberg (Umea), und Kay (Leeds) verfolgt im Hinblick auf schlechtere Ergebnisse nach verspäteter Versorgung von Nervenläsionen einen weiteren Ansatz. Sie untersuchen die Anzahl von Neuronen vor und nach peripheren Nervenverletzungen in unterschiedlichen zeitlichen Abständen. Anhand volumetrischer Methoden zogen sie Rückschlüsse auf den Zelluntergang und das Apoptoseverhalten der betroffenen Neuronenpopulationen (West et al. 2007). Offenbar kommt es auch auf Rückenmarksebene mit zunehmender Zeitspanne nach Nervendurchtrennungen zum Zelltod von Neuronen (Vorderhornmotoneurone, sensible Hinterwurzelganglien; Jivan et al. 2006).

Der Zelluntergang von Motoneuronen scheint sich hierbei von dem sensibler Neurone zu unterscheiden. Nach Terenghi und Mitarbeitern lösen verschleppte distale Nervenverletzungen bevorzugt den Zelltod sensibler Neuronen der Hinterwurzelganglien aus, wohingegen bei proximalen Verletzungen wie denen des Plexus brachialis auch ein beträchtlicher Anteil von spinalen Motoneuronen auf Rückenmarksebene untergeht (Ma et al. 2001, Terenghi et al. 2011). Ob Motoneuronen tatsächlich weniger schnell dem Zelltod unterliegen als sensible Neuronen (Hart et al. 2008) und in welchem Ausmaß es tatsächlich mit zunehmender Zeitdauer einer peripheren Nervenverletzung mit kompletter Axondurchtrennung zu einem proximalen Zelltod kommt, wird durchaus kontrovers diskutiert.

Gestützt werden diese tierexperimentellen Ergebnisse durch die Resultate operativ versorgter Plexusverletzungen (Jivan et al. 2009, Kay et al. 2010). Insbesondere bei diesen rückenmarksnahen Läsionen besteht eine Abhängigkeit der erzielbaren Resultate von der Zeitdauer zwischen Trauma und operativer Versorgung (Birch 2009, Kandenwein et al. 2005, Kline 2009). Signifikant bessere Ergebnisse werden von vielen Plexuschirurgen bei kürzerer Zeitdauer zwischen Trauma und operativer Versorgung des Plexus festgestellt (Birch 2011, Jivan et al. 2009, Kandenwein et al. 2005). Die Gründe für vergleichsweise schlechtere operative Resultate nach traumatischen Plexusläsionen im Vergleich zu distaleren Nervenanteilen sind jedoch mannigfaltig. Das Absterben von Neuronenpopulationen ist somit ein wichtiger, aber sicherlich nur ein Teilfaktor.

Trophische und tropische Faktoren

Die funktionelle Erholungsfähigkeit periphere Nerven wird ebenso durch einen stark verminderten bzw. aufgehobenen axolemmalen Transport nervrelevanter Substrate beeinflusst. So ändert sich die Menge trophischer und tropischer Faktoren in langzeitig abgekoppelten distalen Stümpfen entscheidend.

Tannemaat et al. (2007) fassten zusammen: »Nervenrekonstruktionen werden häufig mehrere Monate nach dem verursachenden Trauma ausgeführt, obwohl die chronische Denervierung des distalen Stumpfes sich deletär auf das Ergebnis auswirkt (Midha et al. 2005). Zum Teil mag dies auch an einem zunehmenden Abfall der initial erhöhten Menge von neurotrophischen Faktoren im distalen Nervenstumpf nach Transsektion liegen (Boyd u. Gordon 2002, 2003, Malessy et al. 1999).«

Trophische Faktoren (griech. trophos = Nahrung) sind Substanzen, meist Proteine, die das Überleben von Neuronen unterhalten und fördern. Neurotropisch (gr. tropos = Drehung, Richtung, Wendung) hingegen sind Substanzen, die die Sprossungsrichtung von Neuriten während der Entwicklung oder Regeneration beeinflussen. Viele der trophischen Substanzen wirken auch tropisch. Der erste und berühmteste bereits 1951 entdeckte Faktor mit neurotrophischen und neurotropischen Eigenschaften ist der »nerve growth factor« (NGF; Levi-Montalcini u. Hamburger 1951). Weitere bekannte Neurotrophine (NT) sind »brain derived neurotrophic factor« (BDNF), NT-4/5 und NT-3. Die Neurotrophine binden an Rezeptoren ihrer spezifischen Neuronenpopulationen, werden internalisiert und retrograd zum Zellkörper transportiert. Hier entfalten sie ihre Wirkung über Second-messenger-Signale, welche die Genexpression des Nucleus regulieren.

Weitere Proteine, die eine Rolle bei der Nervenregeneration besitzen, entstammen der Familie der »insulin like growth factors« (IGF I, II) und der »glial cell-line derived neurotrophic factor« (GDNF; Apfel 1999, Lundborg 2000). Auf Cajal (1928) geht die Beobachtung zurück, dass nach einer Axotomie unzählige Sprosse aus unterschiedlichen Axonen auftreten. Sprosse eines Axons innervierten mehrere unterschiedliche Schwann-Zell-Röhren in den distalen Abschnitten. Cajal beschrieb, wie regenerierende Axone zielgerichtet auf bestimmte distale Nervensegmente zu wuchsen, und demonstrierte damit das Phänomen des Neurotropismus. Brushart (1993) stellte fest, dass die Motoneuronen durchtrennter gemischter Nerven die Reinnervation von distalen motorischen Äste bzw. Muskeln und damit motorischen Leitungsbahnen bevorzugen. Dies wird als »preferential motor reinnervation« bezeichnet. Motorische Leitungsbahnen unterscheiden sich damit substanziell von sensiblen und überstehen offenbar auch eine Waller-Degeneration und sogar eine Transplantatrekonstruktion.

Empfohlene Zeitintervalle

Die meisten Patienten und Behandler wünschen konkrete Angaben wie: Wir operieren nach Ablauf von x Wochen oder y Monaten. Die bereits von Foerster 1929 festgestellten schlechteren Resultate von Nervenrekonstruktionen, die mehr als 6 Monate nach dem Unfall durchgeführt wurden, führten zu einer noch heute verbreiteten »Regel«: Verletzte operationsbedürftige Nerven sind vor Ablauf von 6 Monaten zu versorgen. Leider wird diese Feststellung bisweilen umgedeutet in: Wir haben 6 Monate Zeit bis zur Versorgung. Das ist falsch und sollte keineswegs so sein.

> ❯ Bei genauer klinischer Untersuchung und detaillierter Anamneseerhebung sowie konsequenter Ausschöpfung des heute zur Verfügung stehenden Instrumentariums inklusive der bildgebenden Verfahren ist in der Mehrzahl der Fälle klar, ob eine substanzielle Schädigung ohne Chance auf spontane, funktionell wirksame Erholung vorliegt oder nicht. Bei berechtigtem Zweifel, ob eine spontane Erholung ablaufen kann, besteht eine Indikation zur explorativen Freilegung.

Aus den geschilderten Prinzipien, Fällen und Vorgehensweisen wird klar, dass für jeden Patienten eine individuelle Lösung gefunden werden muss. Eine allgemeingültige Zeitregel ist nicht zielführend und sollte deswegen nicht angewendet werden.

Vom Autor empfohlenes Vorgehen

So schnell wie möglich entscheiden, ob eine sofort zu versorgende Verletzung vorliegt. Ist dies nicht der Fall, wird differenziert, ob eine rekonstruktive Versorgung in Wochenfrist zu planen ist ober ob eine Verlaufsbeobachtung die geeignete Maßnahme darstellt. Eine Verlaufsbeobachtung von mehr als 3 Monaten erfolgt nur dann, wenn der Funktionsgewinn deutlich voranschreitet. Als primäre Ansprechpartner fungieren rekonstruktiv tätige Nervenchirurgen.

Sofort

- Scharfe Durchtrennungen sind so schnell wie möglich zu versorgen. Lassen es die Umstände und der Allgemeinzustand des Patienten zu, wird somit eine primäre Rekonstruktion durchgeführt. Ist die Wunde initial unsauber, wird früh sekundär nach 2–3 Wochen bzw. sobald wie möglich versorgt.
- Scharfe Teildurchtrennungen werden sofort rekonstruiert.
- Besteht eine Indikation zur primären Versorgung, ist aber lokal kein rekonstruktiv tätiger Nervenchirurg verfügbar, erfolgt die Kontaktaufnahme mit einem solchen, um die schnellstmögliche Weiterbehandlung sicherzustellen.

Wochenfrist

- Durchtrennungen mit ausgeprägt stumpfem Mechanismus und Dehnungsläsionen werden früh sekundär nach 2–3 Wochen rekonstruiert.
- Stumpfe Läsionen in Teilkontinuität werden nach 2–3 Wochen rekonstruiert.
- Massive Zerstörungen der Nervbinnenstruktur werden auch bei erhaltener Kontinuität so bald wie möglich rekonstruiert.

Monatsfrist

- Unklare Läsionen in Kontinuität mit komplettem Funktionsausfall werden initial auch bildtechnisch aufgearbeitet, um massive strukturelle Läsionen auszuschließen. Sind diese vorhanden, besteht eine Operationsindikation, der Verlauf wird nicht weiter abgewartet.
- Unklare Läsionen in Kontinuität mit inkomplettem Funktionsausfall werden engmaschig im Verlauf kontrolliert. Initial erfolgt ebenso eine Bilddiagnostik, um Teilquerschnittsläsionen ausschließen zu können. Liegt eine komplette Teilquerschnittsläsion vor, wird rekonstruiert.

– Verbessert sich die Funktion bei einem Nerv nicht, besteht eine Indikation zur Freilegung. Dies gilt auch für bildmorphologisch unauffällige, elektrophysiologisch aber beeinträchtigte Nerven.
– Es ist kaum notwendig, bei unklaren Läsionen ohne funktionelle Besserung länger als 3 Monate abzuwarten.
– Eine indizierte Rekonstruktionsoperation ist so früh wie möglich durchzuführen; nach Möglichkeit sollten deutlich weniger als 3 Monate zwischen Trauma und Operation liegen.

Aufgrund ihrer Komplexität sind Plexusläsionen sehr viel schwieriger zu beurteilen, insbesondere wenn es um die Frage der Verlaufsbeobachtung geht. Patienten mit Plexusläsionen sollten so früh wie möglich in einem Zentrum vorgestellt werden, das regelmäßig Plexusrekonstruktionen durchführt Details sind in ▸ Kap. 5 dargestellt.

4.6.2 Regenerationsrelevante klinische Faktoren

Das Gros der wesentlichen regenerationsbeeinflussenden Faktoren ist seit Jahrzehnten aus den großen klinischen Serien bekannt. Systematische Langzeitauswertungen von nervoperierten Kriegsversehrten waren dabei immer wieder eine sehr aussagekräftige Quelle und bildeten die Grundlage für gängige Behandlungsregime (Birch et al. 2012a, 2012b, Seddon 1954, Stanec et al. 1997, Woodhall u. Beebe 1956). Die folgende Liste gibt einen kurzen Überblick über wichtige klinische Faktoren. Diese bedingen sich teilweise gegenseitig:
– Zeitdauer bis zur Versorgung
– Zeitdauer bis zur Reinnervation
– Schwere des initialen Traumas (»depth of injury«)
– Unfallmechanismus (Schnitt versus Dehnung)
– Arterielle Verletzung und ischämisches Zustandsbild (Stanec et al. 1997, Xu u. Zochodne 2002)
– Kombinierte Nervenverletzung
– Läsionshöhe, proximale versus distale Läsion
– Alter des Patienten, molekularbiologische Ebene (Verdú et al. 2000)
– Betroffener Nerv
– Operative Technik
– Fehlsprossungen
– Übereinstimmung der sensiblen und motorischen proximalen und distalen Leitschienen

Wichtige Behandlungsaspekte traumatischer Nervenläsionen

– Die präoperative Diagnostik schätzt die Tiefe des Nervenschadens so genau wie möglich ein.
– Ein rekonstruktiv tätiger Nervenchirurg wird eingeschaltet.
– Eine realistische Aussage bezüglich der Chance auf spontane Erholung wird getroffen.
– Die Entscheidung für eine Operation wird so früh wie möglich getroffen.
– Im Zweifel werden unterschiedliche diagnostische Modalitäten zusammengeführt.
– Die Neurosonographie hat eine sehr hohe Aussagekraft in unklaren Fällen und hilft, die Entscheidung bezüglich einer Exploration sehr viel früher herbeizuführen.
– Primäre Nervenchirurgie ist Notfallchirurgie.
– Sekundäre Nervenchirurgie erfolgt zwar elektiv, aber ebenso dringlich.
– Die Nachbetreuung und regelmäßige Verlaufskontrolle sind wichtig für den funktionellen Erfolg.
– Die Regeneration und somit auch die Behandlung sind langwierig und nehmen oft Jahre in Anspruch.
– Bei den meisten Patienten kann eine Verbesserung erreicht werden!

Literatur

Abercrombie M, Johnson ML (1943) The outwandering of cells in tissue cultures of nerves undergoing wallerian degeneration. British Medical Bulletin 1 (7): 266–283

Abercrombie M, Johnson ML (1946) Quantitative histology of Wallerian degeneration: I. Nuclear population in rabbit sciatic nerve. J Anatomy 80(Pt 1): 37–50

Adeyemi-Doro HO (1988) Pattern of peripheral traumatic neuropathy of the upper limb in Lagos. Injury 19 (5): 329–332

Amadio PC (1988) Anatomic Variations of the Median Nerve Within the Carpal Tunnel. Clinical Anatomy 1: 23–31

Anastakis DJ, Malessy MJA, Chen R, Davis KD, Mikulis D (2008) Cortical plasticity following nerve transfer in the upper extremity. Hand Clinics 24 (4): 425–44, vi–vii. doi:10.1016/j.hcl.2008.04.005

Anzil AP, Wernig A (1989) Muscle fibre loss and reinnervation after long-term denervation. J Neurocytol 18 (6): 833–845

Apfel SC (1999) Neurotrophic factors in peripheral neuropathies: therapeutic implications. Brain Pathology (Zurich, Switzerland) 9 (2): 393–413

Bain JR, Veltri KL, Chamberlain D, Fahnestock M (2001) Improved functional recovery of denervated skeletal muscle after temporary sensory nerve innervation. Neuroscience 103 (2): 503–510

Beirowski B, Adalbert R, Wagner D, Grumme DS, Addicks K, Ribchester RR, Coleman MP (2005) The progressive nature of Wallerian degeneration in wild-type and slow Wallerian degeneration (WldS) nerves. BMC Neuroscience 6 (1): 6. doi:10.1186/1471-2202-6-6

Bertelli JA, Ghizoni MF (2005) Long thoracic nerve: anatomy and functional assessment. J Bone Joint Surg Am 87 (5): 993–998. doi:10.2106/JBJS.D.02383

Bertelli JA, Kechele PR, Santos MA, Duarte H, Ghizoni MF (2007) Axillary nerve repair by triceps motor branch transfer through an axillary access: anatomical basis and clinical results. J Neurosurg 107 (2): 370–377. doi:10.3171/jns.2007.107.issue-2

Birch R (2009) Brachial plexus injury: the London experience with supraclavicular traction lesions. Neurosurgery Clinics of North America 20 (1): 15–23– v. doi:10.1016/j.nec.2008.08.002

Birch R (2011) Surgical Disorders of the Peripheral Nerves, 2nd ed. London, Dordrecht, Heidelberg, New York: Springer

Birch R, Raji AR (1991) Repair of median and ulnar nerves. Primary suture is best. J Bone Joint Surg Brit 73 (1): 154–157

Birch R, Bonney G, Wynn Parry CB (1998) Surgical disorders of the peripheral nervs. Edinburgh: Churchill Livingstone

Birch R, Misra P, Stewart MPM, Eardley WGP, Ramasamy A, Brown K, Shenoy R, Anand P, Clasper J, Dunn R, Etherington J (2012a) Nerve injuries sustained during warfare: part I – Epidemiology. J Bone Joint Surg Brit 94 (4): 523–528. doi:10.1302/0301-620X.94B4.28483

Birch R, Misra P, Stewart MPM, Eardley WGP, Ramasamy A, Brown K, Shenoy R, Anand P, Clasper J, Dunn R, Etherington J (2012b) Nerve injuries sustained during warfare: part II: Outcomes. J Bone Joint Surg Brit 94 (4): 529–535. doi:10.1302/0301-620X.94B4.28488

Bolesta MJ, Garrett WE, Ribbeck BM, Glisson RR, Seaber AV, Goldner JL (1988) Immediate and delayed neurorrhaphy in a rabbit model: a functional, histologic, and biochemical comparison. J Hand Surg 13 (3): 352–357

Boström D, Dahlin LB (2007) Iatrogenic injury to the accessory nerve. Scand J Plast Reconstr Surg Hand Surg 41 (2): 82–87

Bowyer G, Stewart M (1993) Injury – Gulf war wounds: application of the Red Cross wound classification. Injury 24 (9): 597–600

Boyd JG, Gordon T (2002) A dose-dependent facilitation and inhibition of peripheral nerve regeneration by brain-derived neurotrophic factor. Eur J Neurosci 15 (4): 613–626

Boyd JG, Gordon T (2003) Neurotrophic factors and their receptors in axonal regeneration and functional recovery after peripheral nerve injury. Molecular Neurobiology 27 (3): 277–324. doi:10.1385/MN:27:3:277

Brown I C, Zinar DM (1995) Traumatic and iatrogenic neurological complications after supracondylar humerus fractures in children. J Pediat Orthop 15 (4): 440–443

Brushart TM (1993) Motor axons preferentially reinnervate motor pathways. J Neurosci 13 (6): 2730–2738

Cajal SRY (1928) Degeneration and Regeneration of the Nervous System. Oxford University Press

Camp SJ, Birch R (2011) Injuries to the spinal accessory nerve: a lesson to surgeons. J Bone Joint Surg Brit 93 (1): 62–67. doi:10.1302/0301-620X.93B1.24202

Camp S, Milani R (2008) Intractable neurostenalgia of the ulnar nerve abolished by neurolysis 18 years after injury. J Hand Surg 33 (1). 45–46, doi:10.1177/1753193407087889

Campbell AA, Eckhauser FE, Belzberg A, Campbell JN (2010) Obturator nerve transfer as an option for femoral nerve repair: case report. Neurosurgery 66 (6 Suppl): 375, discussion 375. doi:10.1227/01.NEU.0000369649.31232.B0

Campbell WW (2008) Evaluation and management of peripheral nerve injury. Clinical Neurophysiology 119 (9): 1951–1965. doi:10.1016/j.clinph.2008.03.018

Cederna PS, Youssef MK, Asato H, Urbanchek MG, Kuzon WM (2000) Skeletal muscle reinnervation by reduced axonal numbers results in whole muscle force deficits. Plast Reconstr Surg 105 (6): 2003–9, discussion 2010–1

Chang CY, Huang AJ (2013) MR Imaging of Normal Hip Anatomy. Magn Reson Imaging Clin N Am 21 (1): 1–19. doi:10.1016/j.mric.2012.08.006

Chhabra A, Faridian-Aragh N, Chalian M, Soldatos T, Thawait SK, Williams EH, Andreisek G (2012) High-resolution 3-T MR neurography of peroneal neuropathy. Skeletal Radiology 41 (3): 257–271. doi:10.1007/s00256-011-1146-y

Colbert SH, Mackinnon S (2006) Posterior approach for double nerve transfer for restoration of shoulder function in upper brachial plexus palsy. Hand 1 (2): 71–77. doi:10.1007/s11552-006-9004-4

Coupland RM (1993) War wounds of limbs : surgical management

Diop M, Parratte B, Tatu L, Vuillier F, Faure A, Monnier G (2002) Anatomical bases of superior gluteal nerve entrapment syndrome in the suprapiriformis foramen. Surg Radiol Anatomy 24 (3-4): 155–159. doi:10.1007/s00276-002-0048-z

Dubový P (2011) Wallerian degeneration and peripheral nerve conditions for both axonal regeneration and neuropathic pain induction. Annals of Anatomy 193 (4): 267–275. doi:10.1016/j.aanat.2011.02.011

England JD, Sumner AJ (1987) Neuralgic amyotrophy: an increasingly diverse entity. Muscle Nerve 10 (1): 60–68. doi:10.1002/mus.880100112

Eser F, Aktekin LA, Bodur H, Atan C (2009) Etiological factors of traumatic peripheral nerve injuries. Neurology India 57 (4): 434–437. doi:10.4103/0028-3886.55614

Foerster O (1929) Handbuch der Neurologie. Berlin: Springer

Foo CL, Swann M (1983) Isolated paralysis of the serratus anterior. A report of 20 cases. J Bone Joint Surg Brit 65 (5): 552–556

Fox IK, Brenner MJ, Johnson PJ, Hunter DA, Mackinnon SE (2012) Axonal regeneration and motor neuron survival after microsurgical nerve reconstruction. Microsurgery 32 (7): 552–562, doi:10.1002/micr.22036

Fu SY, Gordon T (1995a) Contributing factors to poor functional recovery after delayed nerve repair: prolonged axotomy. J Neuroscience 15 (5 Pt 2): 3876–3885

Fu SY, Gordon T (1995b) Contributing factors to poor functional recovery after delayed nerve repair: prolonged denervation. J Neuroscience 15 (5 Pt 2): 3886–3895

Fu SY, Gordon T (1997) The cellular and molecular basis of peripheral nerve regeneration. Molecular Neurobiology 14 (1-2): 67–116. doi:10.1007/BF02740621

Galano GJ, Bigliani LU, Ahmad CS, Levine WN (2008) Surgical treatment of winged scapula. Clin Orthop Relat Res 466 (3): 652–660. doi:10.1007/s11999-007-0086-2

Gordon T, Tyreman N, Raji MA (2011) The basis for diminished functional recovery after delayed peripheral nerve repair. J Neuroscience 31 (14): 5325–5334. doi:10.1523/JNEUROSCI.6156-10.2011

Gousheh J, Arasteh E, Beikpour H (2008) Therapeutic results of sciatic nerve repair in Iran-Iraq war casualties. Plast Reconstr Surg 121 (3): 878–886. doi:10.1097/01.prs.0000299286.67932.88

Gozna E, Harris R (1979) Traumatic winging of the scapula. J Bone Joint Surg Am 61 (8): 1230–1233

Gutman L (1993) Important anomalous innervation of the extremities. Muscle Nerve 16, 339–347

Güvençer M, Akyer P, Iyem C, Tetik S, Naderi S (2008) Anatomic considerations and the relationship between the piriformis muscle and the sciatic nerve. Surg Radiol Anatomy 30 (6): 467–474. doi:10.1007/s00276-008-0350-5

Hart AM, Terenghi G, Wiberg M (2008) Neuronal death after peripheral nerve injury and experimental strategies for neuroprotection. Neurological Research 30 (10): 999–1011. doi:10.1179/174313208×362479

Henry AK (1957) Extensile Exposure, 2nd ed. Edinburgh: Churchill Livingstone, pp. 1–136

Henry AK (1995) Extensile Exposure, 3rd ed. Edinburgh: Churchill Livingstone

Holmes W, Young JZ (1942) Nerve regeneration after immediate and delayed suture. J Anatomy 77 (Pt 1): 63–96

Hussey AJ, O'Brien CP, Regan PJ (2007) Parsonage-Turner syndrome-case report and literature review. Hand 2 (4): 218–221. doi:10.1007/s11552-007-9059-x

Hynes NM, Bain JR, Veltri K, Maguire JA (1997) Preservation of denervated muscle by sensory protection in rats. J Reconstr Microsurg13 (5): 337–343. doi:10.1055/s-2007-1006413

Jivan S, Kumar N, Wiberg M, Kay S (2009) The influence of pre-surgical delay on functional outcome after reconstruction of brachial plexus injuries. J Plast Reconstr Aesthet Surg 62 (4): 472–479. doi:10.1016/j.bjps.2007.11.027

Jivan S, Novikova LN, Wiberg M, Novikov LN (2006) The effects of delayed nerve repair on neuronal survival and axonal regeneration after seventh cervical spinal nerve axotomy in adult rats. Experimental Brain Research 170 (2): 245–254. doi:10.1007/s00221-005-0207-7

Kandenwein JA, Kretschmer T, Engelhardt M, Richter H-P, Antoniadis G (2005) Surgical interventions for traumatic lesions of the brachial plexus: a retrospective study of 134 cases. J Neurosurg 103 (4): 614–621. doi:10.3171/jns.2005.103.4.0614

Kay SPJ, Wiberg M, Thornton DJA (2010) Nerves are living structures whose injury requires urgent repair. J Plast Reconstr Aesthet Surg 63 (12): 1939–1940. doi:10.1016/j.bjps.2010.05.014

Khan A, Chakravorty A, Gui GPH (2012) In vivo study of the surgical anatomy of the axilla. Brit J Surg 99 (6): 871–877. doi:10.1002/bjs.8737

Khan R, Birch R (2001) Latropathic injuries of peripheral nerves. J Bone Joint Surg Brit 83 (8): 1145–1148

Kierner AC, Zelenka I, Heller S, Burian M (2000) Surgical anatomy of the spinal accessory nerve and the trapezius branches of the cervical plexus. Archives of Surgery 135 (12): 1428–1431

Kilinc A, Ben Slama S, Dubert T, Dinh A, Osman N, Valenti P (2009) Results of primary repair of injuries to the median and ulnar nerves at the wrist. Chirurgie De La Main 28 (2): 87–92. doi:10.1016/j.main.2009.01.001

Kim DH, Cho Y-J, Ryu S, Tiel RL, Kline DG (2003a) Surgical Management and Results of 135 Tibial Nerve Lesions at the Louisiana State University Health Sciences Center. Neurosurgery 1114–1125. doi:10.1227/01.NEU.0000089059.01853.47

Kim DH, Cho Y-J, Tiel RL, Kline DG (2003b) Surgical outcomes of 111 spinal accessory nerve injuries. Neurosurgery 53 (5): 1106–12– discussion 1102–3

Kim D, Midha R, Murovic J, Spinner RJ (eds.) (2008) Kline and Hudson's Nerve injuries – Operative Results For Major Nerve Injuries, Entrapments, And Tumors, 2nd ed. Philadelphia: Sunders/Elsevier

Kim DH, Murovic JA, Tiel RL, Kline DG (2004a) Management and outcomes in 318 operative common peroneal nerve lesions at the louisiana state university health sciences center. Neurosurgery 1421–1429. doi:10.1227/01.NEU.0000124752.40412.03

Kim DH, Murovic JA, Tiel RL, Kline DG (2004b) Intrapelvic and thigh-level femoral nerve lesions: management and outcomes in 119 surgically treated cases. J Neurosurgery 100 (6): 989–996. doi:10.3171/jns.2004.100.6.0989

Kim DH, Murovic JA, Tiel RL, Moes G, Kline DG (2005) A series of 397 peripheral neural sheath tumors: 30-year experience at Louisiana State University Health Sciences Center. J Neurosurgery 102 (2): 246–255. doi:10.3171/jns.2005.102.2.0246

Kline DG (1989) Civilian gunshot wounds to the brachial plexus. J Neurosurgery 70 (2): 166–174. doi:10.3171/jns.1989.70.2.0166

Kline DG (2009) Timing for brachial plexus injury: a personal experience. Neurosurg Clin N Am 20 (1): 24–6, v. doi:10.1016/j.nec.2008.07.030

Kline DG, Kim DH (2003) Axillary nerve repair in 99 patients with 101 stretch injuries. J Neurosurgery 99 (4): 630–636. doi:10.3171/jns.2003.99.4.0630

Kline DG, Kim D, Midha R, Harsh C, Tiel R (1998) Management and results of sciatic nerve injuries: a 24-year experience. J Neurosurgery 89 (1): 13–23. doi:10.3171/jns.1998.89.1.0013

Kobayashi J, Mackinnon SE, Watanabe O, Ball DJ, Gu XM, Hunter DA, Kuzon WM (1997) The effect of duration of muscle denervation on functional recovery in the rat model. Muscle Nerve, 20 (7): 858–866

Kokkalis ZT, Efstathopoulos DG, Papanastassiou ID, Sarlikiotis T, Papagelopoulos PJ (2012) Ulnar nerve injuries in guyon canal: A report of 32 cases. Microsurgery 32 (4): 296–302. doi:10.1002/micr.21951

Kouyoumdjian JA (2006) Peripheral nerve injuries: a retrospective survey of 456 cases. Muscle Nerve 34 (6): 785–788. doi:10.1002/mus.20624

Kretschmer T (2011) Endoscope aided extensible biportal approach for high sciatic nerve lesions. AANS Annual Meeting 2011, April 9–13. Denver, Colorado

Kretschmer T, Birch R (2011) Management of Acute Peripheral Nerve Injuries. In: Winn R (ed.) Youmans Neurological Surgery, 6th ed. Saunders, pp. 2465–2483

Kretschmer T, Antoniadis G, Börm W, Richter HP (2004) Iatrogenic nerve injuries. Part 1: Frequency distribution, new aspects, and timing of microsurgical treatment. Chirurg 75 (11): 1104–1112. doi:10.1007/s00104-004-0879-8

Kretschmer T, Antoniadis G, Braun V, Rath SA, Richter HP (2001) Evaluation of iatrogenic lesions in 722 surgically treated cases of peripheral nerve trauma. J Neurosurgery 94 (6): 905–912. doi:10.3171/jns.2001.94.6.0905

Kretschmer T, Antoniadis G, Heinen C, Börm W, Scheller C, Richter H-P, Koenig RW (2007) Nerve sheath tumor surgery: case-guided discussion of ambiguous findings, appropriateness of removal, repeated surgery, and nerve repairs. Neurosurgical Focus 22 (6): E19

Kretschmer T, Antoniadis G, Richter H-P, König RW (2009a) Avoiding iatrogenic nerve injury in endoscopic carpal tunnel release. Neurosurg Clin N Am 20 (1): 65–71, vi–vii. doi:10.1016/j.nec.2008.07.023

Kretschmer T, England JD, Happel LT, Liu ZP, Thouron CL, Nguyen DH et al. (2002a) Ankyrin G and voltage gated sodium channels colocalize in human neuroma–key proteins of membrane remodeling after axonal injury. Neuroscience Letters 323 (2): 151–155

Kretschmer T, Heinen CW, Antoniadis G, Richter H-P, König RW (2009b) Iatrogenic nerve injuries. Neurosurg Clin N Am 20 (1): 73–90, vii. doi:10.1016/j.nec.2008.07.025

Kretschmer T, Nguyen DH, Beuerman RW, Happel LT, England JD, Tiel RL, Kline DG (2002b) Painful neuromas: a potential role for a structural transmembrane protein, ankyrin G. J Neurosurgery 97 (6): 1424–1431. doi:10.3171/jns.2002.97.6.1424

Lad SP, Nathan JK, Schubert RD, Boakye M (2010) Trends in Median, Ulnar, Radial, and Brachioplexus Nerve Injuries in the United States. Neurosurgery 66 (5): 953–960. doi:10.1227/01.NEU.0000368545.83463.91

Lanz U (1977) Anatomical variations of the median nerve in the carpal tunnel. J Hand Surg 2 (1): 44–53

Lanz T, Wachsmuth W (1959) Praktische Anatomie – Arm, 2. Aufl. Heidelberg: Springer

Lee J-Y, Kircher MF, Spinner RJ, Bishop AT, Shin AY (2012) Factors Affecting Outcome of Triceps Motor Branch Transfer for Isolated Axillary Nerve Injury. J Hand Surg 37 (11): 2350–2356. doi:10.1016/j.jhsa.2012.07.030

Lee S, Saetia K, Saha S, Kline DG, Kim DH (2011) Axillary nerve injury associated with sports. Neurosurgical Focus 31 (5): E10. doi:10.3171/2011.8.FOCUS11183

Leechavengvongs S (2003) Nerve transfer to deltoid muscle using the nerve to the long head of the triceps, part II: a report of 7 cases. J Hand Surg 28 (4): 633–638. doi:10.1016/S0363-5023 (03)00199-0

Levi-Montalcini RR, Hamburger VV (1951) Selective growth stimulating effects of mouse sarcoma on the sensory and sympathetic nervous system of the chick embryo. J Experimental Zool 116 (2): 321–361

Lu W, Xu J-G, Wang D-P, Gu Y-D (2008) Microanatomical study on the functional origin and direction of the thoracodorsal nerve from the trunks of brachial plexus. Clinical Anatomy 21 (6): 509–513. doi:10.1002/ca.20656

Lundborg G (2000) A 25-year perspective of peripheral nerve surgery: evolving neuroscientific concepts and clinical significance. J Hand Surg 25 (3): 391–414. doi:10.1053/jhsu.2000.4165

Lundborg G, Rosen B (2007) Hand function after nerve repair. Acta Physiologica (Oxford, England): 189 (2): 207–217. doi:10.1111/j.1748-1716.2006.01653.x

Ma J, Novikov LN, Wiberg M, Kellerth JO (2001) Delayed loss of spinal motoneurons after peripheral nerve injury in adult rats: a quantitative morphological study. Experimental Brain Research 139 (2): 216–223

Mahabier KC, Vogels LMM, Punt BJ, Roukema GR, Patka P, Van Lieshout EMM (2012) Humeral shaft fractures: Retrospective results of non-operative and operative treatment of 186 patients. Injury 44 (4): 427–430. doi:10.1016/j.injury.2012.08.003

Malessy MJA, Bakker D, Dekker AJ, Van Duk JG, Thomeer RTWM (2003) Functional magnetic resonance imaging and control over the biceps muscle after intercostal-musculocutaneous nerve transfer. J Neurosurgery 98 (2): 261–268. doi:10.3171/jns.2003.98.2.0261

Malessy MJ, van Duinen SG, Feirabend HK, Thomeer RT (1999) Correlation between histopathological findings in C-5 and C-6 nerve stumps and motor recovery following nerve grafting for repair of brachial plexus injury. J Neurosurgery 91 (4): 636–644. doi:10.3171/jns.1999.91.4.0636

Matejčík V (2010) Anatomical variations of lumbosacral plexus. Surg Radiol Anatomy 32 (4): 409–414. doi:10.1007/s00276-009-0546-3

Midha R (1997) Epidemiology of brachial plexus injuries in a multi-trauma population. Neurosurgery 40 (6): 1182–1189

Midha R (2008) Nerve Transfers for Severe Nerve Injury. Neurosurgery Clinics of NA 20 (1): 27–38. doi:10.1016/j.nec.2008.07.018

Midha R, Munro CA, Chan S, Nitising A, Xu Q-G, Gordon T (2005) Regeneration into protected and chronically denervated peripheral nerve stumps. Neurosurgery 57 (6): 1289–99, discussion 1289–99

Millesi H, Schmidhammer R (2007) How to Improve the Results of Peripheral Nerve Surgery. Acta Neurochirurgica supplement 100: 185

Millesi H, Rath T, Reihsner R, Zoch G (1993) Microsurgical neurolysis: its anatomical and physiological basis and its classification. Microsurgery 14 (7): 430–439

Montgomery AS, Birch R, Malone A (2005) Sciatic neurostenalgia: caused by total hip arthroplasty, cured by late neurolysis. J Bone Joint Surg Brit 87 (3): 410–411. doi:10.1302/0301-620X.87B3

Moore AE, Stringer MD (2011) Iatrogenic femoral nerve injury: a systematic review. Surg Radiol Anatomy 33 (8): 649–658. doi:10.1007/s00276-011-0791-0

Murovic JA (2009) Lower-extremity peripheral nerve injuries: a Louisiana State University Health Sciences Center literature review with comparison of the operative outcomes of 806 Louisiana State University Health Sciences Center sciatic, common peroneal, and tibial nerve lesions. Neurosurgery 65 (4 Suppl): A18–23. doi:10.1227/01.NEU.0000339123.74649.BE

Muthoka JM, Sinkeet SR, Shahbal SH, Matakwa LC, Ogeng'o JA (2011) Variations in branching of the posterior cord of brachial plexus in a Kenyan population. J Brachial Plexus Peripher Nerve Injury 6: 1. doi:10.1186/1749-7221-6-1

Nasu H, Yamaguchi K, Nimura A, Akita K (2012) An anatomic study of structure and innervation of the serratus anterior muscle. Surg Radiol Anatomy 34 (10): 921–928. doi:10.1007/s00276-012-0984-1

Noble J, Munro CA, Prasad VS, Midha R (1998) Analysis of upper and lower extremity peripheral nerve injuries in a population of patients with multiple injuries. J Trauma 45 (1): 116–122

Parsonage MJ, Turner JWA (1948) Neuralgic amyotrophy; the shoulder-girdle syndrome. Lancet 1 (6513): 973–978

Pokorný D, Jahoda D, Veigl D, Pinskerová V, Sosna A (2006) Topographic variations of the relationship of the sciatic nerve and the piriformis muscle and its relevance to palsy after total hip arthroplasty. Surg Radiol Anatomy 28 (1): 88–91. doi:10.1007/s00276-005-0056-x

Puckett WO, Grundfest H (1946) Damage to peripheral nerves by high velocity missiles without a direct hit. J Neurosurgery 3 294–305

Rath SA, Braun V, Soliman N, Antoniadis G, Richter HP (1996) Results of DREZ coagulations for pain related to plexus lesions, spinal cord injuries and postherpetic neuralgia. Acta Neurochirurgica 138 (4): 364–369

Ray WZ, Pet MA, Nicoson MC, Yee A, Kahn LC, Mackinnon SE (2011) Two-level motor nerve transfer for the treatment of long thoracic nerve palsy. J Neurosurgery 115 (4): 858–864. doi:10.3171/2011.5.JNS101615

Reebye OO (2004) Anatomical and clinical study of the common fibular nerve. Part 1: Anatomical study. Surg Radiol Anatomy 26 (5): 365–370. doi:10.1007/s00276-004-0238-y

Richter HP (1982a) Impairment of motor recovery after late nerve suture: experimental study in the rabbit. Part 1: functional and electromyographic findings. Neurosurgery 10 (1): 70–74

Richter HP (1982b) Impairment of the restoration of motor function after delayed nerve suture. Fortschritte der Medizin 100 (10): 414–418

Richter HP, Kettelsen UP (1982) Impairment of motor recovery after late nerve suture: experimental study in the rabbit. Part 2: morphological findings. Neurosurgery 10 (1): 75–85

Richter HP, Frösch D, Ketelsen UP (1979) Functional and morphological motor regeneration after different periods of denervation and following microsurgical suture of the peroneal nerve. Experimental study in the rabbit. Acta Neurochirurgica 28 (2 Suppl): 605–607

Robert EG, Happel LT, Kline DG (2009) Intraoperative nerve action potential recordings: technical considerations, problems, and pitfalls. Neurosurgery 65 (4 Suppl): A97–104. doi:10.1227/01.NEU.0000347473.67188.75

Robinson LR (2000) Traumatic injury to peripheral nerves. Muscle Nerve 23 (6): 863–873

Roganovic Z (2005) Missile-caused complete lesions of the peroneal nerve and peroneal division of the sciatic nerve: results of 157 repairs. Neurosurgery 57 (6): 1201–12, discussion 1201–12

Roganovic Z, Pavlicevic G (2006) Difference in Recovery Potential of Peripheral Nerves after Graft Repairs. Neurosurgery 59 (3): 621–633. doi:10.1227/01.NEU.0000228869.48866.BD

Rosberg HE, Carlsson KS, Höjgård S, Lindgren B, Lundborg G, Dahlin LB (2005) Injury to the human median and ulnar nerves in the forearm–analysis of costs for treatment and rehabilitation of 69 patients in southern Sweden. J Hand Surg (Edinburgh, Scotland): 30 (1): 35–39. doi:10.1016/j.jhsb.2004.09.003

Rosen B, Björkman A, Lundborg G (2006) Improved sensory relearning after nerve repair induced by selective temporary anaesthesia – a new concept in hand rehabilitation. J Hand Surg (Edinburgh, Scotland): 31 (2): 126–132. doi:10.1016/j.jhsb.2005.10.017

Rosén B, Lundborg G (2003) A new model instrument for outcome after nerve repair. Hand Clinics 19 (3): 463–470

Rosén B, Lundborg G (2005) Training with a mirror in rehabilitation of the hand. Scand J Plast Reconstr Surg Hand Surg 39 (2): 104–108. doi:10.1080/02844310510006187

Ruijs ACJ, Jaquet J-B, Kalmijn S, Giele H, Hovius SER (2005) Median and ulnar nerve injuries: a meta-analysis of predictors of motor and sensory recovery after modern microsurgical nerve repair. Plast Reconstr Surg 116 (2): 484–94– discussion 495–6

Samardzić MM, Rasulić LG, Vucković CD (1999) Missile injuries of the sciatic nerve. Injury 30 (1): 15–20

Scholz T, Krichevsky A, Sumarto A, Jaffurs D, Wirth GA, Paydar K, Evans GRD (2009) Peripheral nerve injuries: an international survey of current treatments and future perspectives. J Reconstr Microsurg 25 (6): 339–344. doi:10.1055/s-0029-1215529

Secer HI, Daneyemez M, Gonul E, Izci Y (2007) Surgical repair of ulnar nerve lesions caused by gunshot and shrapnel: results in 407 lesions. J Neurosurgery 107 (4): 776–783. doi:10.3171/JNS-07/10/0776

Secer H, Daneyemez M, Tehli O, Gonul E, Izci Y (2008) The clinical, electrophysiologic, and surgical characteristics of peripheral nerve injuries caused by gunshot wounds in adults: a 40-year experience. Surgical Neurology 69 (2): 143–152. doi:10.1016/j.surneu.2007.01.032

Seddon HJ (1954) Peripheral nerve injuries. Medical Research Council Special Report Series No. 282. London: Her Majesty's Stationary Office

Sedel (1975) Voies d'abord des nerfes du member inférieur. Med Chir Technol Chirurg Orthop, Paris 445301: 1–8

Seidel JA, Koenig R, Antoniadis G, Richter H-P, Kretschmer T (2008) Surgical treatment of traumatic peroneal nerve lesions. Neurosurgery 62 (3): 664–73; discussion 664–73. doi:10.1227/01.neu.0000317315.48612.b1

Serrano KD, Rebella GS, Sansone JM, Kim MK (2012) A rare case of posterior interosseous nerve palsy associated with radial head fracture. J Emergency Med 43 (2): e115–7. doi:10.1016/j.jemermed.2009.10.017

Sharma KR, Cross J, Santiago F, Ayyar DR, Burke G (2002) Incidence of acute femoral neuropathy following renal transplantation. Archives of Neurology 59 (4): 541–545

Shergill G, Bonney G, Munshi P, Birch R (2001) The radial and posterior interosseous nerves. Results fo 260 repairs. J Bone Joint Surg Brit 83 (5): 646–649

Sladjana UZ, Ivan JD, Bratislav SD (2008) Microanatomical structure of the human sciatic nerve. Surg Radiol Anatomy 30 (8): 619–626. doi:10.1007/s00276-008-0386-6

Slater N, Singh R, Senasinghe N, Gore R, Goroszeniuk T, James D (2000) Pressure monitoring of the femoral nerve during total hip replacement: an explanation for iatropathic palsy. Journal of the Royal College of Surgeons of Edinburgh 45 (4): 231–233

Spillane JD (1943) Localised neuritis of the shoulder girdle

Spinner RJ, Endo T, Amrami KK, Dozois EJ, Babovic-Vuksanovic D, Sim FH (2006) Resection of benign sciatic notch dumbbell-shaped tumors. J Neurosurgery 105 (6): 873–880. doi:10.3171/jns.2006.105.6.873

Spinner RJ, Poliakoff MB, Tiel RL (2002) The origin of »Saturday night palsy«? Neurosurgery 51 (3): 737–41, discussion 741

Stancić MF, Burgić N, Mićović V (2000) Marinacci communication. Case report. J Neurosurgery 92 (5): 860–862. doi:10.3171/jns.2000.92.5.0860

Stancić MF, Mićović V, Potocnjak M (1999) The anatomy of the Berrettini branch: implications for carpal tunnel release. J Neurosurgery 91 (6): 1027–1030. doi:10.3171/jns.1999.91.6.1027

Stanec S, Tonković I, Stanec Z, Tonković D, Dzepina I (1997) Treatment of upper limb nerve war injuries associated with vascular trauma. Injury 28 (7): 463–468

Stewart MP, Birch R (2001) Penetrating missile injuries of the brachial plexus. J Bone Surg Brit 83 (4): 517–524

Stoll G, Müller HW (1999) Nerve injury, axonal degeneration and neural regeneration: basic insights. Brain Pathology (Zurich, Switzerland) 9 (2): 313–325

Stoll G, Jander S, Myers RR (2002) Degeneration and regeneration of the peripheral nervous system: from Augustus Waller's observations to neuroinflammation. J Peripher Nerv Syst 7 (1): 13–27

Streit JJ, Lenarz CJ, Shishani Y, McCrum C, Wanner JP, Nowinski RJ et al. (2012) Pectoralis major tendon transfer for the treatment of scapular winging due to long thoracic nerve palsy. J Shoulder Elbow Surg 21 (5): 685–690. doi:10.1016/j.jse.2011.03.025

Sulaiman OAR, Midha R, Munro CA, Matsuyama T, Al-Majed A, Gordon T (2002) Chronic Schwann cell denervation and the presence of a sensory nerve reduce motor axonal regeneration. Experimental Neurology 176 (2): 342–354

Sulaiman OA, Gordon T (2000) Effects of short- and long-term Schwann cell denervation on peripheral nerve regeneration, myelination, and size. Glia 32 (3): 234–246

Sunderland S (1978) Nerves and Nerve Injuries, 2nd ed. Edinburgh: Churchill Livingstone

Tannemaat MR, Boer GJ, Verhaagen J, Malessy MJA (2007) Genetic modification of human sural nerve segments by a lentiviral vector encoding nerve growth factor. Neurosurgery 61 (6): 1286–94, discussion 1294–6. doi:10.1227/01.neu.0000306108.78044.a2

Taylor CA, Braza D, Rice JB, Dillingham T (2008) The incidence of peripheral nerve injury in extremity trauma. Am J Phys Med Rehabil 87 (5): 381–385. doi:10.1097/PHM.0b013e31815e6370

Taylor KS, Anastakis DJ, Davis KD (2009) Cutting your nerve changes your brain. Brain 132 (Pt 11): 3122–3133. doi:10.1093/brain/awp231

Terenghi G, Hart A, Wiberg M (2011) The nerve injury and the dying neurons: diagnosis and prevention. J Hand Surg Eur 36 (9): 730–734. doi:10.1177/1753193411422202

Tillmann B (2005) Atlas der Anatomie. Heidelberg: Springer

Tillmann B (2009) Atlas der Anatomie. Heidelberg: Springer

Tubbs RS, Jones VL, Loukas M, Cömert A, Shoja MM, Wellons JC, Cohen-Gadol AA (2010) Anatomy and landmarks for branches of the brachial plexus: a vade mecum. Surg Radiol Anatomy 32 (3): 261–270. doi:10.1007/s00276-010-0620-x

Tubbs RS, Loukas M, Shahid K, Judge T, Pinyard J, Shoja MM et al. (2007) Anatomy and quantitation of the subscapular nerves. Clinical Anatomy 20 (6): 656–659. doi:10.1002/ca.20478

Uerpairojkit C, Leechavengvongs S, Witoonchart K, Malungpaishorpe K, Raksakulkiat R (2009) Nerve transfer to serratus anterior muscle using the thoracodorsal nerve for winged scapula in C5 and C6 brachial plexus root avulsions. J Hand Surg 34 (1): 74–78. doi:10.1016/j.jhsa.2008.08.005

Van Beek A, Glover JL, Zook E (1975) Primary versus delayed-primary neurorrhaphy in rat sciatic nerve. J Surg Res 18 (3): 335–339

Verdú E, Ceballos D, Vilches JJ, Navarro X (2000) Influence of aging on peripheral nerve function and regeneration. J Peripher Nerv Syst 5 (4): 191–208

Viswanathan A, Kim DH, Reid N, Kline DG (2009) Surgical management of the pelvic plexus and lower abdominal nerves. Neurosurgery 65 (4 Suppl): A44–51. doi:10.1227/01. NEU.0000339124.49566.F2

Waller A (1850) Experiments on the section of the glossopharyngeal and hypoglossal nerves of the frog, and observations of the alterations produced thereby in the structure of their primitive fibres. Philosophical Transactions of the Royal Society of London 140: 423–429

Wee AS, Truitt NR, Smith LD (2006) Type and frequency of peripheral nerve injuries encountered in a clinical neurophysiology laboratory. Journal of the Mississippi State Medical Association 47 (3): 67–71

West CA, Davies KA, Hart AM, Wiberg M, Williams SR, Terenghi G (2007) Volumetric magnetic resonance imaging of dorsal root ganglia for the objective quantitative assessment of neuron death after peripheral nerve injury. Experimental Neurology 203 (1): 22–33. doi:10.1016/j.expneurol.2006.07.013

Woodhall B, Beebe G W (eds.) (1956) Peripheral nerve regeneration: a follow-up study of 3,656 World War II injuries. VA Medical Monograph. Washington, DC: US Government Printing Office

Xu Q-G, Zochodne DW (2002) Ischemia and failed regeneration in chronic experimental neuromas. Brain Research 946 (1): 24–30

Yazar F, Kilic C, Acar HI, Candir N, Comert, A (2009) The long thoracic nerve: Its origin, branches, and relationship to the middle scalene muscle. Clinical Anatomy 22 (4): 476–480. doi:10.1002/ca.20794

Zin T, Maw M, Oo S, Pai D, Paijan R, Kyi M (2012) How I do it: Simple and effortless approach to identify thoracodorsal nerve on axillary clearance procedure. Ecancermedicalscience 6: 255. doi:10.3332/ecancer.2012.255

Verletzungen des Plexus brachialis

Franz Lassner, Michael Becker, Gregor Antoniadis, Thomas Kretschmer

Im ersten Abschnitt werden geburtstraumatische Plexusparesen erläutert. Dieser Verletzung liegt in den meisten Fällen eine Schulterdystokie zugrunde, die sich aufgrund eines Missverhältnisses der Größen von Kind und Geburtskanal entwickelt. Die Prognose für die Funktion des betroffenen Arms hängt vom Ausmaß der Verletzung (Dehnung, Ruptur oder Avulsion) und der Anzahl der betroffenen Nervenwurzeln ab. Der größere Teil der Verletzungen erholt sich spontan, der geringere Anteil der Verletzungen ist primär operationspflichtig. Der Ersteingriff besteht in der Rekonstruktion der Nerven durch Transplantationen und extraplexischen Nerventransfer, die Neurolyse spielt eine untergeordnete Rolle.

Im zweiten Abschnitt werden Verletzungen des Plexus brachialis bei Erwachsenen beschrieben. Sie kommen insgesamt selten vor, stellen aber nach wie vor eine chirurgische Herausforderung dar. Durch den Einsatz des Mikroskops und des intraoperativen Monitorings konnten die Ergebnisse in der Plexuschirurgie in den letzten Jahrzehnten deutlich gebessert werden. In der heutigen Zeit werden Nerventransfers bei Patienten mit Nervenwurzelausrissen eingesetzt, um eine Reinnervation einiger Muskelgruppen zu erreichen.

Im dritten und letzten Abschnitt werden die Grundzüge des kontralateralen Nerventransfers dargestellt.

5.1   Geburtstraumatische Verletzungen des Plexus brachialis

Franz Lassner, Michael Becker

Schädigungen des Plexus brachialis treten in den Industrienationen bei 0,19–2,5 Kindern pro 1.000 Lebendgeburten auf, in Entwicklungsländern bei 3,6 Kindern pro 1.000 (Soni et al. 1985). Bei diabetischer Stoffwechsellage der Mutter steigt das Risiko auf über 10 % (Acker et al. 1988). Aus ca. 800.000 Geburten pro Jahr im deutschen Raum ergibt dies eine Anzahl von 150–2.000 Neugeborenen mit geburtstraumatischer Plexusläsion. Bei mehr als der Hälfte dieser Kinder (50–85 %) kommt es zu einer Spontanregeneration mit befriedigenden funktionellen Ergebnissen (Michelow et al. 1994). Es muss das Ziel der therapeutischen Bemühungen sein, die restlichen Kinder, die keine spontane Regeneration zeigen, rechtzeitig einer chirurgischen Therapie zuzuführen.

5.1.1   Anatomie

Der Plexus brachialis wird aus den Spinalnerven der Rückenmarkssegmente C5–C8 und dem ersten thorakalen Segment gebildet. Im Verlauf vom Austritt aus der Wirbelsäule bis zum Oberarm kommt es zu einem ausgedehnten Austausch von Fasern durch mehrfache Umgruppierung der Faserbündel: Die Wurzeln bündeln sich oberhalb der Klavikula zu den 3 Primärstämmen oder Trunci (superior, medius und inferior), die sich dann verzweigen und erneut zu 3 Bündeln (Fasciculi) unterhalb der Klavikuka formieren. Aus diesen bilden sich dann im Bereich der Axilla die Hauptstämme des Arms, N. musculocutaneus, N. medianus, N. ulnaris und N. radialis. Letztere enthalten dann jeweils Fasern aus mindestens 2 spinalen Segmenten. Dieses Bauprinzip sichert den Erhalt von Restfunktionen bei partiellen Plexusläsionen. Gleichzeitig wird aber die Rekonstruktion erschwert, wenn Defekte durch Transplantate überbrückt werden müssen, da keine genaue Zuordnung der Faszikel möglich ist. Für die Nervenwurzeln gibt es orientierende Topographie der motorischen Zielgebiete, sodass zumindest zwischen Beuger- und Streckerseite unterschieden werden kann.

❯ Wir empfehlen, die Transplantate bis auf die Verzweigungsebene zu legen, da nur so einigermaßen verlässlich Kokontraktionen zwischen Beuge- und Streckermuskulatur vermieden werden können.

5.1.2   Ätiologie und Pathogenese

Seit der Erstbeschreibung dieser Nervenschädigungen durch Duchenne und Erb (1872 und 1874) sowie Klumpke (1885) haben sich viele Autoren mit der Pathogenese dieser Lähmungen auseinandergesetzt. Bereits Anfang des 20. Jahrhunderts tauchte in der Literatur die Wortschöpfung »Entbindungslähmung« auf, die auf die intrapartale Entstehung dieser Schädigung hinweist (Lange 1912, Mau 1924). Weitere Untersuchungen von Hamacher (1971) und Czurda (1977) bestätigten diesen Verdacht. Sjöberg (1988) beschrieb in Schweden die niedrigste Rate dieser Schädigungen (48 von 25.736 Geburten) und untersuchte die Geburtsdaten bei passagerer und bleibender Lähmung. Ein höheres Geburtsgewicht (>4.200 g) und ein größerer Kopfumfang (53 cm) lag bei den bleibenden Schädigungen vor.

Das Risiko, eine Läsion des Plexus brachialis unter der Geburt zu erleiden, wird von Faktoren des Kindes, der Mutter und von externen Faktoren beeinflusst. Große Kinder (Geburtsgewicht >4.000 g und Kopfumfang >52 cm) sind prädisponiert, ebenso männliche Neugeborene. Eine weitere Rolle spielen ein hohes Gestationsalter, Lageanomalien sowie intrapartale Notsituationen. Eigene Untersuchungen legen nahe, dass eine Halsrippe ein bedeutsamer prädisponierender Faktor bei der Genese einer kindlichen Plexusparese ist (Becker et al. 2002).

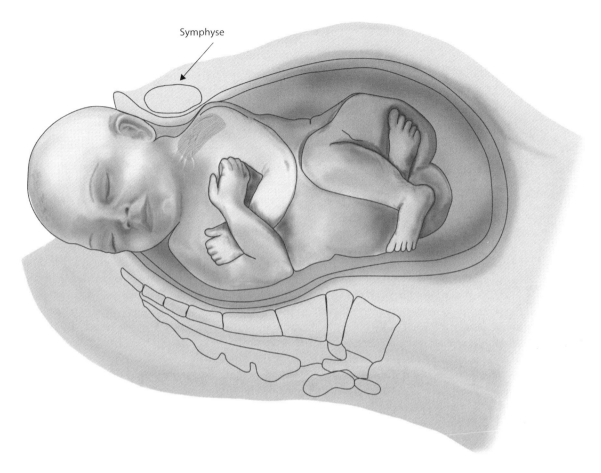

Symphyse

◘ Abb. 5.1   Bei Blockierung der Schulter und Zug am Kopf resultiert ein Traktionsschaden des Plexus brachialis

Seitens der Mutter sind Übergewicht und diabetische Stoffwechsellage prädisponierend, Multipara sind häufiger betroffen (Sjöberg et al. 1988). Ouzounian (1998) beschrieb 4 Fälle einer Plexusläsion ohne das Vorliegen einer Schulterdystokie bei normaler Schädellage und 4 Fälle einer Plexusläsion am posterioren Arm bei anteriorer Schulterdystokie. Er wirft die Frage auf, ob andere Ursachen wie eine intrauterine Anlage oder eine Fehlbildung des Uterus, z. B. Uterus bicornis, zugrunde liegen können.

An externen Faktoren werden die Erfahrung des Geburtshelfers sowie die Anwendung mechanischer Entwicklungstechniken bei der Geburt angegeben. So fanden Acker et al. (1988) in ihrer Untersuchung eine erhöhte Inzidenz der Plexusläsionen bei beruflich unerfahrenen und bei älteren Kollegen.

❯ Bei der mechanischen Entwicklung des Kindes durch Zange oder Saugglocke kommt es zu einer Traktion des Kopfes bei fixierter Schulter.

Die Mehrheit der an diesem Thema arbeitenden Autoren sieht in der zur Überwindung des Hindernisses notwendi-

gen Traktion die auslösende Ursache für die Nervenläsion. Die Fülle der beschriebenen Begleitläsionen beim Vorliegen einer geburtstraumatischen Plexusläsion spricht für diese Hypothese: Angegeben werden die Klavikulafraktur (3,2 %), Halshämatome, Torticollis, Horner-Symptomentrias, Humerusfraktur und hintere Schulterluxation bis hin zu spinalen Schäden (◘ Abb. 5.1 Walle 1993).

5.1.3 Pathophysiologie peripherer Nervenverletzungen

Durch Dehnung oder Kompression des Nervs kommt es zu einer Schädigung, die von einer vorübergehenden Funktionsstörung ohne strukturellen Schaden (Neurapraxie) über eine axonale Schädigung (Axonotmesis) bis hin zu einer kompletten Zerreißung des Nervs (Neurotmesis) reichen kann. Diese Schweregrade wurden von Seddon (1947) definiert. Sunderland differenzierte die axonale Schädigung in 3 Untergruppen, je nach Beteiligung der anatomischen Strukturen (▸ Abschn. 2.2). Es können mehrere Schweregrade nebeneinander in einem Nerv vorlie-

◘ Tab. 5.1 Schweregrade kindlicher Paresen des Plexus brachialis

Schweregrad	Verletzte anatomische Strukturen
Ch 1	Hintere Verzweigung des Truncus superior
Ch 2	Truncus superior komplett
Ch 3	Truncus medius und Truncus inferior
Ch 4	Partieller Wurzelausriss
Ch 5	Kompletter Wurzelausriss
Ch 6	Spätfälle, Sekundärrekonstruktionen

Ch »children«

gen. In schweren Fällen kann die Nervenwurzel aus dem Neuroforamen ausgerissen sein, was für die Planung der Rekonstruktion und die Prognose der Regeneration von Bedeutung ist (◘ Tab. 5.1).

In jedem Fall einer axonalen Kontinuitätsunterbrechung beginnt ein Regenerationsprozess, der aus 2 grundlegenden Mechanismen besteht. Distal der Läsionsstelle zerfällt das Axon mit seiner Myelinscheide, es kommt zu einer Proliferation von Schwann-Zellen (Waller-Degeneration). Proximal von der Läsionsstelle kommt es zu einer axonalen Aussprossung mit dem Ziel, das distal zugrundegegangene Axon zu ersetzen. Dieses Wachstum läuft mit einer Geschwindigkeit von ca. 1 mm/Tag, im Idealfall erreicht das neu aussprossende Axon sein ursprüngliches Zielgebiet, z. B. eine neuromuskuläre Einheit, und der Schaden ist behoben.

Finden die Axone keinen distalen Anschluss, entwickelt sich ein Neurom, und die Regeneration bleibt aus. Dies kann der Fall sein, wenn eine komplette Durchtrennung des Nervs vorliegt oder – bedingt durch eine höhergradige intraneurale Zerreißung (Sunderland Grad 3–4, ► Abschn. 2.2) – eine posttraumatische Vernarbung des Nervs eingetreten ist. Wenn die interne Architektur des Nervs bei der Verletzung intakt geblieben ist, können alle Axone innerhalb der Endoneuralrohre bis in die jeweiligen Zielgebiete vorwachsen. Zwischen diesen beiden Extremen sind alle Grade von Teilregeneration möglich.

❯ In der Regel liegt bei Kindern eine Mischung der Schädigungsformen vor, Dehnung, Überdehnung und Zerreißung bestehen nebeneinander.

Aufgrund der anatomischen Besonderheit der Plexusformation kommt es bei Teilregenerationen fast regelhaft zu einer Durchmischung von Fasern, sodass die Axone ein anderes als ihr ursprüngliches Zielgebiet erreichen. Ist

dies eine antagonistische Muskelgruppe, resultieren Kokontraktionen im Sinne einer Massenkontraktion ohne funktionellen Wert. Bei Kindern führen diese muskulären Imbalancen im Lauf des Wachstums regelhaft zu Knochenverbiegungen und Luxationen von Gelenken.

5.1.4 Operative Therapie

Wenn es zu keiner spontanen Regeneration kommt, bestehen die chirurgischen Optionen der Neurolyse, der Nerventransplantation und des extraplexischen Nerventransfers.

Neurolyse Bei Läsionen mit erhaltener Kontinuität des Nervs wird eine spontane Regeneration durch Narben behindert. Handelt es sich um eine oberflächliche Vernarbung, die eine zirkuläre Kompression auf einen anatomisch intakten Nerv ausübt, kann die Regeneration durch Entfernung dieser Narbe (epineurale Neurolyse) in Gang gesetzt werden.

Transplantation Je ausgeprägter die Vernarbung ist, desto mehr intraneurale Strukturen sind irreversibel geschädigt und desto geringer sind auch die Erfolgsaussichten einer ausgedehnten, intraneuralen Neurolyse. In diesen Fällen muss das vernarbte Nervensegment reseziert werden, der entstandene Nervendefekt wird wie bei Defektverletzungen durch Transplantate überbrückt, die als Leitschiene für die von proximal aussprossenden Axone dienen. Die grundlegenden Arbeiten hierzu stammen von Seddon (1947) und Millesi (1962). Als Transplantat wird ein sensibler peripherer Nerv entnommen, in den meisten Fällen der N. suralis, das resultierende asensible Areal an der Fußaußenkante muss in Kauf genommen werden. Das Transplantat wird unter mikroskopischer Vergrößerung mit feinstem Nahtmaterial (10-0 Nylon mit atraumatischer Nadel) in den Defekt eingesetzt. Von besonderer Bedeutung ist, dass an gesunde Nerven koaptiert wird, beide Stümpfe also keine Vernarbungen aufweisen.

Extraplexischer Nerventransfer Wenn die Nervenwurzel innerhalb des Neuroforamens ausgerissen ist, steht kein proximaler Nervenstumpf zur Rekonstruktion zur Verfügung. Der Nerventransfer kann in diesen Fällen aus extraplexischen Quellen erfolgen. Als Spendernerven eignen sich unter anderem der N. accessorius, der N. phrenicus und die Nn. intercostales. Nach erfolgter Regeneration muss die Steuerung der wiedergewonnenen Muskelfunktion über »fremde« kortikale Areale erfolgen. Die Bewegungsmuster müssen umgestellt und neu trainiert werden. Die Erfahrung zeigt jedoch, dass dieses Umlernen bei Kindern mit einer erstaunlichen Leichtigkeit funktioniert.

Indikationsstellung

Die entscheidende Frage, ob eine spontane Regeneration stattfindet oder nicht, kann derzeit nur nach klinischen Kriterien beantwortet werden, da es noch kein bildgebendes Verfahren gibt, das eine direkte Beurteilung des Schweregrads einer Nervenverletzung ermöglicht. Ausnahme ist der radiologische Nachweis eines Wurzelausrisses; dieser stellt eine harte Indikation zur operativen Revision dar.

Die Entscheidung zur operativen Revision wird bei ungenügender oder ausbleibender Regeneration getroffen. Bei den Erb-Paresen kann als orientierendes Kriterium die ausbleibende Regeneration des M. biceps nach 3–4 Monaten (Gilbert et al. 1988) herangezogen werden. Dies begründet sich wie folgt: Bei einer forcierten Traktion des Arms nach kaudal kommt die oberste Wurzel unter Spannung und reißt ab einem bestimmten Gewaltmoment, sodass auch die darunterliegende Wurzel einen Traktionsschaden erleidet. Wenn auch diese reißt, weichen die oberen Nervenstümpfe auseinander, und die weiter kaudal gelegenen Wurzeln geraten unter Spannung, die Traumazone erstreckt sich bis in die unteren Plexusanteile.

Im Fall eines geringgradigen Traktionsschadens des Truncus superior (Axonotmesis) resultiert eine Läsion des N. suprascapularis bzw. auch des N. axillaris. In diesen Situationen ist der M. biceps in der Regel erhalten oder nur gering geschwächt, die Prognose für eine spontane Regeneration der Schultermuskulatur ist günstig. Liegt ein größeres Trauma vor, kommt es zu strukturellen Schäden im Truncus superior (Neurotmesis) mit Ausfall auch des N. musculocutaneus und damit der Bizepsfunktion. Wenn bei den Fasern des N. musculocutaneus nur ein axonaler Schaden vorliegt und damit eine schnelle Erholung möglich ist, ist auch für die stärker geschädigten Schulternerven noch mit einer ausreichenden Spontanregeneration zu rechnen. Falls jedoch bei diesen Nervenfasern eine höhergradige Schädigung vorliegt – ggf. mit Beteiligung des medialen Truncus – ist eine ausreichende Spontanregeneration für die Schulter unwahrscheinlich. Hieraus leiten sich die in der Übersicht dargestellten Indikationen zu operativen Revision der oberen Läsionen ab.

> **Indikationen zur Operation**
> — Ist nach 3 Monaten eine Regeneration des M. biceps eingetreten, kann weiter abgewartet und beobachtet werden, ob die Schulterfunktion sich in adäquatem Maß erholt.
> — Hat sich die Schulterfunktion sich bis zum sechsten Lebensmonat – die rechnerische Regenerationsstrecke ist damit erreicht – nicht ausreichend erholt, sollte operativ revidiert werden.

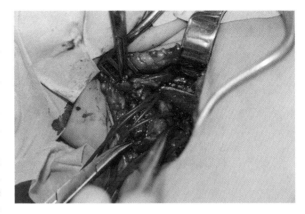

☐ **Abb. 5.2** Intraoperativer Situs nach Exploration von supraklavikulär. Angeschlungen ist das Neurom des Trucus superior

> — Beim Ausbleiben einer spontanen Bizepsfunktion bis zum dritten Monat ist von einer höhergradigen Schädigung auszugehen, damit ist eine ausreichende Spontanregeneration für die Schulter sehr unwahrscheinlich. Hier sollte frühzeitig operativ revidiert und rekonstruiert werden.
> — Bei zusätzlichen Schädigungzeichen der Nervenversorgung des Unterarms und der Hand, die über die ersten Wochen hinaus bestehen bleiben, ist in jedem Fall von einer höhergradigen Schädigung auszugehen und eine Revision anzustreben.

Primäreingriff

Über einen supraklavikulären Zugang, der parallel zur Klavikula gelegt wird, erfolgt eine Darstellung der Nervenwurzeln, der Trunci und der Verzweigungsebene. Ziel ist es zunächst, das Ausmaß der Verletzung zu definieren. Bei den schwereren Verletzungsmustern findet man ein Nebeneinander von intraforaminalen Ausrissen, Regenerationsneuromen abgerissener Wurzeln und Läsionen mit erhaltener Kontinuität. Bei leichteren Verletzungen finden sich Rupturen der oberen Wurzeln und Vernarbungen der Wurzel C7 (☐ Abb. 5.2, ☐ Abb. 5.3, ☐ Abb. 5.4).

Nach der anatomischen Darstellung erfolgt die weitere Differenzierung durch intraoperative elektroneurographische Untersuchungen. Die Qualität der Nervenwurzeln wird durch Schnellschnittuntersuchungen bestimmt, der Nachweis von Ganglienzellen ist beweisend für einen Wurzelausriss. Die Rekonstruktion wird dann entsprechend den oben dargestellten Prinzipien durchgeführt. Es hat sich bewährt, die definitive rekonstruktive Strategie mit den Eltern während einer Operationspause zu diskutieren, wenn alle intraoperativen Informationen vorliegen.

Zwei Besonderheiten des kindlichen Nervensystems können die Entscheidungsfindung in den Fällen wesent-

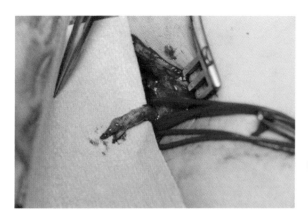

◘ Abb. 5.3   Intraoperativer Situs bei Wurzelausriss, dargestellt das sensible Ganglion spinale (oben) und die motorische Radix ventralis (unten)

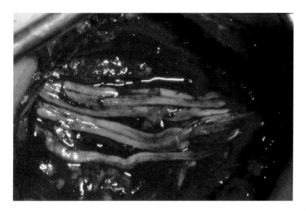

◘ Abb. 5.4   Intraoperativer Situs, Transplantate des N. suralis

lich erschweren, die erst spät zur chirurgischen Intervention gelangen: Die axonale Regeneration erfolgt vergleichsweise schnell, und die kortikale Plastizität ist sehr ausgeprägt. So findet man intraoperativ bei Kindern, die über einen Zeitraum von 1–2 Jahren durch spontane Regeneration ein gewisses Maß an Funktion wiedererlangt haben, häufig ein größeres Schadensausmaß, als man es aufgrund des klinischen Bildes vermuten würde. Die zugrunde liegende spontane Regeneration erfolgte teilweise in narbig und neuromatös veränderten Nervensegmenten, es besteht ein extrem hohes Risiko der Befundverschlechterung, wenn Versuche einer intraneuralen Neurolyse unternommen werden. In bestimmten Fällen mit sehr schlechtem Ausgangsbefund muss dennoch überlegt werden, gewisse Funktionen vorübergehend zu opfern, um ein sinnvolles Regenerationskonzept verwirklichen zu können. Als Minimalfunktionen eines solchen rekonstruktiven Planes gelten:

- Stabile Schulter mit aktiver Außenrotation
- Kräftiger M. biceps
- Aktiver Faustschluss
- Sensible Hand

Die Rekonstruktion der Hand hat wegen der Länge der Regenerationsstrecke eine im Vergleich zur Schulter ungünstigere Prognose, die Hand ist aber bei den kindlichen Paresen seltener betroffen. Die Rekonstruktion konzentriert sich somit auf die Steuerung der Schulter und kann differenzierter erfolgen.

Regenerationsphase und Sekundäreingriffe

❯ Nach der Erstoperation werden die Schulter und der operierte Arm für 10 Tage in einer Kombination aus Gilchrist-Verband und Omega-Kopfgips ruhiggestellt. Diese Phase ist besonders kritisch, da Rupturen der Nervennähte unbemerkt verlaufen und erst dann offensichtlich werden, wenn nach 1–3 Jahren die erwartete Regeneration nicht eingetreten ist.

Für eine erfolgreiche Revisionsoperation ist dann aber bereits die Atrophie der betroffenen Muskeln zu weit fortgeschritten, sodass lediglich Muskelumsetzplastiken als therapeutische Option verbleiben. Die Kinder werden während der Regenerationsphase intensiv krankengymnastisch beübt, Priorität haben die Kontrakturprophylaxe durch passive Übungen sowie aktives Muskelaufbautraining zur Kräftigung der wiedergekehrten Funktion. Die Regeneration ist, abhängig von der Höhe der Läsion, nach 3–5 Jahren abgeschlossen.

Bei verbleibenden funktionellen Defiziten sind Sekundäroperationen indiziert, insbesondere wenn Muskelimbalancen bei partieller Regeneration zu Fehlwachstum führen. Es sollte das Ziel der rekonstruktiven Bemühungen sein, das Entstehen dieser Kontrakturen zu verhindern. Gelingt dies nicht, sollten die operativen Korrekturen frühzeitig durchgeführt werden, bevor weitere sekundäre Schäden entstehen. Häufig auftretende sekundäre Defizite sind die Innenrotationskontraktur der Schulter (Übergewicht des M. subscapularis; ◘ Abb. 5.5, ◘ Abb. 5.6), das Elevationsdefizit der Schulter (Kokontraktion M. teres major und M. latissimus dorsi), die Beugekontraktur des Ellenbogens (Kokontraktion M. biceps und M. triceps) sowie die Beugekontraktur des Handgelenks (Extensionsschwäche der Langfinger und des Daumens).

Innenrotationskontraktur der Schulter

Die Innenrotationskontrakur der Schultergelenks (◘ Abb. 5.7) entsteht bei einer muskulären Imbalance, hervorgerufen durch schwache oder komplett gelähmte Außenrotatoren (M. supraspinatus, M. infraspinatus) in Kombination mit kräftigen Innenrotatoren (hauptsächlich M. pectoralis und M. subscapularis). Es kommt innerhalb von 2–3 Jahren zu einer dorsalen Luxation des Humeruskopfes, die häufig übersehen wird. In der Folge

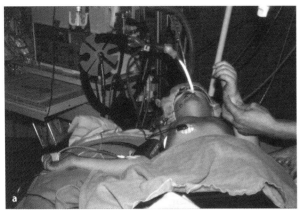
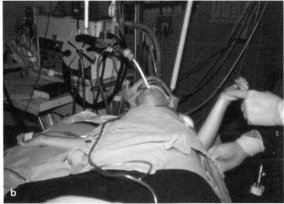

Abb. 5.5a,b Passiver Bewegungsradius nach vorderer Schulterlösung und Innenrotationsosteotomie des Humerus. **a** Innenrotation, **b** Außenrotation

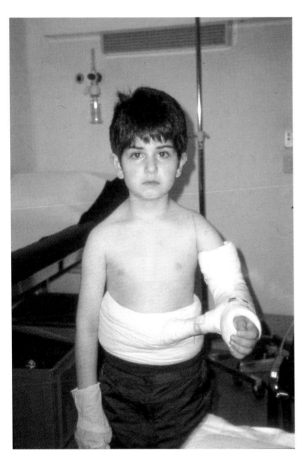

Abb. 5.6 Thoraxabduktionsgips, für 6 Wochen zu tragen

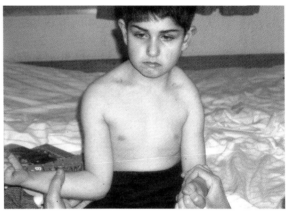

Abb. 5.7 Innenrotationskontraktur präoperativ: Die Neutralstellung wird nicht erreicht. Deutlich sichtbar sind die Veränderungen der Schultersilhouette, hervorgerufen durch die dorsale Luxation des Humeruskopfs.

Die Therapie besteht in der operativen Lösung der vorderen Kapselkontraktur und der Verlängerung der Sehne des M. subscapularis, sodass dann eine Reposition des Humeruskopfes versucht werden kann. Diese gelingt häufig nur, wenn Repositionshindernisse wie die Ausziehungen des Korakoids entfernt werden. Nach Reposition des Humeruskopfes muss geprüft werden, ob ausreichend Bewegungsspielraum zur Innenrotation verbleibt. Ist dies nicht der Fall, muss eine Innenrotationsosteotomie vorgenommen werden (**Abb. 5.9**). Die Deformierungen des Humeruskopfes bilden sich im Verlauf von 2–3 Jahren teilweise zurück. Wenn die Luxation zu spät erkannt wird, sind die Deformierungen häufig schon so weit fortgeschritten, dass eine Reposition des Humeruskopfes nicht mehr möglich ist. In diesen Fällen wird er in der luxierten Position belassen, und die Außenrotation kann durch eine Außenrotationsosteotomie des Humerusschafts verbessert werden.

kommt es zu einer Kontraktur der vorderen Schulterkapsel und einer Verkürzung der Sehne des M. subscapularis. Es resultieren knöcherne Deformierungen, Korakoid und Akromion sind schnabelartig ausgezogen, der Humeruskopf ist abgeflacht (**Abb. 5.8**).

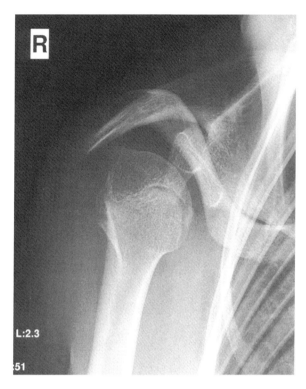

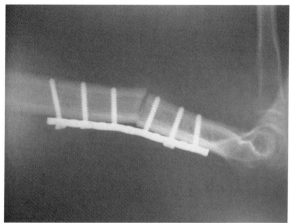

Abb. 5.9   Zustand nach Reklinationsosteotomie des Humerus

Abb. 5.8   Mäßiggradige Deformierung des Humeruskopfs sowie kaudale Verziehung von Korakoid und Akromion als Teil der durch die dorsale Luxation hervorgerufenen sekundären Veränderungen

Beugekontraktur des Ellenbogens

Die Beugekontraktur des Ellenbogens entsteht in Analogie zur Pathophysiologie der Innenrotationskontraktur der Schulter bei kräftigem M. biceps und M. brachialis sowie schwachen Streckern. Der distale Humerus ist hockeyschlägerartig nach ventral verzogen. Die Therapie besteht in einer suprakondylären Reklinationsosteotomie über einen dorsalen Zugang. In einigen Fällen ist eine zusätzliche Tenotomie und z-förmige Verlängerung der Sehne des M. brachialis notwendig.

> Von einer Verlängerung der Bizepssehne wird abgeraten, da die Gefahr eines Verlusts der Beugefunktion des Ellenbogens zu groß ist.

Beugekontraktur des Handgelenks

Ein Übergewicht der Beuger mit entsprechender Fehlstellung des Handgelenks und der Langfinger kann im Rahmen des primären Traumas durch eine isolierte Läsion der dorsalen Verzweigung entstehen oder sekundär nach abgeschlossener Regeneration, wenn die Streckmuskulatur nicht regeneriert ist. Im ersten Fall bieten sich Sehnenumsetzungen, z. B. nach Merle d'Aubigné an. Im Fall einer Teilregeneration der Beuger finden sich keine ausreichen-

de Kraftentwicklung und Feinsteuerung der einzelnen Muskelgruppen, sodass ein Sehnentransfer auf die Streckseite keinen Sinn macht. Die Tenodese des Handgelenks ist mit einer hohen Rezidivrate behaftet, sodass als letzte Option die Arthrodese des Handgelenks besteht. Diese wird mit Gewinde-Kirschner-Drähten durchgeführt, um das Trauma für die Epiphysenfugen zu minimieren.

Späte Rekonstruktionen

Nach 4–5 Jahren ist die Degeneration des Muskelgewebes soweit fortgeschritten, dass keine ausreichende Regeneration mehr möglich ist. Bei diesen Spätfällen, die entweder bisher nicht operiert wurden oder bei denen bestimmte Muskelgruppen nicht oder nicht ausreichend regeneriert sind, ist neben dem Nerventransfer auch ein freier neurovaskulärer Muskeltransfer erforderlich. Als Spendernerven kommen unter anderem der N. accessorius und der N. pectoralis medialis infrage, von der kontralateralen Seite zusätzlich die Wurzel C7. Das Vorgehen ist dreizeitig. Das Nerventransplantat wird in einem ersten Schritt an den Spendernerv koaptiert und bis zur benötigten Stelle vorgelegt. Hier wird dann, wenn entsprechend der Regenerationsstrecke eine ausreichende Regeneration erwartet werden kann, eine Nervenbiopsie entnommen. Zeigt diese eine ausreichende Anzahl von Axonen, wird der freie Muskeltransfer durchgeführt.

5.1.5   Ergebnisse

Patienten mit Verletzungen des Plexus brachialis sind durch eine ausgeprägte Heterogenität des Verletzungsmusters charakterisiert, was die Vergleichbarkeit der Ergebnisse erschwert. Wichtigste prognostische Faktoren sind die Anzahl der verletzten Wurzeln (inklusive des Schweregrads der jeweiligen Läsion) sowie die Frage der

Beteiligung der Hand. Im Vergleich zur Schulter führt die Hand komplexere Bewegungsabläufe durch, und die Regenerationsstrecke ist hier wesentlich länger, beides bedeutet, dass an der Hand nicht die gleichen funktionellen Ergebnisse erzielt werden können wie an der Schulter. Somit ergibt sich die in ◘ Tab. 5.1 genannte Einteilung der Schweregrade in leicht (Läsionen der oberen Wurzeln) über mittelgradig (Läsionen der unteren Wurzeln) bis hin zu den partiellen und kompletten Wurzelausrissen. Die Spätfälle, bei denen im Wesentlichen Muskeltransfers (gestielt oder frei) sowie Korrekturosteotomien durchgeführt werden, müssen gesondert betrachtet werden.

Eine Restitutio ad integrum gelingt nicht. Zur Beurteilung des funktionellen Ergebnisses hat sich die Einteilung in 3 Kategorien als praktikabel erwiesen. Bei einem guten funktionellen Ergebnis sind folgende Kriterien erfüllt: stabile Schulter mit Exorotation, wiederhergestellte Funktion von M. biceps und M. triceps, von Pro- und Supination, Extension und Flexion der Finger. Bei fehlender Exorotation der Schulter, fehlender Pro- und Supination sowie fehlender Streckerfunktion an Oberarm und Hand ist ein mäßiggradiges Ergebnis erzielt. Eine stabile Schulter mit schwachem M. biceps und funktionsloser Hand stellt ein schlechtes Ergebnis dar (◘ Tab. 5.2).

5.2 Armplexusläsionen bei Erwachsenen

Gregor Antoniadis, Thomas Kretschmer

Die chirurgische Behandlung von Läsionen des Plexus brachialis stellt eine Herausforderung für die rekonstruktive Chirurgie dar. Thorburn führte als Erster im Jahr 1896 eine Nervenkoaptation bei einer geschlossenen Plexusläsion durch, die er im Jahr 1900 publizierte (Thorburn 1900). Förster rekonstruierte 64 Läsionen des Plexus brachialis während des ersten Weltkriegs (Förster 1929). Seddon konnte bei 5 transplantierten Patienten mit oberen Plexusläsionen eine nützliche Funktion erzielen. Im Jahr 1963 berichtete er erstmalig über den Interkostaltransfer (Seddon 1963).

Bereits im Jahr 1966 berichteten Merle d'Aubigné und Herbert Seddon im Rahmen einer internationalen Tagung in Paris, dass die chirurgische Behandlung bei kompletten Lähmungen kein funktionell befriedigendes Ergebnis herbeiführen kann. Daraufhin wurde eine konservative Therapie empfohlen (Millesi 2001).

Ende der 1960er-, Anfang der 1970er-Jahre veränderte sich die Nerven- bzw. Plexuschirurgie durch den Einsatz mikrochirurgischer Techniken grundlegend. Durch die mikrochirurgischen Präparationen konnten externe und interfaszikuläre Neurolysen erfolgreich durchgeführt wer-

◘ **Tab. 5.2** Beurteilung der funktionellen Ergebnisse

Kategorie	Funktion
Gut	Stabile Schulter Exorotation der Schulter Beugung und Streckung des Ellenbogens Pro- und Supination Flexion und Extension der Finger
Mäßig	Stabile Schulter, keine Exorotation Beugung des Ellenbogens, keine Streckung Keine Pro- und Supination Flexion der Finger, keine Extension
Schlecht	Stabile Schulter Schwache Beugung des Ellenbogens Keine Handfunktion

den. So konnte die Nervenregeneration in Gang gesetzt oder beschleunigt werden. Mikrochirurgische Nerventransplantationen wurden für spannungsfreie Rekonstruktionen eingesetzt. Die ersten Pioniere der Plexuschirurgie, die mit guten postoperativen Ergebnissen in den letzten Jahrzehnten auf sich aufmerksam machten, waren Hanno Millesi aus Wien und David Kline aus New Orleans.

Es besteht immer noch die Meinung unter vielen Ärzten, dass die postoperativen Ergebnisse bei Plexusläsionen nicht befriedigend seien. Die nicht fachgerechte Beratung von Plexuspatienten ist deswegen manchmal von einem therapeutischen Nihilismus geprägt. Keine Plexusläsion ist gleich, und trotz komplettem Funktionsausfall ist das Regenerationspotenzial nach Versorgung in Abhängigkeit vom Verletzungsmechanismus sehr unterschiedlich. Nicht selten sind beeindruckende Funktionsverbesserungen durch eine adäquate operative Versorgung möglich.

Aus Patientsicht ist die Zufriedenheit mit dem Operationsergebnis regelhaft sehr hoch ausgeprägt, selbst wenn objektiv nur kleine funktionelle Verbesserungen erreicht wurden (Kretschmer et al. 2009). Wesentliche Ziele der Behandlung dieser meist jungen Patienten ist es, einen möglichst hohen Kraftgrad einzelner Muskeln zu erreichen und die Patienten durch entsprechende Behandlung und Nachbetreuung wieder in den Arbeitsprozess zu überführen.

Die Verletzungen des Plexus brachialis bei Erwachsenen sind insgesamt selten, genaue Zahlen für den deutschsprachigen Raum existieren jedoch nicht.

> ❯ Am häufigsten treten traumatische Läsionen des Plexus brachialis bei Zweiradunfällen auf. Die meisten Patienten sind polytraumatisiert und durchlaufen eine langwierige Akuttherapie und Rehabilitation.

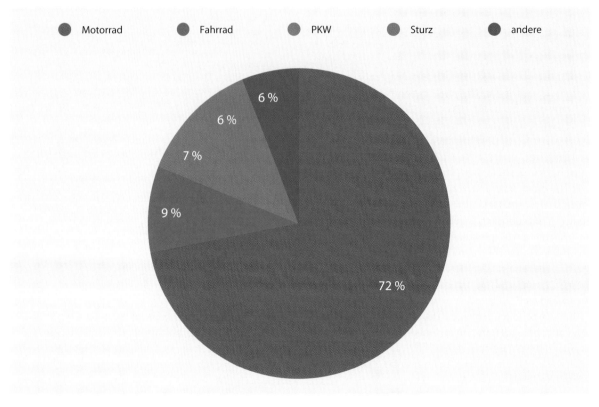

● Motorrad   ● Fahrrad   ● PKW   ● Sturz   ● andere

● **Abb. 5.10**   Unfälle als Ursache für Plexusläsionen. (Adaptiert nach Kretschmer et al. 2009)

Aus diesem Grund werden Plexusläsionen oft verspätet registriert, nämlich dann, wenn der Zustand des Patienten eine neurologische Untersuchung erlaubt. Nach Midha (1997) lagen in einem regionalen Großkrankenhaus in Kanada bei 1,2 % (54 von 45.389) der polytraumatisierten Patienten Plexusläsionen vor. Motorradfahrer machten 4,2 % und Schneefahrzeugfahrer 4,8 % der Gesamtanzahl der Verletzten aus (Midha 1997). Nach Kretschmer et al. (2009) waren in einem Kollektiv von 319 Plexustraumata die Motorradfahrer mit 72 % und die Radfahrer mit 9 % am häufigsten betroffen (● Abb. 5.10).

5.2.1   Anatomie

Der Plexus brachialis wird von den Rami ventrales der Wurzeln C5–Th1 gebildet. Die Rami ventrales vereinigen sich zu den Primärsträngen der Trunci superior, medius und inferior. Diese verlaufen supraklavikulär und teilen sich retroklavikulär jeweils in eine vordere und hintere Aufzweigung auf, um infraklavikulär Sekundärstränge zu formen, die als Fasciculi bezeichnet werden. Alle dorsalen Aufzweigungen bilden infraklavikulär den Fasciculus posterior. Die vorderen Aufzweigungen der Trunci superior und medius vereinigen sich zum Fasciculus lateralis. Die

vordere Aufzweigung des Truncus inferior geht in den Fasciculus medialis über (● Abb. 5.11).

Von einer Präfixation spricht man, wenn der Plexus aus den Zervikalwurzeln C4–C8 gebildet wird, von einer Postfixation, wenn er aus den Wurzeln C6–Th2 entsteht. Topographisch und zur vereinfachten Beschreibung von Plexusläsionen wird zwischen dem supra- und infraklavikulären Teil des Plexus brachialis unterschieden. Auf der Ebene der Trunci und Fasciculi gehen einzelne Nervenäste in einer typischen Folge ab, die komplex ist und eine relativ eindeutige intraoperative Orientierung zulässt.

Supraklavikuläre Äste   Sehr häufig existiert eine Verbindung zwischen der C5-Wurzel und dem N. phrenicus. Diese Verbindung hilft bei der Identifikation der C5-Wurzel. Der erste Ast unterhalb des Neuroforamens, der N. dorsalis scapulae, versorgt den M. levator scapulae und die Mm. rhomboidei. Der N. thoracicus longus, der den M. serratus anterior versorgt, erhält Fasern aus den Wurzeln C5–C7. Aus dem Truncus superior entspringt der N. suprascapularis, der die Mm. spinati versorgt und Äste zum Akromioklavikular- und Schultergelenk abgibt.

Infraklavikuläre Äste   Der N. pectoralis lateralis geht vom Fasciculus lateralis, der N. pectoralis medialis vom Fasci-

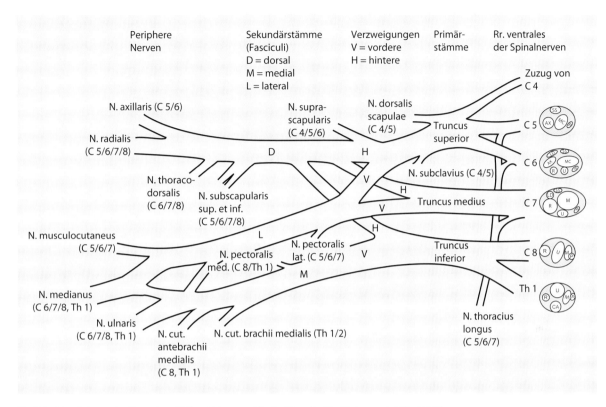

Abb. 5.11   Schema des Plexus brachialis mit Topographie der Wurzeln (Modifiziert nach Millesi 1992)

culus medialis ab, sie versorgen die Mm. pectoralis major et minor. Der N. subscapularis geht vom Fasciculus posterior ab und innerviert den M. subscapularis und den M. teres major. Der M. latissimus dorsi wird vom N. thoracodorsalis versorgt, der vom Fasciculus posterior, in seltenen Fällen direkt vom N. axillaris, abgeht.

Aus den Fasciculi formieren sich folgende Nerven:
- Fasciculus lateralis: N. musculocutaneus und N. medianus (lateraler Anteil der Medianusgabel)
- Fasciculus posterior: N. axillaris und N. radialis, N. thoracodorsalis
- Fasciculus medialis: N. medianus (medialer Anteil der Medianusgabel), N. ulnaris, N. cutaneus brachii medialis und N. cutaneus antebrachii medialis

> Der Plexus brachialis besteht supraklavikulär aus den Nervenwurzeln C5–Th1 und den Primärsträngen (Trunci) und infraklavikulär aus den Sekundärsträngen (Fasciculi).

5.2.2   Klinik

Das klinische Bild bei traumatischen Plexusläsionen ist durch die verschiedenen Läsionsarten gekennzeichnet. Bei einer **kompletten Läsion** sind alle 5 Wurzeln betroffen

(Abb. 5.12). Der ganze Arm ist gelähmt und analgetisch mit Ausnahme eines Streifens an der Innenseite des Oberarms.

Bei den **inkompletten Läsionen** unterscheidet man eine obere und eine untere Plexusläsion:
- Obere Plexusläsion: In Abhängigkeit von der Anzahl der beteiligten Wurzelelemente gibt es grundsätzlich 2 klinische Ausfallmuster:
  - Die Verletzung der Wurzeln C5 und C6 bzw. des Truncus superior mit den entsprechenden Aufzweigungen zu den Fasciculi lateralis und posterior führt zu einer Parese der Abduktoren und Außenrotatoren des Schultergelenks und der Ellenbeuger inklusive des M. brachioradialis. Der Arm hängt schlaff herunter und ist nach innen rotiert. Sensible Störungen sind über dem M. deltoideus an der Außenseite des Ober- und Unterarms nachweisbar.
  - Die Verletzung der Wurzeln C5, C6 und C7 (Truncus medius und Fasciculus posterior) wird auch als **erweiterte obere Plexusläsion** bezeichnet. Bei dieser Läsion treten zusätzlich Paresen des M. triceps brachii, der Hand- und Fingerextensoren aber auch des M. pronator teres und des M. flexor carpi radialis auf. Die Sensibilitätsstörungen betreffen auch die radiale Hälfte der Hand.

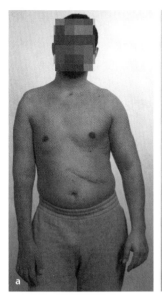
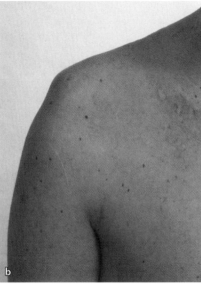
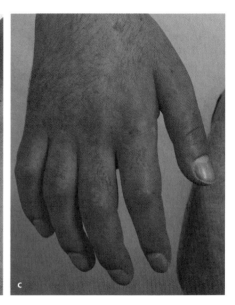

◘ **Abb. 5.12a–c   Plexus-brachialis-Läsion. a** Komplette traumatische Läsion des Plexus brachialis rechts bei Wurzelausrissen C5–C8, **b** Atrophie mit Subluxation am rechten Schultergelenk, **c** Flexionsstellung der Finger rechts

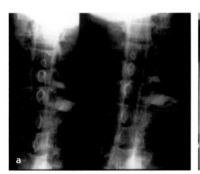
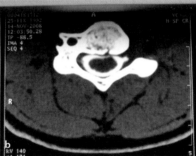
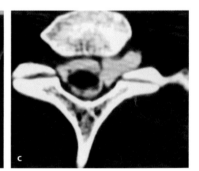

◘ **Abb. 5.13a–c   Wurzelausriss und Pseudomeningozele links. a** Myelographie, **b,c** Myelo-Computertomographie

— Untere Plexusläsion: Durch die Verletzung der Wurzeln C8 und Th1 des Truncus inferior und des Fasciculus medialis besteht ein Ausfall der kleinen Handmuskeln der langen Fingerbeuger, seltener auch der Handbeuger. Die Sensibilität ist an den ulnaren Fingern, der ulnaren Handkante und am ulnaren Unterarm beeinträchtigt.

Eine **isolierte C7-Lähmung** ist sehr selten und betrifft hauptsächlich die vom N. radialis versorgte Muskulatur.

Es gibt 3 **faszikuläre Lähmungstypen:** Beim dorsalen Typ sind der N. axillaris, der N. thoracodorsalis und der N. radialis ausgefallen. Der laterale Typ ist durch einen Befall des N. musculocutaneus und der lateralen Medianusanteile gekennzeichnet. Der N. ulnaris, die medialen Anteile des N. medianus, die Nn. cutaneus brachii und antebrachii medialis sind beim medialen Typ betroffen.

Nach Bonnard et al. (1996) sind Plexusläsionen in 60 % komplett und in 40 % inkomplett. Eine Einteilung entsprechend der Läsionshöhe und longitudinalen Ausdehnung ist auch für die operative Planung von entscheidender Bedeutung.

5.2.3   Diagnostik

Myelographie und Myelo-CT (◘ Abb. 5.13), die über Jahrzehnte die Methoden der Wahl darstellten, sind inzwischen in den Hintergrund getreten. Bei der MR-Neurographie (◘ Abb. 5.14) können mit den CISS- und TRUFI-Sequenzen in sagittaler und koronarer Ausrichtung die intraduralen Filamente sehr gut beurteilt werden (CISS = »constructive interference in steady state«, TRUFI = »true fast imaging with steady state free precession«). Die Methode gilt heute als Methode der Wahl in der Wurzel- und Plexusdiagnos-

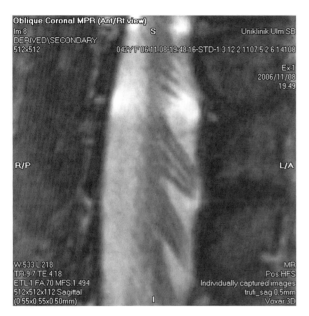

◘ **Abb. 5.14** MR-Neurographie mit TRUFI-Sequenzen zur Darstellung intakter intraduralen Filamente

tik (Schmidt et al. 2012). Mit entsprechender Aufarbeitung der Bilder lassen sich die anatomischen Gegebenheiten von der Wurzelaus- und -eintrittszone über das Neuroforamen und den Plexus bis zu den Nervaufzweigungen hin gut erkennbar darstellen. Wurzelausrisse und neuromatöse Anteile können so ebenso wie Nervendurchtrennungen detektiert werden (▸ Abschn. 2.3.4). Bei beiden Methoden gibt es aber falsch positive und negative Befunde.

Die vor einigen Jahren noch häufiger durchgeführte **intradurale Wurzelinspektion** (◘ Abb. 5.15, ◘ Abb. 5.16) über eine Hemilaminektomie ist heute bei optimaler bildgebender Diagnostik extrem selten erforderlich.

Nervenwurzelausriss

Diese Läsion wird auch als supra- oder präganglionäre Läsion bezeichnet. Bei einem Wurzelausriss besteht keine Hoffnung auf eine spontane Regeneration. Zum Nachweis eines Wurzelausrisses können folgende Untersuchungen herangezogen werden:

- In der bildgebenden Diagnostik sind Ausrisse der intraduralen Filamente nachweisbar.
- Elektromyographisch und klinisch kann ein Ausfall der tiefen paraspinalen und segmental versorgten Halsmuskeln nachgewiesen werden.
- Bei einem Wurzelausriss kommt es nicht zu einer Waller-Degeneration der sensiblen Anteile, da das trophische Zentrum der sensiblen Fasern im Spinalganglion lokalisiert ist. Bei der sensiblen Neurographie ist die Nervenleitfähigkeit erhalten.
- Das Hoffmann-Tinel-Zeichen ist bei Wurzelausrissen negativ, da infraganglionär kein Neurom vorliegt. Ein

Hoffmann-Tinel-Zeichen kann jedoch positiv sein, wenn nicht alle Nervenwurzeln ausgerissen und zusätzlich periphere Läsionen vorhanden sind.
- Es findet sich eine Hyperhidrose der Hand bei gleichzeitiger Anästhesie.
- Bei Nervenwurzelausrissen C8 und Th1 tritt sehr häufig ein Horner-Syndrom (Schädigung des Halsgrenzstranges) auf.
- Der Ninhydrin- und Histamintest ist regelrecht. Dieser zeitaufwendige Test ist eher unbedeutend für die Plexusdiagnostik.

Diagnostik bei Nervenwurzelausriss
- MR-Neurographie (3D-CISS) und CT-Myelographie pathologisch
- Denervierungszeichen der tiefen paraspinalen Nackenmuskulatur (EMG, neurologische Untersuchung)
- Sensible NLG normal
- Motorische NLG nicht messbar
- Hoffmann-Tinel-Zeichen negativ
- Ninhydrin- und Histamintest regelrecht (entbehrlich)

Nervenwurzelabriss

Bei der infraganglionären oder postganglionären Wurzelläsion ist die Verbindung zwischen Spinalganglion und peripheren Anteilen der Nervenfasern unterbrochen.
- Im proximalen Nervenstumpf bildet sich ein Neurom mit einem positiven Hoffmann-Tinel-Zeichen.
- Elektroneurographisch liegt keine Leitfähigkeit der sensiblen und motorischen Nervenfasern vor.
- Das Elektromyogramm der tiefen paraspinalen Halsmuskeln ist normal.
- In der Bildgebung (MR-Neurographie oder Myelographie und Myelo-CT) sind intakte intradurale Filamente nachweisbar.
- Bei radikulärer Schädigungslokalisation besteht in den asensiblen Hautarealen teilweise auch eine normale Schweißsekretion. Bei globaler Armplexusschädigung tritt eine Anhidrose auf.
- Der Nihydrin- und Histamintest ist pathologisch.

Diagnostik bei Nervenwurzelabriss
- MR-Neurographie (3D-CISS) und CT-Myelographie normal
- Normal innervierte tiefe paraspinale Nackenmuskulatur
- Motorische und sensible NLG nicht messbar
- Hoffmann-Tinel-Zeichen positiv
- Ninhydrin- und Histamintest pathologisch

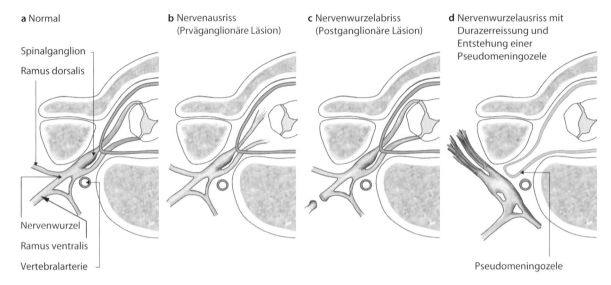

a Normal

Spinalganglion
Ramus dorsalis

Nervenwurzel
Ramus ventralis
Vertebralarterie

b Nervenausriss
(Prväganglionäre Läsion)

c Nervenwurzelabriss
(Postganglionäre Läsion)

d Nervenwurzelausriss mit
Durazerreissung und
Entstehung einer
Pseudomeningozele

Pseudomeningozele

◻ **Abb. 5.15a–d   Wurzelinspektion (schematisch). a** Intakte Wurzel, **b** ausgerissene Filamente, **c** Wurzelabriss (extraforaminal), **d** Pseudomeningozele bei ausgerissenen Filamenten

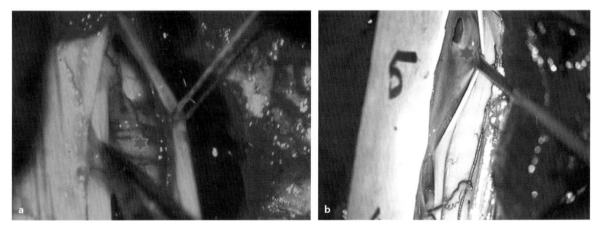

◻ **Abb. 5.16a,b   Wurzelinspektion bei intraduraler Freilegung. a** Intakte Nervenwurzel C5, **b** leere Nervenwurzeltasche C5 (*Stern*)

In einigen Fällen gestaltet es sich sehr schwierig, einen Nervenwurzelausriss von einem -abriss zu unterscheiden. Dies gelingt dann unter Umständen erst während der intraoperativen supraklavikulären Freilegung. Da es aber auch Mischformen gibt, ist eine eindeutige Differenzierung nicht immer möglich. Es sei betont, dass eine Pseudomeningozele kein Indiz dafür ist, dass alle Filamente ausgerissen sind. Insbesondere bei Säuglingen kann trotz Pseudomeningozelen eine spontane Rückkehr der Funktion vorkommen.

Birch (2011) beschrieb eine transitionelle Zone außerhalb des Rückenmarks, die sich auf verschiedenen Ebenen entlang der Filamente erstreckt. Die Filamente innerhalb dieser Zone weisen unterschiedliche histologische Bilder auf. Entsprechend dieser Tatsache klassifizierten Schenker

und Birch die präganglionären Wurzelläsionen folgendermaßen (◻ Abb. 5.17; Birch 2011):
— Typ A: ausgerissene Filamente zentral der transitionellen Zone (echte Wurzelausrisse)
— Typ B: ausgerissene Filamente distal der transitionellen Zone
  — Typ B1: Durariss im Spinalkanal, das Spinalganglion ist verlagert
  — Typ B2: Durariss intraforaminal, das Spinalganglion liegt mehr oder weniger im Nacken
  — Typ B3: Dura intakt, das Spinalganglion ist verlagert
  — Typ B4: Dura intakt, das Spinalganglion ist nicht verlagert, entweder die vorderen oder die hinteren Filamente sind intakt

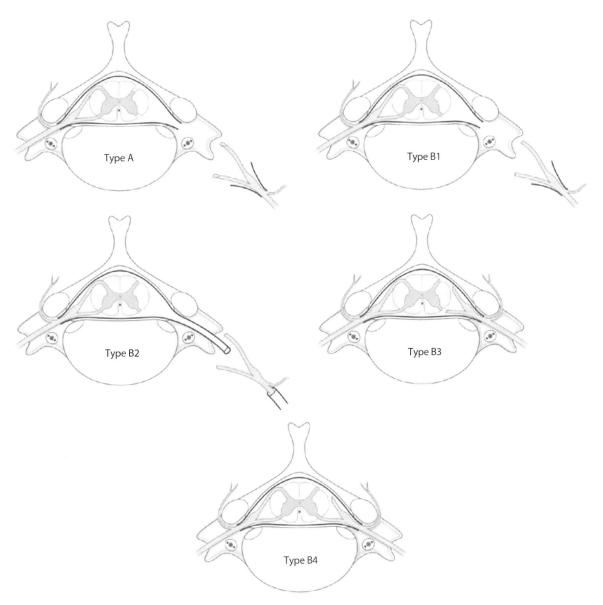

Abb. 5.17 Klassifikation der Nervenwurzelausrisse nach Berthold. (Aus Birch 2011)

Läsionen der Primärstränge

Die Primärstränge können einzeln oder komplett betroffen sein. In solchen Fällen sind die proximal versorgten Muskeln (Mm. rhomboidei, M. levator scapulae, Mm. spinati und M. serratus anterior) mitbetroffen. Supraklavikulär ist ein positives Hoffmann-Tinel-Zeichen nachweisbar.

Läsionen der Sekundärstränge und Terminaläste

Am häufigsten sind Läsionen der infraklavikulären Plexusanteile, die zum Teil mit Verletzungen der A. und V. subclavia und brachialis kombiniert sind. Meistens sind die Fasciculi posterior und lateralis mit ihren Ästen betroffen.

> Entlang der longitudinalen Ausdehnung werden die Läsionen in die Nervenwurzelausrisse, Nervenwurzelabrisse, Läsionen der Primärstränge, der Verzweigungen, der Sekundärstränge und der Terminaläste eingeteilt.

5.2.4 Einteilung der Läsionen

Zum Zeitpunkt der Verletzungen des Plexus brachialis wird das klinische Erscheinungsbild in offene und geschlossene Läsionen eingeteilt. Bei **offenen Plexusläsionen** sind in der Regel Weichteil- und Gefäßverletzungen gleichzeitig vorhanden. Sie sind, genauso wie Schussverletzungen, in Mitteleuropa sehr selten. Eine primäre Versorgung ist nur bei glatten Schnittverletzungen der Plexuselemente indiziert. Bei stumpfen Durchtrennungen ist die Nervenrekonstruktion als frühe Sekundärversorgung in 3 Wochen vorzuziehen. Bei Schussverletzungen liegen meist inkomplette Lähmungen vor, die mehrere Plexusanteile betreffen können. Diese Läsionen werden in der Regel zwischen dem dritten und vierten Monat operativ versorgt.

Geschlossene Plexusläsionen sind am häufigsten anzutreffen. Eine primäre operative Behandlung ist nur bei Nachweis eines raumfordernden Hämatoms indiziert. Bei dislozierten Klavikula-/Schulter- oder Humeruskopffrakturen ist die Wahrscheinlichkeit für das Vorliegen einer substanziellen Plexusläsion höher. Wenn neurologische Störungen vorliegen, ist im Rahmen der osteosynthetischen Frakturversorgung eine Exploration des Plexus sicherlich sinnvoll, vorausgesetzt es steht ein in der Plexuschirurgie erfahrener Operateur zur Verfügung.

Patienten mit geschlossenen Plexusläsionen müssen nach Möglichkeit 2 Wochen nach dem Trauma neurologisch und neurophysiologisch untersucht werden. Diese Untersuchungen *müssen* in der Regel alle 4 Wochen wiederholt werden, um Zeichen einer Nervenregeneration zu detektieren. Bildgebende Untersuchungen zum Ausschluss von Wurzelausrissen werden so schnell wie möglich, spätestens bis zur sechsten Woche nach dem Trauma, durchgeführt. Liegen Wurzelaus- oder -abrisse vor, sind die Revision und Rekonstruktion kurzfristig anzustreben, da keine Spontanerholung stattfinden wird. Das Timing der Operation wird in ▶ Abschn. 5.2.5 genau erläutert.

Der Schweregrad der Schädigung von Teilen des Plexus brachialis muss nach 2 Gesichtspunkten beurteilt werden, nach der Kontinuität der Nervenstrukturen sowie nach dem Grad der Fibrose. Je nach Kontinuitätsunterbrechung erfolgte früher die Einteilung nach Seddon in Neurapraxie, Axonotmesis und Neurotmesis. Heute wird die Einteilung in 5 Gruppen nach Sunderland sowie in die Typen A bis C nach Millesi (Fibrosegrad) verwendet (▶ Abschn. 2.2).

5.2.5   Indikationsstellung und Timing

Eine Läsion **Grad 1** kann durch eine elektrophysiologische Untersuchung erfasst werden. Da die Kontinuität der Axone intakt ist, bleibt die Stimulationsfähigkeit der klinisch gelähmten Muskulatur erhalten. Eine spontane Regeneration ist in den meisten Fällen möglich. Wenn diese nach 3 Monaten nicht eingesetzt hat, liegt offenbar ein Schaden im Sinne von Grad IA oder IB vor, und eine Neurolyse ist angezeigt.

Die Schädigungsgrade 2–4 können klinisch nicht unterschieden werden. Bei einer Läsion **Grad 2 und evtl. Grad 3** kann man jedoch erwarten, dass eine Regeneration in Gang kommt, was sich durch Wandern des Hoffmann-Tinel-Zeichens nach distal manifestiert. Da die spontane Regeneration bei Vorliegen eines Schadens Grad 2 einige Monate in Anspruch nehmen kann, wird man die Entscheidung ebenfalls nach 3 Monaten treffen können.

Wenn zu diesem Zeitpunkt keine Regeneration in Gang kommt, dann liegt ein Schaden von Grad 2A, 2B oder 3 vor. Eine operative Freilegung muss erfolgen. In diesen Fällen wird wie bei Grad 1 eine äußere Neurolyse in Kombination mit Epineurotomie oder Epineurektomie vorgenommen. Bei einer Läsion Grad 3B, d. h. bei vorhandener interfaszikulären Fibrose, ist eine Regeneration nicht möglich. Nach Resektion des fibrotischen Nervengewebes wird eine Rekonstruktion mittels autologer Transplantation durchgeführt. Eine solche ist bei den Läsionen **Grad 4** (nur intaktes Epineurium) oder **Grad 5** (komplette Nervendurchtrennung) auf jeden Fall erforderlich. Bei allen oben genannten Läsionen ist vorausgesetzt, dass ein Nervenwurzelausriss ausgeschlossen ist.

Diese eher theoretische Einteilung findet man der Praxis jedoch nicht vor. Intraoperativ liegen Mischbilder von Nervenwurzelausrissen, extra- und intraneuralen Fibrosen, Kontinuitätsläsionen und Neuromen vor. Die Entscheidung, ob eine Neuroylse oder eine autologe Transplantation durchgeführt wird, kann nur an Ort und Stelle getroffen werden.

❯ **Die Patienten werden alle 4 Wochen bis zum dritten Monat nach dem Unfall untersucht. Wenn bis zu diesem Zeitpunkt weder neurologisch noch neurophysiologisch eine Regeneration eingetreten ist, muss die operative Behandlung zwischen dem dritten und vierten Monat, spätestens aber bis zum sechsten Monat durchgeführt werden. Liegen aber Nervenwurzelausrisse vor, empfehlen wir eine Operation zwischen der sechsten und achten Woche nach der Verletzung (❑ Abb. 5.18; Antoniadis 2011).**

In den letzten Jahren wird von einigen Nervenchirurgen aus Großbritannien propagiert, die Operation so früh wie möglich vorzunehmen. Durch eine frühe Freilegung der durchtrennten Plexusstrukturen ist eine exakte Zuordnung der korrespondierenden Faszikel möglich (Birch 2011). Was aber bei der Primärversorgung übersehen werden kann, ist eine intraneurale Läsion durch ein Traktionstrauma, die sekundär zu einem Kontinuitätsneurom führen kann.

Die Realität zeigt, dass die meisten Patienten mit Plexusläsionen polytraumatisiert sind und die Versorgung

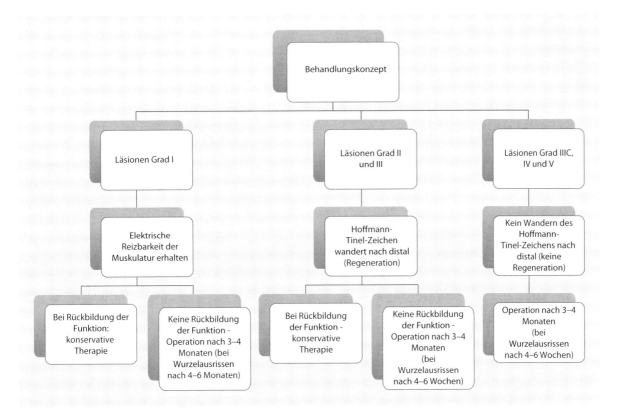

■ **Abb. 5.18**   Versorgungsalgorithmus bei geschlossenen Plexusläsionen

der akuten Verletzungen Vorrang haben muss. Es ist deswegen nachvollziehbar, dass diese Patienten erst später, in einem stabilen Zustand, den Plexuschirurgen vorgestellt werden. Dennoch sollte betont werden, dass die Patienten einen entscheidenden Vorteil besitzen, wenn dies so früh wie möglich geschieht. Auch am eigenen Patientengut konnte eindrücklich demonstriert werden, wie die erreichbaren Kraftgrade deutlich vom Versorgungszeitpunkt beeinflusst werden (Kandenwein et al. 2005). Von entscheidender Bedeutung ist somit, dass eine Läsion des Plexus brachialis so früh wie möglich entdeckt und diagnostiziert wird.

❯ Die Praxis zeigt, dass zeitliche Verzögerungen nach wie vor ein Problem darstellen, und viele Patienten erst nach mehr als 3 oder 4 Monaten operiert werden können. Dies hat einen wesentlichen Einfluss auf die erreichbaren funktionellen Resultate.

Eine Reimplantation der ausgerissenen intraduralen Filamente an das Myelon wird von einigen Autoren in den ersten Tagen, bis zu 2 Wochen nach dem Unfall, empfohlen (■ Abb. 5.19; Carlstedt 1995, 2007, Htut et al. 2007). Es

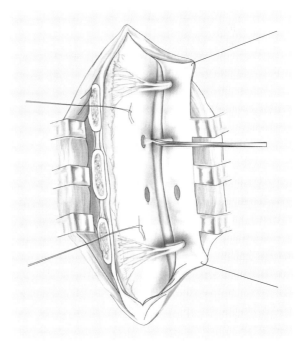

■ **Abb. 5.19**   Reimplantation einer ausgerissenen Nervenwurzel am Rückenmark

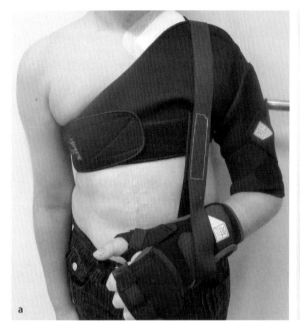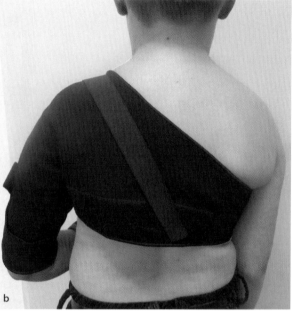

◘ Abb. 5.20a,b Spezialschiene für Patienten mit Plexusläsionen zur Stabilisierung der Schulter und mit leichter Extensionsstellung des Handgelenks. (Mit freundlicher Genehmigung von Sabine Haas-Schinzel, Ulm)

wurden inzwischen mehrere Patienten mit zum Teil guten Ergebnissen operiert. Das Hauptproblem liegt darin, dass bei der Reimplantation das Aussprossen der Nervenfasern dem Zufall überlassen wird und es zu Kokontraktionen kommt, welche die postoperativen Ergebnisse negativ beeinflussen. Zum jetzigen Zeitpunkt kann die Reimplantation der Wurzeln nicht als Standardtechnik empfohlen werden.

5.2.6 Konservative Therapie

Von Anfang an muss der Patient physiotherapeutisch behandelt werden. Eine zusätzliche Ergotherapie ist in den meisten Fällen notwendig. Bezüglich einer Elektrotherapie herrschen kontroverse Meinungen. Durch eine unter fachmännischer Anleitung richtig dosierte Elektrobehandlung kann ein längeres Aufrechterhalten der Muskelfasern erzielt werden, bis die Nervenregeneration vollzogen ist.

Sowohl dem Patienten als auch dem betreuenden Arzt muss klar vermittelt werden, dass eine konservative Therapie über mehrere Jahre erforderlich ist. Ein besonderes Augenmerk sollte auf die Mobilisierung der Gelenke zur Vermeidung von Kontrakturen gelegt werden. Zur Stabilisierung des Schultergelenks ist die Anfertigung spezieller Schienen erforderlich (◘ Abb. 5.20), die ständig getragen werden müssen.

> **Therapie der Plexusläsionen**
> Die Behandlung besteht aus 3 Säulen:
> ▬ Physiotherapie und Ergotherapie
> ▬ Primäre operative Versorgung des Plexus brachialis
> ▬ Sekundäre Eingriffe mit Muskel- und Sehnentransfers nach Abschluss der Nervenregeneration (► Kap. 8)

5.2.7 Operative Therapie

Die Freilegung des Plexus brachialis wird in Rückenlage mit Unterpolsterung der Schulter durchgeführt. Der Kopf ist zur Gegenseite geneigt und gedreht, sodass die supraklavikuläre Region gut zugängig ist. Für die Präparation der supra- und infraklavikulären Region sitzt der Operateur im Winkel zwischen Kopf und Arm, für die supra- und infraaxilläre Freilegung im Winkel zwischen Arm und Thoraxwand.

Die Präparation erstreckt sich von den oberen Wurzeln supraklavikulär bis zur axillären Region. Ein langer zickzackförmiger Hautschnitt ist nicht mehr erforderlich. Ein Hautschnitt supraklavikulär, parallel zur Klavikula, und ein zweiter infraklavikulär, über dem Sulcus deltoi-

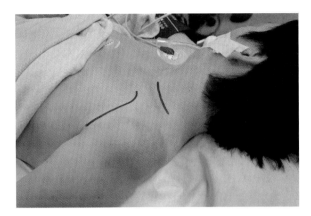

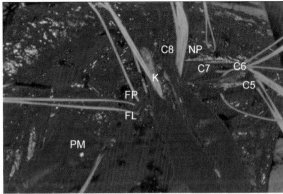

◻ **Abb. 5.21**   Angezeichnete Hautschnitte zur Darstellung des kompletten Plexus brachialis. Der Patient ist auf dem Rücken gelagert, die Schulter ist unterpolstert und der Kopf zur Gegenseite gedreht.

◻ **Abb. 5.22**   Darstellung des supraklavikulären Plexus brachialis links. *K* Klavikula, *NP* N. phrenicus, *FL* Fasciculus lateralis, *FP* Fasciculus posterior, *PM* M. pectoralis minor

deopectoralis, genügen vollkommen, um den gesamten Plexus brachialis übersichtlich darzustellen (◻ Abb. 5.21).

Die operative Technik ist von Operateur zu Operateur verschieden. Entsprechend den Grundsätzen der peripheren Nervenchirurgie muss die Präparation immer im gesunden Gewebe beginnen. Bei ausgedehnten Vernarbungen orientiert man sich an einigen anatomischen Landmarken. Supraklavikulär befinden sich der M. omohyoideus und der N. phrenicus, der über dem M. scalenus anterior verläuft. Infraklavikulär beginnt die Präparation an den Nerven des Oberarms in Höhe der Axilla. Die Klavikula muss nicht durchtrennt werden, da die retroklavikulären Plexusanteile mikrochirurgisch von supra- und infraklavikulär inspiziert werden können (Antoniadis 2011).

Freilegung der Fossa supraclavicularis

Nach dem Hautschnitt und der Durchtrennung des Platysmas stößt man auf das Operationsgebiet mit den Nn. supraclaviculares und der V. jugularis externa. Die Vene kann ligiert und durchtrennt werden. Die sensiblen Supraklavikularnerven werden geschont. Die A. transversa colli und der M. omohyoideus werden angeschlungen. Der nächste Schritt ist die Darstellung des M. scalenus anterior, der hinter dem M. sternocleidomastoideus verläuft, und des N. phrenicus.

Verfolgt man den N. phrenicus nach kranial, stößt man auf die C4-Wurzel, die in der Regel intakt ist. Von hier aus wird nach kaudal präpariert und die C5-Nervenwurzel identifiziert. Die Wurzel nach peripher verfolgend erreicht man den Truncus superior, dann kann retrograd die C6-Nervenwurzel freigelegt werden. Der erste Ast der C5-Wurzel ist der N. dorsalis scapulae, der erste Ast des Truncus superior ist der N. suprascapularis.

Nach Teilspaltung des M. scalenus anterior können die C7-Nervenwurzel und der Truncus medius präpariert werden. Die Darstellung der C8- und Th1-Nervenwurzeln wie auch des Truncus inferior kann oft erst nach einer ausgedehnten Skalenotomie erfolgen. Der N. thoracicus longus, der in der Regel von Zuflüssen aus den Wurzeln C5–C7 gebildet wird, verläuft hinter dem M. scalenus anterior und kreuzt den äußeren Rand der ersten Rippe. Infraklavikulär liegt er an der lateralen Thoraxwand und erreicht den M. serratus anterior (◻ Abb. 5.22 u. ◻ Abb. 5.23; Chung et al. 2012, Kim et al. 2008, Millesi 1992).

Freilegung der Fossa infraclavicularis

Nach dem Hautschnitt wird der Sulcus deltoideopectoralis aufgesucht. Zwischen beiden Muskeln stößt man auf die V. cephalica und nach Anheben der Muskeln werden die Fascia pectoralis profunda, Fascia clavipectoralis und Fascia coracoclavicularis erreicht. Alternativ kann auch stumpf transmuskulär in Längsrichtung der Muskelfasern durch den M. pectoralis major bis zur tiefen Faszie eingegangen werden. In diesem Bereich verlaufen die Äste der A. thoracoacromialis und die Nn. pectorales zum M. pectoralis major. Die V. cephalica wird weggehalten und ein stumpfer Sperrer an beiden Muskeln angebracht.

Bei Präparation in der Tiefe wird der Plexus brachialis kranial und kaudal des M. pectoralis minor in der Mohrenheim-Grube dargestellt. Der anhaftende Fettkörper sollte nach Möglichkeit gestielt belassen und nach lateral retrahiert werden. Unter und medial des M. pectoralis minor stößt man auf den Fasciculus lateralis. Lateral und dorsal davon findet man den Fasciculus posterior. Der Fasciculus posterior wurde im Hinblick auf seinen Bezug zur A. subclavia benannt, d. h. er liegt in der Ebene dorsal der Arterie. Diese sollte deswegen vorher identifiziert worden sein. Die A. subclavia liegt medial des Fasciculus lateralis.

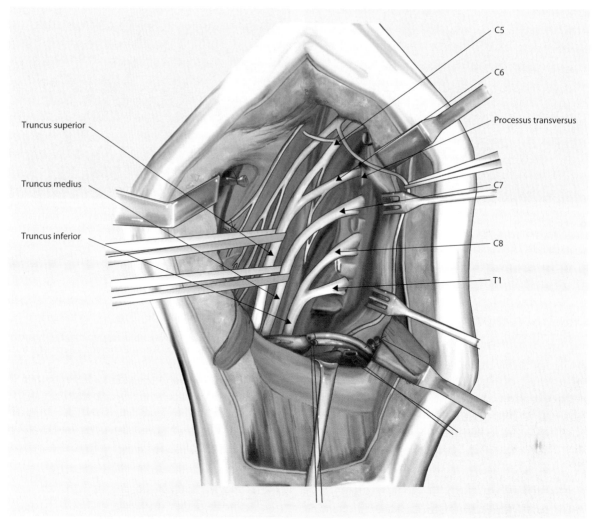

Truncus superior

Truncus medius

Truncus inferior

C5

C6

Processus transversus

C7

C8

T1

◘ **Abb. 5.23**   Supraklavikuläre Freilegung des Plexus brachialis rechts

Weiter medial liegt die V. subclavia, die nicht präpariert werden muss. Vom Fasciculus lateralis gehen die Nn. pectorales laterales ab.

In der Tiefe zwischen Fasciculus lateralis und A. subclavia findet man den Fasciculus medialis. Präpariert man in kranialer Richtung entlang der Fasciculi, stößt man auf die Verzweigung zu den Primärsträngen. Die Verbindungen zwischen Klavikula und Halsfaszien werden gespalten. Diese Präparation wird ermöglicht, in dem man den lateralen klavikulären Ursprung des M. pectoralis major ablöst. Die Klavikula wird mit einem Gefäßbändchen angeschlungen. Der M. subclavius kann entweder angeschlungen oder durchtrennt werden. Die A. und V. suprascapularis, die retroklavikulär von medial nach lateral verlaufen, werden ebenfalls angeschlungen. Durch maximalen Zug an der Klavikula kann nicht nur die retroklavikuläre Region, sondern auch der untere Anteil des Plexus brachialis im Trigonum omoclaviculare eingesehen werden.

Nach Darstellung der Sekundärstränge im Raum zwischen Klavikula und M. pectoralis minor, wird der Muskel unterfahren und angeschlungen. Die Fasciculi lateralis und posterior werden nach kaudal präpariert, indem man den angeschlungenen M. pectoralis minor hochzieht. Die weitere Präparation erfolgt dann in der supraaxillären Region kaudal des M. pectoralis minor. Der Fasciculus lateralis teilt sich in den N. musculocutaneus und den medialen Anteil, der zur Medianusgabel führt. Beim Eingehen dorsal des Fasciculus lateralis stößt man auf den Fasciculus posterior, der sich hier in den N. radialis und den N. axillaris teilt. Der N. axillaris zieht nach dorsolateral in Richtung der lateralen Achsellücke. Weiter nach proximal gehen von der Unterseite des Fasciculus posterior der N. thoracodorsalis und der N. subscapularis ab. In machen Fällen kann der N. thoracodorsalis direkt vom N. axillaris entspringen. Medial des Fasciculus lateralis lässt sich die A. axillaris aufsuchen.

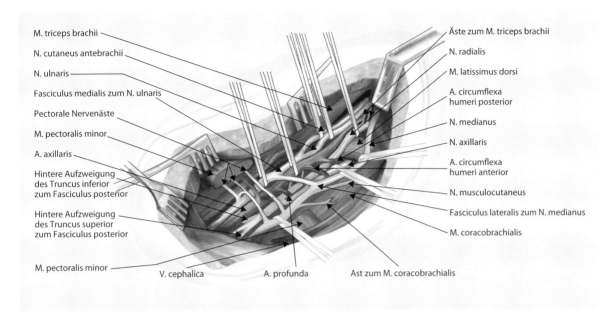

M. triceps brachii

N. cutaneus antebrachii

N. ulnaris

Fasciculus medialis zum N. ulnaris

Pectorale Nervenäste

M. pectoralis minor

A. axillaris

Hintere Aufzweigung
des Truncus inferior
zum Fasciculus posterior

Hintere Aufzweigung
des Truncus superior
zum Fasciculus posterior

M. pectoralis minor

V. cephalica

A. profunda

Ast zum M. coracobrachialis

Äste zum M. triceps brachii

N. radialis

M. latissimus dorsi

A. circumflexa
humeri posterior

N. medianus

N. axillaris

A. circumflexa
humeri anterior

N. musculocutaneus

Fasciculus lateralis zum N. medianus

M. coracobrachialis

◻ Abb. 5.24   Infraklavikuläre Freilegung des Plexus brachialis rechts

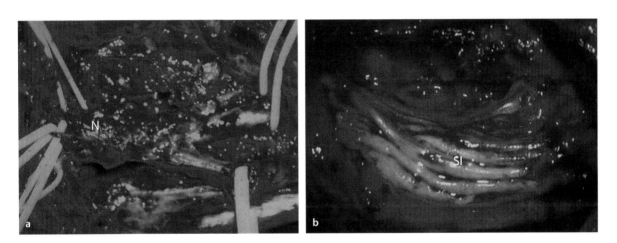

◻ Abb. 5.25   **a** Neurom (*N*) des Truncus superior rechts, **b** nach Resektion des Neuroms Rekonstruktion mit Suralisinterponaten (*SI*)

Durch Weghalten des M. pectoralis minor nach medio-kaudal wird medial der Arterie der Fasciculus medialis mit seiner Aufteilung in den N. ulnaris, den lateralen Anteil zur Medianusgabel, den N. cutaneus antebrachii medialis und den N. cutaneus brachii medialis sichtbar. Weiter medial und ventral liegt die V. axillaris (◻ Abb. 5.23 u. ◻ Abb. 5.24; Chung et al. 2012, Kim et al. 2008, Millesi 1992).

> ❯ Gute anatomische Kenntnisse, ausreichende Erfahrung in der rekonstruktiven Nervenchirur-gie und das entsprechende Equipment sind die Voraussetzungen für eine erfolgreiche Durchfüh-rung von Eingriffen am Plexus brachialis.

Wiederherstellung der Kontinuität bei Kontinuitätsunterbrechung oder Kontinuitätsneurom

Bei Kontinuitätsverlust und Vorliegen eines Kontinuitäts-neuroms wird nach Neuromentfernung und Anfrischung der Stümpfe eine autologe Transplantation vorgenommen. Als Transplantate können die Suralis- und Saphenusner-ven und der N. cutaneus antebrachii medialis herangezo-gen werden. Der meistverwendete Nerv ist sicherlich der N. suralis. (◻ Abb. 5.25 u. ◻ Abb. 5.26).

Bei kompletten Plexusläsionen ist eine Wiederher-stellung der Kontinuität aller Plexuselemente in der Regel nicht immer möglich. Ein Grund dafür ist, dass nicht ge-nügend Transplantate zur Verfügung stehen, insbesondere

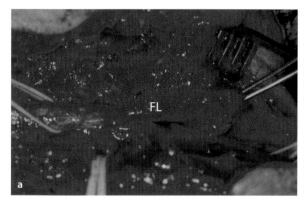 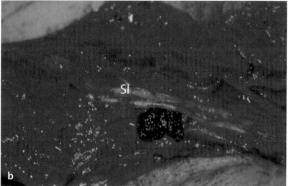

■ **Abb. 5.26**   **a** Kontinuitätsläsion des Fasciculus lateralis (*FL*), **b** Rekonstruktion mit Suralisinterponaten (*SI*)

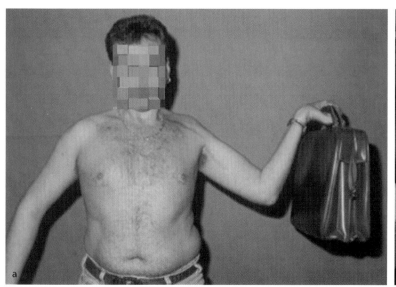 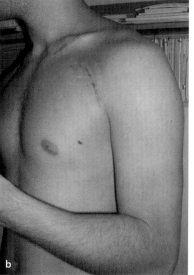

■ **Abb. 5.27**   **a** Zustand nach Rekonstruktion des Fasciculus lateralis, **b** nach autologer Transplantation des N. musculocutaneus

bei multiplen langstreckigen Nervendefekten. Millesi postulierte, dass in solchen Fällen Prioritäten gesetzt werden müssen. Diese Prioritäten hängen von der Wichtigkeit der Funktion für den Patienten und von der Erfolgsaussicht ab. Die wichtigsten Nerven, die nach Millesi rekonstruiert werden müssen, sind in der Reihenfolge ihrer Wichtigkeit: N. musculocutaneus, N. suprascapularis, N. axillaris, N. thoracodorsalis, N. thoracicus longus, N. medianus und N. radialis (Millesi 2001).

In einer Studie von Kandenwein et al. (2005) an 134 Patienten mit traumatischen Plexusläsionen zeigten nur 2 % präoperativ einen Kraftgrad ≥3 (entsprechend der Louisiana State University Health Sciences Center Scale [LSUHSC]). Dieser Anteil stieg postoperativ auf 52 % an. Eine nützliche Bizepsfunktion (KG>3) wurde postoperativ in 57 % erreicht (■ Abb. 5.27). Die besten Ergebnisse zeigten die Patienten, die innerhalb der ersten 5 Monate nach dem Trauma operiert werden konnten (Kandenwein et al. 2005).

In einer Arbeit von Sulaiman und Kline (2012) wurden 201 Plexuselemente bei 71 operierten Patienten mit Plexusläsionen nach der LSUHSC-Scale ausgewertet. In 130 Fällen konnte ein Kraftgrad ≥3 erzielt werden.

Birch (2011) publizierte Ergebnisse von 585 rekonstruierten Plexuselementen bei 228 operierten Patienten. 65,1 % der frühoperierten Patienten (0–7 Tage nach dem Trauma) erreichten die besten Ergebnisse, 23,5 % der Patienten mit spät durchgeführten Operationen (113–182 Tage nach der Verletzung) erreichten die schlechtesten.

❯ Bei kompletten Läsionen muss der gesamte Plexus brachialis von den Nervenwurzeln extraforaminal bis zur Axilla dargestellt werden.

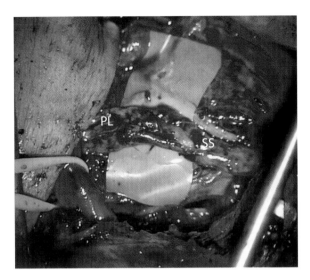

◘ Abb. 5.28 Intraplexaler Transfer des N. pectoralis lateralis (*PL*) zum N. suprascapularis (*SS*)

Nerventransfers bei Nervenwurzelausrissen

Bei Läsionen der Nervenwurzeln und der supra- und infraklavikulären Plexusanteile ist die Indikation zur Rekonstruktion einfacher zu stellen, bei Nervenwurzelausrissen aber ist sie nicht möglich. Heutzutage gibt es verschiedene Möglichkeiten, durch Nerventransfers (nervale Neurotisationen) bestimmte Muskelfunktionen zu verbessern. Die genaue Planung des operativen Vorgehens bei den Transfers hängt vom neurologischen, neuroradiologischen und intraoperativen Befund ab. Die Nerventransfers werden in die intra- und extraplexalen unterschieden (Antoniadis 2011).

Unter den **intraplexalen Transfers** sind die plexoplexalen Transfers bei Ausrissen einiger der 5 Wurzeln zu verstehen. In solchen Fällen ist eine End-zu-End-Koaptation des N. pectoralis medialis vom Fasciculus medialis mit dem N. musculocutaneus oder N. suprascapularis zu empfehlen (◘ Abb. 5.28). Eine Seit-zu-End-Naht des N. dorsalis scapulae mit dem N. suprascapularis kann ebenfalls in Erwägung gezogen werden.

Bei den **extraplexalen Transfers** gibt es vielseitige Möglichkeiten. Dabei werden Nerven aus der Umgebung, die nicht zum Plexus brachialis gehören, zur Rekonstruktion von Plexusanteilen oder betroffenen Terminalästen (N. musculocutaneus, N. axillaris, N. medianus, N. radialis oder N. ulnaris) herangezogen.

Transfer der Nn. intercostales

Nach der Beschreibung des ersten Interkostaltransfers von Seddon im Jahre 1963 führten viele Chirurgen diese Technik in den darauffolgenden Jahren viel zu häufig und unberechtigt durch, ohne vorherigen Nachweis eines Nervenwurzelausrisses (Seddon 1963, Tsuyama et

al. 1968). Dieser Nerventransfer dient hauptsächlich der Reinnervation des N. musculocutaneus. Die Interkostaltransfers werden heute von einigen Operateuren insbesondere zur Reinnervation des M. biceps brachii mit 3–4 oder des M. serratus anterior mit 1–2 Interkostalnerven angewandt (Millesi 2001). Die Ergebnisse sind aber nicht befriedigend, sodass sie für viele Plexuschirurgen nicht zu den Eingriffen der ersten Wahl gehören (Antoniadis 2011). Gründe für die unbefriedigenden Ergebnisse der Interkostaltransfers sind:

- Die oberen Interkostalnerven, die von der Lokalisation her am besten für den Transfer geeignet sind, enthalten mehr sensible Fasern.
- Die Interkostalnerven VII–XII, die mehr motorische Fasern enthalten, liegen zu tief, um eine End-zu-End-Koaptation vorzunehmen.
- Wenn die Interkostalnerven distal zum Transfer herangezogen werden, dann ist die Anzahl ihrer motorischen Fasern ebenfalls gering.
- Alternativ können die Interkostalnerven in der mittleren Axillarlinie aufgesucht werden, in diesem Fall müsste aber der Transfer über Interponate erfolgen.

Malessy u. Thomeer (1998) berichteten, dass die Ergebnisse der Interkostaltransfers mit End-zu-End-Naht besser als die mit Interponaten waren. Zufriedenstellende Ergebnisse konnten die Autoren nur beim N. musculocutaneus erreichen.

Transfer des N. accessorius

Der am häufigsten eingesetzte Transfer ist der Transfer des N. accessorius zum N. suprascapularis oder N. musculocutaneus (◘ Abb. 5.29). Die Reinnervation von Plexusanteilen mittels N. accessorius beschrieb erstmalig der amerikanische Chirurg Tuttle im Jahre 1913. Erst im Jahre 1972 wurde diese Technik von Kotani, 1974 von Allieu und später von Narakas vorangetrieben (Millesi 2001).

Der N. accessorius kann in der Regel über den supraklavikulären Hautschnitt identifiziert werden. Alternativ kann ein zweiter paralleler Hautschnitt über dem Erb-Punkt erfolgen. Der N. accessorius wird weit distal der Äste zum M. sternocleidomastoideus und nach dem Abgang des ersten Astes zum M. trapezius zum Transfer herangezogen. Eine komplette Denervierung der versorgten Muskeln kann dadurch verhindert werden. Die Funktion des M. trapezius bleibt erhalten, da er auch über motorische Fasern (Ramus trapezius) des Plexus cervicalis versorgt wird. Alternativ kann dieser Transfer kann auch über einen dorsalen Zugang erfolgen. Diese Technik hat den Vorteil, dass die Koaptationsstelle kurz vor den Mm. spinati liegt (◘ Abb. 5.30; Mackinnon u. Colbert 2008).

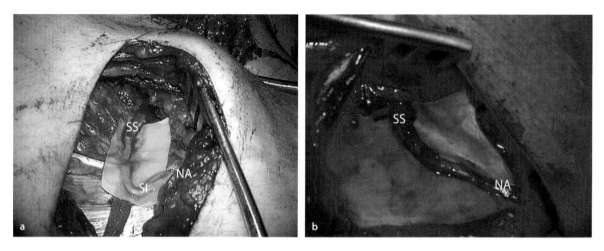

☑ Abb. 5.29   **a** Transfer des N. accessorius (*NA*) auf den N. suprascapularis (*SS*) mit einem 6 cm langen Suralisinterponat (*SI*), **b** End-zu-End-Naht

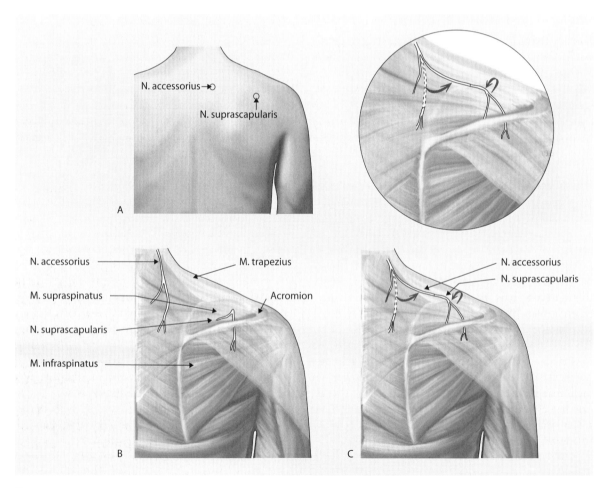

☑ Abb. 5.30   Transfer des N. accessorius zum N. suprascapularis über einen dorsalen Zugang

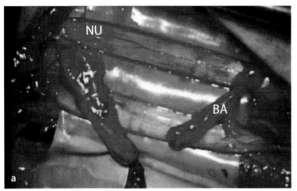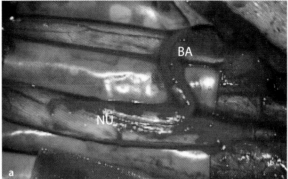

◼ **Abb. 5.31a,b** Transfer eines Faszikels des N. ulnaris (*NU*) auf den Bizepsast (*BA*) des N. musculocutaneus (Oberlin-Transfer)

Narakas u. Hentz (1988) erzielten bei 8 von 22 Patienten beim Transfer zum N. suprascapularis ein gutes Ergebnis. Penkert et al. (1996) fanden eine Reinnervation des M. deltoideus bei einem Transfer zum N. axillaris in 66 % der Fälle (bei einer Gesamtzahl von 11 Patienten) und bei allen 3 Patienten mit einem Transfer zum N. musculocutaneus.

Plexus cervicalis

Im Jahr 1980 führte Brunelli die Reinnervation von Plexusanteilen über die tiefen Äste des Plexus cervicalis ein (Brunelli u. Monini 1984). 1991 beschrieb Yamada den Einsatz der ventralen Äste der C3- und C4-Wurzel zur Rekonstruktion des oberen Plexus brachialis mit guten Ergebnissen (Yamada et al. 1991). Der Plexus cervicalis enthält in vielen Fällen einen motorischen Ast, der z. B. mit dem N. dorsalis scapulae koaptiert werden kann. Die sensiblen Äste der C4-Wurzel können mit den lateralen Anteilen des Fasciculus lateralis für die Verbesserung der Sensibilität der Finger verbunden werden.

Oberlin-Transfer

Im Jahr 1993 stellte Oberlin einen Transfer von 1 oder 2 Faszikeln des N. ulnaris auf den Bizepsast des N. musculocutaneus am Oberarm zur Reinnervation des M. biceps brachii vor (◼ Abb. 5.31 u. ◼ Abb. 5.32; Oberlin et al. 1993). Diese Technik ist heute als Oberlin-Transfer bekannt und stellt den zweithäufigsten Transfer dar. Er kann mit einer hohen Wahrscheinlichkeit sehr gute und damit funktionell nützliche Ergebnisse erzeugen. Leechavengvongs et al. (1998) fanden bei 30 von 32 operierten Patienten einen Kraftgrad von mindestens 4 nach MRC (Medical Research Coucil).

Zur Augmentation der Ellenbogenbeugung können zusätzlich Äste des N. pectoralis medialis mithilfe eines Nerveninterponats zum Brachialisast des N. musculocutaneus umgelenkt (◼ Abb. 5.33) oder Äste des N. medianus

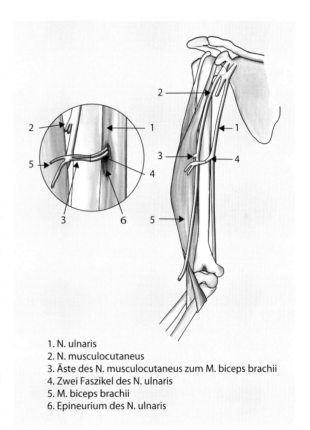

1. N. ulnaris
2. N. musculocutaneus
3. Äste des N. musculocutaneus zum M. biceps brachii
4. Zwei Faszikel des N. ulnaris
5. M. biceps brachii
6. Epineurium des N. ulnaris

◼ **Abb. 5.32** Oberlin-Transfer: 2 motorische Faszikel des N. ulnaris werden auf den Bizepsast des N. musculocutaneus umgelenkt

auf den Brachialisast transferiert werden (◼ Abb. 5.34; Mackinnon u. Colbert 2008). Tung et al. (2003) berichteten von 8 Patienten, die mit dem letzten simultanen Transfer operiert wurden. In 5 Fällen erreichten sie eine Ellenbogenflexion von 4 und in weiteren 3 Fällen von 4+ nach MRC.

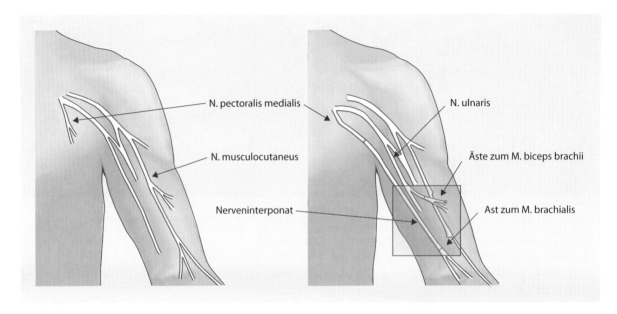

Transfer des langen Trizepskopfastes zum N. axillaris

Der N. axillaris kann über den langen Trizepskopfast des N. radialis rekonstruiert werden. Bertelli et al. (2007) schlugen für diesen Transfer einen transaxillären Zugang vor. Inzwischen wird eine selektive Koaptation des langen Trizepskopfastes mit dem motorischen Ast des N. axillaris über einen dorsalen Zugang bevorzugt (◼ Abb. 5.35, Colbert u. Mackinnon 2006, Mackinnon u. Colbert 2008).

Transfer des N. medianus zum N. radialis

Bei einer Teilläsion des Truncus medius oder Fasciculus posterior mit Ausfall der Hand- und Fingerstrecker können Äste des N. medianus zu Radialisästen umgelenkt werden. Auf Höhe der Ellenbeuge werden die Nn. radialis und medianus identifiziert. Die Äste des N. medianus zum M. flexor digitorum superficialis oder zum M. flexor carpi radialis und zum M. palmaris longus werden dargestellt und auf den Ast zum M. extensor carpi radialis brevis und N. interosseus posterior gesetzt (◼ Abb. 5.36; Brown et al. 2010). Wilson publizierte eine Serie von 19 Transfers. Alle Patienten, bis auf einen, zeigten gute bis sehr gute Hand- und 12 gute bis sehr gute Fingerextension (zitiert nach Ray u. Mackinnon 2011).

Distaler Transfer zur Reinnervation des N. ulnaris

Die Ergebnisse bei Rekonstruktionen des Truncus inferior und des Fasciculus medialis bei Erwachsenen sind nicht Erfolg versprechend. Aus diesem Grund werden auch bei proximal lokalisierten Läsionen mit Beteiligung von Ulnarisfasern Nerventransfers empfohlen. Dabei wird der motorische Ast des N. medianus zum M. pronator quadratus auf den motorischen Ast des N. ulnaris umgelenkt. Zur Verbesserung der Sensibilität wird eine Seit-zu-End-Koaptation des N. medianus auf den sensiblen Anteil des N. ulnaris vorgenommen (◼ Abb. 5.37, ◼ Abb. 5.38, ◼ Abb. 5.39; Brown et al. 2009, Mackinnon u. Colbert 2008).

Transfer des N. phrenicus

Der N. phrenicus ist ein kräftiger Spendernerv. Bei jungen Patienten ohne Beeinträchtigung der pulmonalen Kapazität kann der N. phrenicus als End-zu-End- oder Seit-zu-End-Koaptation zur Reinnervation des N. suprascapularis oder des N. musculocutaneus verwendet werden (◼ Abb. 5.40) (Siqueira u. Martins 2009). Nach Xu et al. (2005) bessern sich nach einem Jahr die initial herabgesetzten Lungenfunktionsparameter. Alternativ kann ein Hemiphrenicustransfer mit geringen Auswirkungen auf die pulmonale Funktion durchgeführt werden.

Nach einer Metaanalyse von Siqueira u. Martins (2009) schwankte die nützliche Funktion (MRC ≥3) der Mm. supraspinatus, musculocutaneus und axillaris zwischen 66,7–100 % (◼ Tab. 5.3).

Transfer des N. hypoglossus

Der N. hypoglossus ist ein kräftiger motorischer Nerv und eignet sich sehr gut als Spendernerv. Der Hypoglossustransfer zur Reinnervation des N. facialis bei Patien-

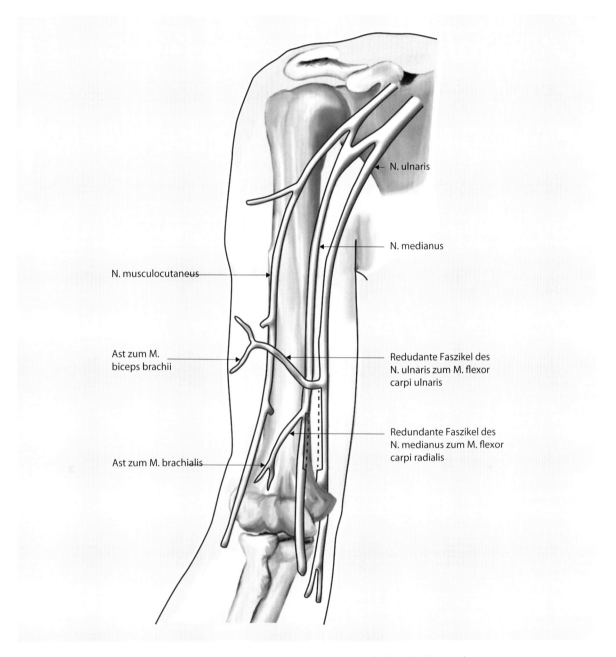

N. ulnaris

N. medianus

N. musculocutaneus

Ast zum M. biceps brachii

Redudante Faszikel des N. ulnaris zum M. flexor carpi ulnaris

Redundante Faszikel des N. medianus zum M. flexor carpi radialis

Ast zum M. brachialis

Abb. 5.34 Oberlin-Transfer und Transfer eines Faszikels des N. medianus zum Brachialisast des N. musculocutaneus

ten mit traumatischer oder postoperativer Facialisparese ist in der Literatur und aus eigener Erfahrung zufriedenstellend. Aus diesem Grund wurde in den letzten 20 Jahren dieser Transfer entweder als Hypoglossus- oder Hemihypoglossustransfer in der Plexuschirurgie eingesetzt.

Von insgesamt 27 plexuschirurgischen Fällen von Blaauw, Vacher, Ferraresi und Malessy konnte allerdings nur bei 6 Patienten eine nützliche Funktion erzielt werden

(Blaauw et al. 2006, Vacher et al. 2003, Ferraresi et al. 2002, Malessy et al. 1999). Aufgrund der nicht befriedigenden Ergebnisse in der Plexuschirurgie sollte man auf diesen Transfer verzichten.

Weitere Transfers

In den letzten Jahren wurden viele andere Transfers als Fallberichte in der Literatur beschrieben, beispielsweise der Transfer von Faszikeln des N. medianus oder N. ul-

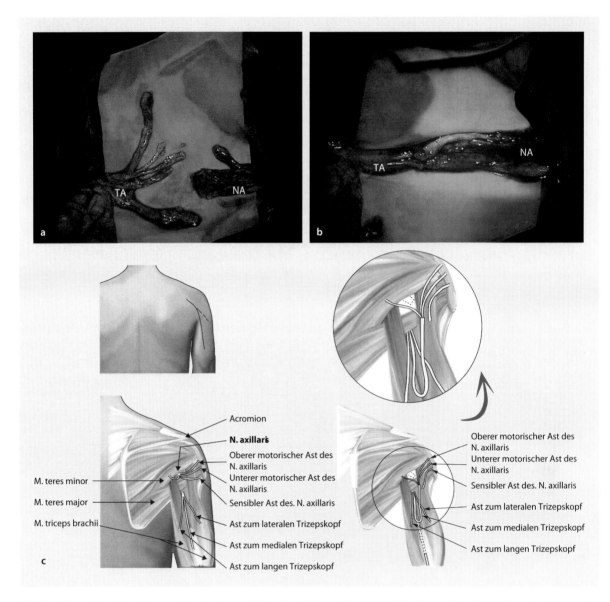

■ **Abb. 5.35a–c**   Transfer des langen Trizepskopfastes (*TA*) des N. radialis zum N. axillaris (*NA*). **a** Nervenstümpfe des Trizepskopfastes und des N. axillaris nach der Präparation, **b** End-zu-End-Naht, **c** schematisch

naris auf die Trizepsäste des N. radialis am Oberarm zur Reinnervation des M. triceps brachii (■ Abb. 5.41; Mackinnon u. Colbert 2008).

In einer Metaanalyse von Yang konnten mit Transfers eine Armabduktion in 79 % und eine Ellenbogenbeugung in 91 % der Fälle erzielt werden. Nach einer Rekonstruktion lagen die Zahlen bei 14 % bzw. 63 % und bei einer Kombination aus Transfer und Rekonstruktion bei 64 % bzw. 91 % (■ Tab. 5.4; Yang et al. 2012). Eine Übersicht über die verschiedenen Nerventransfers zeigt ■ Tab. 5.5.

Der kontralaterale C7-Transfer wird in ▶ Abschn. 5.3 beschrieben.

> ❯ Die Transfers bei Patienten mit traumatischen Plexusläsionen sind nur indiziert, wenn keine Möglichkeit einer direkten Rekonstruktion besteht, d. h. in Fällen von Nervenwurzelausrissen.

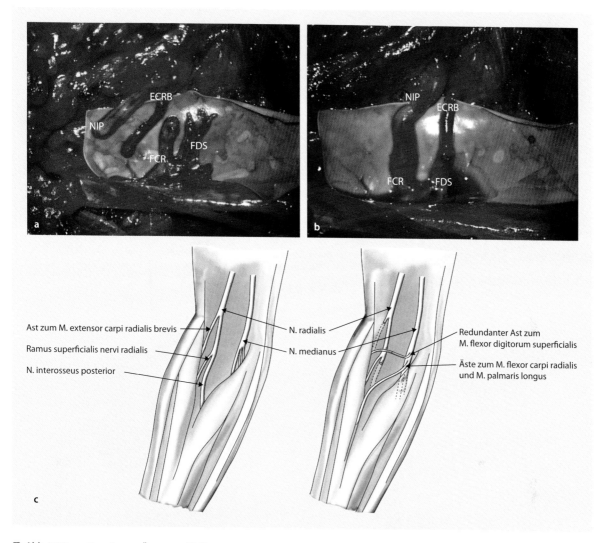

Abb. 5.36a–c Transfer von Ästen zum M. flexor carpi radialis (*FCR*) und M. flexor digitorum superficialis (*FDS*) des N. medianus zum N. interosseus posterior (*NIP*) und zum Ast des M. extensor carpi radialis brevis (*ECRB*) des N. radialis. **a** Nervenstümpfe nach der Präparation, **b** End-zu-End-Naht, **c** schematisch

5.2.8 Nachbehandlung

Patienten mit traumatischen Armplexusläsionen werden nach einer primären operativen Behandlung relativ schnell mobilisiert. Die Schmerzen halten sich in Grenzen. Die bereits präoperativ angepasste Armschiene muss nach Abschluss der Wundheilung konsequent weitergetragen werden. Je nach Operationstechnik und Lage der Rekonstruktion (Koaptation, autologe Transplantation, gelenknahe Versorgung) sollte mit der Nachbehandlung 2–3 Wochen abgewartet werden.

Erst danach muss eine intensive Physiotherapie und Ergotherapie mindestens 3-mal wöchentlich durchgeführt

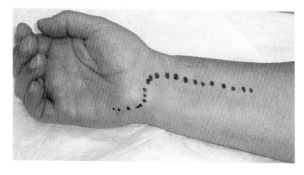

Abb. 5.37 S-förmiger Hautschnitt am distalen volaren Unterarm und an der ulnaren Handkante

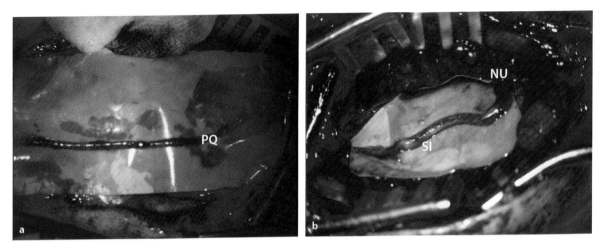

■ **Abb. 5.38a,b**   Transfer des Pronator-quadratus-Astes des N. medianus (*PQ*) auf den motorischen Ast des N. ulnaris (*NU*) am distalen Unterarm mithilfe eines Suralisinterponats (*SI*). **a** Das Suralisinterponat ist am Ast zum M. pronator quadratus angeschlossen, **b** Suralisinterponat mit beiden Stümpfen koaptiert

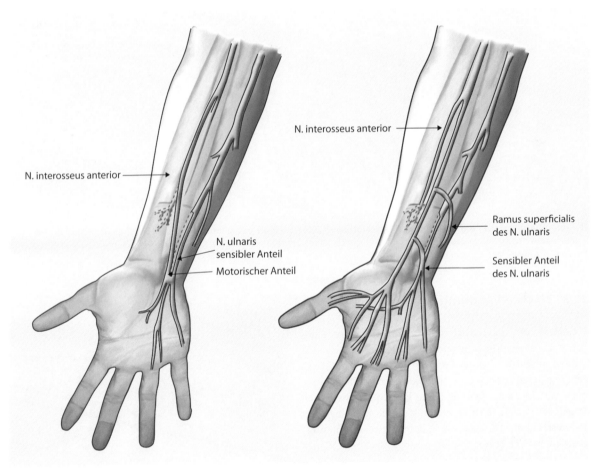

■ **Abb. 5.39**   Transfer des Pronator-quadratus-Astes des N. medianus zum motorischen Ast des N. ulnaris und Seit-zu-End-Koaptation des N. medianus mit dem sensiblen Ast des N. ulnaris

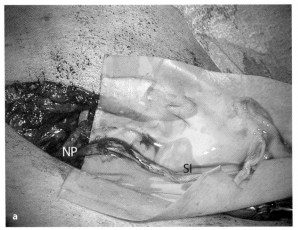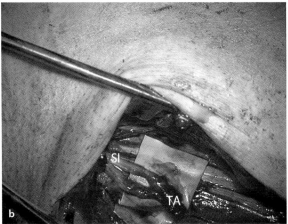

Abb. 5.40a,b Transfer des N. phrenicus (*NP*) zum Trizepsast (*TA*) des N. radialis mit einem 21 cm langen distal gesplitteten Suralisinterponat (*SI*). Das proximale Ende des Suralisinterponats ist am N. phrenicus (**a**), das distale Ende am geteilten N. musculocutaneus (**b**) angeschlossen.

Tab. 5.3 Postoperative Ergebnisse nach Phrenicustransfers. (Adaptiert nach Siqueira u. Martins 2009)

Serie	N	Ziele	Intervall[a]	Mittleres Alter [Jahre]	Interponate	Follow-up [Monate]	Ergebnisse[b]
Gu et al. 1989, 1990	65	MCN, MN, SSN, ThDN, andere	17 Tage bis 6,2 Jahre	23,6	9 Fälle	>24	55 (84,6 %)
Cuang 1995	37	SSN	1–8 Monate	26	Einige Fälle	>24	20–40°
		AN					<20°
Songchareon 1995	12	MCN, SSN, AN	6 h bis 36 Monate	23	Die meisten Fälle	24	9 (75 %)
Sungpet et al. 2000	10	SSN	1–6 Monate	32,8	Nein	>13	20–60°
El-Gammal u. Fathi 2002	18	MCN	1,5–10 Monate	26	Die meisten Fälle	>24	100 %
		SSN					40–90°
		AN					20–30°
Hou u. Xu 2002	12	MCN	1–12 Monate	30,3	Alle Fälle	24–36	8 (66,7 %)
Luedemann et al. 2002	12	MCN		20	Die meisten Fälle	12–24	11 (91,6 %)
Xu et al. 2002	11	MCN	0,5–12 Monate	27	Nein[c]	>18	8 (72,7 %)
	29	MCN	1–12 Monate	24,5	Alle Fälle		23,79,3 %)
El-Gammal et al. 2003	6	MCN, PDUT, SSN, AN	2–8 Monate	11,8	Die meisten Fälle	>30	100 % (A 30–70°, ER 90°)
Chalidapong et al. 2004	17	MCN	<6 Monate	25	Alle Fälle	12	5 (29,4 %)
Vekris et al. 2006	17	MCN	1–14 Monate	24,6	Alle Fälle	24	17 (100 %)
Siqueira u. Martins (unveröffentlicht)	10	MCN	3–9 Monate	24,8	Alle Fälle	>24	7 (70 %)

MCN N. musculocutaneus, *MN* N. medianus, *SSN* N. suprascapularis, *ThDN* N. thoracodorsalis, *AN* N. axillaris, *PDUT* hintere Aufzweigung des Truncus superior
[a] Intervall zwischen Verletzung und Operation
[b] Medical Research Coucil Grad ≥3
[c] Interponat voller Länge

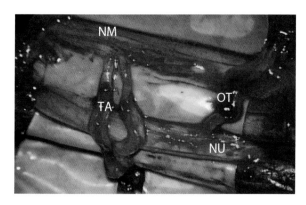

Abb. 5.41 Transfer von Faszikeln des N. medianus (*NM*) auf 2 Trizepsäste (*TA*) des N. radialis und Oberlin-Transfer (*OT*). *NU* N. ulnaris

Tab. 5.4 Metaanalyse zur postoperativen nützlichen Funktion der Armabduktion und Ellenbogenflexion. (Adaptiert nach Chung et al. 2012)				
Behandlung	Anzahl Studien	Anzahl Patienten	MRC ≥3	MRC <3
Schulter				
Transfer	11	104	82 (79 %)	22 (21 %)
Rekonstruktion	3	14	2 (14 %)	12 (86 %)
Transfer u. Rekonstruktion	2	55	35 (64 %)	20 (36 %)
Ellenbogen				
Transfer	21	352	319 (91 %)	33 (9 %)
Rekonstruktion	6	91	57 (63 %)	34 (37 %)
Transfer u. Rekonstruktion	4	116	106 (91 %)	10 (9 %)

MRC Medical Research Council

werden. Die Elektrotherapie kann durch Anschaffung eines entsprechenden Geräts – zunächst unter Anleitung – zu Hause erfolgen.

Nach einer durchgeführten Plexusoperation wird das Endergebnis nach ca. 2,5–3 Jahren erwartet. Die Patienten müssen in diesem Sinn aufgeklärt, aber auch motiviert werden. Nach Abschluss der Nervenregeneration sind in der Regel weiterführende operative Maßnahmen mit Muskel- und Sehnentransfers und evtl. Gelenkkorrekturen zur weiteren Verbesserung der Armfunktion erforderlich (▶ Kap. 8).

5.2.9 Kortikale Neuroplastizität nach operativen Eingriffen

In der Literatur sind einige Arbeiten in den letzten 10 Jahren bezüglich der kortikalen Neuroplastizität nach Plexus-brachialis-Eingriffen, insbesondere nach externen Nerventransfers, erschienen. Im Jahr 2001 berichtete Iwase aus Japan, dass bei 4 von 11 Patienten nach einem Interkostaltransfer mit postoperativem Kraftgrad 4 nach MRC in der funktionellen Magnetresonanztomographie (f-MRT) eine Verschiebung des Aktivitätszentrums vom Interkostalnerv- auf das Ellenbogenareal zeigten (Iwase et al. 2011).

Über ähnliche Erfahrungen berichteten Mallesy et al. (2003) bei 7 Patienten mit guter Ellenbogenflexion nach einem Intercostalistransfer. Die Autoren postulierten, dass ein gemeinsamer Input zwischen Spender und Empfänger vorhanden sein muss, damit die funktionellen Ergebnisse gut werden. Beisteiner et al. (2011) berichteten von Erfahrungen bei 2 Patienten mit gutem Kraftgrad nach einem Phrenicustransfer auf den N. musculocutaneus. Im f-MRT zeigten sie eine Reorganisation des kortikalen Diaphragmaareals derart, dass die Atmung und die

Ellenbogenflexion über die gleiche neuronale Population möglich ist.

5.2.10 Deafferenzierungsschmerzen bei Patienten mit Nervenwurzelausrissen

Bei Patienten mit präganglionären Läsionen treten regelmäßig Deafferenzierungsschmerzen auf. Frazier und Skillern beschrieben bereits 1911 eine dorsale Rhizotomie bei einem Patienten mit Deafferenzierungsschmerzen bei Nervenwurzelausrissen (Frazier u. Skillern 1911). Nach der Gate-control-Theorie werden diese Schmerzen vor allem in der Substantia gelatinosa (Schicht II nach Rexed) des Hinterhorns, an der Stelle des Ausrisses der dorsalen Filamente generiert (▪ Abb. 5.42). Richter et al. (1984) hinterfragten dies nach einem Autopsiebericht kritisch.

Die Deafferenzierungsschmerzen sind von brennendem Charakter und bestehen aus 2 Komponenten, einem Dauerschmerz und attackenartigen Schmerzen. Die Schmerzen betreffen hauptsächlich den Unterarm und die Hand, der Oberarm ist weniger betroffen. Diese Schmerzen können relativ schnell – einige Stunden nach dem Unfall – auftreten. In manchen Fällen dauert es Wochen, bis sie in Erscheinung treten. Die medikamentöse Behandlung mit Carbamazepin, Gabapentin, Pregabalin,

◻ **Tab. 5.5**   Übersicht über die Nerventransfers

	Technik	Zielmuskel/Zielareal	Funktion
Plexoplexaler Transfer	N. pectoralis medialis → N. musculocutaneus oder N. axillaris N. dorsalis scapulae → N. suprascapularis (Seit-zu-End)	M. biceps brachii und M. brachialis oder M. deltoideus	Ellenbogenflexion oder Armabduktion
Interkostaltransfer	Interkostalnerven → hauptsächlich N. musculocutaneus	M. biceps brachii und M. brachialis	Ellenbogenflexion
Accessoriustransfer	Endstrecke des N. accessorius → N. suprascapularis oder N. musculocutaneus (über ventralen oder dorsalen Zugang)	Mm. supra- und infraspinatus	Armabduktion (30°)
Plexus-cervicalis-Transfer	Sensible Äste der C4-Nervenwurzel → sensible Anteile des Fasciculus lateralis	Medianusversorgungsgebiet der Hand	Sensibilität an den 3,5 radialen Fingern und der radialen Handhälfte
Oberlin-Transfer	Faszikel des N. ulnaris → Bizepsast des N. musculocutaneus (am proximalen Oberarm) Augmentation der Funktion: Medianusäste oder N. pectoralis medialis → Brachialisast des N. musculocutaneus	M. biceps brachii	Ellenbogenflexion
Transfer von Ästen des N. radialis auf N. axillaris	Äste zum Trizepskopfast des N. radialis → Anteil des N. axillaris (über dorsalen Zugang)	M. deltoideus	Armabduktion
Transfer N. medianus auf N. radialis	Äste der Mm. flexor digitorum superficialis und flexor carpi radialis → Ast des M. extensor carpi radialis brevis und N. interosseus posterior	Mm. extensor carpi radialis brevis, extensor carpi radialis und extensor digitorum communis	Extension der Hand und Finger
Distaler Transfer N. medianus auf N. ulnaris	Ast des M. pronator quadratus des N. medianus → motorischer Ast des N. ulnaris Seit-zu-End-Koaptation: N. medianus → sensibler Ast des N. ulnaris	Ulnarisversorgte Kleinhandmuskulatur und Ulnarisversorgungsgebiet	Spreizung der Finger und Beugung am Endglied, Streckung am Mittelgelenk der Finger 4 und 5, Sensibilität an den 1,5 ulnaren Finger
Phrenicustransfer	N. phrenicus → N. musculocutaneus mithilfe eines Nerveninterponats	M. biceps brachii und M. brachialis	Ellenbogenflexion
Hypoglossustransfer	N. hypoglossus (ganz oder halb) → N. musculocutaneus	M. biceps brachii und M. brachialis	Ellenbogenflexion
Weitere Transfers	Äste des N. medianus oder N. ulnaris → Trizepsäste des N. radialis	M. triceps brachii	Ellenbogenextension

peripheren Analgetika oder Opiaten hat in der Regel einen begrenzten Erfolg.

Bei manchen Patienten bessert sich der Schmerz nach einer Nervenrekonstruktion. Die Hypothese, dass abnorme elektrophysiologische Veränderungen im Hinterhorn des Rückenmarks für die Entstehung der Schmerzen ursächlich verantwortlich sind, führte Nashold u. Ostdahl (1979) und Sindou (1974) dazu, eine Thermokoagulation an den Hinterwurzeleintrittszonen (DREZ-Läsion, DREZ = »dorsal root entry zone«) zu veranlassen. Die DREZ-Operation (◻ Abb. 5.43) wurde über viele Jahre in vielen Zentren weltweit durchgeführt. In einer Studie von Rath et al. (1997) mit 23 Patienten, die aufgrund von Deafferen-

zierungsschmerzen operiert wurden, zeigten 12 eine gute und 6 eine moderate Schmerzfreiheit.

Die DREZ-Operation ist eine invasive Methode mit dem potenziellem Risiko von nicht unerheblichen postoperativen Komplikationen wie ataktischen Störungen, Impotenz und sonstigen propriozeptiven Ausfällen. Das potenziell vorhandene Risiko führte dazu, dass diese Methode unverdienter Weise in Diskredit geriet und nur noch an wenigen Zentren überhaupt beherrscht wird, obwohl die Erfolgsquote in geeigneten Fällen bei über 70 % anzusiedeln ist. Die Ergebnisse bei Eingriffen jedoch, die viele Jahre nach dem verursachenden Trauma durchgeführt werden, sind deutlich schlechter.

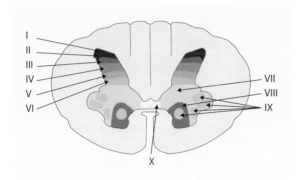

◘ Abb. 5.42 Die 10 Schichten nach Rexed des Rückenmarks. In der Rexed-Schicht des Hinterhorns werden die Schmerzen bei Nervenwurzelausrissen generiert.

Alternativ zu diesem destruktiven Verfahren wird nun die Motorkortexstimulation als neuromodulatives Verfahren empfohlen. Die bisherigen Ergebnisse zeigen aber nur einen mäßigen Erfolg (Blaauw et al. 2008) im Vergleich zur DREZ-Operation.

5.3   Kontralaterale Nerventransfers

Michael Becker, Franz Lassner

Generell gilt, dass Nerventransfers durch die gezielte Verwendung motorischer oder sensibler Nervenfasern sehr präzise eingesetzt werden können und damit eine höhere Erfolgsquote als bei Transplantation gemischter Nerven erzielt werden kann. Die Grundzüge der Nerventransfers gelten bei den kontralateralen Nerventransfers in besonderem Maße, da einerseits die Regenerationsstrecken und damit die entsprechenden Regenerationszeiten sehr lang sind und andererseits die kortikale Steuerung aus der gegenseitigen Hemisphäre kommt.

Natürlich muss die neue Funktion nach der Regenerationszeit umgelernt werden, was dem jüngeren Menschen deutlich schneller gelingt als dem älteren. Dementsprechend wird bei der Auswahl der Spendenerven unter anderem darauf geachtet, dass die neu zu erzielende Funktion der Funktion des Anforderungsgebiets ähnelt. Synergetischen Bewegungen wird hierbei der Vorzug gegeben, Kokontraktionen werden so weit wie möglich vermieden. Weiterhin zu ist beachten, dass mit dem Einsetzen der Regeneration in der Phase, in der die Muskulatur noch sehr schwach ist, der maximale Innervationsbefehl vom transferierten Nerven benötigt wird, um eine periphere Funktion auszulösen.

Mit entsprechendem Muskelzuwachs fällt dann die Bewegung leichter, sodass nicht mehr der maximale Impuls zum Auslösen der Bewegung benötigt wird. Die Patienten

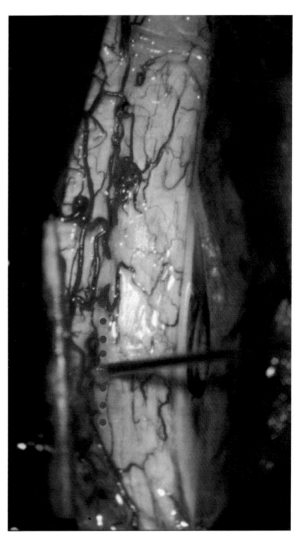

◘ Abb. 5.43 DREZ-Thermokoagulation an der Hinterwurzeleintrittszone am Rückenmark bei Nervenwurzelausriss C8 rechts. Die Thermokoagulation wird in Abständen von 1 mm vorgenommen (rote Punkte).

berichten dann üblicherweise, dass sie sich in der Erstphase der Regeneration ungeheuer anstrengen oder sogar verkrampfen mussten, um eine entsprechende Bewegung ausüben zu können. In der Spätphase fällt ihnen selber auf, dass die Bewegungen lockerer und flüssiger werden.

> **Bei Anforderung der vollen Muskelkraft wird immer ein Teil der Bewegung an die ursprüngliche Funktion des transferierten Nerven gekoppelt sein. Da beim kontralateralen Transfer der Nerv von der Gegenseite entnommen wurde, geht das Umlernen des Bewegungsmusters mit noch mehr Übungsbedarf einhergeht als beim ipsilateralen Transfer.**

5.3.1 Nervenregeneration

Beim Vergleich von Ergebnissen nach direkter Nervennaht und Nerventransplantation zeigt sich, dass mit steigender Transplantatstrecke die Ergebnisse schlechter werden. Hierauf beruht die falsche Annahme, dass Nerventransplantate mit zunehmender Länge schwächer werden. Die Ursache für die schlechtere klinische Muskelfunktion bei steigender Defektlänge ist jedoch eine andere. Bei der direkten Nervennaht ist – adäquate mikrochirurgische Technik vorausgesetzt – eine 1:1-Koaptation der Faszikel möglich, sodass fehlende Regeneration nicht oder nur in geringerem Maße auftritt.

Fehlregeneration bedeutet, dass eine motorische Faser in ein sensibles Areal einwächst oder eine sensible Faser in eine motorisches Areal. In beiden Fällen verliert die Faser ihre Funktion und wird das Ergebnis negativ beeinflussen. Sunderland u. Bradley beschrieben bereits 1949 das »fiber crossing« an den Stammnerven. Dieser Austausch von Nervenfasern innerhalb der einzelnen Faszikelstrukturen ist alle paar Zentimeter zu beobachten. Hierin ist begründet, dass bei längeren Defektstrecken die anatomische Zuordnung durchtrennter Nerven von proximal nach distal immer weniger möglich ist und damit die Anzahl der fehlregenerierenden Nervenfasern steigt. Hierdurch wird das Ergebnis reduziert.

Betrachtet man die Nervenregeneration der einzelnen Nervenfaser, ist die Länge der Regenerationsstrecke nicht begrenzt. Das regenerierende Axon wächst in den Bindegewebehöhlen nach abgelaufener Waller-Degeneration vorwärts und wird von den Wachstumsstoffen, welche die Schwann-Zellen exprimieren, weiter vorangelockt, bis das periphere Zielorgan (Muskel oder Haut) erreicht ist. Im Prinzip bedeutet dies, dass die regenerierenden Fasern unabhängig von der Länge des Transplantats in ein Transplantat einwachsen und in gleicher Anzahl am peripheren Transplantatende wieder austreten. Die Länge des Transplantats spielt hier nur in Bezug auf die Regenerationszeit eine Rolle, nicht in Bezug auf die Regenerationsqualität. Dieses Grundprinzip wird bei den kontralateralen Transfers, wo erhebliche Defektstrecken bewältigt werden müssen, um die Gegenseite zu erreichen, ausgenutzt. Wenn ein reiner Motornerv als Spender in ein Transplantat einwächst, erreichen diese Fasern auch das Transplantatende und damit das Zielorgan.

5.3.2 Muskeldegeneration

Die denervierte Skelettmuskulatur atrophiert sehr schnell. Die irreversiblen Schädigungen betreffen weniger die denervierte Endplatte als die Muskelfaser selbst. An der motorischen Endplatte konnten Brunelli u. Brunelli (1993) nachweisen, dass sich bei Einflechtung von motorischen Nervenfasern in denervierte Skelettmuskulatur motorische Endplatten an Arealen neu bilden, die von Natur aus in diesem Areal nicht vorgekommen sind. Hingegen ist die fettige Umwandlung der Myofibrille selbst ein Vorgang, der nicht oder nur in sehr geringem Maß umkehrbar ist, sodass die Muskelfaser vom klinischen Aspekt her die Funktion verloren hat.

Diese Umwandlung beginnt nach einem halben bis einem Jahr, und ist nach 3–4 Jahren Denervierungszeit abgeschlossen. Innerhalb dieser Zeit wird die Skelettmuskulatur prozentual immer weniger Funktion erlangen. Sollten daher aufgrund der langen Regenerationsstrecken bei kontralateralen Transfers die Zeiten überschritten werden, ist dann nur noch ein freier funktioneller Muskeltransfer möglich.

5.3.3 Hebedefekte

Zur Rekonstruktion motorischer Funktion stehen verschiedene Spender zur Verfügung, bei denen die Hebedefekte klinisch vernachlässigbar gering und damit vertretbar sind.

N. accessorius

Der distale N. accessorius (▸ Abschn. 5.2.7) läuft von der Schädelbasis dorsal des M. sternocleidomastoideus und gibt hier den motorischen Ast als ersten postganglionären Abgang zum M. sternocleidomastoideus ab. Im weiteren Verlauf sorgen mehrere kleinere Begleitäste für die Innervation des kranialen und mittigen Anteils des M. trapezius, in einigen Fällen geht direkt nach dem Abgang des M. sternocleidomastoideus ein kräftigerer Ast für die paravertebralen Anteile des M. trapezius ab. Auf Höhe der klavikulären Insertion des M. trapezius teilt sich der N. accessorius in 2–3 Äste, der kräftigste hiervon verläuft parallel zur Spina scapulae zu den kaudalen Teilen des Muskels. Dieser Ast hat sich als wertvoller Spender bewährt.

Unter Erhalt der kleinen motorischen Äste zum kranialen und mittigen Anteil des M. trapezius wird der distale Teil des Nervs angezügelt, nach peripher präpariert und hier nach entsprechender Reizdiagnostik abgesetzt. Die Motoräste zum kranialen und mittigen Anteil des M. trapezius bleiben erhalten. Da die Innervation für diesen Anteil des Muskels ungestört ist, betrifft der Hebedefekt lediglich den kaudalen Anteil des M. trapezius. Dieser bewegt die Spina scapula nach medial und kaudal. Bei ungestörter Innervation der M. rhomboidei sowie des M. latissimus dorsi kompensieren diese Muskeln den funktionellen Ausfall des distalen M. trapezius in der beschriebenen Bewegungsrichtung komplett.

Der einzige klinisch merkbare bleibende Effekt ist die Schwächung der Stabilisierung der medialen Spina scapulae bei Druck gegen den elevierten Arm. Dieses macht sich bemerkbar zum Beispiel beim Vorwärtsschieben eines Bücherkartons über Kopfhöhe in die obere Lage eines Regals. Klinisch resultiert im Alltag aus dem Hebedefekt der distalen Anteile des N. accessorius kein nennenswerter Defekt.

N. pectoralis medialis

Der mediale Pektoralnerv innerviert den M. pectoralis minor sowie die kaudale Kante des M. pectoralis major. Nach dem Abgang aus dem medialen Faszikel und Überquerung der V. subclavia teilt sich der Nerv in 2 Endäste, die die beiden beschriebenen Muskeln versorgen. Der M. pectoralis minor entspringt von der zweiten bis vierten Rippe und setzt am Korakoid an. Er wirkt einerseits bei stabilisierter Schulter (Unterarme aufgestützt) als Elevator der oberen Thoraxappertur, bei fixierter oberer Thoraxappertur bewegt er das Korakoid nach anterior kaudal. Der M. pectoralis major wirkt auf den Humerus als Adduktor und kräftiger Innenrotator. Die kranialen Anteile des M. pectoralis major werden von C5 und C6 innerviert, die mittige Portion von C7, die kaudale Portion von C8/Th1.

Die Schwächung der kaudalen Kante des M. pectoralis major wird nach einiger Zeit durch entsprechende Hyperplasie der kranialen und mittigen Muskelanteile voll kompensiert. Der Wegfall der motorischen Innervation des M. pectoralis minor wird in Bezug auf die Traktion des Korakoids nach kaudal durch die kurze Sehne des M. biceps kompensiert. Die Hebung der oberen Thoraxappertur als zweite Funktion des M. pectoralis minor bei stabilisierter Schulter fällt in der Regel klinisch nicht auf.

> ❯ Bei Patienten, bei denen aufgrund einer chronischen asthmoiden Bronchitis die Atemhilfsmuskulatur bei gleichzeitig aufgestützten Unterarmen regelhaft benötigt wird, ist diese Schwächung der Atemhilfsmuskulatur mit dem Patienten zu erörtern und ggf. auf einen anderen Spender auszuweichen.

Nerven der Wurzel C7

Der erste postganglionäre Abgang der C7-Wurzel ist der N. thoracicus longus. Bei vielen Menschen erhält er von dieser Wurzel den einzigen Zuschuss, Variationen beinhalten auch einen Zuschuss von C6 oder C8 zum N. thoracicus longus. Bei Störung dieser Nervenfunktion resultiert ein Ausfall des M. serratus anterior und damit der anterioren Rotation der Skapula. Da hierdurch klinisch eine erhebliche Reduktion der Elevationsfähigkeit des Arms entsteht, ist dieser Nerv auf jeden Fall zu schonen.

Die C7-Wurzel wird angezügelt, der N. thoracicus longus identifiziert und geschont. Die weitere Präparation des Truncus medius unter die Klavikula lässt in der Regel die anteriore und dorsale Verzweigung des Truncus erkennen. Die beiden Verzweigungen werden getrennt angezügelt. Sollte diese Verzweigung sehr weit peripher erfolgen, ist eine gesonderte infraklavikuläre Inzision notwendig.

Die anteriore Verzweigung des Truncus medius versorgt relativ konstant motorisch die mittige Portion des M. pectoralis major, 50 % des M. flexor carpi radialis und 50 % des M. pronator teres. Sensibel versorgt sie mit gewisser Varianz ca. 50 % der Sensibilität der Endglieder des Daumens und Mittelfingers sowie ca. 70–80 % der Sensibilität der Zeigefingerkuppe. Die dorsale Verzweigung des Truncus medius versorgt die Vorderkante des M. latissimus dorsi, die mittige Portion des M. triceps, 50 % des M. supinator und 50 % des M. extensor carpi radialis. Sensibel liefert sie ca. 20–25 % der Fasern zum superfiziellen N. radialis.

Der Wegfall der anterioren und der dorsalen Verzweigung hinterlässt zunächst einen merkbaren Hebedefekt in den entsprechenden Arealen. Der motorische Anteil der anterioren Verzweigung wird nach einigen Wochen durch die Hypertrophie der kranialen und kaudalen Portion des M. pectoralis major voll kompensiert. Die Reduktion der Kraft am M. pronator teres sowie des M. flexor carpi radialis wird ebenfalls nach einigen Wochen komplett kompensiert. Die Parästhesien an Daumen, Zeige- und Mittelfinger normalisieren sich mit der Zeit, bei unseren Patienten besteht in ca. 60 % der Fälle langfristig eine Reduktion der Sensibilität an der Zeigefingerkuppe. Diese Patienten beschreiben ein Gefühl, als befände sich ein Uhrrest an der Zeigefingerkuppe oder als sei hier ein dünnes Leder aufgeklebt.

> ❯ Die Kombination mit dem Transfer des medialen Pectoralisnervs ist nicht empfehlenswert. In diesem Fall wird durch den Transfer der Motorfasern zum mittigen Anteil des M. pectoralis major sowie gleichzeitig zum kaudalen Anteil die Kompensation nicht ausreichen.

Auf der Dorsalseite entsteht der funktionelle Defekt im mittigen Anteil des M. latissimus dorsi sowie im mittigen Anteil des M. triceps. Klinisch fällt dies vornehmlich in den ersten postoperativen Tagen durch eine Unsicherheit beim Griff zum Mund oder zur Nase auf. Weiterhin resultiert eine gewisse Kraftminderung im M. supinator sowie im M. extensor carpi radialis. Da es sich jeweils nur um partiellen Wegfall der Muskelinnervation handelt, werden diese Ausfälle innerhalb einiger Monate vollständig kompensiert. Die Reduktion der Sensibilität im superfiziellen N.-radialis-Bereich fällt meistens klinisch nicht auf.

> Gewarnt werden muss vor vorzeitigem Verschmelzen der dorsalen Verzweigung der Wurzel C7 mit der dorsalen Verzweigung des inferioren Truncus. Bei dieser anatomischen Variation sind die gesamten Fingerstrecker mit involviert, es würde bei Wegnahme dieser Innervation eine komplette Fallhand resultieren.

In diesem Falle ist nach geeigneten Spenderfasern der analogen Areale aus der dorsalen Verzweigung des superioren Truncus zu fahnden oder alternativ der Transfer der dorsalen Verzweigung zu unterlassen.

5.3.4 Operative Technik

Die Operation erfolgt in Rückenlage. Beide oberen Extremitäten werden bis zur Mandibula abgewaschen sowie beide Beine bis zum Schritt. Die Operation erfolgt in 2 Teams. Nach sicherer Identifikation des geeigneten Spenders erfolgt die Hebung der Transplantate durch beide Teams simultan.

Die Defektstrecken variieren bei der Transplantation von supraklavikulär nach kontralateral infraklavikulär je nach Breite der Thoraxapertur von 22–25 cm. Falls die distale Koaptation axillär erfolgen muss, um ggf. bereits vorhandene Transplantate, Gefäßinterponate o. ä. nicht zu gefährden, zwischen 35 und 40 cm. Für selektive Nerventransplantatvorlagen für einen zweizeitigen Muskeltransfer beträgt die Transplantatlänge zum Sulcus deltoideus pectoralis für einen Bizepsersatz ebenfalls 35–40 cm, zur Ellenbeuge je nach Körpergröße bei geplantem Ersatz der Fingerstrecker oder -beuger 60–70 cm. Die zu erreichende Transplantatlänge beträgt für den N. suralis (je nach Länge des Unterschenkels) etwa 45 cm ± 3 cm, für den N. saphenus in günstigen Fällen 55 cm ± 5 cm, am superfiziellen N. peroneus aufgrund der größeren Verzweigung ca. 35 cm und am N. cutaneus brachii medialis 30–35 cm.

Aufgrund der unterschiedlichen Transplantatmenge und -längen werden 2 klinische Situationen gesondert behandelt: die komplette Plexusläsion mit Zerstörung von mindestens 4 Wurzeln und selektive Transfers bei verbliebenen funktionellen Defekten nach primärer Rekonstruktion. In Situation 1 wird im ersten Eingriff ipsilateral von der verbliebenen Wurzel sowie vom N. phrenicus und vom ipsilateralen N. accessorius für Schulter und Oberarm transplantiert. Die anschließende Rekonstruktion beinhaltet den kompletten C7-Transfer mit dem Ziel, eine Reanimation der Handfunktion zu ermöglichen. Hier unterscheiden sich die Sekundärrekonstruktionen, wobei einzelne Nervenfasern (N. accessorius oder medialer N. pectoralis) kontralateral abgegriffen werden und die Nerventransplantate zum anschließen-

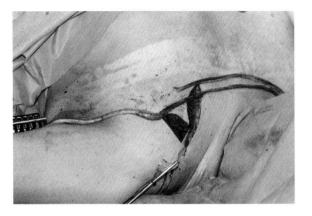

Abb. 5.44 Vaskularisiertes zur Gegenseite gelegtes Transplantat des N. ulnaris und 4 zusammenliegende Transplantate aus den Saphenusnerven für die dorsale Verzweigung

den zweizeitigen neurovaskulären freien Muskeltransfer nach Durchwachsen der Transplantatstrecken vorgelegt werden.

Der Verlauf der Transplantate erfolgt meist epifaszial, aber retroklavikulär und retropektoral. Bei der Lageplanung der Transplantate sollte berücksichtigt werden, dass potenzielle Sekundärschäden im weiteren Lebenslauf vermieden werden. Durch die muskuläre Schwäche der verletzten Seite und die daraus resultierende verminderte Schutzfunktion ist die Wahrscheinlichkeit für eine Schulterluxation sowie für eine Klavikulafraktur im Rahmen eines Sturzes erhöht.

Kontralateraler C7-Transfer über den gesamten Querschnitt

Bei einer kompletten Plexus-brachialis-Läsion mit mindestens 4 Wurzelzerstörungen erfolgen die Transplantation und Nerventransfers für Schulter und Oberarmfunktion von ipsilateral. Das Abdecken des Gesamtquerschnitts der C7-Wurzel erfordert 6–8 Nerventransplantate. Diese stehen, da bei der ipsilateralen Rekonstruktion in der Regel beide Suralisnerven verwendet wurden, nicht mehr in ausreichendem Maß zur Verfügung.

Die klinisch häufigste Situation ist die Transplantation der beiden tiefen Saphenusnerven auf die dorsale Verzweigung, distales Ziel ist der Einlauf der dorsalen Verzweigung des inferioren Truncus in den dorsalen Faszikel, der bei der Primärrevision nach subkutan vorverlagert wird. In diesem Fall ist eine Defektstrecke von 22,5–25 cm zu bewältigen, die beiden Saphenustransplantate können hierzu halbiert werden. Hierdurch wird die komplette Abdeckung des Querschnitts der Spenderregion sowie auch der Zielregion erreicht.

Für die anteriore Verzweigung kommt das vaskularisierte Ulnaristransplantat zum Einsatz (**Abb. 5.44**). Im Gegensatz zu den kaliberschwachen Hautnerven, die ma-

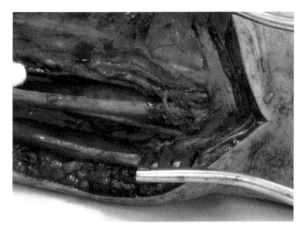

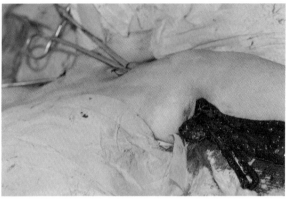

Abb. 5.46 Durchzug des axillär gestielen N.-ulnaris-Transplantats

Abb. 5.45 Arterielle Versorgung des distalen N. ulnaris. Das Gefäß tritt konstant in das Fettgewebe in Höhe des Abgangs des Ramus dorsalis des N. ulnaris ein.

ximal 1,5–2 mm Durchmesser aufweisen und durch den Sauerstoffpartialdruck bis in das Zentrum des Transplantats hinein ernährt werden, benötigen die Stammnerven die Verpflanzung mit Durchblutung. Die Verpflanzung eines Stammnervs ohne ausreichende Durchblutung führt zu einer zentralen Fibrosierung, da durch den Sauerstoffpartialdruck lediglich 1–2 mm der Randregion versorgt werden und das Zentrum nach Nekrosebildung fibrosiert. Das schmälert das erzielbare Ergebnis erheblich.

Am N. ulnaris wird hierzu der arterielle Ast, der ca. 3 cm proximal der Rascetta an der Gabel zwischen N. ulnaris und Ramus dorsalis eintritt, mit gehoben (Abb. 5.45). Der N. ulnaris wie auch der sensible dorsale Ast werden in Höhe des Handgelenks abgesetzt. Der gemeinsame Stamm des Nervs wird bis zur Mitte des Oberarms oder bis zur Axilla freipräpariert (Becker et al. 1993). Die Gefäßversorgung des N. ulnaris am Oberarm erfolgt über Äste aus der A. brachialis, einmal in der Mitte des Oberarms und einmal subkapital am Humerus. Der Zuschuss in Höhe der Epikondylen muss durchtrennt werden. In einigen Fällen kann der arterielle Ast in der Mitte des Oberarms in Kontinuität belassen werden. Bei zu geringer Stiellänge muss auch dieser Ast durchtrennt werden, und lediglich die arterielle Versorgung in Höhe des Collum chirurgicum verbleibt (Abb. 5.46).

Der N. ulnaris wird in feuchte Kompressen zur Gegenseite gelegt, über einen Zeitraum von 30–45 min wird aktiver Austritt von Blut am distalen Ulnarisende erwartet. Sollte diese Blutversorgung nicht ausreichend sein, wird der mit gehobene distale arterielle Ast nach dem Durchzug des N. ulnaris zur Gegenseite im Sinne eines Turbochargings an die A. transversa colli angeschlossen. Der venöse Anschluss wird nicht benötigt, dieser erfolgt über die gesamte Länge des N. ulnaris.

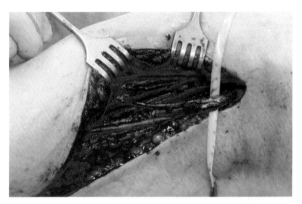

Abb. 5.47 Anschluss des N. ulnaris auf den N. medianus ca. 6 Monate nach dem Ersteingriff. Die zu diesem Zeitpunkt vom N.-ulnaris-Transplantat entnommenen Biopsien zeigen reichliches Axonvorkommen.

Die Nervenkoaptation erfolgt an die anteriore Verzweigung der C7-Wurzel. Da der proximale Gefäßstiel beim Anschluss an den N. medianus durchtrennt werden muss, geschieht dieser Schritt nach einem Zeitintervall von 6 Monaten. Die zu diesem Zeitpunkt von der Absetzungskante des N. ulnaris entnommenen Histologien zeigen regelhaft ein reichliches Vorkommen von bemarkten Axonen. Da der Anschluss in Höhe des proximalen Oberarmdrittels erfolgt, ist der positive Axonnachweis nach 6 Monaten bei einer Regenerationsstrecke von 45 cm ein eindeutiger klinischer Beweis für die schnellere Regenerationsfähigkeit vaskularisierter Transplantate, die bereits experimentell von diversen Autoren nachgewiesen wurde (Abb. 5.47). In jedem Fall ist es erfreulich, wenn bereits 6 Monate nach einem kontralateralen Transfer am gelähmten Arm in Höhe des proximalen Oberarms reichlich Axone vorliegen.

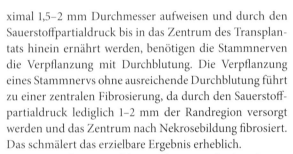

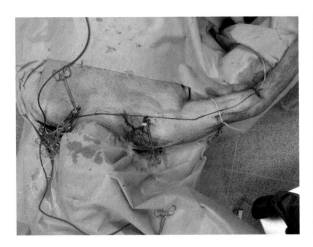

Abb. 5.48 Selektiver Nerventransfer: Vorlage des Nerventransplantats (vom N. accessorius) für den zweizeitigen Anschluss eines neurovaskulären Muskeltransplantats zum Unterarmbeugerersatz

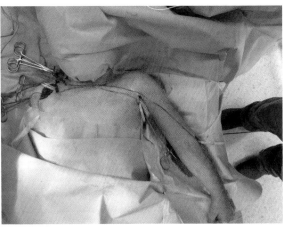

Abb. 5.49 Selektiver Nerventransfer: Vorlage des Transplantats vom medialen Pektoralnerv für die Bizepsrekonstruktion (zweizeitiger Muskeltransfer) sowie vom N. accessorius zum Unterarm (Muskeltransfer dann ca. 1 Jahr später)

Selektive kontralaterale Transfers

Die selektiven Transfers (N. accessorius oder N. pectoralis medialis) kommen in der Regel zum Einsatz, wenn nach der primären Rekonstruktion noch funktionelle Defekte vorliegen. In diesen Fällen werden die Nerventransplantate vorgelegt und nach dem Durchwachsen der Fasern und histologischer Untersuchung der Transplantatenden ein freies neurovaskuläres Muskeltransplantat angeschlossen (☐ Abb. 5.48 u. ☐ Abb. 5.49). Hierdurch sind die Denervierungszeiten des Muskels kurz, da lediglich die Innervierungszeit – vom Beginn des Motornervs bis zum Einwachsen in den Muskel – von ca. 1 Monat berücksichtigt werden muss. Die durch die Denervierungszeit des Muskels entstehende Atrophie ist daher sehr gering.

Einen Sonderfall der kontralateralen isolierten Transfers mit selektivem Ziel stellt der distale N.-accessorius-Transfer zu den kontralateralen Mm. rhomboidei dar. Diese Operation erfolgt in Bauchlage. In der distalen Hälfte des M. trapezius wird intramuskulär der N. accessorius aufgesucht und über ein Nerventransplantat mit dem Motorast der Mm. rhomboidei verbunden. Hiermit haben wir bei den Patienten mit Wurzelausrissen C5/C6 oder C5/C6/C7 zur Rekonstruktion der Schulterblattsteuerung sehr gute Erfahrungen machen können.

5.3.5 Ergebnisse

Von 2001 bis 2012 führten wir 72 kontralaterale Transfers durch (☐ Abb. 5.50), davon 38 C7-Transfers und 34 Transfers isolierter Motorspender (6 C7 bzw. Motornerv der vorderen Verzweigung, 20 Accessoriustransfers und 8 Transfers des medialen Pektoralnervs). Das mittlere Alter der Patienten variierte zwischen 1,5 und 47 Jahren.

Bei den C7-Transfers wurde je nach Bedarf die anteriore bzw. dorsale Verzweigung oder die komplette Wurzel als Spender gewählt. In jedem Fall handelte es sich um gemischte sensible und motorische Spender- und Empfängernerven. Im Gegensatz dazu sind der N. accessorius und der mediale Pektoralnerv isolierte Motorspender. Bei den gemischten Transplantationen zeigte die motorische Regeneration eine Erfolgsquote um 25 %, wobei für die kürzeren Regenerationsstrecken (Schulter) die Ergebnisse etwas besser, für die langen Distanzen (Hand) etwas schlechter als der Mittelwert waren. Hier entsprechen die eigenen Ergebnisse denen der internationalen Publikationen. Für die Sensibilität beträgt die Erfolgsquote 75 % (Terzis u. Kokkalis 2009).

Bei den isolierten Motorspendern lässt sich der direkte Anschluss an vorhandene Skelettmuskulatur von der Vorlage für einen zweizeitigen Muskeltransfer unterscheiden. Bei den direkten Anschlüssen beträgt die Quote der erfolgreichen Regeneration mit klinischer Relevanz 70–80 % (Terzis u. Kokkalis 2009. Für die 21 vorgelegten Transplantate aus unserem eigenen Patientengut sind 11 zu frisch für die Beurteilung, bei den verbleibenden 10 wurde bei jeweils positivem histologischem Nachweis von regenerierenden Axonen der zweizeitige Muskeltransfer durchgeführt. Hiervon sind 8 transplantierte Muskeln noch in Regeneration, 2 zeigen bereits ein gutes funktionelles Ergebnis.

Im Vergleich zwischen der Transplantation von isolierten motorischen Spendern gegenüber gemischten Spendernerven (motorisch und sensibel) zeigen die isolierten Motorspender deutlich bessere funktionelle Ergebnisse (☐ Abb. 5.51).

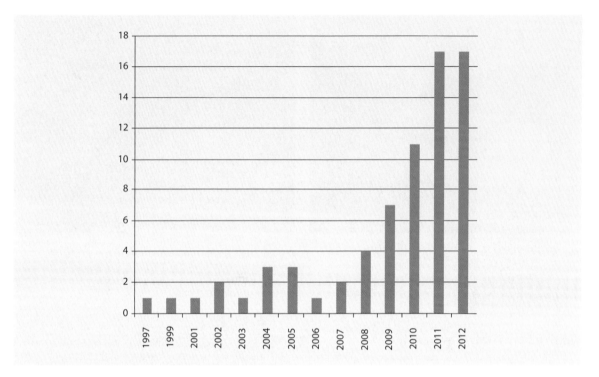

■ **Abb. 5.50**   Anzahl der kontralateralen Transfers: Entwicklung über einen Zeitraum von 15 Jahren

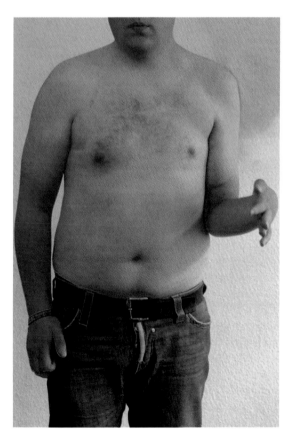

■ **Abb. 5.51**   Transplantat vom N. pectoralis medialis von rechts zum Sulcus deltoideopectoralis links. Freier Muskeltransfer (M. gracilis) zum Bizepsersatz 1 Jahr später

Die Regenerationszeit ergibt sich bei der Verwendung von nicht vaskularisierten Transplantaten aus der Transplantatlänge und zeigt keinen Unterschied zwischen gemischten und motorischen Spendern. Hier liegt die Wachstumsgeschwindigkeit bei der bekannten Größenordnung von ca. 1 mm pro Tag. Bei der Verwendung von vaskularisierten Transplantaten ist die Regenerationszeit deutlich kürzer, wie durch eigene histologische Untersuchungen der Nervenstümpfe zum Zeitpunkt des zweizeitig durchgeführten Anschlusses des vaskularisierten N. ulnaris auf den N. medianus belegt wird.

Bezüglich der Strategie sind folgende Varianten zu diskutieren: Die Verwendung des vaskularisierten N. ulnaris als Transplantat erfordert den Verzicht auf die Regenerationsmöglichkeit der kurzen Handmuskulatur. Da selbst bei ipsilateralen Wurzeltransplantationen von C8/Th1 nur eine sehr geringe Regeneration der kurzen Handmuskulatur erreicht wird, erscheint dieses potenzielle Regenerationsergebnis auf Kosten der guten Qualität des vaskularisierten Transplantats verschmerzbar. Die Funktion der ulnaren Beuger lässt sich bei positiver Reinnervation der medianusinnervierten Muskulatur durch Koppelung der Beugersehnen in Höhe des distalen Unterarms ausreichend kompensieren. Dies wird nicht von allen Operateuren gleich beurteilt.

Millesi transplantiert die vordere Verzweigung über Suralistransplantate auf den N. medianus und die dorsale Verzweigung über Saphenustransplantate auf den N. ulna-

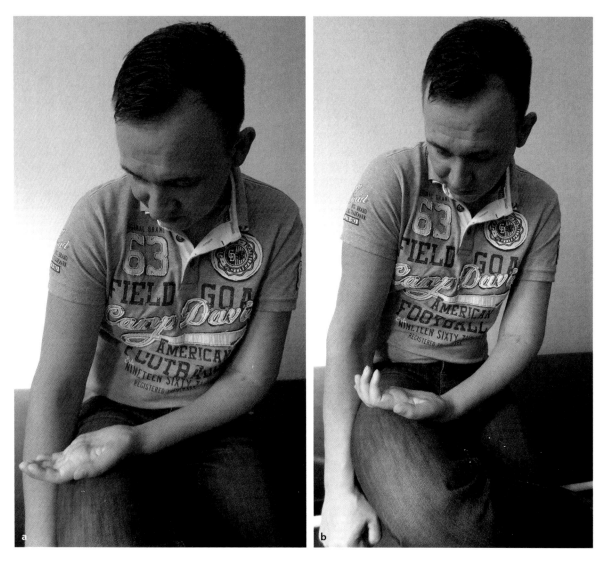

◘ Abb. 5.52 Aktive Fingerbeugung nach kontralateralem C7-Transfer des vaskularisierten N. ulnaris auf den N. medianus. **a** Beugung ohne aktive Mitbewegung der Spenderseite, **b** stärkere Beugung mit aktiver Mitbewegung der Spenderseite

ris. Dieses geschieht entweder auf axillärer oder infraklavikulärer Höhe. Hierdurch kann man Sensibilität für den fünften Finger und die ulnare Hälfte des vierten Fingers sowie Funktion für die ulnaren Flexoren und für die kurze Handmuskulatur erreichen (Millesi u. Schmidthammer 2007).

Bei unseren Patienten wird im Rahmen der Primäroperation bei kompletten Läsionen ipsilateral ein Nerventransfer für die Klasse-I-Muskeln (Schulterblattmuskulatur, Bizeps, Unterarmbeuger) von Schulter und Oberarm durchgeführt. Ein langes Nerventransplantat von ca. 25 cm Länge wird vom N. accessorius auf den Motoreingang zum Bizeps gesetzt und ein 10 cm langes Transplantat End-zu-Seit vom N. phrenicus auf den N. suprascapularis. Unserer Einschätzung nach sind 5 echte Wurzelausrisse

so gut wie nie zu finden, entsprechend der intraoperativen histologischen Untersuchung findet sich regelmäßig eine Wurzel mit zumindest einer geringen Restfunktion. Diese wird dann auf die Klasse-II-Muskeln (M. deltoideus, M. trizeps, Unterarmstrecker) – meist den N. axillaris – entsprechend der Innervation des M. deltoideus transplantiert. Hierzu werden 2–3 Transplantate à 10 cm benötigt, insofern sind bei diesen Patienten für Schulter- und Oberarmreinnervation meist beide Suralisspendenerven verbraucht. Für die Rekonstruktion der Unterarmstreckerseite verwenden wir die Saphenustransplantate von der dorsalen Verzweigung der C7-Wurzel.

Auch Julia Terzis aus Norfolk adressiert als peripheres Ziel der dorsalen Verzweigung (Streckerseite des Spenderarms) die Streckerseite des Unterarms. Nicht folgen können wir Julia Terzis bei der Frage des selektiven C7-Transfers. Die Autorin spart bei der anterioren und der dorsalen Verzweigung jeweils den Motorfaszikel aus, der 50 % des M. supinator, 50 % des M. extensor carpi radialis bzw. 50 % des M. pronator und 50 % des M. flexor carpi radialis innerviert (Terzis u. Kokkalis 2009). Dieser selektive C7-Transfer wurde von uns nur einmal aufgrund einer vorbestehenden Läsion des medialen Faszikels durchgeführt. Bei allen übrigen Patienten wurde die komplette vordere und/oder hintere Verzweigung umgesetzt. Eine Schwächung des Handgelenks trat, wenn überhaupt, dann nur temporär im Wochen- bis Monatsbereich auf. Dieses entspricht auch dem Vorgehen der chinesischen Gruppe um Gu et al. (1999), die weltweit sicherlich die größte Anzahl dieser Patienten nachzuweisen haben. Die Autoren transferieren die komplette vordere bzw. die hintere Verzweigung der C7-Wurzel, Probleme in Bezug auf Instabilität des Handgelenks auf der Spenderseite werden auch von ihnen nicht berichtet.

Zusammenfassend lässt sich feststellen, dass sich bei schwersten Zerstörungen des Armnervengeflechts ipsilateral sowohl intra- als auch extraplexisch lediglich für die Schulter- und Oberarmfunktion Nervenfasern transplantieren bzw. einlenken lassen. Für die Handfunktion stellt der kontralaterale Transfer in diesen Fällen die einzige Möglichkeit für eine klinische Funktionswiederherstellung dar – bei sehr moderatem Spendedefekt (◘ Abb. 5.52).

Literatur

Literatur zu ▶ Abschn. 5.1

Acker DB, Gregory KD et al. (1988) Risk factors for Erb-Duchenne palsy. Obstet Gynecol 71: 389–92

Becker MHJ, Lassner F et al. (2002) The cervical rib. A predisposing factor for obstetric brachial lexus lesions. J Bone Joint Surg 84-B: 740–3

Czurda R, Meznik F (1977) Therapy and prognosis of obstetrical lesions of the brachial plexus (author's transl). Padiatr Padol 12 (2): 137–45

Duchenne GB (1872) Du l'électrisation localisée et de son application á la pathologie et á la thérapeutique par courants induits et par courants galvaniques interrompus et continus. Bailliére et fils, Paris

Erb WH (1874) Über eine eigenthümliche Lokalisation von Lähmungen des Plexus brachialis. Verhdl naturhist-med Vereins zu Heidelberg 2: 130–6

Gilbert A, Razaboni R et al. (1988) Indications and results of brachial plexus surgery in obstetrical palsy. Orthop Clin North Am 19 (1): 91–105

Hamacher (1971) Geburtstraumatische Plexusläsionen der oberen Extremitäten. Krankengymnastik 23 (11): 345

Klumpke A (1885) Paralysies radiculaires de plexus brachiale: Paralysies radiculaires totales. Paralysies radicullaires inférieures. De la participation des filets sympathiques oculo pupillaires dans ces paralysies. Rev Med Paris 5: 739

Lange F (1912) Die Entbindungslähmung des Armes. Münch Med Wochenschr 59: 1412

Mau C (1924) Beitrag zur Äthiologie der sogenannten Entbindungslähmung. Z Orthop Chir 45: 323–24

Michelow BJ, Clarke HM et al. (1994) The natural history of obstetrical brachial plexus palsy. Plast Reconstr Surg 93 (4): 675–80; discussion 81

Millesi H (1962) Klinische und experimentelle Untersuchungen bei der Wiederherstellung peripherer Nervenläsionen. Langenbecks Arch Chir 301: 893–7

Ouzounian JG, Korst LM et al. (1998) Permanent Erb's palsy: a lack of a relationship with obstetrical risk factors. Am J Perinatol 15 (4): 221–3

Seddon HJ (1947) Restoration of function in peripheral nerve injuries. Lancet 418–9

Sjöberg I, Erichs K et al. (1988) Cause and effect of obstetric (neonatal) brachial plexus palsy. Acta Paediatr Scand 77 (3): 357–64

Soni AL, Mir NA et al. (1985) Brachial plexus injuries in babies born in hospital: an appraisal of risk factors in a developing country. Ann Trop Paediatr 5 (2): 69–71

Walle T and Hartikainen-Sorri AL (1993) Obstetric shoulder injury. Associated risk factors, prediction and prognosis. Acta Obstet Gynecol Scand 72 (6): 450–4

Literatur zu ▶ Abschn. 5.2

Antoniadis G (2011) Traumatische Nerven- und Plexusschäden: Präklinische Versorgungsalgorithmen und Behandlungsoptionen. Notf.med. Up2date 2011: 125–133

Beisteiner R, Hölinger I, Rath J, Wurnig M, Hilbert M, Klinger N, Geissler A, Fischmeister F, Wöber C, Klösch G, Millesi H, Grisold W, Auff E, Schmidhammer R (2011) New type of cortical neuroplasticity after nerve repair in brachial plexus lesions. Arch Neurol 68: 1467–70

Bertelli JA, Kechele PR, Santos MA, Duarte H, Ghizoni MF (2007) Axillary nerve repair by triceps motor branch transfer through an axillary access: anatomical basis and clinical results. J Neurosurg 107: 370–377

Birch R (2011) Surgical Disorders of the Peripheral Nerves. Heidelberg: Springer, S. 375–427

Blaauw G, Muhlig RS, Vredeveld JW (2008) Management of brachial plexus injuries In: Pickard (ed. in chief) Advances and Technical Standards in Neurosurgery, Vol 33. New York: Springer: 202–231

Blaauw G, Sauter Y, Lacroix CLE, Sloof ACJ (2006) Hypoglossal nerve transfer on obstetric brachial plexus palsy. J Plastic Reconstr Aesthetic Surg 59: 474–478

Bonnard C, Alliew Y, Alnot J-Y, Brunelli G, Merle M, Santos-Palazzi A, Sedel L, Raimondi PL, Narakas A (1996) Complete palsies and supraclavicular lesions. In: Alnot J-Y, Narakas A (eds.) Traumatic brachial plexus injuries. Monographie de la Societé Francaise de Chirurgie de la Main (GAM). Paris: Expansion Scientifique Francaise, p. 126–155

Brown JM, Tung THH, Mackinnon SE (2010) Median to radial nerve transfer to restore wrist and finger extension: Technical nuances. Operative Neurosurgery 66: 75–83

Brown JM, Yee A, Mackinnon SE (2009) Distal median to ulnar nerve transfers to restore ulnar motor and sensory funtion within the hand: Technical nuances. Neurosurgery 65: 966 978

Brunelli G, Monini L (1984) Neurotization of avulsed roots of brachial plexus by means of anterior nerves of cervical plexus. Clin Plast Surg 11: 149–152

Carlstedt T (1993) Recovery after ventral root avulsion and implantation in the spinal cord. Clin Neurol Neurosurg 95 Suppl:109–111

Carlstedt T (1995) Spinal nerve root injuries in brachial plexus lesions: Basic science and clinical application of new surgical strategies. Microsurgery 16: 13–16

Carlstedt T (2007) Central nerve plexus injury. London: Imperial College Press

Chung KC, Yang L-S, McGillicuddy (2012) Practical management of pediatric and adult brachial plexus palsies. New York: Elsevier Saunders

Colbert SH, Mackinnon S (2006) Posterior approach for double nerve transfer for restoration of shoulder function in upper brachial plexus palsy. Hand 1: 71–77

Ferraresi S, Garozzo D, Raveni R et al. (2002) Hemihypoglossal nerve transfer in brachial plexus repair: Technique and results. Neurosurgery 50: 332 335

Frazier CH, Skillern PF (1911) Supracalvicular subcutaneus lesions of the brachial plexus not associated with skeletal injuries. J Am Med Ass 57: 1957–1963

Foerster O (1929) Die Therapie der Schussverletzungen der peripheren Nerven, Resultate der Plexus Operationen. In: Förster BO (Hrsg) Handbuch der Neurologie von Lewandowski, Vol. 2. Berlin: Julius Springer, S. 1676–1691

Htut M, Misra VP, Anand P, Birch R, Barmstedt T (2007) Recovery and the breathing arm after brachial plexus surgical repairs, including re-implantation of avulsed spinal roots into the spinal cord. J Hand Surg Eur 32 (2): 170–178

Iwase Y, Mashiko T, Ochiai N, Kurosawa H (2001) Postoperative changes on functional mapping of the motor cortex in patients with brachial plexus injury: comparative study of magnetoencephalography and funtional magnetic resonance imaging. J Orthop Sci 6 (5): 395–402

Kandenwein JA, Kretschmer T, Engelhardt M, Richter HP, Antoniadis G (2005) Surgical interventions for traumatic lesions of the brachial plexus: a retrospective study of 134 cases. J Neurosurg 103: 614–621

Kim DJ, Midha R, Murovic JA, Spinner RJ (2008) Kline & Hudson's Nerve Injuries. Philadelphia: Saunders Elsevier

Kretschmer T, Ihle S, Antoniadis G, Seidel JA, Heinen C, Börm W, Richter HP, König R (2009) Patient satisfaction and disability after brachial plexus surgery. Neurosurgery 65: 189–196

Leechavengvongs S, Witoonchart K, Uerpairojkit C, Thuvasethakul P, Ketmalarisi W (1998) Nerve transfer to biceps muscle using a part oft he ulnar nerve in brachial plexus injury (upper type): A report of 32 cases. J Hand Surg 23A: 711–716

Mackinnon SE, Colbert SH (2008) Nerve transfers in the hand and upper extremity surgery. Techniques in Hand & Upper Extremity surgery 12 (1): 20–33

Malessy MJA, Bakker D, Dekker AD J, van Dijk JG, Thomeer WM (2003) Functional megnetic resonance imaging and control over the biceps muscle after intercostal-musculocutaneus nerve transfer. J Neurosurg 98: 261–268

Malessy MJA, Hoffmann CFE, Thomeer TWM (1999) Initial report on the limited value of hypoglossal nerve transfer to treat brachial plexus root avulsions. J Neurosurg 91: 601–604

Malessy MJA, Thomeer RTWM (1998) Evaluation of intercostal to musculocutaneus nerve transfer in reconstrucive brachial plexus surgery. J Neurosurg 88: 266–271

Midha R (1997) Epidemiology of brachial plexus injuries in a multitrauma population. Neurosurgery 40: 1182–1189

Millesi H (1992) Chirurgie der peripheren Nerven. München: Urban & Schwarzenberg

Millesi H (2001) Chirurgie des zerviko-axillären Nervenplexus. In: Krupp (Hrsg.) Plastische Chirurgie. Handchirurgie IX – 4.2, S. 1–22

Nashold BS Jr, Ostdahl RH (1979) Dorsal root entry zone lesions for pain relief. J Neurosurg 51: 59–69

Narakas AO, Hentz VR (1988) Neurotization in brachial plexus injuries. Clinical Orthopaedics and related Research 237: 43–56

Oberlin C, Beal D, Leechavengvongs S, Salon A, Dauge MC, Sarcy JJ (1993) Nerve transfer to biceps muscle using a part of ulnar nerve for C5-C6 Avulsion of the brachial plexus: Anatomical study and report of four cases. J Hand Surg 19A: 232–237

Penkert G, Carvahlo GA, Nikkah G, Samii M (1996) Reinnervation bei Wurzelausrissen des Plexus brachialis mittels des Nervus accessorius als Spendernerv. In: Berghaus A (Hrsg.) Plastische und Wiederherstellungschirurgie. Reinbek/Hamburg: Einhorn-Presse, S. 468–470

Rath SA, Seitz K, Soliman N, Kahamba JF, Antoniadis G, Richter HP (1997) DREZ coagulations for deafferentation pain related to spinal and peripheral nerve lesions: indication and results of 79 consecutive procedures. Stereotact Funct Neurosurg 68: 161–167

Ray WZ, Mackinnon SE (2011) Clinical outcomes following median to radial nerve transfers. J Hand Surg 36A: 201–208

Richter H-P, Schachenmayr W (1984) Is the substantia gelatinosa target in dorsal root enty zone lesions? An autopsy report. Neurosurgery 1: 913–916

Schmidt T, Heinen CPG, Pedro M, Antoniadis G, Kretschmer T, König R (2012) Detection of root avulsion in traumatic and obstetric plexus lesions by high-resolution 3 D constructive interference in steady state MRI. Abstract, 80th Annual AANS Meeting, Miami, USA, April 14–18

Scholz T, Krichevski A, Sumarto A, Jaffurs D, Wirth GA, Paydar K, Evans GR (2009) Peripheral nerve injuries: an international survey of current treatments and future perspectives. J Reconstr Microsurg 25: 339–344

Seddon H-J (1943) Three types of nerve injury. Brain 66: 237

Seddon H-J (1963) Nerve grafting. J Bone Joint Surg 45: 447–461

Siqueira MG, Martins RS (2009) Phrenic nerve transfer in the restoraion of elbow flexion in brachial plexus avulsion injuries: How effective and safe is it? Neurosurgery 65: 125–131

Sindou MP, Fischer G, Goutellle A, Mansuy L (1974) La radicellotomie posterieure selective. Premiers resultats dans le chirurgie de la douleur. Neurochirurgie 20: 391–408

Sulaiman OAR, Kline DG (2012) Outcomes of treatment for adult brachial plexus injuries. In: Chung KC, Yang LJ-S, McGillicuddy JE (eds.) Practical Management of Pediatric and Adult Brachial Plexus. Palsies, pp. 344–365

Sunderland S (1991) Nerve injuries and their repair. A critical Appraisal. Melbourne: Churchill Livingstone

Taylor CA, Braza D, Rice JB, Dillingham T (2008) The incidence of peripheral nerve injury in extremity trauma. Am J Phys Med Rehabil 87: 381–385

Thoburn W (1900) Secondary suture of brachial plexus. Br Med J 1: 1073–1075

Tsuyama N, Sagakuchi R, Hara T, Kondo T, Kaminuma S, Jjichi M, Ryn D (1968) Reconstructive surgery in brachial plexus injuries. In: Proceedings of the 11th Annual Meeting of the Japanese Society of the Hand. Hiroshima, pp. 39–40

Tung TH, Novak CB, Mackinnon SE (2003) Nerve transfers to the biceps and brachialis branches to improve elbow flexion strength after brachial plexus injuries. J Neurosurg 98: 313–318

Tuttle H (1913) Exposure of the brachial plexus with nerve transplantation. JAMA 61: 15

Uzun N, Tanriverdi T, Savrun FK, Kiziltan ME, Sahin R, Hanimoglu H, Hanci M (2006) Traumatic peripheral nerve injuries: demographic and electrophysiologic findings of 802 patients from a developing country. J Clin Neuromuscul Dis 7 (3): 97–103

Vacher C, Dauge M-C, Bhatia A et al. (2003) Is the hypoglossal nerve a reliable donor nerve for transfer in brachial plexus injuries? Plast Reconstr Surg 112: 708–710

Yamada S, Peterson GW, Soloniuk DS et al (1991) Coaptation of the anterior rami of C-3 and C-4 to the upper trunk of the brachial plexus for cervical root avulsion. J Neurosurg 74: 171–177

Yang LJ-S, Chang KW-C, Chung KC (2012) A systematic review of nerve transfer and nerve repair for the treatment of adult upper brachial plexus injury. Neurosurgery 71: 417–429

Xu W-D, Gu Y-D, Liu J-B, Yu C, Zhang C-G, Xu J-G (2005) Pulmonary function after complete unilateral phrenic nerve transection. J Neurosurg 103: 464–467

Literatur zu ▶ Abschn. 5.3

Becker MHJ, Lassner F, Schaller E, Berger A (1993) Enzymhistochemical evaluation of ulnar nerve grafts in brachial plexus lesions. Microsurgery 14: 440–443

Brunelli GA, Brunelli GR (1993) Direct muscle neurotization. J Reconstr Microsurg 9: 81–90

Gu YD, Chen DS, Zhang GM (1999) Long-term functional results of contralateral C7 transfer. J Reconstr Microsurg 14: 57–59

Millesi H, Schmidthammer R (2007) How to improve the results of peripheral nerve surgery. Springer Verlag, Acta Neurochir Suppl 100: 33–38

Sunderland S, Bradley K (1949) The cross sectional area of peripheral nerve trunks devoted to nerve fibres. Brain 72: 428–449

Terzis JK, Kokkalis ZT (2009) Selective contralateral C7 Transfer in posttraumatic brachialis plexus injuries: a report of 56 cases. Plast Reconstr Surg 3: 927–93

Nerventumoren

Christian Heinen, Thomas Kretschmer, Joachim Weis

Chirurgie: C. Heinen, T. Kretschmer; Pathologie: J. Weis. Mit einem Beitrag über Glomustumoren
(▶ Abschnitt 6.4) von H. Assmus.

Nerventumoren besitzen im Vergleich zu anderen Weichgewebetumoren einen gänzlich anderen Ursprung und Aufbau. Aus diesem Aufbau lässt sich deren besondere mikrochirurgische Behandlung ableiten. Meist handelt es sich um gutartige Tumoren, die sich regelhaft ohne Funktionsdefizit entfernen lassen. Im Gegensatz hierzu stehen die malignen Ausprägungen der Nerventumoren. Deren Behandlung unterscheidet sich in einigen Aspekten von der klassischen Sarkomchirurgie.

Das folgende Kapitel liefert neben einer Darstellung der wesentlichen Nerventumoren den theoretischen histopathologischen Hintergrund und erläutert die chirurgische Behandlung praxisnah. Ergänzend werden Hinweise zur Behandlung von weiteren nervenassoziierten Tumoren wie den Lymphomen, Metastasen und Bestrahlungsfolgen in Nervennähe gegeben. Auf die prognostisch sehr günstige Behandlung der oft zu funktionellen Ausfällen führenden intraneuralen Ganglionzysten wird ebenso eingegangen wie auf die sehr schmerzhaften und operativ gut entfernbaren Glomustumoren.

6.1 Gutartige Nervenscheidentumoren

6.1.1 Schwannome

Die häufigsten und zugleich am besten zu behandelnden Tumoren peripherer Nerven sind gutartiger Natur. Sie können an allen Lokalisationen auftreten. Es gibt zwar eine Reihe von Synonymen für Schwannome (Neurilemmom, Neurinom), der Begriff »Schwannom« beschreibt jedoch den Ursprung der Pathologie am besten und beugt Missverständnissen vor (z. B. sind die traumatisch entstandenen Neurome keine Neoplasien, was die sprachliche Nähe ggf. vermuten ließe).

Schwannome gehen in der Regel von einem Faszikel aus und wachsen verdrängend. Deswegen werden die ihn umgebenden funktionsfähigen Faszikel aufgrund der relativ derben Barriere des Perineuriums und Epineuriums zunehmend abgeplattet und ausgedünnt. Der Nerv weist dann in seinem Verlauf eine typisch fusiforme Auftreibung auf. Diese kann teilweise auch exzentrisch liegen und deswegen zu Verwechslungen mit anderen Raumforderungen führen. Im Gegensatz zu den Schwannomen gehen Neurofibrome von mehreren unter Umständen noch funktionsfähigen Faszikeln aus. ◻ Abb. 6.1 verdeutlicht schematisch den Unterschied.

Der Tumor nimmt regelhaft seinen Ausgang von einem Faszikel. Dies ist für die Operation von Bedeutung, da man meist eindeutig einen in den Tumor ziehenden und einen aus dem Tumor heraustretenden Faszikel identifizieren kann. Mit Darstellung dieser tumortragenden Faszikel ist die Exstirpation des Tumors schonend und sicher

möglich. Gleichzeitig zeigt sich dem Operateur durch diese Organisationsstruktur das Vorliegen eines benignen peripheren Nervenscheidentumors (im Unterschied dazu lassen sich maligne Tumoren nicht in dieser Form abgrenzen und deswegen auch nicht interfaszikulär präparieren). Der tumortragende Faszikel des Schwannoms hat meist seine Funktion bereits verloren, sodass seine notwendige Resektion 3–4 mm von den Tumorpolen entfernt keinen neuen Ausfall verursacht.

Schwannome treten meist solitär auf. Bei Neurofibromatosen oder Schwannomatose (Merker et al. 2012) finden sich multiple Tumoren. Einen seltene Variante ist das sogenannte plexiforme Schwannom, bei dem sich die Tumormasse zwischen die einzelnen Faszikel schiebt (Terasaki et al. 2003).

Die Inzidenz der sporadischen, nicht mit Neurofibromatose bzw. Schwannomatose assoziierten Form wird mit 2:100.000 angegeben (Sandberg u. Stone 2008), wohingegen Patienten mit Neurofibromatosen vom Typ 1 und 2 sowie mit Schwannomatose nahezu zu 100 % solche Tumoren aufweisen. Neben den erwähnten Prädispositionen existieren keine weiteren Risikofaktoren für das Auftreten solcher Tumoren.

Von allen Weichteiltumoren entfallen jeweils 5 % auf Schwannome und 5 % auf Neurofibrome (Kransdorf 1995). Die obere Extremität inklusive Plexus brachialis ist doppelt so häufig betroffen wie die untere Extremität (Das Gupta et al. 1969)

Pathologie

Die Tumoren bestehen überwiegend aus mäßig dicht liegenden, Schwann-Zell-artig differenzierten, S100-imunreaktiven Zellen mit länglichen Kernen und schwach eosinophilem Zytoplasma (Antoni-A-Muster). Die Tumorzellkerne sind oft in charakteristischer Weise reihenförmig (»palisadenartig«) angeordnet (◻ Abb. 6.2). Häufig finden sich zudem kernfreie Zonen, die als Verocay-Körper bezeichnet werden. Eine fokal erhöhte Tumorzellkernpolymorphie und vereinzelt vorkommende Nekrosen sowie Verkalkungen und Hyalinisierungen werden zumeist als degeneratives Phänomen (»ancient schwannoma«; Argenyi et al. 1993) interpretiert und gelten in der Regel nicht als Zeichen der Entdifferenzierung. In kleineren Tumorabschnitten finden sich Zellen mit hellem Zytoplasma und weniger distinkten Fortsätzen (Antoni B).

Die Gefäße weisen oft verbreiterte, hyalinisierte, daneben fokal auch sehr dünne, fragile Wände auf. Hämosiderinablagerungen als Folge von Blutungen sind daher häufig zu finden. Daneben kommen nicht selten erhebliche reaktive lymphozytäre entzündliche Zellinfiltrate in Schwannomen vor. In der immunhistochemischen Reaktion mit Neurofilamentantikörpern sind anfärbbare

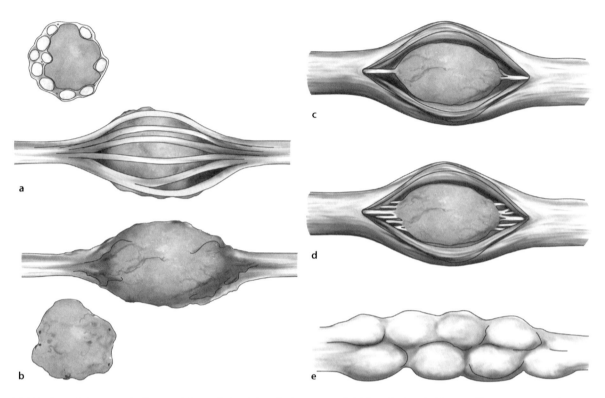

⬛ Abb. 6.1   a Schwannom im Quer- und Längsschnitt mit jeweils einem zu- und abführenden Faszikel, **b** Neurofibrom im Quer- und Längsschnitt; es sind jeweils mehrere Faszikel betroffen, **c** Schwannom im Längsschnitt nach Eröffnung des Epineuriums, **d** Neurofibrom im Längsschnitt nach Eröffnung des Epineuriums, **e** plexiformes Neurofibrom im Längsschnitt

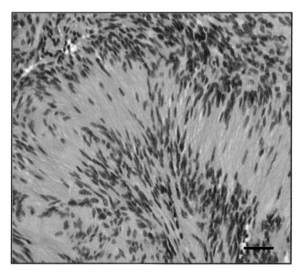

⬛ Abb. 6.2   Schwannom mit charakteristischer palisadenartiger Anordnung von Tumorzellkernen um bandförmige kernarme Zonen. Hämatoxylin-Eosin-Färbung, Maßstab = 40 µm

Axone nur in geringer Zahl im Randbereich der Tumoren nachweisbar.

Schwannome sind oft von einer bindegewebigen Kapsel umhüllt. Sie wachsen in der Regel verdrängend, nicht infiltrierend. Die Mitoserate und der Ki67-Labelling-Index sind zumeist niedrig. Schwannome werden dem WHO-Grad I und dem ICD-O-Code 9560/0 zugeordnet. Die molekulare Pathogenese der sporadischen nicht vestibulären Schwannome ist noch kaum geklärt. Ergebnisse kürzlich publizierter Studien an vestibulären Schwannomen lassen vermuten, dass Mutationen im NF-2-Gen (Genprodukt: Merlin; Synonyme: Neurofibromin 2, Schwannomin) eine Rolle spielen (Sughrue et al. 2011).

Zelluläres Schwannom   Gelegentlich sind Schwannome fokal deutlich zelldichter und weisen eine erhöhte Proliferationsaktivität auf. Sie werden dann in der Regel als »zelluläre Schwannome« bezeichnet. Auch diese Tumoren werden dem WHO-Grad I zugeordnet. Eine Entdifferenzierung von »klassischen« Schwannomen und ebenso von zellulären Schwannomen ist bei den sporadischen Formen äußerst selten und kommt auch bei den mit Neurofibromatose assoziierten Formen nur mit geringer Häufigkeit vor.

Melanotisches Schwannom   Dieser Schwannom-Subtyp ist durch oft ausgeprägte Ansammlungen melaninhaltiger Zellen charakterisiert. Sowohl Schwann-Zellen als auch Melanozyten sind Neuralleistenabkömmlinge, was diese deviante Differenzierung erklären mag. In melanotischen Schwannomen finden sich zudem häufig fokale Hämosiderinablagerungen sowie Psammomkörper. Melanotische Schwannome sind zumeist paraspinal lokalisiert. In etwa der Hälfte der Fälle sind sie Bestandteil des sog. Carney-Komplexes aus melanotischem Schwannom, Myxomen des Vorhofs, der Haut und der Mamma, Lentigines, blauen Nävi und endokriner Hyperaktivität. Ursache dieses Syndroms sind Mutationen im PRKAR1A-Gen, das eine regulatorische Untereinheit der Proteinkinase A kodiert.

Klinik

Abgesehen von den in Körperhöhlen auftretenden Schwannomen bemerken die Patienten in fast allen Fällen eine tastbare Raumforderung (Donner et al. 1994). Der Tumor ist typischerweise gut quer-, aber nur schlecht längsverschieblich. Meistens lässt sich das Hoffmann-Tinel-Zeichen durch Beklopfen auslösen, es führt zu elektrisierenden Missempfindungen im distalen Versorgungsgebiet des entsprechenden Nervs (Das Gupta et al. 1969, Ogose et al. 1999). Manifeste Gefühlsstörungen (ca. 5 %) und Lähmungserscheinungen (ca. 2 %) sind selten, können aber vorkommen (Knight et al. 2007).

Diagnostik

Klinik und Anamnese sind wegweisend, da sie neben einer tastbaren und teilweise äußerlich erkennbaren Raumforderung einen klaren Bezug zu einem bestimmten Nerv erkennen lassen.

Besteht der Verdacht auf einen PNST (peripherer Nervenscheidentumor) oder um einen solchen auszuschließen, ist die Durchführung einer MRT obligat. Dies gilt auch für andere benigne Raumforderungen im Bereich von Rumpf und Extremitäten. Manch vermeintliche »Lipomexzision« oder »Baker-Zysten-Entfernung« mit akutem postoperativem Nervenausfall hätte sich verhindern lassen, wenn eine präoperative MRT angefertigt worden wäre.

Die Neurosonographie ist bei Verdacht auf PNST eine sehr gute Screeningmethode. In Abhängigkeit von der Qualität der Untersuchung lässt sich sogar innerhalb der Nervbinnenstruktur darstellen, von welchem Bereich oder Faszikelareal der Tumor ausgeht.

Operative Therapie

Schwannome sind regelhaft ohne Funktionsverlust vollständig exstirpierbar, wenn geeignete mikrochirurgische Prinzipien und Verfahren eingesetzt werden. Dies sollte das Ziel der Operation sein. Neben der richtigen Einschätzung des Wachstumsverhaltens und der topographischen Lagebeziehungen sowie der Anwendung mikrochirurgischer Präparationsprinzipien sind aus unserer Sicht drei

weitere sehr einfache Hilfsmittel für eine effiziente und sichere Entfernung relevant:

- Operationsmikroskop
- Elektrische Stimulationspinzette
- Ausreichend Spülung zur Trennung der Gewebeschichten

Die Ableitung intraoperativer Nervenaktionspotenziale und Anwendung der intraoperativen Neurosonographie erhöhen die Sicherheit bei bestimmten Konstellationen zusätzlich.

Die Lagerung des Patienten sollte so erfolgen, dass nicht nur der Tumor selbst, sondern auch der betroffene Nerv für eine kurze Wegstrecke proximal und distal des Tumors exponiert werden kann. Der Zugang ist so zu wählen, dass eine mühelose mikrochirurgische Dissektion möglich ist.

Hautschnitt und extraneurale Exposition

Der Hautschnitt wird so gewählt, dass der Tumor wie oben beschrieben exponiert werden kann. Für die funktionsschonende Entwicklung des Tumors ist es essenziell, den proximalen und distalen Tumorpol und insbesondere deren Übergänge in den unveränderten Nerv darzustellen. In diesem Bereich ist es möglich, den tumortragenden Faszikel darzustellen.

> ❯ Um insbesondere oberflächlich liegende Nerven nicht durch eine Hautnarbe zusätzlich zu irritieren, kann der Hautschnitt optional so gewählt werden, dass dieser nicht direkt über dem Nerv zu liegen kommt.

Nach Präparation in den anatomischen Schichten wird der Nerv extraneural dargestellt und zirkumferenziell gelöst. Dies ermöglicht es, den schwannomtragenden Nervenabschnitt entlang der Längsachse zu drehen. Diese Art der Mobilisation ist aus mehreren Gründen hilfreich: Sie ermöglicht den initialen Überblick und gestattet die Inspektion auch auf der dem Operateur abgewandten Seite. Dadurch wird am besten ein faszikelfreies Areal im Bereich der Tumorpole und -konvexität erkennbar. Während der Auslösung des Tumors können problemlos die Präparationsseite und -ebene gewechselt werden.

Präparation der Pole und Kapseleröffnung

Der Tumor geht nur von einem Faszikel aus und grenzt sich meist auch durch eine mehr oder weniger ausgeprägte Kapsel von den umliegenden gesunden Faszikeln ab. Der entscheidende Schritt zu Beginn der mikrochirurgischen Präparation ist die in Faszikelrichtung durchgeführte Längsinzision in einem faszikelfreien Areal an der Außenseite des Nerventumors. Durch Stimulation mit der

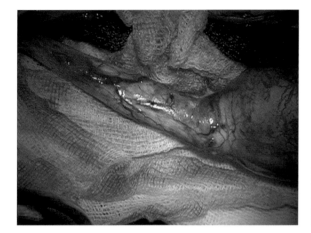

Abb. 6.3   Exposition des Tumorpols proximal

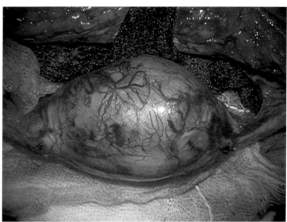

Abb. 6.5   Tumor nach Exposition der Pole mit typischer fusiformer Auftreibung des Nervs

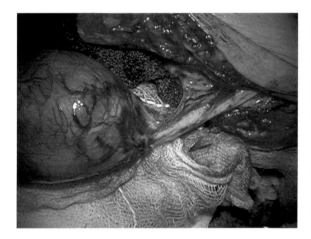

Abb. 6.4   Exposition des Tumorpols distal

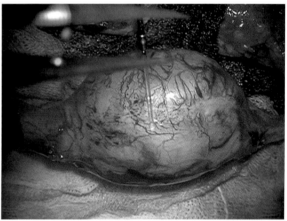

Abb. 6.6   Stimulation und Koagulation des Epineuriums

Elektropinzette kann sichergestellt werden, dass hier keine motorischen Faszikel liegen. Dies soll ermöglichen, eine Ebene zwischen den gesunden Nervenfaszikeln und dem Tumor zu schaffen (◘ Abb. 6.3, ◘ Abb. 6.4, ◘ Abb. 6.5).

Unter Mikroskopsicht gelingt dies besonders gut in Nähe der Pole, da hier die gesunden Faszikel noch nicht durch den Tumor plattgedrückt wurden. Findet sich ein klar faszikelfreies Areal im Bereich der Konvexität, ist dies auch geeignet. Im Bereich der Konvexität sind die Faszikel jedoch besonders dünn und teilweise als solche nicht eindeutig erkennbar. Die bipolare Stimulationspinzette ist nun ein essenzielles Hilfsmittel, um die Faszikel mit motorischer Funktion zu identifizieren bzw. inzisionsgeeignete Areale als »elektrisch stumm« zu bestätigen. Mithilfe der Stimulation kann die Tumorkapsel abgefahren werden, um ein silentes Areal zu finden (◘ Abb. 6.6). Dort lässt sich zunächst das Epineurium und dann die Schicht zwischen Perineurium und der Kapsel ohne Risiko in

Längsrichtung eröffnen (◘ Abb. 6.7). Durch das Längsschneiden wird das Risiko, eine intakte Faser zu verletzen, minimiert.

Sind unter mikroskopischer Sicht an den Polen die betroffenen und gesunden Faszikel zugeordnet, kann man von hier aus effizient und schonend weiterarbeiten. Besondere Vorsicht ist in Bereichen geboten, in denen die gesunden Nervenfaszikel stark ausgedünnt und aufgefasert sind. Bei Unsicherheiten kann es auch hilfreich sein, Nervenaktionspotenziale von den intakten und betroffenen Faszikeln abzuleiten.

Intraneurale und intrakapsuläre Präparation

Im nächsten Schritt wird unter mikroskopischer Sicht die richtige Präparationsschicht aufgesucht (◘ Abb. 6.8). Diese befindet sich zwischen den gesunden Faszikeln und der den Tumor überziehenden Kapsel. Harkin und Reed beschreiben dies als Schicht zwischen dem Perineurium

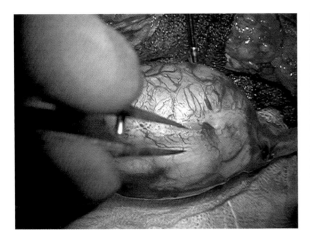

Abb. 6.7 Eröffnung des Epineuriums

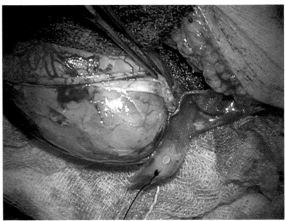

Abb. 6.9 Mit der Pinzette gefasstes Epineurium, im Vergleich zum Nerv erscheint der Tumor gräulich

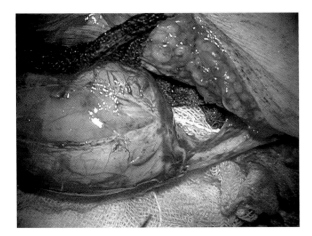

Abb. 6.8 Darstellung der Präparierschicht

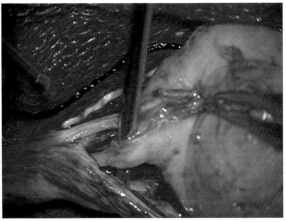

Abb. 6.10 Zuführender funktionsloser betroffener Faszikel (auf der Saugerspitze aufgeladen)

des betroffenen Faszikels und der Tumorkapsel (Harkin u. Reed 1969).

Hier kann nun mit entsprechenden Mikrodissektoren, dem Sauger und bei Adhärenzen mit dem Messer oder der Mikroschere der Tumor sukzessive umfahren und ausgelöst werden (Abb. 6.9). Die intermittierende Spülung zwischen den Schichten unterstützt die Präparation, indem sie zum einen Gewebeschichten löst und zum anderen den Kontrast zwischen Faszikeln und Tumor/Kapsel erhöht. Zusätzlich vermeidet man, dass der eröffnete Nerv durch das stark wärmeerzeugende Mikroskoplicht ausgetrocknet wird.

Wenn es gelingt, die Kapsel aus den genannten Gründen unverletzt zu belassen und somit auch den eigentlichen Tumor möglichst nicht zu eröffnen, erspart man sich störende Blutungen. Bei sehr großen Tumoren und teilweise auch wegen der individuellen Lagebeziehungen und des Wachstumsverhaltens ist es aber nicht immer möglich, den Tumor en bloc zu lösen, zumindest nicht auf funk-

tionsschonende Weise. Dann ist es erforderlich, die Enukleation schrittweise über eine »innere« Tumorverkleinerung vorzunehmen. Durch schrittweise Reduktion des Tumorvolumens können dann die Lagebeziehungen oder der Verlauf der gesunden Faszikel besser erkannt werden.

Absetzen der Pole, Blutstillung und postoperative Phase

Mit zunehmender Enukleation der Tumormasse steigt die Übersicht. Dadurch lassen sich auch die eigentlich tumortragenden Faszikel an den Polen genauer nach proximal und distal in Richtung des gesunden Nervenabschnitts verfolgen. Sie sollten soweit verfolgt werden, dass keine tumorsuspekten Veränderungen mehr zu erkennen sind (Abb. 6.10). Sie werden dann nach Koagulation mit der bipolaren Mikropinzette, ca. 3–4 mm vom Tumor entfernt, scharf abgesetzt (Abb. 6.11). Die tumorversorgenden Gefäße ziehen oft mit den Faszikeln, sodass auch diese

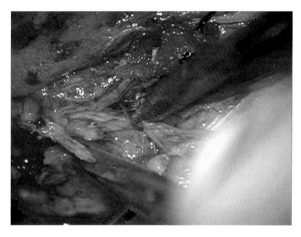

⬛ Abb. 6.11   Absetzen des Tumors

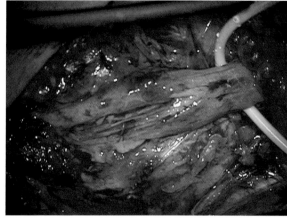

⬛ Abb. 6.13   Intakter Nerv nach Tumorentfernung

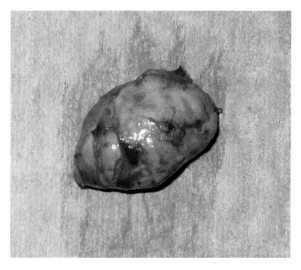

⬛ Abb. 6.12   Enukleierter Tumor, makroskopisch

hiermit verödet und diskonnektiert werden. Somit kann dann der Tumor entfernt werden, und der intakte Nerv bleibt zurück (⬛ Abb. 6.12 u. ⬛ Abb. 6.13).

Eine weitere Blutstillung vor allem aus der Kapsel sollte nicht notwendig sein und ist insgesamt auf das nötigste Maß zu reduzieren, um keine gesunden Faszikel zu verletzen. Eine exakte und atraumatische Präparationsweise ist die beste Maßnahme, intraoperative Blutungen zu vermeiden. Falls notwendig, ist die bipolare Koagulation mit niedriger Stromstärke und unter mikroskopischer Sicht mit hoher Vergrößerung gezielt und punktgenau durchzuführen. Ansonsten ist auch der sparsame Einsatz von hämostyptischem Material möglich. Oft reicht auch der Oberflächenkontakt mit einer Mikrowatte für Sekunden bis Minuten, um eine Mikroblutung zum Stillstand zu bringen.

> ❱ Vor dem Wundverschluss darf keine aktive Blutung mehr bestehen. Dies wird unter Mikroskopsicht und Spülung kontrolliert.

Manche Autoren empfehlen einen Verschluss des Epineuriums per Naht, um das Einwachsen von narbigem Bindegewebe nach intraneural zu verhindern. Da die Naht an sich jedoch auch zu einer Fibrosereaktion führt, ist dies sicherlich individuell abzuwägen.

Es folgt der übliche Wundverschluss. Wir legen keine routinemäßigen Drainagen ein und bevorzugen bei entsprechender Exposition an den Extremitäten stattdessen über dem Kompressenverband einen zusätzlichen elastischen Wickelverband. Dieser wird 2 h nach der Operation gewechselt, um dann lockerer wieder angelegt zu werden. Hierdurch wird sichergestellt, dass es zu keiner relevanten Hämatombildung kam.

Nachbehandlung

Die Patienten werden umgehend mobilisiert. Im Hinblick auf den Nerv ist keine Schonung erforderlich. Es ist wichtig, dass der Nerv erst gar nicht mit seinem umgebenden Gewebe verklebt. Die umgehende Mobilisierung unterstützt dies. Es gelten die sonst üblichen Maßnahmen zur Wundkontrolle. Wir empfehlen eine erste klinische und bildgebende Nachsorge mit MRT 3 Monate nach der Operation. Dann wird das Kontrollintervall zunächst auf ein Jahr und anschließend weiter erhöht.

Nervenrekonstruktion

In seltenen Fällen oder bei Rezidiven und voroperierten Patienten kann es zu Schädigungen der intakten Faszikel kommen, sodass eine Rekonstruktion nötig ist. Diese sollte in gleicher Sitzung erfolgen und nach den im entsprechenden Abschnitt zur Transplantation dargestellten (▶ Kap. 3) üblichen mikrochirurgischen Rekonstruktionstechniken erfolgen.

Ergebnisse

Die Aussichten, ein Schwannom eines **peripheren Nervs** komplikationslos zu entfernen, sind sehr gut. Knight et al. (2007) berichten bei insgesamt 198 Tumorentfernungen von 5 Komplikationen mit Funktionsstörung (2,5 %). In einer Serie mit 72 Schwannomen konnten Artico et al. (1997) in 80 % eine vollständige Symptomfreiheit bzw. eine wesentliche Verbesserung erreichen. Bei 13 von 79 Patienten mit benignen Tumoren traten in der Gruppe von Kehoe et al. (1995) postoperative Komplikationen auf. In dieser Serie wird jedoch nicht genau aufgeschlüsselt, ob es sich um Schwannome und/oder Neurofibrome handelte. Die Arbeitsgruppe um David Kline veröffentlichte die bisher größte Serie mit insgesamt 361 Tumoren. Davon waren 124 Schwannome und 237 Neurofibrome. Unter Berücksichtigung der erwähnten OP-Prinzipien ließen sich die Tumoren regelhaft ohne Funktionsbeeinträchtigung entfernen (Kim et al. 2005a).

Ebenso gute Ergebnisse sind zu erzielen, wenn man gezielt die **Plexustumoren** herausgreift. Im Kollektiv von Ganju et al. (2001) mit 36 Schwannomen konnte bei 33 eine komplette Entfernung erreicht werden. 78 % der Patienten (n=18/23) sagten aus, keine oder unveränderte Schmerzen zu haben, 70 % wiesen postoperativ zumindest keine Verschlechterung oder eine Verbesserung der Paresen auf. Der Zustand bei einem Drittel verschlechterte sich postoperativ (n=7/23). Auch Huang et al. (2003) berichteten, dass 89 % der Patienten schmerzgelindert waren oder ähnliche Schmerz wie vor der Operation hatten, bei 78 % zeigte sich eine verbesserte oder gleich gebliebene Schwäche.

Rezidive

Bei mikrochirurgischer Präparation und vollständiger Enukleation sind Rezidive äußerst selten, Knight et al. (2007) gaben die Rate mit 2/234 (0,9 %) an, andere sahen keine Rezidive (Hung et al. 2010, Oberle et al. 1997). Wenn sie nachwachsen, ist die Tumorpräparation unter Umständen deutlich erschwert, da die Präparierschicht zwischen Tumor und Faszikel nicht mehr so gut darstellbar ist.

Schwannomatose

Die Schwannomatose ist ein erst kürzlich beschriebenes hereditäres Krankheitsbild, bei der im Gegensatz zu den Neurofibromatosen keine typischen Hautveränderungen auftreten. Die Patienten entwickeln als einzige Tumorform nach derzeitigem Stand der Erkenntnis ausschließlich Schwannome (MacCollin et al. 2005). Neben der peripheren Manifestation leiden die Patienten häufig an ausgedehnten und multiplen para- und intraspinalen Tumoren. Die für NF 2 (Neurofibromatose Typ 2) typischen bilateralen Vestibularisschwannome fehlen bei der Schwannomatose, auch wenn an anderen Stellen intrakranielle Schwannome wachsen können.

Obwohl die Erkrankung eigentlich als benigne gilt, wurden maligne Transformationen auch bei Schwannomatosepatienten beschrieben (Gonzalvo et al. 2011). Klinisch ist das führende Symptom der zum Teil heftige Berührungsschmerz, motorische und sensible Ausfälle sind selten. Aufgrund der intraspinalen Raumforderungen können Querschnittsyndrome entstehen.

Die verursachende Mutation liegt ebenfalls auf Chromosom 22, betrifft jedoch das INI-1-Tumorsuppressorgen (syn. SMARCB1, »SWI/SNF-related, matrix-associated, actin-dependent regulator of chromatin, subfamily B, member 1«). Zusätzlich finden sich in vielen Tumoren Mutationen im NF-2-Gen. Es wird angenommen, dass die meisten Fälle sporadisch auftreten und teilweise Generationen übersprungen werden können (Hulsebos et al. 2010). Analog der segmentalen Form der Neurofibromatosen können auch bei Schwannomatose nur einzelne Bereiche betroffen sein.

Charakteristisch für die Schwannome im Rahmen einer Schwannomatose sind die oft relativ diffuse endoneurale Ausbreitung und das myxoide Tumorstroma; diese Eigenschaften geben gelegentlich Anlass zu einer Verwechslung mit einem Neurofibrom. Die Erkrankung tritt typischerweise im dritten und vierten Lebensjahrzehnt klinisch in Erscheinung. Mittlerweile wurden »harte« klinische Kriterien für die Diagnosestellung der Erkrankung festgelegt.

> **Klinische Kriterien**
> - >30 Jahre
> - >2 Schwannome
> - Keine Vestibularisschwannome
> - Keine bekannte Neurofibromatose Typ 2
>
> **Oder**
> - Ebenfalls erkrankter Familienangehöriger ersten Grades und histologisch gesichertes Schwannom

Nervenchirurgische Aspekte   Die peripheren Schwannome bei Schwannomatose lassen sich in der Regel genauso entfernen wie die sporadischen Schwannome, Gleiches gilt für die intraspinalen und -kraniellen Tumoren. Es gelten die gleichen nervenchirurgischen Prinzipien.

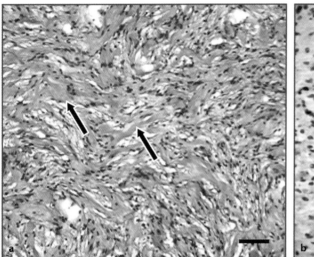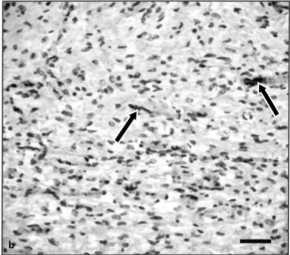

◙ **Abb. 6.14a,b   Neurofibrom. a** Abschnitt eines Neurofibroms mit fibroblastenartiger Differenzierung der Tumorzellen und extrazellulären Kollagenablagerungen (*Pfeile*). HE-Färbung, Maßstab = 70 μm, **b** diffuse endoneurale Infiltration durch Neurofibromzellen zwischen braun angefärbten, Neurofilament-Protein-immunreaktiven Axonen (*Pfeile*). Neurofilament-Protein-Immunhistochemie, Hämatoxylingegenfärbung, Maßstab = 40 μm

6.1.2   Neurofibrome

Neurofibrome kommen ähnlich häufig vor wie Schwannome. 5 % aller Weichteiltumoren sind Neurofibrome (Kransdorf 1995), Patienten mit Neurofibromatose weisen hingegen zu nahezu 100 % solche Tumoren auf. Sie können in zahlreichen Lokalisationen auftreten und umfassen kutane, subkutane, intramuskuläre, die Nervenstämme betreffende, tiefe und oberflächliche sowie plexiforme Ausprägungen. Der aus chirurgischer Sicht wesentlichste Unterschied zu den Schwannomen ist die multifaszikuläre Tumorausbreitung: Bei den Neurofibromen ist nicht nur ein Faszikel tumortragend. Die befallenen Faszikel müssen zudem nicht funktionslos sein. Deswegen galten sie lange Zeit als nicht so gut operabel wie Schwannome. In den meisten Fällen sind jedoch nur wenige Faszikel befallen, weswegen eine funktionserhaltende Exstirpation und Resektion ebenso möglich sind. Eine Ausnahme stellt die ausgeprägteste Variante, das plexiforme Neurofibrom, dar, bei dem multiple bzw. alle Faszikel des Nervs betroffen sind. Damit kann eine nervschonende Entfernung meist nicht gelingen. In Analogie zu den Schwannomen ist das sporadische solitäre Neurofibrom ebenfalls selten (◙ Abb. 6.1).

In der Serie von Kransdorf et al. (1995) ergab sich ein ausgeglichenes Verhältnis zwischen oberer und unterer Extremität inklusive der jeweiligen Plexus. In der Serie von Kim et al. (2005a) zeigte sich hingegen sowohl bei den sporadischen als auch bei den NF-assoziierten Neurofibromen ein Übergewicht zugunsten der oberen Extremität inklusive des Plexus brachialis. Die Anzahl von insgesamt

397 operierten peripheren Nervenscheidentumoren im Zeitraum von 30 Jahren an diesem hochfrequentierten Nervenzentrum mit internationalem Einzugsgebiet ergibt mit 13 operierten Nerventumoren pro Jahr eine gutes Bild über die Seltenheit dieser Entitäten im Vergleich zu anderen Extremitätentumoren.

Pathologie

Neurofibrome enthalten ebenfalls Schwann-Zell-artige, S100-immunreaktive Zellelemente mit länglichen bis ovalären Kernen, die allerdings oft kleiner sind als im Schwannom. Daneben finden sich gehäuft fibroblastenartige Zellen mit verzweigten Fortsätzen, außerdem Zellpopulationen, die Perineuralzellen bzw. dendritischen Zellen ähneln (Carroll 2011). Zwischen den Tumorzellen findet sich reichlich mukoide und kollagenfaserige Extrazellulärmatrix; die Kollagenablagerungen weisen häufig eine bandförmige Struktur auf, die »geschnitzelten Karotten« (»shredded carrots«) ähnelt (◙ Abb. 6.14). Gelegentlich finden sich in größeren Neurofibromen Strukturen, die Meissner-Tastkörperchen ähneln, sog. Pseudo-Meissner-Korpuskel. Selten kommen melaninhaltige Zellen vor.

Fokal können die Tumorzellkerne relativ anisomorph sein. Falls die Tumorzellpleomorphie stärker ausgeprägt ist, sollte die Diagnose eines *atypischen Neurofibroms* erwogen werden. Ähnlich wie beim Schwannom (► Abschn. 6.1.1) zeigen einige Tumoren eine fokal relativ hohe Zelldichte, was zur Diagnose eines *zellulären Neurofibroms* Anlass geben kann. Die Differenzialdiagnose eines MPNST (maligner peripherer Nervenscheidentumor) WHO-Grad II ist dann zu erwägen, wenn sich in einem Tumor sowohl eine erhöhte Zelldichte als auch eine gesteigerte Zellkernpolymorphie mit Tumorzellkernen findet, welche Durchmesser von mehr als dem 3-Fachen der übrigen Neurofibromzellen aufweisen. Eine erhöhte Mitoserate und ein erhöhter Ki67-Färbeindex können ebenfalls auf eine Entdifferenzierung hindeuten; allerdings ist das Fehlen einer gesteigerten Zellproliferation kein sicheres Kriterium zum Ausschluss eines MPNST WHO-Grad II.

Im Unterschied zu den Schwannomzellen infiltrieren Neurofibromzellen diffus das Endoneurium entlang der Nervenfasern (◘ Abb. 6.14b). Neurofibrome kleiner Nerven breiten sich zudem zumeist diffus im Peri- und Epineurium und auch im angrenzenden perinervalen Gewebe aus, während Neurofibrome mittelgroßer und großer Nerven in ihrer Ausdehnung oft zumindest weitgehend auf die Nerven begrenzt sind. Falls zahlreiche benachbarte Nervenfaszikel gleichzeitig betroffen sind, wird der Tumor als *plexiformes Neurofibrom* bezeichnet. In plexiformen Neurofibromen liegen die Nervenfasern oft gebündelt in der Mitte der Faszikel. Plexiforme sowie multiple Neurofibrome sind ein Kennzeichen der Neurofibromatose Typ 1.

> ❯ Plexiforme Neurofibrome sowie Neurofibrome größerer Nerven weisen ein deutlich höheres Risiko der malignen Entartung auf als solitäre Neurofibrome kleinerer Nerven.

Neurofibrome (ICD-O 9540/0) und plexiforme Neurofibrome (ICD-O 9550) werden dem WHO-Grad I zugeordnet.

Molekulare Pathogenese   Neurofibrome sind ein Hauptmerkmal der Neurofibromatose vom Typ 1. Diese wird zumeist von Mutationen im NF-1-(Neurofibromin-)Tumorsuppressorgen verursacht. Auch die sporadischen Neurofibrome weisen Mutationen im NF-1-Gen auf (Storlazzi et al. 2005). Im Vergleich zu Schwannomen treten Neurofibrome seltener im Rahmen einer NF 2 oder einer Schwannomatose auf.

Klinik
Die klinische Symptomatik ähnelt der des Schwannoms. Donner et al. (1994) fanden in ihrem Kollektiv von 99 Patienten mit auswertbaren solitären Neurofibromen bei 92 eine palpable Schwellung und ein positives Hoffmann-Tinel-Zeichen. Ein Unterschied fand sich jedoch bei Neurofibromatosepatienten. Bei 80 % (38 von 48 Patienten) bestanden bereits bei der Erstuntersuchung sensomotorische Ausfälle. Das zweithäufigste Symptom sind Schmerzen.

Plexiforme Neurofibrome zeigen im Vergleich zu einfachen Neurofibromen eine höhere Inzidenz manifester sensomotorischer Ausfälle (jeweils 17 %; Furniss et al. 2008). Bei der klinischen Untersuchung sind die Neurofibrome ebenfalls meistens quer-, aber nicht längsverschieblich. Für die Anamneseerhebung und Inspektion ist es wichtig, auf Hinweise und Stigmata der Neurofibromatose zu achten.

Diagnostik
Fundamental und richtungsweisend ist in erster Linie das MRT. Neurofibrome imponieren tendenziell im MRT etwas inhomogener. Insbesondere an den Tumorpolen zeigt sich eine schlechtere Abgrenzbarkeit gegenüber den gesunden Faszikeln im Vergleich zu den Schwannomen.

Auch per Neurosonographie kann eine Vermutung geäußert werden, wenn kein singulärer tumortragender Faszikel isoliert werden kann und die Faszikel den Tumor durchqueren. Beim Schwannom werden diese in der Regel an den Rand gedrängt. Dennoch gibt es kein hartes Kriterium für eine zuverlässige bildtechnische Unterscheidung zwischen Neurofibrom und Schwannom.

Operative Therapie

Neurofibrome von Nervenhauptstämmen
Der prinzipielle Ablauf der Operation erfolgt entsprechend der bereits bei den Schwannomen geschilderten Prinzipien (▶ Abschn. 6.1.1). Auch die Überlegungen zu Lagerung und Planung des Hautschnitts gelten hier analog. Mikrochirurgisches Arbeiten mit der Elektrostimulationspinzette, die Ableitung intraoperativer Nervenaktionspotenziale sowie ggf. eine Neurosonographie sind auch hier absolut empfehlenswert.

Eine exakte interfaszikuläre Darstellung der Faszikel an den Tumorpolen ist für eine sichere Präparation entscheidend. Nur nach Identifikation der gesunden und befallenen Faszikel können die weiteren operativen Schritte sicher durchgeführt werden. Direkt im Tumor sind die gesunden bzw. funktionstragenden Faszikel schlechter erkennbar. Deswegen ist es so wichtig, vom gesunden Faszikelbereich aus zu starten. Unter Elektrostimulation und Verwendung der Nervenaktionspotenziale kann dann herausgefunden werden, ob und welche Faszikel keine Funktion mehr haben und reseziert werden können (Donner et al. 1994, Tiel u. Kline 2004). Neurofibrome haben in der Regel eine nicht so eindeutige Kapselschicht wie Schwannome, sodass die Präparation aufwändiger wird und mit einem höheren Risiko einer Verletzung intakter Faszikel einhergeht. Auch hier ist die intermittierende Kochsalz- oder Ringer-Spülung eine sehr geeignete Maßnahme, die unterschiedlichen Gewebe besser voneinander zu unterscheiden (◘ Abb. 6.15).

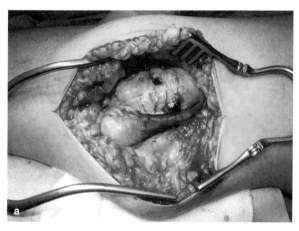
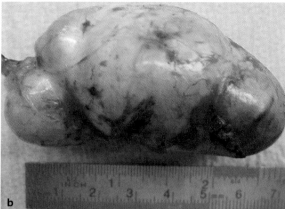

Abb. 6.15a,b   **Neurofibrom. a** Intraoperativer Situs, **b** Resektat

Subkutane, kutane und intramuskuläre Neurofibrome

Diese Tumoren gehen meist von kleinen Haut- oder Muskelästen aus, die ihre Funktion entweder schon verloren haben oder deren Verlust sich nicht klinisch auswirkt. Für die Patienten nicht bedrohlich, jedoch oft kosmetisch störend, sind die häufig disseminiert auftretenden kleinen kutanen Neurofibrome an Kopf und Rumpf. Neben der chirurgischen Exzision kann hier auch eine Laserbehandlung erfolgen (Elwakil et al. 2008). Somit können sie in toto entfernt werden. Man sollte vor Absetzen die Faszikel koagulieren und ggf. mit einem Lokalanästhetikum infiltrieren, um postoperative neuropathische Schmerzen zu vermeiden.

Plexiforme Neurofibrome

Besonders erwähnt seien die primär gutartigen plexiformen Neurofibrome (PNF). Hier sind nebeneinanderliegende Nervenfaszikel diffus von Neurofibromzellen infiltriert, die reichlich mukoide Matrix produzieren. Daher sind die befallenen Faszikel massiv aufgetrieben und verdickt (»bag of worms«). Die PNF bergen ein erhöhtes Entartungsrisiko (Brems et al. 2009, Gesundheit et al. 2010). 30–50 % aller NF-1-Patienten entwickeln ein solches PNF. Sie können entweder subkutan oder an den Nervenstämmen auftreten. Der natürliche Verlauf ist sehr unterschiedlich, sodass die Patienten regelmäßig untersucht werden sollten (Tucker et al. 2008), um den Verlauf des individuellen Tumors abschätzen zu können. Neben der Anamnese und der klinischen Untersuchung ist die MRT Diagnostik der Wahl, bei einsehbaren Prozessen auch die Neurosonographie.

Bei **subkutanen oder kutanen PNF** ist die Haut durch den Tumor oft durchsetzt und ausgedünnt. Charakteristisch können sich an diesen Stellen veränderte Pigmentierungen, Ulzerationen und Hypertrichose zeigen. Die Patienten berichten gelegentlich von Juckreiz. Die Prozes-

se sind oft flächig ausgedehnt, können am ganzen Körper auftreten und zu bizarren Entstellungen führen (Extremitäten, Rumpf, Orbita, Kopfschwarte etc.). Die chirurgische Versorgung ist dadurch erschwert, dass sie sich flächig ausbreiten, sodass eine eindeutige Tumorgrenze nur selten klar zu erkennen ist. Wenn die Haut mitbetroffen ist und mit exzidiert werden muss, kann es Probleme mit dem Wundverschluss geben, was ggf. Lappenplastiken erforderlich machen kann.

Tiefe PNF sind eine mikrochirurgische Herausforderung, da oft die Hauptstämme langstreckig und mit Beteiligung aller Faszikel befallen sind. Auch können diese PNF mehrere Nerven gleichzeitig und über extrem lange Strecken befallen. Da sie oft im Stammbereich wachsen (z. B. intraabdominal, intrathorakal oder intrapelvin) und erst spät symptomatisch werden, erreichen sie manchmal beträchtliche Ausmaße, bevor sie entdeckt werden (Packer et al. 2002). Es sind vor allem diese tief liegenden Tumoren, denen bei der Entstehung eines MPNST mit einem Risiko von 5 % eine wichtige Rolle zugesprochen wird (Canavese u. Krajbich 2011, Korf 2000).

Das Risiko, bei der OP einen Schaden bei intakter Funktion zu verursachen, ist groß. Oft ist es nicht möglich, funktionserhaltend zu operieren, sodass ggf. in gleicher Sitzung eine Rekonstruktion erforderlich werden kann. Dazu kommt, dass meist keine vollständige Exzision wegen der unklaren Tumorgrenzen möglich ist. Deswegen wird die Frage, ob eine Rekonstruktion bei PNF sinnvoll ist, unter Experten kontrovers diskutiert.

Die Tumoren haben veränderte lakunenartige Gefäße ohne eigentliche Gefäßwand und sind stark perfundiert, sodass die Blutstillung sehr aufwändig und der Blutverlust zum Teil sehr hoch sein kann (Canavese u. Krajbich 2011). Auch diesen Aspekt besprechen wir präoperativ mit dem Patienten. Die operativen Optionen sollten sehr kritisch überprüft werden, da meist kein den Patienten befriedigendes Resultat erreicht werden kann (Biopsie versus radikale Resektion mit Funktionsverlust mit oder ohne Nervrekonstruktion).

> ❯ Wichtige Argumente für eine Operation sind rasche Größenprogredienz, Ulzerationen, Zunahme der Schmerzen oder eine kosmetische Entstellung durch den Tumor.

6.2 Nerventumoren bei Neurofibromatosen

Aufgrund der klinischen Relevanz der Neurofibromatosen sei hier eine kurze Übersicht über die beiden Hauptformen mit ihren pathognomonischen Charakteristika gegeben.

6.2.1 Neurofibromatose Typ 1

Als eine der häufigsten autosomal-dominant vererbten Erkrankungen tritt die Neurofibromatose Typ 1 (NF 1, syn. Recklinghausen-Krankheit) mit einer Inzidenz von 1:3.000 auf. Zugrunde liegt eine Mutation auf dem Chromosom 17. Die Mutation führt zu einer Alteration des Neurofibromins, das im Normalfall die Zellproliferation hemmt. Durch den Wegfall dieser Inhibition kommt es zu einem ungezügelten Zellwachstum.

Aufgrund der Instabilität des Gens für Neurofibromin entwickeln 50 % aller Patienten jedoch die NF 1 durch eine Spontanmutation. Über 500 unterschiedliche Mutationen sind beschrieben. Dies erklärt zum Teil das sehr variable klinische Erscheinungsbild. Die Penetranz liegt bei 100 %, d. h. alle Träger der Mutation entwickeln klinisch eine NF 1.

Je nachdem, zu welchem Zeitpunkt der Embryonalentwicklung die Mutation auftritt, sind mehr oder weniger Zelllinien betroffen. Erfolgt die Mutation erst sehr spät, können die sog. segmentalen Formen entstehen. Das bedeutet, dass nur einzelne Dermatome bzw. Extremitäten usw. betroffen sind. In erster Linie ist die NF 1 eine klinische Diagnose. Die folgende Übersicht zeigt die »harten« klinischen Kriterien auf. Sind mindestens 2 dieser Kriterien erfüllt, kann die Diagnose gestellt werden.

> **Klinische Kriterien einer Neurofibromatose Typ 1**
> Mindestens 2 der folgenden Kriterien müssen erfüllt sein:
> - ≥6 Café-au-lait-Flecken
> - >5 mm bei Erwachsenen, >1,5 mm bei Kindern
> - Axilläres/inguinales »freckling« (»Sommersprossen«)
> - ≥2 Neurofibrome oder 1 plexiformes Neurofibrom
> - ≥2 Lisch-Knötchen der Iris
> - Verwandter ersten Grades ist betroffen
> - Knochenläsionen (Tibia, Wirbelsäule, Schädelknochen)
> - Opticusgliom

6.2.2 Neurofibromatose Typ 2

Die ebenfalls autosomal-dominant vererbte Neurofibromatose Typ 2 (NF 2) ist um den Faktor 10 seltener als die NF 1 (Inzidenz 1:30.000). Ihr liegt eine Mutation auf Chromosom 22 zugrunde. Das pathologische Genprodukt ist hier ein verändertes Merlin. Auch dies führt zu einer Desinhibition des Zellwachstums und zur Deregulierung der interzellulären Kontakte. Analog zur NF 1 finden sich in 50 % der Fälle neue Spontanmutationen, d. h. die Patienten haben eine blande Familienanamnese. Pathognomonisch sind die typischen bilateralen Vestibularisschwannome, die *nichts* mit der NF 1 zu tun haben. Multiple Meningeome, oft im relativ frühen Lebensalter, sind das zweite Hauptcharakteristikum der NF 2. Die folgende Übersicht zeigt die klinischen Kriterien, von denen mindestens 2 für die Diagnosestellung erfüllt sein müssen.

> **Klinische Kriterien einer Neurofibromatose Typ 2**
> Mindestens 2 der folgenden Kriterien müssen erfüllt sein:
> - Bilaterale Vestibularisschwannome oder
> - 1 Verwandter ersten Grades plus 1 unilaterales Vestibularisschwannom oder
> - 1 Verwandter ersten Grades plus 2 der folgenden Veränderungen:
>   - Schwannom
>   - Neurofibrom
>   - Gliom
>   - Meningeom
>   - Jugendliche posteriore subkapsuläre Katarakt oder
> - ≥2 Meningeome und ein unilaterales Vestibularisschwannom bzw. 2 weitere der oben genannten Kriterien

6.3 Maligne periphere Nervenscheidentumoren

Die Behandlung von malignen peripheren Nervenscheidentumoren (MPNST) ist sicherlich eine der größten Herausforderungen in der Nervenchirurgie. Die Inzidenz der

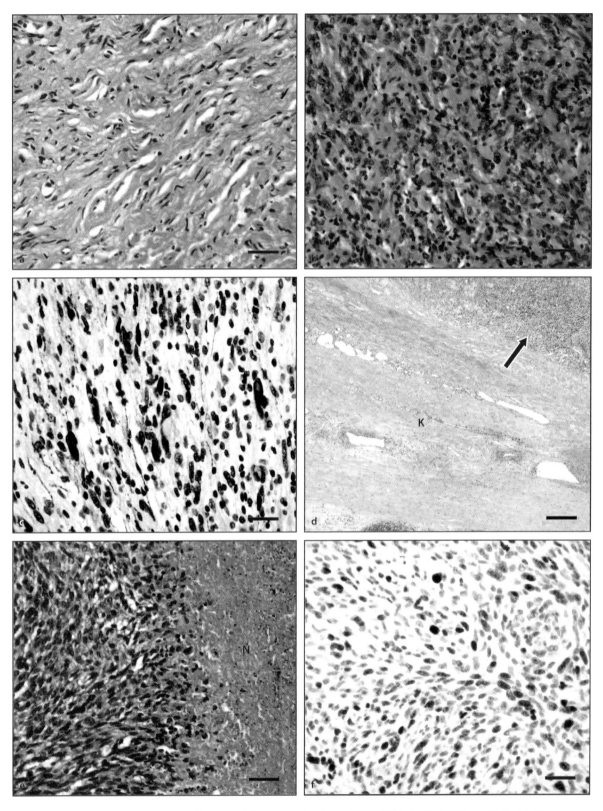

◻ **Abb. 6.16a–f   MPNST. a** Zellarmer, neurofibromartig differenzierter Anteil eines MPNST WHO-Grad II. HE-Färbung, Maßstab = 50 μm.
b Abschnitt aus demselben Tumor mit deutlich pleomorpheren, dichter aneinandergelagerten Zellen. HE-Färbung, Maßstab = 50 μm.
c Diffuse endoneurale Ausbreitung pleomorpher Tumorzellen zwischen Axonen (braun) in einem anderen WHO-Grad-II-MPNST.
Neurofilament-Protein-Immunhistochemie, Hämatoxylingegenfärbung, Maßstab = 40 μm. **d** Bindegewebige Pseudokapsel (*K*) um ein
WHO-Grad-IV-MPNST (*Pfeil*). HE-Färbung, Maßstab = 0,75 mm. **e** Zelldichtes WHO-Grad-IV-MPNST mit Nekrose (*N*). HE-Färbung, Maßstab
= 50 μm. **f** Hohe Proliferationsaktivität in demselben Tumor. Mehr als 50 % der Tumorzellkerne sind Ki67-positiv (braun angefärbt) und befinden sich somit im Proliferationszyklus. Ki67-Immunhistochemie, Hämatoxylingegenfärbung, Maßstab = 40 μm

sporadischen Form beträgt 0,001 %, wohingegen Patienten mit Neurofibromatose Typ 1 ein Lebensrisiko von 10 % für das Auftreten eines MPNST haben. 5,5–11 % der MPNST entstehen in einem vorher bestrahlten Areal (Baehring et al. 2003, Ducatman et al. 1986).

Die Prognose ist schlecht. Die 5-Jahres-Überlebensrate liegt je nach Literaturquelle zwischen 39 und 60 % (Porter et al. 2009). Trotz aller Fortschritte auf dem Gebiet der adjuvanten Therapien bleibt die radikale Operation die Methode mit den besten Ergebnissen. Limitierend sind oft die zumeist pulmonalen Metastasen bzw. das aggressive lokoregionäre Wachstum, insbesondere bei stammnahen MPNST.

Ein kurativer Ansatz besteht meist nicht – wenn er existiert, dann z. B. in Form einer ausgedehnten Kompartmentresektionen oder einer Amputation der betroffenen Extremität. Allerdings sind die OP-Methoden Gegenstand heftiger und kontroverser Diskussionen. Aufgrund der Ausdehnung der Tumoren und der Invasion benachbarter Strukturen sowie der Notwendigkeit der onkologischen Weiterbehandlung ist die Einbindung in ein interdisziplinäres Therapiekonzept zwingend notwendig.

6.3.1 Pathologie

Maligne periphere Nervenscheidentumoren (ICD-O 9540/3) entstehen oft aus gutartigen Vorläufertumoren, zumeist aus Neurofibromen, häufig im Zusammenhang mit einer Neurofibromatose vom Typ 1. Sehr selten gehen MPNST von Schwannomen aus. Die Ausgangstumoren weisen in der Regel Mutationen im NF-1-Gen (Neurofibromin) auf (▶ Abschn. 6.2). Zusätzlich finden sich bei MPNST »Driver-Mutationen«, unter anderem in den Signalwegen p19^{ARF}-Mdm2-p53 und p16^{INK4A}-cyclin D-Rb, welche die Progression bewirken (Carroll 2011).

Die aktuelle WHO-Klassifikation aus dem Jahr 2007 (Louis et al. 2007) sieht vor, dass MPNST abhängig vom Ausmaß der Entdifferenzierung dem Grad II, III oder IV zugeordnet werden. Der dominierende Zelltyp in vielen MPNST ist spindelig; die Tumorzellen sind oft in Zügen angeordnet. Daneben kommen epitheloide Zellelemente vor, die selten auch den Tumor dominieren (»epitheloides MPNST«). Nicht selten findet sich eine mesenchymale bzw. myogene Differenzierung von Tumoranteilen. Die sogenannten Triton-Tumoren weisen eine rhabdomyosarkomatöse Differenzierung auf (s. unten). Daneben können epithelial bzw. glandulär differenzierte Tumoranteile vorkommen. Die Tumorzellen in MPNST zeigen eine variable, in entdifferenzierten Tumoren zumeist recht schwache

S100-Immunreaktivität. Die Tumorzellkerne sind oft p53-immunreaktiv.

MPNST vom WHO-Grad II zeigen eine deutlich höhere Zelldichte, Kerngröße und Kernhyperchromasie als Neurofibrome oder Schwannome. Beim MPNST WHO-Grad III sind diese Eigenschaften noch stärker ausgeprägt, während MPNST Grad IV zusätzlich Nekrosen zeigen. Schon MPNST vom WHO-Grad II breiten sich diffus vor allem endoneural, aber auch peri- und epineural sowie in den an den Nerv angrenzenden Strukturen aus. Die ausgeprägte Tendenz der MPNST zur diffusen Infiltration stellt hohe Anforderungen an die Radikalität von Operationen, die mit kurativer Absicht durchgeführt werden. Charakteristischerweise sind gerade große Tumoren partiell von einer breiten Pseudokapsel aus reaktiv proliferiertem Binde- und Granulationsgewebe umgeben. Diese Struktur stellt jedoch keine durchgängige Barriere dar, sondern ist häufig fokal von Tumorgewebe durchzogen (◘ Abb. 6.16).

> ❯ Viele MPNST enthalten hochdifferenzierte Anteile, die für sich genommen noch einem Neurofibrom bzw. Schwannom (WHO-Grad I) entsprechen würden. Daher müssen bei Verdacht auf eine Entdifferenzierung oft mehrere Biopsate bzw. Schnellschnittpräparate von verschiedenen Regionen des Tumors entnommen werden.

Triton-Tumoren Dies ist ein weiterer seltener mit der NF assoziierter Tumor mit rhabdomyoblastischer Komponente. Diese Unterform der MPNST zeichnet sich durch ein noch aggressiveres Wachstum und höhere Neigung zur Metastasierung (über 30 %) aus. Die 5-Jahres-Überlebensrate liegt bei 5–15 % (Kamran et al. 2012). Hohes Alter und eine rumpfnahe Lokalisation sind negative Prädiktoren. Die Therapiestrategie ist identisch mit der der übrigen MPNST.

6.3.2 Diagnostik

Entscheidend hierbei ist vor allem die Anamnese und sorgfältige körperliche Untersuchung (z. B. Atrophien, Hautinspektion, Lymphknotenstatus). Neben der neurologischen Untersuchung mit Hoffmann-Tinel-Manöver sollte auf Hinweise für eine Neurofibromatose geachtet werden. Sofern möglich, ist ein sorgfältiges Abtasten obligat. Ist die Masse dolent, ulzeriert, unregelmäßig plexiform konfiguriert und nicht mehr längs- bzw. querverschieblich, sind dies Hinweise für ein invasives Wachstum. Rasches Größenwachstum, das Auftreten von Ruheschmerzen so-

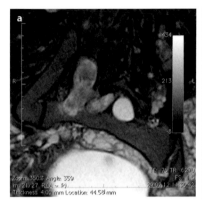
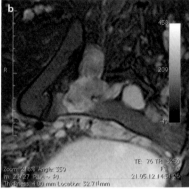
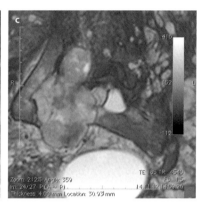

 Abb. 6.17a–c   MRT bei Malignisierung eines retroperitonealen MPNST bei einer Neurofibromatose-1-Patientin. a Februar 2012: kein Ruheschmerz, keine Ausfälle, **b** Mai 2012: kein Ruheschmerz, keine Ausfälle, **c** November 2012: akute Ruheschmerzen, progrediente Ausfälle

wie progrediente motorische oder sensible Ausfälle sind Alarmsignale für eine Malignisierung (Furniss et al. 2008, Valeyrie-Allanore et al. 2005).

Bildgebung

Die präoperative Diagnostik dient vor allem dazu, folgende Fragen zu beantworten:

- Wie sind die Lagebeziehungen und genauen Ausmaße des Tumors?
- Liegen bereits Metastasen vor? (Screening)

Prinzipiell lassen weder das MRT, noch die Neurosonographie oder die PET (»positron emission tomography«), insbesondere FDG-PET (Fluorodeoxyglukose-PET) eindeutige Aussagen über das Grading zu. Zur Abklärung einer Metastasierung ist das FDG-PET hilfreich (Ferner et al. 2008).

MRT   Ein Durchmesser >5 cm, eine inhomogene Kontrastmittelaufnahme mit nekrotischen Tumorarealen, eine unscharfe Begrenzung bzw. Invasion der Umgebung und eine relative Hypointensität in der T2-Wichtung gelten als Hinweise für eine Malignisierung (■ Abb. 6.17; Chhabra et al. 2011).

PET   Bei der PET hat sich vor allem Fluorodesoxyglukose (FDG) als Tracer etabliert. Stark anreichernde Befunde sind zwar verdächtig für das Vorliegen eines MPNST, jedoch nicht beweisend. Gerade bei NF-1-Patienten können Verlaufsuntersuchungen Hinweise geben, ob Tumoren entdifferenzieren (Karabatsou et al. 2009). Die Spezifität der Methode wird mit 0,95 und die Sensitivität mit 0,89 angegeben (Ferner et al. 2008). Es hat sich jedoch gezeigt, dass auch verstärkte Anreicherungen nicht

verlässlich genug mit dem Vorliegen eines MPNST einhergehen. Auch hier ist der Verlauf, die Korrelation mit der Klinik und eine Größenänderung in der Bildgebung entscheidend.

Neurosonographie   Eine unscharfe Begrenzung, die Invasion des umliegenden Gewebes, eine inhomogene Echotextur und eine Größe >5 cm sind neurosonographische Hinweise für einen MPNST. Mehrere Studien haben eine neurosonographisch erkennbare und im Vergleich zu benignen PNST veränderte Gefäßarchitektur bei den malignen Nerventumoren herausgearbeitet (Chiou et al. 2009, Koenig et al. 2009, Kretschmer et al. 2007).

Da die Frage der Metastasierung absolut entscheidend für die Behandlungsstrategie ist, muss im Vorfeld ein sorgfältiges Screening erfolgen. Die FDG-PET wurde bereits als Teil des Screenings beschrieben. Liegen Metastasen vor, besteht kein kurativer Ansatz mehr. Dies hat unmittelbare Auswirkungen auf die operative Strategie. Die Durchführung radikaler Maßnahmen sollte dann kritisch abgewogen werden. Da der Prädilektionsort für Metastasen die Lungen sind (Carli et al. 2005), gehört ein Dünnschicht-CT des Thorax (1 mm) zur präoperativen Aufarbeitung bei Verdacht auf MPNST.

Biopsie

Wenn der Verdacht auf einen MPNST besteht und eine Entfernbarkeit nicht gegeben ist, sollte eine offene Biopsie von einem erfahrenen Nervenchirurgen vorgenommen werden. Auch bei unklaren und primär nicht resezierbaren Befunden ist die Biopsie indiziert. Ergibt sich aufgrund des vorgefundenen Wachstumsverhaltens erst intraoperativ der Verdacht auf einen MPNST, ist die

Resektion zunächst auf eine Biopsie zu beschränken. Erst wenn der endgültige histopathologische Befund feststeht, ist das definitive Vorgehen planbar.

Die Biopsie wird offen in Form einer Keilexzision in einem nicht funktionstüchtigen Areal des Tumors vorgenommen. Eine Tumoraussaat ist zu vermeiden. Die Probe sollte aufgrund der Heterogenität von Nervenscheidentumoren ausreichend groß sein. Bei sehr großen Tumoren wird an mehreren Stellen eine Biopsie entnommen.

> ❯❯ **Erweist sich ein vermeintlich maligner Prozess hingegen intraoperativ als präparierbar, weil die Faszikelstruktur klar vom Tumor abgrenzbar ist, liegt höchstwahrscheinlich ein gutartiger Tumor vor. Eine radikale Resektion ist dann unbedingt zu vermeiden. Stattdessen wird nach den oben beschriebenen funktionserhaltenden Prinzipien vorgegangen.**

Perkutane Nadelbiopsien werden häufig als diagnostische Möglichkeit beschrieben, da sie bei der Diagnostik von Weichteilsarkomen üblich sind (Fleshman et al. 2007, Gupta et al. 2004). Dies ist bei PNST jedoch nicht zu empfehlen, da hierbei eklatante Fehler auftreten können, welche die Therapie und damit die Prognose beeinflussen. Die histopathologische Beurteilung eines malignen peripheren Nervenscheidentumors ist nicht einfach und setzt eine ausreichend große Menge an Biopsat voraus (s. oben). Die Proben einer perkutanen Biopsie enthalten nur sehr wenig Material, daher kann es auch für den erfahrenen Pathologen schwierig sein, die zutreffende Diagnose zu stellen. In der Tumormasse maligner Nervenprozesse können auch benigne Anteile vorhanden sein, deren Biopsie dann zu falsch-negativen Ergebnisse führt (McGee et al. 1997).

Daneben besteht bei dieser Art von »blinder« Gewebeentnahme ein nicht unerhebliches Risiko, intakte Faszikel zu verletzen (Kretschmer et al. 2001). Ein weiteres nicht zu vernachlässigendes Risiko besteht in der Verschleppung von Tumorzellen entlang der Biopsiestraße.

Eine andere Situation liegt bei schlecht zugänglichen oder inoperablen Tumoren vor, die sich bis in den Spinalkanal oder zum Myelon hin ausdehnen. Hier kann man mit einer gezielten Nadelbiopsie die Diagnose sichern, um einen nicht lebensverlängernden größeren Eingriff zu vermeiden, wenn aufgrund des Ergebnisses eine palliative Therapie eingeleitet wird (Tracy et al. 2012).

6.3.3 Operative Therapie

Von allen Therapieformen erreicht weiterhin die radikale operative Entfernung die längsten Überlebensraten (Baehring et al. 2003, Ferner u. Gutmann 2002, Stucky et al. 2011). Das Ausmaß der Radikalität ist abhängig vom Stadium der Krankheit. Die sorgfältige präoperative Aufarbeitung beinhaltet deswegen auch ein Metastasen-Screening. Die operative Strategie wird maßgeblich von der Möglichkeit zur radikalen operativen Entfernung mit tumorfreien Resektionsrändern beeinflusst. Dies hängt im Wesentlichen von der Lokalisation ab (stammnah versus stammfern). Im Vorfeld der Operation ist zu klären, ob aufgrund der Ausdehnung, der Nähe zu den benachbarten Strukturen (Gefäße, Knochen, Körperhöhlen etc.) oder deren Infiltration Nachbardisziplinen zu involvieren sind und ob die Operation interdisziplinär durchgeführt werden muss.

Alle zu erwartenden Risiken und vor allem die Ausfallerscheinungen, die durch die Resektion funktionierender Faszikel entstehen, werden im Vorfeld ausführlich mit dem Patienten besprochen. Wichtig ist eine individuelle, gemeinsame Abwägung der vom Patienten maximal tolerierten Radikalität.

> ❯❯ **Ein wichtiger Aspekt der ablativen Vorgehensweise sind möglicherweise postoperativ auftretende neuropathische- bzw. Amputationsschmerzen.**

Stellen sich die Resektionsränder in der endgültigen Histologie nicht tumorfrei dar, ist eine Nachresektion notwendig. Die Möglichkeit zum Schnellschnitt ist eine Grundvoraussetzung, um während der Operation eine Aussage über die Tumorfreiheit der Resektionsränder zu erhalten. Schnellschnitte geben einen ersten Anhalt über die Dignität des Prozesses. Der Zugang zum Tumor ist so zu wählen, dass eine Exposition in toto möglich ist. Minimal-invasive Zugänge sind hierfür ungeeignet.

Bereits bei der **Planung** der Operation wird darauf geachtet, ob und wie sehr der Tumor die Grenze zum umliegenden Gewebe einhält. Entfernt man befallenes Nachbargewebe nicht, verschlechtern diese Tumorreste die Prognose erheblich.

Eine radikale Operation beinhaltet auch die **Resektion infiltrierter nicht nervaler Strukturen**. Bei nicht stammnahen Prozessen der Extremitäten wird dies am besten durch eine **Kompartmentresektion** erreicht. In Abhängigkeit von der Lage des Tumors kann dies dann einen **Gefäß- oder Knochenersatz** erforderlich machen.

Im Gegensatz zur Entfernung gutartiger Schwannome, bei denen die Nervbinnenstruktur eröffnet wird, um den eigentlichen Tumor zu enukleieren, wird im Fall eines gesicherten MPNST der gesamte Nervenabschnitt inklusive noch funktionierender Faszikel im Gesunden reseziert und – abgesehen von der Biopsiezone – möglichst nicht zusätzlich eröffnet. Die Tumoren sind meist stark durch-

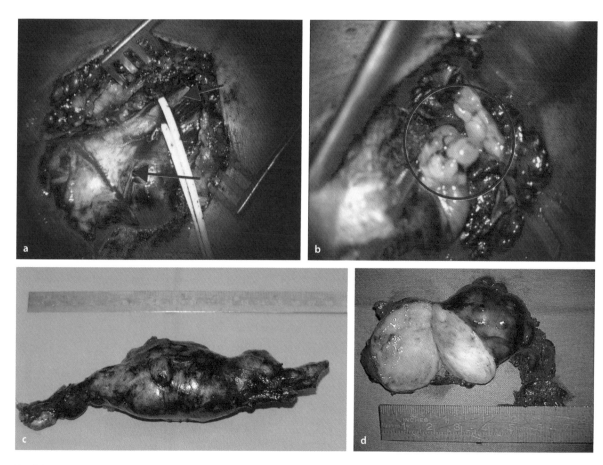

☑ Abb. 6.18a–d   MPNST des N. peroneus am Knie. a MPNST des N. peroneus (*oberer Pfeil*), der proximale Tumorpol ist mit einem gelben Loop markiert; der Tumor (*unterer Pfeil*) ist bizarr deformiert, unregelmäßig und zum Teil livide verfärbt, **b** MPNST nach proximaler Absetzung; es ist keine normale Faszikelstruktur erkennbar, plexiform aufgetriebener Befund (aufgetriebene nicht abgrenzbare Faszikel, *Kreis*), **c** Resektat makroskopisch, **d** Resektat eröffnet, keine normale Nervenbinnenstruktur erkennbar

blutet und weisen lakunenartige pathologische Gefäßkonvolute auf. Diese können die Blutstillung sehr erschweren und bedingen teilweise auch eine Transfusionstherapie.

> ❯ Somit werden prinzipiell En-bloc-Resektionen angestrebt, idealerweise mit einem 5 cm langen Sicherheitsabstand vom Tumorrand im Gesunden. Damit ergibt sich eine Defektstrecke des Nervs, die 10 cm plus der Längenausdehnung des Tumors misst.

Aufgrund der individuell sehr variablen Lokalisation und Ausdehnung sowie des oft diffusen und schlecht abgrenzbaren Wachstums ist eine derartige »ideale Resektion nach den Prinzipien der Sarkomchirurgie« meist nur bei stammfernen Tumoren der distalen Extremitäten möglich.

Oft sind die Tumoren von inhomogener Konsistenz mit weicheren nekrotischen, aber auch steinharten derben Anteilen, die sich auch mit scharfen Instrumenten nur mühsam entfernen lassen. Sowohl bei den Biopsien als auch bei der eigentlichen Operation muss man berücksichtigen, dass Tumorzellen in den Zugangsbereich verschleppt werden und dort weiterwachsen können, sodass es erforderlich sein kann, eine Kompartmentresektion vorzunehmen. Dies bedeutet, dass alle Muskeln, Sehnen, Gefäße und unter Umständen auch der angrenzende Knochen reseziert und ggf. ersetzt werden müssen. ☑ Abb. 6.18 vermittelt einen intraoperativen Eindruck bei MPNST.

Amputation   Bei Abwesenheit von systemischen Metastasen und relativ stammfernen Lokalisationen bietet die Amputation der betroffenen Extremität einen zumindest theoretisch kurativen Ansatz. Im Vergleich zu anderen Weichteilsarkomen zeigen die MPNST eine deutlich höhere Rezidivrate, sodass initial die Amputation hohe Verbreitung fand (Bolton et al. 1989). Im Lauf der Zeit wurde diese

Therapieform aufgrund der entstehenden Verstümmelung und teilweise doch nicht maßgeblich verbesserten Überlebenszeit immer mehr verlassen. In ausgesuchten Fällen und im Einvernehmen mit dem Patienten bleibt sie eine Option. Auch bei einem lokoregionären Rezidiv kann eine Amputation, nach Ausschluss systemischer Metastasen, in Betracht gezogen werden.

Nervenrekonstruktion Eine Rekonstruktion über Nerveninterponate ist aus verschiedenen Gründen insbesondere bei nicht tumorfreien Resektionsrändern nicht ratsam (Gupta u. Maniker 2007). Über die Interponate könnte es dem Tumor ermöglicht werden, sich endoneural wieder auszubreiten. Darüberhinaus beeinträchtigen die postoperativen Radiatio und Chemotherapie eine Nervenregeneration erheblich. Die schlechte Prognose führt dazu, dass die Patienten eine erfolgreiche Regeneration oft gar nicht erleben können (Gachiani et al. 2007b).

6.3.4 Radiatio

In der Literatur wird sowohl die prä- als auch die postoperative Radiatio diskutiert. Ein eindeutiger Nachweis des Nutzens einer präoperativen Bestrahlung steht bisher aus. Postoperativ beschrieben Wong et al. (1998) einen signifikanten Nutzen bezüglich der lokoregionären Kontrolle, wenn die kumulative Strahlendosis 60 Gy nicht überschreitet (n=134). Anghileri et al. (2006) empfehlen grundsätzlich eine postoperative Radiatio (n=250). Fernmetastasen werden allerdings durch eine Bestrahlung nicht signifikant beeinflusst (Ferner u. Gutmann 2002, Wong et al. 1998). Eine postoperative Bestrahlung zur Verminderung des Rezidivrisikos ist zu empfehlen.

6.3.5 Chemotherapie

Es gibt nur wenig aussagekräftige Literatur zu diesem Thema. Auch hier fehlen Studien an größeren Patientenkollektiven. Ducatman et al. (1986) berichteten, dass die Chemotherapie keine verbesserte Überlebensrate brachte (n=120). Carli et al. (2005) konnten nachweisen, dass Patienten mit einer NF 1 signifikant schlechter auf Chemotherapie ansprechen (17,6 % der Patienten mit NF 1 gegenüber 55,3 % der Patienten ohne NF 1, p>0,007).

Relativ konstant sind jedoch die Empfehlungen, Ifosfamid und Doxorubicin zum Einsatz zu bringen (Moretti et al. 2011). Zou et al. (2009) beschrieben, dass eine Chemotherapie (sowohl prä- als auch postoperativ) keinen hemmenden Effekt auf ein mögliches lokoregionäres Rezidiv und keinen signifikanten Einfluss auf die Ausbildung von Fernmetastasen hatte (n=140).

6.3.6 Lokoregionäres Rezidiv

Die mediane Dauer bis zum lokoregionären Rezidiv wird mit ca. 9 Monaten angegeben (Anghileri et al. 2006). Therapieoptionen umfassen eine Bestrahlung und/oder Chemotherapie bzw. eine Nachresektion im Sinne einer Kompartmentresektion oder Amputation. Das Auftreten eines lokoregionären Rezidivs ist mit einer erheblichen Verschlechterung der Prognose verbunden (Kar et al. 2006).

6.3.7 Metastasen

MPNST haben eine hohe Metastasierungsrate. In einer Studie mit 140 Patienten wiesen bereits 19 % der Patienten (27/140) bei der ersten Diagnosestellung eine Fernmetastase auf, von den anderen Patienten entwickelten weitere 49 % (46/94) innerhalb der ersten 12 Monate Fernmetastasen (Zou et al. 2009).

Rezidive treten häufig über ein lokoregionäres Wachstum per continuitatem in Erscheinung. Eine Metastasierung im eigentlichen Sinn erfolgt bevorzugt über folgende Ausbreitungswege:

- Endoneural, bei stammnahen Prozessen über diesen Weg nach intradural
- Lymphogen
- Hämatogen

Prädilektionsstelle sind primär die Lungen, aber auch Leber-, Knochen- und Hirnmetastasen treten auf (Carli et al. 2005, Zhu et al. 2011). Die Behandlungschancen sind extrem schlecht, eine systemische Chemotherapie oder die Bestrahlung der betroffenen Region bieten kaum die Möglichkeit, den Progress aufzuhalten.

6.3.8 Nachbehandlung

Die Patienten werden alle 3 Monaten zur klinischen und bildgebenden Kontrolle per MRT einbestellt. Tumorassoziierte und neuropathische Schmerzen treten häufig auf. Neben der Tumorbehandlung ist vor allem die Schmerztherapie für die Lebensqualität entscheidend. Die Patienten sind deswegen meist auch an eine entsprechend versierte Schmerzambulanz anzubinden.

6.3.9 Zusammenfassung

Die Behandlung maligner peripherer Nervenscheidentumoren ist komplex. Sie muss individuell mit dem Patienten abgestimmt sein. Hierbei ist wichtig, dass der Patient

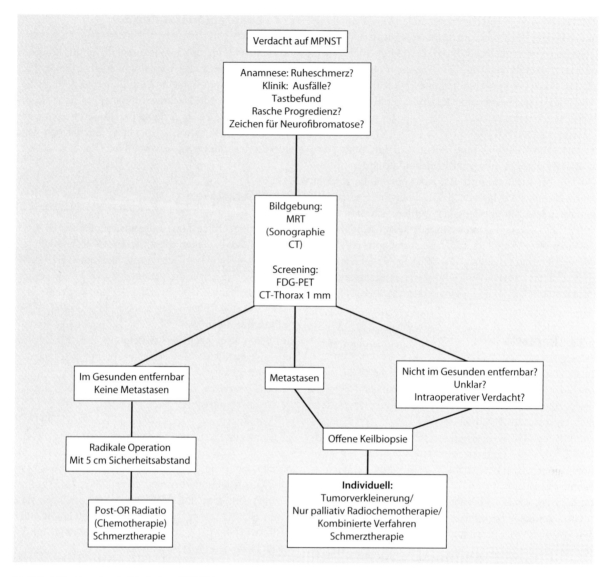

◘ **Abb. 6.19**   Vorgehen bei Verdacht auf MPNST

über alle Risiken und drohenden Ausfallerscheinungen umfassend informiert und aufgeklärt wird. Der präoperativen Aufarbeitung kommt eine fundamentale Rolle zu. Neben der Anamnese und der körperlichen Untersuchung muss mithilfe der Bildgebung nicht nur der Tumor selbst in seiner Ausdehnung, sondern auch die Infiltration umgebender Strukturen dargestellt werden. Das unentbehrliche Screening dient dem Ausschluss von systemischen Metastasen. Bei unklaren oder potenziell malignen Nervenscheidentumoren sollte zunächst eine offene Keilbiopsie zum Festlegen des weiteren Prozedere erfolgen.

Die radikale operative Entfernung ist nach wie vor die Therapie mit den besten Überlebensraten. Falls der Tumor im Gesunden mit Sicherheitsabstand entfernbar ist und keine Metastasen vorliegen, besteht ein kurativer Ansatz. Eine Keilbiopsie kommt bei inkomplett resezierbaren oder unklaren Prozessen zum Einsatz. Aufgrund der Seltenheit der Tumoren sollte in allen nicht eindeutigen Fällen eine histopathologische Referenzbegutachtung eingeholt werden.

Postoperativ erfolgt eine Radiatio zur Vermeidung eines frühen lokoregionären Rezidivs; ergänzend dazu kann eine Chemotherapie durchgeführt werden. ◘ Abb. 6.19 fasst das Vorgehen bei Verdacht auf MPNST schematisch zusammen.

☐ Tab. 6.1 Häufigkeit und Lokalisation der Glomustumoren (n=36) im eigenen Patientengut (Assmus u. Dombert 2002)

	Weiblich	Männlich
Finger	19	4
Davon subungual	15	1
Zehen	4	0
Davon subungual	2	0
Übrige Hand/Arm	0	7
Bein	0	2
Gesamt	23	13

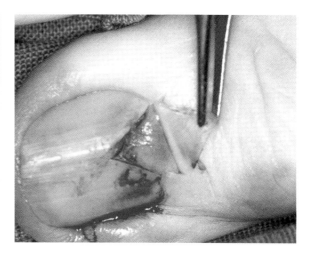

☐ Abb. 6.20 Subungualer Glomustumor: Keilinzision des Daumennagels. (Aus Assmus u. Antoniadis 2008)

6.4 Glomustumoren

Die gutartigen Glomustumoren entwickeln sich aus den Glomuskörperchen und machen etwa 1–5 % aller Tumoren der Hand aus. Histopathologisch handelt es sich hauptsächlich um modifizierte glatte Muskelzellen und Gefäßkanäle. Sie werden mittlerweile als Neoplasien eingestuft. Normale Glomuskörperchen bestehen aus arteriovenösen Anastomosen, welche der Thermoregulation dienen. Die Glomustumoren hingegen bestehen aus plumpen mit Endothel ausgekleideten Gefäßkanälen, die von longitudinalen und zirkumferenziellen glatten Muskelzellen umhüllt werden. Sie besitzen keine Lamina interna, sind durchzogen von unmyelinisierten Nervenfasern, und der gesamte Komplex ist von einer kollagenen Kapselstruktur umgeben (Scheithauer et al. 2008).

Die Tumoren kommen zu etwa 90 % an den Extremitäten vor, vorzugsweise an den Akren der Finger, jedoch auch an sämtlichen anderen Körperteilen. Bei Frauen finden sie sich fast ausschließlich subungual (☐ Tab. 6.1). Außerhalb der Akren sind sie – meist bei älteren männlichen Patienten (Lee et al. 2011) – im Bereich der oberen Extremität zu finden und hier weniger schmerzhaft. Ungewöhnliche Lokalisationen sind Venen oder Fingernerven. Glomustumoren treten selten auch in multipler Form, z. B. perlschnurartig oder an benachbarten Fingern, auf.

6.4.1 Diagnostik

Trotz ihrer geringen Größe (1–5 mm) sind sie bei Berührung extrem schmerzhaft. Die Kälteintoleranz scheint weniger typisch zu sein, als früher vermutet (Schiefer et al. 2006). Da das Krankheitsbild wenig bekannt ist und Fehldeutungen als psychogene Störung vorkommen, wird die korrekte Diagnose erst nach durchschnittlich 7–15 Jahren gestellt. Subunguale Tumoren sind besonders im Frühstadium schwierig zu erkennen. Kleine Tumoren lassen sich durch Druckausübung mit einer Bleistiftspitze auf den Fingernagel lokalisieren. Größere Tumoren kann man an einer umschriebenen lividen Verfärbung erkennen. Wenn der Tumor von der Nagelwurzel ausgeht, findet sich eine mehr oder weniger ausgeprägte Destruktion des Fingernagels. Durch die chronische Druckwirkung kommt es außerdem zu einer knöchernen Usur der Endphalanx, die im Röntgenbild sichtbar ist.

Bei nicht eindeutigem klinischem Befund kann der Tumor meist durch eine MRT-Untersuchung nachgewiesen werden. Die Sonographie ist erst ab einer Tumorgröße von mehr als 1 mm diagnostisch zielführend. Eher ungewöhnlich ist der angiographische Nachweis oder die bereits erwähnte Röntgenuntersuchung.

6.4.2 Therapie

Die Therapie ist immer operativ. Der Eingriff kann bei subungualen Tumoren sowohl in Oberst-Leitungsanästhesie mit Fingerblutsperre als auch in Regional- oder Lokalanästhesie und Oberarmblutsperre erfolgen. Bei sehr kleinen Tumoren ist die Blutsperre bzw. -leere äußerst hilfreich.

Während es früher üblich war, den gesamten Nagel zu entfernen, bevorzugen wir heute den transungualen Zugang, der zu guten kosmetischen Ergebnissen führt. Bei medialer Lokalisation können auch größere Tumoren über eine keilförmige Nagelinzision komplett entfernt werden, ohne das Nagelbett zu verletzen. Nach der Tumorexstirpation wird der Nagelkeil wieder heruntergeklappt und durch den Verband fixiert (☐ Abb. 6.20).

Wenn es trotz aller Vorsicht zu einer Verletzung des Nagelbetts kam, muss dieses sorgfältig genäht werden. Trotzdem lässt sich – besonders bei größeren Tumoren im Nagelbett – eine Nageldeformierung nicht immer vermeiden. Der Patient ist hierauf vor dem Eingriff hinzuweisen. Häufig ist jedoch initial eine mehr oder weniger ausgeprägte Deformierung des Nagels vorhanden. Bei einem seitlichen subperiostalen Vorgehen kann das Nagelbett geschont werden (Vasisht et al 2004).

Wenn der Tumor vollständig exstirpiert wurde, ist mit anhaltender Beschwerdefreiheit zu rechnen. Ursache eines »Rezidivs« kann neben einer inkompletten Resektion das Übersehen multipler Tumoren sein, die perlschnurartig oder als sog. »Satellitentumoren« vorkommen können (Gandhi et al 2010). Maligne Entartung ist sehr selten.

6.5   Intraneurale Perineuriome

Die Perineuriome gliedern sich in extra- und intraneurale Formen. Beiden ist gemeinsam, dass es sich um eine neoplastische Proliferation perineurial differenzierter Zellen handelt und dass die Tumorzellen Monosomien des Chromosoms 22 oder Deletionen innerhalb dieses Chromosoms aufweisen (Sachanandani et al. 2009, Macarenco et al. 2007). Die extraneuralen Weichteilperineuriome mit ihren Varianten (sklerosierendes Perineuriom, retikuläres Perineuriom, malignes Weichteilperineuriom) haben nur selten eine detektierbare Beziehung zu einem Nerv. Im Folgenden werden daher nur die intraneuralen Perineuriome behandelt.

Meist treten diese im zweiten oder dritten Lebensjahrzehnt auf und bevorzugen keinerlei Geschlecht (Macarenco et al. 2007). Das Wachstum der Perineuriome geschieht vor allem intraneural in Längsausdehnung. Eine Invasion in umliegendes Gewebe mit Durchbrechen des Epineuriums wurde bislang nicht beschrieben. Prinzipiell gelten die intraneuralen Perineuriome als benigne, eine Malignisierung eines primär gutartigen Perineurioms ist nicht bekannt. Es gibt allerdings Varianten eines MPNST mit perineurialer Komponente (Rekhi u. Jambhekar 2011).

Als Ursache für die Symptome wird angenommen, dass die Axone durch die Zunahme des perineuralzelllartig differenzierten neoplastischen Gewebes komprimiert werden. Dadurch entstehen langsam progrediente Ausfälle. Meistens bemerken die Patienten zunächst eine Schwäche mit später manifesten Paresen und Atrophien; Gefühlsstörungen und Schmerzen sind insgesamt seltener (Boyanton et al. 2007).

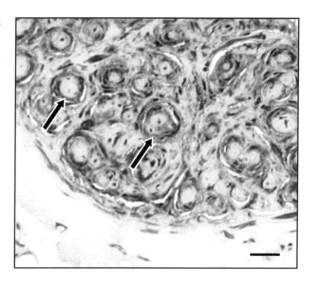

◻ **Abb. 6.21**   Perineuriom. Die Tumorzellen sind EMA-immunreaktiv (braun angefärbt). Sie bilden schalenartige Strukturen um einzelne Nervenfasern und kleine Gruppen von Nervenfasern (*Pfeile*) im Endoneurium aus. EMA-Immunhistochemie (EMA = »epithelial membrane antigen«), Hämatoxylingegenfärbung, Maßstab = 30 µm

6.5.1   Pathologie

Die normalen Perineuralzellen bilden eine wichtige mechanische Schutzhülle um die Nervenfaszikel. Mit ihren »tight junctions« sind sie zudem ein Bestandteil der Blut-Nerven-Schranke. Sie kontrollieren den Transport von Molekülen und Wasser, interagieren mit dem Komplementsystem und steuern den intraneuralen Druck (Piña-Oviedo et al. 2008).

Das intraneurale Perineuriom ist makroskopisch durch eine Verhärtung und zum Teil unregelmäßige, spindel- bis zylinderförmige, oft ausgeprägte Verdickung eines Nervenabschnitts charakterisiert. Zumeist reicht eine Faszikelbiopsie aus, um die Diagnose zu stellen (Mauermann et al. 2009). Histologisch finden sich perineural differenzierte, längliche Tumorzellen mit langen Fortsätzen und langgestreckten bis ovoiden Kernen. Elektronenmikroskopisch erkennt man die für Perineuralzellen typischen zahlreichen pinozytotischen Vesikel und eine fleckförmig ausgeprägte Basalmembran. Die Perineuriomzellen infiltrieren diffus das Endoneurium der betroffenen Faszikel und bilden dabei miteinander verbundene zwiebelschalenartige Formationen um einzelne Nervenfasern und kleine Gruppen von Nervenfasern aus (◻ Abb. 6.21).

Wie die nicht neoplastischen Perineuralzellen sind Perineuriomzellen immunreaktiv auf »epithelial membrane antigen« (EMA). Im Inneren der Zwiebelschalenformationen finden sich relativ dünn bemarkte oder nicht myelinisierte, Neurofilament-immunreaktive Axone und S100-immunreaktive Schwann-Zellen. Die Perineuriomzellen selbst zeigen keine immunhistochemisch detektierbare S100-Expression.

Nur selten sind Mitosen nachweisbar. Prinzipiell gelten die intraneuralen Perineuriome als benigne; eine Malignisierung eines primär gutartigen Perineurioms wurde bisher nicht beschrieben. Das Konzept eines niedriggradigen malignen Perineurioms (Hirose et al. 1998) in Analogie zum MPNST vom WHO-Grad II (▶ Abschn. 6.3.1) ist bisher nicht etabliert (Macarenco et al. 2007). Es gibt allerdings seltene Varianten eines MPNST mit perinerialer Komponente (Hirose et al. 1998, Rekhi u. Jambhekar 2011). MPNST mit perinerialer Differenzierungskomponente sollen eine bessere Prognose aufweisen als MPNST ohne diese (Hirose et al. 1998). Ebenfalls sehr selten sind plexiforme Perineuriome sowie Perineuriome mit aberranter Differenzierungskomponente, darunter Perineuriome mit Adipozyten, Granularzellen, Ossifikationen oder paciniformer Differenzierung (Macarenco et al. 2007). Einzelne Tumoren weisen Übergänge in eine Lipomatose des Nervs auf (eigene Beobachtung).

6.5.2 Diagnostik

Die MR-Neurographie und die Hochfrequenzneurosonographie sind die diagnostischen Methoden der ersten Wahl. Mit ihnen kann die Ausdehnung der Tumoren relativ genau eingeschätzt werden (Koenig et al. 2009, Scheller et al. 2008). Durch die zunehmende Verbreitung dieser Modalitäten ist zu erwarten, dass Perineuriome zukünftig häufiger diagnostiziert werden. In den elektrophysiologischen Untersuchungen können Amplitudenminderungen, Leitungsverzögerungen oder -blöcke bzw. Denervierungszeichen im EMG gefunden werden.

❯ Eine wichtige Differenzialdiagnose ist die fokale hypertrophische Neuropathie bei chronisch-inflammatorischer demyelinisierender Polyneuropathie (CIDP). Hier kommt es auf der Basis einer chronischen Entzündung zu einer fokal akzentuierten zwiebelschalenartigen Proliferation von Schwann-Zellen, die ebenfalls zu einer erheblichen Verdickung des Nervs führen kann.

Bei CIDP besteht – anders als bei den meisten Perineuriomen – oft eine erhebliche Liquoreiweißerhöhung (Mauermann et al. 2009).

6.5.3 Operative Therapie

Die Wahl der richtigen OP-Strategie ist ein großes Problem, zumal die Patienten oft nur partielle Störungen aufweisen und somit, je nach betroffenem Nerv, das Risiko eines relevanten Funktionsausfalls besteht. Die Bandbreite reicht von konservativer Therapie über Epineuriotomie mit Probeentnahme bis hin zur Exzision und Rekonstruktion mittels Nerveninterponaten. Das OP-Mikroskop und eine intraoperative Nervenreizung sind unerlässlich. Auch die Bestimmung der Nervenleitgeschwindigkeit sowie die Neurosonographie und können hilfreich sein.

Intraoperativ gelten die gleichen Grundsätze wie bei anderen Tumoren auch, nämlich die sorgfältige Planung der Lagerung und des Hautschnitts, die Exposition und zirkumferenzielle Präparation des betroffenen Nervs und des Tumors mit Exposition seiner Pole. Im nächsten Schritt erfolgt die mikrochirurgische Epineuriotomie (◙ Abb. 6.22). Oft quellen die stark unter Druck stehenden und verhärteten Faszikel deutlich hervor. Das interfaszikuläre Epineurium ist meist ebenfalls stark induriert und adhärent.

Durch diese Entlastung lassen sich bereits die klinischen Symptome positiv beeinflussen. Bei einer Biopsie sollte nun durch Stimulation und ggf. durch Ableitung von Nervenaktionspotenzialen ein möglichst funktionsloser Faszikel ausfindig gemacht und teilentfernt werden. Wenn eine Resektion und Transplantation geplant ist, um ein Ausbreiten auf andere Nerven zu verhindern, muss sichergestellt sein, dass die Resektion im Gesunden stattfindet. Hierfür muss die Möglichkeit des Schnellschnitts gegeben sein. Für die Blutstillung im Nerv gelten die gleichen Prinzipien wie bei den anderen benignen Nerventumoren.

Auf eine Drainage kann regelhaft verzichtet werden, wir empfehlen eine elastische Wickelung, die 2 h nach der Operation gewechselt werden sollte. Die Patienten können umgehend in komplettem Umfang mobilisiert werden, wenn keine Transplantation durchgeführt wurde.

6.5.4 Ergebnisse

In einer Longitudinalstudie an 23 Patienten mit bioptisch gesicherten intraneuralen Perineuriomen beobachteten Mauermann et al. (2009), dass sich nach 45 Monaten keine signifikante Verschlechterung ergeben hatte und dass die Symptome ähnlich geblieben waren. Daraus leiteten sie ein eher konservatives Vorgehen ab. Gruen et al. (1998) empfahlen hingegen die Resektion des betroffenen Abschnitts mit anschließender Transplantation (n=15). Letztlich muss das Therapiekonzept individuell mit dem

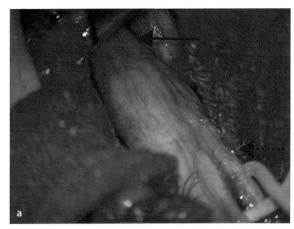

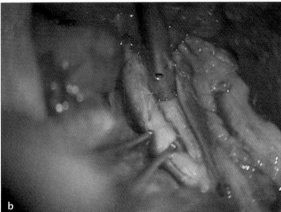

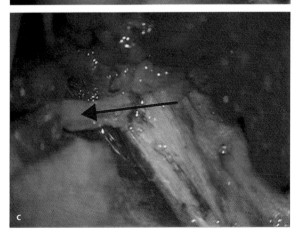

▢ Abb. 6.22a–c   Mikrochirurgische Epineuriotomie. a Exposition des Nervs, Kalibersprung erkennbar (vom durchgezogenen zum gestrichelten *Pfeil*), **b** eröffnetes Perineurium: verdickte derbe Faszikel an der Pinzettenspitze, wenig intraneurales Bindegewebe, **c** für die Biopsie vorbereiteter Faszikel (*Pfeil*)

Patienten abgesprochen werden. Prinzipiell ist eine histologische Sicherung der Diagnose jedoch in jedem Fall notwendig, auch um andere Tumorformen auszuschließen.

6.5.5   Nachbehandlung

Die erste Nachsorge empfehlen wir nach 3 Monaten, hierzu sollte dann ein aktuelles MRT sowie eine elektrophysiologische Untersuchung des betroffenen Nervs angefertigt werden. Wenn die Ausfälle konstant bleiben, kann das Intervall sukzessive ausgedehnt werden (6 Monate bzw. 1 Jahr). Bei progredienten neurologischen Störungen ist immer auch an eine sekundäre Resektion des Tumors mit Transplantation oder Ersatzoperationen zu denken.

6.6   Lokale hypertrophische Neuropathie

Zahlreiche Pathologien aus dem Formenkreis der chronisch demyelinisierenden Neuropathien können zu einer lokalen Hypertrophie der Nerven führen. Die Erkrankungen können erworben oder hereditär auftreten. Als Beispiele für die häufigsten Ursachen seien das Noonan-Syndrom, die Charcot-Marie-Tooth- und die Déjerine-Sottas-Erkrankung genannt (Silburn et al. 1998, Thomas et al. 1997). Auch Lepra kann zu solchen Veränderungen führen (Rongioletti et al. 2009). Die fokale hypertrophische Neuropathie bei chronisch-inflammatorischer demyelinisierender Polyneuropathie (CIDP) ist ebenfalls beschrieben. Hier kommt es auf der Basis einer chronischen Entzündung zu einer fokal akzentuierten zwiebelschalenartigen Proliferation von Schwann-Zellen, die zu einer erheblichen Verdickung des Nervs führen kann. Bei CIDP besteht – anders als bei den meisten Fällen von Perineuriomen (▶ Abschn. 6.5) – oft eine erhebliche Liquoreiweißerhöhung (Mauermann et al. 2009).

Durch die verbesserten bildgebenden Möglichkeiten werden häufiger unklare Nervenverdickungen und Signalanreicherungen als Ursache von unspezifischen sensomotorischen Symptomen eines Nervs identifiziert. Nervenchirurgen werden deswegen zukünftig auch häufiger mit diesen Krankheitsbildern und der Frage nach einer Biopsie bzw. geeigneten Operationsmöglichkeiten konfrontiert.

6.7   Seltene Nerventumoren

Ohne Anspruch auf Vollständigkeit werden im Folgenden exemplarisch weitere Tumorentitäten aufgeführt, die zu den Nerventumoren zählen.

6.7.1 Neurothekeom und Nervenscheidenmyxom

Diese beiden gutartigen Tumorentitäten werden in der Regel in der Kutis oder Subkutis der Kopf-Hals-Region junger Patienten angetroffen. Nervenscheidenmyxome bestehen aus S100-immunreaktiven, länglichen, Schwann-Zell-artigen Zellelementen in reichlich mukoider Matrix. Neurothekeome enthalten nicht S100-immunreaktive, oft epitheloide Zellen in mehr oder weniger muzinreichem Stroma. Diese Zellen sind aber nach Inkubation mit dem PGP9.5-Antikörper angefärbt, was eine neuroektodermale Herkunft anzeigt. Nicht selten sind vielkernige bzw. recht polymorphe Zellen nachweisbar, die aber nicht sicher auf eine Entdifferenzierung hinweisen. Nach vollständiger Exzision sind Rezidive sehr selten (Alexandru et al. 2012, Pulitzer u. Reed 1985).

6.7.2 Granularzelltumor

Dieser überwiegend benigne Tumor besteht zumeist aus S100-immunreaktiven Zellen mit PAS-positiven lysosomalen zytoplasmatischen Ablagerungen und relativ kleinen, rundlichen Kernen. Er ist mit kleinen bis mittelgroßen Nerven assoziiert und wird regelhaft in der Kutis und Subkutis angetroffen.

6.7.3 Lipomatöse Nerventumoren

Hierunter werden intra- und extraneurale Lipome, Lipomatosen und Mischformen subsummiert, wobei die Grenzen fließend verlaufen. Meist sind die distalen Extremitäten betroffen, vor allem der N. medianus scheint anfällig zu sein. An dieser Stelle entspricht die Symptomatik dann der eines Karpaltunnelsyndroms. Je nach Wachstum werden die Patienten durch Schmerzen, Sensibilitätsstörungen, Paresen oder progrediente Atrophien auffällig. Eine Malignisierung dieser Tumorgruppe ist bislang nicht beschrieben (Gennaro et al. 2012, Spinner et al. 2012b). Therapie der Wahl ist die funktionserhaltende Dekompression und operative Entfernung.

6.7.4 Intraneurale Hämangiome

Diese sehr seltene benigne Tumorentität wird durch teils akut einsetzende Schmerzen symptomatisch. Je nach Ausmaß der Kompression können neurologische Ausfälle hinzukommen. Meistens ist der N. medianus befallen, Frauen sind häufiger betroffen. MRT, Sonographie und DSA (digitale Subtraktionsangiographie) führen zur Dia-gnose. Das Therapieziel ist die Tumorentfernung. Eine präoperative Embolisation kann aufgrund der starken Vaskularisation hilfreich sein, wenn ein speisendes Gefäß identifizierbar ist. Beschrieben ist, dass zum Teil nur eine Subtotalentfernung möglich ist oder funktionierende Faszikel geopfert und direkt rekonstruiert werden (Patel et al. 1986). Auch postoperative Bestrahlungen sind berichtet worden. (Châtillon et al. 2007).

6.7.5 Kartilaginäre Hamartome

Auch diese benigne Tumorform ist selten und findet sich gehäuft kongenital bzw. im Säuglingsalter. Meistens treten sie paraspinal auf und können alle Symptome einer Nervenkompression auslösen. Bei vollständiger operativer Entfernung besteht ein kurativer Ansatz (Châtillon et al. 2007, Morris et al. 1998).

6.8 Tumoren mit Bezug zu peripheren Nerven

6.8.1 Metastasen

Grundsätzlich ist ein Wachstum per continuitatem von echter Metastasierung zu unterscheiden, d. h. echte Absiedlungen um und in Nerven von einem entfernt liegenden Primärtumor. Letzteres ist deutlich seltener. Klinisch sind beiden Formen vor allem die erheblichen Schmerzen gemeinsam, die für die Patienten eine massive Beeinträchtigung der Lebensqualität bedeuten können (Gachiani et al. 2007a).

Chirurgisch ist bei oftmals diffusem Wachstum keine vollständige Entfernung möglich; eine sorgfältige Neurolyse und weitestgehende Tumorreduktion können jedoch vor allem einen positiven Einfluss auf die Schmerzen nehmen, wohingegen ein bereits eingetretener Funktionsverlust meist nicht mehr positiv beeinflusst werden kann. Ummauert eine derbe metastatische Absiedlung einen Nervenplexus, erzeugt die Reduktion mitunter auch einen weiteren Funktionsverlust. Dies ist unter anderem abhängig vom Primärtumorgewebe und einer zusätzlichen Gewebefibrosierung durch eine vorausgegangene regionale Bestrahlung (Kim et al. 2005b). Ähnlich der OP-Strategie bei der radiogenen Plexopathie kann auch in diesen Fällen eine (gestielte) Fettlappenplastik zum Einsatz kommen.

Metastasen per continuitatem

Bei Tumoren im Kopf-Hals-Bereich (lokaler Lymphknotenbefall, Plattenepithelkarzinome, Brust- und Lungentumoren) können Infiltrationen des Plexus cervicalis und brachialis entstehen. Besonders häufig ist der Plexus brachialis von einer Metastasierung per continuitatem befallen. Ursächlich hierfür sind vor allem Tumoren der Brust und der Lunge (Mammakarzinom, Pancoast-Tumoren; Gachiani et al. 2007a). Die Inzidenz beträgt ca. 1 % (Ramchandren u. Dalmau 2005).

Für die Invasion des Plexus lumbosacralis kommen Tumoren der Cervix uteri, kolorektale Tumoren, Prostatakarzinome, retroperitoneale Sarkome und Blasenkarzinome infrage. Hier beträgt die Inzidenz ca. 0,5 % (Jaeckle et al. 1985).

> ❯ Jegliche Form eines Sarkoms kann durch das ihnen eigene aggressive Wachstumsverhalten einen peripheren Nerv im jeweiligen Kompartiment infiltrieren und komprimieren.

Fernmetastasen

Echte intraneurale Fernmetastasen sind eine Rarität. Über sie wurde bisher nur in Einzelfällen berichtet (Grisold et al. 2000). Meistens steht eine neu auftretende Neuropathie im Rahmen eines Tumorgeschehens nicht im Zusammenhang mit einer Metastasierung, sondern sie beruht auf den Folgen von Chemotherapie und Radiatio. Somit sind dies die wichtigsten Differenzialdiagnosen bei Auftreten einer neuen Nervenläsion im Rahmen eines anderweitigen Tumorgeschehens.

6.8.2 Neurolymphomatose

Unter einer Neurolymphomatose versteht man die Infiltration peripherer Nerven durch Non-Hodgkin-Lymphome (NHL) bzw. im Rahmen akuter Leukämien. Die Inzidenz wird mit 3 % aller Non-Hodgkin-Lymphom-Patienten angegeben (Gan et al. 2010). In sehr seltenen Fällen kann dies auch die Erstmanifestation des NHL sein (Antoine u. Camdessanché 2007). Sehr gefährlich ist eine mögliche zentripetale intraneurale Ausdehnung bis in die zentralen Liquorräume.

Klinisch stehen vor allem die Schmerzen im Vordergrund, wobei alle Symptome einer Mononeuropathie auftreten können. Auffällig ist ein sehr rasches Größenwachstum, das mit der zunehmend gravierenden Schmerzsymptomatik einhergeht. Am häufigsten ist der N. ischiadicus betroffen (Baehring u. Batchelor 2012). Als Goldstandard zur Diagnostik wird die Biopsie genannt (80 %) bildgebend die MRT und FDG-PET.

Die Therapie besteht je nach zugrunde liegendem Lymphom zunächst in einer gezielten Chemotherapie; die Bestrahlung kommt erst in zweiter Linie zum Tragen. Eine operative Sanierung wird nicht empfohlen. Sie kann bei abnormem Größenwachstum und Schmerzen in

Einzelfällen dennoch indiziert sein. Die mediane Überlebenszeit wird mit nur 10 Monaten angegeben (Grisariu et al. 2010).

6.8.3 Desmoide

Die seltenen Desmoide werden als gutartige Tumoren eingestuft (3–4 pro 10^6 pro Jahr). Sie gehen von den Aponeurosen und Muskelfaszien aus. Frauen sind häufiger betroffen (Verhältnis 2:1), das Hauptmanifestationsalter liegt bei 25–35 Jahren (Molloy et al. 2012). Desmoide metastasieren nicht und zeigen im Spontanverlauf oft ein Sistieren des Wachstums, allerdings wachsen sie lokal infiltrierend und neigen auch nach ausgedehnter Resektion zu Rezidiven (Stoeckle et al. 2009). Hauptlokalisation sind die Aponeurosen der Bauchmuskulatur.

Es herrscht Uneinigkeit über das therapeutische Vorgehen, da die Lebenserwartung nicht durch den Tumor beeinträchtigt wird und eine Operation das Wachstum eines Tumors wieder aktivieren könnte. Operative Tumorreduktionen sind zudem äußerst mühsam und bergen ein relativ hohes Risiko für einen Funktionsverlust, da Desmoide die Nerven mit ihrem derben Gewebe regelrecht »einmauern« können. Siquera et al. (2012) empfehlen, den Tumor wie ein Sarkom zu behandeln, d. h. eine radikale Operation im Gesunden mit anschließender Bestrahlung vorzunehmen.

Bonvalot et al. (2012) schlugen einen Algorithmus vor, der individuell den Verlauf des Tumors berücksichtigt und sich nach der Wachstumsgeschwindigkeit richtet. Bei diesem Therapieansatz kommen nicht nur die operative Entfernung und Bestrahlung zum Einsatz, sondern ggf. auch Chemotherapie, antihormonelle Therapie (Tamoxifen) und Kryoablation.

6.9   Intra- und extraneurale Ganglionzysten

Ganglionzysten sind mit Synovia gefüllte Abkapslungen, die intra- und extraneural, aber auch kombiniert auftreten können. Oft ist eine Unterscheidung zwischen den beiden Formen weder bildgebend noch intraoperativ möglich, da auch die extraneuralen Ganglien sehr stark epineural anhaften können. Die intraneurale Variante entsteht durch eine Fissur in der Gelenkkapsel, durch die sich dann die Synovia über die Rami articulares der jeweiligen Nerven nach intraneural ausbreitet. Sie kann sich im betroffenen Nerv auch langstreckig und multilokulär ausdehnen (Spinner et al. 2009). Die Ausbreitungsrichtung ist zunächst bevorzugt in zentripetaler Richtung des Nervs.

Der Mechanismus für die extraneurale Variante ist ähnlich, nur dass die Ausbreitung nicht über die Rami articulares erfolgt, sondern der Nerv in der Nachbarschaft des betroffenen Gelenks durch die Größenzunahme der Zyste in Mitleidenschaft gezogen wird, insbesondere innerhalb eines anatomischen Engpasses.

Über einen Zusammenhang mit einem vorangegangenen Trauma berichteten Spinner et al. (2012a). In der Literatur sind weit über 400 Fälle solcher Ganglien beschrieben, das erste vor über 200 Jahren (Spinner et al. 2008). Prädilektionsstelle ist das tibiofibulare Gelenk, meist ist der N. peroneus betroffen, wahlweise der ganze Nerv oder nur der oberflächliche bzw. tiefe Ast, wobei der tiefe Ast aufgrund der engeren Nachbarschaft zum Ramus articularis öfter in Mitleidenschaft gezogen wird (Spinner et al. 2010).

Letztlich wurden eine Vielzahl von Ganglien an den unterschiedlichsten Lokalisationen beschrieben, beispielsweise N. tibialis, N. medianus, N. ulnaris, N. radialis, N. suprascapularis, N. ischiadicus, N. suralis, N. hypoglossus, Plexus brachialis, um nur einige zu nennen (Baldauf et al. 2005, Colbert u. Le 2011, Ferlic u. Ries 1990, Jou et al. 2009, Krishnan u. Schackert 2003, Nakamichi u. Tachibana 1998, Patel u. Schucany 2012, Spinner u. Amrami 2006).

6.9.1 Klinik

Klinisch zeigt sich oft eine weiche Schwellung mit positivem Hoffmann-Tinel-Zeichen über dem betroffenen Nerv und mäßiger Schmerzhaftigkeit. Die Symptome können sich langsam progredient entwickeln. Paresen und Gefühlsstörungen bilden sich entweder kontinuierlich zunehmend aus oder sind fluktuierend ausgeprägt. Es gibt jedoch Verläufe mit akut einsetzenden heftigen Schmerzen, begleitet von oftmals rasch auftretenden hochgradigen Ausfällen. Nicht selten sind hier in der Anamnese vorausgehende körperliche Anstrengungen zu eruieren.

6.9.2 Diagnostik

Die Diagnose lässt sich per MRT und neurosonographisch stellen. Es stellt sich jeweils ein homogene flüssigkeitsisointense bzw. -echogene glatt begrenzte Struktur dar. Üblicherweise nehmen die Raumforderungen im MRT kein Kontrastmittel auf. Mit beiden Methoden kann man unter Umständen die zystenspeisenden aufgetriebenen Rami articulares visualisieren.

6.9.3 Operative Therapie

Die Behandlung der Wahl bei persistierenden oder progredienten Symptomen ist die Operation. Sie ist in der Regel ohne Funktionsverlust möglich. Auch hier gelten die

Prinzipien der mikrochirurgischen Exstirpation benigner Nerventumoren. So sind ein OP-Mikroskop und eine bipolare Stimulationspinzette unabdingbar. Zunächst werden Lagerung und Hautschnitt so geplant, dass nicht nur die Zyste sondern der betroffene Nerv auch im Gesunden exponiert werden können.

Dann wir der Nerv zirkumferenziell dargestellt und mobilisiert, um ihn so in der Längsachse drehen zu können, dass auch die vom Operateur abgewandte Stellen dargestellt werden können. Der gesunde Nerv und vor allem der Gelenkast sollten eindeutig identifiziert werden, bevor die Nervenzyste eröffnet wird.

Als nächsten Schritt sucht man eine möglichst faszikelfreie Stelle im Epineurium. Eine Stimulationspinzette ist hierbei sehr hilfreich. Unter mikroskopischer Sicht eröffnet man nun in Längsrichtung parallel zum Faszikelverlauf das Epineurium und die Zystenwand. Aus dieser entleert sich bei richtiger Lage des Schnitts dann die gelartige, durchsichtige und unter Druck stehende Synovia. Sie wird nun vollständig abgesaugt und aus dem Nervinneren ausgespült. Bei multiplen Zysten wird dieser Arbeitsschritt so lange wiederholt, bis der Nerv entlastet ist.

> Bei multiplen kleinen gekammerten Zysten ist es unserer Ansicht nach nicht sinnvoll, den Nerv an zu vielen Stellen zu eröffnen: Versucht man, sehr kleine im Zentrum des Nervs liegende Zystenanteile zu eröffnen, riskiert man die Verletzung intakter Faszikel.

Der nächste Teil der Operation ist essenziell für das Vermeiden eines Rezidivs. Hierzu stellt man den Ramus articularis dar, ligiert und durchtrennt ihn. Damit stellt man sicher, dass keine weitere Synovia in den Nerv eintreten kann. ◻ Abb. 6.23 zeigt schematisch, ◻ Abb. 6.24 in vivo das operative Vorgehen bei einer intraneuralen Ganglienzyste.

Wir beschränken uns auf eine ausreichend lange Fensterung und Entlastung. Bei mehreren nicht in Verbindung stehenden Zystenanteilen fenstern wir an so wenig unterschiedlichen Stellen wie nötig; hier steht maximal 3 Stellen, wenn sich das Ganglion aber bis zum Gesäß erstreckt, reicht das u.U. nicht aus. Für die histopathologische Befundung werden Anteile des resezierten Gelenkasts asserviert. Es sollte kein Versuch unternommen werden, die Zystenwand zu entfernen, da hierdurch der Nerv geschädigt wird. Rezidive gehen nicht von verbliebenen Zystenwänden aus, sondern von einer erneuten Verbindung zwischen Gelenk und Nerv. Ist der N. peroneus betroffen, empfehlen einige Autoren zusätzlich die Resektion des tibiofibularen Gelenks (Spinner et al. 2007).

Auf eine Drainage verzichten wir in der Regel. Wir empfehlen eine elastische Wickelung, die nach 2 h gewechselt werden sollte. Die Patienten werden unmittelbar postoperativ mobilisiert.

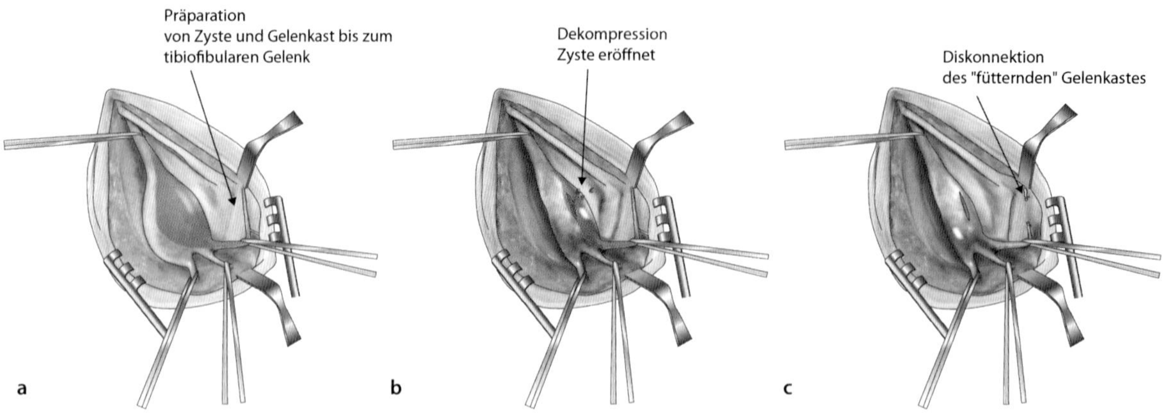

◘ Abb. 6.23a–c   Operatives Vorgehen bei intraneuraler Ganglienzyste (schematisch). a Präparation der Ganglionzyste in mikrochirurgischer Technik, **b** Dekompression durch Eröffnung des Epineuriums und Entlastung durch Ablassen des Zysteninhalts, **c** Diskonnektierung durch Ligatur und Durchtrennung des Gelenkastes zum tibiofibularen Gelenk

6.9.4   Ergebnisse

Unter Beachtung der genannten Maßnahmen ist ein solches Ganglion regelhaft ohne Funktionsverlust exstirpierbar. Insgesamt besteht ein Rezidivrisiko von 10–20 % (Spinner et al. 2010). Revisionsoperationen bergen aufgrund der Vernarbung ein höheres Risiko für einen Funktionsverlust in sich.

6.9.5   Nachbehandlung

Eine Nachsorge sollte nach 3 Monaten mit Bildgebung und Elektrophysiologie erfolgen. Bei unauffälligem Verlauf kann dann die nächste Kontrolle ein Jahr nach OP erfolgen.

6.10   Postradiogene Neuropathie

Prinzipiell wird bei der postradiogenen Neuropathie zwischen einer Akut- und einer Spätform unterschieden. Erstere tritt während bzw. unmittelbar im Anschluss an die Bestrahlung auf. Zu diesem Zeitpunkt lassen sich bereits elektrophysiologische Veränderungen ableiten. Eine ausgeprägte akute klinische Symptomatik wurde zwar beschrieben, tritt jedoch selten auf (Churn et al. 2000). Die Symptomatik betrifft neu auftretende Schmerzen und sensomotorische Ausfälle eines Nervs oder der betroffenen Plexusregion. Die Symptome bessern sich nach Abflauen der verursachenden Schwellungsreaktion. Sie können mit Analgetika und Fortecortin supportiv therapiert werden.

Die Spätform tritt mit einer Latenz von ca. 1–4 Jahren auf und ist oft rasch progredient (Gosk et al. 2007). Zum Teil sind die Latenzen auch deutlich länger. Die Inzidenz

wird mit 2–16 % angegeben (Amini et al. 2012, Pierce et al. 1992). Eine begleitende Chemotherapie erhöht das Risiko für einen radiogenen Nervenschaden (Olsen et al. 1993). Die Dosis, ab der ein erhöhtes Risiko für eine Plexopathie steigt, wird je nach Quelle mit 60 bis über 69 Gy beziffert (Gosk et al. 2007). Neben den neurologischen Ausfällen (46 %) sind insbesondere die Schmerzen (86 %) für die Patienten stark beeinträchtigend (Amini et al. 2012). Pathophysiologisch liegen den Symptomen und Ausfällen eine durch die Bestrahlung induzierte Gefäßverödung und progrediente Fibrosierung zugrunde, die mit Mikroembolien und einer Verdickung des Epi- und Perineuriums einhergehen.

> ❯ Differenzialdiagnostisch muss zwischen einer strahleninduzierten Plexopathie und einem Rezidiv durch lokale Infiltration des Primärtumors unterschieden werden. Bilddiagnostisch (MRT) ist dies aufgrund der meist diffusen Veränderungen und Anreicherungen nicht immer eindeutig möglich.

Nach Auswertung der Daten von 100 Patienten beobachteten Kori et al. (1981), dass persistierende Schmerzen, eine Strahlendosis unter 60 Gy und eine vornehmliche Affektion der unteren Plexusanteile eher ein Hinweise für eine Tumorinfiltration sind. Dies erklärt sich durch den engeren anatomischen Bezug dieser Strukturen zur Thoraxwand. Darüberhinaus ist das Lymphödem ein häufiges Symptom bei metastatischer Infiltration (Kamenova et al. 2009). Im Umkehrschluss schien ein Ausfall des oberen Plexusanteils eher auf einen Strahlenschaden hinzudeuten, da der obere Plexus einen längeren Verlauf im Strahlenfeld und weniger Schutz durch die Klavikula hat.

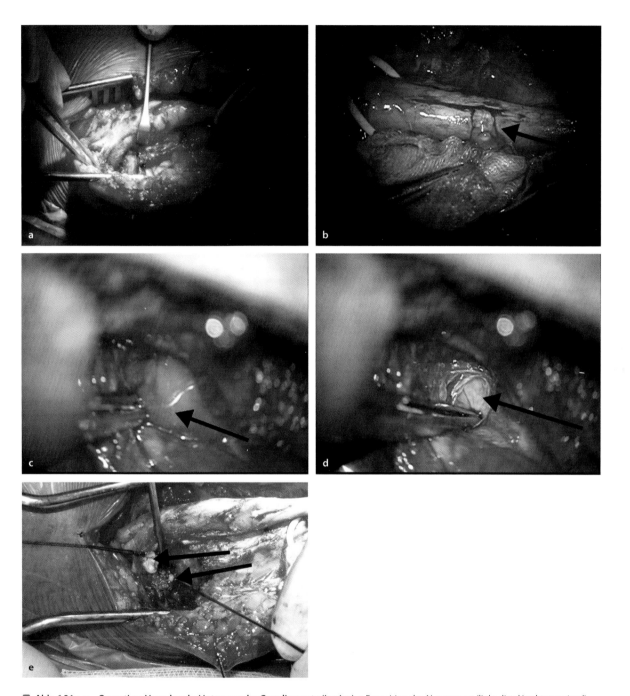

Abb. 6.24a–e   Operatives Vorgehen bei intraneuraler Ganglienzyste (in vivo). a Exposition des N. peroneus (links distal/rechts proximal),
b Eröffnen des Epineuriums an einer nicht funktionellen Stelle und Entlastung durch Entleerung der Synovia (*Pfeil*), **c** Eröffnen des Epineuriums
und Entlastung durch Entleerung der Synovia (*Pfeil*), vergrößert, **d** Blick in den Nerv auf die Zystenwand, **e** ligierter Gelenkast (*Pfeile*)

Die Bildgebung der Wahl ist die MRT (Lingawi et al. 1999), ergänzt ggf. durch PET-Untersuchungen (Wittenberg u. Adkins 2000).

Das wichtigste Ziel der chirurgischen Behandlung ist die Linderung der Schmerzen. Dies wird durch eine Epineuriotomie und die klassischen Neurolyseverfahren erreicht. Es ist wichtig, die neurolysierten Nerven mit einem gesunden und gut vaskularisierten und somit nicht fibrosierten Gleitgewebe zu versorgen, beispielsweise mit einem gestielten Fettlappen. Narakas schlug die Verwendung eines Omentumlappens mit vaskulärer Mikroanastomose vor; Millesi beschrieb eine Reduktion starker Schmerzen bei 83 % der Patienten (Neurolyse, Nutzung von Muskel- und Fettlappen; Tairych et al. 1998). Eine

Funktionsverbesserung kann durch einen solchen Eingriff nicht erreicht werden, wohl aber eine Schmerzreduktion (Killer u. Hess 1990).

Literatur

Alexandru D, Satyadev R, So W (2012) Neurothekeoma in the posterior fossa: case report and literature review. Permanente J 16 (3): 63–64

Amini A, Yang J, Williamson R, McBurney ML, Erasmus J Jr, Allen PK et al. (2012) Dose Constraints to Prevent Radiation-Induced Brachial Plexopathy in Patients Treated for Lung Cancer. Int J Radiat Oncol Biol Phys 82 (3): e391–e398. doi:10.1016/j.ijrobp.2011.06.1961

Anghileri M, Miceli R, Fiore M, Mariani L, Ferrari A, Mussi C et al. (2006) Malignant peripheral nerve sheath tumors. Cancer 107 (5): 1065–1074. doi:10.1002/cncr.22098

Antoine J-C, Camdessanché J-P (2007) Peripheral nervous system involvement in patients with cancer. Lancet Neurology 6 (1): 75–86. doi:10.1016/S1474-4422 (06)70679-2

Argenyi ZB, Balogh K, Abraham AA (1993) Degenerative (»ancient«) changes in benign cutaneous schwannoma. A light microscopic, histochemical and immunohistochemical study. J Cutan Pathol 20 (2): 148–53

Artico M, Cervoni L, Wierzbicki V, D'Andrea V, Nucci F (1997) Benign neural sheath tumours of major nerves: characteristics in 119 surgical cases. Acta Neurochirurgica 139 (12): 1108–1116

Assmus H, Antoniadis G (Hrsg.) Nervenkompressionssyndrome. Steinkopff, Heidelberg 2008

Assmus H, Dombert T (2002) Zur Lokalisation und operativen Behandlung der Glomustumoren der Extremitäten. Bericht über 36 Fälle. Handchir Mikrochir Plast Chir 34: 103–107

Baehring JM, Batchelor TT (2012) Diagnosis and management of neurolymphomatosis. Cancer Journal 18 (5): 463–468. doi:10.1097/PPO.0b013e31826c5ad5

Baehring JM, Betensky RA, Batchelor TT (2003) Malignant peripheral nerve sheath tumor: the clinical spectrum and outcome of treatment. Neurology 61 (5): 696–698

Baldauf J, Junghans D, Schroeder HWS (2005) Endoscope-assisted microsurgical resection of an intraneural ganglion cyst of the hypoglossal nerve. J Neurosurg 103 (5): 920–922. doi:10.3171/jns.2005.103.5.0920

Bolton JS, Vauthey JN, Farr GH, Sauter EI, Bowen JC, Kline DG (1989) Is limb-sparing surgery applicable to neurogenic sarcomas of the extremities? Archives of Surgery 124 (1): 118–121

Bonvalot S, Desai A, Coppola S, Le Pechoux C, Terrier P, Domont J, Le Cesne A (2012) The treatment of desmoid tumors: a stepwise clinical approach. Annals of Oncology 23 (suppl 10): x158–x166. doi:10.1093/annonc/mds203

Boyanton BL, Jones JK, Shenaq SM, Hicks MJ, Bhattacharjee MB (2007) Intraneural perineurioma: a systematic review with illustrative cases. Archives of Pathology Laboratory Medicine 131 (9): 1382–1392. doi:10.1043/1543-2165 (2007) 131[1382:IPASRW]2.0.CO;2

Brems H, Beert E, de Ravel T, Legius E (2009) Mechanisms in the pathogenesis of malignant tumours in neurofibromatosis type 1. Lancet Oncology 10 (5): 508–515. doi:10.1016/S1470-2045 (09)70033-6

Canavese F, Krajbich JI (2011) Resection of plexiform neurofibromas in children with neurofibromatosis type 1. J Pediatric Orthopedics 31 (3): 303–311. doi:10.1097/BPO.0b013e31820cad77

Carli M, Ferrari A, Mattke A, Zanetti I, Casanova M, Bisogno G et al. (2005) Pediatric malignant peripheral nerve sheath tumor: the Italian and German soft tissue sarcoma cooperative group. J Clin Oncol 23 (33): 8422–8430. doi:10.1200/JCO.2005.01.4886

Carroll SL (2011) Molecular mechanisms promoting the pathogenesis of Schwann cell neoplasms. Acta Neuropathologica 123 (3): 321–348. doi:10.1007/s00401-011-0928-6

Châtillon C-E, Guiot M-C, Jacques L (2007) Lipomatous, vascular, and chondromatous benign tumors of the peripheral nerves: representative cases and review of the literature. Neurosurgical Focus 22 (6): E18

Chhabra A, Durand DJ, McCarthy EF, Soldatos T, Carrino JA, Belzberg AJ (2011) The role of magnetic resonance imaging in the diagnostic evaluation of malignant peripheral nerve sheath tumors. Indian J Cancer 48 (3): 328. doi:10.4103/0019-509X.84945

Chiou H-J, Chou Y-H, Chiu S-Y, Wang H-K, Chen W-M, Chen T-H, Chang C-Y (2009) Differentiation of benign and malignant superficial soft-tissue masses using grayscale and color doppler ultrasonography. Journal of the Chinese Medical Association 72 (6): 307–315. doi:10.1016/S1726-4901 (09)70377-6

Churn M, Clough V, Slater A (2000) Early onset of bilateral brachial plexopathy during mantle radiotherapy for Hodgkin's disease. Clinical Oncology 12 (5): 289–291

Colbert SH, Le MH (2011) Case report: intraneural ganglion cyst of the ulnar nerve at the wrist. Hand 6 (3): 317–320. doi:10.1007/s11552-011-9329-5

Donner TR, Voorhies RM, Kline DG (1994) Neural sheath tumors of major nerves. J Neurosurg 81 (3): 362–373. doi:10.3171/jns.1994.81.3.0362

Ducatman BS, Scheithauer BW, Piepgras DG, Reiman HM, Ilstrup DM (1986) Malignant peripheral nerve sheath tumors. A clinicopathologic study of 120 cases. Cancer 57 (10): 2006–2021

Elwakil TF, Samy NA, Elbasiouny MS (2008) Non-excision treatment of multiple cutaneous neurofibromas by laser photocoagulation. Lasers in Medical Science 23 (3): 301–306. doi:10.1007/s10103-007-0485-3

Ferlic DC, Ries MD (1990) Epineural ganglion of the ulnar nerve at the elbow. J Hand Surg 15 (6): 996–998

Ferner RE, Gutmann DH (2002) International consensus statement on malignant peripheral nerve sheath tumors in neurofibromatosis. Cancer Research 62 (5): 1573–1577

Ferner RE, Golding JF, Smith M, Calonje E, Jan W, Sanjayanathan V, O'Doherty M (2008) [18F]2-fluoro-2-deoxy-D-glucose positron emission tomography (FDG PET) as a diagnostic tool for neurofibromatosis 1 (NF1) associated malignant peripheral nerve sheath tumours (MPNSTs): a long-term clinical study. Annals of Oncology 19 (2): 390–394. doi:10.1093/annonc/mdm450

Fleshman R, Mayerson J, Wakely PE Jr (2007) Fine-needle aspiration biopsy of high-grade sarcoma. Cancer 111 (6): 491–498. doi:10.1002/cncr.23122

Furniss D, Swan MC, Morritt DG, Lim J, Khanna T, Way BLM et al. (2008) A 10-Year Review of Benign and Malignant Peripheral Nerve Sheath Tumors in a Single Center: Clinical and Radiographic Features Can Help to Differentiate Benign from Malignant Lesions. Plast Reconstr Sur 121 (2): 529–533. doi:10.1097/01.prs.0000297636.93164.cb

Gachiani J, Kim D. H, Nelson A, Kline D (2007a) Management of metastatic tumors invading the peripheral nervous system. Neurosurgical Focus 22 (6): E14

Gachiani J, Kim D, Nelson A, Kline D (2007b) Surgical management of malignant peripheral nerve sheath tumors. Neurosurgical Focus 22 (6): E13

Gan HK, Azad A, Cher L, Mitchell PLR (2010) Neurolymphomatosis: diagnosis, management, and outcomes in patients treated with rituximab. Neuro-Oncology 12 (2): 212–215. doi:10.1093/neuonc/nop021

Gandhi J, Yang SS, Hurd J (2010) The anatomic location of digital glomus tumor recurrences. J Hand Surg Am 35: 986–9

Ganju A, Roosen N, Kline DG, Tiel RL (2001) Outcomes in a consecutive series of 111 surgically treated plexal tumors: a review of the experience at the Louisiana State University Health Sciences Center. J Neurosurg 95 (1): 51–60. doi:10.3171/jns.2001.95.1.0051

Gennaro S, Merciadri P, Secci F (2012) Intraneural lipoma of the median nerve mimicking carpal tunnel syndrome. Acta Neurochirurgica 154 (7): 1299–1301. doi:10.1007/s00701-012-1303-7

Gesundheit B, Parkin P, Greenberg M, Baruchel S, Senger C, Kapelushnik J et al. (2010) The role of angiogenesis in the transformation of plexiform neurofibroma into malignant peripheral nerve sheath tumors in children with neurofibromatosis type 1. J Pediatr Hematol Oncol 32 (7): 548–553. doi:10.1097/MPH.0b013e3181e887c7

Gonzalvo A, Fowler A, Cook RJ, Little NS, Wheeler H, McDonald KL, Biggs MT (2011) Schwannomatosis, sporadic schwannomatosis, and familial schwannomatosis: a surgical series with long-term follow-up. J Neurosurg 114 (3): 756–762. doi:10.3171/2010.8.JNS091900

Gosk J, Rutowski R, Reichert P, Rabczyński J (2007) Radiation-induced brachial plexus neuropathy - aetiopathogenesis, risk factors, differential diagnostics, symptoms and treatment. Folia Neuropathologica 45 (1): 26–30

Grisariu S, Avni B, Batchelor TT, van den Bent MJ, Bokstein F, Schiff D et al. (2010) Neurolymphomatosis: an International Primary CNS Lymphoma Collaborative Group report. Blood 115 (24): 5005–5011. doi:10.1182/blood-2009-12-258210

Grisold W, Piza-Katzer H, Jahn R, Herczeg E (2000) Intraneural nerve metastasis with multiple mononeuropathies. J Periph Nerv Syst 5 (3): 163–167

Gruen JP, Mitchell W, Kline DG (1998) Resection and graft repair for localized hypertrophic neuropathy. Neurosurgery 43 (1): 78–83

Gupta Das TK, Brasfield RD, Strong EW, Hajdu SI (1969) Benign solitary Schwannomas (neurilemomas). Cancer 24 (2): 355–366

Gupta G, Maniker A (2007) Malignant peripheral nerve sheath tumors. Neurosurgical Focus 22 (6): E12

Gupta K, Dey P, Vashisht R (2004) Fine-needle aspiration cytology of malignant peripheral nerve sheath tumors. Diagnostic Cytopathology 31 (1): 1–4. doi:10.1002/dc.20079

Harkin JC, Reed RJ (1969) Tumors of the peripheral nervous system. Armed Forces Institute of Pathology

Hirose T, Scheithauer BW, Sano T (1998) Perineurial malignant peripheral nerve sheath tumor (MPNST): a clinicopathologic, immunohistochemical, and ultrastructural study of seven cases. Am J Surg Pathol 22 (11): 1368–1378

Huang JH, Samadani U, Zager EL (2003) Brachial Plexus Region Tumors: A Review of Their History, Classification, Surgical Management, and Outcomes. Neurosurg 13 (3): 151–161

Hulsebos T, Kenter SB, Jakobs ME, Baas F, Chong B, Delatycki MB (2010) SMARCB1/INI1maternal germ line mosaicism in schwannomatosis. Clinical Genetics 77 (1): 86–91. doi:10.1111/j.1399-0004.2009.01249.x

Hung YW, Tse WL, Cheng HS, Ho PC (2010) Surgical excision for challenging upper limb nerve sheath tumours: a single centre retrospective review of treatment results. Hong Kong Medical Journal 16 (4): 287–291

Jaeckle KA, Young DF, Foley KM (1985) The natural history of lumbosacral plexopathy in cancer. Neurology 35 (1): 8–15

Jou I-M, Wang H-N, Wang P-H, Yong I-S, Su W-R (2009) Compression of the radial nerve at the elbow by a ganglion: two case reports. Journal of Medical Case Reports 3 (1): 7258. doi:10.4076/1752-1947-3-7258

Kamenova B, Braverman AS, Schwartz M, Sohn C, Lange C, Efiom-Ekaha D et al. (2009) Effective treatment of the brachial plexus syndrome in breast cancer patients by early detection and control of loco-regional metastases with radiation or systemic therapy. Int J Clin Oncol 14 (3): 219–224. doi:10.1007/s10147-008-0838-3

Kamran SC, Howard SA, Shinagare AB, Krajewski KM, Jagannathan JP, Hornick JL, Ramaiya NH (2012) Malignant peripheral nerve sheath tumors: Prognostic impact of rhabdomyoblastic differentiation (malignant triton tumors), neurofibromatosis 1 status and location. Eur J Surg Oncol (EJSO) doi:10.1016/j.ejso.2012.09.001

Kar M, Deo SVS, Shukla N K, Malik A, DattaGupta S, Mohanti BK, Thulkar S (2006) Malignant peripheral nerve sheath tumors (MPNST)–clinicopathological study and treatment outcome of twenty-four cases. World Journal of Surgical Oncology 4 (1): 55. doi:10.1186/1477-7819-4-55

Karabatsou K, Kiehl T-R, Wilson D. M, Hendler A, Guha A (2009) Potential role of 18fluorodeoxyglucose–positron emission tomography/computed tomography in differentiating benign neurofibroma from malignant peripheral nerve sheath tumor associated with neurofibromatosis 1. Neurosurgery 65 (Supplement): A160–A170. doi:10.1227/01.NEU.0000337597.18599.D3

Kehoe NJ, Reid RP, Semple JC (1995) Solitary benign peripheral-nerve tumours. Review of 32 years' experience. J Bone Joint Surg Brit 77 (3): 497–500

Killer HE, Hess K (1990) Natural history of radiation-induced brachial plexopathy compared with surgically treated patients. J Neurol 237 (4): 247–250

Kim DH, Murovic JA, Tiel RL, Moes G, Kline DG (2005a) A series of 397 peripheral neural sheath tumors: 30-year experience at Louisiana State University Health Sciences Center. J Neurosurg 102 (2): 246–255. doi:10.3171/jns.2005.102.2.0246

Kim DH, Murovic JA, Tiel RL, Moes G, Kline DG (2005b) A series of 146 peripheral non-neural sheath nerve tumors: 30-year experience at Louisiana State University Health Sciences Center. J Neurosurg 102 (2): 256–266. doi:10.3171/jns.2005.102.2.0256

Knight DMA, Birch R, Pringle J (2007) Benign solitary schwannomas: a review of 234 cases. J Bone Joint Surg Brit 89 (3): 382–387. doi:10.1302/0301-620X.89B3.18123

Koenig RW, Pedro MT, Heinen CPG, Schmidt T, Richter H-P, Antoniadis G, Kretschmer T (2009) High-resolution ultrasonography in evaluating peripheral nerve entrapment and trauma. Neurosurgical Focus 26 (2): E13. doi:10.3171/FOC.2009.26.2.E13

Korf BR (2000) Malignancy in Neurofibromatosis Type 1. The Oncologist 5 (6): 477–485. doi:10.1634/theoncologist.5-6-477

Kori SH, Foley KM, Posner JB (1981) Brachial plexus lesions in patients with cancer: 100 cases. Neurology 31 (1): 45–50

Kransdorf MJ (1995) Benign soft-tissue tumors in a large referral population: distribution of specific diagnoses by age, sex, and location. Am J Roentgenology 164 (2): 395–402

Kretschmer T, Antoniadis G, Braun V, Rath SA, Richter HP (2001) Evaluation of iatrogenic lesions in 722 surgically treated cases of peripheral nerve trauma. J Neurosurg 94 (6): 905–912. doi:10.3171/jns.2001.94.6.0905

Kretschmer T, Antoniadis G, Heinen C, Börm W, Scheller C, Richter H-P, Koenig RW (2007) Nerve sheath tumor surgery: case-guided discussion of ambiguous findings, appropriateness of removal, repeated surgery, and nerve repairs. Neurosurgical Focus 22 (6): E19

Krishnan KG, Schackert G (2003) Intraneural ganglion cysts: a case of sciatic nerve involvement. Brit J Plast Surg 56 (2): 183–186. doi:10.1016/S0007-1226 (03)00036-5

Lee DW Yang S, Won Ch et al. (2011) Clinical and pathological characteristics of extradigital glomus tumours: a retrospective comparative study. J Eur Acad Dermatol Venereol 25: 1392–7

Lingawi SS, Bilbey JH, Munk PL, Poon PY, Allan BM, Olivotto IA, Marchinkow LO (1999) MR imaging of brachial plexopathy in breast cancer patients without palpable recurrence. Skeletal Radiology 28 (6): 318–323

Louis DN, Ohgaki H, Wiestler OD, Cavenee WK, Burger PC, Jouvet A et al. (2007) The 2007 WHO classification of tumours of the central nervous system. Acta Neuropathologica 114 (2): 97–109. doi:10.1007/s00401-007-0243-4

Macarenco RS, Ellinger F, Oliveira AM (2007) Perineurioma: a distinctive and underrecognized peripheral nerve sheath neoplasm. Archives of Pathology Laboratory Medicine 131 (4): 625–636. doi:10.1043/1543-2165 (2007) 131[625:PADAUP]2.0.CO;2

MacCollin M, Chiocca EA, Evans DG, Friedman JM, Horvitz R, Jaramillo D et al. (2005) Diagnostic criteria for schwannomatosis. Neurology 64 (11): 1838–1845. doi:10.1212/01.WNL.0000163982.78900.AD

Mauermann ML, Amrami KK, Kuntz NL, Spinner RJ, Dyck PJ, Bosch EP et al. (2009) Longitudinal study of intraneural perineurioma–a benign, focal hypertrophic neuropathy of youth. Brain 132 (8): 2265–2276. doi:10.1093/brain/awp169

McGee RS, Ward WG, Kilpatrick SE (1997) Malignant peripheral nerve sheath tumor: a fine-needle aspiration biopsy study. Diagnostic Cytopathology 17 (4): 298–305

Merker VL, Esparza S, Smith MJ, Stemmer-Rachamimov A, Plotkin SR (2012) Clinical features of schwannomatosis: a retrospective analysis of 87 patients. Oncologist 17 (10): 1317–1322. doi:10.1634/theoncologist.2012-0162

Molloy AP, Hutchinson B, O'Toole GC (2012) Extra-Abdominal Desmoid Tumours: A Review of the Literature. Sarcoma 1–9. doi:10.1155/2012/578052

Moretti VM, Crawford EA, Staddon AP, Lackman RD, Ogilvie CM (2011) Early Outcomes for Malignant Peripheral Nerve Sheath Tumor Treated With Chemotherapy. Am J Clin Oncol 34 (4): 417–421. doi:10.1097/COC.0b013e3181e9c08a

Morris GF, Murphy K, Rorke LB, James HE (1998) Spinal hamartomas: a distinct clinical entity. J Neurosurg 88 (6): 954–957. doi:10.3171/jns.1998.88.6.0954

Nakamichi K, Tachibana S (1998) Intraneural ganglion of the brachial plexus. J Hand Surg 23 (1): 123–125

Oberle J, Kahamba J, Richter HP (1997) Peripheral nerve schwannomas – an analysis of 16 patients. Acta Neurochirurgica 139 (10): 949–953

Ogose A, Hotta T, Morita T, Yamamura S, Hosaka N, Kobayashi H, Hirata Y (1999) Tumors of peripheral nerves: correlation of symptoms, clinical signs, imaging features, and histologic diagnosis. Skeletal Radiology 28 (4): 183–188

Olsen NK, Pfeiffer P, Johannsen L, Schröder H, Rose C (1993) Radiation-induced brachial plexopathy: neurological follow-up in 161 recurrence-free breast cancer patients. Int J Radiat Oncol Biol Phys 26 (1): 43–49

Packer RJ, Gutmann DH, Rubenstein A, Viskochil D, Zimmerman RA, Vezina G et al. (2002) Plexiform neurofibromas in NF1: toward biologic-based therapy. Neurology 58 (10): 1461–1470

Patel CB, Tsai TM, Kleinert HE (1986) Hemangioma of the median nerve: a report of two cases. J Hand Surg 11 (1): 76–79

Patel P, Schucany WG (2012) A rare case of intraneural ganglion cyst involving the tibial nerve. Proceedings oft he Baylor University Medical Center 25 (2): 132–135

Pierce SM, Recht A, Lingos TI, Abner A, Vicini F, Silver B et al. (1992) Long-term radiation complications following conservative surgery (CS) and radiation therapy (RT) in patients with early stage breast cancer. Int J Radiat Oncol Biol Phys 23 (5): 915–923

Piña-Oviedo S, Ortiz-Hidalgo C (2008) The normal and neoplastic perineurium: a review. Advances in Anatomic Pathology 15 (3): 147–164. doi:10.1097/PAP.0b013e31816f8519

Porter DE, Prasad V, Foster L, Dall GF, Birch R, Grimer RJ (2009) Survival in Malignant Peripheral Nerve Sheath Tumours: A Comparison between Sporadic and Neurofibromatosis Type 1-Associated Tumours. Sarcoma 1–5. doi:10.1155/2009/756395

Powers CJ, Friedman AH (2007) A brief history of surgery for peripheral nerve sheath tumors. Neurosurgical Focus 22 (6): E1

Pulitzer DR, Reed RJ (1985) Nerve-sheath myxoma (perineurial myxoma). Am J Dermatopathol 7 (5): 409–421

Ramchandren S, Dalmau J (2005) Metastases to the peripheral nervous system. J Neuro-Oncol 75 (1): 101–110. doi:10.1007/s11060-004-8102-9

Rekhi B, Jambhekar NA (2011) Malignant transformation in a hybrid schwannoma/perineurioma: addition to the spectrum of a malignant peripheral nerve sheath tumor. Indian J Pathol Microbiol 54 (4): 825–828. doi:10.4103/0377-4929.91542

Rongioletti F, Gallo R, Cozzani E, Parodi A (2009) Leprosy: a diagnostic trap for dermatopathologists in nonendemic area. Am J Dermatopathol 31 (6): 607–610. doi:10.1097/DAD.0b013e3181a105a1

Sachanandani NS, Brown JM, Zaidman C, Brown SS, Mackinnon SE (2009) Intraneural Perineurioma of the Median Nerve: Case Report and Literature Review. Hand 5 (3): 286–293. doi:10.1007/s11552-009-9228-1

Sandberg AA, Stone JF (2008) The Genetics and Molecular Biology of Neural Tumors. Humana Press

Scheithauer BW, Rodriguez FJ, Spinner RJ, Dyck PJ, Salem A, Edelman FL et al. (2008) Glomus tumor and glomangioma of the nerve. Report of two cases. J Neurosurg 108 (2): 348–356. doi:10.3171/JNS/2008/108/2/0348

Scheller CC, Richter H-P H, Scheuerle AA, Kretschmer TT, König RWR, Antoniadis GG (2008) Intraneural perineuriomas; a rare entity. Clinical, surgical and neuropathological details in the management of these lesions. Zentralblatt für Neurochirurgie 69 (3): 134–138. doi:10.1055/s-2008-1077081

Schiefer TK, Parker WL, Anakwenze OA, Amadio PC, Inwards CY, Spinner RJ (2006) Extradigital glomus tumors: a 20-year experience. Mayo Clin Proc 81: 1337–44

Silburn PA, Nicholson GA, Teh BT, Blair IP, Pollard JD, Nolan PJ et al. (1998) Charcot-Marie-Tooth disease and Noonan syndrome with giant proximal nerve hypertrophy. Neurology 50 (4): 1067–1073

Siqueira MG, Tavares PL, Martins RS, Heise CO, Foroni LHL, Bordalo M, Falzoni R (2012) Management of desmoid-type fibromatosis involving peripheral nerves. Arquivos De Neuro-Psiquiatria 70 (7): 514–519

Spinner RJ, Amrami KK (2006) Intraneural Ganglion of the Suprascapular Nerve: Case Report. J Hand Surg 31 (10): 1698–1699. doi:10.1016/j.jhsa.2006.09.015

Spinner RJ, Crnkovich F, Ahmed Ibrahim Kobeal M, Amrami KK (2012a) Can trauma cause tibial intraneural ganglion cysts at the superior tibiofibular joint? Clinical Anatomy 25 (6): 785–787. doi:10.1002/ca.22079

Spinner RJ, Desy NM, Rock MG, Amrami KK (2007) Peroneal intraneural ganglia. Part I. Techniques for successful diagnosis and treatment. Neurosurgical Focus 22 (6): E16

Spinner RJ, Hébert-Blouin M-N, Amrami KK, Rock MG (2010) Peroneal and Tibial Intraneural Ganglion Cysts in the Knee Region. Neurosurgery 67: ons71–ons78. doi:10.1227/01.NEU.0000374683.91933.0E

Spinner RJ, Scheithauer BW, Amrami KK (2009) The unifying articular (synovial) origin of intraneural ganglia. Neurosurgery 65 (supp.): A115–A124. doi:10.1227/01.NEU.0000346259.84604.D4

Spinner RJ, Scheithauer BW, Amrami KK, Wenger DE, Hébert-Blouin M-N (2012b) Adipose lesions of nerve: the need for a modified classification. J Neurosurg 116 (2): 418–431. doi:10.3171/2011.8.JNS101292

Spinner RJ, Vincent J-F, Wolanskyj AP, Scheithauer BW (2008) Intraneural ganglion cyst: A 200-year-old mystery solved. Clinical Anatomy 21 (7): 611–618. doi:10.1002/ca.20709

Stoeckle E, Coindre JM, Longy M, Bui Nguyen Binh M, Kantor G, Kind M et al. (2009) A critical analysis of treatment strategies in desmoid tumours: a review of a series of 106 cases. Eur J Surg Oncol 35 (2): 129–134. doi:10.1016/j.ejso.2008.06.1495

Storlazzi CT, Steyern Von FV, Domanski HA, Mandahl N, Mertens F (2005) Biallelic somatic inactivation of the NF1 gene through chromosomal translocations in a sporadic neurofibroma. Int J Cancer 117 (6): 1055–1057. doi:10.1002/ijc.21248

Stucky C-C H, Johnson KN, Gray RJ, Pockaj BA, Ocal IT, Rose PS, Wasif N (2011) Malignant Peripheral Nerve Sheath Tumors (MPNST): The Mayo Clinic Experience. Annals of Surgical Oncology 19 (3): 878–885. doi:10.1245/s10434-011-1978-7

Sughrue ME, Yeung AH, Rutkowski MJ, Cheung SW, Parsa AT (2011) Molecular biology of familial and sporadic vestibular schwannomas: implications for novel therapeutics. J Neurosurg 114 (2): 359–366. doi:10.3171/2009.10.JNS091135

Tairych G, Todoroff B, Sedivy R, Eberhard D, Deutinger M, Meissl G, Millesi H (1998) Actinic brachial plexus lesion. Handchir Mikrochir Plast Chir 30 (4): 254–257

Terasaki K, Mera Y, Uchimiya H, Katahira Y, Kanzaki T (2003) Plexiform schwannoma. Clinical and Experimental Dermatology 28 (4): 372–374

Thomas PK, King RH, Bradley JL (1997) Hypertrophic neuropathy: atypical appearances resulting from the combination of type I hereditary motor and sensory neuropathy and diabetes mellitus. Neuropathology and Applied Neurobiology 23 (4): 348–351

Tiel R, Kline D (2004) Peripheral nerve tumors: surgical principles, approaches, and techniques. Neurosurgery Clinics of North America 15 (2): 167–75– vi. doi:10.1016/j.nec.2004.02.003

Tracy JA, Rubin DI, Amrami KK, Spinner RJ, Engelstad JK, Scheithauer BW, Dyck PJB (2012) Malignant peripheral nerve sheath tumor: the utility of fascicular biopsy and teased fiber studies. J Clin Neuromuscul Dis 14 (1): 28–33. doi:10.1097/CND.0b013e318260b396

Tucker T, Friedman JM, Friedrich RE, Wenzel R, Funsterer C, Mautner VF (2008) Longitudinal study of neurofibromatosis 1 associated plexiform neurofibromas. J Medical Genetics 46 (2): 81–85. doi:10.1136/jmg.2008.061051

Valeyrie-Allanore L, Ismaili N, Bastuji-Garin S, Zeller J, Wechsler J, Revuz J, Wolkenstein P (2005) Symptoms associated with malignancy of peripheral nerve sheath tumours: a retrospective study of 69 patients with neurofibromatosis 1. Brit J Dermat 153 (1): 79–82. doi:10.1111/j.1365-2133.2005.06558.x

Vasisht B, Watson HK, Joseph E, Lionelle GT (2004) Digital glomus tumors: a 29-year experience with a lateral subperiostal approach. Plast Reconstr Surg 114: 1486–9

Wittenberg KH, Adkins MC (2000) MR imaging of nontraumatic brachial plexopathies: frequency and spectrum of findings. Radiographics 20 (4): 1023–1032

Wong WW, Hirose T, Scheithauer BW, Schild SE, Gunderson LL (1998) Malignant peripheral nerve sheath tumor: analysis of treatment outcome. Int J Radiat Oncol Biol Phys 42 (2): 351–360

Zhu B, Liu X, Liu Z, Yang S, Liao H-I, Jiang L, Wei F (2011) Malignant peripheral nerve sheath tumours of the spine: clinical manifestations, classification, treatment, and prognostic factors. Eur Spine J 21 (5): 897–904. doi:10.1007/s00586-011-2093-y

Zou C, Smith K. D, Liu J, Lahat G, Myers S, Wang W-L et al. (2009) Clinical, Pathological, and Molecular Variables Predictive of Malignant Peripheral Nerve Sheath Tumor Outcome. Annals of Surgery 249 (6): 1014–1022. doi:10.1097/SLA.0b013e3181a77e9a

Nervenkompressionssyndrome

Hans Assmus, Gregor Antoniadis

Nervenkompressionssyndrome sind chronische Druckläsionen peripherer Nerven meist innerhalb anatomischer Engpässe (fibroossäre Kanäle). Es handelt sich hierbei um häufige und praktisch wichtige Erkrankungen der peripheren Nerven. Dies gilt insbesondere für das Karpaltunnelsyndrom, das man zu den »Volkskrankheiten« rechnen kann und dessen chirurgische Behandlung zu den dankbarsten Aufgaben zählt. Deutlich seltener ist das zweithäufigste Kompressionssyndrom, das Kubitaltunnelsyndrom, das in der Regel ebenfalls einer chirurgischen Behandlung gut zugänglich ist. Dies trifft auch für das Supinatortunnel- bzw. N.-interosseus-anterior-Syndrom, die distale Kompression des N. ulnaris und die Morton-Metatarsalgie zu.

Zu den umstrittenen Syndromen zählen das Thoracic-outlet-Syndrom, das Pronator- bzw. Interosseus-anterior-Syndrom und auch das Tarsaltunnelsyndrom in seiner idiopathischen Form. Bei diesen eher kontrovers diskutierten Krankheitsbildern sind immer differenzialdiagnostische Erwägungen mit einzubeziehen und die operative Indikation kritisch zu hinterfragen. Unerlässlich ist bei allen Syndromen ist eine präoperative elektrophysiologische und bildgebende diagnostische Abklärung. Die chirurgische Behandlung kann heute in der Regel ambulant vorgenommen werden, bei manchen Kompressionsyndromen erfolgt sie auch stationär.

7.1 Einleitung

Nervenkompressionssyndrome sind für den Patienten erheblich beeinträchtigende und oft auch beruflich einschränkende Störungen. Durch einen operativen Eingriff sind sie jedoch mehr oder weniger folgenlos zu beheben. Zum Verständnis der Schädigungsmuster und damit auch zur Prognose gab es viele Untersuchungen und zum Teil divergierende pathogenetische Erklärungsmuster. Da menschliches Nervenmaterial nicht ausreichend zur Verfügung steht, beruhen die Erkenntnisse zur Pathogenese zumeist auf experimentellen Untersuchungen mit verschiedenen Tiermodellen. Man kann auch für den Menschen davon ausgehen, dass eine chronische Kompression im Frühstadium zu einer Schwann-Zell-Proliferation und -Apoptose führt. Hierdurch kommt es im Kompressionsbereich zu einer lokalen Demyelinisierung und Remyelinisierung. Zusätzlich erlaubt die Herabregulierung von Proteinen der Myelinscheide die Aussprossung von Axonen.

Diese Veränderungen spielen sich ohne jegliche Beeinträchtigung von Morphologie und elektrophysiologischer Funktion der Axone ab, ein Verhalten, das sich grundlegend von dem bei Nervenverletzungen unterscheidet: Die Waller-Degeneration ist kein Merkmal der Kompression, die in der Regel eine Läsion der Schwann-Zelle zur Folge

hat (Pham u. Gupta 2009). Hieraus ergibt sich die insgesamt gute Prognose der Kompressionssyndrome – vorausgesetzt, es erfolgt eine rechtzeitige und adäquate Behandlung. Da auch Spontanheilungen vorkommen können, bedarf nicht jedes Kompressionssyndrom einer operativen Behandlung.

Das klassische und mit weitem Abstand häufigste Kompressionssyndrom ist das Karpaltunnelsyndrom (KTS). Hierfür existieren eindeutige diagnostische und therapeutische Strategien. Bei dem zweithäufigsten, dem Kubitaltunnelsyndrom (KUTS) bzw. der Ulnarisneuropathie am Ellenbogen (UNE) ist die Situation unübersichtlicher, was sich schon in den verschiedenen Bezeichnungen ausdrückt. Neben diesen beiden praktisch wichtigen Krankheitsbildern gibt es seltenere, jedoch ebenfalls hinreichend gesicherte Kompressionssyndrome, für die entsprechende Handlungsempfehlungen aufgestellt werden können. Hierzu zählen die distale Ulnariskompression, das Supinatorlogensyndrom, die Morton-Metatarsalgie, das symptomatische Tarsaltunnelsyndrom, die mit fassbaren neurologischen und/oder elektrophysiologischen bzw. bildgebenden Befunden einhergehen.

Zu den problematischen – weil oft nicht hinreichend zu objektivierenden – Syndromen zählen das Thoracic-outlet-Syndrom (TOS), das Radialistunnelsyndrom, das Pronator-teres-Syndrom, das Piriformissyndrom und das idiopathische Tarsaltunnelsyndrom (Campbell u Landau 2008, Huang u Zager 2004, Presciutti u Rodner 2011). Von den eigentlichen (chronischen) Kompressionssyndromen sind posttraumatische Zustände oder Nervenläsionen abzugrenzen, die z. B. bei den sensiblen Leistennerven nicht selten sind, oder externe Druckläsionen, wie z. B. beim Wartenberg-Syndrom. Gelegentlich können auch ein Trauma wie eine distale Radiusfraktur oder Schwellungszustände nach Gipsabnahme dazu beitragen, dass ein latentes Karpaltunnelsyndrom symptomatisch wird. In die Entscheidung zur operativen Behandlung müssen solche Überlegungen mit eingehen.

❯ Misserfolge der operativen Behandlung beruhen nicht selten auf einer problematischen Diagnose und in deren Folge einer fragwürdigen Indikationsstellung.

Trotz aller technischen Fortschritte der apparativen Diagnostik sind eine genaue Erhebung der Anamnese und eine differenzierte klinische Untersuchung nach wie vor die Hauptpfeiler der Diagnostik. Hiermit lässt sich in den meisten Fällen bereits die Diagnose stellen. Trotzdem ist eine ergänzende und in Zweifelsfällen entscheidende elektrophysiologische Untersuchung unentbehrlich, um die Diagnose abzusichern und um für Verlaufsbeobachtungen verlässliche Kriterien an der Hand zu haben. Zunehmend an Bedeutung gewinnen bildgebende Verfahren wie die Neurosonographie und die (aufwendigere und teue-rere) MR-Neurographie (Ashir u. Cornell 2008, s. auch ▶ Kap. 3.2.3.).

Mittlerweile existieren 2 evidenzbasierte Leitlinien zu den beiden häufigsten Kompressionssyndromen, die kontinuierlich aktualisiert werden. So gibt es für das Karpaltunnelsyndrom bereits ein Update aus dem Jahr 2012 (▶ www.leitlinien.net).

7.2 Kompressionssyndrome des N. medianus

Der N. medianus (aus den Wurzeln C5–C8) verläuft in un-mittelbarer Nachbarschaft zu den Armgefäßen durch die Axilla und ventral vom Septum intermusculare mediale und dem M. brachialis. Hier passiert er einen sporadisch vorhandenen Processus supracondylicus humeri und tritt in der Ellenbeuge unter den Lacertus fibrosus, wobei er Muskeläste zu den Mm. pronator teres, flexor carpi radia-lis, palmaris longus und flexor digitorum superficialis ab-gibt. Nach Passage der Pronator-teres-Köpfe tritt er in die Unterarmmuskulatur ein. Im weiteren Verlauf passiert der Nerv den sehnigen Rand (Arcus) des M. flexor digitorum superficialis und gibt meist proximal davon den N. inter-osseus anterior ab. Anastomosen bzw. einen Fasertransfer zum N. ulnaris (Martin-Gruber-Anastomose) kommen in diesem Bereich vor.

Knapp proximal des Handgelenks verläuft der N. me-dianus relativ oberflächlich neben der Sehne des M. fle-xor carpi radialis und der Palmaris-longus-Sehne und gibt etwa 4–6 cm proximal von der Rascetta den Ramus palmaris, der den Daumenballen und Teile der Hohlhand sensibel innerviert, ab. Im Bereich der Rascetta tritt der N. medianus dann in den Karpalkanal ein, die wichtigs-te und häufigste Kompressionsstelle in seinem gesamten Verlauf.

Der Karpalkanal wird aus den Handwurzelknochen (Os scaphodium, Os trapezium und Os hamatum) und dem Retinaculum flexorum gebildet. Im Karpalkanal ver-laufen außerdem die Sehnen der Mm. flexor pollicis lon-gus und flexor digitorum superficialis und profundus. Bei Beugung des Handgelenks verengt sich der Querschnitt des Karpalkanals, der im distalen Anteil am engsten ist. Nach Verlassen des Karpalkanals teilt sich der Nerv in die sensiblen Rami superficiales und den motorischen Ramus muscularis auf, wobei Letzterer bogenförmig nach radial zu den Mm. abductor und opponens pollicis und dem oberflächlichen Kopf des M. flexor pollicis brevis verläuft und diese versorgt.

Er kann auch aus mehreren Ästen bestehen und die unterschiedlichsten Verläufe nehmen. Es fanden sich ge-doppelte Muskeläste, die proximal den Hauptstamm ver-lassen und teilweise durch das Retinakulum verlaufen. Es kann eine hohe Teilung des N. medianus proximal des Karpaltunnels in einen kräftigeren radialen und dünne-ren ulnaren Anteil vorkommen. Diese seltene Anomalie wird regelmäßig von einer zwischen beiden Teilen ver-laufenden persistierenden A. mediana begleitet. Weiterhin sind Anastomosen zwischen dem Ramus profundus des N. ulnaris und motorischen Medianusästen im Bereich des Daumenballens bekannt (Riche-Cannieu-Anasto-mose). Diese Anomalien erklären auch die Beobachtung, dass komplette Läsionen des N. medianus häufig keine wesentlichen motorischen Sörungen hinterlassen. Die Palmarseite der Finger I–III, die ulnare Hälfte des vierten Fingers sowie die Rückseite der Mittel- und Endglieder werden sensibel vom N. medianus versorgt. Nicht selten sind sensible Verbindungen zum N. ulnaris über den Ra-mus palmaris, die bei der Schnittführung zur Eröffnung des Karpalkanals verletzt werden können. Die typischen Kompressionssyndrome des N. medianus manifestieren sich an 3 Engpässen, die in ◘ Abb. 7.1 dargestellt sind.

7.2.1 Karpaltunnelsyndrom

Beim Karpaltunnelsyndrom (KTS; syn. distales N.-media-nus-Kompressionssyndrom, Handgelenktunnelsyndrom, Brachialgia paraesthetica nocturna) handelt es sich um ein Beschwerdebild aufgrund einer Druckschädigung des N. medianus im Karpaltunnel durch ein Missverhältnis zwischen Weite und Inhalt des Tunnels (◘ Abb. 7.2). Ob-wohl die durch das KTS verursachten Parästhesien bereits seit Ende des 19. Jahrhunderts bekannt sind, wurde die Re-tinakulumspaltung erstmals 1930 von Learmonth durchge-führt. Vor allem durch die Arbeiten von Phalen in den Jah-ren 1950 bis 1970 wurde das Syndrom allgemein bekannt.

Das Karpaltunnelsyndrom ist das mit Abstand häu-figste Kompressionssyndrom eines peripheren Nervs. Mindestens 5 % bis mehr als 10 % der erwachsenen Be-völkerung leiden an einem behandlungsbedürftigen KTS. Die Inzidenz beträgt mehr als 3 Fälle pro 100.000. Es tritt in der Regel beidseits auf und bevorzugt die dominante Hand. Frauen sind 3- bis 4-mal so häufig betroffen wie Männer. Bevorzugt tritt es auch in der Gravidität auf, bei Dialysepatienten und bei Übergewichtigen. Es manifes-tiert sich vorwiegend im mittleren und höheren Lebens-alter, kann jedoch in jedem Alter vorkommen. Bei Kin-dern ist das KTS selten.

Pathogenese

Ursächlich spielt bei der Manifestation des Leidens eine konstitutionelle knöcherne Stenose des Karpalkanals eine

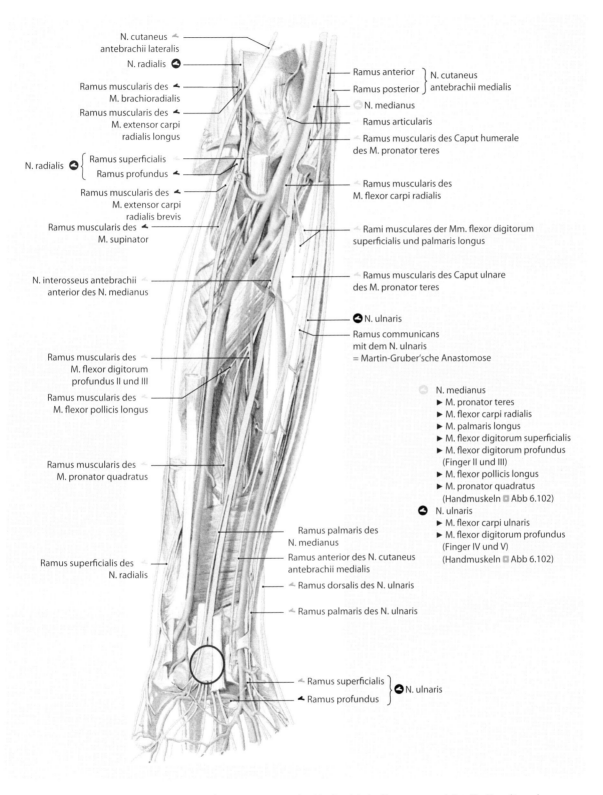

N. cutaneus antebrachii lateralis

N. radialis

Ramus muscularis des M. brachioradialis

Ramus muscularis des M. extensor carpi radialis longus

N. radialis
Ramus superficialis
Ramus profundus

Ramus muscularis des M. extensor carpi radialis brevis

Ramus muscularis des M. supinator

N. interosseus antebrachii anterior des N. medianus

Ramus muscularis des M. flexor digitorum profundus II und III

Ramus muscularis des M. flexor pollicis longus

Ramus muscularis des M. pronator quadratus

Ramus superficialis des N. radialis

Ramus anterior
Ramus posterior
N. cutaneus antebrachii medialis

N. medianus

Ramus articularis

Ramus muscularis des Caput humerale des M. pronator teres

Ramus muscularis des M. flexor carpi radialis

Rami musculares der Mm. flexor digitorum superficialis und palmaris longus

Ramus muscularis des Caput ulnare des M. pronator teres

N. ulnaris

Ramus communicans mit dem N. ulnaris = Martin-Gruber'sche Anastomose

N. medianus
► M. pronator teres
► M. flexor carpi radialis
► M. palmaris longus
► M. flexor digitorum superficialis
► M. flexor digitorum profundus (Finger II und III)
► M. flexor pollicis longus
► M. pronator quadratus (Handmuskeln ▫ Abb 6.102)

N. ulnaris
► M. flexor carpi ulnaris
► M. flexor digitorum profundus (Finger IV und V) (Handmuskeln ▫ Abb 6.102)

Ramus palmaris des N. medianus

Ramus anterior des N. cutaneus antebrachii medialis

Ramus dorsalis des N. ulnaris

Ramus palmaris des N. ulnaris

Ramus superficialis
Ramus profundus
N. ulnaris

▫ **Abb. 7.1** Anatomie des N. medianus mit typischen Engpässen proximal im Bereich des M. pronator und distal im Karpaltunnel. (Aus Tillmann 2005)

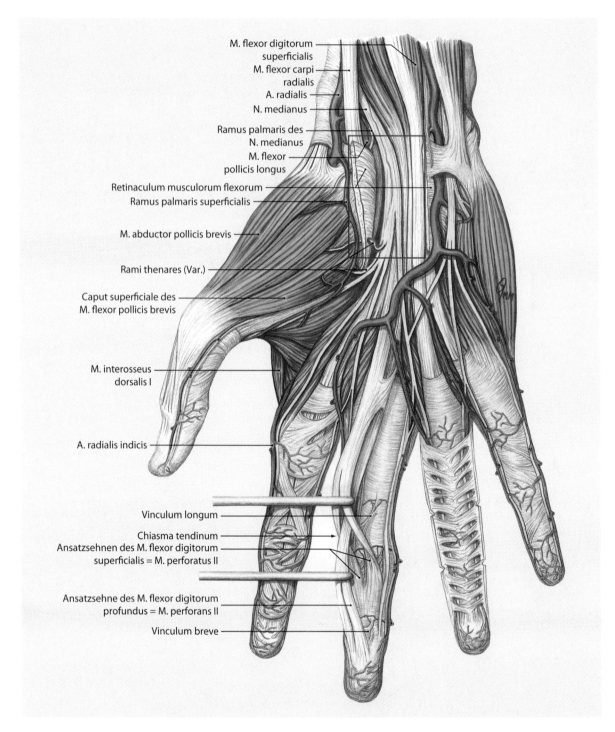

M. flexor digitorum superficialis

M. flexor carpi radialis

A. radialis

N. medianus

Ramus palmaris des N. medianus

M. flexor pollicis longus

Retinaculum musculorum flexorum

Ramus palmaris superficialis

M. abductor pollicis brevis

Rami thenares (Var.)

Caput superficiale des M. flexor pollicis brevis

M. interosseus dorsalis I

A. radialis indicis

Vinculum longum

Chiasma tendinum

Ansatzsehnen des M. flexor digitorum superficialis = M. perforatus II

Ansatzsehne des M. flexor digitorum profundus = M. perforans II

Vinculum breve

☐ Abb. 7.2   Verlauf des N. medianus im Karpaltunnel nach Entfernung des Retinaculum flexorum (der N. ulnaris in der Guyon-Loge ist ebenfalls dargestellt). (Aus Tillmann 2005)

wichtige Rolle. Da das Syndrom gehäuft familiär auftritt, ist von einem konstitutionellen Merkmal auszugehen. Auslösende Faktoren sind zahlreich, jedoch meist assoziiert mit einer Synovialitis der Beugesehnen. Schwellungszustände des Sehnengleitgewebes kommen insbesondere bei dege-

nerativen, rheumatischen, hormonellen und stoffwechselbedingten Erkrankungen oder Zuständen vor, auch in der Gravidität oder überlastungsbedingt. Radiusfrakturen, Handgelenkarthrosen oder tumoröse und tumorähnliche Raumforderungen sind seltenere Ursachen.

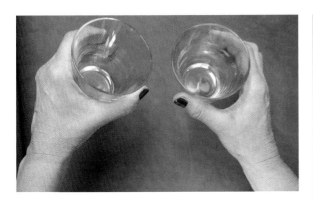

Abb. 7.3 Positives Flaschenzeichen rechts infolge ungenügender Abduktion des Daumens (Aus Assmus 2003)

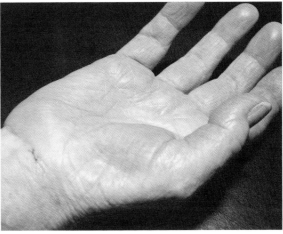

Abb. 7.4 Thenaratrophie bei hochgradigem Karpaltunnelsyndrom. (Aus Assmus 2003)

Diagnostik

Typisches Symptom sind die nächtlichen, meist schmerzhaften Missempfindungen einer Hand oder beider Hände.

> Gibt ein Patienten an, ihm würden nachts die Hände »einschlafen«, erlaubt dies bereits in den meisten Fällen die Diagnose.

Die Parästhesien können auch tagsüber bei bestimmten Handhaltungen wie Zeitunglesen, Telefonieren, Autofahren und Handarbeiten auftreten und lassen sich durch Ausschütteln der Hände oder Stellungsänderung des Arms oder der Hand bessern oder beseitigen. Typisch sind auch elektrisierende Missempfindungen (»elektrische Schläge«) durch Greifbewegungen oder permanente Dysästhesie. Schließlich kommt es zu Ausfallserscheinungen mit zunehmender Hypästhesie (»die Finger sind taub«) und einer Atrophie des Daumenballens. Die Beschwerden können über Jahre rezidivieren und sich jeweils nach Belastung oder in der Gravidität verschlimmern oder auch chronisch progredient verlaufen.

Während im Stadium der Parästhesien der klinische Befund unauffällig ist, finden sich bei Progredienz eine zunehmende Hypästhesie im autonomen Gebiet des N. medianus sowie schließlich eine Abduktionsschwäche des Daumens, die am besten durch das »Flaschenzeichen« geprüft wird (☐ Abb. 7.3). Durch ungenügende Abduktion des Daumens kann die Flasche oder ein Glas nicht mehr vollständig umschlossen werden. Nur selten kommt es zu trophischen Störungen der Haut sowie zu Nagelveränderungen. Eine Thenaratrophie, die sich auf den lateralen Daumenballen beschränkt (☐ Abb. 7.4), ist von einer seltenen angeborenen Aplasie der gesamten Daumenballenmuskulatur bzw. von einer Inaktivitätsatrophie, z. B. im Rahmen der Rhizarthrose, abzugrenzen.

> Im Stadium der sensiblen Reizerscheinungen sind klinische Tests wie das Hoffmann-Tinel-Zeichen und der Phalen-Test hilfreich. Sie sind

als Screeningmethode im Frühstadium des KTS brauchbar, jedoch unspezifisch und in ihrer diagnostischen Aussagekraft elektrophysiologischen Methoden unterlegen.

Zum zuverlässigen Nachweis eines KTS eine neurographische Untersuchungen zur Bestimmung der distalen motorischen Latenz des N. medianus vom Handgelenk zum M. adductor pollicis brevis erforderlich. Der Wert ist ab 4,2 ms als pathologisch anzusehen (bei einer Differenz von 6,5 cm), ab 3,5 ms als grenzwertig.

In der Regel wird zusätzlich die sensible Neurographie durchgeführt, entweder zwischen drittem Finger und Handgelenk oder vom vierten Finger antidrom, wobei gleichzeitig ein Vergleich mit dem NAP des N. ulnaris erfolgt. Eine relative Amplitudenreduktion und Latenzverzögerung gegenüber dem N. ulnaris ist nahezu beweisend für ein KTS und erlaubt bereits im Frühstadium zuverlässig die Diagnose (☐ Abb. 7.5). Die Nadelmyographie (EMG) gehört nicht zur Routinediagnostik, ist jedoch bei differenzialdiagnostischen Erwägungen hilfreich.

> Wenn die klinische Symptomatik nicht zu einem KTS passt, sollte der neurographische Befund nicht überinterpretiert werden.

Bei vielen Patienten finden sich auch am asymptomatischen Arm pathologische Messwerte. Ein Fehler wäre es, hieraus eine Operationsindikation abzuleiten. In diesem Fall kann man allenfalls von einem latenten KTS bzw. von einer Prädisposition sprechen. Bei atypischer Symptomatik oder zu Beginn ist ein einmaliger Messwert oft nicht ausreichend. Die korrekte Diagnose ergibt sich erst aus der Verlaufskontrolle.

Obwohl bildgebende Verfahren zunehmend an Bedeutung gewinnen, ist eine routinemäßige Untersuchung

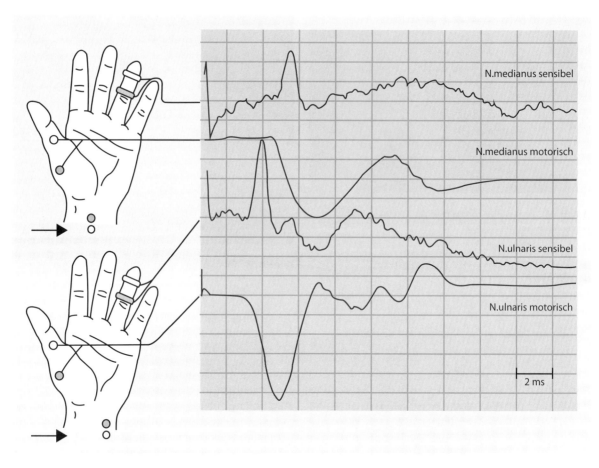

□ **Abb. 7.5**   Neurographische Diagnostik des Karpaltunnelsyndroms. (Aus Assmus u. Antoniadis 2008)

mit diesen Verfahren nicht erforderlich (AAOS 2007). Hochauflösende Neurosonographie, MRT und Röntgennativuntersuchung können in bestimmten Fällen jedoch von Nutzen sein. Sonographisch lässt sich ohne allzu großen Aufwand Longitudinalverlauf und Querschnitt des N. medianus darstellen, sodass Größen- und Lageveränderungen exakt diagnostizierbar sind. Bei einem Tumorverdacht sind die bildgebenden Verfahren unerlässlich. Mit der Neurosonographie können die Weite des knöchernen Karpalkanals sowie zystische Veränderungen zuverlässig sichtbar gemacht werden. In leichten Fällen von KTS hat die Methode jedoch keinen Vorteil gegenüber der Neurographie. Die Neurosonographie hat eine höhere Sensitivität und ist als Screeningmethode gut brauchbar, ist jedoch stark abhängig von der Erfahrung des Untersuchers. Insgesamt ist die diagnostische Aussagekraft der Neurographie höher als die der Sonographie (► Abschn. 2.3).

Die häufigsten und wichtigsten Differenzialdiagnosen sind die zervikale Radikulopathie (C6 und C6) und die Polyneuropathie. Da ein KTS nicht selten gleichzeitig mit einer radikulären Symptomatik oder einer Polyneuropathie vorkommt (»Double-crush-Syndrom«), ist eine mög-

lichst genaue Abwägung der im Vordergrund stehenden Ursache anzustreben. Seltenere Differenzialdiagnosen sind proximale Kompressionsneuropathien oder Läsionen des N. medianus oder seiner Zuflüsse, z. B. Pronator- oder N.-interosseus-anterior-Syndrom, TOS, Syringomyelie, amyotrophe Lateralsklerose, spinale Muskelatrophie oder Raynaud-Syndrom.

> **Diagnostik bei Karpaltunnelsyndrom**
> — »Eingeschlafene« Hände (Brachialgia paraesthetica nocturna), typisches Frühsymptom und fast beweisend für das KTS
> — Parästhesien bessern sich oder verschwinden durch Ausschütteln der Hände
> — Häufig beide Hände betroffen, daher nicht selten Verwechslung mit HWS-Syndrom
> — Persistierende »Taubheit« und Klagen über einen Verlust der Feingeschicklichkeit sind Spätsymptome
> — Im Frühstadium neurologischer Befund meist unauffällig

- Klinische Tests (z. B. Phalen-Test, Drucktests usw.) früh anwendbare Screeningmethoden zum Nachweis einer beginnenden Medianuskompression
- Neurographischer Befund beweisend für die Diagnose
- Sonographisch Beurteilung von Longitudinalverlauf und Querschnitt
- MRT zum Tumorausschluss

Konservative Therapie

Im Frühstadium der Erkrankung, wenn ausschließlich nächtliche Parästhesien vorliegen, kommen konservative Behandlungsmaßnahmen infrage:

- Nachts anzulegende Handgelenkschiene
- Orale Verabreichung eines Kortikoids für 2 Wochen
- Lokale Kortikoidinfiltration in den Karpalkanal

Die Wirksamkeit dieser Behandlungen wurde durch prospektive und randomisierte Studien bestätigt (Marshall et al. 2007). Die lokale Kortikoidinfiltration in den Karpalkanal weist gegenüber der oralen Gabe einen besseren Effekt auf. Für einen Zeitraum von 8 Wochen ist die Wirkung vergleichbar mit einer Kombination aus entzündungshemmenden Medikamenten und Schiene. In der Langzeitprognose sind die Schienenbehandlung und insbesondere die Operation jedoch eindeutig überlegen. Mehrfachinjektionen eines Kortikoidpräparats sind somit nicht zu empfehlen, sie bergen ebenso wie eine unzulängliche Injektionstechnik das Risiko einer irreversiblen Nerven- oder Sehnenschädigung.

Bei diagnostisch unklaren Fällen kann eine probatorische Kortikoidinjektion durchgeführt werden. Wenn gleichzeitig eine radikuläre Irritation vorliegt, kann durch die Injektion nur der durch das KTS verursachte Anteil gebessert werden, nicht jedoch die radikuläre Irritation. Bessern sich jedoch die Parästhesien deutlich, spricht dies für eine im Vordergrund stehende KTS-Symptomatik; dies erleichtert die Indikation zur operativen Behandlung. Die Kortikoidinjektion ist auch zur Überbrückung des Zeitraums bis zur operativen Behandlung geeignet. Die Empfehlung einer solchen Injektion in der Schwangerschaft ist problematisch und wird von den Patientinnen in der Regel abgelehnt.

Operative Therapie

> ❱ Da durch konservative Maßnahmen nur die wenigsten Patienten auf Dauer beschwerdefrei werden, ist in der Regel die operative Behandlung anzuraten. Sie ist bei korrekter Indikationsstellung den konservativen Behandlungsmaßnahmen eindeutig überlegen (Scholten et al. 2007, Verdugo et al. 2008).

Die operative Behandlung ist dann zu empfehlen, wenn zunehmende störende, auch die Nachtruhe unterbrechende Beschwerden bestehen und/oder manifeste sensible oder motorische Störungen vorliegen. Pathologische Messwerte der neurographischen Untersuchung allein ohne typische und den Patienten beeinträchtigende Parästhesien sind keine Indikation für eine Operation. Die Operation ist auch bei der diabetischen Polyneuropathie indiziert, wenn die nächtlichen Beschwerden im Vordergrund stehen oder wenn eine auf das Medianusgebiet beschränkte Gefühlsminderung vorliegt.

In fortgeschrittenen Fällen (sog. »ausgebranntes« KTS) führt die Retinakulumspaltung häufig noch zu einem befriedigenden Ergebnis, obwohl die Thenaratrophie nicht mehr oder allenfalls partiell rückbildungsfähig ist. Auch bei sehr alten Patienten – wir haben zahlreiche über 90-Jährige operiert – ist ein Eingriff noch sinnvoll und meist erfolgreich. In der Schwangerschaft besteht dann eine Indikation, wenn Ausfallserscheinungen vorliegen. In mehr als 50 % der Fälle halten die Beschwerden postpartal an oder verschlimmern sich sogar während der Stillzeit (Padua et al. 2010).

Die operative Standardmethode ist nach wie vor die offene Retinakulumspaltung. Alternativ kommen jedoch auch endoskopische Methoden (s. unten) infrage. Der Eingriff wird in der Regel ambulant durchgeführt. Die lokale Infiltrationsanästhesie hat sich heute weitgehend durchgesetzt, daneben ist jedoch auch eine i.v. Regionalanästhesie oder eine Vollnarkose bzw. eine Plexusanästhesie möglich. Eine Blutleere wird empfohlen.

Die Standardinzision ist etwa 3 cm lang und verläuft von der Rascetta nach distal in die Hohlhand. Die Inzision muss ausreichend groß sein, um eine gute Übersicht im Operationsgebiet zu gewährleisten. Die Frage, ob eine weiter ulnarseitig gelegene Schnittführung ein geringeres Risiko für akzidentelle Verletzung von subkutan verlaufenden Hautnerven oder des motorischen Asts erlauben, ist nicht eindeutig zu beantworten. Die zahlreichen Varianten des Verlaufes des Ramus palmaris des N. medianus bzw. seiner Seitenäste und mögliche Verbindungen zum N. ulnaris erlauben keine gesicherte Empfehlung zur Schnittführung. Das Retinaculum flexorum muss immer unter Schonung vorzeitig abgehender motorischer Äste komplett gespalten werden. ❑ Tab. 7.1 gibt eine Übersicht über die Vor- und Nachteile der verschiedenen zur Anwendung kommenden operativen Techniken.

Tab. 7.1   Vor- und Nachteile der verschiedenen operativen Techniken

Methode	Vorteile	Nachteile
Offen/Standardinzision	Einfach, preisgünstig, sicher	Größere Narbe als bei den anderen Methoden
Offen/Miniinzision	Kleinere Narbe, evtl. frühere Belastung	Risiko der inkompletten Retinakulumspaltung und der Nervenverletzung
Endoskopisch/monoportal	Einfaches Handling des pistolenartigen Instruments	Teuer, Risiko von Nerv- und Gefäßverletzungen
Endoskopisch/biportal	Gute Führung des Messers mit Einhaltung der korrekten Zielrichtung	Risiko von Läsionen des N. digitalis communis und des arteriellen Hohlhandbogens

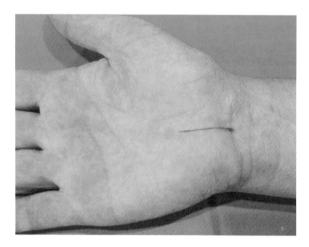

Abb. 7.6   Hautinzision zur Spaltung des Retinaculum flexorum. (Aus Assmus u. Antoniadis 2008)

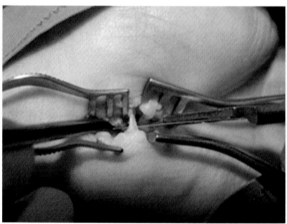

Abb. 7.7   Ein Seitenast des Ramus palmaris kann auch bei der offenen Retinakulumspaltung erhalten werden. (Aus Assmus 2003)

Technik der offenen Dekompression

Nach lokaler subkutaner Infiltration des Operationsgebiets mit etwa 8 ml eines 1 %igen Lokalanästhetikums ohne Adrenalinzusatz (bei kräftigen Händen kann auch eine größere Menge erforderlich sein), wird der Arm vom Handgelenk an ausgewickelt und eine pneumatische Oberarmblutsperre angelegt. Da bei einem erfahrenen Operateur der Eingriff (Schnitt-Naht-Zeit) nicht länger als 5–7 min dauert, ist eine Regionalanästhesie nicht zwingend erforderlich. Die meisten Patienten tolerieren die Blutsperre problemlos für 15 min oder länger.

Die Hautinzision (■ Abb. 7.6) wird von der Rascetta aus in der Regel gerade oder leicht bogig zwischen Thenar und Hypothenar in einer Länge von 3–4 cm nach distal geführt, sodass eine gute Übersicht im Operationsgebiet gewährleistet ist. Das subkutane Fettgewebe wird vorsichtig durchtrennt, wobei auf einen epi- oder subfaszial verlaufenden ulnaren Seitenast des Ramus palmaris geachtet werden sollte (■ Abb. 7.7). Dieser kann ggf. auch beim offenen Vorgehen geschont werden. Die Palmarfaszie wird längs gespalten und das darunter liegende kompakte ul-

nare Fettgewebe durch einen Wundspreizer nach ulnar weggehalten.

Jetzt lässt sich das Retinakulum distal der Rascetta in seinem gesamten Verlauf darstellen. Im Bereich der Rascetta ist das Retinakulum noch relativ dünn und lässt sich mit der Pinzette fassen und anheben, sodass eine problemlose Inzision ohne Verletzung des N. medianus möglich ist. Wenn der N. medianus sichtbar ist, wird eine gebogene Rinne eingesetzt und das Retinakulum über dem Nerv unter schrittweisem Vorschieben der Rinne nach distal mit dem Skalpell gespalten. Hierbei ist sorgfältig auf vorzeitig abgehende Muskeläste zum Thenar, die auch intraligamentär verlaufen können, zu achten (■ Abb. 7.8). Wenn dem N. medianus oder den Beugesehnen aufliegendes Fettgewebe sichtbar wird, ist die Retinakulumspaltung komplett.

Der N. medianus wird jetzt sorgfältig inspiziert, ohne dass er aus einer Lage herausluxiert werden muss. Im Bereich der stärksten Kompression, die sich in der Regel im distalen Drittel befindet, kommt es rasch zu einer Gefäßinjektion (die auch trotz Blutleere gut erkennbar ist). Auf

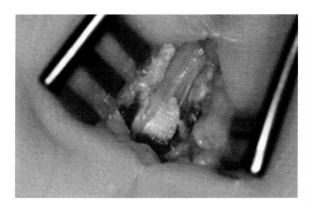

Abb. 7.8 Ramus muscularis des N. medianus, der das Retinakulum penetriert. (Aus Assmus 2003)

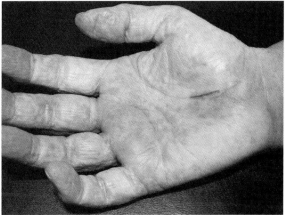

Abb. 7.9 Miniinzision für die offene Retinakulumspaltung mit eingeschränktem Zugang. In diesem Fall war eine Revision erforderlich, weil das Retinakulum nicht vollständig gespalten war. (Aus Assmus 2003)

eine routinemäßige Darstellung des Ramus muscularis kann verzichtet werden. Abschließend wird mithilfe eines kleinen Langenbeck-Hakens der Raum 1–2 cm proximal der Rascetta angehoben und die distale Unterarmfaszie vollständig gespalten. Das gelegentliche Anschlingen und Hervorluxieren des Nervs sollte unterbleiben, um einem postoperativen Abgleiten des Nervs in den Operationsspalt nicht Vorschub zu leisten. Abnorme, innerhalb des Karpalkanals verlaufende Muskeln oder Sehnen (z. B. eine Palmaris-longus-Sehne) müssen nicht zwingend reseziert werden.

Schließlich erfolgt die Blutstillung mit der bipolaren Koagulation, ggf. wird ein Mini-Redovac eingelegt. Auf Subkutannähte kann verzichtet werden. Der Wundverschluss erfolgt durch 4–5 Rückstichnähte. Nach Eröffnen der Blutsperre wird die Wunde für 2–3 min manuell komprimiert. Der anschließend angelegte und nur leicht komprimierende Verband wird für 1–2 Tage belassen. Nur sehr selten kommt es bei diesem Vorgehen unmittelbar postoperativ zu einer stärkeren Blutung durch ein übersehenes arterielles Gefäß, die eine umgehende Revision erforderlich macht. Auf eine Schienung wird vollständig verzichtet, da sie keine Vorteile hat (Huerner et al. 2007). Bereits am Tag nach der Operation soll der Patient die Finger bis zum Faustschluss durchbewegen. Die Fäden werden nach 10–14 Tagen entfernt. Nach 3–4 Wochen kann die Hand in der Regel wieder voll belastet werden.

Miniizision

Neben der geschilderten Standardinzision von 3–4 cm Länge ab der Rascetta gibt es eine kürzere, insbesondere von handchirurgischer Seite empfohlene »Miniinzision« (Abb. 7.9), die als »minimal-invasive offene« Methode bezeichnet und in Konkurrenz zur endoskopischen Methode gesehen wird. Diese besteht in einer kurzen Längsinzision von etwa 2 cm in der Hohlhand, die etwa 2 cm distal der Rascetta beginnt. Unter Zuhilfenahme eines

Langenbeck-Hakens ist bei dem teilweise untertunnelnden Verfahren trotz begrenzter Sicht für den erfahrenen Chirurgen eine komplette Retinakulumspaltung möglich. Mit dieser Methode soll sogar eine begrenzte Synovialektomie möglich sein. Für das halb offene Verfahren kann auch ein Hakenmesser eingesetzt werden. Die Miniinzision kann auch mit einer in der Rascetta gelegenen kurzen Querinzision kombiniert werden (Doppelinzision).

Operative Risiken der offenen Techniken

Jedem weniger erfahrenen Chirurgen muss bewusst sein, dass eingeschränkte Zugänge mit schlechteren Sichtverhältnissen mit größeren Risiken einhergehen.

> Inadäquate Inzisionen erhöhen das Risiko von inkompletten Retinakulumspaltungen sowie von Läsionen des N. medianus und seiner Äste.

Gelegentlich kommen auch unbeabsichtigte Ulnarisläsionen vor. Bei sehr kurzen Inzisionen sahen wir häufiger inkomplette Retinakulumspaltungen im Bereich der Rascetta. Diese gehen nicht selten mit einer Zunahme der Beschwerden und einer massiven Kompression des N. medianus einher. Strittig ist nach wie vor die Ursache für eine verstärkte Schmerzhaftigkeit der Narbe. Bei diesem auch als »pillar pain« bezeichneten Phänomen besteht eine relativ umschriebene Druckdolenz beidseits der Narbe im Bereich der mutmaßlichen Resektionsstümpfe des Retinakulums. Da in diesem Bereich auch die schräg verlaufenden Seitenäste des Ramus palmaris mit oder ohne Verbindung zum N. ulnaris verlaufen, klagen die Patienten häufig über elektrisierende Missempfindungen bei Druck auf die Narbe bzw. beim Faustschluss.

Es wird diskutiert dass es sich beim »pillar pain« um einen Neuromschmerz handelt. Die Schmerzhaftigkeit der Narbe verschwindet spontan in der Regel nach einigen Wochen, kann jedoch bis zu 6 Monate, sehr selten auch bis zu ein Jahr andauern. Bei sorfältigem Vorgehen und unter Verwendung einer Blutleere ist die Erhaltung der sensiblen im Unterhautfettgewebe oder auch subfaszial verlaufenden Nervenäste möglich.

Eine weniger schmerzhafte Narbe wird als Hauptvorteil des endoskopischen Vorgehens angesehen, sie kann jedoch auch mit dieser Methode nicht garantiert werden. Auch bei der endoskopischen Spaltung – dies gilt sowohl für die Ein- als auch Zwei-Portal-Technik – ist eine unbeabsichtigte Durchtrennung der Äste möglich, da der endoskopische Schnitt bis zur Palmaraponeurose reichen und somit die sensiblen Seitenäste tangieren kann.

Weitere Besonderheiten

❯ **Ziel der Operation ist die komplette Spaltung des Retinaculum flexorum. Eine Vielzahl von darüber hinausgehenden Manipulationen ist nicht nur überflüssig, sondern nicht selten auch schädlich.**

Die früher empfohlene Darstellung des motorischen Asts, der erst distal des Retinakulums den Medianushauptstamm verlässt und bogig zum Thenar zurückverläuft, ist in aller Regel nicht erforderlich, da isolierte Kompressionen des Nervs bei regelrechtem Verlauf praktisch nicht vorkommen. Bei atypisch verlaufenden Varianten ist jedoch Vorsicht geboten. In seltenen Fällen kann ein vorzeitig abgehender Muskelast das Retinakulum durchbohren. Auch eine routinemäßige Epineuriotomie ist zumindest bei Ersteingriffen nicht notwendig und zeigt keine besseren Ergebnisse. Sie verlängert ebenso wie die überflüssige Darstellung des motorischen Asts die Operationszeit und erhöht das Risiko einer Nervenverletzung.

Die Resektion einer im Karpalkanal verlaufenden Palmaris-longus-Sehne ist überflüssig. Atypische Muskeln haben nach der Retinakulumspaltung keinen komprimierenden Effekt und können belassen werden. Nur wenn es sich um einen besonders großen Muskelbauch handelt, kann dieser reseziert werden. Eine Synovialektomie ist routinemäßig nicht zu empfehlen, sondern nur bei einer ausgeprägten entzündlich rheumatischen Synovialitis. Diese kommt in Verbindung mit einer Amyloidose häufiger bei Patienten vor, die sich einer Langzeitdialyse unterziehen. Ausdehnte, nicht indizierte Synovialektomien führen zu einer verstärkten postoperativen Narbenbildung.

Obsolet sind Manipulationen am N. medianus. Hier ist in erster Linie die interfaszikuläre Neurolyse zu nennen, die früher in fortgeschrittenen Fällen einer Medianuskompression zu den Routineverfahren zählte. Wegen des Risikos von Faszikelverletzungen sowie massiven

postoperativen Vernarbungen und Verklebungen mit dem umliegenden Gewebe führen diese Manipulationen zu schlechteren Ergebnissen und sind kontraindiziert. Insbesondere beim Karpaltunnelsyndrom ergibt sich hierfür keine Indikation. Eine Rekonstruktion des Retinakulums (z. B. durch eine Z-Plastik) zur Verbesserung der postoperativen Grobkraft wird widersprüchlich beurteilt und kann ebenfalls nicht empfohlen werden.

Übermäßiger technischer Aufwand, wie z. B. die routinemäßige Verwendung eines Operationsmikroskops zur Retinakulumspaltung, verbessert nicht die Ergebnisse. Keineswegs missen möchten wir die Verwendung einer Blutsperre, die ein zügiges operatives Vorgehen bei optimaler Sicht ermöglicht. Während diese Technik von Handchirurgen routinemäßig eingesetzt wird, ist sie in anderen Fachgebieten wie der Neurochirurgie noch wenig verbreitet. Sie versetzt uns in die Lage, den Eingriff bei entsprechender Routine des Operateurs auf 5–7 min (Schnitt-Naht-Zeit) zu reduzieren.

Routinemäßig legen wir postoperativ keine Drainage ein, mit Ausnahme von Fällen, bei denen eine Antikoagulanzienbehandlung stattgefunden hatte und der Quick-Wert im mittleren Bereich liegt oder wenn Acetylsalicylsäure nicht abgesetzt wurde. Letzteres ist heute nicht mehr zwingend vorgeschrieben ist (Bogaards et al. 2010).

❯ **Vorwiegend bei älteren Patienten kann es durch einen engen Verband und übermäßige postoperative Schonung zu einem Handödem kommen (❑ Abb. 7.10). Dieser Situation muss durch eine frühzeitige krankengymnastische und/oder ergotherapeutische Behandlung vorgebeugt werden (frühe funktionelle Behandlung).**

Auch wenn eine Operationsbedürftigkeit an beiden Händen besteht, wird der Eingriff in der Regel zunächst an einer Hand vorgenommen. Wenn der Patient jedoch entweder aus beruflichen Gründen oder wegen der langen Anfahrt die operative Behandlung beider Seiten in einer Sitzung wünscht, kann diese problemlos erfolgen. Voraussetzung ist natürlich, dass die postoperative Versorgung gewährleistet ist und der Patient sich auf die Behinderung eingestellt hat. Alleinstehenden und älteren Patienten sollte man hiervon abraten. Während die meisten Chirurgen einen beidseitigen Eingriff in einer Sitzung ablehnen, gibt es auch Befürworter eines solchen Vorgehens. Eine Vergleichsstudie zwischen ein- und beidseits Operierten zeigte bei Letzteren sowohl eine deutliche Verkürzung der Arbeitsunfähigkeit als auch eine größere Patientenzufriedenheit. Dies entspricht auch unseren Erfahrungen.

Ungewöhnliche intraoperative Befunde

Am häufigsten sind anatomische Normvarianten. So kann die Palmaris-longus-Sehne intrakanulär verlaufen

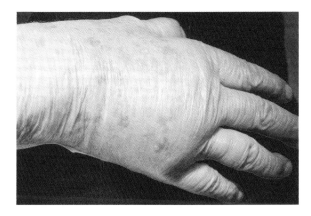

Abb. 7.10 Handödem durch straffen Verband, gut erkennbar an den Schnürfurchen (Assmus u. Antoniadis 2008)

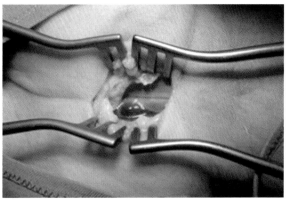

Abb. 7.12 Distaler Muskelbauch des M. flexor digitorum superficialis im Karpalkanal. (Aus Assmus 2003)

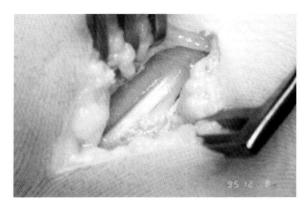

Abb. 7.11 Intrakanalärer Verlauf der Palmaris-longus-Sehne. (Aus Assmus 2003)

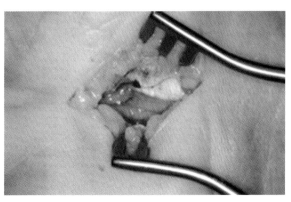

Abb. 7.13 Riesenzelltumor im Karpalkanal als Ursache eines Karpaltunnelsyndroms. (Aus Assmus 2003)

(■ Abb. 7.11), und Muskelbäuche des M. flexor digitorum superficialis können bis in den Karpalkanal reichen (■ Abb. 7.12). Variabel sind auch der Ramus muscularis bzw. die bereits erwähnten zusätzlichen Muskeläste, die bei vorzeitigem Abgehen das Retinakulum perforieren.

Zusammen mit der rheumatischen Synovialitis können große Synovialergüsse und Zysten vorkommen. Diese Zysten enthalten oft mehrere Milliliter (bis zu 10 ml) einer zähflüssigen, gelblich-serösen Flüssigkeit, und lassen sich bereits vor dem Eingriff als kissenförmige Vorwölbung an der Beugeseite des Handgelenks proximal der Rascetta erkennen und tasten. Massive synoviale Verdickungen der Beugesehnen können mit einem Schnappphänomen im Karpalkanal einhergehen (auch als Handgelenkschnappen bezeichnet).

Ähnliche Beschwerden verursacht ein walzenförmiges Angiolipom, das ebenso wie die verdickte Synovia reseziert werden muss. Sehr selten ist eine exorbitante Vergrößerung des gesamten Nervs bis in die Fingernerven (Lipomatose), die als hamartomartige Missbildung des

Nervs den gesamten Nervenquerschnitt erfasst. Eine Resektion wäre operationstechnisch sehr aufwendig und ist wegen der Risiken wenig sinnvoll. Andere extraneurale raumfordernde Prozesse wie Lipome, Ganglionzysten, Riesenzelltumoren (■ Abb. 7.13) und Fibrome sollten reseziert werden. Selten können auch thrombosierte Arterien und Venen oder Angiome vorkommen. Dilatierte oder gestaute Venen oder Gefäßektasien unmittelbar am oder im N. medianus bedürfen keiner besonderen Behandlung.

Endoskopische Techniken

Neben dem offenen Verfahren ist eine endoskopische Retinakulumspaltung möglich (▶ Abschn. 3.2). Die Ergebnisse sind bei beiden Verfahren gleich unter Voraussetzung einer korrekten Technik und entsprechender Erfahrung des Operateurs (Scholten et al. 2007).

1989 wurde von Chow erstmals eine biportale Technik entwickelt und beschrieben. 1991 publizierten Agee und Mitarbeiter eine monoportale Technik. Beide Verfahren fanden eine weite Verbreitung. Inzwischen bieten

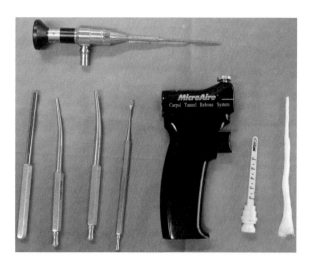

 Abb. 7.14   Agee-Instrumentarium. (Aus Assmus u. Antoniadis 2008)

verschiedene Firmen Instrumentarien für modifizierte semi- oder vollendoskopische Techniken an. In Deutschland werden zurzeit etwa 25–30 % der Eingriffe in endoskopischer Technik durchgeführt. Befürworter der Methode beziehen sich vor allem auf den angeblich geringeren Wund- und Narbenschmerz, die kürzere Wundheilung, die früher wiedererlangte Griffstärke und die verkürzte Arbeitsunfähigkeit.

Die Spaltung des Retinakulums erfolgt jeweils unter endoskopischer Sicht, wobei Führungkanülen und verschiedene Messer (Chow-Methode) oder ein pistolenähnliches Instrument (Agee-Methode; ■ Abb. 7.14) benötigt werden. Eine Blutleere ist wegen der besseren Sicht bei der monoportalen Methode obligat, es ist jedoch auch bei der biportalen Technik zu empfehlen und wurde von beiden Erstbeschreibern angewandt.

Die Befürworter der monoportalen Technik sehen den Vorteil im guten Handling des pistolenartigen Instruments. Durch die Einhandtechnik sei die Sicherheit des Systems höher als beim biportalen Verfahren. Demgegenüber ist nach Meinung der Verfechter der biportalen Technik die Führung des Messers durch eine zweite Inzision besser, und eine Abweichung von der korrekten Zielrichtung ist kaum oder nur schwer möglich.

Eine relative Kontraindikation besteht für beide Methoden in einer Einschränkung der Streckfähigkeit des Handgelenks (v. a. für die Biportaltechnik), bei Revisionseingriffen und einer rheumatischen Synovialitis. Durch Bildgebung nachgewiesene tumoröse Raumforderungen, einschließlich einer massiven rheumatischen Synovialitis, sowie Infektionen oder ein Handödem stellen Kontraindikationen dar.

Biportale Methode nach Chow

Der Eingriff kann in Lokalanästhesie durchgeführt werden, was den Vorteil hat, dass eine unbeabsichtigte Verletzung des N. medianus eher vermieden wird als bei einer i.v. Regional- oder Plexusanästhesie. Für die Lokalanästhesie wird ein subkutanes Depot von 2–3 ml eines Lokalanästhetikums 1–2 cm proximal der Rascetta in Unterarmmitte gesetzt und nach weiterem Vorschieben der Nadel ein weiteres Depot von etwa 4 ml über dem Retinaculum flexorum. Durch einen zweiten Einstich in der Hohlhandmitte wird hier ein weiteres Depot von 3 ml appliziert. Eine Blockade der Nn. medianus und ulnaris ist nicht erforderlich. Mit Blutsperre wird die intraoperative Übersicht deutlich verbessert.

In Unterarmmitte 1 cm proximal der Rascetta erfolgt die querverlaufende Hautinzision mit einer Länge von etwa 1,5 cm. Nach stumpfem Auseinanderdrängen des Unterhautgewebes wird die Fascia antebrachii dargestellt, mit der Pinzette angehoben und vorsichtig mit der Schere eröffnet. Gegebenenfalls muss die Sehne des M. palmaris longus nach radial weggehalten werden. Nach Eröffnung der Faszie wird der N. medianus in der Regel sofort sichtbar.

Zunächst wird die Synovia vom Retinaculum flexorum mit einem Separator (Dissektor) abgelöst. Mit einem stumpfen, gebogenen Dissektor wird der Karpalkanal identifiziert und erweitert. Hierbei kann man gut die waschbrettartige Struktur des Retinaculum flexorum erkennen.

> Sorgfältig ist darauf zu achten, dass der N. medianus nicht stärker tangiert wird, da es sonst zu Dysästhesien im Versorgungsgebiet des Nervs kommen kann.

Nach Entfernen des Dissektors wird der Obturator mit der geschlitzten Kanüle in den gebahnten Weg eingebracht und unter Überstrecken der Hand in der Längsachse des Unterarms vorgeschoben, exakt in Richtung des vierten Fingers. Wenn der Obturator das Retinakulum passiert hat, kann seine Spitze subkutan gut getastet werden. An dieser Stelle wird mit dem Skalpell eine Stichinzision von 0,5 cm Länge vorgenommen, sodass der Obturator durch diese Öffnung nach außen wieder sichtbar wird. Wenn die korrekte Lage der geschlitzten Kanüle (Rotation um 20° nach ulnar) kontrolliert ist, kann der Obturator entfernt werden.

Die Hand wird in überstreckter Haltung auf dem Unterarmhalter fixiert. Jetzt wird das Endoskop von proximal eingeführt und das Retinaculum flexorum mit seiner typischen Querfältelung erkannt. Hierbei störende Gewebeflüssigkeit kann von distal her mit einem Wattetupfer aufgenommen werden. Dann wird zunächst von distal mit

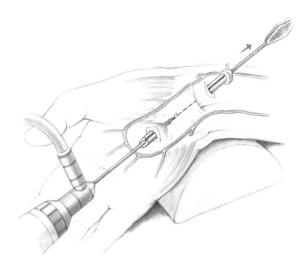

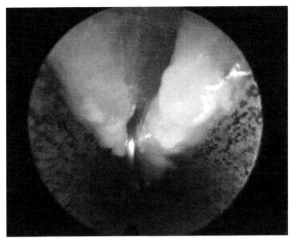

◻ Abb. 7.15 Chow-Methode: unter endoskopischer Sicht wird das Retinakulum von distal nach proximal komplett durchtrennt. (Aus Assmus u. Antoniadis 2008)

◻ Abb. 7.16 Endoskopisches Bild der Retinakulumspaltung mit dem retrograden Messer. (Aus Assmus u. Antoniadis 2008)

dem anterograden Messer eine Inzision des Retinakulums vorgenommen. Zum Durchtrennen des Retinakulums wird das Endoskop von distal eingeführt und zunächst mit dem anterograden Messer 1 cm inzidiert. Nach Darstellen des gesamten Retinakulums kann mit dem retrograden Messer das Retinaculum flexorum von distal nach proximal in seiner gesamten Länge durchtrennt werden (◻ Abb. 7.15 u. ◻ Abb. 7.16), bis subkutanes Fettgewebe hervorquillt. Durch Drehbewegung der geschlitzten Kanüle kann die komplette Durchtrennung kontrolliert werden, wobei die Schnittkanten vollständig einsehbar sind. Die Hautinzisionen werden mit jeweils einer Rückstichnaht verschlossen und ein leicht komprimierender Verband angelegt.

Operative Risiken der Chow-Technik

Folgende intraoperative Besonderheiten dieser Technik sind zu beachten: Wenn beim Präparieren mit dem Dissektor Missempfindungen im Ulnarisgebiet verursacht werden, ist davon auszugehen, dass er in die Guyon-Loge gelangt ist. In diesem Fall ist der Dissektor sofort zurückzuziehen und der Vorgang erneut zu beginnen. Das Gleiche gilt für den Fall, dass der Dissektor im Subkutangewebe liegt und leicht von außen getastet werden kann. Wenn beim Einschieben des Endoskops nur eine weiße Struktur ohne typische Riffelung erkennbar ist, handelt es sich um eine Sehne. Dies kann man leicht durch Beugen und Strecken der Finger feststellen. Wenn eine Rotation der geschlitzten Kanüle nicht erfolgreich ist, muss der Einführungsvorgang erneut vorgenommen werden. Selten kann eine sehr schlechte Sicht, z. B. wegen Synovialitis, einen Wechsel zum offenen Vorgehen erforderlich machen.

> ❯ **Zur Vermeidung von Läsionen des arteriellen Hohlhandbogens und von Fingernerven ist es wichtig, das distale Ende des Retinakulums zu identifizieren. Das Messer darf keinesfalls weiter distal eingesetzt werden. Verwechselungen des Retinakulumendes mit weiter distal velaufenden Bindegewebezügen der Hohlhandaponeurose sind unbedingt zu vermeiden.**

Zur Vermeidung einer Läsion des motorischen Asts, insbesondere bei anatomischen Varianten, muss die Öffnung der geschlitzten Kanüle etwas nach ulnar weisen. Wenn ein akzessorischer Ast ulnarseitig abgeht und intraligamentär verläuft, wird er in der Regel unbeabsichtigt durchtrennt, was meist keine nennenswerten Folgen hinterlässt. Kommt es jedoch zu einer Verletzung des arteriellen Hohlhandbogens, ist eine Gefäßnaht erforderlich. Dies lässt sich jedoch vermeiden, wenn das distale Retinakulumende eindeutig identifiziert und das Messer nicht weiter nach distal vorgeschoben wird. Passagere Druckläsionen des Nervs mit vorübergehenden Sensibilitätsstörungen sind harmlos. Eine Durchtrennung des ulnaren Fingernervs, die glücklicherweise nur selten vorkommt, bedarf einer sekundären Rekonstruktion.

Monoportale Methode nach Agee

Der Eingriff wird in der Regel ambulant in Lokalanästhesie und Oberarmblutsperre durchgeführt. Über einen Hautschnitt in der proximalen Handgelenksfalte mit einer Länge von 1 cm wird ulnarseitig der Sehne des M. palmaris longus die Faszie eröffnet. Mit einem Separator wird anschließend die Synovia vom Retinaculum flexorum abgelöst, bis dessen die geriffelte Struktur gut erkennbar ist. Jetzt wird der Karpalkanal mit 2 unterschiedlich dicken

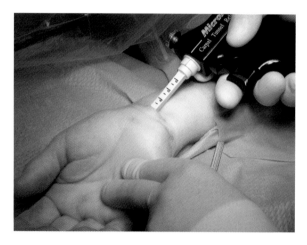

□ Abb. 7.17 Einführen des Agee-Endoskops mit Pistolengriff über einen Hautschnitt in der Rascetta in den Karpalkanal eingeführt

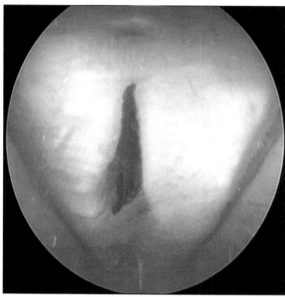

□ Abb. 7.18 Endoskopische Sicht auf das Retinaculum flexorum bei dessen Spaltung mit dem Agee-Messer

Dilatatoren gedehnt, anschließend das pistolenartige Endoskop eingeführt (□ Abb. 7.17) und bis zum distalen Rand des Retinaculum flexorum vorgeschoben.

Dann wird mit dem integrierten Endoskopiemesser von distal nach proximal das Retinakulum schrittweise gespalten (□ Abb. 7.18). Zunächst wird der dickere distale Anteil komplett durchtrennt, bevor der proximale Anteil angegangen wird. Dies ist deswegen wichtig, weil das bei der proximalen Durchtrennung frei werdende Fettgewebe die Sicht erheblich beeinträchtigen kann.

> Bei fehlender Sicht durch Blutung oder Synovialitis, gelegentlich auch durch akzessorische Muskeln, kann die endoskopische Operation nicht weitergeführt werden und muss unmittelbar in eine offene Operation umgewandelt werden.

Vor Beendigung des Eingriffs erfolgt die genaue endoskopische Kontrolle auf eine komplette Spaltung des Retinakulums. Eine Redon-Drainage ist nicht erforderlich. Die Wunde wird mit 2–3 Rückstichnähten verschlossen. Nach Anlegen des leicht komprimierenden Verbands wird die Blutleere geöffnet. Eine Ruhigstellung der Hand auf einer Schiene ist nicht erforderlich. Die Finger sollen gleich nach dem Eingriff durchbewegt, die Hand wird für 2 Tage hochgehalten und für 2 Wochen geschont.

Operative Risiken der Agee-Technik

Bei der Durchführung des Einportaleingriffs sind folgende Punkte besonders zu beachten, um Komplikationen und einen Abbruch des Verfahrens zu vermeiden:

— Nach Hautinzision, Durchtrennung des subkutanen Fettgewebes und Passage einer Palmarus-longus-Sehne muss die tiefe Faszie zuverlässig dargestellt und ausreichend weit inzidiert werden.

— Mit dem Elevator muss die geriffelte Unterseite des Retinakulums von der Synovia sorfältig befreit und eindeutig identifiziert werden.

— Wenn der Hamatum-Finder bzw. das endoskopische Messer im proximalen Drittel der Handfläche subkutan palpierbar ist, befindet sich das Instrument außerhalb des Retinakulums bzw. des Karpalkanals oder in der Guyon-Loge. Bimanuelle Palpation erleichtert die korrekte Beurteilung.

— Zielpunkt muss immer die Achse des Ringfingers sein.

— Hilfreich bei der Beurteilung der Eindringtiefe ist die Lichtquelle, die deutlich schwächer wird, wenn das Endoskop unter dem Retinakulum verschwindet.

— Nach Inzision des Retinakulums kann vorquellendes Fettgewebe die Sicht erheblich beeinträchtigen.

— Nach kompletter Durchtrennung des Retinakulums können nicht beide Schnittkanten gleichzeitig eingesehen werden.

Sonderfälle der Behandlung des KTS

Langjährige Erfahrung mit der operativen Behandlung des Karpaltunnelsyndroms zeigt, dass 3 Konstellationen besondere Erwähnung finden sollten. Aus mangelnder Erfahrung und weil sich in der Literatur widersprüchliche Ergebnisse finden, vermeiden viele Operateure die Behandlung des KTS bei 3 Problemgruppen: bei Schwangeren, Patientinnen mit Mammakarzinom und bei Dialysepatientinnen.

KTS in der Schwangerschaft

Schwangeren wird häufig von der operativen Behandlung eines Karpaltunnelsyndroms, das meist im dritten Trimenon verstärkt in Erscheinung tritt, zu Unrecht abgeraten. Bei vielen Frauen, deren Mütter häufig ebenfalls ein KTS hatten, manifestiert sich das KTS erstmalig in der Gravidität, seltener erst nach der Entbindung, besonders bei stillenden Patientinnen. Die Verläufe sind häufig besonders gravierend mit heftigen nächtlichen Parästhesien und rasch einsetzender Sensibilitätsstörung.

Den Frauen wird häufig von einer operativen Behandlung abgeraten, da nach allgemeiner Auffassung die Beschwerden postpartal wieder verschwinden. Zahlreiche Studien zeigten mittlerweile, dass ein hoher Prozentsatz der Patientinnen postpartal ohne Operation nicht anhaltend beschwerdefrei wird, auch wenn sich die Parästhesien passager bessern oder zeitweilig völlig verschwinden. Die Empfehlung einer lokalen Kortikoidinfiltration wird von den schwangeren Frauen meist zu Recht abgelehnt.

> ❯ Da der operative Eingriff in Lokalanästhesie kein Risiko für Mutter und Kind darstellt, sollte mit der Indikation zur Operation nicht allzu lange gezögert werden.

Dies entspricht auch häufig dem Wunsch der Schwangeren, die den Eingriff während der Gravidität besser tolerieren als nach der Entbindung, da sie sich dann um das Kind kümmern müssen und beide Hände benötigen. In einer Serie von 314 operierten und nachuntersuchten Patientinnen zeigte sich eine hohe Zufriedenheit von 98 % (Assmus u. Hashemi 2000).

KTS und Mammakarzinom

Die zweite Problemgruppe stellen Patientinnen mit operiertem Mammakarzinom dar. Häufig ist die Aufklärung der Patienteinnen inadäquat und übertrieben, und der Chirurg, der die Brustoperation vorgenommen hat, erklärt, dass wegen des Risikos eines Lymphödems auf der Seite der Brustoperation keine Blutdruckmanschette angelegt werden dürfe und jegliche Manipulationen, insbesondere auch Operationen, zu vermeiden seien. Daher zögern die Patientinnen einen wegen KTS notwendigen operativen Eingriff übermäßig lange zum eigenen Nachteil hinaus.

> ❯ Wenn Schmerzzustände des Arms mit oder ohne Parästhesien, die durch das Mammakarzinom bzw. Folgezustände (Bestrahlung) verursacht wurden, ausgeschlossen sind und ein KTS verifiziert ist, sollte mit der Retinakulumspaltung nicht zugewartet werden.

Der Eingriff kann nach der üblichen Technik in Lokalanästhesie und Blutleere problemlos durchgeführt werden.

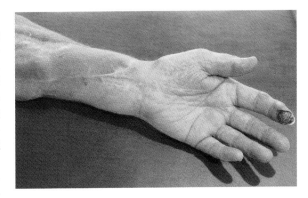

☐ **Abb. 7.19**   Shunt am Unterarm eines Dialysepatienten. Die Verbrennungsblase am Zeigefinger ist Ausdruck einer schweren Medianusläsion. (Aus Assmus u. Antoniadis 2008)

KTS bei Dialysepatienten

Die dritte Problemgruppe stellen Patienten mit chronischer Hämodialyse dar. Bei der chronischen Langzeitdialyse, die heutzutage 10–20 und mehr Jahre dauern kann, tritt in einem hohen Prozentsatz (bis 80 %) ein Karpaltunnelsyndrom auf. Ein besonderes Problem stellen die Rezidivneigung sowie der Eingriff am Shuntarm dar. Trotz primär kompletter Retinakulumspaltung kommt es in etwa 50 % der Fälle nach 2–3 Jahren zu einem Rezidiv. Der Shuntarm ist bevorzugt betroffen (☐ Abb. 7.19).

Werden nach dem ersten Rezidiveingriff, bei dem man sich auf eine Spaltung des Narbengewebes beschränkt, häufig wieder eine deutliche Besserung bzw. Beschwerdefreiheit zu erreichen ist, sind die Aussichten beim dritten oder vierten Rezidiv deutlich eingeschränkt. Hier finden sich meistens massive Verdickungen der Beugesehnen mit Amyloideinlagerung in den Sehnen und in der Synovia. Da die Patienten in diesem Stadium meist eine ausgeprägte Einschränkung der Fingerbeweglichkeit aufweisen, die sowohl arthro- als auch tendogen bedingt ist, kann in Einzelfällen eine Resektion der oberflächlichen Beugesehnen erfolgen, um Volumen für den Nerv zu schaffen (Assmus u. Staub 2005). Die Restitution der Nervfunktion bleibt jedoch häufig unbefriedigend, die Nervenleitung zeigt eine progrediente Verschlechterung. Die fortschreitende Medianusschädigung führt zusammen mit den tendo- und arthrogenen Einschränkungen in der Regel zu einer schweren Funktionsbehinderung der Hand.

KTS nach Trauma

Erwähnenswert erscheint der Zusammenhang zwischen Karpaltunnelsyndrom und vorausgegangenem Trauma. Von einem eigentlichen posttraumatischen Karpaltunnelsyndrom sollte nicht gesprochen werden. Nach vorausgegangener distaler Radiusfraktur manifestiert sich in etwa 4,3 % ein KTS, das meist nach der Gipsabnahme erstmalig in Erscheinung tritt. Es kommen zwar auch nächtliche

Dysästhesien vor, eine permanente Gefühlsminderung im Medianusgebiet ist jedoch häufiger. Nach unserer Erfahrung spielt das Ausmaß der knöchernen Veränderungen für die Manifestation des KTS und dessen Behandlung keine besondere Rolle. Da diese Patienten auch auf der asymptomatischen Gegenseite neurographische Veränderungen des N. medianus aufweisen, kommt dem Trauma in der Regel keine (ursächliche) Bedeutung für die Entstehung zu, sondern allenfalls für den Zeitpunkt der Manifestation. Aus diesem Grund sind strenge Kriterien der Beurteilung der gutachtlichen Zusammenhangsfrage angezeigt.

> Wegen der guten Heilungschancen durch einen operativen Eingriff sollte beim traumatischen KTS die Behandlungsbedürftigkeit vor der Entschädigungspflicht stehen.

Eine Korrektur knöcherner Veränderungen erübrigt sich in den meisten Fällen.

Begleiterkrankung Tendovaginitis stenosans

Die Tendovaginitis stenosans (schnellende Finger) ist ein häufige Sehnenerkrankung. Phalen wies bereits 1966 erstmals auf das gehäufte gemeinsame Auftreten mit einem KTS hin. Eigene Untersuchungen (Assmus 2000) sprachen für eine Inzidenz von 10,2 % (in Bezug auf die Patientenzahl) bzw. 16,7 % (in Bezug auf die Zahl der operierten Hände). Am häufigsten betroffen sind die am meisten belasteten Finger, nämlich Mittelfinger und Daumen, gefolgt vom Ringfinger. Deutlich seltener sind Kleinfinger- und Zeigefingerbeugesehnen betroffen. Von den Strecksehnen sind fast ausschließlich die Extensor- und Abductor-pollicis-longus-Sehnen befallen, diese Erkrankung ist als Tendovaginitis stenosans de Quervain bekannt.

Ursächlich handelt es sich meist um synovialitische, zum Teil auch überlastungsbedingte Verdickungen der Beugesehnen in Höhe der Grundgelenke, die zu einer Stenosierung am Grundgelenksringband führen.

Die Patienten klagen im Initialstadium über eine Schmerzhaftigkeit bei Beugung der Finger, oft auch über Steifigkeit (»slow finger«), bis es schließlich zum typischen Schnappphänomen kommt, meist beim Öffnen der Finger nach Faustschluss, selten auch bei Beugung. Das Vorstadium ist gekennzeichnet durch eine tastbare Krepitation in Höhe der Grundgelenksringbänder. Das Schnappen ist besonders in den Morgenstunden am ausgeprägtesten und kann sich im Lauf des Tages bessern.

> Wenn ein wegen KTS überwiesener Patient den Händedruck vermeidet, hat er meist zusätzlich (oder ausschließlich) einen schmerzhaften »Schnappfinger« (Tendovaginitis stenosans).

Die Tendovaginitis stenosans de Quervain lässt sich durch eine umschriebene Druckdolenz des ersten Strecksehnenfachs und ein positives Finkelstein-Zeichen nachweisen. Hierbei wird die Hand nach ulnar abduziert und gleichzeitig der Daumen in die Hohlhand flektiert. Im positiven Fall kommt es zu einem typischen Schmerz entlang der Strecksehnen zum Daumen hin.

Die Behandlung der schnellenden Sehne ist in aller Regel operativ. Sie kann in gleicher Sitzung mit der Retinakulumspaltung durchgeführt werden. Die Schnittführung ist in ◘ Abb. 7.20 dargestellt. Der Eingriff erfolgt in Lokalanästhesie und Blutsperre. Bei der Ringbandspaltung am Daumen ist besonders auf den radialen Daumennerv zu achten. Erschwerend kann ein gleichzeitig bestehender Dupuytren-Strang sein.

Ergebnisse

Bei rechtzeitiger und kompletter Retinakulumspaltung sind die postoperativen Ergebnisse in mehr als 90 % der Fälle sehr gut. Protrahierte Narbenbeschwerden treten nach stärkerer Hämatombildung sowie bei Läsionen eines Seitenasts des Ramus palmaris auf und bilden sich in der Regel nach 4–6 Monaten zurück. Bei rechtzeitiger Indikation und korrekter Durchführung des Eingriffs ist die Prognose auch bei Patienten, die älter als 70 Jahre sind, sowie bei Diabetikern gut. Ein längeres Intervall von mehr als 3 Jahren zwischen Symptombeginn und Operation verschlechtert die Aussichten allerdings. Auch bei den Patienten unter Langzeitdialyse zeigt sich in den meisten Fällen postoperativ eine gute bis sehr gute Besserung, jedoch mit hohem Risiko eines Rezidivs und schließlich einer progredienten Medianusläsion. Metaanalysen ergaben eine Komplikationsrate von 5,6 % für endoskopische und von 2,8 % für offene Eingriffe, wobei die erhöhte Zahl von Komplikationen bei den endoskopischen Eingriffen vor allem auf passagere Nervläsionen zurückzuführen war.

Eine inkomplette Retinakulumspaltung als häufigste Ursache für ein persistierendes Karpaltunnelsyndrom bedarf eines Korrektureingriffs. Gravierende intraoperative Komplikationen sind bei ausreichender Erfahrung des Operateurs und korrekter Technik selten. Läsionen, auch Teilläsionen des N. medianus, Verletzungen des arteriellen Hohlhandbogens und der Beugesehnen sind vermeidbar und sollten nicht vorkommen. Das Gleiche gilt für inkomplette Retinakulumspaltungen.

Revisionseingriffe

Echte Rezidive sind selten, wenn der Eingriff regelrecht durchgeführt wurde. Wenn Patienten nach der Retinakulumspaltung über zunehmende Beschwerden klagen, wenn es nur zu einer passageren und unzureichenden Besserung kam oder wenn neue und stärkere Beschwerden postoperativ auftreten, muss immer sehr sorgfältig nach

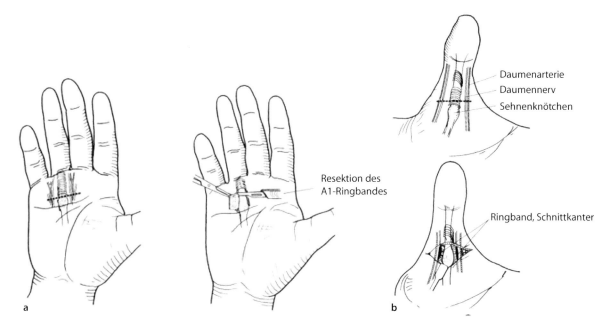

Daumenarterie
Daumennerv
Sehnenknötchen

Resektion des
A1-Ringbandes

Ringband, Schnittkanter

a

b

▢ Abb. 7.20a, b Ringbandspaltung der Beugesehnen des vierten Fingers (**a**) und des Daumens (**b**). (Aus Assmus 2003)

der möglichen Ursache gesucht und nicht vorschnell von einem Rezidiv gesprochen werden. Prinzipiell sollte zwischen einem echten Rezidiv, das immer erst nach einem längeren beschwerdefreien Intervall auftritt, und einem insuffizienten Ersteingriff unterschieden werden. Während Ersteres ein schicksalhaftes Ereignis ist, muss Letzteres als operativer Fehler bewertet werden.

Wenn der postoperative Verlauf nicht zufriedenstellend war, sind eine erweiterte neurologische Abklärung und eine Kontrolle des klinischen, elektrophysiologischen und ggf. neurosonographischen Befunds erforderlich. Vordringlich müssen folgende Fragen geklärt werden:

- Liegt eine unzureichende Retinakulumspaltung vor?
- Liegt ein Rezidiv vor (selten)?
- Handelt es sich um eine intraoperative Schädigung?
- Besteht eine anderweitige Erkrankung, insbesondere die häufige Tendovaginosis stenosans als Begleiterkrankung des KTS (Assmus 2000, Kumar u Chakrabarti 2009)?
- Hat möglicherweise bei der Erstoperation eine falsche Diagnose vorgelegen oder wurde eine falsche Indikation gestellt?
- Lag eine schwere Vorschädigung des Nervs vor, die sich trotz der Entlastung nicht besserte?

❯ **Die inkomplette Retinakulumspaltung ist der häufigste Grund für eine operative Revision.**

Dies wurde durch eine größere Serie nachoperierter Patienten bestätigt (Assmus et al. 2006). Die Fälle inkom-

pletter Retinakulumspaltungen nehmen durch die immer häufiger durchgeführten Miniinzisionen zu. Wegen des erschwerten Zugangs gelingt es nicht, die proximalen Retinakulumanteile vollständig zu durchtrennen. Auch bei atypisch geführten, zu weit proximal gelegenen Inzisionen ist das Risiko einer inkompletten Retinakulumspaltung größer (▢ Abb. 7.21). Fehlerhafte Inzisionen, die z. B. die Rascetta rechtwinklig kreuzen, führen zwar nicht zwangsläufig zu einer unvollständigen Retinakulumspaltung, jedoch zu stärkerer Keloidbildung und erhöhter Schmerzempfindlichkeit der Narbe. Atypische Inzisionen geben auch häufig Hinweise auf eine unvollständige Entlastung des N. medianus und korrelieren in einem hohen Grad mit einer intraoperativen Schädigung des Nervs (Assmus et al. 2006).

Wenn es zu einer Durchtrennung des Ramus palmaris in Höhe der Rascetta gekommen ist, resultiert in der Regel eine schmerzhafte Neurombildung. Hier kann nur eine Resektion des Neuroms und eine Verlagerung des Nervenstumpfs in die Tiefe Abhilfe schaffen. Neurome nach Durchtrennung von kleinen Ramus-palmaris-Endästen bedürfen in der Regel keiner operativen Revision, da sowohl die narben- als auch die neurombedingten Beschwerden spontan – oft erst nach mehreren Monaten – wieder verschwinden.

Die gelegentlich empfohlene Umscheidung des N. medianus bei Rezidiveingriffen durch Synovialmuskeln und Hypothenarfettlappen oder Venen ist umstritten. Die Operateure wollen hiermit Vernarbungen nach einem oder mehreren Voreingriffen vorbeugen und die Gleitfä-

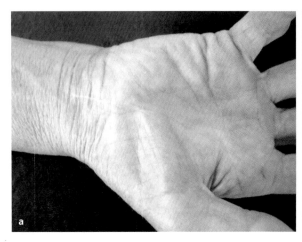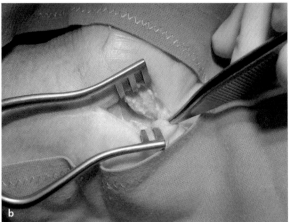

⊡ Abb. 7.21   **a** Inkomplette Retinakulumspaltung bei zu weit proximaler Inzison mit hochgradiger Thenaratrophie, **b** intraoperativer Befund: massive Kompression im distalen Bereich

higkeit des Nervs verbessern. Bei den zahlreichen Publikationen zu diesem Thema handelt es sich meist um Fallserien, größere Studien mit Nachweis der Effizienz liegen jedoch bis heute nicht vor.

> ❯ Eine bei Revisionseingriffen gelegentlich empfohlene interfaszikuläre Neurolyse ist äußerst kritisch zu beurteilen. Auch hierzu gibt es keine hinreichend validierten Studien. Sie sind deshalb in der Regel abzulehnen.

Qualitätssicherung

Zur Verbesserung der Versorgungsqualität bei der Behandlung des Krankheitsbilds sowohl bezüglich der korrekten Diagnostik als auch der Vermeidung von Revisionseingriffen sollten Qualitätsziele definiert werden (Assmus et al. 2012). Es haben sich folgende Qualitätsmerkmale herauskristallisiert:

- Diagnostik und nicht operative Behandlung:
  - Erfassung von Symptomen, klinischen Zeichen, Risikofaktoren und körperlicher Belastung
  - Schienenbehandlung
  - Kortikoidinjektionen und nicht steroidale Medikation
- Neurographie:
  - Messung und Korrektur der Hauttemperatur
  - Angemessene Interpretation der Untersuchungsergebnisse
  - Vergleich des N. medianus mit einem anderen Nerv desselben Individuums
- Indikationsstellung zur operativen Behandlung (Maggard et al. 2010):
  - In leichten Fällen: hohe Wahrscheinlichkeit eines KTS, positiver elektrophysiologischer Test, gescheiterte nicht operative Behandlung

- In mittelschweren Fällen: hohe klinische Wahrscheinlichkeit, erfolglose nicht operative Behandlung, Symptomdauer >12 Monate
- Schwere Fälle: positiver elektrodiagnostischer Test, erfolglose nicht operative Behandlung
- Durchführung des Eingriffs (operative Technik) und der Nachbehandlung:
  - Keine interfaszikuläre Neurolyse bei Ersteingriffen (unabhängig von Ätiologie)
  - Offene Retinkulumspaltung mit angemessener Schnittführung
  - Endoskopische Retinakulumspaltung nach ausreichendem endoskopischem Training
  - Definition des »Rezidivs«: Abgrenzung echter Rezidiveingriffe von Korrektureingriffen zur Behebung eines operativen Fehlers (z. B. inkomplette Retinakulumspaltung, Nervrekonstruktion)
  - Postoperativ frühe funktionelle Nachbehandlung, keine routinemäßige postoperative Schienung

7.2.2   Proximale Kompressionssyndrome des N. medianus

Proximale Kompressionssyndrome des N. medianus sind selten. Es handelt sich hierbei um 2 Syndrome, die im Bereich oder kurz distal der Ellenbeuge lokalisiert sind und entweder den gesamten Nerv betreffen (Pronator-teres-Syndrom) oder ausschließlich den N. interosseus anterior, einen Seitenast des N. medianus.

Anatomie und Pathogenese

Beim Pronator-teres-Syndrom wird eine Kompression des N. medianus zwischen dem tiefen bzw. ulnaren und dem oberflächlichen Ast des M. pronator teres oder unter der

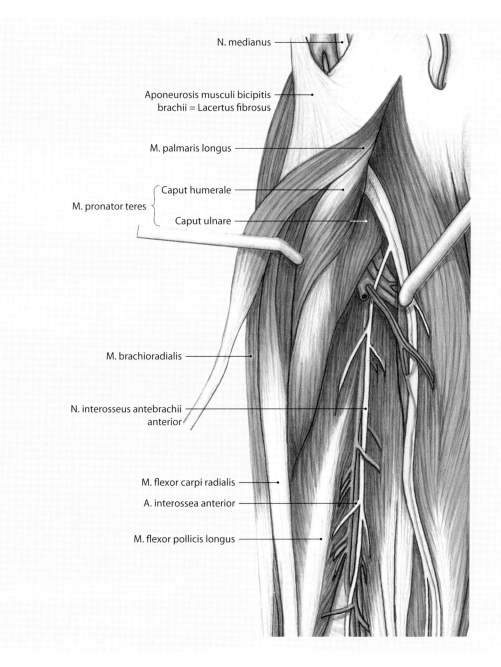

N. medianus

Aponeurosis musculi bicipitis
brachii = Lacertus fibrosus

M. palmaris longus

Caput humerale

M. pronator teres

Caput ulnare

M. brachioradialis

N. interosseus antebrachii
anterior

M. flexor carpi radialis

A. interossea anterior

M. flexor pollicis longus

▣ Abb. 7.22   Anatomie des N.-interosseus-anterior- und des Pronator-teres-Syndroms. (Aus Tillmann 2005)

fibrösen Arkade des M. flexor digitorum superficialis angenommen (▣ Abb. 7.22). Das Krankheitsbild gehört zur Gruppe der umstrittenen Kompressionssyndrome.

Das Pronator-teres-Syndrom kommt vorwiegend bei Männern vor und betrifft meist den dominanten Arm. Ursächlich werden chronische, berufliche oder sportliche Überlastungen des Arms angenommen. Weitere Ursachen können Vernarbungen nach Traumata, z. B. Ellenbogenluxation, sein oder Hämatome nach Punktion der A. bra-

chialis bzw. eine Volkmann-Kontraktur. Seltener sind Verletzungen des N. medianus im proximalen Unterarm nach Anlage eines arteriovenösen Shunts bei Dialysepatienten.

Bei dem ebenfalls seltenen N.-interosseus-anterior-Syndrom sind ausschließlich die medianusinnervierten Mm. flexor digitorum profundus, flexor pollicis longus und pronator quadratus betroffen. Da der Nerv kein Hautareal versorgt, sondern ausschließlich sensible Äste für das Handgelenk führt, finden sich keine sensiblen Störungen.

Diagnostik

Beim **Pronator-teres-Syndrom** können die Beschwerden ähnlich denen des KTS sein, wobei jedoch die typischen nächtlichen Parästhesien fehlen. Im Vordergrund stehen krampfartige oder diffuse Schmerzen in der Ellenbeuge und im Unterarm mit gelegentlichen Parästhesien der Hand. Der »Schreibkrampf« wird von einzelnen Autoren auch auf ein Pronator-teres-Syndrom bezogen.

Bei der Palpation finden sich eine Druckdolenz im Bereich des M. pronator teres und ein Hoffmann-Tinel-Zeichen im Medianusverlauf distal der Ellenbeuge. Nur selten liegen motorische Störungen in Form einer Greifschwäche beim Daumen-Zeigefinger-Spitzgriff vor, insbesondere dann, wenn der N. interosseus anterior mit betroffen ist. Sensible Störungen sind inkonstant.

Die Diagnose wird in der Regel klinisch gestellt. Spinner beschrieb folgende Provokationstests: Bei Beugung und Supination des Unterarms gegen Widerstand kommen Schmerzen dann vor, wenn die Kompression im Bereich des Lacertus fibrosus oder unter der Struther-Arkade vermutet wird. Wenn sich bei Streckung des pronierten Unterarms gegen Widerstand der Schmerz verstärkt, spricht dies für eine Kompression im Bereich des M. pronator teres. Kommt es zu einer solchen bei Beugung des Mittelfingers gegen Widerstand, kann eine Kompression im Bereich der Durchtrittsstelle des Nervs unter der Arkade des M. flexor digitorum superficialis angenommen werden. Motorische Störungen sind selten.

Die elektroneurographische Untersuchung ist wenig verlässlich. Gelegentlich lassen sich elektromyographisch in den medianusinnervierten Unterarm- und Handmuskeln Denervationspotenziale nachweisen. Die motorische NLG des N. medianus zwischen Ellenbeuge und Handgelenk ist meist normal.

> **Diagnostik des Pronator-teres-Syndroms**
> - Schmerz im Unterarm, evtl. schmerzbedingte Schwäche der Hand
> - Parästhesien besonders unter Belastung, im Gegensatz zum KTS jedoch nicht nachts
> - Druckschmerz entlang des N. medianus im proximalen Unterarm
> - Provokationstests
> - Evtl. Hypästhesie im Gebiet des N. medianus
> - Neurographie wenig verlässlich, jedoch erforderlich zum Ausschluss eines KTS

Beim **N.-interosseus-anterior-Syndrom** ist die klinische Symptomatik relativ typisch. Durch Ausfall der von diesem Ast versorgten Kennmuskeln resultiert das »pinch sign«. Beim Spitzgriff zwischen Daumen und Zeigefin-ger kommt es zu einer Überstreckung des Endglieds des Daumens und/oder des Zeigefingers. Der Patient ist nicht in der Lage, beim Spitzgriff einen Bogen bzw. ein O zu formen. Die Diagnose wird in der Regel klinisch gestellt.

Elektromyographisch können Denervationspotenziale in den Mm. flexor digitorum profundus, pollicis longus und pronator quadratus nachgewiesen werden. Diese fehlen jedoch bei leichteren und intermittierenden Fällen. Die distale Latenz des N. medianus bei Stimulation in der Ellenbeuge und Ableitung aus dem M. pronator quadratus ist in der Regel verlängert, die Untersuchung ist jedoch technisch gelegentlich schwierig. Die motorische NLG des N. medianus im Unterarm liegt im Normbereich, ebenso die distale Latenz sowie die sensible Neurographie.

Differenzialdiagnostisch muss immer eine neuralgische Schulteramyotrophie ausgeschlossen werden. Hierbei kommen ebenfalls isolierte Paresen des Nervs vor. Nicht selten gestaltet sich die Abgrenzung der beiden Krankheitsbilder schwierig, sodass vor allzu übereilten operativen Eingriffen gewarnt werden muss. Bei oberflächlicher Untersuchung ist eine Verwechslung mit einer Beugesehnenruptur möglich, die zu eine überflüssigen Beugesehnenrevision Anlass geben könnte. Auch wenn degenerative und rheumatische Handgelenkveränderungen sowie eine begleitende Synovialitis auf eine Beugesehnenruptur hindeuten, sollte nicht auf die Elektromyographie der Mm. flexor digitorum profundus und pronator quadratus verzichtet werden, um keine Läsion des N. interosseus zu übersehen.

> **Diagnostik bei N.-interosseus-anterior-Syndrom**
> - Schmerz im Unterarm besonders bei Belastung, evtl. schmerzbedingte Schwäche der Hand, Schwierigkeit beim Schreiben
> - Parästhesien besonders unter Belastung, nicht jedoch nachts
> - Im Gegensatz zum KTS ist der pathologische »Pinch-Griff« typisch, d. h. die Unfähigkeit, mit Daumen und Zeigefinger ein O zu formen.
> - Differenzialdiagnostisch ist eine Ruptur der Sehne des FPL auszuschließen.
> - Besonders bei beidseitigem Vorkommen ist an eine neuralgische Schulteramyotrophie (Parsonage-Turner-Syndrom) zu denken.
> - Beweisend für die neurogene Genese ist der elektromyographische Nachweis von Denervationspotenzialen in den Kennmuskeln.

Operative Therapie

Die Therapie der beiden Syndrome ist zunächst konservativ. Bleibt nach 6–8 Wochen eine spontane Besserung der Beschwerden bzw. der Parese aus, ist eine operative Revision in Erwägung zu ziehen. Operativer Zugang und Prozedere sind für beide Syndrome identisch.

Über eine S-förmige Hautinzision (◘ Abb. 7.23), bei der auf die Nn. cutanei antebrachii geachtet werden muss, wird der N. medianus medial der Bizepssehne dargestellt und nach Durchtrennung des Lacertus fibrosus nach distal präpariert.

Der radial von der A. brachialis verlaufende N. medianus gibt zunächst den Ramus muscularis zum M. pronator ab. Dieser ist begleitet von zahlreichen kleineren arteriellen Gefäßen, die den Nerv kreuzen und koaguliert werden sollten. Unter dem tiefen Kopf des M. pronator teres kreuzt auch die A. ulnaris. Die Abzweigung des N. interosseus anterior liegt durchschnittlich 5,4 cm distal des medialen Epikondylus. Wenn der Verlauf durch Anheben des Pronatormuskels nicht zu identifizieren ist, wird eine weitere distale Hautinzision erforderlich. Es empfiehlt sich zunächst, den Nervenverlauf durch Palpation mit dem Finger zu verfolgen und ggf. stenosierende Faszienbänder zu beseitigen. Bei einem sehnigen Ursprung des Caput ulnae des M. pronator wird dieser inzidiert. Der Arcus tendineus des M. flexor superficialis wird ggf. gespalten, bis die Passage für den tastenden Finger frei ist.

Eine Schienung des Arms ist nicht erforderlich. Bereits am ersten postoperativen Tag kann mit krankengymnastischen Maßnahmen begonnen werden. Die Prognose ist günstig. Sollte eine Besserung ausbleiben, muss zunächst differenzialdiagnostisch nach einer anderen Ursache gesucht werden. Dabei ist vor allem an das wesentlich häufigere KTS zu denken, aber auch an die seltene neuralgische Schulteramyotrophie.

Wenn in Ausnahmefällen eine Rückbildung der Parese des N. interosseus posterior ausbleibt, kann eine Ersatzoperation zur Wiederherstellung der Beugung von Daumen und Zeigefinger vorgenommen werden. Hierfür werden die Sehnen des M. flexor pollicis longus, ggf. auch des M. flexor indicis, mit der Sehne des M. extensor carpi radialis longus oder des M. brachioradialis verbunden.

7.3 Kompressionssyndrome des N. ulnaris

Der N. ulnaris geht aus dem medialen Faszikel des Armplexus hervor und enthält Zuflüsse aus C7, C8 und Th1. Er verläuft am Oberarm medial von der A. brachialis zusammen mit dem N. medianus und gelangt etwa 6 cm proximal des medialen Epikondylus in den Raum zwischen dem Septum intermusculare mediale und dem medialen Kopf des Trizeps. Hier kann sich ein fibröses Septum finden, die Struther-Arkade. Es ist strittig, ob diese für eine seltene Kompression des N. ulnaris verantwortlich ist.

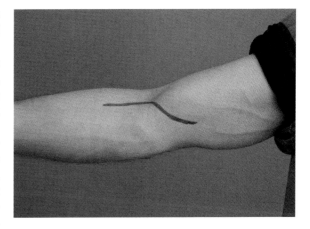

◘ **Abb. 7.23**   Schnittführung zur Dekompression bei N.-interosseus-anterior- und Pronator-teres-Syndroms rechts

Weiter distal verläuft der N. ulnaris in der retrokondylären Fossa des medialen Epikondylus (auch als Sulcus Nervi ulnaris bezeichnet) besonders exponiert, er ist anfällig für externe Druckschädigungen. Im Bereich des Sulkus beginnt bereits ein mehr oder weniger straffes Band (Osborne-Ligament oder Lig. arcuatum), das sich zwischen dem medialen Epikondylus und dem Olekranon ausspannt. In 10 % der Fälle kann sich anstelle des Bands ein residualer M. epitrochleoanconeus finden. Etwa 5 cm distal des medialen Epikondylus verläuft der N. ulnaris unter der Aponeurose der Flexor-Pronator-Gruppe. In diesem Bereich, der auch als distaler Kubitaltunnel bezeichnet wird, können bandartig verdickte Aponeurosenanteile komprimierend auf den N. ulnaris einwirken. Der Kubitaltunnel erreicht somit eine Länge von bis zu 10 cm, wobei der Sulkus mit einbezogen ist (◘ Abb. 7.24, ◘ Abb. 7.25).

> Der osteofibröse Kanal kann in 3 Bereiche eingeteilt werden: retrokondylärer Sulkus, Kubitaltunnelretinakulum, tiefe Flexorenfaszie mit bandartigen Strukturen.

Nach Abgabe mehrerer Muskeläste zweigt der sensible Ramus cutaneus dorsalis etwa 8 cm proximal vom Handgelenk ab und versorgt sensibel den ulnaren Handrücken und die Rückseite der Grundglieder des fünften und halben vierten Fingers. Etwa in Höhe der Rascetta und des gut tastbaren Os pisiforme mündet der Hautnerv in die Guyon-Loge, die auch als ulnarer Karpalkanal bezeichnet wird. Dieser weist eine erhebliche Engstelle unter dem Lig. pisohamatum auf und geht anschließend in den Kanal unter dem M. opponens digiti V über. Zwischen Os pisiforme und Lig. pisohamatum teilt sich der N. ulnaris in den sensiblen Ramus superficialis und in den tiefen

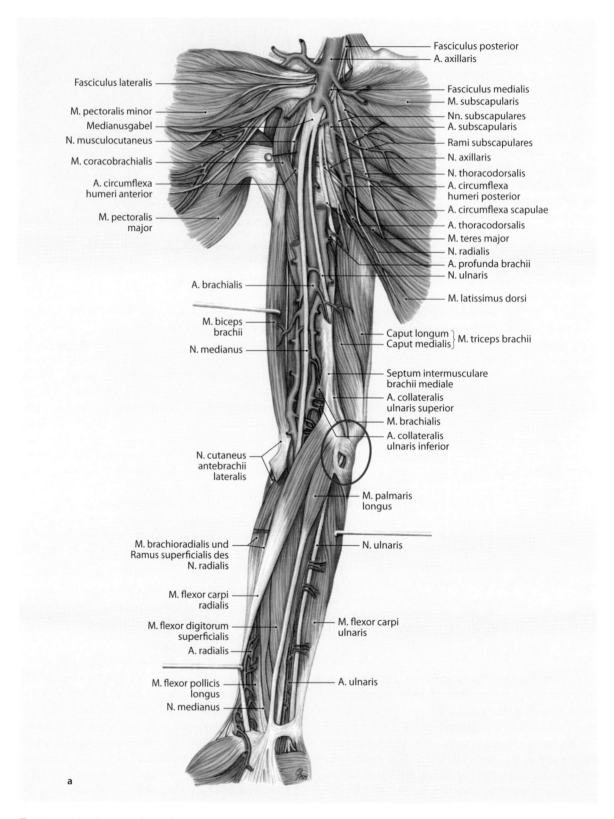

Fasciculus posterior
A. axillaris

Fasciculus lateralis

Fasciculus medialis
M. subscapularis

M. pectoralis minor
Medianusgabel
N. musculocutaneus

Nn. subscapulares
A. subscapularis

Rami subscapulares

M. coracobrachialis

N. axillaris
N. thoracodorsalis

A. circumflexa
humeri anterior

A. circumflexa
humeri posterior

A. circumflexa scapulae

M. pectoralis
major

A. thoracodorsalis
M. teres major
N. radialis
A. profunda brachii
N. ulnaris

A. brachialis

M. latissimus dorsi

M. biceps
brachii

Caput longum
Caput medialis } M. triceps brachii

N. medianus

Septum intermusculare
brachii mediale

A. collateralis
ulnaris superior

M. brachialis

A. collateralis
ulnaris inferior

N. cutaneus
antebrachii
lateralis

M. palmaris
longus

M. brachioradialis und
Ramus superficialis des
N. radialis

N. ulnaris

M. flexor carpi
radialis

M. flexor digitorum
superficialis

M. flexor carpi
ulnaris

A. radialis

M. flexor pollicis
longus
N. medianus

A. ulnaris

a

◨ **Abb. 7.24a,b   Anatomie des N. ulnaris**. **a** Mit proximalem Engpass im Kubitaltunnel, **b** mit distalem Engpass. (Aus Tillmann 2005)

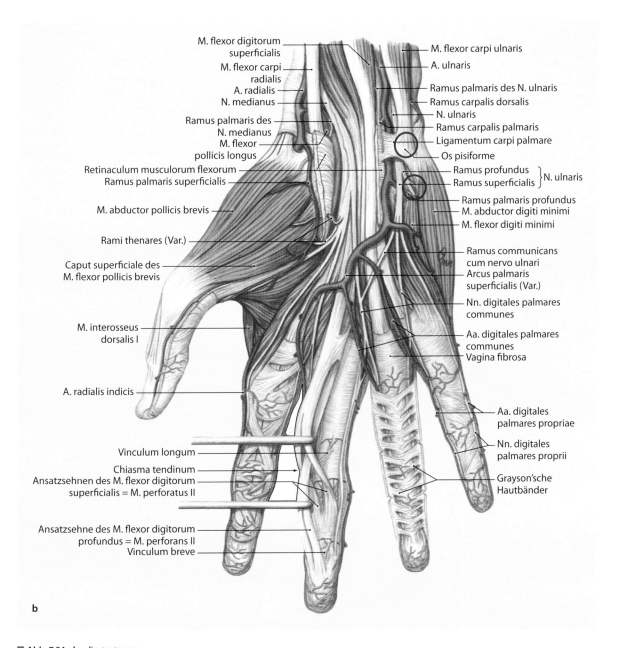

M. flexor digitorum superficialis
M. flexor carpi radialis
A. radialis
N. medianus
Ramus palmaris des N. medianus
M. flexor pollicis longus
Retinaculum musculorum flexorum
Ramus palmaris superficialis
M. abductor pollicis brevis
Rami thenares (Var.)
Caput superficiale des M. flexor pollicis brevis
M. interosseus dorsalis I
A. radialis indicis
Vinculum longum
Chiasma tendinum
Ansatzsehnen des M. flexor digitorum superficialis = M. perforatus II
Ansatzsehne des M. flexor digitorum profundus = M. perforans II
Vinculum breve

M. flexor carpi ulnaris
A. ulnaris
Ramus palmaris des N. ulnaris
Ramus carpalis dorsalis
N. ulnaris
Ramus carpalis palmaris
Ligamentum carpi palmare
Os pisiforme
Ramus profundus
Ramus superficialis } N. ulnaris
Ramus palmaris profundus
M. abductor digiti minimi
M. flexor digiti minimi
Ramus communicans cum nervo ulnari
Arcus palmaris superficialis (Var.)
Nn. digitales palmares communes
Aa. digitales palmares communes
Vagina fibrosa
Aa. digitales palmares propriae
Nn. digitales palmares proprii
Grayson'sche Hautbänder

b

◻ Abb. 7.24a,b   Fortsetzung

motorischen Ast. Unmittelbar nach der Teilung und noch vor dem Lig. pisohamatum zweigt der motorische Hypothenarast ab. Der Ramus profundus verläuft zusammen mit der tiefen Ulnararterie unter dem straffen Lig. pisohamatum in die Hohlhand und passiert hier weitere fibröse Septen der intrinsischen Handmuskeln.

Die wichtigste Variante des N. ulnaris ist die Martin-Gruber-Anastomose, ein motorischer Faseraustausch des N. medianus mit dem N. ulnaris im Unterarmbereich.

7.3.1   Kubitaltunnelsyndrom

Das Kubitaltunnelsyndrom (KUTS, syn. Ulnarisneuropathie am Ellenbogen [UNE], Sulcus-ulnaris-Syndrom [SUS]) ist nach dem Karpaltunnelsyndrom das zweithäufigste Kompressionssyndrom eines peripheren Nervs. Das KTS kommt jedoch 13-mal häufiger vor. Die Inzidenzrate beträgt in einer italienischen Studie 24,7 pro 100.000 Einwohner. Sie steigt mit zunehmender Arbeitsbelastung

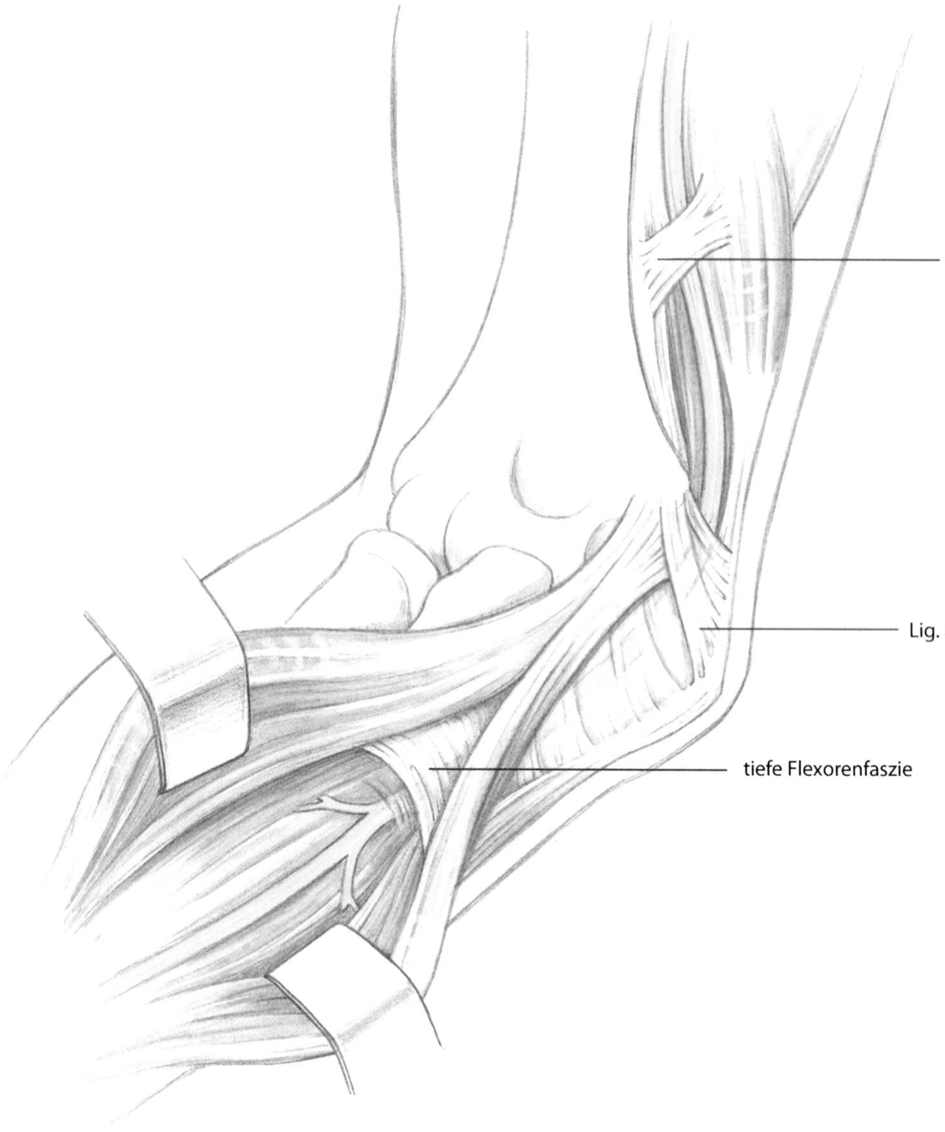

—— Struthersche Arkade

—— Lig. arcuatum

—— tiefe Flexorenfaszie

Abb. 7.25 Schema des Kubitaltunnels. (Aus Assmus u. Antoniadis 2008)

des Arms. Das Syndrom kommt in bis zu 40 % der Fälle beidseitig vor, wobei die linke Seite fast 3-mal so häufig betroffen ist wie die rechte. Es ist bei Männern doppelt so häufig wie bei Frauen (Verhältnis 2:1).

Pathogenese

Die unterschiedliche Nomenklatur ist durch verschiedene pathogenetische Vorstellungen geprägt. Während man ursprünglich den exponierten Verlauf des Nervs im Bereich des Sulkus für die Manifestation des Syndroms verantwortlich machte und folgerichtig den Nerv aus dem Sulkus verlagerte (der erste Eingriff wurde bereits Ende des 19. Jahrhunderts durchgeführt), wiesen erstmals 1957

Osborne und 1958 Feindel und Stratford auf die Bedeutung des Kubitaltunnels hin. In den letzten Jahren wird der Begriff des Sulcus-ulnaris-Syndroms zunehmend verlassen und von neurologischer Seite durch die nur ungenau definierte Ulnarisneuropathie am Ellenbogen (UNE) ersetzt, während sich in der chirurgischen Literatur weltweit der Begriff des Kubitaltunnelsyndroms durchgesetzt hat.

❯ **Das Kubitaltunnelsyndrom kann in eine idiopathische oder primäre Form, die Normvarianten wie die Ulnarisluxation und den M. epitrochleoanconeus einschließt, und eine sekundäre oder symptomatische Form unterteilt werden. Zu**

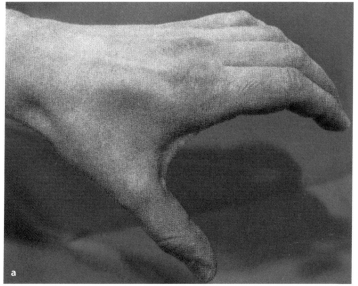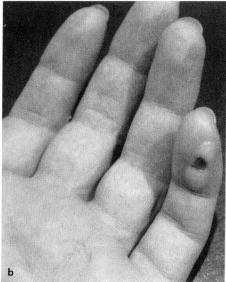

Abb. 7.26 **a** Atrophie des Spatium interosseum I, **b** Krallenstellung der Finger IV und V und Verbrennungsulkus am Kleinfinger bei fortgeschrittener N.-ulnaris-Parese. (Aus Assmus u. Antoniadis 2008)

Letzterer zählen die Ulnarisspätparese nach Traumata oder Ellenbogengelenkarthrose und Raumforderungen wie Lipomen, Ganglien usw.

Zweifelsohne kann eine repetitive bzw. chronisch exogene Druckwirkung, die durch eine flache Ulnarisrinne sowie eine bei Unterarmbeugung eintretende Subluxation des N. ulnaris begünstigt wird, bei habituellen beschäftigungs- oder krankheitsbedingtem Aufstützen, z. B. Auflegen des Ellenbogens auf eine schlecht gepolsterte Unterlage, zu einer Ulnarisschädigung führen. Die meisten Autoren sind sich jedoch einig, dass der Pathomechanismus in einer Kompression, Traktion und Friktion besteht. Die eigentliche Kompression des N. ulnaris findet – unabhängig von der Ätiologie – nicht im Sulkus, sondern im Kubitaltunnel statt, der deutlich über den Bereich der Ulnarisrinne hinausgeht. Es wurde nachgewiesen, dass sich bei Beugung des Ellenbogengelenks das Lig. arcuatum und die Flexorenfaszie anspannen und zu einer Druckerhöhung im Kubitaltunnel führen. Dies gilt auch für den distalen Bereich des Kubitaltunnels.

Eine einmalige exogene Druckschädigung des Nervs, wie sie im Schlaf häufig vorkommt, kann zu einer Schwellung führen, die aus einem bereits vorbestehenden latenten Kompressionssyndrom ein manifestes macht. Oft genügen inadäquate äußere Einflüsse als Trigger für eine Manifestation der Parese. Solche Läsionen können auch bei Autofahrern vorkommen, die den linken Arm längere Zeit auf der Armlehne in angebeugter Stellung lagern.

Ein persistierender M. epitrochleoanconeus kann ebenso wie ein schnappender medialer Trizepskopf zur Manifestation eines KUTS führen. Eine besondere Bedeutung kommt der Ulnarisluxation zu. Diese ist asymptomatisch bei vielen Gesunden vorhanden und hat nur dann eine Bedeutung, wenn es zusätzlich zu einer Kompression des pseudoneuromartig verdickten Nervs im Kubitaltunnel kommt. Ausgeprägte posttraumatische Veränderungen, insbesondere nach kindlichen Ellenbogengelenkfrakturen, führen zur Manifestation eines meist sehr ausgeprägten Kubitaltunnelsyndroms (»Ulnarisspätparese«). Weitere Ursachen eines sekundären Kubitaltunnelsyndroms sind Lipome oder Ganglien, seltener auch Neurinome oder Neurofibrome.

Diagnostik

Der Symptombeginn ist nicht selten akut (über Nacht) mit Taubheitsgefühl der Finger IV und V. Nicht selten wird auch über ziehende Schmerzen am Ellenbogen und Unterarm geklagt. Motorische Paresen zeigen sich in einer Schwäche beim Schreiben oder Umdrehen eines Schlüssels im Schloss. Muskelatrophien, insbesondere des Spatium interosseum I, werden von den Patienten in der Regel selbst nicht bemerkt (Abb. 7.26a). Im Endstadium kommt es zu einer Krallenstellung des vierten und fünften Fingers. Eine Ulnarisspätparese kann sich viele Jahre nach einer deformierenden Ellenbogengelenkfraktur entwickeln. In sehr fortgeschrittenen Fällen kommt es häufiger zu unbeabsichtigten Verbrennungen des Kleinfingers (Abb. 7.26).

Die Hypästhesie umfasst nicht nur das klassische Innervationsgebiet des distalen N. ulnaris, sondern auch den Ramus dorsalis, d. h. außer einer Hypästhesie des fünften

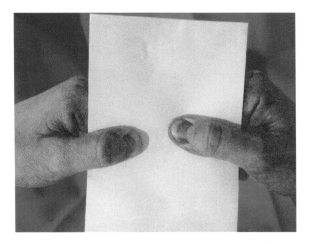

Abb. 7.27 Positives Froment-Zeichen mit gebeugtem Dau-
menendglied der linken Hand. (Aus Assmus u. Antoniadis 2008)

und hälftigen vierten Fingers besteht auch eine solche am
ulnaren Handrücken. Neben einer Schwäche beim Fin-
gerspreizen kommt es bei Adduktion des Daumens kompensatorisch zu einer Beugung des Endglieds durch den
(medianusinnervierten) M. flexor pollicis longus. Dieses
als Froment-Zeichen bekannte Phänomen ist zusammen
mit einer ungenügenden Adduktion des Kleinfingers ein
verlässliches klinisches Kriterium einer Ulnarisläsion
(■ Abb. 7.27).

Bei posttraumatischen oder durch Arthrosen des Ellenbogengelenks bedingten Spätparesen liegen in der Regel eine Einschränkung der Ellenbogengelenkfunktion
sowohl für Beugung als auch Streckung vor, darüber hinaus besteht auch meist eine Achsenfehlstellungen (Varus-
oder Valgusdeformität). Die Palpation des Nervs zeigt in
fortgeschrittenen Fällen eine erhebliche Druckdolenz und
Verdickung des Nervs.

Palpatorisch sollte immer auch nach einer Luxation gesucht werden. Bei Beugung des Ellenbogengelenks tastet
der Finger den aus dem Sulkus nach medial luxierenden
Nerv. Neben kompletten Luxationen finden sich auch Sub-
luxationen, wobei sich der Nerv nur bis zur Spitze des medialen Epikondylus bewegt. Ein akzidentell vorkommener
M. epitrochleoanconeus kann sich wulstförmig über den
Sulkus vorwölben und das Tasten des Nervs erschweren.

Der elektrophysiologischen Untersuchung kommt
eine wesentliche diagnostische Bedeutung zu, obwohl in
den meisten Fällen die Diagnose auch klinisch gestellt
werden kann. Sie ist insofern unentbehrlich, als sie zur
Bestätigung der Diagnose bzw. differenzialdiagnostischen
Erwägungen dient, außerdem zur Verlaufsbeobachtung
und Kontrolle des Therapieerfolgs. Die fraktionierte
Neurographie dient zur Erfassung eines Leitungsblocks
oder einer Leitungsverzögerung und damit zur Lokalisation der Kompression.

Erforderlich ist die Untersuchung der sensiblen und
motorischen NLG mit Oberflächenelektroden unter Kon-
trolle der Temperatur und identischer Position des Ellen-
bogengelenks. Diagnostische Relevanz für die chronische
Ulnariskompression haben folgende Ergebnisse:
- Herabsetzung der motorischen NLG im Ellenbogen-
  segment auf einen Wert <50 m/s
- Herabsetzung der motorischen NLG um >10 m/s im
  Vergleich zum Unterarmsegment
- Signifikante Amplitudenminderung des motorischen
  Antwortpotenzials nach Stimulation proximal im
  Vergleich zur Stimulation distal der Ulnarisrinne bzw.
  des Kubitaltunnels um mindestens 20 %
- Verlängerung des motorischen Antwortpotenzials
  nach Stimulation proximal, nicht jedoch nach distaler
  Stimulation

Bei Untersuchungen des antidromen sensiblen NAP und
Ableitung vom Ringfinger kann gleichzeitig das NAP des
N. medianus zum Vergleich herangezogen werden.

Eine elektromyographische Untersuchung ist routinemäßig nicht erforderlich, unabdingbar jedoch zum Ausschluss einer über das Innervationsgebiet des N. ulnaris
hinausgehenden Störung, z. B. einer unteren Armplexusläsion.

Bildgebende Untersuchungen stellen eine wertvolle
Ergänzung der elektrophysiologischen Diagnostik dar.
Neben herkömmlicher Röntgenuntersuchung des Ellenbogengelenks bei posttraumatischen Veränderungen
können mit der hochauflösenden Sonographie Größe
und Lageveränderung des N. ulnaris am Ellenbogengelenk dargestellt werden. Weiterhin lassen sich zystische
Veränderungen in Gelenknähe und ein M. epitrochleoanconeus sonographisch nachweisen. Die Sensitivität der
Untersuchung liegt bei 80 %, die Spezifität bei 91 %. Die
etwas aufwendigere MRT erlaubt ebenfalls die Darstellung
morphologischer Veränderungen des N. ulnaris und der
umgebenden Strukturen. Sie dient auch zum Ausschluss
tumöröser und anderweitiger Veränderungen.

Die **Differenzialdiagnose** sollte immer eine akute
Druckparese des N. ulnaris einschließen sowie eine radi-
kuläre C8-Symptomatik. Selten kommen auch eine untere
Armplexusläsion oder ein TOS infrage. Bei motorischen
Läsionen ohne Sensibilitätsstörung muss an eine isolierte
distale Kompression des N. ulnaris gedacht werden. Öfter
ist auch die Frage einer begleitenden oder unterlagernden
Polyneuropathie zu klären (Double-crush-Syndrom).

Diagnostik bei Kubitaltunnelsyndrom
- Spätlähmungen bis zu 20 Jahre nach einer Ellen-
  bogengelenkfraktur
- Oft Symptombeginn über Nacht

Tab. 7.2 Vor- und Nachteile der operativen Verfahren beim KUTS

Methode	Vorteile	Nachteile	Bemerkungen
Dekompression (auch endoskopisch)	Risikoarme Methode, einfach durchzuführen	Ausnahmen beachten	Heute Standardmethode für die meisten Fälle
Verlagerung	Indiziert bei Cubitus valgus und schweren posttraumatischen Veränderungen und Vernarbungen	Traumatisierend für den Nerv, Verschlechterung der Blutversorgung, operative Risiken eines Kinking usw.	Erfordert größere operative Erfahrung
Epikondylektomie (plus Verlagerung)	Weniger traumatisierend als tiefe submuskuläre Verlagerung	Risiko der Gelenkinstabilität geringer bei der partiellen Epikondylektomie	Methode in deutschsprachigen Ländern weniger gebräuchlich als z. B. in den USA

- Klein- und Ringfinger eingeschlafen
- Ziehen am Ellenbogen und Unterarm
- Druckschmerz des N. ulnaris am Ellenbogen, evtl. mit Verdickung und Luxation des Nervs
- Hypästhesie des fünften und ulnarseitigen vierten Fingers sowie der ulnaren Handkante
- Im fortgeschrittenen Stadium Atrophie des Spatium interosseum I und Krallenstellung des Klein- und Ringfingers
- Positives Froment-Zeichen
- Neurographischer Nachweis eines Leitungsblocks
- Neurosonographischer Nachweis von Größe- und Lageveränderungen
- Im MRT Zunahme des T2-Signals im Bereich der Kompression

Klassifikation

Postoperative Klassifikationsschemata sind für die Beurteilung des Operationserfolgs und der Prognose wichtig. Während früher die Schemata von McGowan mit 3 Schweregraden und ausschließlicher Berücksichtigung der motorischen Funktion verbreitet war, hat sich heute weitgehend die von Dellon 1989 vorgeschlagene Klassifikation durchgesetzt: Sie kennt ebenfalls 3 Grade:

- Grad I: milde Form mit rezidivierenden Parästhesien und subjektiver Schwäche
- Grad II: mäßige Form mit Parästhesien und messbarer Schwäche des Faust- und Spitzgriffs
- Grad III: schwere Veränderungen mit Muskelatrophien und abnormer Zwei-Punkte-Diskrimination sowie messbarer Schwäche der Funktion der kleinen Handmuskeln

Die Behandlungsergebnisse wurden für jedes Stadium mit »excellent«, »good«, »fair« und »poor« beurteilt. »Excellent« bedeutet hierbei völlige Beschwerdefreiheit in Grad I und II. Bei Grad III kann das Ergebnis auch »excellent« lauten, wenn keine Zwei-Punkte-Diskrimination vorliegt, der Patient jedoch vollständige Beschwerdefreiheit oder das Verschwinden der Parästhesien angibt. Gebräuchlich sind außerdem die Bishop-Skala, der DASH-Score und eine neurophysiologische Klassifikation. Das Bewertungsschema des Louisiana State Universitiy Medical Center (LSUMC) ist relativ aufwendig.

Operative Therapie

Leichtere intermittierende Parästhesien ohne belangvolle neurographische Veränderungen können sich spontan oder unter konservativer Behandlung zurückbilden. Externe Druckbelastungen, insbesondere eine berufsbedingte bzw. tätigkeitsbedingte Exposition sind zu vermeiden (Svernlöv et al. 2009). Eine nächtliche Schienung und Nervengleitübungen haben keinen zusätzlichen Vorteil (Caliandro et al. 2011). Auch lokale Kortikoidinjektionen sind in der Regel wenig hilfreich.

Bei ausbleibender klinischer und elektrophysiologischer Besserung oder Verschlechterung der Messwerte sollte nach etwa 6 Wochen die operative Indikation gestellt werden. Wenn bereits Atrophien oder palpatorische Veränderungen des N. ulnaris vorliegen, ist ein konservatives Zuwarten sinnlos und die unmittelbare operative Dekompression angezeigt. Ein allzu langes Zuwarten und eine Verzögerung der operativen Behandlung verschlechtert die Prognose, da bereits eingetretene Atrophien nur begrenzt oder nicht mehr rückbildungsfähig sind.

Es stehen mehrere, zum Teil konkurrierende operative Verfahren zu Verfügung (**Tab. 7.2**):

- Einfache (offene) Dekompression
- Endoskopische (langstreckige) Dekompression
- Subkutane Ventralverlagerung
- Submuskuläre Ventralverlagerung
- Intramuskuläre Ventralverlagerung
- Mediale Epikondylektomie, die vor allem in angelsächsischen Ländern ihre Befürworter hat

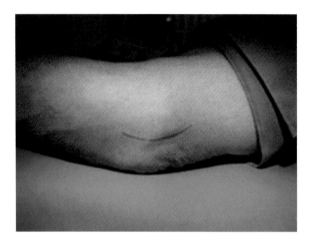

Abb. 7.28 Hautinzision bei der einfachen Dekompression des N. ulnaris beim Kubitaltunnelsyndrom. (Aus Assmus 2003)

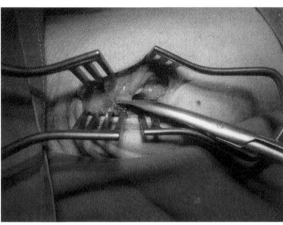

Abb. 7.29 Durchtrennung des Osborne-Bands und Eröffnung des Kubitaltunnels. (Aus Assmus u. Antoniadis 2008)

Bis vor wenigen Jahren wurde von den meisten Operateuren die Verlagerung des N. ulnaris durchgeführt, wobei allenfalls strittig war, ob die subkutane oder submuskuläre Verlagerung zu bevorzugen sei. Seit 1998 zeigten mehrere evidenzbasierte Untersuchungen, dass die einfache Dekompression bei gleichen Ergebnissen deutlich komplikationsärmer ist (Bartels et al. 2005, Gervasio et al. 2005). Dies gilt auch für die Ulnarisluxation (Kraus et al. 2009). Während anfangs nur bei leichten und mittelschweren Fällen dekomprimiert wurde, zeigten weitere Studien, dass auch in fortgeschrittenen Fällen mit gleich guten Ergebnissen zu rechnen ist. Die einfache Dekompression ist außerdem deutlich kostengünstiger. Eine aktuelle Cochrane-Studie kam zu dem Ergebnis, dass aufgrund der klinischen, neurophysiologischen und bildgebenden Verfahren allein keine ausreichende Evidenz für eine optimale Therapie abzuleiten ist (Caliandro et al. 2011).

Wir bevorzugen seit vielen Jahren die einfache Dekompression, auch in Fällen von Spätparese, Ulnarisluxation und M. epitrochleoanconeus. Die sich zunehmend verbreitende endoskopische Dekompression ist zweifelsohne eine elegante und relativ leicht zu erlernende Methode für die langstreckige Dekompression des N. ulnaris. Hiermit lassen sich relativ weit distal gelegene Engpässe unter der tiefen Flexorenfaszie, die durch die offene Methode nur schwer oder nicht erreichbar sind, problemlos erfassen. Ob die Methode generell Vorteile hat, ist noch nicht erwiesen, solange es keine kontrollierten randomisierten Studien hierzu gibt.

Technik der einfachen Dekompression

Der Eingriff erfolgt in Lokal- oder Regionalanästhesie und Oberarmblutsperre. Für die Lokalanästhesie genügen 8–12 ml einer 1 %igen Lösung (Lidocain, Meaverin usw.). In Rückenlagerung wird der Arm seitlich abduziert und

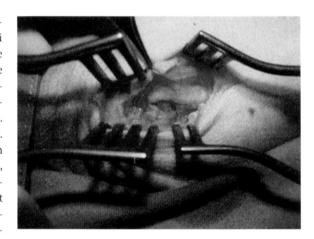

Abb. 7.30 Dekompression des N. ulnaris. (Aus Assmus u. Antoniadis 2008)

auf einem Armtisch und einem Keilpolster gelagert. Der Unterarm wird hierbei supiniert und im Ellenbogengelenk leicht angebeugt. Für die Inzision genügt im Allgemeinen eine Länge von 3–4 cm (■ Abb. 7.28). Bei adipösen Patienten kann die Länge jedoch bis zu 6 cm betragen. Sie erfolgt bogig, meist dorsal, gelegentlich auch ventral des medialen Epikondylus, der ein wichtiger Orientierungspunkt darstellt. Bei Durchtrennung des Subkutangewebes ist auf die variabel verlaufenden Äste des N. cutaneus antebrachii medialis zu achten. Der N. ulnaris wird proximal des Sulkus aufgesucht und nach distal präpariert, wobei das an seinen Querfasern erkennbare Kubitaltunnelretinakulum (Osborne-Band) mit der Schere nach distal gespalten und gelegentlich auch reseziert wird (■ Abb. 7.29, ■ Abb. 7.30).

Nach Identifikation der beiden Köpfe des M. flexor carpi ulnaris wird hier weiter in die Tiefe gegangen und

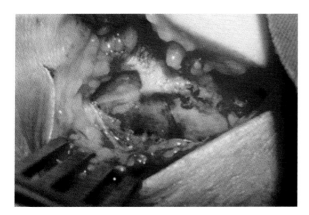

Abb. 7.31 Die Kompressionsstelle des geröteten und taillierten N. ulnaris ist nach Resektion des verdickten Kubitaltunnelretinakulums gut zu erkennen. Rechts im Bild ein großes Pseudoneurom. Es handelt sich bei diesem Fallbeispiel um eine Ulnarisspätparese. (Aus Assmus 2003)

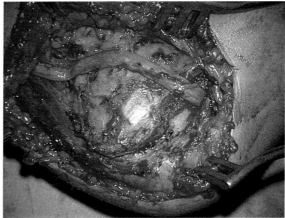

Abb. 7.32 Operationssitus nach subkutaner Ventralverlagerung des N. ulnaris

unter Zuhilfenahme eines Langenbeck-Hakens oder eines beleuchteten Spekulums auch die tiefe Faszie bis mindestens 5 cm distal des medialen Epikondylus gespalten. Häufig findet man im Bereich des Kubitaltunnels ein den N. ulnaris kreuzendes Gefäßbündel, das koaguliert und durchtrennt werden kann. Neben dem bereits erwähnten M. epitrochleoanconeus, der komplett gespalten wird, können seltener auch raumfordernde Lipome oder Ganglien vorkommen, die vollständig reseziert werden müssen. Bei posttraumatischen Spätparesen ist der operative Befund in der Regel sehr ausgeprägt. Es können sich ganz erhebliche pseudoneuromartige Auftreibungen im Bereich des Sulkus und distal davon im eigentlichen Kubitaltunnel taillenförmige Abflachungen mit vermehrter Gefäßinjektion finden (▪ Abb. 7.31).

Abschließend wird nach proximal mit der Schere wiederum unter Zuhilfenahme eines Langenbeck-Hakens ausreichend sondiert und ggf. weiteres strangulierendes Gewebe gespalten oder reseziert. Auf einen Eingriff am Nerv selbst, d. h. eine Spaltung des Peri- oder Epineuriums, sollte verzichtet werden. Eine intraneurale oder interfaszikuläre Neurolyse ist nicht nur überflüssig, sondern wegen einer möglichen Läsion der sich plexusartig verflechtenden Nervfaszikel kontraindiziert.

Nach Einlegen eines Mini-Redovac erfolgt der Wundverschluss durch Rückstichnähte unter Verzicht auf Subkutan- und Fasziennähte. Der leicht komprimierende Verband wird am Folgetag zusammen mit der Drainage entfernt. Die Hautfäden werden nach 10 Tagen gezogen, das Anlegen einer Schiene erübrigt sich.

Technik der subkutanen Verlagerung

Wegen der gelegentlich schwierigen Präparation, besonders bei den posttraumatischen Fällen, ist (neben einer

ebenfalls möglichen Lokalanästhesie) eine i.v. Regionalanästhesie, Plexusanästhesie oder Intubationsnarkose und Blutleere zu empfehlen.

Die Inzision ist etwa 8–12 cm lang und verläuft bogig vom distalen Oberarmviertel etwas dorsal vom medialen Epikondylus bis zum proximalen Unterarmdrittel. Bei Durchtrennung der Subkutis ist besonders auf den N. cutaneus antebrachii medialis und seine Äste zu achten, der bei der längeren Inzision häufiger anzutreffen ist als bei der einfachen Dekompression. Der N. ulnaris wird wiederum proximal des Sulkus aufgesucht und nach Durchtrennung des Kubitaltunnelretinakulums nach distal mobilisiert, wobei sensible Gelenkäste geopfert werden können.

Vor Durchführung der eigentlichen Verlagerung ist proximal des Sulkus auf eine ausreichende Resektion des Septum intermusculare, distal auf die Schonung und ggf. Mobilisierung motorischer Äste zum M. flexor carpi ulnaris und auf eine komplette Spaltung der submuskukären Faszie zu achten. Nutritive Äste des N. ulnaris, die aus der oberen oder unteren Kollateralarterie kommen, sollten möglichst erhalten bleiben. Der Nerv wird dann ausreichend subkutan nach medial verlagert und verläuft leicht geschlängelt deutlich medial vom Epicondylus medialis (▪ Abb. 7.32). Er wird jetzt breitflächig durch einen Subkutan- oder Faszienlappen locker fixiert.

> **In jedem Fall ist eine Strangulation des Nervs zu vermeiden, ebenso ein mögliches postoperatives Abgleiten in Richtung auf den medialen Epikondylus.**

Technik der submuskulären Verlagerung

Wegen der Ausdehnung des Eingriffs ist die tiefe submuskuläre Verlagerung die anspruchsvollste Methode. Das operative Vorgehen ist zunächst identisch mit dem bei der

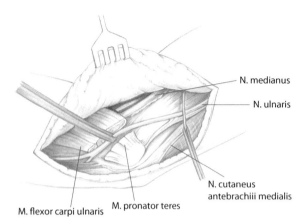

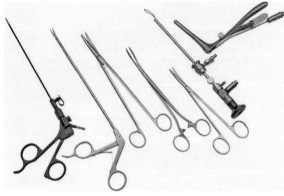

◘ Abb. 7.33 Submuskuläre Ventralverlagerung des N. ulnaris. (Aus Asmuss u. Antoniadis 2008)

◘ Abb. 7.34 Endoskopisches Instrumentarium nach Hoffmann zur langstreckigen Dekompression des N. ulnaris. (Aus Asmuss u. Antoniadis 2008)

subkutanen Verlagerung. Nach ausreichender Mobilisierung des Nervs werden die Mm. pronator und der mediale Kopf des M. flexor carpi ulnaris von ihrem Ansatz am medialen Epikondylus scharf abgetrennt, von den tiefen Flexoren separiert und angehoben. Hierbei sind motorische Äste des N. medianus, die zum M. pronator ziehen, zu schonen (◘ Abb. 7.33).

In der Regel werden auch der N. medianus und die A. brachialis sichtbar. Der N. ulnaris wird in sein neues Bett in unmittelbarer Nähe zum N. medianus verlegt, in dem er wiederum spannungsfrei und leicht geschlängelt verläuft. Nach Beugung des Gelenks werden die Muskeln mit kräftigen Nähten reinseriert. Postoperativ ist eine Ruhigstellung für 1–2 Wochen erforderlich.

Intramuskuläre Volarverlagerung

Diese Technik, die in den 1980er-Jahren häufig angewandt wurde, ist inzwischen in den Hintergrund getreten. Grund dafür sind massive Verwachsungen des N. ulnaris in der Muskulatur. Reoperationen könnten sich schwierig gestalten und mit höheren Risiken behaftet sein. Mehrere Studien der letzten Jahre zeigten keine Vorteile dieser Technik gegenüber der subkutanen Volarverlagerung

Technik der partiellen Epikondylektomie

Als Variante der submuskulären Technik kann mit Abtrennung der Muskulatur auch gleichzeitig eine Osteotomie des medialen Epikondylus erfolgen. Nach spannungsfreier Verlagerung des Nervs wird der Epikondylus mit der Muskulatur durch Kirschner-Drähte oder Schrauben wieder am Humerus reinseriert. Als Variante ist die teilweise Resektion des medialen Epikondylus gebräuchlich. Hierbei wird der mediale Epikondylus subperiostal freigelegt und mit einem Osteotom tangential abgetrennt. Anschließend wird der Knochen geglättet, um dem darüber laufenden N. ulnaris einen reizlosen Verlauf zu ermöglichen.

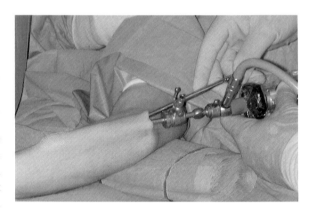

◘ Abb. 7.35 Endoskopische langstreckige Dekompression bei KUTS. (Aus Asmuss u. Antoniadis 2008)

❯ Bei dieser Technik ist darauf zu achten, dass die Resektion nicht zu ausgedehnt erfolgt, damit das ulnare Kollateralband des Ellenbogengelenks erhalten bleibt. Anderenfalls droht eine Gelenkinstabilität.

Langstreckige, endoskopisch assistierte In-situ-Dekompression

Der Eingriff wird in Plexusanästhesie, aber auch in Lokalanästhesie oder Intubationsnarkose durchgeführt. Als Instrumentarium dient das Kubitaltunnelset nach Hoffmann (Fa. Karl Storz, Tuttlingen), es besteht aus einer Großbildvorausblickoptik, einem Dissektor mit Spatel, 2 beleuchteten Spekula, 3 Metzenbaum-Scheren, 2 Tunnelzangen und 1 Klippzange (◘ Abb. 7.34).

Die Hautinzision befindet sich im Nervenverlauf über dem Sulkus. Die Tunnelung erfolgt epifaszial und nicht im Nervenkanal. Der epifasziale Raum wird auf einer Länge von 12–15 cm aufgespreizt. Mithilfe eines beleuchteten Spekulums (◘ Abb. 7.35) werden die Muskelfaszie und das

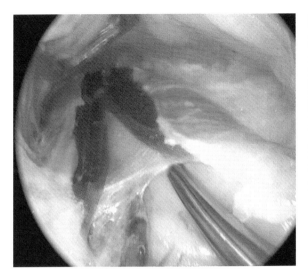

Abb. 7.36 Endoskopisch-assistierte Spaltung der submuskulären Membranen. Unter der Schere ist der N. ulnaris erkennbar

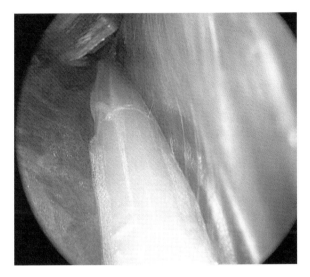

Abb. 7.37 Endoskopische Sicht auf den N. ulnaris nach Spaltung der submuskulären Membran

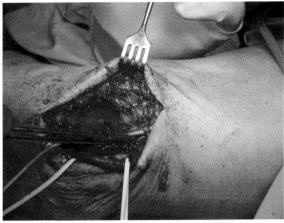

Abb. 7.38 Nicht gespaltenes Septum intermusculare mediale bei insuffizienter subkutaner Vorverlagerung des N. ulnaris

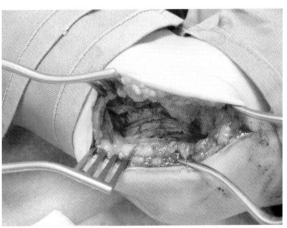

Abb. 7.39 Distales Kinking des N. ulnaris nach insuffizienter Ventralverlagerung. (Aus Assmus u. Antoniades 2008)

Kubitaltunnelretinakulum (Osborne-Band) dargestellt und gespalten. Jetzt wird die Dissektor-Optik-Einheit eingeführt und kraftvoll nach oben gehalten, um den Raum offenzuhalten. Unter Sicht wird die Muskelfaszie, einschließlich des scharfrandigen Sehnenbogens, zwischen den beiden Köpfen des M. flexor carpi ulnaris durchtrennt, wobei auf Muskeläste des N. ulnaris zu achten ist. Nach Identifizierung der submuskulären Membran wird diese für etwa 12 cm (max. 15 cm) nach distal mit der Schere gespalten (■ Abb. 7.36 u. ■ Abb. 7.37). Anschließend kann die gleiche Prozedur für 6–8 cm nach proximal erfolgen. Am Ende der Operation wird ein wattierter langstreckiger Verband für 3 Tage angelegt. Eine Redon-Drainage ist routine-

mäßig nicht erforderlich. Eine extreme Beugung des Arms am Ellenbogen sollte für 3 Wochen vermieden werden.

Postoperative Komplikationen

Neben der bereits erwähnten Läsion des N. cutaneus antebrachii medialis, die bei allen Methoden möglich ist, ist die häufigste Komplikation bei den Verlagerungsprozeduren ein proximales Kinking am nicht oder nur unvollständig resezierten Septum intermusculare (■ Abb. 7.38) oder ein distales Abknicken des Nervs beim Eintritt in die Flexoren (■ Abb. 7.39).

In diesen Fällen und auch dann, wenn der Nerv ungenügend verlagert wurde und unmittelbar am oder über den medialen Epikondylus verläuft, ist in der Regel ein Revisionseingriff erforderlich. Seltener kommt es zu eine akzidentellen Eröffnung der Bursa olecrani, die zur Entwicklung einer chronischen Bursitis führen kann.

Prognose

Die Prognose ist abhängig vom Ausmaß der Vorschädigung. Wenn Atrophien der kleinen Handmuskeln bereits länger als ein Jahr bestanden haben, bilden sie sich postoperativ meist nur unvollständig zurück. Die Regeneration kann sich über einen längeren Zeitraum von etwa 12 bis zu 24 Monaten erstrecken.

Revisionseingriffe

Bei postoperativer Verschlechterung sowohl des klinischen als auch des elektroneurographischen Befunds ist ein Revisionseingriff indiziert. Voraussetzung ist ein verlässlicher neurographischer und neurosonographischer Verlaufsbefund, der möglichst vom selben Untersucher wie präoperativ und mit korrekter Technik durchgeführt werden sollte. Weiterhin ist differenzialdiagnostisch abzuklären, ob nicht andere Faktoren wie eine begleitende Radikulo- oder Polyneuropathie vorliegen. Eine ungenügende Verlagerung lässt sich oft bereits durch den Tastbefund bestätigen. Kommt es postoperativ zu einer ausgeprägten Schmerzsymptomatik, kann die Rückverlagerung des Nervs hilfreich sein.

Für den Zweiteingriff gibt es mehrere Optionen. Ist eine einfache, korrekt durchgeführte Dekompression vorausgegangen, kann die gleiche Technik wiederholt werden. In Fällen mit ausgeprägten Gelenk- oder knöchernen Veränderungen ist eine subkutane oder submuskuläre Volarverlagerung die bessere Option.

7.3.2 Distale Kompression des N. ulnaris

Synonyme für eine distale N.-ulnaris-Kompression sind Loge-de-Guyon-Syndrom, ulnares Karpaltunnelsyndrom oder Kompression des Ramus profundus des N. ulnaris. Je nach Läsionshöhe werden 2 Formen unterschieden:
- Die erstmals von Guyon 1861 beschriebene Form
- Die weiter distal gelegene Kompression, die ausschließlich den Ramus profundus betrifft

Idiopathische Formen sind selten, meistens handelt es sich um Beschäftigungslähmungen sowie gutartige Tumoren. Kleine, von den mittleren Karpalgelenken ausgehende Ganglien betreffen vorzugsweise den Ramus profundus des N. ulnaris. Daneben kommen auch Lipome oder gelegentlich Aneurysmen als Ursache einer Kompression vor. Typisch für eine Beschäftigungslähmung ist die sogenannte Radfahrerlähmung, eine externe Druckparese, die mit einem karpalen Ganglion vergesellschaftet sein kann.

Diagnostik

Patienten mit einer distalen Ulnariskompression klagen über eine progrediente oder rezidivierende Schmerzsym-

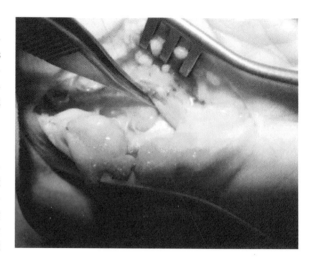

◨ **Abb. 7.40** Hautinzision bei distaler N.-ulnaris-Kompression. (Aus Assmus 2003)

ptomatik sowie eine zunehmende Schwäche der Hand. Die Symptomatik kann auch akut beginnen. Häufig findet sich ein Trauma in der Anamnese. Je nach Lokalisation sind neben der regelmäßig vorhandenen motorischen Störung, insbesondere der Adduktion des Daumens mit positivem Froment-Zeichen und ungenügender Adduktion des Kleinfingers, zusätzliche sensible Störungen vorhanden. Letztere weisen auf eine Lokalisation in der Guyon-Loge hin. In der Regel besteht eine umschriebene Druckdolenz im Bereich des Os pisiforme bzw. Lig. pisohamatum. Typisch ist auch die Krallenstellung des fünften und in geringerem Ausmaß des vierten Fingers.

Die neurographische Untersuchung ist unentbehrlich für die exakte Lokalisation. Es finden sich bei der isolierten Läsion des Ramus profundus verlängerte motorische Latenzwerte sowohl zum Hypothenar als auch zum M. adductor pollicis. Beim Loge-de-Guyon-Syndrom ist das sensible NAP reduziert oder fehlt ganz.

Operative Therapie

Einfache Druckläsionen wie die Radfahrerlähmung, bilden sich meist spontan zurück. Auch bei kleinen Ganglien können Spontanheilungen vorkommen. Bei progredienter Symptomatik sollte mit der operativen Revision jedoch nicht allzu lange zugewartet werden.

Der Eingriff wird in Lokal- oder Regionalanästhesie durchgeführt, wobei eine Blutleere sehr zu empfehlen ist. Die Inzision erfolgt ähnlich wie beim Karpaltunnelsyndrom, jedoch weiter ulnarseitig, länger nach distal und in der Rascetta abgewinkelt (◨ Abb. 7.40). Das subkutane Fettgewebe des Kleinfingerballens wird abgedrängt und der N. ulnaris radial der M.-flexor-carpi-ulnaris-Sehne aufgesucht. Er verläuft hier in unmittelbarer Nähe zum Gefäßbündel.

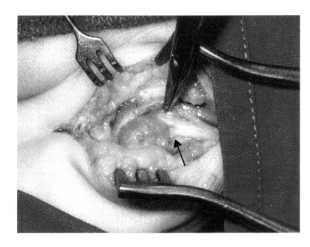

☐ Abb. 7.41   Kompression des Ramus profundus des N. ulnaris durch ein Ganglion. (Aus Assmus u. Antoniadis 2008)

Bei Präparation nach distal wird der M. palmaris brevis durchtrennt und das Lig. carpi volare gespalten. Nach Identifizierung der Teilungsstelle in die beiden oberflächlichen und den tiefen Ast wird Letzterer weiter verfolgt, wobei das Lig. pisohamatum durchtrennt werden muss, um eine anhaltende Entlastung zu erreichen (Ombaba et al. 2010). Jetzt ist sorgfältig nach eventuellen auch kleinen und tief gelegenen Ganglien zu suchen (☐ Abb. 7.41). Gegebenenfalls muss die bindegewebige Arkade unter den Mm. opponens und adductor digiti minimi durchtrennt werden. Nach Blutstillung wird bei Bedarf eine Redon-Drainage eingelegt. Der leichte Kompressionsverband wird für ein bis maximal zwei Tage belassen. Bereits am Folgetag soll der Patient mit aktiven Fingerübungen beginnen.

Prognose
Die Prognose ist gut. In den meisten Fällen ist mit einer kompletten Rückbildung der Parese zu rechnen. Dies gilt jedoch nicht für Patienten, bei denen bereits seit mehr als einem Jahr Atrophien der kleinen Ulnarishandmuskeln bestanden haben.

7.4   Kompressionssyndrome des N. radialis

Der N. radialis geht aus den Wurzeln C5–C8 bzw. dem Fasciculus posterior des Armplexus hervor. Er verläuft am dorsoradialen Oberarm schraubenförmig im Canalis spiralis unter dem radialen Kopf des M. triceps und passiert hier den Hiatus des N. radialis im Septum intermusculare radiale. In diesem Bereich ist er bei Oberarmfrakturen sowie bei äußerem Druck (»Parkbanklähmung«) besonders gefährdet. Hier gibt er auch einen sensiblen Ast, den N. cutaneus antebrachii posterior, ab.

Etwa 10 cm proximal des lateralen Epikondylus wendet er sich mehr nach ventral und versorgt durch in der Fossa cubitalis abgehende Muskeläste die Mm. brachioradialis, extensor carpi radialis longus und brevis und den M. brachialis. Auf Höhe des Radiusköpfchens teilt er sich in den sensiblen Ramus superficialis und den motorischen Ramus profundus (N. interosseus posterior, NIP). Direkt nach der Teilung bzw. dem Abgang des oberflächlichen Astes wird der NIP von kleinen Arterien (»leash of Henry«) gekreuzt. Als erster Muskelast geht ein kleiner Ast zum M. supinator ab. Danach passiert der NIP die Frohse-Arkade zwischen dem oberflächlichen und tiefen Kopf des M. supinator. Der obere Rand des M. supinator ist häufig als sehnenförmige Platte ausgebildet. Dieser setzt bogenförmig am lateralen Epikondylus an, ist relativ variabel und entspricht der Eintrittspforte des NIP. Zusätzlich kann der M. extensor carpi radialis brevis einen scharfen sehnigen Rand aufweisen und die Kompression unter der Frohse-Arkade noch verstärken oder ausschließliche Ursache einer Kompression sein (☐ Abb. 7.42).

Neben diesen beiden häufigsten anatomischen Engpässen kann auch ein sehniger distaler Rand des M. supinator eine potenzielle Engstelle bilden. Etwa 8–10 cm distal des lateralen Epikondylus verlässt der Nerv den Supinatortunnel und teilt sich fächerförmig auf, um die Mm. extensor carpi radialis brevis, extensor digitorum communis und extensor digiti quinti und die Mm. extensor pollicis longus und brevis sowie abductor pollicis longus und extensor indicis zu versorgen. Der sensible Endast des NIP verläuft auf der Membrana interossea und versorgt das Periost des distalen Radius und das Radiokarpal- und distale Radioulnargelenk.

Mit Abstand am häufigsten kommt eine Kompression des N. radialis im Bereich des Supinatortunnels vor. Deutlich seltener ist eine Kompression des sensiblen Endastes im distalen Unterarmdrittel (Wartenberg-Syndrom). Sehr selten ist ein idiopathisches Kompressionssyndrom im Bereich des Oberarms. Hier findet man eher direkte traumatische Läsionen, entweder im Rahmen von Humerusverletzungen oder als externe Druckläsionen.

7.4.1   Kompression des N. radialis am Oberarm

Prädilektionsstelle ist der Durchtritt des Nervs durch des Septum intermusculare laterale (Hiatus Nervi radialis; ☐ Abb. 7.42). Neben seltenen Schmerzen dominieren motorische Paresen beginnend am Kleinfingerstrecker sowie Sensibilitätsstörungen am radialen Unterarm und radialen Handrücken.

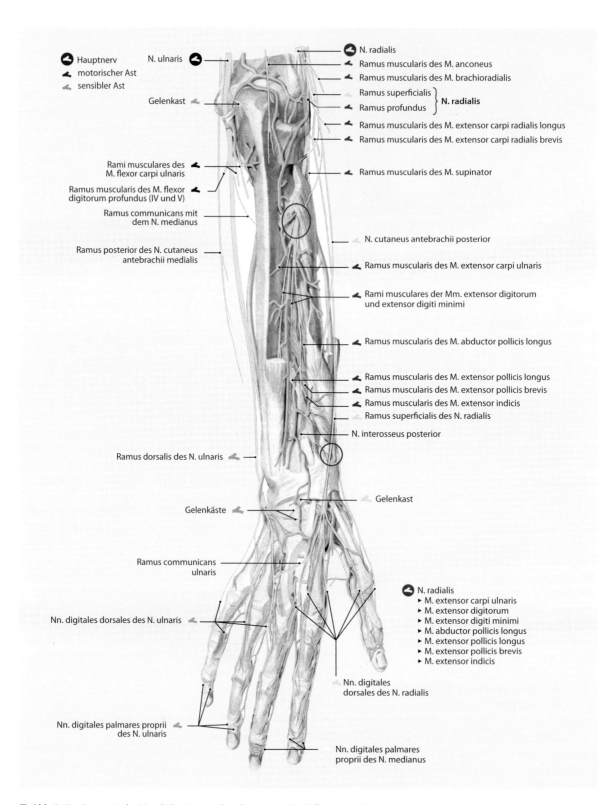

Hauptnerv
motorischer Ast
sensibler Ast

N. ulnaris

Gelenkast

Rami musculares des
M. flexor carpi ulnaris

Ramus muscularis des M. flexor
digitorum profundus (IV und V)

Ramus communicans mit
dem N. medianus

Ramus posterior des N. cutaneus
antebrachii medialis

Ramus dorsalis des N. ulnaris

Gelenkäste

Ramus communicans
ulnaris

Nn. digitales dorsales des N. ulnaris

Nn. digitales palmares proprii
des N. ulnaris

N. radialis
Ramus muscularis des M. anconeus
Ramus muscularis des M. brachioradialis
Ramus superficialis
Ramus profundus } **N. radialis**
Ramus muscularis des M. extensor carpi radialis longus
Ramus muscularis des M. extensor carpi radialis brevis

Ramus muscularis des M. supinator

N. cutaneus antebrachii posterior

Ramus muscularis des M. extensor carpi ulnaris

Rami musculares der Mm. extensor digitorum
und extensor digiti minimi

Ramus muscularis des M. abductor pollicis longus

Ramus muscularis des M. extensor pollicis longus
Ramus muscularis des M. extensor pollicis brevis
Ramus muscularis des M. extensor indicis
Ramus superficialis des N. radialis
N. interosseus posterior

Gelenkast

N. radialis
▸ M. extensor carpi ulnaris
▸ M. extensor digitorum
▸ M. extensor digiti minimi
▸ M. abductor pollicis longus
▸ M. extensor pollicis longus
▸ M. extensor pollicis brevis
▸ M. extensor indicis

Nn. digitales
dorsales des N. radialis

Nn. digitales palmares
proprii des N. medianus

▣ Abb. 7.42   Anatomie des N. radialis mit typischen Engpässen. (Aus Tillmann 2005)

> Die Diagnose wird gesichert durch die neurographische Untersuchung. Diagnostische Hinweise kann auch die Neurosonographie liefern.

Da sich die meisten Paresen spontan erholen, ist nur selten eine operative Exploration erforderlich. Diese wird in der Regel in Plexusanästhesie ohne oder bei proximal sitzender Blutsperre durchgeführt. Die dorsoradiale Längsinzision am Oberarm ist etwa 10 cm lang. Der Nerv wird zwischen dem M. brachioradialis und dem radialen Trizepskopf aufgesucht, wobei der epifaszial verlaufende und an dieser Stelle leicht identifizierbare N. cutaneus antebrachii posterior den Weg weisen kann. Einen ungewöhnlichen intraoperativen Befund stellt eine Torsion des N. radialis bzw. einzelner Faszikel im distalen Oberarmbereich dar. Die damit einhergehende sanduhrförmige Einschnürung muss mikrochirurgisch korrigiert werden.

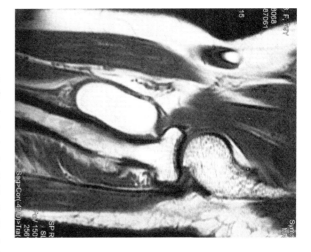

◘ Abb. 7.43 Parostales Lipom des Radius im MRT. (Aus Assmus u. Antoniadis 2008)

7.4.2 N.-interosseus-posterior-Syndrom

Dieses im deutschen Sprachraum vorwiegend als Supinatorlogensyndrom genannte Kompressionssyndrom wurde erstmals in der zweiten Hälfte des 19. Jahrhunderts beschrieben. Es wird gelegentlich mit dem Tennisellenbogen verwechselt und fälschlicherweise als algetische Form des Interosseus-posterior-Syndroms bezeichnet. Auch der Begriff des algetischen Supinatortunnelsyndroms sollte besser nicht verwendet werden.

Anatomie und Pathogenese

Nachdem sich der N. radialis in Höhe des Radiusköpfchens in den sensiblen Ramus superficialis und den motorischen Ramus profundus bzw. N. interosseus posterior (NIP) geteilt hat, wird der NIP von kleinen Arterien (Aa. recurrentes radiales, »leash of Henry«) gekreuzt. Nach Abgang eines kleinen Muskelastes zum M. supinator verläuft der NIP unter der Frohse-Arkade zwischen dem oberflächlichen und dem tiefen Kopf des M. supinator (◘ Abb. 7.42). Unter dem als sehnenförmige Platte ausgebildeten oberen Rand des M. supinator findet die klassische Kompression des Nervs statt. Sie kann durch einen ebenfalls scharfen sehnigen Rand des M. extensor carpi radialis brevis noch verstärkt werden. Wesentlich seltener ist eine Kompression am Ausgang des Supinatortunnels, wo sich ebenfalls ein sehniger Rand finden kann.

Neben den idiopathischen Formen kommen raumfordernde Prozesse im Bereich des Supinatortunnels vor, am häufigsten paraostale Lipome, die vom Hals des Radius ausgehen (◘ Abb. 7.43). Seltener kommt es zu einer Kompression durch Ganglien, die ihren Ausgangspunkt von der vorderen Kapsel des proximalen radioulnaren Gelenks nehmen. Abzugrenzen sind unmittelbar traumatisch verursachte Läsionen, z. B. bei Radiusköpfchenfrakturen, oder iatrogene Läsionen durch deren operative Versorgung.

Diagnostik

Das führende Symptom ist die Parese der langen Finger- und Daumenstrecker, wobei die Schwäche zumeist am Kleinfingerstrecker beginnt und langsam nach radial fortschreitet. Der M. extensor carpi radialis ist ausgespart, ebenfalls der sensible Ramus superficialis. Die Paresen entwickeln sich in der Regel schmerzlos. In fortgeschrittenen Fällen besteht eine hochgradige bis komplette Parese der Fingerstrecker. Wenn die Fingergrundglieder gebeugt sind, ist noch eine Streckung der Mittel- und Endglieder möglich, die jedoch nicht über den N. radialis, sondern über die vom N. medianus und N. ulnaris versorgten Interosseimuskeln bewerkstelligt wird. Weiterhin findet sich eine Druckdolenz im Bereich des Supinatortunnels, die jedoch auch bei vielen Gesunden angetroffen wird und nur im Seitenvergleich verwertbar ist. Auch größere Lipome sind in der Regel von außen nicht tastbar. Sie lassen sich im MRT sowie sonographisch jedoch zuverlässig nachweisen.

Vor allem zum differenzialdiagnostischen Ausschluss von Strecksehnenrupturen ist die neurographische Untersuchung unentbehrlich. Der N. radialis wird etwa 6 cm proximal des lateralen Epikondylus am Oberarm stimuliert und die Muskelantwort mit Oberflächen- oder Nadelelektrode vom M. extensor indicis proprius abgeleitet. Wenn es gelingt, den N. radialis profundus außerdem distal des Supinatortunnels zu stimulieren, kann die NLG im Kompressionsbereich berechnet werden. Ansonsten sind auch die distalen motorischen Latenzwerte weiterführend, insbesondere im Seitenvergleich. Zusätzlich lassen sich elektromyographisch Denervationspotenziale nachweisen. Die sensible Neurographie des N. radialis superficialis ist immer normal.

> **Diagnostik bei N.-interosseus-posterior-Syndrom**
> - Parese der langen Finger- und Daumenstrecker
> - Druckschmerz im Bereich des Supinatortunnels
> - Keine Sensibilitätsstörung
> - Ausschluss einer Sehnenruptur

Operative Therapie

Bei den zumeist chronisch progredienten Paresen besteht eine operative Indikation. Der Eingriff kann in Lokal- oder Plexusanästhesie und Oberarmblutsperre durchgeführt werden. Letztere ist bei Vorhandensein eines größeren Lipoms zu empfehlen. Es gibt 2 Zugänge:
- Mediolateral
- Dorsoradial

Der dorsoradiale Zugang kann zwar kleiner gehalten werden, erlaubt jedoch nur eine Freilegung des distalen Supinatortunnels und erfordert eine Präparation durch die Extensoren, d. h. die Mm. extensor carpi radialis und extensor digitorum.

Mediolateraler Zugang

Der häufiger angewandte medio- bzw. anterolaterale Zugang beginnt proximal in der Fossa cubitalis zwischen den Mm. brachialis und brachioradialis, verläuft durch die laterale Ellenbeuge und folgt dem medialen Rand des M. brachioradialis (◘ Abb. 7.44). Der N. radialis ist zwischen dem M. brachioradialis und dem M. brachialis relativ leicht aufzufinden. Es werden die beiden Muskeln unter Zuhilfenahme des Fingers stumpf getrennt und mit großen Wundspreizern auseinandergehalten.

In Richtung auf das gut tastbare Radiusköpfchen gelangt man auf Fettgewebe, das den N. radialis in diesem Bereich umschließt. Hier teilt sich der Nerv in den sensiblen N. radialis superficialis und den motorischen N. radialis profundus bzw. N. interosseus posterior. Kreuzende Gefäße des »leash of Henry« werden ggf. koaguliert und durchtrennt. Bei sorgfältiger Präparation des motorischen Astes nach distal gelangt man zur Frohse-Arkade, der häufig ein sehniger Ansatz des M. extensor carpi radialis brevis vorausgeht. Dieser wird ebenso wie die Arkade selbst mit dem sehnigen Ansatz des M. supinator ausgiebig gespalten.

Der N. interosseus posterior zeigt in typischen Fällen eine ausgeprägte Kompression und eine Pseudoneurombildung proximal der Kompression. Stößt man auf ein Lipom, das als parostaler Tumor (◘ Abb. 7.45) eine erheb-

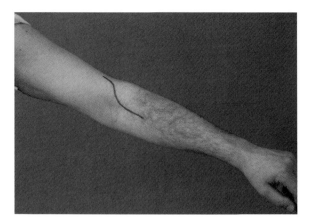

◘ **Abb. 7.44** Mediolaterale Schnittführung für die Operation des Supinatortunnelsyndroms

liche Größe errreichen kann, wird dieses sorgfältig präpariert und vollständig exstirpiert. Das Gleiche gilt für eine Ganglionzyste. Nach sorgfältiger Blutstillung und Einlegen einer Redon-Drainage wird die Wunde schichtweise verschlossen und ein leicht komprimierender Verband angelegt. Eine Schienung und Ruhigstellung sind nicht erforderlich.

Prognose

Die Prognose ist gut, eine Rückbildung der Parese ist innerhalb von 2–6 Monaten zu erwarten, in Ausnahmefällen in bis zu 18 Monaten. Bei den seltenen irreversiblen Läsionen kann eine Radialisersatzplastik indiziert sein.

7.4.3 Kompression des Ramus superficialis des N. radialis

Dieses Kompressionssyndrom ist auch als Cheiralgia paraesthetica oder Wartenberg-Syndrom bekannt. Der subkutan unmittelbar auf dem distalen Radius verlaufende sensible Endast des N. radialis (◘ Abb. 7.46) ist anfällig für Druckläsionen, insbesondere durch scharfkantige Uhrarmbänder, Handschellen usw., und kann auch bei osteosynthetischen Eingriffen am distalen Teil lädiert werden.

> ❯ Äußere Druckläsionen sind von dem häufiger mit Schmerzen einhergehenden typischen Kompressionssyndrom des Nervs im Bereich der Durchtrittsstelle durch die Unterarmfaszie abzugrenzen.

Diagnostik

Die Patienten klagen über Schmerzen und Parästhesien am radialen Handrücken sowie an der Streckseite des Daumens. Klinisch findet sich eine umschriebene

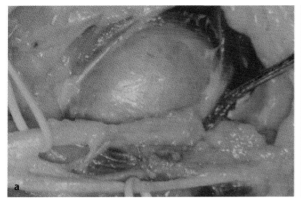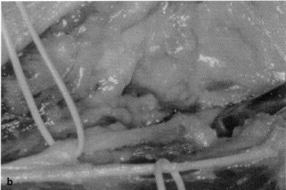

Abb. 7.45a,b Operationssitus eines parostalen Lipoms. **a** Vor, **b** nach der Exstirpation

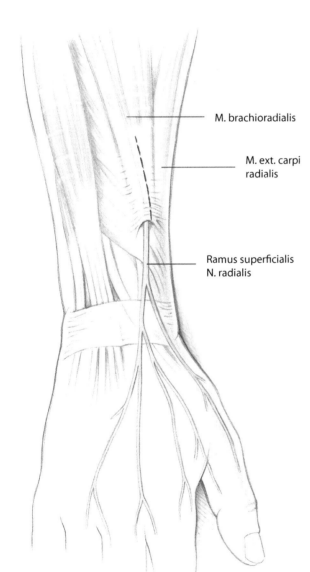

M. brachioradialis

M. ext. carpi radialis

Ramus superficialis N. radialis

Abb. 7.46 Anatomie des Ramus superficialis des N. radialis. (Aus Assmus u. Antoniadis 2008)

Druckdolenz des Nervs im distalen Unterarmdrittel etwa 8–10 cm proximal des Processus styloideus radii sowie ein Dehnungsschmerz, der durch ein positives Finkelstein-Zeichen nachweisbar ist. Die Abgrenzung von der Tendovaginitis stenosans de Quervain als häufigste Differenzialdiagnose ist dann möglich, wenn beim Test Parästhesien im Ausbreitungsgebiet des Nervs angegeben werden, die bei der ausschließlichen Sehnenscheidenstenose fehlen.

Die neurographische Untersuchung ist meist nur begrenzt verwertbar, da das sensible NAP frühzeitig nicht mehr nachweisbar ist. Die gilt sowohl für die externen Druckläsionen als auch für das idiopathische Kompressionssyndrom. Während es bei den externen Läsionen in der Regel genügt, die äußere Ursache zu beseitigen (z. B. durch Auswechseln des Uhrarmbands), ist beim typischen Wartenberg-Syndrom die operative Dekompression indiziert.

Diagnostik bei Kompression des Ramus superficialis des N. radialis

- Schmerzen und Parästhesien an Hand- und Daumenrücken
- Abgrenzung von der Tendovaginitis stenosans de Quervain (Finkelstein-Test)
- Neurographie nur begrenzt verwertbar
- Ausschluss einer externen Druckläsion

Operative Therapie

Der Eingriff erfolgt in Lokalanästhesie (ggf. auch in Leitungsanästhesie) und Oberarmblutleere. Über eine 5–6 cm lange radiopalmare Längsinzision. Unter Schonung von Hautästen des Ramus cutaneus antebrachii dorsalis werden die sehnigen Ränder der Mm. brachioradialis und extensor carpi radialis dargestellt und der dazwischen

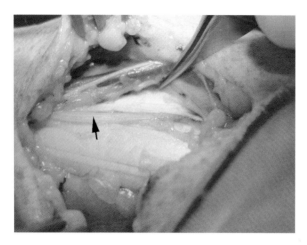

○ **Abb. 7.47** Operationssitus beim Wartenberg-Syndrom:
N. radialis superficialis zwischen den Sehnen der Mm. brachi-
oradialis und extensor carpi radialis gelegen. (Aus Assmus u.
Antoniadis 2008)

verlaufende Ramus superficialis identifiziert (○ Abb. 7.47).
Die Faszie wird nach proximal ausreichend gespalten und
teilweise reseziert. Nach Wundverschluss ist ein komprimierender Verband ohne Ruhigstellung ausreichend. Die
Prognose ist gut.

7.5   Kompressionssyndrome des Schultergürtels

7.5.1   Thoracic-outlet-Syndrom

Das Thoracic-outlet-Syndrom (TOS) gehört zu den umstrittenen und nicht exakt definierten Krankheitsbildern
(Huang u Zager 2004). Man versteht hierunter einen
Beschwerdekomplex durch Kompression des neurovaskulären Bündels (Plexus brachialis oder einzelne Anteile
davon und/oder der A. und V. subclavia) im Bereich der
oberen Thoraxapertur. Neben dem neurogenen TOS gibt
es das vaskuläre TOS und das vermutete »disputed« TOS.
Alternativ werden verschiedene Begriffe gebraucht wie
Halsrippen- oder Skalenus-anterior-Syndrom bzw. kos-
toklavikuläres Kompressionssyndrom.

> ❯ Allgemein anerkannte diagnostische Kriterien
> für das TOS und seine Sonderformen gibt es bis
> heute nicht (Povlsen et al. 2010).

Das Syndrom tritt vorzugsweise zwischen dem 30. und
40. Lebensjahr auf und betrifft vorwiegend Frauen. Vom
Konstitutionstyp her findet man leptosome und astheni-
sche Patientinnen, seltener athletische muskulöse Patienten. Das Krankheitsbild ist selten, die Prävalenz wird mit
0,1 ‰ bis 1 % angegeben. Wenn eine Halsrippe vorliegt,

beträgt die Prävalenz 0,5–1 %, eine klinische Manifestation
liegt nur in etwa 5–10 % der Fälle vor.

Anatomie und Pathogenese

Die obere Thoraxapertur (»thoracic outlet«) ist der Raum,
der kaudal von der Lungenspitze, dorsal von der Wirbelsäule und lateral von der ersten Rippe begrenzt wird
(○ Abb. 7.48). Das Syndrom kann sich an 3 Stellen manifestieren:

 — Im Bereich des Supraklavikulärraums (Lücke des
    Halteapparats der Pleura), in der Skalenuslücke und
    infolge einer Halsrippe mit oder ohne ligamentäre
    Anteile
 — Als retoklavikuläre Kompression zwischen Klavikula
    und erster Rippe
 — Als infraklavikuläre Kompression im Bereich der
    klavipektoralen Region, der Region dorsal des
    M. pectoralis minor und der Region ventral des Hu-
    meruskopfes

Ursachen für eine Kompression im Bereich der Skalenuslücke können Hypertrophien der Mm. scalenus anterior
oder medius und/oder atypische Muskeln sein, wobei
hier zahlreiche anatomische Varianten vorliegen können.
Häufigste Ursache ist jedoch die Kompression des Plexus
brachialis durch eine Halsrippe bzw. einen atypisch langen
Querfortsatz des siebten Halswirbels mit fibrösen Strukturen, die zur ersten Rippe ziehen. Weitere häufige Ursachen
sind fibromuskuläre Bandanomalien der oberen Thoraxapertur (Lig. transversocostale und Lig. pleurocostale)
zwischen dem Querfortsatz des siebten HWK und der
ersten Rippe, ein Sehnenbogen zwischen den Mm. scalenus anterior und medius sowie ein M. scalenus minimus.
Daneben werden auch Traumata des Schulter- und Hals-
bereichs angegeben. Haltungsanomalien mit nach vorne
hängenden Schultern begünstigen die Manifestation des
Syndroms, ebenso eine sehr kräftige Muskulatur bei Sportlern. MRT-Untersuchungen zeigten eine haltungsbedingte
Kompression des neurovakulären Bündels am häufigsten
im Kostoklavikulärraum, und nur sehr selten im Raum
hinter dem M. pectoralis minor (Aralasmak et al. 2012).

Diagnostik

Die Patienten klagen initial häufig über Parästhesien oder
Schmerzen von der Innenseite des Oberarms bis zum
Kleinfinger ausstrahlend, ausgelöst durch Überkopfarbeiten oder Tragen schwerer Lasten. Im Spätstadium, vorzugsweise bei Vorliegen einer Halsrippe, finden sich Atrophien
der kleinen Handmuskeln, leicht erkennbar im Spatium
interosseum I. Die grobe Kraft beim Zufassen ist herabge-
setzt und die Feingeschicklichkeit der Hand beeinträchtigt.

Es sind eine Reihe von Provokationstests bekannt, deren Wert jedoch umstritten ist. Als verlässlichster Test gilt

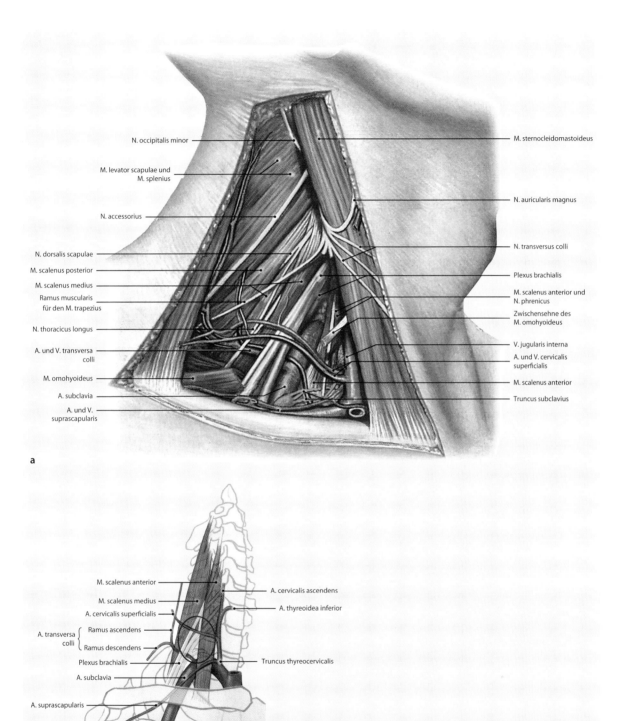

N. occipitalis minor

M. levator scapulae und
M. splenius

N. accessorius

N. dorsalis scapulae

M. scalenus posterior

M. scalenus medius

Ramus muscularis
für den M. trapezius

N. thoracicus longus

A. und V. transversa
colli

M. omohyoideus

A. subclavia

A. und V.
suprascapularis

M. sternocleidomastoideus

N. auricularis magnus

N. transversus colli

Plexus brachialis

M. scalenus anterior und
N. phrenicus

Zwischensehne des
M. omohyoideus

V. jugularis interna

A. und V. cervicalis
superficialis

M. scalenus anterior

Truncus subclavius

a

M. scalenus anterior

M. scalenus medius

A. cervicalis superficialis

A. transversa { Ramus ascendens
colli { Ramus descendens

Plexus brachialis

A. subclavia

A. suprascapularis

A. cervicalis ascendens

A. thyreoidea inferior

Truncus thyreocervicalis

b

◻ Abb. 7.48a,b Anatomie der Supraklavikularregion (**a**) und Schema des Armplexus in der Skalenuslücke (**b**). (Aus Tillmann 2005)

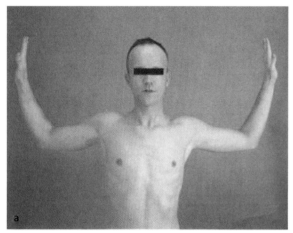

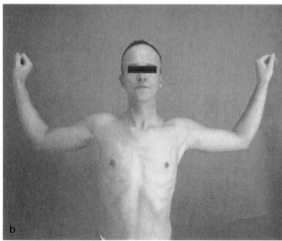

Abb. 7.49   AER-Test. (Aus Assmus 2003)

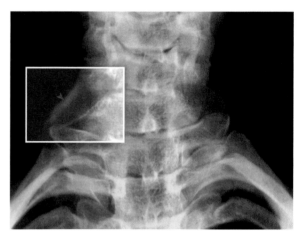

Abb. 7.50   Röntgenologischer Nachweis einer Halsrippe.

der Roos- oder AER-Test (Abduktion und externe Rotation; Abb. 7.49), daneben wird ein positives Hoffmann-Tinel-Zeichen supraklavikulär als hilfreich angesehen.

Durch elektrophysiologische Untersuchungen sind periphere Kompressionssyndrome, insbesondere das Karpaltunnelsyndrom, auszuschließen. Die motorische Neurographie der Nn. medianus und ulnaris ist zur Diagnostik des TOS wenig hilfreich, am ehesten kann noch eine Amplitudenreduktion des sensiblen NAP des N. cutaneus antebrachii medialis im Seitenvergleich diagnostische Hinweise liefern. Umstritten ist die Wertigkeit des somatosensorisch evozierten Potenzials (SEP) nach N.-medianus- oder N.-ulnaris-Stimulation.

Bildgebende Untersuchungen (MRT bzw. MRN) der Halswirbelsäule und des Plexus brachialis sind in der Regel zum Ausschluss eines zervikalen Wurzelkompressionssyndroms erforderlich. Eine Röntgenuntersuchung der oberen Thoraxapertur dient zum Nachweis knöcherner Anomalien, insbesondere einer Halsrippe (Abb. 7.50) oder eines verbreiterten Querfortsatzes von C7, sowie

posttraumatischer knöcherner Veränderungen der Klavikula. Angiographische Untersuchungen der A. subclavia sind in der Regel entbehrlich. Der sonographische Zugang zur oberen Thoraxapertur ist aus anatomischen Gründen problematisch und in der Regel wenig hilfreich.

> Das TOS ist eine Ausschlussdiagnose. Bevor man die Diagnose eines TOS stellt, sollten alle andere differenzialdiagnostischen Krankheitsbilder ausgeschlossen werden.

Von dem hier beschriebenen neurogenen TOS ist das vaskuläre TOS abzugrenzen. Weiterhin ist an die Möglichkeit einer Doppelkompression, des »Double-crush-Syndroms«, zu denken. Hier kommt in erster Linie das Karpaltunnelsyndrom als Begleitläsion infrage, das in 19–31 % zusammen mit einem TOS auftreten soll. Weniger häufiger ist die Kombination mit einem Kubitaltunnelsyndrom (7–9 %) und einem Supinatorlogensyndrom (2–15 %).

Diagnostik bei TOS

- Parästhesien und Schmerzen von der Innenseite des Oberarms bis zum Kleinfinger, besonders bei Überkopfarbeiten
- Provokationstests
- Hofmann-Tinel-Zeichen supraklavikulär
- Neurographische Ausschlussdiagnostik
- Bildgebende Ausschlussdiagnostik

Konservative Therapie

Die konservative Behandlung erschöpft sich im Wesentlichen in der physiotherapeutischen Behandlung mit Training und Kräftigung der Schultergürtelmuskulatur und einer Haltungskorrektur des Schultergürtels.

Operative Therapie

Die operative Indikation ist (auch im Hinblick auf die Komplikationsrate) kritisch zu stellen (Chang et al. 2009). Aufgrund einer Cochrane-Studie ist die Wirksamkeit der operativen Behandlung nicht eindeutig erwiesen (Povlsen et al. 2010). Bei therapieresistenten Beschwerden mit erheblicher subjektiver Beeinträchtigung und hinreichend gesicherter Diagnostik kommen 3 verschiedene operative Techniken infrage:

— Supraklavikulärer Zugang
— Transaxilläre Resektion der ersten Rippe
— Posteriorer subskapulärer Zugang

Aufgrund der relativ geringen Komplikationsrate und der guten intraoperativen Übersicht auf die relevanten neurovaskulären Strukturen erscheint der supraklavikuläre Zugang den anderen Zugängen überlegen. Der transaxilläre Zugang wird seitens der Gefäß- und Thoraxchirurgie bevorzugt.

Beim seitens der Neurochirurgie bevorzugten anterioren supraklavikulären Zugang wird über einen 5–6 cm langen, oberhalb und parallel zur Klavikula geführten Hautschnitt das Platysma durchtrennt, das Fettpolster lateral des M. sternocleidomastoideus mobilisiert und nach lateral weggehalten. Der auf dem M. scalenus anterior verlaufende N. phrenicus wird identifiziert und eine Skalenotomie angeschlossen. Anschließend erfolgt die Darstellung des Truncus inferior bis zu den Neuroforamina C8 und Th1. Falls eine Halsrippe oder ein Rippenstummel vorhanden sind, werden diese zusammen mit den Bandstrukturen exstirpiert (Abb. 7.51).

Beim transaxillären Zugang werden über eine quere Hautinzision in der Axilla die erste Rippe subperiostal präpariert und die Mm. scalenus anterior und medius sowie alle an ihr ansetzenden fibromuskulären Strukturen durchtrennt und anschließend die erste Rippe reseziert. Eine Halsrippe oder ein prominenter Querfortsatz des siebten Halswirbels sind bei diesem Zugang schwieriger zu entfernen.

Beim dorsalen subskapulären Zugang wird der Hautschnitt in Bauchlagerung zwischen den Dornfortsätzen und dem medialen Skapularand geführt und zunächst der M. trapezius. Anschließend werden die Mm. levator scapulae, rhomboideus major und minor und scalenus posterior gespalten und am Ende der Operation readaptiert.

Die häufigste Komplikation stellt ein Pneumothorax dar, seltener kommt es zu Druckschäden der Nn. phrenicus und thoracicus longus sowie einer Verletzung des Ductus thoracicus (bei linksseitigem Eingriff).

Die Ergebnisse sind sehr von der sorgfältigen Indikationsstellung abhängig und beim vaskulären TOS besser als beim neurogenen. Bei Letzterem ist der postoperative Verlauf deutlich länger und komplikationsreicher (Chang et al. 2009). Ein Unterschied bezüglich der Dauer der

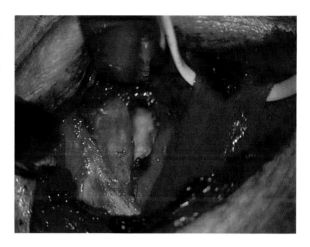

◻ Abb. 7.51 Intraoperativ sichtbare Kompression des Truncus inferior durch eine Halsrippe (Bildmitte)

Arbeitsunfähigkeit ergab sich jedoch nicht. Die Langzeitergebnisse waren in einer Serie von 24 Fällen gut, wobei kein Unterschied zwischen dem neurogenen und dem »disputed« TOS bestand (Vögelin et al. 2010).

7.5.2 Kompression des N. suprascapularis

Die Kompression des N. suprascapularis wird auch Incisura-scapulae-Syndrom genannt.

Anatomie und Pathogenese

Der aus dem Truncus superior hervorgehende N. suprascapularis enthält Fasern aus C5 und C6 sowie zusätzlich aus C4. Er verläuft supraklavikulär tief im hinteren Halsdreieck nach dorsal und lateral zur Incisura scapulae. Distal davon teilt er sich auf und versorgt die Mm. supra- und infraspinatus (Abb. 7.52). Der in der Incisura scapulae weitgehend fixiert Nerv, wird hier repetitiv bei Abduktion des Arms mit gleichzeitigem Vorwärtsziehen der Schulter gegen das Lig. transversum scapulae superius gedrückt. Dies ist insbesondere bei bestimmten Sportarten wie Volleyball, Handball, Tennis und Basketball der Fall. Öfter können auch Ganglien die Ursache einer Kompression sein.

Diagnostik

Das Syndrom ist selten bzw. wird meistens erst nach Auftreten der Atrophie erkannt.

❯ Die Patienten klagen über unspezifische, tief sitzende Schmerzen im Bereich der Schulter. Meist führt erst das Auftreten von Atrophien und Paresen der Mm. supra- und infraspinatus zur korrekten Diagnose, die elektromyographisch durch Nachweis von Denervationsaktivitäten in beiden Kennmuskeln gesichert wird.

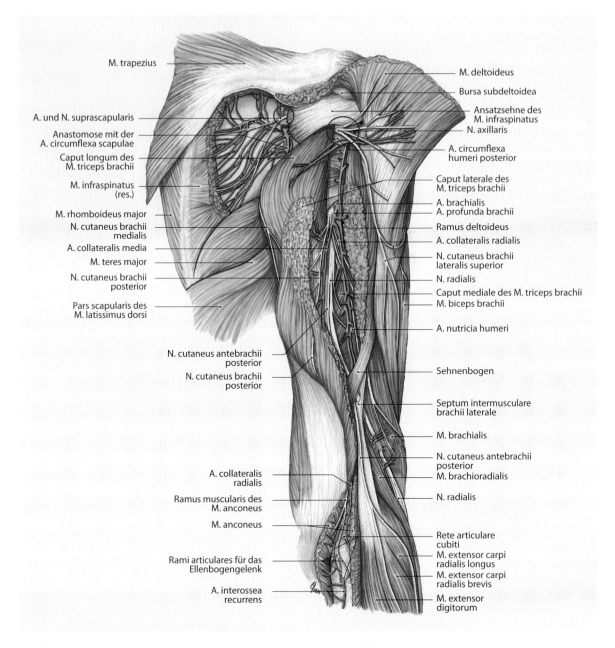

M. trapezius

M. deltoideus

Bursa subdeltoidea

A. und N. suprascapularis

Ansatzsehne des
M. infraspinatus

N. axillaris

Anastomose mit der
A. circumflexa scapulae

A. circumflexa
humeri posterior

Caput longum des
M. triceps brachii

Caput laterale des
M. triceps brachii

M. infraspinatus
(res.)

A. brachialis

A. profunda brachii

M. rhomboideus major

Ramus deltoideus

N. cutaneus brachii
medialis

A. collateralis radialis

A. collateralis media

N. cutaneus brachii
lateralis superior

M. teres major

N. radialis

N. cutaneus brachii
posterior

Caput mediale des M. triceps brachii

M. biceps brachii

Pars scapularis des
M. latissimus dorsi

A. nutricia humeri

N. cutaneus antebrachii
posterior

N. cutaneus brachii
posterior

Sehnenbogen

Septum intermusculare
brachii laterale

M. brachialis

N. cutaneus antebrachii
posterior

M. brachioradialis

A. collateralis
radialis

N. radialis

Ramus muscularis des
M. anconeus

M. anconeus

Rete articulare
cubiti

Rami articulares für das
Ellenbogengelenk

M. extensor carpi
radialis longus

M. extensor carpi
radialis brevis

A. interossea
recurrens

M. extensor
digitorum

◻ Abb. 7.52   Anatomie des N. suprascapularis und des N. axillaris. (Aus Tillmann 2005)

Neurographisch findet sich (im Seitenvergleich) eine verzögerte distale motorische Latenz des Nervs. Ganglien lassen sich sonographisch oder im MRT darstellen (◻ Abb. 7.53). Sie können je nach Lokalisation auch zu weiter distal gelegenen Kompressionen führen.

Konservative Therapie

Konservative Maßnahmen bestehen in der Schonung der Schultermuskulatur und lokalen Infiltrationen. Sie kommen lediglich bei einer im Vordergrund stehenden Schmerzsymptomatik infrage. Wenn Paresen und Atrophien vorliegen, ist die operative Indikation gegeben.

Operative Therapie

Der Eingriff wird in Intubationsnarkose und in Bauchlage durchgeführt (◻ Abb. 7.54). Die Inzision erfolgt etwa 2 cm oberhalb und parallel zur Spina scapulae. Nach stumpfer Präparation durch den M. trapezius und Retraktion des M. supraspinatus wird die Incisura scapulae identifiziert. Es wird zunächst unter Einsatz des Mikroskops das Lig. transversum scapulae superius dargestellt. Oberhalb davon verlaufen die A. und V. suprascapularis und darunter der N. suprascapularis (◻ Abb. 7.55). Die Durchtrennung des Ligaments entlastet den Nerv. Ein ggf. die Kompression verursachendes Ganglion wird exstirpiert

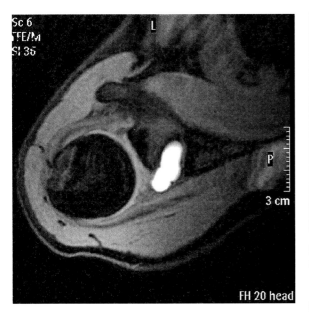

Abb. 7.53 Nachweis eines Ganglions in der Inzissura scapulae rechts mittels MRT

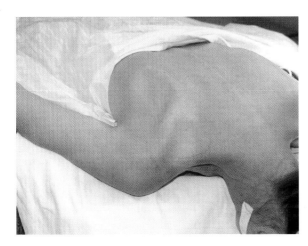

Abb. 7.54 Lagerung zur Operation bei Kompression des N. suprascapularis rechts. Deutlich erkennbar ist die Atrophie der Mm. spinati

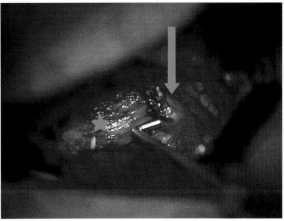

Abb. 7.55 Die Kompression des N. suprascapularis (*Stern*) ist unter dem Lig. transversus scapulae superius (*Pfeil*) erkennbar

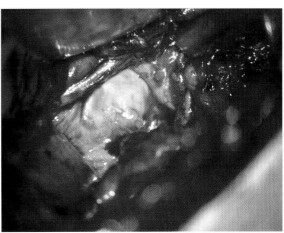

Abb. 7.56 Intraoperatives Ganglion mit Kompression des N. suprascapularis in der Incisura scapulae rechts

(■ Abb. 7.56). Wegen allfälliger anatomischer Varianten ist der Eingriff für den weniger Geübten anspruchsvoll.

Prognose
Die Prognose ist gut, 84,2 % der Patienten sind postoperativ schmerzfrei. Paresen bessern sich in bis zu 87 % der Fälle.

7.5.3 Kompression des N. axillaris

Bei der sehr seltenen Kompression des N. axillaris (syn. Syndrom des Spatium quadrilaterale), das erstmals bei Baseballspielern beschrieben wurde, kommt es zu einer isolierten Kompression des N. axillaris im Spatium quadrilaterale (■ Abb. 7.52) mit motorischen und sensiblen Störungen. In der Regel werden jüngere Sportler, zumeist Volleyball-, Fußball- und Hockeyspieler, betroffen. Die Patienten klagen über dumpfe Schmerzen im ventralen Schulterbereich sowie diffuse Schmerzen und Parästhesien im Arm. Anteflexion, Abduktion und Außenrotation des Oberarms verstärken die Beschwerden. Neurographische Untersuchungen des N. axillaris mit Ableitung aus den 3 Portionen des Deltoids können die Diagnose absichern. Zysten lassen sich sonographisch nachweisen. Eine operative Behandlung ist nur selten indiziert. In vereinzelten Fällen fanden sich fibröse Bänder, einmal eine venöse Anomalie als mögliche Kompressionsursache des N. axillaris im Bereich der lateralen Achsellücke.

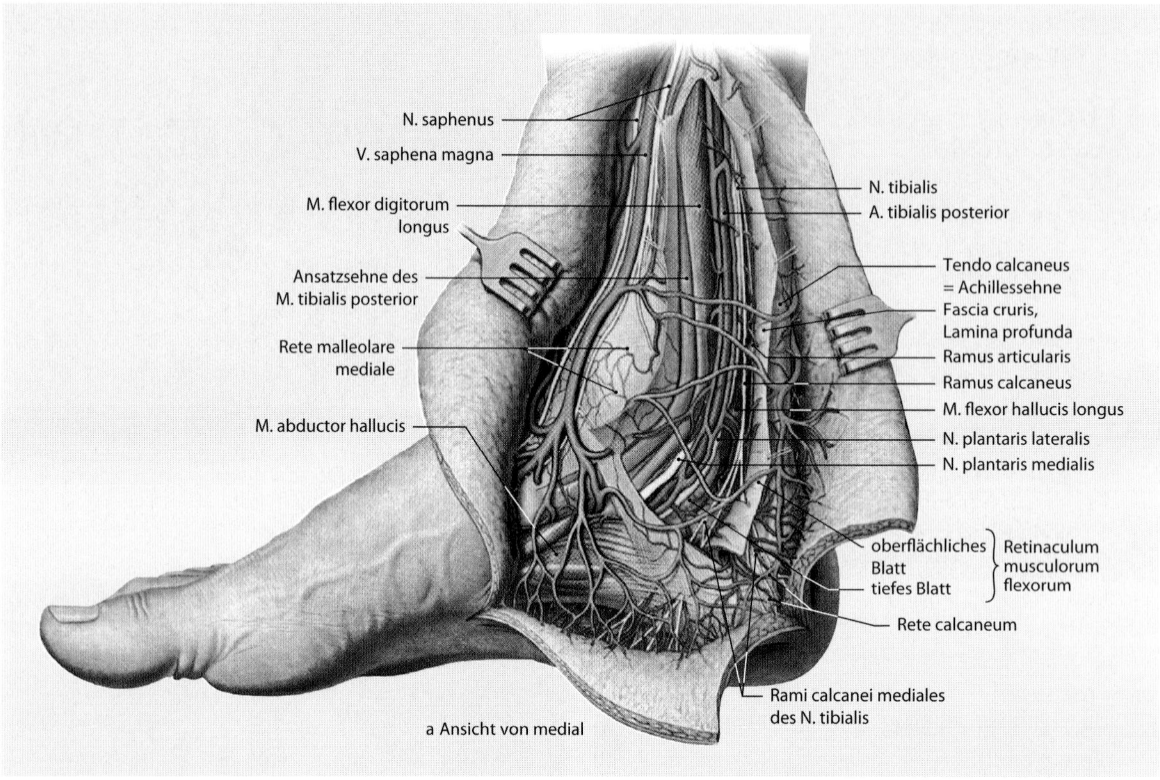

Abb. 7.57   Anatomie des Tarsaltunnels. (Aus Tillmann 2005)

7.6   Kompressionssyndrome des N. tibialis

Der N. tibialis, der aus den ventralen Anteilen der Nervenwurzeln L5, S1 und S2 hervorgeht, verlässt das Becken durch das Foramen infrapiriforme zusammen mit dem N. peroneus als N. ischiadicus. Letzterer kann sich jedoch bereits hier in seine beiden Äste aufteilen. Im mittleren und distalen Bereich des Oberschenkels sind beide Nerven räumlich getrennt. Der N. tibialis passiert die Mitte der Kniekehle und gibt hier unter anderem den sensiblen N. cutaneus surae medialis ab, der im Bereich des Unterschenkels den N. suralis zusammen mit dem N. cutaneus surae lateralis aus dem N. peroneus bildet.

In der Fossa cubitalis tritt er zwischen den beiden Köpfen des M. gastrocnemius in die tiefe Flexorenloge ein. In Höhe des Innenknöchels verläuft der Nerv zusammen mit der A. und V. tibialis posterior wieder oberflächlicher und tritt zwischen Innenknöchel und Fersenbein in den Tarsaltunnel ein. Das Dach dieses zunächst noch relativ weiten Tunnels wird vom Retinaculum flexorum oder Lig. laciniatum gebildet. Es erstreckt sich fächerförmig vom Innenknöchel aus und zieht proximal zur Unterschenkelfaszie und zum Fersenbein, distal, wo es meist am dicksten ist, geht es in die Plantaraponeurose über.

Im Tarsalkanal verlaufen neben dem zunächst noch ungeteilten N. tibialis die Sehnen der Mm. tibialis posterior, flexor hallucis longus und digitorum longus sowie das Gefäßbündel. Innerhalb des Tarsaltunnels teilt sich der N. tibialis in die Rami plantaris medialis und lateralis auf, wobei diese in eigenen Tunneln laufen können (■ Abb. 7.57). Proximal der Aufteilungsstelle geht der variablere, ausschließlich sensible Ramus calcaneus ab. Der N. plantaris medialis versorgt den M. flexor digitorum brevis, den M. abductor hallucis und teilweise den M. flexor hallucis brevis.

Die sensiblen Endäste der Nn. plantaris medialis und lateralis treten lateral des M. abductor hallucis in die Fußsohle ein. Sie liegen unter dem M. flexor digitorum brevis und treten an dessen medialem bzw. lateralem Rand unter die Plantaraponeurose. Hier erfolgt die Teilung in die Nn. digitales plantares communis. Zusammen mit den Gefäßen ziehen sie durch die Plantaraponeurose in die Subkutis und versorgen die Zehen sensibel. Der N. plantaris lateralis verläuft zwischen dem M. flexor digitorum brevis und dem M. quadratus plantae nach lateral und distal, wo er sich in die Äste teilt, die die Mm. abductor digiti quinti, extensor digiti minimi, interossei und quadratus plantae versorgen. Der Ramus superficialis enthält die Hautnerven zur Kleinzehe und der laterale Hälfte der 4. Zehe sowie der lateralen Hälfte der Fußsohle (mit Ausnahme der Ferse).

7.6.1 Hinteres (mediales) Tarsaltunnelsyndrom

Das Tarsaltunnelsyndrom kommt in seiner idiopathischen Form nur selten vor und wird viel zu häufig diagnostiziert. Neuerdings wird ihm eine Bedeutung bei der diabetischen Polyneuropathie unterstellt, was zu umstrittenen Eingriffen bei der diabetischen Polyneuropathie geführt hat (Chaudhry et al. 2008).

Pathogenese

Eine idiopathische Form wurde nur in 20 % aller Fälle beschrieben. Häufiger kommen ursächlich Fußdeformitäten oder posttraumatische Läsionen im Bereich des Innenknöchels vor. Ausgeprägte Kompressionen entstehen durch Ganglien, seltener durch Lipome oder Nerventumoren wie Neurofibrome oder Schwannome. Selten wird das Syndrom nach Schwellungszuständen bei exzessiven sportlichen Betätigungen beobachtet (Marathonlauf usw.)

Diagnostik

Charakteristische Beschwerden sind Parästhesien, gelegentlich auch Dysästhesien der Fußsohle und der Zehen sowohl unter Belastung als auch in Ruhe. Bei hartnäckigen Fersenschmerzen ist an eine isolierte Kompression des Ramus calcaneus zu denken.

Klinisch findet sich eine umschriebene Druckdolenz, gelegentlich auch ein Hoffmann-Tinel-Zeichen im Verlauf des N. tibialis kaudal und etwas dorsal des Innenknöchels. Eine ggf. vorhandene Hypästhesie ist auf das Innervationsgebiet des N. tibialis beschränkt. Möglich ist auch eine isolierte Hypästhesie im Bereich des N. plantaris medialis oder lateralis bzw. ausschließlich des Ramus calcaneus. Nur selten werden Atrophien der kleinen Fußmuskeln und eine Krallenstellung der Kleinzehen beobachtet.

Ob die Neurographie beweisend für ein Tarsaltunnelsyndrom ist, kann aufgrund einer größeren Studie nicht sicher gesagt werden (Patel et al. 2005). Eine eindeutige und erheblich verzögerte Latenz der Nn. plantaris medialis und lateralis (auch im Seitenvergleich) sowie eine nachgewiesene Denervationsschädigung der Kennmuskeln sind in der Regel jedoch ziemlich verlässliche Kriterien. In allen Fällen, in denen der neurographische Befund negativ und darüber hinaus die Symptomatik atypisch ist, sollte die Diagnose überprüft werden.

Neurosonographisch kann der N. tibialis bis in die Nn. plantaris medialis und lateralis verfolgt und bezüglich seiner Morphologie beurteilt werden. Der heute kaum mehr gebräuchliche Ninhydrintest sowie eine lokale probatorische Injektion eines Lokalanästhetikums sind wenig verlässlich. Bei den symptomatischen Fällen erlauben die bildgebenden Verfahren, insbesondere Neurosonographie

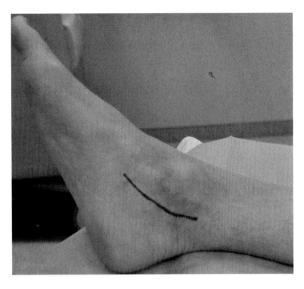

Abb. 7.58 Hautschnitt für die Dekompression des N. tibialis im Tarsaltunnel

und MRT/MRN, eine zuverlässige Diagnostik tumoröser Raumforderungen und anderer Anomalien. Differenzialdiagnostisch sind eine Polyneuropathie sowie eine radikuläre Symptomatik abzugrenzen.

> **Diagnostik bei Tarsaltunnelsyndrom**
> - Parästhesien der Fußsohle und Zehen bei Belastung oder in Ruhe
> - Evtl. Fersenschmerz
> - Hypästhesie
> - Positives Hofmann-Tinel-Zeichen
> - Neurographischer Befund und Denervationszeichen im EMG sind beweisend
> - Sonographie und MRT zum Tumornachweis erforderlich

Operative Therapie

Wenn die Diagnose hinreichend gesichert ist und konservative Maßnahmen (Verordnung von Einlagen, lokale Infiltrationen) versagt haben, ist (zumindest bei den symptomatischen Fällen) die operative Indikation gegeben.

Wegen der in der Knöchelregion häufig vorkommenden Varikosis ist ein Eingriff in Lokalanästhesie erschwert, Spinal- oder Allgemeinanästhesie ist meist vorzuziehen. In Rückenlage wird der Fuß leicht nach außen rotiert und die Inzision bogenförmig um den medialen Epikondylus in Richtung auf das Fußgewölbe bis zum medialen Fußrand durchgeführt (■ Abb. 7.58). Das Retinaculum flexorum (Lig. laciniatum) wird durchtrennt bzw. vollständig

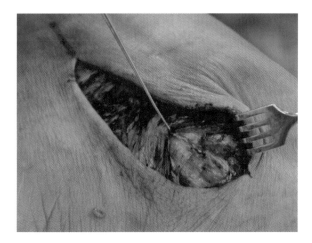

Abb. 7.59 Intraoperativer Situs: Darstellung des Lig. laciniatum vor dessen Spaltung zur Dekompression des N. tibialis

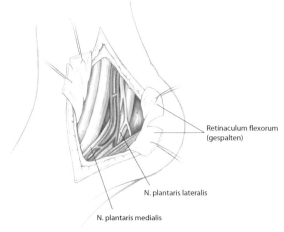

Retinaculum flexorum
(gespalten)

N. plantaris lateralis

N. plantaris medialis

Abb. 7.60 Schematische Darstellung des Nerven-Gefäß-Bündels nach Eröffnung des Tarsaltunnels. (Aus Assmus u. Antoniadis
2008)

gespalten (■ Abb. 7.59) und das Nerven-Gefäß-Bündel
zwischen Innenknöchel und Achillessehne möglichst weit
proximal aufgesucht und nach distal präpariert. Hierbei ist
auf den zum Fersenbein abgehenden Ramus calcaneus zu
achten (■ Abb. 7.60).

Nach der Teilung des Nervs in die Nn. plantaris medialis und lateralis werden diese bis in die Plantarmusku-
latur freigelegt und einengende Strukturen durchtrennt.
Finden sich raumfordernde Prozesse wie Lipome oder
Ganglien, werden diese vollständig – einschließlich des
Gelenkstiels – exstirpiert. Auf eine sorgfältige Blutstillung
ist zu achten.

Eine Teilbelastung des Fußes ist nach 2–3 Tagen möglich, davor sollte der Fuß hochgelagert werden. Das Laufen mit Gehstützen in den ersten 2 Wochen ist empfehlenswert. Wundheilungsstörungen, zumal im Rahmen der
diabetischen Polyneuropathie oder einer ausgeprägten
Varikosis, sind nicht ungewöhnlich.

Prognose

Die Prognose wird kontrovers beurteilt. Mitgeteilte Er-
folgsraten liegen zwischen 72 und 91 %. Von einzelnen
Autoren wird der anhaltende Nutzen einer Operation
überhaupt bezweifelt. Hierbei mag eine allzu großzügige Indikationsstellung eine Rolle spielen, auch durch
Fehlinterpretation radikulärer oder polyneuritischer
Symptome (Barker et al. 2008). Weitere Ursachen für
einen ausbleibenden Operationserfolg können eine unzureichende Technik mit insuffizienter Dekompression,
starker Vernarbung oder Nervenverletzung sein (Gould
2011). Umstritten und durch Studien nicht hinreichend
belegt ist die großzügige Dekompression (nicht nur)
im Tarsaltunnel bei der diabetischen Polyneuropathie
(Chaudhry et al. 2008).

7.6.2 Morton-Metatarsalgie

Die Morton-Metatarsalgie wurde als erstes Engpasssyndrom eines peripheren Nervs 1876 von Morton beschrieben. Sie gilt als häufige Ursache von Vorfußschmerzen
(Pace et al. 2010, Thomson et al. 2004). Das Syndrom manifestiert sich meist im Interdigitalraum III/IV, deutlich
seltener im Bereich II/III. In den übrigen Interdigitalräumen kommt es praktisch nicht vor. Bei Frauen ist es mehr
als 4-mal so häufig wie bei Männern (Assmus 1994, Pace
et al. 2010).

Anatomie und Pathogenese

Der N. plantaris medialis teilt sich in 3 Nn. digitales communis und versorgt die 3 medialen Zehen sowie halb-
seitig die vierte Zehe. Der N. plantaris lateralis zweigt
sich in 2 Nn. digitales communis und versorgt sensibel
die halbe vierte und die fünfte Zehe. Die Digitalnerven
verlaufen plantar des Lig. transversum intermetatarsale
(■ Abb. 7.61).

Seit der Erstbeschreibung durch Morton, der eine Affektion des Metatarsalgelenks der vierten Zehe annahm,
wurden zahlreiche und unterschiedlichste pathogenetische Vorstellungen entwickelt. Neben einer chronisch rezidivierenden mechanischen Irritation nahmen die meisten Autoren eine Kompression im »Metatarsaltunnel«
zwischen Lig. metatarsale transversum und den Querfasern der Plantaraponeurose bzw. den Metatarsalköpfchen
an. Distal des Lig. metatarsale transversum profundum
verlaufen die Zehennerven zusammen mit den begleitenden Gefäßen nach dorsal, jedoch normalerweise nicht im
Metatarsalspalt. Dieser wird von der Bursa intermetatar-

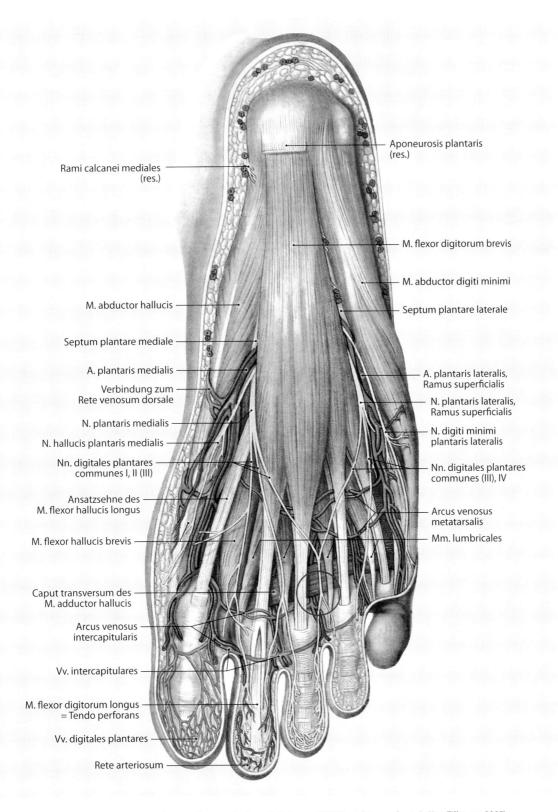

Rami calcanei mediales
(res.)

Aponeurosis plantaris
(res.)

M. flexor digitorum brevis

M. abductor digiti minimi

M. abductor hallucis

Septum plantare laterale

Septum plantare mediale

A. plantaris medialis

A. plantaris lateralis,
Ramus superficialis

Verbindung zum
Rete venosum dorsale

N. plantaris lateralis,
Ramus superficialis

N. plantaris medialis

N. hallucis plantaris medialis

N. digiti minimi
plantaris lateralis

Nn. digitales plantares
communes I, II (III)

Nn. digitales plantares
communes (III), IV

Ansatzsehne des
M. flexor hallucis longus

Arcus venosus
metatarsalis

M. flexor hallucis brevis

Mm. lumbricales

Caput transversum des
M. adductor hallucis

Arcus venosus
intercapitularis

Vv. intercapitulares

M. flexor digitorum longus
= Tendo perforans

Vv. digitales plantares

Rete arteriosum

Abb. 7.61 Digitalnerven mit eingezeichnetem Engpass im Interdigitalraum III/IV (Ansicht von plantar). (Aus Tillmann 2005)

sophalangea, die häufig chronisch-entzündliche Veränderungen und Verdickungen aufweist, ausgefüllt. Mulder wies 1951 erstmals darauf hin, dass diese voluminöse Bursa und ein relativ lockeres Intermetatarsalband zwischen dritter und vierter Zehe die Verlagerung des plantaren Nerv-Gefäß-Bündels in den Metatarsalspalt begünstigen.

❯ Die Digitalnerven erfahren zwischen den Metatarsalköpfchen eine chronische Irritation, die zur Pseudoneurombildung und häufig zu einem Konglomerat mit entzündlich veränderter Bursa führt.

Die histologischen Befunde zeigen eine bindegewebige Sklerose des Endoneuriums. Außerdem finden sich Gefäßveränderungen.

Diagnostik

Belastungsabhängige Schmerzen im Vorfuß mit Ausstrahlung in die mittleren Zehen, besonders beim Tragen enger Schuhe, sind nahezu pathognomonisch für das Krankheitsbild. Die Beschwerden werden oft jahrelang als Spreizfußbeschwerden verkannt, zumal gleichzeitig eine Spreizfußdeformität vorkommen kann. Die Schmerzen können blitz- und attackenartig sein und sistieren häufig nach Ende der Belastung nicht, sondern werden weiter in Form eines eher dumpfen Dauerschmerzes empfunden. Sie können auch in der Nacht auftreten.

❯ Wenn eine Patientin (nur selten ein männlicher Patient!) über Vorfußschmerzen klagt, die sich nach Verordnung von Einlagen noch verschlimmern, und wenn das Tragen enger Schuhe zu unerträglichen Schmerzen führt, liegt mit hoher Wahrscheinlichkeit eine Morton-Metatarsalgie vor.

Bei der klinischen Untersuchung zeigt sich eine umschriebene Druckdolenz zwischen der dritten und vierten, selten auch zwischen der zweiten und dritten Zehe, unmittelbar distal oder zwischen den Metatarsalköpfchen. Bei Palpation des Interdigitalraums mit Daumen und Zeigefinger einer Hand unter gleichzeitiger seitlicher Kompression des Vorfußes mit der anderen Hand kann man den typischen Schmerz auslösen und gleichzeitig auch eine Krepitation des Pseudoneuroms (»Klick-Phänomen«) fühlen. Mulder beschrieb einen ähnlichen Test, wobei er mit dem rechten Daumen von plantar einen leichten Druck ausübte, während linker Daumen und Zeigefinger die Metatarsalköpfchen seitlich zusammenpressen. Häufig finden sich eine Hypästhesie der lateralen Hälfte der dritten und/oder der medialen Hälfte der vierten Zehe.

Differenzialdiagnostisch muss man an die bereits erwähnten Spreizfußbeschwerden denken, bei denen die Druckempfindlichkeit der Metatarsalköpfchen bzw. des Vorfußballens im Vordergrund steht. Auch eine Tendinitis, die mit einer ausgeprägte Druckdolenz der Strecksehnen einhergeht, kann für belastungsabhängige Vorfußschmerzen infrage kommen. Eine weitere diagnostische Abklärung mittels Infiltration eines Lokalanästhetikums ist nach unserer Erfahrung weniger hilfreich, da neben dem Nerv auch die angrenzenden Strukturen (Periost und Sehnen) anästhesiert werden.

Die elektrophysiologische Untersuchung der Interdigitalnerven ist technisch aufwendig und wird mit speziellen Elektroden zur Stimulation der gegenüberliegenden Zehenhälften durchgeführt. Das orthodrome SNAP kann mit dieser Technik hinter dem Innenknöchel vom N. tibialis abgeleitet werden.

Diagnostisch ergiebiger sind MRT-Untersuchungen und die Neurosonographie. Während Sharp et al. (2004) noch dem klinischen Befund bei kleinen Morton-Neuromen den Vorzug gaben, werden inzwischen Trefferquoten von 97 % für MRT-Untersuchungen beschrieben, d. h. in diesem Prozentsatz bestätigte die MRT die klinische Diagnose (Owens et al. 2011). Sonographisch lassen sich andere interdigitale Raumforderungen (z. B. Ganglien) gut abgrenzen (Park et al. 2011).

> **Diagnostik bei Morton-Metatarsalgie**
> — Vorfußschmerz, besonders bei Belastung und engen Schuhen
> — Positiver Mulder-Test
> — Nachweis des Morton-Neuroms durch MRT und Sonographie
> — Neurographie aufwendig und weniger verlässlich

Operative Therapie

Konservative Behandlung mit Infiltrationen von Lokalanästhetika oder Kortikoidpräparaten führt nur selten zu einem anhaltenden Erfolg, obwohl einzelne Autoren über positive Ergebnisse berichten. Auch wenn eine Cochrane-Studie (Thomson et al. 2004) zu keiner eindeutigen Behandlungsempfehlung kam, ist nach unserer Erfahrung die chirurgische Behandlung die Therapie der Wahl. Operative Verfahren sind:

— Exzision des Morton-Neuroms über dorsalen Zugang (bevorzugte Methode)
— Dekompression durch Spaltung des Lig. intermetatarsale
— Exzision über plantaren Zugang (heute weitgehend verlassen)

Während die meisten Autoren die Resektion des Pseudoneuroms für erforderlich halten, gibt es auch Befürworter einer »Neurolyse« mit oder ohne Spaltung des Lig. intermetatarsale. Bei Verwendung des dorsalen Zugangs kann der Eingriff problemlos ambulant durchgeführt werden. Auch wegen der schmerzhafteren plantaren Narbe sollte der dorsale Zugang bevorzugt werden, obwohl in einer Metastudie nur eine geringe Evidenz für diese Annahme vorlag (Thomson et al. 2004).

Alternativ ist eine Spaltung des Intermetatarsalbands ohne Neuromresektion möglich, wenn kein eindeutiges Morton-Neurom erkennbar ist. Villas et al. (2008) fanden keinen Unterschied zwischen Dekompression und Resektion. Wegen der guten Kollateralversorgung hat die Resektion einer Digitalarterie keine Durchblutungsstörung der Zehe zur Folge. Es können daher auch gleichzeitig 2 Eingriffe in den benachbarten Interdigitalräumen (II/III und III/IV) vorgenommen werden.

Dorsaler Zugang

Die Anästhesie erfolgt durch Infiltration eines 1 %-igen Lokalanästhetikums ohne Adrenalin am distalen Fußrücken und interdigital. Blutleere mit Druckmanschette im distalen Drittel des Unterschenkels ist obligat. Die Inzision beginnt an der Basis der Zehen bzw. am Interdigitalraum und wird nach proximal auf eine Länge von 4–5 cm fortgeführt. Nach Einsetzen eines Wundspreizers werden die Metatarsalköpfchen identifiziert und auseinandergedrängt. Im Intermetatarsalspalt erkennt man die in den meisten Fällen vergrößerte interdigitale Bursa, die mit dem Morton-Neurom fest verhaftet ist. Das Konglomerat wird mit einer kräftigen Pinzette ergriffen und nach dorsal gezogen.

Vor der Resektion wird nochmals eine lokale Infiltration der erfassten Strukturen vorgenommen. Beide werden dann möglichst weit proximal mit der Schere abgetrennt. Zu achten ist auf die Interdigitalgefäße, deren Verletzung zu stärkeren Blutungen führen kann. Bei den exstirpierten Konglomeraten ist das Pseudoneurom oft nur schwer von der bindegewebig verdickten Bursa abzugrenzen. Nach Einlegen eines Mini-Redovac wird die Wunde mit 3–4 Einzelknopfnähten verschlossen und ein Kompressionsverband bis oberhalb der Knöchelregion angelegt.

Die Drainage wird am Folgetag zusammen mit dem Verband entfernt. Die Fäden werden nach 10 Tagen gezogen. Der Fuß wird in den folgenden Tagen – soweit möglich – hochgelagert, kann jedoch vom Tag nach dem Eingriff an in langsam zunehmendem Umfang wieder belastet werden.

> Postoperativ kann ein mehr oder weniger ausgeprägter Wundschmerz oder Neurektomieschmerz bestehen, der in der Regel innerhalb von 4–8 Wochen abklingt. Ein protrahiertes »Postneurektomiesyndrom« konnten wir nicht beobachten. In einzelnen Fällen kann jedoch eine längere postoperative Schmerzsymptomatik vorkommen.

Prognose

Die Heilungsquote nach operativer Behandlung liegt zwischen 70 und 90 % (Assmus 1994). Dies gilt auch für Langzeitbeobachtungen über fast 5 Jahren (Pace et al. 2010). Rezidive im operierten Interdigitalraum kommen praktisch nicht vor. Eine später erneut auftretende Symptomatik ist durch Affektion des benachbarten Interdigitalraums II/III (bzw. umgekehrt) erklärlich und kann auch hier erfolgreich operativ behandelt werden.

7.7   Kompressionssyndrome des N. peroneus

Der N. peroneus communis mit Zuflüssen von L4–S2 entsteht aus der Teilung des N. ischiadicus am mittleren bis distalen Oberschenkel in einen dünneren lateralen peronealen und einen etwas dickeren medialen bzw. tibialen Anteil (◘ Abb. 7.62). Der N. peroneus zieht entlang des medialen Bizepsrands nach distal zum Caput fibulae zwischen den Köpfen des M. peroneus longus. Unmittelbar nach Eintritt in den Peroneuskanal erfolgt die Teilung in einen oberflächlichen und einen tiefen Ast. Dieser Bereich stellt die klassische Kompressionsstelle dar. Der N. peroneus verläuft dann spiralförmig um das Fibulaköpfchen und am Unterschenkel (nach Abgabe von Muskelästen) auf der Membrana interossea nach distal.

7.7.1   Kompression am Fibulaköpfchen

Durch seinen exponierten Verlauf am Fibulaköpfchen ist der Nerv anfällig für externe Druckschäden, zumal er noch zusätzlich durch Unterschenkelfaszie und Periost fixiert ist. Druckschäden entstehen durch Übereinanderschlagen der Beine, mangelhafte Gipsverbände und unsachgemäße Lagerung bei operativen Eingriffen. Auch bei chronisch Bettlägerigen kommen sie nicht selten vor. Die klassische Kompressionsstelle liegt im Bereich des Peroneuskanals zwischen den Köpfen des M. peroneus longus und einer sehnigen Arkade.

Auslöser der klinischen Symptomatik kann eine längere Körperhaltung, z. B. berufsbedingt, in kniender oder hockender Position sein. Eine ungewöhnliche, in diesem Bereich jedoch typische Kompression entsteht durch extra- oder intraneurale Ganglionzysten (◘ Abb. 7.63). Intraneurale Ganglionzysten sind häufig multilokulär und haben immer einen Stiel zum Tibiofibulargelenk. Neuro-

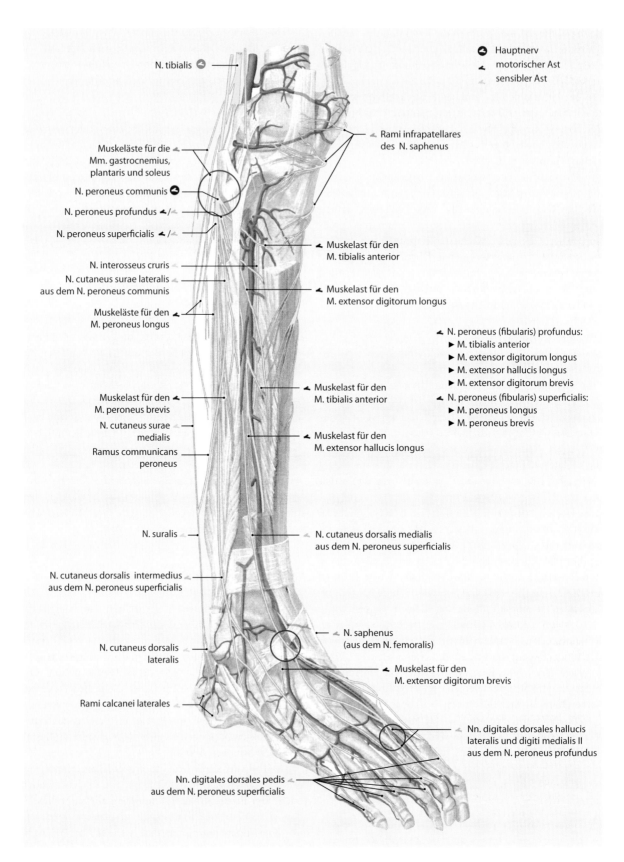

N. tibialis

Hauptnerv
motorischer Ast
sensibler Ast

Rami infrapatellares
des N. saphenus

Muskeläste für die
Mm. gastrocnemius,
plantaris und soleus

N. peroneus communis

N. peroneus profundus

N. peroneus superficialis

N. interosseus cruris

N. cutaneus surae lateralis
aus dem N. peroneus communis

Muskeläste für den
M. peroneus longus

Muskelast für den
M. peroneus brevis

N. cutaneus surae
medialis

Ramus communicans
peroneus

N. suralis

N. cutaneus dorsalis intermedius
aus dem N. peroneus superficialis

N. cutaneus dorsalis
lateralis

Rami calcanei laterales

Nn. digitales dorsales pedis
aus dem N. peroneus superficialis

Muskelast für den
M. tibialis anterior

Muskelast für den
M. extensor digitorum longus

N. peroneus (fibularis) profundus:
► M. tibialis anterior
► M. extensor digitorum longus
► M. extensor hallucis longus
► M. extensor digitorum brevis
N. peroneus (fibularis) superficialis:
► M. peroneus longus
► M. peroneus brevis

Muskelast für den
M. tibialis anterior

Muskelast für den
M. extensor hallucis longus

N. cutaneus dorsalis medialis
aus dem N. peroneus superficialis

N. saphenus
(aus dem N. femoralis)

Muskelast für den
M. extensor digitorum brevis

Nn. digitales dorsales hallucis
lateralis und digiti medialis II
aus dem N. peroneus profundus

■ **Abb. 7.62**   Anatomisches Schema des N. peroneus mit typischen Engpässen. (Aus Tillmann 2005)

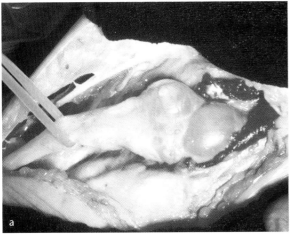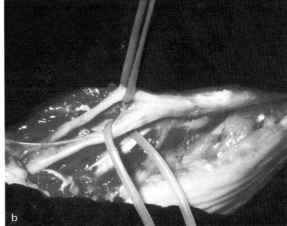

◘ Abb. 7.63 Intraneurale Ganglionzyste des N. peroneus vor und nach Exstirpation der Zyste. (Aus Assmus u. Antoniadis 2008)

fibrome (◘ Abb. 7.64) oder knöcherne Veränderungen wie Exostosen im Bereich des Fibulaköpfchens können zu einer Kompression beitragen.

Diagnostik

Nicht selten, insbesondere bei intraneuralen Ganglien, beginnt die Symptomatik mit rezidivierenden Schmerzen am peronealen Unterschenkel mit Ausstrahlung bis zum Fußrücken. Häufiger ist das akute Auftreten einer Fußheber- und Zehenstreckerlähmung (»Hahnengang«). Die Sensibilitätsstörung betrifft den lateralen Unterschenkel sowie den Rücken des Fußes und der medialen Zehen. Ganglien sind nur selten tastbar. Die diagnostische Absicherung erfolgt durch die neurographische Untersuchung, die einen Leitungsblock im Bereich des Fibulaköpfchens ergibt. Elektromyographisch finden sich meist Denervationspotenziale in den Kennmuskeln.

Bei Ganglienverdacht ist die Abklärung mittels Neurosonographie und MRT weiterführend. Ganglien lassen sich einschließlich Gelenkstiel im MRT gut darstellen (Donovan et al. 2010). Diffenzialdiagnostisch muss ein L5-Wurzelreizsyndrom ausgeschlossen werden.

> **Diagnostik bei Kompression am Fibulaköpfchen**
> - Schmerzen am lateralen Unterschenkel bis Fußrücken
> - Fußheber- und Zehenstreckerparese
> - Neurographisch Leitungsblock am Fibulaköpfchen
> - Neurosonographie/MRT zum Auschluss einer Raumforderung (z. B. Ganglionzyste)

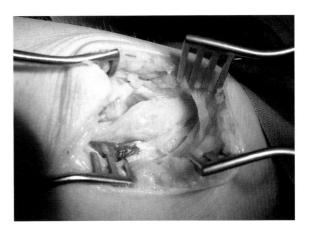

◘ Abb. 7.64 Neurofibrom des N. peroneus. (Aus Assmus u. Antoniadis 2008)

Operative Therapie

Wenn sich eine akut aufgetretene hochgradige bis komplette Parese mit elektroneurographisch nachgewiesenem Leitungsblock innerhalb von 6 Wochen bis 3 Monaten nicht bessert, ist die operative Freilegung zu empfehlen.

Der Eingriff wird in Seiten- oder Rückenlage durchgeführt, wobei das Knie leicht angebeugt ist. Lokalanästhesie ist möglich, vorausgesetzt es liegt kein Ganglion oder ein anderer Tumor vor. In diesen Fällen ist eine Regionalanästhesie oder Vollnarkose zu empfehlen. Die Hautinzision erfolgt bogen- oder S-förmig, beginnend in der Kniekehle, das Fibualköpfchen schräg kreuzend und nach distal verlaufend (◘ Abb. 7.65).

Der meist verdickte und deswegen gut tastbare N. fibularis wird nach Eröffnung der Fascia cruris sichtbar. Es folgt die Präparation nach distal bis zum Eintritt unter die

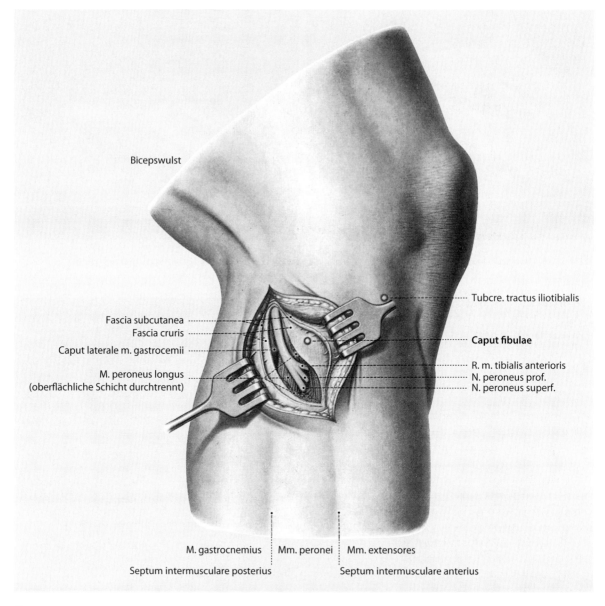

Bicepswulst

Fascia subcutanea
Fascia cruris
Caput laterale m. gastrocemii
M. peroneus longus
(oberflächliche Schicht durchtrennt)

Tubcre. tractus iliotibialis

Caput fibulae

R. m. tibialis anterioris
N. peroneus prof.
N. peroneus superf.

M. gastrocnemius   Mm. peronei   Mm. extensores
Septum intermusculare posterius   Septum intermusculare anterius

Abb. 7.65   Operativer Zugang bei Peroneuskompression. (Aus Lanz u. Wachsmuth 1972)

sehnige Arkade an der Ansatzstelle des M. peroneus longus. Die Aufzweigung des N. peroneus in den oberflächlichen und tiefen Ast wird inspiziert, und die Äste werden weiter nach distal verfolgt unter Austastung des Kanals innerhalb der Muskulatur. Beim Wundverschluss kann man sich auf Einzelsubkutan- und Hautnaht beschränken, auf eine Fasziennaht sollte verzichtet werden.

In der Hand des Geübten ist auch eine endoskopisch assistierte Dekompression des N. peroneus möglich. Die Exzision extraneuraler Ganglien ist unproblematisch, wobei jedoch immer auf eine Resektion des Gelenkstiels geachtet werden sollte. Bei intraneuralen Ganglien (❏ Abb. 7.63, ▸ Abschn. 6.9) ist eine mikrochirurgische

Zystenentlassung erforderlich. Der Gelenkstiel des Ganglions muss immer unterbunden werden, damit es nicht zu einem Rezidiv kommt.

7.7.2 Vorderes Tarsaltunnelsyndrom

Bei diesem seltenen Kompressionssyndrom kommt es zu einer Kompression des Endastes des N. peroneus profundus unterhalb des Retinaculum extensorum inferius (Lig. cruciforme) oder noch weiter distal unter der Sehne des M. extensor hallucis brevis (❏ Abb. 7.66). Bei Ersterem lässt sich neurographisch eine Leitungsverzögerung zum

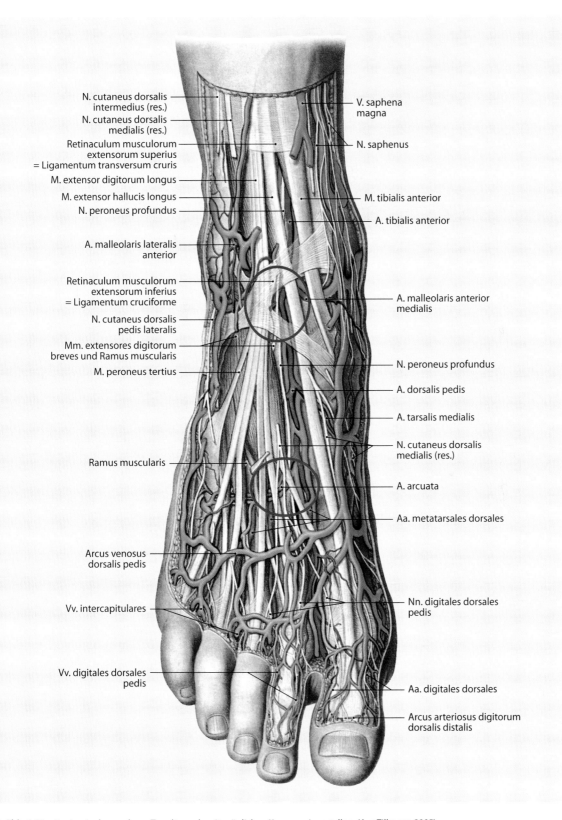

N. cutaneus dorsalis intermedius (res.)
N. cutaneus dorsalis medialis (res.)
Retinaculum musculorum extensorum superius = Ligamentum transversum cruris
M. extensor digitorum longus
M. extensor hallucis longus
N. peroneus profundus
A. malleolaris lateralis anterior
Retinaculum musculorum extensorum inferius = Ligamentum cruciforme
N. cutaneus dorsalis pedis lateralis
Mm. extensores digitorum breves und Ramus muscularis
M. peroneus tertius
Ramus muscularis
Arcus venosus dorsalis pedis
Vv. intercapitulares
Vv. digitales dorsales pedis

V. saphena magna
N. saphenus
M. tibialis anterior
A. tibialis anterior
A. malleolaris anterior medialis
N. peroneus profundus
A. dorsalis pedis
A. tarsalis medialis
N. cutaneus dorsalis medialis (res.)
A. arcuata
Aa. metatarsales dorsales
Nn. digitales dorsales pedis
Aa. digitales dorsales
Arcus arteriosus digitorum dorsalis distalis

Abb. 7.66 Anatomie des vorderen Tarsaltunnels mit möglichen Kompressionsstellen. (Aus Tillmann 2005)

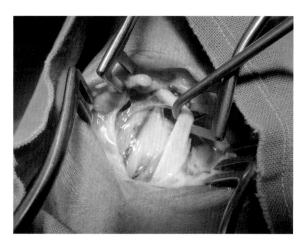

Abb. 7.67 Operationssitus beim vorderen Tarsaltunnelsyndrom: Der N. peroneus profundus verläuft zusammen mit der A. dorsalis pedis unterhalb der (hochgezogenen) Sehne des M. extensor hallucis longus. (Aus Assmus u. Antoniadis 2008)

M. extensor digitorum brevis nachweisen, gelegentlich auch mit dem EMG eine Denervationsaktivität im Kennmuskel.

Die Patienten klagen über belastungsabhängige, jedoch auch besonders während der Nachtruhe auftretende Schmerzen und Parästhesien am Fußrücken. Neben einem lokalen Druckschmerz im Nervenverlauf findet sich häufig auch eine Hypästhesie im ersten Zwischenzehenraum.

Konservative Therapie

Die Behandlung ist zunächst konservativ mit Diclofenac-Präparaten, lokaler Kortikoidinfiltration, Krankengymnastik und Schuhorthesen. Hierunter werden viele Patienten beschwerdefrei. Bei Therapieresistenz ist die operative Dekompression in Erwägung zu ziehen.

Operative Therapie

Die Dekompression kann in Lokalanästhesie und meist in Unterschenkelblutleere durchgeführt werden, jedoch auch in Periduralanästhesie oder in Intubationsnarkose. Über eine Längsinzision werden das Retinaculum extensorum inferius gespalten und ggf. weitere einschnürende Strukturen entfernt.

Bei der weiter distal liegenden Kompression wird die Inzision leicht S-förmig zwischen erstem und zweitem Metatarsale vorgenommen. Findet sich eine Kompression des Nervs unter der Sehne des M. extensor hallucis brevis, wird diese partiell reseziert und die tiefe Faszie, die ebenfalls Ursache einer Kompression sein kann, gespalten (Di Domenico u. Masternick 2006; ◘ Abb. 7.67).

7.8   Sonstige Kompressionssyndrome der Leistenregion und unteren Extremität

7.8.1   Kompression des N. cutaneus femoris lateralis

Die Meralgia paraesthetica gehört zu den selteneren Kompressionssyndromen, sie ist bereits seit Ende des 19. Jahrhunderts bekannt. Eine der ersten Publikationen stammt von Sigmund Freud, der eine Selbstdiagnose stellte. Das Syndrom kommt am häufigsten im Alter von 40–50 Jahren vor und zeigt keine Bevorzugung eines Geschlechts.

Anatomie und Pathogenese

Der N. cutaneus femoris lateralis geht aus dem Plexus lumbalis hervor (L1 und L2) und perforiert das laterale Drittel des Leistenbands. Er versorgt die Haut des vorderen Oberschenkels bis kurz oberhalb der Patella sowie den lateralen Oberschenkel vom Trochanter bis zur Oberschenkelmitte. Es gibt etwa 4 Verlaufsvarianten (Carai et al. 2009). Neben dem transligamentären Verlauf kann der Nerv auch unterhalb des Leistenbands verlaufen und hier am scharfen Rand der Fascia iliaca komprimiert werden. Sehr selten sind Verläufe durch den M. sartorius und in der Rinne der Spina iliaca vor und oberhalb des Leistenbandansatzes (◘ Abb. 7.68 u. ◘ Abb. 7.69).

Neben typischen Kompressionen insbesondere bei adipösen Patienten gibt es seltenere symptomatische Formen durch zu enge Bekleidung, Gürtel, im Rahmen der diabetischen Polyneuropathie und durch iatrogene und posttraumatische Einwirkungen. Verletzungen des Nervs kommen bei der Knochenspanentnahme aus dem Beckenkamm vor.

Diagnostik

Das klassische Symptom sind Parästhesien am ventrolateralen Oberschenkel nach längerem Stehen, beim Gehen und Liegen mit gestrecktem Bein. Die Schmerzen haben oft brennenden Charakter und lassen sich durch Hyperextension im Hüftgelenk auslösen (umgekehrtes Lasègue-Zeichen). Im fortgeschrittenen Verlauf kommt es zu permanenten Sensibilitätsstörungen im Versorgungsgebiet des N. cutaneus femoris lateralis. Weiterhin findet sich ein typischer Druckschmerz im lateralen Bereich des Leistenbands etwa 2 Querfinger medial der Spina iliaca anterior superior sowie ein positives Hoffmann-Tinel-Zeichen.

Außer durch eine Blockade des Nervs mit einem Lokalanästhetikum kann die Diagnose durch eine SEP-Untersuchung weiter abgesichert werden. Die Messung der sensiblen NLG kann orthodrom bzw. – technisch einfa-

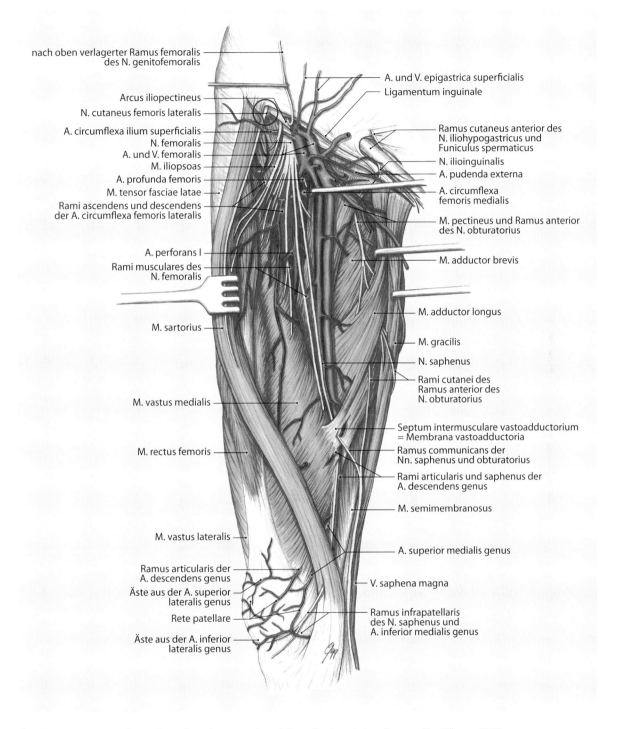

nach oben verlagerter Ramus femoralis des N. genitofemoralis

Arcus iliopectineus
N. cutaneus femoris lateralis
A. circumflexa ilium superficialis
N. femoralis
A. und V. femoralis
M. iliopsoas
A. profunda femoris
M. tensor fasciae latae
Rami ascendens und descendens der A. circumflexa femoris lateralis

A. perforans I
Rami musculares des N. femoralis

M. sartorius

M. vastus medialis

M. rectus femoris

M. vastus lateralis

Ramus articularis der A. descendens genus
Äste aus der A. superior lateralis genus
Rete patellare
Äste aus der A. inferior lateralis genus

A. und V. epigastrica superficialis
Ligamentum inguinale

Ramus cutaneus anterior des N. iliohypogastricus und Funiculus spermaticus
N. ilioinguinalis
A. pudenda externa
A. circumflexa femoris medialis
M. pectineus und Ramus anterior des N. obturatorius

M. adductor brevis

M. adductor longus

M. gracilis

N. saphenus

Rami cutanei des Ramus anterior des N. obturatorius

Septum intermusculare vastoadductorium = Membrana vastoadductoria
Ramus communicans der Nn. saphenus und obturatorius
Rami articularis und saphenus der A. descendens genus

M. semimembranosus

A. superior medialis genus

V. saphena magna

Ramus infrapatellaris des N. saphenus und A. inferior medialis genus

Abb. 7.68 Anatomie der Nn. femoralis und cutaneus femoris lateralis mit typischem Engpass. (Aus Tillmann 2005)

cher – antidrom erfolgen, sie ist wegen der häufigen Adipositas schwierig und weniger verlässlich. Da das NAP oft beidseits fehlt, ist nur eine Seitendifferenz diagnostisch verwertbar.

Differenzialdiagnostisch kommen neben Wurzelkompressionssyndromen retroperitoneale Läsionen durch Tumoren infrage. Hier ist ggf. eine weitere kernspintomographische Abklärung erforderlich.

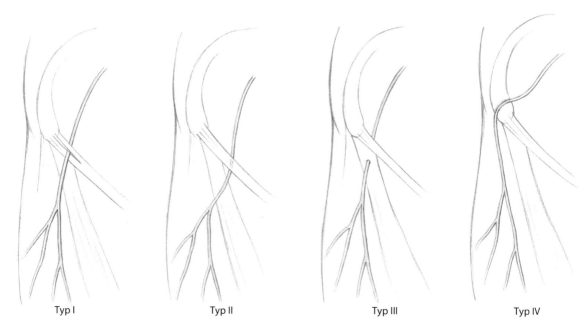

Typ I   Typ II   Typ III   Typ IV

◨ **Abb. 7.69**   Verlaufsvarianten des N. cutaneus femoris lateralis. (Aus Assmus u. Antoniadis 2008)

Konservative Therapie

Neben Gewichtsreduktion und Änderung der Bekleidung kommt zunächst eine lokale Kortikoidinfiltration zusammen mit einem Anästhetikum infrage. Die Infiltration, die sowohl diagnostisch als auch therapeutisch eingesetzt werden kann, erfolgt an der Stelle des Hoffmann-Tinel-Zeichens, medial des Spina iliaca anterior superior in den Bereich des Leistenbands.

Operative Therapie

Bei quälenden und konservativ nicht zu beeinflussenden Beschwerden kann die operative Behandlung indiziert sein. Hierfür gibt es 2 operative Techniken:
– Dekompression des Nervs mit Beseitigung komprimierender Strukturen
– Durchtrennung des Nervs proximal des Leistenbands

Die Befürworter der Dekompression überwiegen. Bei nicht erfolgreicher Dekompression kann die Neurektomie versucht werden (de Ruiter et al. 2012). Eine Cochrane-Studie kam zu dem Ergebnis, dass keine ausreichende Evidenz für die Wirksamkeit der operativen Behandlung besteht und weitere randomisierte kontrollierte Untersuchungen erforderlich sind (Khalil et al. 2008).

In Allgemein- oder Lokalanästhesie und Rückenlagerung erfolgt die Längsinzision von 5–6 cm Länge medial der Spina iliaca anterior superior. Unterhalb der Fascia lata wird der Nerv am Vorderrand des M. sartorius aufgesucht und nach kranial verfolgt. Meist genügt die Spaltung eines der beiden Blätter des Leistenbands. Alternativ kommt eine

Querinzision oberhalb des Leistenbands (suprainguinaler Zugang) infrage. Wegen der Verlaufsvarianten des Nervenstamms distal der Leiste hat dieser Zugang den Vorteil einer leichteren Identifizierung des Nervs. Eine Durchtrennung des N. cutaneus femorais lateralis sollte immer proximal des Leistenbandes erfolgen (Alberti et al. 2009).

7.8.2   Kompression der Nn. iliohypogastricus und ilioinguinalis

Die vorwiegend aus den ersten beiden Lumbalwurzeln sowie der zwölften Thorakalwurzel hervorgehenden Nerven versorgen die untere Bauchmuskulatur motorisch, die lateralen Hüftregionen und die Leiste sensibel (◨ Abb. 7.70), wobei die sensible Versorgung sehr variabel ist. Genuine Kompressionssyndrome beider Nerven sind selten, häufig handelt es sich um Läsionen nach Herniotomien oder anderen urologischen Eingriffen, Laparoskopien, Gefäßpunktion, Beckenkammbiopsien und bei ausgedehnter Hämatombildung, z. B. bei Marcumar-Blutungen.

Symptome sind brennende oder lanzinierende Schmerzen, die bereits unmittelbar im Anschluss an die Verletzung auftreten. Sie werden im Bereich der Narbe bis zur suprapubischen bzw. Genitalregion im Unterbauch und auf der Innenseite des Oberschenkels verspürt. Die Beschwerden können Monate bis Jahre anhalten.

Die Diagnostik erfolgt ausschließlich klinisch und stützt sich auf die Schmerzanamnese und einen lokalen Druckschmerz. Typisch ist eine Entlastung durch gebeugte

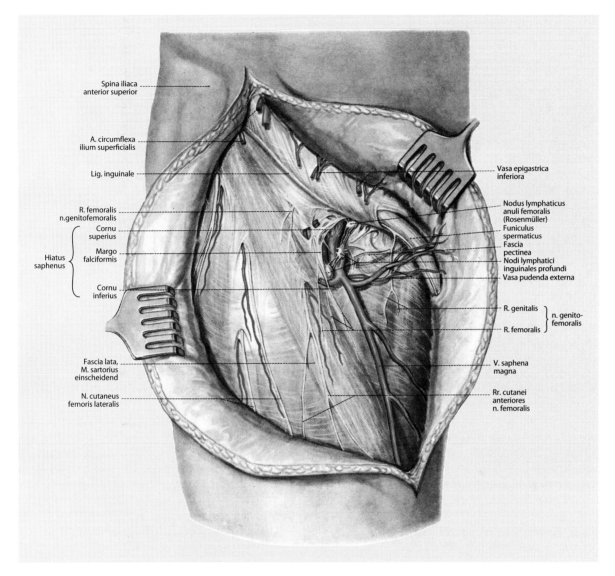

Spina iliaca
anterior superior

A. circumflexa
ilium superficialis

Lig. inguinale

R. femoralis
n.genitofemoralis

Cornu
superius

Margo
falciformis

Hiatus
saphenus

Cornu
inferius

Fascia lata,
M. sartorius
einscheidend

N. cutaneus
femoris lateralis

Vasa epigastrica
inferiora

Nodus lymphaticus
anuli femoralis
(Rosenmüller)

Funiculus
spermaticus

Fascia
pectinea

Nodi lymphatici
inguinales profundi

Vasa pudenda externa

R. genitalis

R. femoralis

n. genito-
femoralis

V. saphena
magna

Rr. cutanei
anteriores
n. femoralis

Abb. 7.70   Anatomisches Schema der sensiblen Nerven im Leistenbereich. (Aus Lanz u. Wachsmuth 1972)

Haltung. Neben lokalen Infiltrationen eines Lokalanästhetikums kommen Analgetika, Antidepressiva und Antiepileptika (Gabapentin, Carbamazepin usw.), Elektrostimulation (TENS) und nur selten operative Maßnahmen (Neurolyse oder retroperitoneale Neurektomie) infrage. Kim et al. (2005) führten bei 23 Patienten mit Ilioinguinalissyndromen und 10 Kombinationen mit einer Iliohypogastricusneuralgie eine Neurektomie durch, die zu einer wesentlichen Schmerzreduktion bei 90 % der Patienten führte. Bei mehreren Voroperatioenn in der Leistenregion sollte eine subkutane Feldstimulation in Erwägung gezogen werden.

> Eine funktionelle Überlagerung und psychische Fixierung ist insbesondere dann nicht ungewöhnlich, wenn eine iatrogene Schädigung vorausgegangen ist.

7.8.3   Kompression des N. genitofemoralis

Der Nerv entspringt aus den Wurzeln L1 und L2 und zieht am lateralen Rand des M. psoas in Begleitung der A. iliaca communis. Nach variabler Teilung in die Rami genitalis und femoralis versorgt der Ramus genitalis den M. cremaster und sensibel das Skrotum bzw. die Labia, der Ramus femoralis ein kleines Gebiet des Trigonum femorale. Überlagerungen mit den Innervationsgebieten der Nn. ilioinguinalis und iliohypogratricus sind häufig (Abb. 7.70).

Eine Genitofemoralisneuralgie ist meist posttraumatisch oder iatrogen (Appendektomie, Herniotomie, Kolonresektion usw.) verursacht. Die Schmerzen im Leistenbereich an der Oberschenkelinnenseite und am Skrotum

Abb. 7.71 **a** N. pudendus (1) zwischen den Ligg. sacrotuberale (3) und sacrospinale (2). (Aus Robert et al. 2007), **b** Schema der Dekompression des N. pudenus nach Robert

werden als diffus empfunden. Ein fehlender Kremasterreflex kann diagnostisch weiterhelfen.

Die konservative Behandlung entspricht derjenigen der beiden anderen Leistennerven (▶ Abschn. 7.2). Das operative Vorgehen besteht bei höher gelegenen Läsionen in einer transabdominellen oder extra- bzw. retroperitonealen Neurolyse oder Neurektomie.

7.8.4 Kompression des N. femoralis

Ein idiopathisches Kompressionssyndrom des Nervs ist ungewöhnlich. Meist handelt es sich um tumorbedingte Affektionen oder Läsionen durch ausgedehnte Hämatome (Weiss u. Tolo 2008). Der N. femoralis kann durch Hitzeeinwirkung bei Hüftkopfendoprothesen geschädigt werden. Die häufigste Ursache für eine Affektion des N. femoralis ist Diabetes (Kurt et al. 2009).

Die Patienten können über Schmerzen in der Leistenregion klagen, die bei Streckung im Hüftgelenk verstärkt und bei Beugung vermindert werden. Je nach Läsionshöhe kommt es zu einer Parese der Hüftbeuger oder bei Läsion in Höhe des Leistenbands zu einer Kniestreckerparese, die sich besonders beim Treppensteigen bemerkbar macht. Der Quadrizepsreflex ist abgeschwächt (im Seitenvergleich) bzw. erloschen. Es besteht eine Hypästhesie an der Innenseite des Ober- und Unterschenkels.

Elektromyographisch findet sich eine Denervationsaktivität im M. quadriceps femoris und je nach Schweregrad der Läsion eine Lichtung des Aktivitätsmusters. Eine sensible Neurographie ist für den N. saphenaus durchführbar.

Die Therapie ist zunächst symptomatisch. Bei einer massiven Quadrizepsparese muss eine Schienung des Kniegelenks erfolgen. Bei etwa 70 % der Femoralisläsionen bildet sich die Parese innerhalb eines Jahres spontan zurück. Eine Operation ist nur selten indiziert.

7.8.5 Kompression des N. pudendus

Der Nerv dient der Innervation der Beckenbodenmuskulatur (M. levator ani, M. coccygeus), der Muskulatur des Perineums (Mm. transversus perinei profundus et superficialis, M. ischiocavernosus, M. bulbospongiosus) sowie der Mm. sphincter ani externus und sphincter urethrae externus. Sensible Äste versorgen das Perineum, die Haut um den Anus sowie die äußeren Geschlechtsorgane.

Ursachen einer Läsion können Tumoren, selten auch operative Eingriffe sein. Bei einem beidseitigen und teilweise auch bei einseitigem Befall kommt es zu Störungen der Blasenentleerung (initial Retention, gefolgt von Überlaufblase), des Analsphincterschlusses und der Potenz. Perineale Äste des N. pudendus können bei Radfahrern chronisch komprimiert und geschädigt werden. Häufiger sind passagere, Minuten andauernde Sensibilitätsstörungen. Robert et al. (2007) beschrieben die Pudendusneuralgie als ein Kompressionssyndrom des N. pudendus zwischen dem Lig. sacrospinale und dem Lig. sacrotuberale (▶ Abb. 7.71a).

Die Patienten klagen über messerstichartige Schmerzen zwischen Testis/Labien und Anus. Diese Schmerzen verstärken sich beim Sitzen auf einem Stuhl, nicht jedoch auf der Toilette. Bei rektaler digitaler Palpation des Lig. sacrospinale kommt es zu einer massiven Verstärkung der Schmerzen. Zur weiteren Abklärung können ein Beckenboden-EMG und CT-gesteuerte Pudendusblockaden im Alcock-Kanal erfolgen. Hiermit wird die Verdachtsdiagnose gesichert.

Wir empfehlen die Dekompression des N. pudendus durch Spaltung der Ligg. sacrotuberale und sacrospinale, der Faszie des M. obturatorius internus und des Processus falciforme (◘ Abb. 7.71b). Der N. pudendus wird von einigen Chirurgen nur distal über einen paralabialen/-skrotalen Zugang dekomprimiert.

7.8.6 Piriformissyndrom

Bei dem seltenen, möglicherweise zu häufig diagnostizierten Krankheitsbild wird von einer Kompression des N. ischiadicus im Foramen infrapiriforme ausgegangen, häufig nach vorausgegangenem Trauma. Neben Parästhesien der Fußsohle kommt es zu mitunter heftigen, besonders beim Sitzen verstärkten Schmerzen der Gesäßregion mit Ausstrahlung ins Bein, meist bis zur Fußsohle. Durch Beugung des angewinkelten Beins im Hüftgelenk und gleichzeitige Innenrotation kann der Schmerz provoziert werden.

Bei Therapieresistenz (Krankengymnastik, Ultraschall, Lokalanästhetika in Kombination mit Kortikosteroiden, Botulinumtoxininjektion) kann eine operative Exploration mit Durchtrennung des M. piriformis erfolgreich sein (◘ Abb. 7.72). Der technisch nicht ganz einfache Zugang erfolgt in Bauchlage durch eine 7–8 cm lange Inzision über dem Foramen infrapiriforme mit Längsspaltung der Fasern des M. gluteus maximus.

7.8.7 Kompression des N. saphenus und des Ramus infrapatellaris

Der N. saphenus ist der sensible Endast des N. femoralis (◘ Abb. 7.73). Er zweigt von diesem unmittelbar unterhalb des Leistenbands ab und verläuft zusammen mit der oberflächlichen Femoralarterie im Hunter-Kanal im distalen Drittel des Oberschenkels. Etwa 10 cm proximal des Epicondylus medialis femoris durchbohrt der Nerv den Kanal, um subkutan bis zur Innenseite des Fußes zu verlaufen, wobei er mehrere Hautäste abgibt. Bedeutsam ist der proximalste Ast, der N. infrapatellaris.

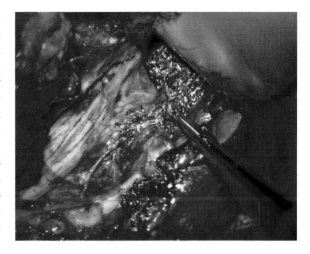

◘ **Abb. 7.72**   Intraoperative Darstellung der Dekompression des N. ischiadicus durch Spaltung des M. piriformis

Neben einer idiopathischen Kompression des N. saphenus im Bereich des Hunter-Kanals (◘ Abb. 7.74) soll eine Kompression des Ramus infrapatellaris im Bereich der Durchtrittsstelle zwischen dem M. sartorius und dem Condylus medialis des Femurs vorkommen. Häufiger sind allerdings Verletzungen des Nervs im Rahmen des Venenstripping am Unterschenkel (Flu et al. 2008) bzw. des Ramus infrapatellaris bei Eingriffen am Kniegelenk. Bei der seltenen Kompression des Ramus infrapatellaris – von Wartenberg auch als Gonalgia paraesthetica bezeichnet – wird eine Infiltration eines Lokalanästhetikums ohne oder mit Kortikoidzusatz empfohlen. Ein posttraumatisches bzw. verletzungsbedingtes Neurom sollte reseziert und der proximale Nervstumpf in die Tiefe verlagert werden.

7.8.8 Kompression des N. obturatorius

Der Nerv, der seine Zuflüsse aus den Wurzeln L2 und L3 erhält, verläuft vom Innenrand des M. psoas zusammen mit den Iliakalgefäßen an der lateralen Grenze des kleinen Beckens und verlässt dieses durch das Foramen obturatorium. In Höhe des M. obturatorius internus teilt er sich in einen vorderen und einen hinteren Ast. Der vordere versorgt die Mm. adductor brevis, longus und gracilis.

Idiopathische Kompressionen des Nervs sind selten. Sie sollen bei Athleten im Bereich des M. adductor magnus oder bei Perforation der Faszie am M. adductor brevis vorkommen. Häufiger handelt es sich um Läsionen im Rahmen von Beckenverletzungen oder nach Hüftersatz. Auch Druckläsionen bei der Schwangerschaft wurden beobachtet. Eine seltene Ursache kann eine Ganglionzyste

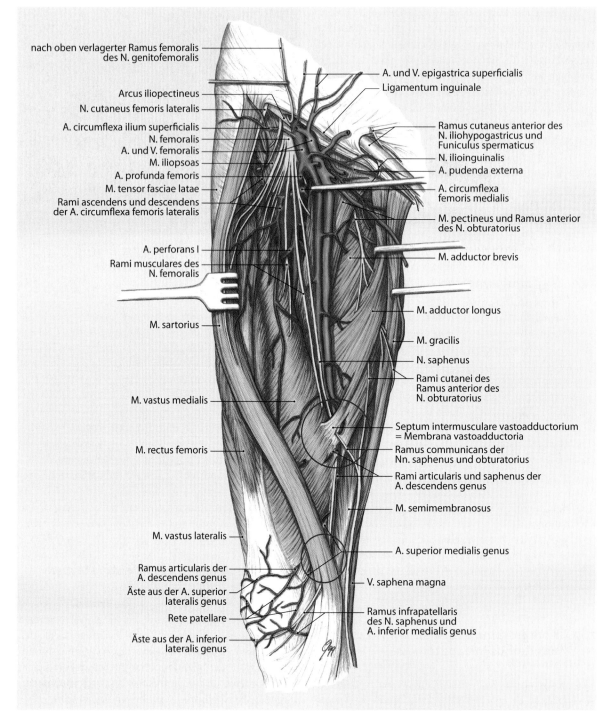

nach oben verlagerter Ramus femoralis des N. genitofemoralis

Arcus iliopectineus
N. cutaneus femoris lateralis
A. circumflexa ilium superficialis
N. femoralis
A. und V. femoralis
M. iliopsoas
A. profunda femoris
M. tensor fasciae latae
Rami ascendens und descendens der A. circumflexa femoris lateralis

A. perforans I
Rami musculares des N. femoralis

M. sartorius

M. vastus medialis

M. rectus femoris

M. vastus lateralis

Ramus articularis der A. descendens genus
Äste aus der A. superior lateralis genus
Rete patellare
Äste aus der A. inferior lateralis genus

A. und V. epigastrica superficialis
Ligamentum inguinale

Ramus cutaneus anterior des N. iliohypogastricus und Funiculus spermaticus
N. ilioinguinalis
A. pudenda externa
A. circumflexa femoris medialis
M. pectineus und Ramus anterior des N. obturatorius

M. adductor brevis

M. adductor longus

M. gracilis

N. saphenus

Rami cutanei des Ramus anterior des N. obturatorius

Septum intermusculare vastoadductorium = Membrana vastoadductoria
Ramus communicans der Nn. saphenus und obturatorius
Rami articularis und saphenus der A. descendens genus

M. semimembranosus

A. superior medialis genus

V. saphena magna

Ramus infrapatellaris des N. saphenus und A. inferior medialis genus

◘ Abb. 7.73   Anatomie des N. femoralis und des N. saphenus mit möglichen Engpässen. (Aus Tillmann 2005)

im Foramen obturatum sein. Sie wird mittels MRT nachgewiesen (◘ Abb. 7.75) bzw. operativ bestätigt (◘ Abb. 7.76).

Der Nachweis einer Obturatoriuläsion gelingt mithilfe der Elektromyographie. Eine neurographische Untersuchungstechnik gibt es nicht. Bei Scheitern der konservativen Behandlung ist die operative Revision angezeigt, insbesondere bei Athleten oder bei tumorbedingten Kompressionen (Langebrekke u. Quigstad 2009).

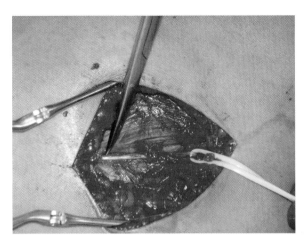

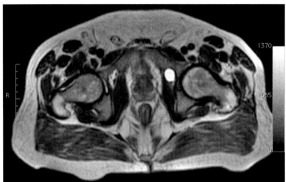

Abb. 7.75 MRT des Beckens mit Nachweis einer Ganglionzyste im Foramen obturator links bei einem Patienten mit Obturatoriusneuralgie

Abb. 7.74 Kompression des N. saphenus im Hunter-Kanal

7.9 Atypische Nervenkompressionssyndrome, beschäftigungsbedingte und fokale Neuropathien

Während raumfordernde Prozesse, die in der Nähe von Nerven verlaufen, oder Nerventumoren außerhalb natürlicher Engpässe keine oder nur geringe Beschwerden verursachen, kann eine Volumenvermehrung des Nervs innerhalb eines Engpasses oft schon sehr früh zu erheblichen Beschwerden führen. Hierbei nehmen die seltenen intraneuralen Ganglien eine Sonderstellung ein. Sie kommen ausschließlich in der Nähe von Gelenken vor und sind mit diesen durch einen Gelenkstiel verbunden. Am häufigsten sind sie im Bereich des N. peroneus in Höhe des Fibulaköpfchens zu finden (▶ Abschn. 7.7) zu finden. Seltener sind sie im N. tibialis entweder in Höhe des Tarsaltunnels oder in der Kniekehle anzutreffen.

> Wenn sich die Beschwerden unter Ruhigstellung nicht anhaltend bessern, ist in der Regel die operative Behandlung indiziert. Multilokuläre Zysten erfordern eine subtile Präparation unter Zuhilfenahme von Vergrößerungstechniken. Eine Blutsperre ist empfehlenswert. Der Gelenkstiel ist immer zu resezieren und zu ligieren.

Auch Neurofibrome und Schwannome können, wenn sie sich in einem präformierten Kanal entwickeln, zu massiven Schmerz- und Funktionsstörungen führen. Dies gilt auch für traumatische Neurome. Sehr selten kommt die Lipomatose des N. medianus, die zu den Hamartomen zählt, vor. Die massive Auftreibung des gesamten Nervs, einschließlich der Fingernerven, führt zu einer chronischen und meist sehr fortgeschrittenen Kompression (▶ Abschn. 7.2). Die sogenannte Faszikeltorsion kann zu akuten Paresen führen und mit einem Kompressions-

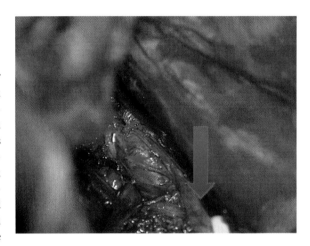

Abb. 7.76 Intraoperative Darstellung einer Ganglionzyste im Foramen obturatum (*Stern*) mit Kompression des N. obturatorius (*Pfeil*)

syndrom, z. B. des N. interosseus anterior oder des N. radialis, verwechselt werden. Nervenkompressionssyndrome durch Lipome oder Ganglien sind relativ häufig. Sie werden in den jeweiligen Kapiteln der einzelnen Nerven beschrieben.

Kompartmentsyndrome des Unterarms (mit dem Defektzustand einer Volkmann-Kontraktur) oder des Unterschenkels (Tibialis-anterior-Syndrom) führen regelmäßig zu schweren, in den natürlichen Engstellen akzentuierten Kompressionssyndromen der entsprechenden Nerven.

7.9.1 Beschäftigungsbedingte Neuropathien

Beschäftigungsbedingte fokale Neuropathien treten insbesondere bei Sportlern und Musikern auf und wurden in großer Zahl beschrieben. Die Inzidenz beträgt etwa 15–35 % (Winspur 2002). Besonders bei Musikern sind sie von den häufig vorkommenden funktionellen Störungen abzugrenzen. Mit Abstand am häufigsten kommt in dieser Berufsgruppe das KTS vor, gefolgt von TOS und KUTS. Bei Gitarrenspielern kann oft durch eine veränderte Grifftechnik Abhilfe geschaffen werden. Sportarten wie Volleyball, Handball, Surfen und Gewichtheben, d. h. alle Tätigkeiten mit erhobenem und gestrecktem Arm, prädisponieren zu einer Kompressionsneuropathie des N. suprascapularis (▶ Abschn. 7.5.2).

N.-thoracicus-longus-Läsionen (typisches Symptom ist die Scapula alata) treten besonders durch Tragen schwerer Lasten, von Adduktionsschienen und Rucksäcken, jedoch auch bei Ruderern, Golf- und Tennisspielern, Skilangläufern und Schwimmern auf. Läsionen des N. musculocutaneus wurden bei Tennis- und Basketballspielern, Werfern und Schwimmern beobachtet. Häufig sind distale N.-ulnaris-Läsionen bei Radfahrern, insbesondere nach lang dauernden Fahrradtouren. Ein Irritationssyndrom des N. obturatorius wurde bei Fußballspielern beobachtet. Es geht mit einem Oberschenkelschmerz einher. Das Pudendussyndrom kommt vor allem bei Rad- und Motorradfahrern, gelegentlich auch bei Reitern vor.

7.9.2   Fokale Neuropathien

Fokale Neuropathien durch physikalische Noxen, vaskuläre infektiöse und immunologische Erkrankungen können differenzialdiagnostisch eine wichtige Rolle spielen, wenn es darum geht, den Patienten vor unnützen operativen Eingriffen zu bewahren. Zu den physikalischen Noxen zählen Strahlenschäden oder Schäden durch Hitze, Frost oder Elektrotrauma. Eine toxische Schädigung eines Nervs kann als Folge einer versehentlichen intraneuralen Injektion resultieren.

Zur Differenzialdiagnose von Kompressionssyndromen gehören auch fokale Manifestationen systemischer Erkrankungen des peripheren Nervensystems wie die vaskulitische Mononeuritis multiplex, erregerbedingte Mononeuropathien oder durch Diabetes mellitus verursachte Neuritiden. Diagnostische Schwierigkeiten können vor allem chronische immunvermittelte fokale Neuropathien bereiten, die zu Beginn der Erkrankung nur einzelne Nerven oder Gliedmaßen betreffen. Nicht selten wird die Diagnose erst nach erfolglosen operativen Eingriffen gestellt. Beim Lewis-Sumner-Syndrom (auch multifokale CIDP genannt) treten langsam progrediente Paresen, mitunter auch neuropathische Schmerzen und sensible Ausfälle auf. Sie betreffen vorwiegend Nerven der oberen Extremität.

Diagnostisch wegweisend sind hier die neurographischen Befunde (Rajybally u. Narasimhan 2011) oder eine gezielte NMR-Diagnostik.

Eine besondere Bedeutung kommt auch der hereditären Neuropathie mit Neigung zu Druckparesen zu. Während die Therapie in der Regel symptomatisch ist, kann in besonderen Fällen, wenn eine ausgeprägte fokale Schädigung nachweisbar ist, die operative Spaltung eines Engpasses erforderlich werden (z. B. Kubital- oder Karpaltunnel).

Literatur

Literatur zu ▶ Abschn. 7.1

Assmus H, Antoniadis G (Hrsg.) (2008) Nervenkompressionssyndrome. Heidelberg: Steinkopff
Bashir WA, Connell DA (2008) Imaging of entrapment and compressive neuropthies. Semin Musculoscet Radiol 12: 170–81
Campbell WW, Landau ME (2008) Controversal entrapment neuropathies. Neurosurg Clin N Am 19: 597–608
Mumenthaler M, Stöhr M, Müller-Vahl H (2007) Läsionen peripherer Nerven und radikuläre Syndrome, 9. Aufl. Stuttgart: Thieme
Pham K, Gupta R (2009) Understanding the mechanims of entrapment neuropthies. Neurosurg. Focus 26: 1–8
Rosenbaum RB, Ochoa JL (2002) Carpal tunnel syndroem and other disorders of the median nerve, 2nd ed. Amsterdam: Butterworth-Heinemann
Tackmann W, Richter HP, Stöhr M (1989) Kompressionssyndrome peripherer Nerven. Heidelberg: Springer
Wüstner-Hofmann M, Assmus H (2011) Nervenkompressionssyndrome der oberen Extremität. In: Towfigh H et al. (Hrsg.) Handchirurgie. Heidelberg: Springer

Literatur zu ▶ Abschn. 7.2

American Academy of Orthopaedic Surgeons (AAOS) (2007) Clinical practice guideline on the diagnosis of carpal tunnel syndrome. Rosemont: AAOS
American Academy of Orthopaedic Surgeons (AAOS) (2008) Clinical practice guideline on the treatment of carpal tunnel syndrome. Rosemont: AAOS
Assmus H (2000) Tendovaginitis stenosans. Eine häufige Begleiterkrankung des Karpaltunnelsyndroms. Nervenarzt 71: 474–76
Assmus H (2003) Nervenkompressionssyndrome – Diagnostik und Chirurgie. Heidelberg: Springer
Assmus H, Antoniadis G (Hrsg.) (2008) Nervenkompressionssyndrome. Heidelberg: Steinkopff
Assmus H, Hashemi B (2000) Die operative Behandlung des Karpaltunnelsyndroms in der Schwangerschaft. Erfahrungsbericht anhand von 314 Fällen. Nervenarzt 71: 470–73
Assmus H, Staub F (2005) Karpaltunnelsyndrom-Rezidive bei Langzeithämodialyse. Handchir Mikrochir Plast Chir 37:158–66
Assmus H, Antoniadis G, Bischoff C et al. (2012) Diagnostik und Therapie des Karpaltunnelsyndroms. Leitlinie der Dt. Gesellschaften für Handchirurgie, Neurochirurgie, Neurologie und Orthopädie. ▶ www.leitlinien.net
Assmus H, Dombert T, Staub F (2006) Rezidiv- und Korrektureingriffe beim Karpaltunnelsyndrom. Handchir Mikrochir Plast Chir 38: 306–311

Atroshy I, Hofer M, Larsson GU et al. (2009) Open compared with 2-portal endoscopic carpal tunnel release: a 5-year follow-up of a randomized controlled trial. J Hand Surg (Am) 43: 266–72

Boogaarts HD, Verbeek AL, Bartels RH (2010) Surgery for carpal tunnel syndrome under antiplatelet therapy. Clin Neurol Neurosurg 112: 791–3

Chow JCY (1994) Endoscopic carpal tunnel release. Two-portal technique. Hand Clin 10: 637–46

Cook AC, Szabo RM, Birkholz SW, King EF (1995) Early mobilisation following carpal tunnel release. A prospective randomized study. J Hand Surg 20B: 228–230

Flondell M, Hofer M, Björk J, Atroshy I (2010) Local steroid injection for moderately severe idiopathic capal tunnel syndrome: Protocol of a randomized double-blind placebo-controlled trial. BMC Musculoskeletal Disorders 11:76

Goshtasby R, Wheeler DR, Moy OJ (2010) Risk factors for trigger finger occurrence after carpal tunnel release. Hand Surg 15: 81–87

Hankins CL, Brown MG, Lopez RA, Lee AK, Dang J, Harper RD (2007) A 12-year experience using the Brown two-portal endoscopic procedure of transverse carpal ligament release in 14,722 patients: defining a new paradigm in the treatment of carpal tunnel syndrome. Plast Reconstr Surg 120: 1911–1921

Huemer GM, Koller M, Pachinger T et al. (2007) Postoperative splinting after open carpal tunnel release does not improve functional and neurological outcome. Muscle Nerve 36: 528–531

Huisstede BM, Randsdorp MS, Coert JH et al. (2010) Carpal tunnel syndrome. Part II: effectiveness of surgical treatment – a systematic review. Arch Phys Med Rehabil 91: 1005–1024

Keiner D, Gaab MR, Schroeder HW, Oertel J (2009) Long-term follow-up of dual-portal endoscopic release of the transverse ligament in carpal tunnel syndrome: ananalysis of 94 cases. Neurosurgery 64: 131–137

Kretschmer T, Antoniadis G, Richter HP, König RW (2009) Avoiding iatrogenic nerve injury in endoscopic carpal tunnel release. Neurosurg Clin N Am 20: 65–71

Kumar P, Chakrabarti I (2009) Idiopathic carpal tunnel syndrome and trigger finger: Is there an association? J Hand Surg Eur 34: 58–59

Maggard MA, Haarness NG, Chang WT et al. (2010) Indications for performing carpal tunnel surgery: clinical quality measures. Plast Reconstr. Surg 126: 169–179

Marshall S, Tardiff G, Ashworth N (2007) Local steroid injection for carpal tunnel syndrome. Cochrane Database Syst Rev CD001554

O'Connor D, Marshall S, Massy-Westrop N (2003) Non-surgical treatment (other than steroid injection) for carpal tunnel syndrome. (Cochrane Review). The Cochrane Library, Issue 2

Padua L, Di Pasquale A, Pazzaglia C et al. (2010) Systematic review of pregnancy related carpal tunnel syndrome. Muscle Nerve 42: 697–702

Presciutti S, Rodner CM (2011) Pronator syndrome. J Hand Surg Am 36: 907–909

Scholten RJ, Mink van der Molen A, Uitdehaag BM et al. (2007) Surgical treatment options for carpal tunnel syndrome. Cochrane Database Syst Rev 17:CD003905

Siegmeth AW, Hopkinson-Woolley JA (2006) Standard open decompression in carpal tunnel syndrome compared with a modified open technique preserving the superficial skin nerves: a prospective randomized study. J Hand Surg Am 31: 1483–1489

Thoma A, Veltri K, Haines T, Duku E (2004) A systematic review of reviews comparing the effectiveness of endoscopic and open carpal tunnel decompression. Plast Reconstr Surg 113: 1184–1191

Tillmann BN (2005) Atlas der Anatomie. Heidelberg: Springer

Uchiyama S, Yasutomi T, Fukuzawa T et al. (2007) Reducing neurologic and vascular complications of endoscopic carpal tunnel release using a modified chow technique. Arthroskopy 23: 816–821

Verdugo RJ, Salinas RS, Castillo J, Cea JG (2008) Surgical versus non-surgical treatment for carpal tunnel syndrome. Cochrane Database Syst Rev CD001552

Literatur zu ▶ Abschn. 7.3

Assmus H (2003) Nervenkompressionssyndrome – Diagnostik und Chirurgie. Heidelberg: Springer

Assmus H, Antoniadis G (Hrsg.) (2008) Nervenkompressionssyndrome. Heidelberg: Steinkopff

Assmus H, Antoniadis G, Bischoff C et al. (2008) Diagnostik und Therapie des Kubitaltunnesyndroms. ▶ www.leitlinien.net

Assmus H, Antoniadis G, Bischoff C et al. (2009) Aktueller Stand der Diagnostik und Therapie des Kubitaltunnelsyndroms. Handchir Mikrochir Plast Chir 41: 2–12

Assmus H, Anatoniadis G, Hoffmann R (2008) Kompressionssyndrome des N. ulnaris. In: Assmus H, Antoniadis G (Hrsg.) Nervenkompressionssyndrome. Heidelberg: Steinkopff

Assmus H, Hoffmann R (2007) Ulnarisneuropathie am Ellenbogen – Rinnen- oder Tunnelsyndrom? Ein Beitrag zur Pathogenese, Nomenklatur und Behandlung des Kubitaltunnelsyndroms. Obere Extremität 2: 90–95

Bartels RH, Verhagen WI, van der Wilt GJ, Meulstee J, van Rossum LG, Grotenhuis JA (2005) Prospective randomizeed controlled study comparing simple decompression versus anterior subcutaneous transposition for idiopathic neuropathy of the ulnar nerve at the elbow: Part 1. Neurosurgery 56: 522–530

Caliandro P, La Torre, Padua R et al. (2011) Treatment for ulnar neuropathy at the elbow. Cochrane Database Syst Rev 2: CD006839

Feindel W, Stratford J (1958) The role of the cubital tunnel in tardy ulnar palsy. Can J Surg 1: 287–300

Filippou G, Mondelli M, Greco G et al. (2010) Ulnar neuropathy at the elbow: how frequent ist the idiopathic form? An ultrasonic study in a cohort of patients. Clin Exp Rheumatol 28: 63–67

Gervasio O, Gambardella G, Zaccone C, Banca D (2005) Simple decompression versus anterior submuscular transposition of the ulnar nerve in severe cubital tunnel syndrome: a prospective randomized study. Neurosurgery 56: 108–117

Gervasio O, Zaccone C (2008) Surgical approach to ulnar nerve compression at the elbow caused by the epitrochleoanconeus muscle and a prominent medial head of the triceps. Neurosurgery 62: 186–192

Goldfarb CA, Sutter MM, Martens EJ et al. (2009) Incidence of re-operation and subjective outcome following in situ decompression of the ulnar nerve at the cubital tunnel. J Hand Surg Eur Vol 34: 379–383

Hoffmann R, Siemionow M (2006) The endoscopic management of cubital tunnel syndrome. J Hand Surg (Br) 31: 23–29

Keiner D, Gaab MR, Schroeder HW et al. (2009) Comparison of the long-term results of anterior transposition of the ulnar nerve or simple decompression in the treatment of cubital tunnel syndrome – a prospective study. Acta Neurochir (Wien) 151: 311–315

Kraus A, Sinis N, Werdin F, Schaller HE (2009) Ist die intraoperative Luxation des N. ulnaris ein Kriterium für die Transposition? Chirurg 81: 143–147

Macadam SA, Gandhi R, Bezuhly M, Lefaivre KA (2008) Simple decompression versus anterior subcutaneous and submuscular transposition of the ulnar nerve for cubital tunnel syndrome: a meta-analysis. J Hand Surg Am 33: 1314.el–12

Macadam SA, Bezuhly M, Lefaivre KA (2009) Outcomes measures used to assess results after surgery for cubital tunnel syndrome: a systematic review of the literature. J Hand Surg Am 34: 1482–1491

Mackinnon SE, Novak CB (2007) Operative findings in reoperation of patients with cubital tunnel syndrome. Hand 2: 137–143

Novak CB, Mackinnon SE (2009) Selection of operative procedures for cubital tunnel syndrome. Hand (NY) 4: 50–54

Ombaba J, Kuo M, Rayan G (2010) Anatomy of the ulnar tunnel and the influence of wrist motion on its morphology. J Hand Surg Am 35: 760–768

Svernlöv B, Larsson M, Rehn K, Adolfson L (2009) Conservative treatment of the cubital tunnel syndrome. J Hand Surg Eur 34: 201–207

Tillmann BN (2005) Atlas der Anatomie. Heidelberg: Springer

Van Rijn RM, Huisstede BM, Koes BW, Burgdorf A (2009) Associations between work-related factors and spezific disorders at the elbow: a systematic literature review. Rheumatology 48: 528–536

Zlowodski M, Chan S, Bhandari M, Kalliainen L, Schubert W (2007) Anterior transposition compared with simple decompression for treatment of cubital tunnel syndome. A meta-analysis of randomized, controlled trials. J Bone Jt Surg Am 89: 2591–2598

Literatur zu ▶ Abschn. 7.4

Dang AC, Rodner CM (2009) Unusual compression neuropathies of the forearm, part I: radial nerve. J Hand Surg Am 34: 1906–1914

Tillmann BN (2005) Atlas der Anatomie. Heidelberg: Springer

Literatur zu ▶ Abschn. 7.5

Aralasmak A, Cevikol C, Karaali K et al. (2012) MRI findings in thoracic outlet syndrome. Skeletal Radiol 41 (11): 1365–1374

Chang DC, Rotellini-Colvet LA, Mukherjee D, De Leon R, Freischlag JA (2009) Surcical intervention for thoracic outlet syndrome improves patient's quality of life. J Vas Surg 49: 630–635

Huang JH, Zager EL (2004) Thoracic outlet syndrome. Neurosurgery 55: 897–902

Povlsen B, Belzberg A, Hansson T, Dorsi M (2010) Treatment for thoracic outlet syndrome. Cochrane Database Syst Rev 20: CD007218

Tillmann BN (2005) Atlas der Anatomie. Heidelberg: Springer

Vögelin E, Haldemann L, Constantinescu MA, Gerber A, Büchler U (2010) Long-term outcome analysis of the suprascapular surgical release for the treatment of thoracic outlet syndrome. Neurosurgery 66: 1085–1092

Literatur zu ▶ Abschn. 7.6

Antoniadis G, Scheglmann K (2008) Posterior tarsal tunnel syndrome: diagnosis and treatment. Dtsch Arztbl Int 105: 776–781

Assmus H (1994) Die Morton-Metatarsalgie. Ergebnisse der operativen Behandlung bei 54 Fällen. Nervenarzt 65: 238–240

Barker AR et al. (2008) Outcome of neurolysis for failed tarsal tunnel syndrome. J Reconstr Microsurg 24: 111–118

Chaudhry V, Russell J, Belzberg A (2008) Decompressive surgery of the lower limbs for symmetrical diabetic peripheral neuropathy. Cochrane Database Syst Rev 16: CD006152

Gould JS (2011) The failed tarsal tunnel release. Foot ankle Clin 16: 287–293

Owens R, Gougoulias N, Guthrie H, Sakellariou A et al. (2011) Morton's neuroma: clinical testing and imaging in 76 feet, compared to a control group. Foot Ankle Surg 17: 197–200

Pace A, Scammell B, Dhar S (2010) The outcome of Morton's neurectomy in the treatment of metatarsalgia. Int Orthop 34: 511–515

Park HJ, Kim SS, Rho MH et al. (2011) Sonographic appearances of Morton's neuroma: differences from other interdigital soft tissue masses. Ulatrasound Med Biol 37: 1204–9

Patel AT, Gaines K, Malamut R et al. (2005) Usefullness of electrodiagnostic techniques in the evaluation of suspected tarsal tunnel syndrome. Muscle Nerve 32: 236–240

Sharp RJ, Wade CM, Hennessy MS, Saxby TS (2003) The role of MRI and ultrasound imaging in Morton's neuroma and the effect of size of lesion on symptoms. J Bone Jt Surg 85: 999–1005

Thomson CE, Gibson JN, Martin D (2004) Interventions for the treatment of Morton's neuroma. Cochrane Database Syst Rev. 3: CD003118

Tillmann BN (2005) Atlas der Anatomie. Heidelberg: Springer

Villas C, Florez B, Alfonso M (2008) Neuroctomy versus neurolysis for Morton's neuroma. Foot Ankle Int 29: 578–580

Literatur zu ▶ Abschn. 7.7

Anselmi SJ (2006) Common peroneal nerve compression J Am Podiatr Med Assoc 96: 413–417

Assmus H, Antoniadis G (Hrsg.) (2008) Nervenkompressionssyndrome. Steinkopff, Heidelberg

DiDomenico LA, Masternick EB (2006) Anterior tarsal tunnel syndrome. Clin Podiatr Med Surg 23: 611–620

Donovan A, Sadka Z, Cavalcanti CF (2010) MR imaging of entrapment neuropathies of the lower extremity. Part 2. The knee, leg ankle and foot. Radiographics 30 (4): 1001–1019

Lanz T, Wachsmuth W (1972) Praktische Anatomie – Bein und Statik, 2. Aufl. Heidelberg: Springer

Tillmann BN (2005) Atlas der Anatomie. Heidelberg: Springer

Vieira RL, Rosenberg ZS, Kiprovski K (2007) MRI of the distal biceps femoris muscle: normal anatomy, variants, and association with common peroneal entrapment neuropathy. Am J Roentgenol 189: 549–555

Literatur zu ▶ Abschn. 7.8

Alberti O, Wickboldt J, Becker R (2009) Suprainguinal retroperitoneal approach for the successfull surgical treatment of meralgia paraesthetica. J Neurosurg 110: 768–774

Antoniadis G, Braun V, Rath S, Moese G, Richter HP (1995) Meralgia paraesthetica and its surgical treatment. Nervenarzt 66: 614–617

Carai A, Fenu G. Secchi E et al. (2009) Anatomical variability of the lateral femoral cutaneous nerve: findings from a surgical series. Clin Anat 22: 365–370

De Ruiter GC, Wurzer JA, Kloet A (2012) Decision making in the surgical treatment of meralgia paraesthetica: neurolysis versus neurectomie. Acta Neurochir (Wien) 154: 1765–1772

Flu HC, Breslau PJ, Hamming JF, Lardenoye JW (2008) A prosecutive study of incidence of saphenous nerve injury after total great saphenous vein stripping. Dermatol Surg 34: 1333–1339

Khalil N, Nicotra A, Rakowicz (2008) Treatment for meralgia paraesthetica. Cochrane Database Syst Rev CD004159

Kim DH, Murovic JA, Tiel RL et al. (2005) Surgical Management of 33 Ilioinguinal and Iliohypogastric neuralgias at Louisiana State University Health Sciences Center. Neurosurgery 56: 013–1020

Kurt S, Kaplan Y, Karaer H, Erkormaz U (2009) Femoral nerve involvement in diabetics. Eur J Neurol 16: 375–379

Langebrekke A, Qvigstad E (2009) Endometriosis entrapment of the obturator nerve after previous cervical cancer surgery. Fertil Steril 91: 622–623

Lanz T, Wachsmuth W (1972) Praktische Anatomie – Bein und Statik, 2. Aufl. Heidelberg: Springer

Robert R, Labat JJ, Riant T, Khalfallah M, Hamel O (2007) Neurosurgical treatment of perineal neuralgias. In: Pickard JD, Akalan N, DiRocco C, Dolenc VV, Lobo Antunes J, Mooij JJA, Schramm J, Sindou M (eds.) Advances and Technical Standards in Neurosurgery. Wien: Springer

Tillmann BN (2005) Atlas der Anatomie. Heidelberg: Springer

Weiss JM, Tolo V (2008) Femoral nerve palsy following iliacus hematoma. Orthopedics 31: 178

Literatur zu ► Abschn. 7.9

Rajybally YA, Narasimhan M (2011) Electrophysiological entrapment syndromes in chronic inflammatory demyelinating polyneuropathy. Muscle Nerve 44: 4444–7

Winspur I (2002) Musicians. In: Allieu Y, Mackinnon SE (eds.) Nerve compression syndromes of the upper limb. London: Martin Dunitz, pp. 179–93

Ersatzplastiken und sekundäre Verfahren bei inadäquater neurogener Funktionswiederherstellung

Robert Schmidhammer

Nach Verletzung eines peripheren Nervs kommt es nicht nur zu einer Unterbrechung der Signaltransduktion, sondern auch zu Änderungen in korrespondierenden peripheren und zentralnervösen Systemen. Bedingt durch diese Tatsache haben sich vor allem bei komplexen Verletzungen neue Behandlungskonzepte entwickelt, die weit über das Konzept der isolierten Ersatzplastik hinausgehen. Im Folgenden werden die wichtigsten Techniken der palliativen und rekonstruktiven Verfahren detailliert vorgestellt.

8.1   Einleitung

Die grundlegenden Prinzipien für einen erfolgreichen Muskel-Sehnen-Transfer wurden vor mehr als 100 Jahren entwickelt. Poliomyelitis war im späten 18. Jahrhundert in Europa endemisch, und entsprechend der vielfältigen Lähmungsmuster wurden bereits damals Sehnentransfers zur Funktionsverbesserung durchgeführt. Bereits 1881 verlagerte Carl Nicoladoni in Wien peroneale Muskeln in die Achillessehne, um die durch Poliomyelitis gelähmten Mm. gastrocnemii zu ersetzen. Codavilla publizierte eine der frühesten Serien über 30 Sehnentransfers bereits 1899 (Codavilla 1976). Er betonte die Wichtigkeit eines muskulären Äquilibriums. Im frühen 1900 verbrachte der Amerikaner Leo Mayer einige Zeit bei Lange und Biesalski in Deutschland, um artifizielle und biologische Methoden zur Verringerung von Sehnenadhäsionen zu entwickeln (Smith 1987). In den folgenden Jahrzehnten wurden noch heute geltenden fundamentale Regeln zum Sehnentransfer durch Leo Mayer (1916), Jones (1921), Steindler (1919) und Bunnell (1918) entwickelt, ausgebaut und weiter verbessert (Boyes 1962, Brand 1974, 1975, Bunnell 1924, Curtis 1974, Littler 1977, Smith 1987, White 1960). Die Autoren zeigten, wie wichtig es ist folgende Prinzipien des Sehnen-Muskel-Transfers anzuwenden:

- Atraumatische chirurgische Technik
- Prävention und eventuelle Behebung von Gelenkkontrakturen
- Wahl eines zu transferierenden Muskels mit ausreichender Muskelkraft
- Bewegungsamplitude der Sehne des einzelnen Muskels
- Direkteste Zugrichtung eines transferierten Muskels
- Synergismus von komplexen Bewegungsabläufen
- Muskeläquilibrium
- Timing des Transfers
- Akzeptierbarer Verlust der Donorfunktion

Diese fundamentalen Prinzipien des Muskel-Sehnen-Transfers sind auch heute noch gültig, manche wurden ergänzt und modifiziert. Zudem nimmt die funktionelle dynamische physikalische Nachbehandlung einen immer höheren Stellenwert ein. Dies bedingt auch ein Einbeziehen von korrespondierenden zentralnervösen Strukturen in die Behandlung. Um den funktionellen Schweregrad einer peripheren Nervenverletzung zu erfassen, muss man die Tragweite dieser Verletzung verstehen.

Im Fall einer Verletzung eines peripheren Nervs besteht nicht nur eine Unterbrechung der efferenten und afferenten Signaltransduktion, sondern es sind auch das dem Nerv zugeordnete Zielorgansystem (z. B. Muskel oder sensorische Organe) und dessen korrespondierende zerebrale Areale mit betroffen. Diese Unterbrechung der Signaltransduktion führt zu unmittelbaren Veränderungen im jeweiligen System (z. B. Verlust der Muskelkontraktion, Verlust der Sensibilität, Veränderungen der korrespondierenden kortikalen Region). Bei lange anhaltender Deefferenzierung/Deafferenzierung werden diese Systeme nachhaltig und eventuell irreversibel geschädigt, wie dies von der quergestreiften Muskulatur hinreichend bekannt ist.

Die Atrophie der denervierten Muskeln und ihre fettige Degeneration, die Überdehnung der denervierten Muskeln durch Verlagerung des Muskelgleichgewichts zu den funktionellen Antagonisten, der Verlust der Sehnengleitfähigkeit und der Gelenkbeweglichkeit sind alles sekundäre Schäden an den beteiligten funktionellen Systemen, die durch eine periphere Nervenläsion ursächlich bedingt sind. In den letzten Jahren konnte mit schlagender Evidenz gezeigt werden, dass auch funktionelle kortikale neuronale Netzwerke, dem betroffenen Bereich des sensorischen und/oder motorischen Homunculus entsprechend, nach peripheren Nervenverletzungen einer akuten und lange anhaltenden Veränderung unterliegen.

> **Beschränkt sich die Behandlung auf die bloße Nervenwiederherstellung, so ist dies aus der heutigen Sicht unzureichend. Alle chirurgischen Maßnahmen müssen zusätzliche Behandlungskomponenten enthalten, die auch alle anderen betroffenen Systeme einbeziehen.**

Folgt man diesem Gedanken eines umfassenden Behandlungskonzepts nach Verletzung peripherer Nerven, so stellen auch chirurgische Verfahren neben allen konservativen Behandlungsstrategien zur Unterstützung der Regeneration einen wichtigen Faktor dar (z. B. Verhinderung der Muskelelongation gelähmter Muskeln durch entsprechende Schienensysteme [Radialisschiene bei Lähmung des N. radialis], Erhaltung des Sehnengleitvermögens und der Gelenkbeweglichkeit durch passive Bewegungsbehandlungen, Schutz der kortikalen Landkarten durch früheste Neurorehabilitation bei Verletzung von sensiblen Nerven [transmodales Sensibilitätstraining], Schmidhammer et al. 2007).

Es ist also zu wenig, von palliativen Eingriffen nach Verletzung von peripheren Nerven zu sprechen. Es müssen auch sogenannte »supportive«, die Regeneration unterstützende operative Verfahren angewendet werden, um das funktionelle Ergebnis zu optimieren. Es sollte dementsprechend folgende Unterscheidung getroffen werden:

- Supportiv-rekonstruktive Verfahren (Operationen, welche die Regeneration des Nervs unterstützen)
- Palliativ-rekonstruktive Verfahren (Operationen zum Ersatz einer Funktion)

Wenn man die Möglichkeit zur Wiederherstellung der Kontinuität eines Nervs hat und die funktionelle Regeneration evtl. durch supportiv-rekonstruktive Verfahren unterstützt werden kann, sollte man diese Option unter allen Umständen wahrnehmen. Alle anderen rekonstruktiven Verfahren dienen der funktionellen Verbesserung des Ergebnisses nach inadäquater Nervenregeneration.

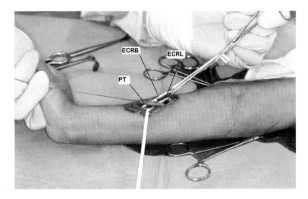

◨ **Abb. 8.1** Mittseitliche radiale Inzision im mittleren Drittel des Unterarms rechts. Nach Darstellung und Desinsertion des M. pronator teres (*PT*) sowie Mobilisierung seines Muskelbauches wird nach Definition der Sehnen des M. extensor carpi radialis brevis (*ECRB*) und des M. extensor carpi radialis longus (*ECRL*) die Sehne des M. pronator teres oberflächlich zu den Sehnen des M. brachioradialis und des ECRL zur Sehne des ECRB geführt und mit dieser in maximaler Streckstellung des Handgelenks vernäht.

8.2 Supportiv-rekonstruktive Verfahren

Ziele supportiv-rekonstruktiver Verfahren nach Verletzung peripherer Nerven sind:

- Verhinderung einer chronischen Elongation kontraktiler Elemente der betroffenen Muskulatur
- Eliminierung einer bereits eingetretenen Kontraktur aufgrund eines unausgeglichenen Muskelgleichgewichts an den betroffenen Gelenken
- Wiederherstellung eines Muskelgleichgewichts zur Verbesserung der Reinnervation

8.2.1 N. radialis

Früher Transfer des M. pronator teres auf die Sehne des M. extensor carpi radialis brevis, um die Elongation der Handgelenkstrecker zu verhindern und die Reinnervation zu erleichtern.

OP-Technik

Mittseitlich radiale Inzision am Unterarm. Nach Durchtrennung der Unterarmfaszie werden die Sehne und der Ansatz des M. pronator teres dargestellt. Darstellen von M. extensor carpi radialis longus und M. extensor carpi radialis brevis. Der Muskelbauch wird mobilisiert. Desinsertion mit einem kleinen Perioststreifen, um eine adäquate Länge der Sehne zu gewährleisten. Verlagerung des Muskels oberflächlich zu den Sehnen des M. brachioradialis, M. extensor carpi radialis longus zum M. extensor carpi radialis brevis. Sehnennaht in maximaler Handgelenkstreckung (◨ Abb. 8.1).

Nachbehandlung

Immobilisation für 3 Wochen in ca. 45-Grad-Handgelenkstreckung.

8.2.2 N. ulnaris

Zum Schutz der Mm. interossei während der Regeneration sowie zur Prävention einer Krallenhanddeformität ist die frühe Kapsulodese der metakarpophalangealen (MCP-) Gelenke nach Zancolli empfehlenswert, wenn mit einer längeren Reinnervationszeit gerecht werden muss (z. B. bei hoher Ulnarisparese). Die **palmare Kapsulodese der MCP-Gelenke** stellt eine statische Korrektur der Krallenstellung dar. Da die statische Beugung der MCP-Gelenke durch diese Technik nur mittelfristig (ca. 1–2 Jahre) wirksam ist, wenden wir diese Technik nur als supportive Behandlung nach Rekonstruktion des N. ulnaris an.

OP-Technik

Es wird in der distalen Hohlhandbeugefalte eingegangen, und die Beugesehnen aller Langfinger werden dargestellt. Nach Durchtrennung des Ringbands A1 wird die palmare Platte des MCP-Gelenks so inzidiert, dass ein peripher gestielter Lappen entsteht. Die Modifikation nach Omer – die Resektion des dreieckigen Teils des Lig. metacarpale transversum profundum, das bei der Verschiebung des Lappens der palmaren Platte nach proximal entsteht – scheint aus unserer Erfahrung nicht angezeigt. Es wird geprüft, ob bei Zug an diesem Lappen eine Beugung im MCP-Gelenk resultiert. Anschließend wird dieser Lappen an den entsprechenden Metacarpale

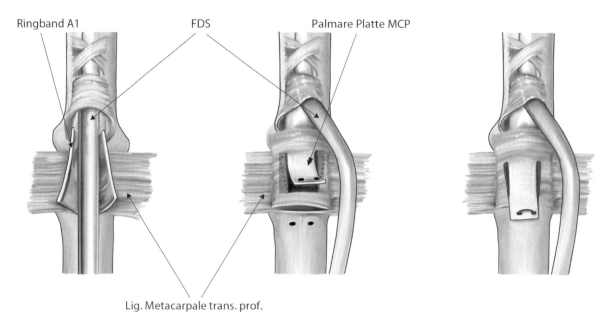

Ringband A1   FDS   Palmare Platte MCP

Lig. Metacarpale trans. prof.

◨ **Abb. 8.2**   Eingehen in der distalen Hohlhandbeugefalte und Darstellung der Beugesehnen aller Langfinger. Nach Durchtrennung des Ringbandes A1 wird die palmare Platte des MCP-Gelenks so inzidiert, dass ein peripher gestielter rechteckiger Lappen der palmaren Platte entsteht. Anschließend Fixation dieser Lappen an den entsprechenden Metacarpale transossär mit nicht resorbierbaren Nähten, so dass eine 20- bis 30-Grad-Beugung am MCP-Gelenk resultiert.

transossär mit nicht resorbierbaren Nähten so fixiert, dass eine 20- bis 30-Grad-Beugung am MCP-Gelenk resultiert (◨ Abb. 8.2).

Nachbehandlung
Die Ruhigstellung erfolgt in ca. 30-Grad-Beugestellung der MCP-Gelenke, Streckstellung der Interphalangealgelenke (IP-Gelenke) und Neutralstellung des Handgelenks für 5 Wochen.

8.2.3   N. suprascapularis

Die Regeneration des M. supraspinatus kann durch einen Transfer der deszendierenden Anteile des M. trapezius zum Hals des Humerus augmentiert werden.

8.2.4   N. axillaris und N. suprascapularis

Ein relativ großer Anteil der Muskelkraft von M. deltoideus und M. supraspinatus werden zum Zentrieren des Oberarmkopfes in die Fossa glenoidalis verwendet. Bei Lähmung dieser beiden Nerven kommt es häufig zu einer Subluxation des Humeruskopfes nach distal, die durch das Gewicht des Arms bedingt ist (◨ Abb. 8.3). Damit resultiert auch eine Elongation dieser Muskeln. Bei Reinnervation

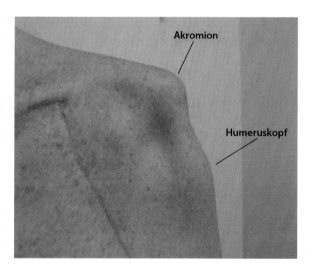

Akromion

Humeruskopf

◨ **Abb. 8.3**   Linke Schulter von vorne mit ausgeprägter Subluxation des Oberarmkopfes aus der Fossa glenoidalis nach kaudal. Man sieht die deutliche Erweiterung des Raums zwischen Akromion und Humeruskopf.

der Muskeln wird relativ viel Kraft für die Zentrierung des Humeruskopfes in die Fossa glenoidalis aufgebracht und kann somit nicht für die aktive Bewegung im Sinne der Abduktion verwendet werden. Eine supportive Operation ist die **Aufhängeplastik (Suspension) des Humeruskopfes am Akromion**.

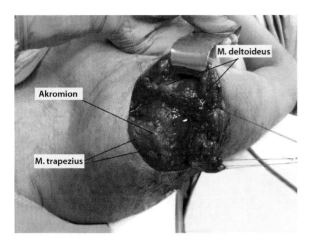

◘ Abb. 8.4 Rechtes Schultergelenk. Über eine sagittale Inzision, etwas medial des Akromions wird eingegangen. Es wird der Ansatz des M. trapezius am Akromion, an der Klavikula lateralseitig sowie an der Spina scapulae dargestellt. Der M. deltoideus ist von seinem Ursprung bereits gelöst und mit Haltefäden fixiert. Zwischen dem . Akromion und dem losgelösten M. deltoideus ist das Gleitgewebe der Rotatorenmanschette sichtbar.

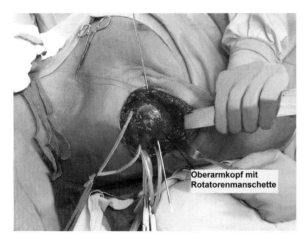

◘ Abb. 8.5 Der Oberarmkopf mit der Rotatorenmanschette ist dargestellt. Ein Bohrdraht mit Öhr wurde durch das Zentrum des Oberarmkopfes gesetzt.

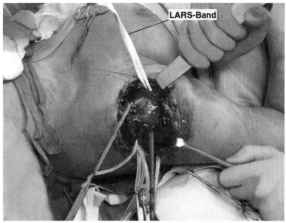

◘ Abb. 8.6 Nach Anlage eines Bohrkanals (6 mm) mittels kanüliertem Bohrer durch den Humeruskopf wird ein LARS-Band durchgezogen.

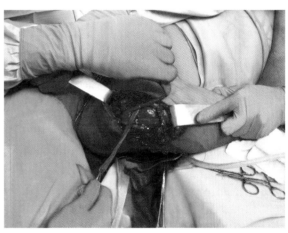

◘ Abb. 8.7 Nachdem ein sagittaler Bohrkanal durch das Akromion gesetzt wurde, wird das LARS-Band durch diesen knöchernen Kanal durchgezogen und nach entsprechender Spannung (keine Subluxation des Oberarmkopfes bei Zug am Arm in den verschiedenen Rotationsstellungen) achterförmig in sich selbst mit nicht resorbierbaren Nähten vernäht.

OP-Technik

Nach sagittaler Inzision über dem Akromion wird das Akromion dargestellt und ein Haut-Subkutis-Lappen in der Regio deltoidea präpariert. Nach Definition des Humeruskopfes wird der zentrale Punkt durch den Oberarmkopf definiert. Der M. deltoideus wird entsprechend der definierten Linie geteilt und anschließend ein gelochter Bohrdraht durch das Zentrum des Humeruskopfes in sagittaler Richtung getrieben. Nun wird mit einem kanülierten Bohrer über diesen Draht ein Bohrloch hergestellt (◘ Abb. 8.4 u. ◘ Abb. 8.5). Ein gleichartiger Kanal wird durch das Akromion gebohrt. Mittels des Öhrs am Bohrdraht kann ein LARS-Band in 8er-Form durch den Humeruskopf und das Akromion gezogen und nach entsprechender Spannung in sich vernäht werden (◘ Abb. 8.6, ◘ Abb. 8.7, ◘ Abb. 8.8). Das LARS-Band (»Ligament Augmentation Regeneration System«) ist ein nicht resorbierbares Band bestehend aus nicht verwobenen Polyesterfasern, die auf molekularer Ebene miteinander vernetzt sind. Die Dehnbarkeit liegt unter 7 % seiner ursprünglichen Länge.

Nachbehandlung

Armtragetuch für 6 Wochen mit passiver und später aktiver Innenrotation und vor allem Außenrotation.

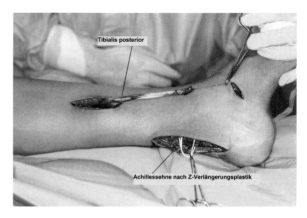

◻ **Abb. 8.8**   Das LARS-Band ist in sich selbst vernäht. Der M. deltoideus, der noch desinseriert ist, wird an seinen Ursprung fixiert.

◻ **Abb. 8.9**   Eine Z-Verlängerungsplastik der Achillessehne am linken Unterschenkel ist bereits durchgeführt. Über eine quere Inzision am medialseitigen Os naviculare pedis wurde die Sehne des M. tibialis posterior desinseriert und nach proximal durchgezogen. Über eine weitere proximal gelegene Inzision wird der Muskelbauch des M. tibialis posterior mobilisiert.

8.2.5   N. gluteus superior

Die Lähmung des M. gluteus medius führt zum sogenannten Trendelenburg-Phänomen und zu einem Duchenne-Hinken, da das Becken beim Einbeinstand bzw. während der Schwungphase beim Gehen nicht mehr stabilisiert werden kann. Der **Transfer des M. vastus lateralis** als gestielter Lappen vom Trochanter major zum Beckenkamm kann diese Stabilisierende Funktion des M. gluteus medius übernehmen.

8.2.6   N. peroneus

Dem N. peroneus wird nachgesagt, dass er ein schlecht regenerierender Nerv sei, da er bei Läsion des N. ischiadicus im Gegensatz zum N. tibialis immer weniger Regeneration zeigt. Die Wadenmuskeln zeigen einen signifikant größeren Muskelquerschnitt verglichen mit dem Querschnitt der Peroneus-innervierten Muskeln der anterolateralen Loge des Unterschenkels. Es entwickelt sich aus diesem Ungleichgewicht von Beugern zu Streckern eine Kontraktur der Achillessehne und eine chronische Elongation der vom N. peroneus innervierten Muskeln.

Zum Schutz vor Überdehnung und zur Stärkung der Fußhebung wird ein Transfer des **M. tibialis posterior** auf das Dorsum der Fußwurzel durchgeführt. Hat sich bereits eine Kontraktur der Achillessehne entwickelt, so ist mit dem Transfer des M. tibialis posterior eine **Verlängerungsplastik der Achillessehne** indiziert.

OP-Technik

Inzision der Haut an der Medialseite der Achillessehne. Darstellung des Gleitgewebes der Achillessehne und Durchtrennung desselben ebenfalls anteromedial. Z-för-

mige Verlängerungsplastik der Achillessehne. Der dorsale Ansatz am Kalkaneus sollte erhalten bleiben, um eine Stufenbildung zu vermeiden. Nun wird die Sehne des M. tibialis posterior dargestellt. Desinsertion der Sehne des von der Tuberositas des Os naviculare und den Ossea cuneiformia mittels entsprechender Inzision. Die Sehne hat dadurch einen breiten Ansatz. Sie wird nach proximal durchgezogen (◻ Abb. 8.9).

Mobilisierung des Muskelbauches des M. tibialis posterior. Eine weitere etwas proximal gelegene Inzision ist meist erforderlich. Nachdem der Muskelbauch stumpf von der Membrana interossea gehoben wurde, wird über eine Längsinzision lateral der vorderen Tibiakante die Sehne des M. tibialis anterior dargestellt. Darstellen der Membrana interossea von vorne. Eröffnen der Membran an der hinteren Tibiakante. Cave: A. tibialis anterior und posterior!

Erweiterung der Öffnung zwischen vorderem und tiefem hinterem Unterschenkelkompartment, sodass der M. tibialis posterior von dorsal nach ventral durchgezogen werden kann. Die Sehne des M. tibialis posterior wird nun lateral der Sehne des M. tibialis anterior verlagert. Über eine weitere quere Inzision am oberen Sprunggelenkbereich wird die Sehne des M. tibialis posterior subkutan zur Streckseite der Fußwurzel gebracht und dort mittels eines Knochenankers in maximaler Dorsalstellung des Fußes fixiert (◻ Abb. 8.10). Die Fußstellung zum Unterschenkel sollte eine Neutralposition ergeben (90-Grad-Stellung im oberen Sprunggelenk ohne Eversion oder Inversion des Vorfußes).

> **Eine gute Hilfestellung zur Bestimmung des Insertionspunktes ist die gedachte Verlängerungslinie entlang der vorderen Tibiakante zur Fußwurzel.**

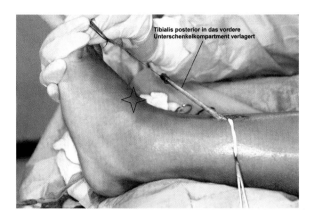

Abb. 8.10 Die Sehne des M. tibialis posterior wird medialseitig der Sehne des M. tibialis anterior verlagert und über 2 distale Inzisionen zur dorsalen Fußwurzel verlagert. Hier wird die Sehne in leichter Hakenfußstellung mittels Mitek-Anker fixiert (etwa auf Höhe der sternförmigen Markierung).

Nachbehandlung

Immobilisation in 10-Grad-Hakenfußstellung des oberen Sprunggelenks für 6 Wochen. Zur Induktion und Verbesserung der zerebralen funktionellen Umstrukturierung wird der Patient im Gipsverband bereits nach einigen Tagen postoperativ angehalten, den Fuß entsprechend der alten Funktion des M. tibialis posterior nach medial zu bewegen. Er soll sich darauf konzentrieren, Kontraktionen im Bereich des verlagerten Muskels im vorderen Kompartment des Unterschenkels zu verspüren. Nach Gipsabnahme können nahezu alle Patienten den M. tibialis posterior direkt im Sinne der Vorfußhebung ansprechen. Es wird das Tragen einer Peroneusschiene für 2–3 Monate empfohlen, um die Achillessehnennaht zu schützen. Es erfolgt die schrittweise Entwöhnung von der Schiene sowie eine Gangschulung.

8.3 Palliativ rekonstruktive Verfahren

8.3.1 Ulnarisparese

Eine Lähmung des N. ulnaris bedingt immer einen motorischen und sensiblen Ausfall an der Hand, der durch den signifikanten Verlust an Feinmotorik zu einem ausgeprägten Verlust der Funktion führt. Jeder einzelne Patient hat abhängig von Alter, Geschlecht und Beruf ein unterschiedliches Anforderungsprofil an eine funktionelle Rekonstruktion. Diese Rekonstruktion der Funktion ist zusätzlich durch kombinierte Nervenläsionen, häufige Variationen und Zusatzverletzungen erschwert.

Klinische Zeichen der Ulnarislähmung bedingt durch Lähmung von intrinsischen Handmuskeln sind:

- **Froment Zeichen**: Verlust der Adduktor-pollicis-Funktion. Kompensation: IP-Gelenk des Daumens wird durch Einsatz des M. flexor pollicis longus gebeugt, um einen Schlüsselgriff zu erreichen.
- **Fingerkreuztest**: Der Mittelfinger kann Zeigefinger nicht überkreuzen, da der erste M. interosseus palmaris und der zweite M. interosseus dorsalis gelähmt sind.
- **Pitres-Testut-Zeichen**: Der Mittelfinger kann nicht abduziert werden.
- **Masse-Zeichen**: Atrophie des Hypothenars
- **Wartenberg Zeichen**: Kleinfingerabduktion durch Ungleichgewicht zum M. extensor digiti minimi
- **Duchenne-Zeichen**: Krallenstellung von Kleinfinger und Ringfinger
- **Jeanne-Zeichen**: Hyperextension des MCP-Gelenks des Daumens
- **André-Thomas-Zeichen**: Beugung des Handgelenks, um eine Fingerstreckung zu erreichen
- **Pollock-Zeichen**: Verlust der Endgliedbeugung an Ring- und Kleinfinger bei *hoher Ulnarisläsion* (Verlust des M. flexor digitorum profundus IV, V)

Periphere Ulnarisparese

Die funktionelle Rekonstruktion der Ulnarisfunktion durch Sehnentransfer und Weichteilverfahren beinhaltet folgende Wiederherstellungen:

- Rekonstruktion eines Schlüsselgriffs (Wiederherstellung der Adductor-pollicis-Funktion, erster dorsaler M. interosseus)
- Korrektur der Krallenstellung (Korrektur der Hyperextension in den MCP-Gelenken)
- Korrektur der Kleinfingerabduktionsfehlstellung

Zur Rekonstruktion eines Schlüsselgriffs wurden verschiedene Sehnentransfers beschrieben (Brown 1974, Hastings u. Davidson 1988, Omer 1999). Manche Autoren rekonstruieren die Funktion des M. adductor pollicis und des M. interosseus dorsalis I, wir bevorzugen die alleinige Wiederherstellung der Daumenadduktion.

Wiederherstellung der Funktion des M. adductor pollicis

ECRB-Transfer Dieser Technik wurde erstmals durch Smith beschrieben (Smith 1983, 1987). Der M. extensor carpi radialis brevis wird von seiner Insertion an der Basis des MC III gelöst und zwischen MC III und MC IV zur Palma gebracht, um von dort dorsal der Beugesehnen und volar der Interosseusmuskeln zum Ansatz des M. adductor pollicis verlagert zu werden (Abb. 8.11). Omer (1999) führte eine leichte Modifikation ein, indem er die Sehne an die Faszie über dem Tuberculum adductorium des

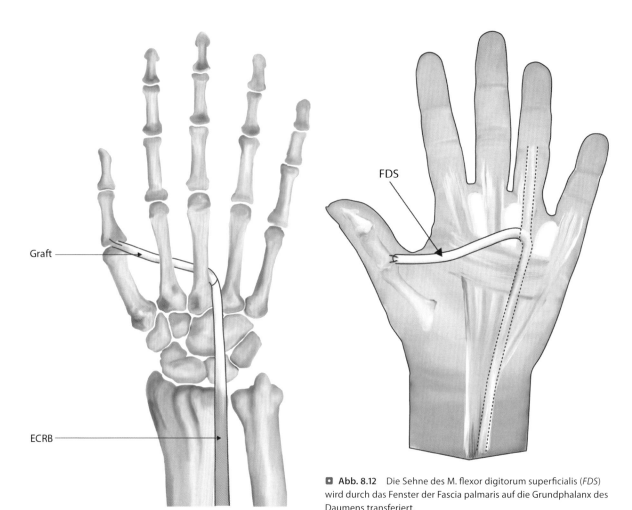

Graft

ECRB

FDS

MC I nähte. Es soll damit die Rotation des Daumenstrahls etwas verbessert werden.

FDS-Transfer Nach Littler kann bei hoher Ulnarisparese des M. flexor digitorum superficialis (FDS) des Mittelfingers und bei peripherer Ulnarisparese des Ringfingers als Motor für die Daumenadduktion verwendet werden (Littler 1949, North u. Littler 1980). Durch eine quere Inzision an der distalen Hohlhandbeugefalte wird das Ringband A1 durchtrennt und in Beugung des Fingers die FDS-Sehne distal der Beugesehnenkreuzung durchtrennt. Der periphere Anteil der FDS-Sehne wird belassen, um eine Hyperextension im PIP-Gelenk entgegenzuwirken. Die Sehne wird streckseitig der Beugesehnen parallel zum Adduktorkopf nach radial zu seinem Ansatz verlagert (■ Abb. 8.12). Der Sehnenzug wird so festgelegt, dass der Daumen in leichter Flexions-/Adduktionsstellung bei 30° Handgelenkflexion steht. Mit dieser Methode kann man

70 % der ursprünglichen Griffstärke erreichen (Hamlin u. Littler 1980).

EIP-Transfer Der Transfer des M. extensor indicis proprius (EIP) wurde erstmals durch Brown (1974) beschrieben. Inzision dorsal am MCP-Gelenk des Zeigefingers. Darstellung des EIP ulnar des M. extensor digitorum communis II. Durchtrennung des EIP proximal des Strecksehnenhäubchens. Darstellung des metakarpalen Raums zwischen Mittel- und Ringfinger. Die Sehne wird nun zur Palmarseite durch eine kleine palmare Inzision an der proximalen Handbeugefalte verlagert. Anschließend wird die Sehne entlang der Caput transversum des M. adductor pollicis dorsal zu den Sehnen des M. flexor digitorum profundus zum Ansatz des M. adductor pollicis durchgezogen und hier inseriert.

Wiederherstellung der Funktion des M. interosseus dorsalis I

Viele Transfers wurden beschrieben, um die Funktion des ersten dorsalen Interosseusmuskels (FDI = »first dorsal interosseus«) zu rekonstruieren. Fast alle Patienten können jedoch den Zeigefinger gegen den Mittelfinger stabilisieren. Bei zu starkem FDI-Ersatz kann es hingegen zur »Nasenbohrerstellung« mit persistierender Radialfehlstellung des Zeigefingers kommen (Hastings u. Davidson 1988). Deswegen verzichten wir auf diese Wiederherstellung.

Korrektur der Krallenstellung

Die Krallenstellung ist das Resultat der gelähmten intrinsischen Funktion der Hand. Es kommt zur Hyperextension der MCP-Gelenke und zur Beugung der PIP-Gelenke. Die Hyperextension der MCP-Gelenke kann statisch oder dynamisch korrigiert werden, wobei wir die statische Korrektur nur dann durchführen, wenn eine Reinnervation der intrinsischen Muskeln wieder zu erwarten ist.

Kapsulodese nach Zancolli Inzision in der distalen Hohlhandfalte. Darstellen der Beugesehnen und der Gefäß-Nerven-Bündel der Finger. Es wird das Ringband A1 durchtrennt und die palmare Platte des jeweiligen MCP-Gelenks dargestellt. Bildung eines peripher gestielten Lappens an der palmaren Platte des MCP-Gelenks. Dieser Lappen wird nach proximal an das entsprechende Metacarpale mittels transossärer Naht so fixiert, dass eine Beugung am MCP-Gelenk von ca. 30° resultiert. Dies stellt bei leichter Krallendeformität und guter PIP-Funktion (Bovier-Test: passive Beugung des MCP-Gelenks führt zu einer Streckung der IP-Gelenke) eine nützliche Operation dar (◘ Abb. 8.2).

FDS-Transfer Ziel dieses Transfers ist es, die Sehne des M. flexor digitorum superficialis (FDS) palmar des Lig. metacarpale transversum profundum an den Tractus lateralis der Streckaponeurose zu verlagern, um so die Funktion der Lumbricalismuskel zu ersetzen. Im Wesentlichen wird der FDS des Mittelfingers im Intervall zwischen Ringband A1 und Ringband A2 dargestellt und die FDS-Sehne durchtrennt, wobei der distale Teil belassen wird, um einer möglichen zukünftigen Überstreckungsfehlstellung im PIP-Gelenk entgegenzuwirken. Sollte bereits eine Überstreckung im PIP-Gelenk vorhanden sein, so kann dieser periphere Teil der FDS-Sehne durch das Ringband A2 geführt und anschließend in leichter Beugung des PIP-Gelenks in sich vernäht werden. Die FDS-Sehne wird nun in die Hohlhand durchgezogen und in 4 gleiche Teile längs gespalten (◘ Abb. 8.13). Diese Sehnenteile werden nun palmar des Lig. metacarpale transversum profundum geführt und an den Tractus lateralis des Extensorapparats genäht (◘ Abb. 8.14 u. ◘ Abb. 8.15a), falls der Bovier-Test negativ ist. Kommt es bei passiver Beugung der MCP-Gelenke zu keiner Streckung der IP-Gelenke (positiver Bovier-Test), sollte der entsprechende Sehnenzügel der FDS-Sehne an die Beugesehnenscheide oder knöchern an das Grundglied fixiert werden (◘ Abb. 8.15b,c).

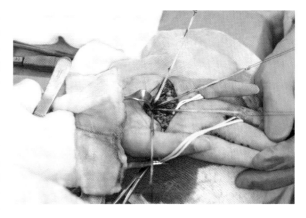

◘ **Abb. 8.13** Die FDS-Sehne des Mittelfingers wurde über einen mittseitlichen Hautschnitt am Ringfingergrundglied tenotomiert, nach proximal durchgezogen und anschließend in 4 Einzelzügel aufgefächert.

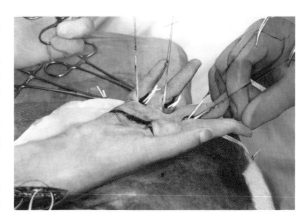

◘ **Abb. 8.14** Die einzelnen Zügel werden palmarseitig des Lig. metacarpale transversum profundum zum Tractus lateralis der entsprechenden Finger durchgezogen und in Beugestellung des MCP-Gelenks und Streckstellung der IP-Gelenke vernäht.

Zancolli-Lasso-Transfer Beim Zancolli-Lasso-Transfer wird die FDS-Sehne um das Ringband A1 geführt und in sich vernäht (◘ Abb. 8.16). Beim erweiterten Zancolli-Lasso-Transfer (◘ Abb. 8.15d) wird die FDS-Sehne nicht um das Ringband A1, sondern durch das Ringband A2 geführt und in sich vernäht. Dies führt zu einer stärkeren Beugung der MCP-Gelenke, birgt aber auch die Gefahr einer Intrinsic-plus-Deformität.

Nachbehandlung Immobilisation in Neutralstellung des Handgelenks, Beugestellung der MCP-Gelenke in 30–45° und Streckstellung der IP-Gelenke (Intrinsic-plus-Position) für 3–4 Wochen, anschließend für 6 Wochen ein dynamischer MCP-Beugesplint. Die IP-Gelenke sollen ab dem dritten bis vierten postoperativen Tag bewegt werden.

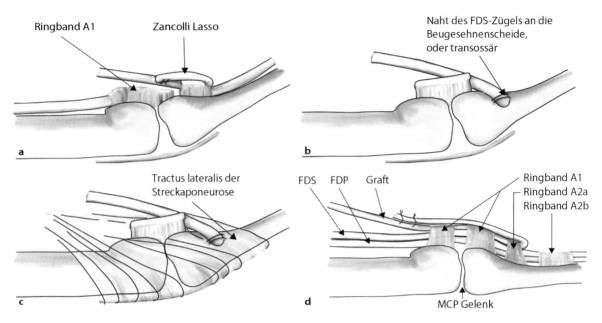

☐ **Abb. 8.15a–d** **a** Der Zügel der FDS-Sehne wird palmar des Lig. metacarpale transversum profundum aus der Palma nach peripher durchgezogen und anschließend mit dem Tractus lateralis der Streckaponeurose vernäht. **b** Naht an die Beugesehnenscheide bzw. transossär. **c** Zancolli-Lasso-Transfer: Der FDS-Sehnenteil wird um das Ringband A1 geführt und in sich vernäht. **d** Erweiterter Zancolli-Lasso-Transfer: Der FDS-Sehnenzügel wird durch das Ringband A2 geführt und in sich vernäht.

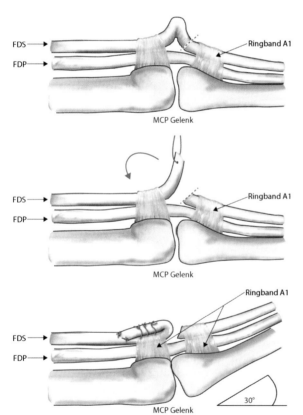

☐ **Abb. 8.16**   Zancolli-Lasso-Transfer: Die FDS-Sehne wird um das Ringband A1 geführt und in sich vernäht, um so eine Beugung im MCP-Gelenk zu erzielen.

Nach dieser postoperativen funktionellen Behandlung soll das passive Strecken des MCP-Gelenks vermieden werden.

Korrektur der Abduktionsfehlstellung des Kleinfingers

Um eine persistierende ulnare Abduktionsfehlstellung des Kleinfingers zu korrigieren wird der ulnare Teil der Sehne des M. extensor digiti minimi (EDM) palmar des Lig. metacarpale transversum profundum geführt und an das radiale Seitenband des MCP-Gelenks genäht oder um das Ringband A2 geführt und in sich vernäht (☐ Abb. 8.17).

Wiederherstellung von Sensibilität

Stocks transferiert den ulnaren Digitalnerv zum Ring und Kleinfinger (Stocks et al. 1991). Wir verwenden bevorzugt den sensiblen Nervenfasertransfer via End-zu-Seit-Technik, indem Nerventransplantate oder direkt End-zu-Seit der entsprechende denervierte Fingernerv mit dem innervierten N. digitalis communis koaptiert wird.

Hohe Ulnarisparese

Bei hoher Ulnarislähmung besteht zusätzlich eine Lähmung der M. flexor digitorum profundus IV/V. Es muss daher zudem die Klein- und Ringfingerbeugung rekonstruiert werden. Eine gute Methode ist die Seit-zu-Seit-Tenodese der M. flexor digitorum profundus IV und V an den durch den N. medianus innervierten M. flexor digitorum profundus III (☐ Abb. 8.18).

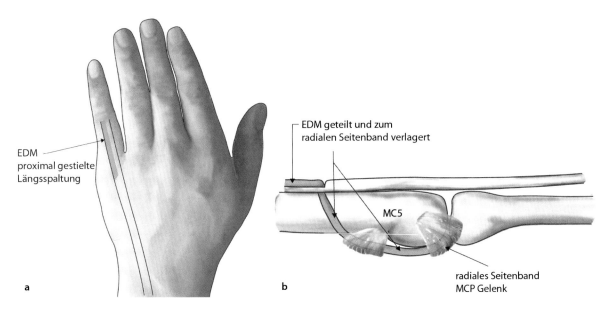

EDM
proximal gestielte
Längsspaltung

EDM geteilt und zum
radialen Seitenband verlagert

MC5

radiales Seitenband
MCP Gelenk

a   b

■ **Abb. 8.17a,b**   Transfer des ulnaren Anteils der Sehne des M. extensor digiti minimi (EDM). Um eine persistierende ulnare Abduktionsfehlstellung des Kleinfingers zu korrigieren, wird der ulnare Teil der EDM-Sehne proximal längs gespalten (**a**), palmar des Lig. metacarpale
transversum profundum geführt und an das radiale Seitenband des MCP-Gelenks genäht (**b**).

8.3.2   Radialisparese

In der Literatur besteht eine gewisse Uneinigkeit darüber,
welche Methode die beste zur Rekonstruktion von Handgelenkstreckung, Fingerstreckung, Daumenstreckung und
Daumenabduktion ist. Ebenso wird das Timing der Transfers kontrovers diskutiert. Brown (1970) führt einen sehr
frühen limitierten Transfer des M. pronator teres auf den
M. extensor carpi radialis brevis aus, wenn eine lange Regenerationszeit für die Nervenregeneration erwartet wird.
Dies stellt eine supportive Operation zur Nervenregeneration dar, die wir immer im Zuge einer interfaszikulären
Nerventransplantation des N. radialis als Zusatzeingriff
durchführen.

Die effektivsten Kombinationen von Muskel-Sehnen-
Transfers bei Radialisparese sind:
- Transfer des M. flexor carpi radialis (Starr 1922,
  Brand 1975, Tsuge u. Adachi 1969, ■ Abb. 8.19)
  - M. pronator teres → M. extensor carpi radialis
    brevis
  - M. flexor carpi radialis → M. extensor digitorum
    communis
  - M. palmaris longus → rerouted M. extensor polli-
    cis longus
- Transfer des M. flexor digitorum superficialis III/IV
  (Boyes 1960, Chuinard et al. 1978)
  - M. pronator teres → M. extensor carpi radialis
    longus und M. extensor carpi radialis brevis
  - M. flexor digitorum superficialis III → M. exten-
    sor digitorum communis

- M. flexor digitorum superficialis IV → M. ex-
  tensor indicis proprius und M. extensor pollicis
  longus
- M. flexor carpi radialis → M. abductor pollicis
  longus und M. extensor pollicis brevis
- Transfer des M. flexor carpi ulnaris (bevorzugte Me-
  thode des Autors)
  - M. pronator teres → M. extensor carpi radialis
    brevis (■ Abb. 8.20)
  - M. flexor carpi ulnaris → M. extensor digitorum
    communis
  - M. palmaris longus → rerouted M. extensor polli-
    cis longus oder M. palmaris longus → M. abduc-
    tor pollicis longus und M. extensor pollicis longus

❯ Bei einer Parese des N. interosseus posterior
  kommt es zu keiner Lähmung des M. extensor
  carpi radialis longus und damit zu einer Radialdeviation im Handgelenk. Daher ist der Transfer
  des M. pronator teres zur Rekonstruktion der
  Handgelenkstreckung nicht nötig.

Zur Rekonstruktion der Fingerstreckung gibt es in diesem
Fall gute Argumente für einen Transfer des M. flexor carpi
radialis und gegen den Transfer des M. flexor carpi ulnaris. Würde bei dieser Lähmung ein Transfer des M. flexor
carpi ulnaris zur Wiederherstellung der Fingerstreckung
ausgeführt, so käme es zu einer starken Radialdeviation
des Handgelenks. Der Transfer des M. flexor carpi ulnaris

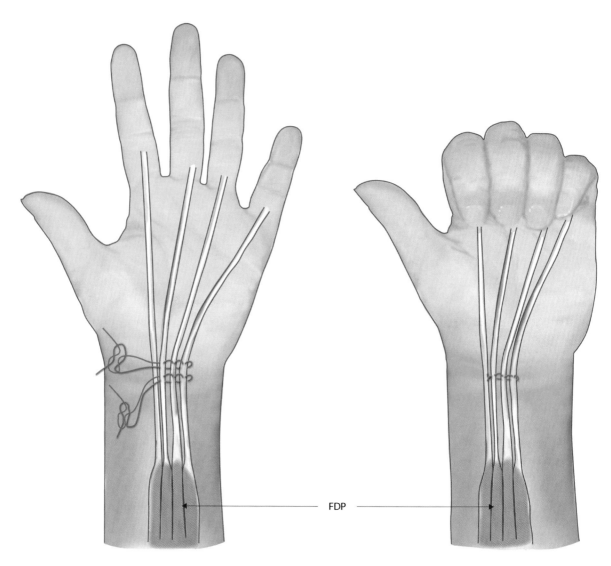

☐ Abb. 8.18   Seit-zu-Seit-Tenodese des M. flexor digitorum profundus IV und V an den M. flexor digitorum profundus III bei hoher Ulnaris-lähmung

ist daher bei einer Lähmung des N. interosseus posterior kontraindiziert.

OP-Technik
Transfer des M. flexor carpi ulnaris auf den M. extensor digitorum communis

Der M. flexor carpi ulnaris (FCU) hat einen weit nach distal reichenden Muskelbauch. Deswegen muss die notwendige ausgedehnte Präparation mit einer langen mittseitlichen ulnaren Inzision erfolgen (☐ Abb. 8.21 u. ☐ Abb. 8.22). Die motorischen Äste des Muskels im proximalen Drittel müssen geschont werden. Die Verlagerung des Muskels zum M. extensor digitorum communis (EDC) erfolgt durch subkutane Tunnelierung, wobei der Kraftvektor so

geradlinig wie möglich vom Epicondylus medialis des Humerus zum EDC verlaufen sollte (☐ Abb. 8.23). Die Sehnennaht des FCU transtendinös durch die EDC-Sehnen soll unmittelbar proximal zum Retinaculum extensorum in einem Winkel von 45° erfolgen. Richtige Spannung:

 — Handgelenk in Neutralposition (0°)
 — MP-Gelenke in Neutralposition (0°)
 — FCU unter maximaler Spannung

Transfer des M. palmaris longus auf den rerouted M. extensor pollicis longus

Die Durchtrennung der Sehne des M. extensor pollicis longus erfolgt am Übergang zum Muskelbauch. Die Sehne wird subkutan so gelegt, dass diese am radialen Rand

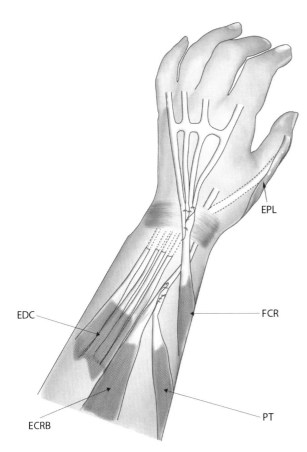

EPL

EDC

FCR

ECRB

PT

Abb. 8.19 Transfer des M. flexor carpi radialis: M. pronator teres → M. extensor carpi radialis brevis; M. flexor carpi radialis → M. extensor digitorum communis; M. palmaris longus → rerouted M. extensor pollicis longus

des MC I verläuft. Die Sehnennaht erfolgt in der Tabatiere oberflächlich zum dorsalen Retinakulum in der Linie von MC I (**Abb. 8.24**). Richtige Spannung:

- Handgelenk in Neutralposition (0°)
- Maximale Spannung am distalen Stumpf des M. extensor pollicis longus
- M. palmaris longus unter maximaler Spannung

Transfer des M. pronator teres zum M. extensor carpi radialis brevis

Via einer mittseitlichen radialen Inzision am Unterarm wird der Ansatz des M. pronator teres (PT) am Radius dargestellt und die Sehne mit einem Periostreifen vom Radius desinseriert. Es erfolgt die Mobilisierung des Muskels, bis eine federnde Exkursion erreicht ist. Die Sehne wird um den radialen Rand des Unterarms oberflächlich zu den Mm. brachioradialis und extensor carpi radialis longus geführt. Die Sehnennaht zum M. extensor carpi radialis brevis (ECRB) – nicht zum M. extensor carpi radia-

lis longus – erfolgt distal am Muskel-Sehnen-Übergang. Richtige Spannung:

- Handgelenk in 45° Streckung
- PT unter maximaler Spannung

Zur **Nachbehandlung** erfolgt eine Immobilisation für 6 Wochen: Handgelenk in ca. 45° Extension, MCP-Gelenke leicht gebeugt (ca. 15°), Daumen in maximaler Streckung und Abduktion. Passive Bewegungsübungen beginnen 3 Wochen nach der Operation. Geführte Bewegungen werden ab der vierten postoperativen Woche durch eine erfahrene Handtherapeutin zugelassen, wobei besondere Aufmerksamkeit auf die funktionelle zerebrale Reorganisation gelegt wird. Der Patient wird angehalten, die ursprüngliche Funktion eines transferierten Muskels auszuführen. Dabei wird er eine minimale »neue« Bewegung verspüren und möglicherweise sehen. Dieses frühe Training scheint die funktionelle zerebrale »Neuorganisation« von neuronalen Netzwerken zu fördern.

Eine Variation dieses Transfers stellt die **Technik nach Merle d'Aubigné** dar:

- M. flexor carpi ulnaris → M. extensor digitorum communis +M. extensor pollicis longus
- M. palmaris longus → M. extensor pollicis brevis und M. abductor pollicis longus
- M. pronator teres → M. extensor carpi radialis brevis

8.3.3 Medianusparese

Die höchste Priorität bei Medianuslähmung stellt die Wiederherstellung der Sensibilität an der Hand dar. Wir haben durch interfaszikuläre Nerventransplantation mit Transplantatlängen von bis zu 30 cm funktionell nützliche Sensibilität an den Fingern erzielt. Bei der Überbrückung solch langer Nervendefekte ist eine Wiederherstellung der Opposition durch Reinnervation aus dem proximalen Medianusstumpf nicht wahrscheinlich und macht eine zusätzliche Rekonstruktion der Opposition nötig.

> Die Rekonstruktion der Sensibilität der Hand steht in ihrer Wichtigkeit vor jedem Sehnentransfer.

Periphere Medianusparese

Die Wiederherstellung der Sensibilität ist bei Verletzung des N. medianus von zentraler Wichtigkeit. Um die funktionelle Auflösung der korrespondierenden kortikalen deafferenzierten Areale zu vermindern, sollte zudem nach jeder Medianuswiederherstellung ein unmittelbares virtuelles Sensibilitätstraining bis zum Wiedererlangen der Vibrationsempfindung angeschlossen werden. Dadurch

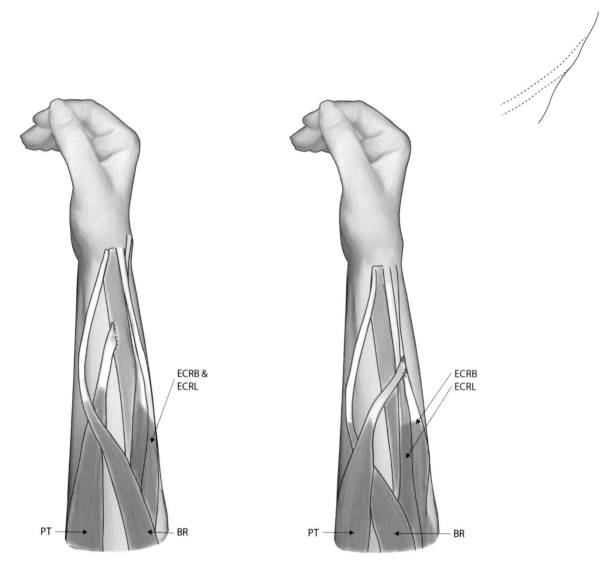

□ **Abb. 8.20**   Schematischer Transfer des M. pronator teres zum M. extensor carpi radialis brevis (*ECRB*). Die Sehne wird vom Radius mit einem Perioststreifen entnommen und nach Mobilisierung des Muskels streckseitig der Sehnen des M. brachioradialis (*BR*) und des M. extensor carpi radialis longus (*ECRL*) an die Sehne des M. extensor carpi radialis brevis unter maximalen Zug genäht. *PT* M. pronator teres

kann nach erfolgreicher Reinnervation des deafferenzierten Gebiets der Hand eine verbesserte Sensibilität erreicht werden. Nach diesem primären Training sollte ein konventionelles Sensibilitätstraining angeschlossen werden. Neben der Wiederherstellung der Sensibilität ist die Rekonstruktion der Opposition wichtig.

Rekonstruktion der Opposition durch Nervenfasertransfer: Terminale motorische Verbindungen des N. ulnaris mit seinem Ramus profundus zum N. medianus sind als Anastomose nach Riche-Cannieu bekannt. Diese sind beim Menschen in bis zu 77 % (Harness u. Sekeles 1971), nach eigenen Erfahrungen in ca. 29 % der Fälle vorhanden. Basierend auf unseren tierexperimentellen Arbeiten

(Schmidhammer et al. 2005, 2007) haben wir den synergistischen Nervenfasertransfer von den terminalen motorischen Ästen des Ramus profundus des N. ulnaris zum motorischen Ramus thenaris des N. medianus via End-zu-Seit-Technik bei misslungener peripherer Medianusrekonstruktion oder hoher Medianusparese beschrieben. Funktionell nützliche Ergebnisse konnten bei allen 6 Patienten erzielt werden (Millesi u. Schmidhammer 2008).

Rekonstruktion der Opposition durch Sehnentransfer: Es werden 4 Standardoppositionsplastiken beschrieben:

— FDS-Oppositionsplastik (M. flexor digitorum superficialis): Royle-Thompson-Technik oder Bunnell-Technik

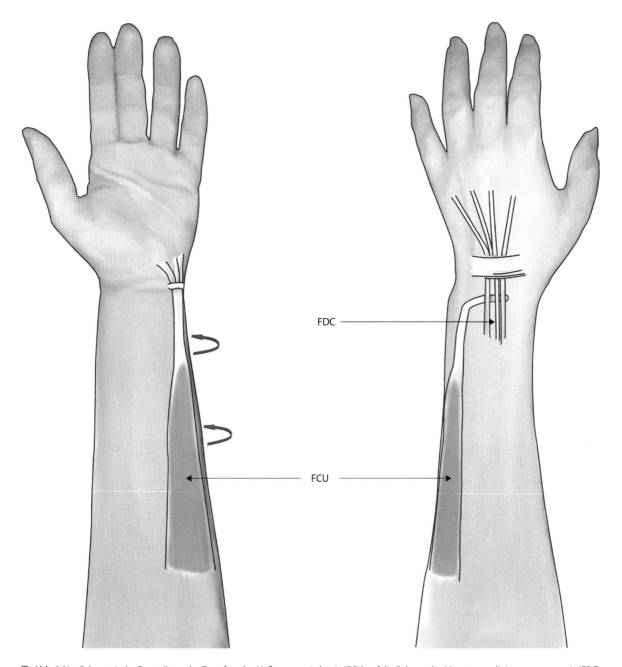

FDC

FCU

□ **Abb. 8.21**   Schematische Darstellung des Transfers des M. flexor carpi ulnaris (*FCU*) auf die Sehnen des M. extensor digitorum communis (*EDC*)

- EIP-Oppositionsplastik (M. extensor indicis proprius)
- ADM-Oppositionsplastik nach Huber (M. abductor digiti minimi)
- PL-Oppositionsplastik nach Camitz (M. palmaris longus)

FDS-Oppositionsplastiken

Es gibt keine generell akzeptierte Methode des FDS-Transfers. Er stellt jedoch bei peripherer Medianusparese eine sehr gute Methode zur Rekonstruktion der Opposition dar. Die FDS-Sehne des Ringfingers wird häufig verwendet, obwohl manche Autoren den Mittelfinger bevorzugen, um den Grobgriff nicht zu sehr zu schwächen. Der FDS-Transfer funktioniert am besten bei Patienten mit starken M. flexor pollicis longus, M. extensor pollicis longus, M. abductor pollicis longus und M. adductor pollicis.

Royle (1938) und Thompson (1942) durchtrennten beide die FDS-Sehne des Ringfingers an der Insertion der

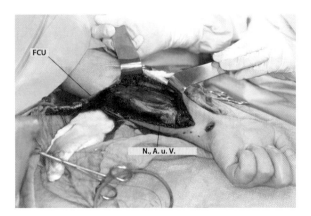

■ **Abb. 8.22**   Darstellung der Sehne des M. flexor carpi ulnaris (FCU) distal über einen mittseitlichen ulnaren Hautschnitt. Über einen weiteren, etwas distalen Hautschnitt wird der Ansatz der FCU-Sehne abgetrennt und die Sehne nach proximal durchgezogen. Der Muskelbauch wird weit nach proximal präpariert unter Erhaltung der im proximalen Segment liegenden, versorgenden Nerven und Gefäße.

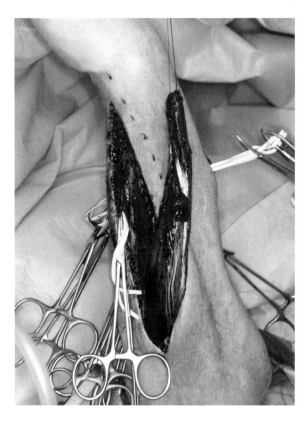

■ **Abb. 8.23**   Mobilisierter M. flexor carpi ulnaris mit Verlagerung zu den Sehnen des M. extensor digitorum communis

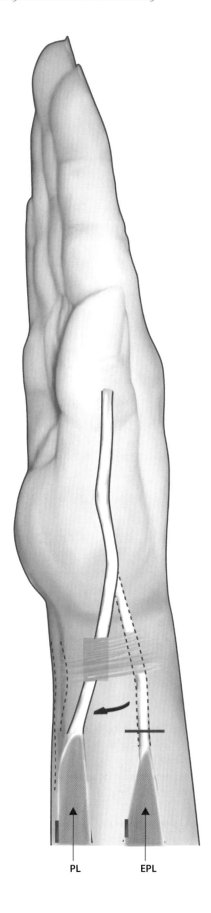

Mittelphalanx mittels einer queren Inzision. Dadurch kam es am PIP-Gelenk des Spenderfingers häufig zu Beugekontrakturen oder Schwanenhalsdeformität. Um dies zu vermeiden, sollte ein ca. 3 cm langer peripherer Anteil der FDS-Sehne proximal des Ansatzes erhalten bleiben.

Bei der **FDS-Oppositionsplastik nach Royle und Thomson** erfolgt die Inzision an der palmodigitalen Beugefalte des Ringfingers. Die FDS-Sehne wird zwischen den Ringbändern A1 und A2 durchtrennt, sodass zumindest 2–3 cm der FDS-Sehne in situ verbleiben, um einer Hyperextension entgegenzuwirken. Dies gelingt dann, wenn die Sehne kurz proximal des Chiasma tendineum zwischen Ringband A1 und A2 durchtrennt wird. Dieser periphere Sehnenstumpf kann auch für eine PIP-Gelenk-Tenodese verwendet werden kann, sollte es trotzdem zu einer Hyperextensionsfehlstellung kommen.

Durch eine zweite palmare Inzision am distalen Ende des Karpalkanals wird die Palmaraponeurose dargestellt und nach Durchtrennung die FDS-Sehne nach proximal durchgezogen. Die Sehne wird nun ulnar des ursprünglichen Verlaufs durch die Palmaraponeurose geführt (dies und der distale Anteil des Lig. metacarpale transversum fungieren als Hypomochlion) und dann durch einen breiten subkutanen Tunnel zum Ansatz der Sehne des M. abductor pollicis brevis verlagert. Durch eine dritte Inzision am radialen Bereich des MCP-Gelenks des Daumens wird die Sehne durchgezogen. Der Ansatz wird so gewählt, dass eine gute Opposition resultiert.

Bunnell (1924) ließ die Sehne des FDS in der Achse des M. abductor pollicis brevis verlaufen, indem er das Os pisiforme als Hypomochlion nutzte. Bei der **FDS-Oppositionsplastik nach Bunnell** wird demnach die Flexorcarpi-ulnaris-Sehne längs gespalten und die radiale Hälfte proximal so durchtrennt, dass eine Schleife zum Os pisiforme gebildet werden kann, durch welche die FDS-Sehne gezogen wird.

> **Achtung:** Die Sehnenschleife sollte nicht zu eng sein! Ein ca. 4 cm langer Flexor-carpi-ulnaris-Sehnenzügel ist zu empfehlen.

Nach subkutaner Tunnelierung (Sehne verläuft parallel zu den Fasern des M. abductor pollicis brevis) wird die FDS-Sehne am Ansatz der Sehne des M. abductor pollicis brevis inserierte. Man kann sie auch dorsal der Sehne des M. extensor pollicis longus durch einen Bohrkanal von dorsoulnar nach palmar-radial an der Basis der Daumengrundphalanx in maximaler Opposition des Daumens

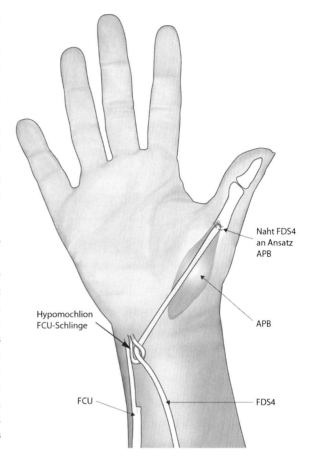

☐ **Abb. 8.25** Bunnell verlagerte die Sehne des FDS an den Ansatz des M. abductor pollicis brevis, indem er einen subkutanen Tunnel in der Achse des M. abductor pollicis brevis verlaufend bildete und das Os pisiforme als Hypomochlion nutzte. Die M.-flexor-carpi-ulnaris-Sehne wird längs gespalten, eine Hälfte wird proximal durchtrennt und eine Schleife zum Os pisiforme gebildet, durch welche die FDS-Sehne gezogen wird.

fixieren bzw. durch einen entsprechenden radial-dorsoulnaren Bohrkanal am Hals des MC I. Die Sehne wird in sich selbst oder an das Periost genäht. Der Transfer beugt auch das MP-Gelenk, da er distal zur Rotationsachse des Gelenks verläuft. Es kommt zu einer besseren Opposition, da eine bessere palmare Abduktion und Pronation resultiert (☐ Abb. 8.25).

Nachbehandlung Immobilisation des Handgelenks in Neutralstellung und maximaler Opposition des Daumens für 3 Wochen.

☐ **Abb. 8.24** Transfer des M. palmaris longus (*PL*) zur Daumenstreckung. Die Sehne des M. extensor pollicis longus (*EPL*) wird am Übergang zum Muskelbauch getrennt und nach distal aus dem Strecksehnenfach gezogen. Die Sehne wird nun subkutan so gelegt, dass diese am radialen Rand des Metacarpale I verläuft. Die Sehnennaht erfolgt in der Tabatiere oberflächlich zum dorsalen Retinakulum in der Linie von MC I.

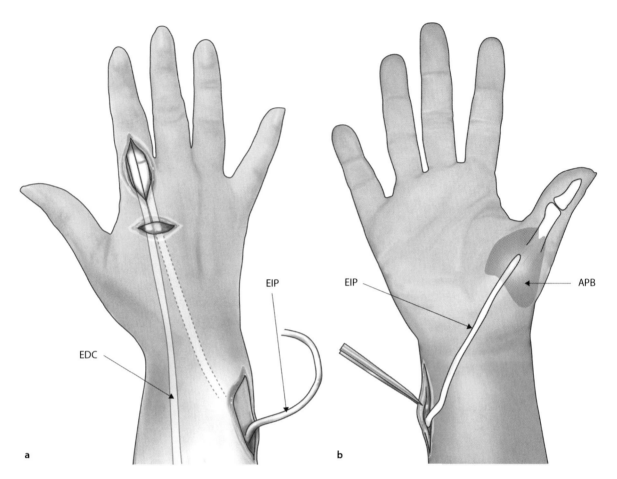

EIP

EIP

APB

EDC

a   b

◘ Abb. 8.26   **a** Längsinzision streckseitig am MCP-Gelenk des Zeigefingers. Darstellen der EIP-Sehne ulnar der Extensor-digitorum-communis-Sehne. Tenotomie der EIP-Sehne proximal des Strecksehnenhäubchens und Verlagerung der Sehne durch 2 weitere Inzisionen nach proximal. Die Sehne muss proximal des Retinaculum extensorum zur Ulnarseite des Handgelenks verlagert werden, um einen ausreichenden Zug und eine direkte Zugrichtung zu erreichen. **b** Nun erfolgt eine weitere Inzision im Bereich des Os pisiforme und am dorsoradialen Bereich des Daumen-MP-Gelenks. Die Sehne wird via subkutanem Tunnel oberflächlich zum M. flexor carpi ulnaris durchgezogen.

EIP-Oppositionsplastik

Dieser Transfer wird bei hoher Medianuslähmung verwendet oder wenn die FDS von Mittel- und Ringfinger nicht vorhanden sind. Er scheint zudem auch bei peripherer Medianuslähmung nützlich zu sein, da er im Gegensatz zum FDS-Transfer die Griffstärke nicht reduziert.

OP-Technik   Längsinzision streckseitig am MCP-Gelenk des Zeigefingers. Darstellen der EIP-Sehne ulnar der Sehne des M. extensor digitorum communis. Tenotomie der EIP-Sehne proximal des Strecksehnenhäubchens und Verlagerung der Sehne durch 2 weitere Inzisionen nach proximal. Die Sehne muss proximal des Retinaculum extensorum zur Ulnarseite des Handgelenks verlagert werden, um einen ausreichenden Zug und eine direkte Zugrichtung zu erreichen. Nun wird eine weitere Inzision im Bereich des Os pisiforme und am dorsoradialen Bereich des MP-Gelenks des Daumens gesetzt. Die Sehne wird via sub-

kutanem Tunnel oberflächlich zum M. flexor carpi ulnaris zum Daumen durchgezogen (Cave: Geht man dorsal der Flexor-carpi-ulnaris-Sehne hindurch, besteht die Gefahr einer Kompression des N. ulnaris). Sie wird an den Ansatz des M. abductor pollicis brevis in 30-Grad-Beugung des Handgelenks in maximaler Opposition fixiert, wenn eine isolierte Medianuslähmung vorliegt (◘ Abb. 8.26).

Bei **kombinierter Medianus-Ulnaris-Lähmung** (und damit einer Lähmung aller Handbinnenmuskeln) mit einer Daumen-intrinsic-minus-Stellung wird die EIP-Sehne nacheinander zur Sehne des M. abductor pollicis brevis, der MP-Gelenkkapsel und der Sehne des M. extensor pollicis longus an der proximalen Phalanx genäht (Riordan 1964). Dadurch kommt es zu einer Streckung im IP-Gelenk des Daumens; dem M. flexor pollicis longus wird dadurch eine bessere MP-Beugung ermöglicht, er ist damit ein Ersatz für den gelähmten M. flexor pollicis brevis (FPB).

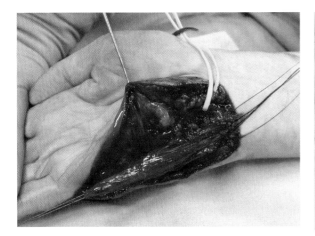

Abb. 8.27 Über einen mittseitlichen ulnaren Hautschnitt wird der M. abductor digiti minimi dargestellt und von seinem Ansatz und Ursprung gelöst.

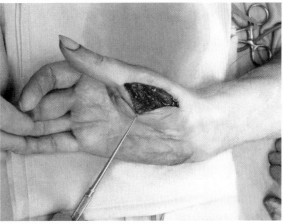

Abb. 8.28 Über eine radial-mittseitliche Inzision am Daumen-MCP-Gelenk wird nach subkutaner Tunnelung zwischen den beiden Inzisionen der M. abdcutor digiti minimi durchgezogen und an den Ansatz des M. abductor pollicis brevis in maximaler Opposition des Daumens fixiert.

Nachbehandlung Immobilisation des Handgelenks in Beugung und maximaler Opposition des Daumens für 3 Wochen.

EDM-Oppositionsplastik

Auch der M. extensor digiti minimi (EDM) kann zur Oppositionsplastik verwendet werden (Schneider 1969), und zwar dann, wenn der EIP nicht verfügbar ist, da dieser anderweitig bereits verlagert wurde.

ADM-Oppositionsplastik nach Huber

Diese Oppositionsplastik wurde unabhängig voneinander durch Huber (1921) und Nicolaysen (1922) beschrieben, durch Littler und Cooley (1963) wurde sie populär, da sie den M. abductor digiti minimi (ADM) als sehr gutes Substitut des M. abductor pollicis brevis ansahen. Zudem verbessert dieser Transfer optisch die Hand durch Vergrößerung der atrophen Thenarregion.

OP-Technik Mittseitliche Inzision am Hypothenar. Darstellung des ADM aus dem Hypothenarmuskelverband, Desinsertion vom Ansatz an der proximalen Phalanx des Kleinfingers und Extensorapparats sowie vom Os pisiforme (■ Abb. 8.27). Belassen des Ursprungs am M. flexor carpi ulnaris und Rotation an seinem Nerven-Gefäß-Stiel, das in den Muskel proximal am tiefen radialen Anteil eindringt. Subkutane Tunnelierung zum Ansatz des M. abductor pollicis brevis und Naht via einer zweiten Inzision an den Ansatz des M. abductor pollicis brevis (■ Abb. 8.28).

Nachbehandlung Daumenimmobilisation für 3–4 Wochen in maximaler Opposition, Handgelenk in Funktionsstellung.

PL-Oppositionsplastik nach Camitz

Die Oppositionsplastik nach Camitz (1929) mittels M. palmaris longus (PL) ist relative einfach und wird häufig bei Verlust der Abduktion und Opposition nach schwerem Karpaltunnelsyndrom durchgeführt. Es muss jedoch klar sein, dass dieser Transfer mehr die Abduktion als die Opposition wiederherstellt. So kann es auch nach einer Spaltung und Dekompression des N. medianus im Karpalkanal bei zusätzlichem Funktionsausfall des motorischen Thenarasts des N. medianus zu einer Reinnervation der Thenarmuskeln kommen (Gelberman et al. 1987).

> Dieser Transfer soll nicht bei peripherer oder hoher Medianuslähmung angewandt werden, sondern nur wenn eine sehr langwierige oder keine motorische Wiederherstellung der Thenarinnervation erwartet wird.

OP-Technik Die PL-Sehne wird über eine quere Inzision etwas proximal der Handgelenksbeugefalte aufgesucht und der Ramus palmaris des N. medianus geschont, der meist parallel zur Sehne des M. flexor carpi radialis verläuft. Die PL-Sehne wird mit einem einige Zentimeter langen Streifen der Palmaraponeurose entnommen und subkutan nach einer zweiten Inzision dorsoradial am Daumen-MCP-Gelenk durch einen breiten Tunnel vom distalen Unterarm zum Daumen durchgezogen. Die Insertion soll am Ansatz des M. abductor pollicis brevis sein (Braun 1978, Littler u. Li 1967, Terrono et al. 1993). Entsprechend lang muss der Streifen aus der Palmaraponeurose entnommen werden (■ Abb. 8.29).

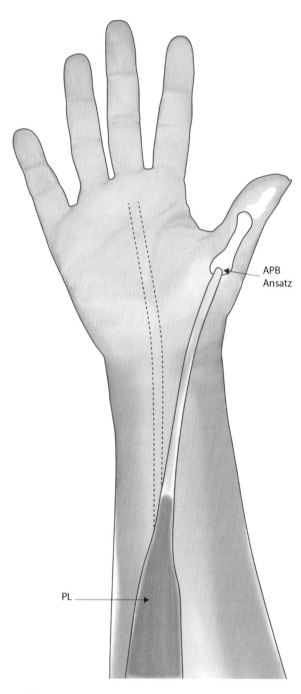

APB
Ansatz

PL

◻ Abb. 8.29 Beim Camitz-Transfer wird der M. palmaris longus (PL) mit einem Teil der Aponeurosis palmaris verlängert und nach entsprechender subkutaner Tunnelierung zum Ansatz des M. abductor pollicis brevis (APB) verlagert.

Nachbehandlung Die Ruhigstellung erfolgt in maximaler Opposition des Daumens mit dem Handgelenk in Neutralposition für 3–4 Wochen. Anschließend sollte eine Nachtlagerungsschiene für weitere 1–2 Wochen angelegt werden.

Hohe Medianusparese

Bei der hohen Medianuslähmung besteht ein Verlust der beugeseitigen Sensibilität an Daumen, Zeigefinger und Ringfinger sowie eine Lähmung der Daumenopposition und der Mm. pronator teres, pronator quadratus, flexor carpi radialis, flexor digitorum superficialis, flexor pollicis longus und flexor digitorum profundus des Zeigefingers. Durch den Verlust des M. flexor carpi radialis kommt es zu einer Ulnardeviation im Handgelenk. Das heißt, es sind alle Unterarmbeuger außer dem ulnarisinnervierten M. flexor carpi ulnaris und der M. flexor digitorum profundus des Klein- und Ringfingers gelähmt. Häufig ist die Beugung des Mittelfingers zwar geschwächt, aber vollständig vorhanden.

Das Ziel des Sehnentransfers bei hoher Medianuslähmung ist die Wiederherstellung der Beugung des Daumens, Zeigefingers und der Opposition. Nur die Mm. brachioradialis, extensor carpi radialis longus und extensor carpi ulnaris stehen für einen Transfer zu den extrinsischen Beugern zur Verfügung. Die Mm. extensor pollicis longus, extensor indicis proprius und extensor digiti minimi stehen für eine Oppositionsplastik zur Verfügung.

Der M. brachioradialis wird daher zur Wiederherstellung der Funktion des M. flexor pollicis longus verwendet (◻ Abb. 8.30a). Der M. extensor carpi radialis longus wird zur Wiederherstellung der Funktion des M. flexor digitorum profundus des Zeigefingers verwendet (◻ Abb. 8.30b), alternativ kann die Sehne des M. flexor digitorum profundus des Zeigefingers Seit-zu-Seit an die gemeinsamen Flexor-digitorum-profundus-Sehnen von Mittelfinger, Ringfinger und Kleinfinger genäht werden.

Manche Autoren empfehlen bei hoher Medianuslähmung und der erwarteten schlechten Reinnervation der intrinsischen Muskulatur eine frühe Oppositionsplastik. Wir ziehen in diesem Fall einen Nervenfasertransfer vom terminalen Ast des Ramus profundus des N. ulnaris zum Thenarast des N. medianus via End-zu-Seit-Koaptation (Schmidhammer et al. 2005, 2007, Millesi u. Schmidhammer 2008) der frühen Oppositionsplastik vor. Zudem ist ein Rückzug auf einen Sehnen-Muskel-Transfer noch immer möglich, falls der Nervenfasertransfer zu keinem Ergebnis führen sollte.

8.3.4 Kombinierte Paresen des N. medianus und N. ulnaris

Kombinierte Paresen des N. ulnaris und des N. medianus stellen sehr schwere Verletzungen dar, die durch einen kompletten Verlust der Sensibilität an der Beugeseite der Hand mit komplettem Verlust der intrinsischen Handfunktion gekennzeichnet sind. Diese Situation wird

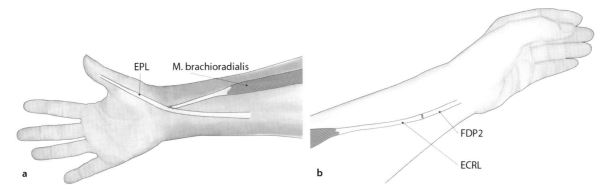

Abb. 8.30a,b Sehnentransfer bei hoher Medianuslähmung. **a** Transfer des M. brachioradialis auf die Sehne des M. flexor pollicis longus (*FPL*) zur Wiederherstellung der Beugung des Daumens, **b** Transfer des M. extensor carpi radialis longus (*ECRL*) auf die Sehne des M. flexor digitorum profundus (*FDP*) zur Wiederherstellung der Beugung des Zeigefingers

Tab. 8.1 Kombinierte periphere Medianus-Ulnaris-Parese

Funktion	Bevorzugte Technik	Alternative Technik
Daumenadduktion, Schlüsselgriff	ECRB → mit Sehnentransplantat zwischen MC III/IV zum Tuberculum adductorium des Daumens	FDS zum Tuberculum abductorium des Daumens: Hypomochlion sind die Palmarfaszie und die Beugesehnenscheide
Spitzgriff Daumen-Zeigefinger	APL mit Sehnentransplantat → Sehne des M. interosseus dorsalis I + Arthrodese des Daumen-MP-Gelenks	PL oder EPB → Sehne M. interosseus dorsalis I + Arthrodese des Daumen-MP-Gelenks
Daumenabduktion und Opposition	EIP um Os pisiforme subkutan zum Ansatz von APB u. EPL	PL → APB oder FDS IV → APB
Kleinfingeradduktion	Ulnarer EDM → radiales Seitenband des MCP V	FDS V → radiales Seitenband des MCP V
Fingerbeugung und Korrektur der Krallenhand	ECRL oder BR mit 4 freien Sehnentransplantaten → Tractus lateralis oder Ringband A2	FCR (v.a. bei Handgelenksbeugekontraktur) mit 4 freien Sehnentransplantaten → Tractus lateralis oder Ringband A2
Sensibilität	N.-radialis-innervierter Insellappen vom Zeigefinger zur Handfläche	Dorsaler Cross-Finger-Lappen

bei hoher Lähmung dieser beiden Nervenstämme durch zusätzlichen Ausfall aller Finger und Handgelenkbeuger erschwert. Ein Überblick über mögliche Transfers bei diesen Verletzungen wurde durch Omer (1999) beschrieben. Techniken bei kombinierter periphere Medianus-Ulnaris-Parese zeigt ◘ Tab. 8.1, Techniken bei kombinierter hoher Medianus-Ulnaris-Parese zeigt ◘ Tab. 8.2.

8.4 Weitere rekonstruktive Verfahren zur Funktionsverbesserung

Für die Verbesserung der Extremitätenfunktion nach komplexen Lähmungen, z. B. einer Parese des Plexus brachialis, ist ein gutes Verständnis von Anatomie und Biomechanik nötig, um aus zur Verfügung stehenden Muskeln an den betroffenen Gelenken durch Muskel-Sehnen-Transfer nützliche Funktion zu generieren und Schmerzen zu mildern.

8.4.1 Verbesserung der Ellenbogenbeugung

Um eine schwache Ellenbogenbeugung bei inkompletter Regeneration des M. biceps brachii und des M. brachialis zu verbessern oder die Funktion generell zu reanimieren, stehen am Ellenbogengelenk verschiedene Möglichkeiten zur Verfügung. Verlagerungen des M. latissimus dorsi (Bunnell 1951, Zancolli 1973), des M. pectoralis major (Schottstaedt et al. 1955, Schulze-Berger 1917), des M. triceps (Bunnell 1948, Carroll 1952, 1970) sowie der Handbeuger (Marshall et al. 1988, Rudigier 1991, Steindler 1919) wie auch Handstrecker (Steindler 1919) wurden beschrieben.

◘ Tab. 8.2 Kombinierte hohe Medianus-Ulnaris-Parese

Funktion	Bevorzugte Technik	Alternative Technik
Daumenadduktion, Schlüsselgriff	ECRB → mit Sehnentransplantat zwischen MC III und IV zum Tuberculum adductorium des Daumens	FDS zum Tuberculum abductorium des Daumens: Hypomochlion sind die Palmarfaszie und die Beugesehnenscheide
Daumenbeugung	BR → FPL	Tenodese des FPL distal am MP bei Handgelenkstreckung
Daumenabduktion und Opposition	EIP um Os pisiforme subkutan zum Ansatz der APB- und EPL-Sehnen	
Kleinfingeradduktion	EDM ulnarer Sehnenteil palmar des Lig. metacarpale transversum zum radialen Seitenband des 5. MCP Gelenkes	EDM → laterale Zügel des Strecksehnenhäubchens
Fingerbeugung	ECRL → FDP II–V	BR mit Sehnentransplantat FCR → FDP II–V
Korrektur der Krallenhand	Tenodese der MCP-Gelenke II–V mit freiem Sehnentransplantat	Kapsulodese der MCP-Gelenke II–V oder PIP-Arthrodese oder MCP-Arthrodese
Spitzgriff Daumen-Zeigefinger	Arthrodese des Daumen-MCP-Gelenks und APL-Teil mit freiem Sehnentransplantat → Sehne des M. interosseus dorsalis I	EPB oder PL → Sehne des M. interosseus dorsalis I mit Arthrodese des Daumen-MCP-Gelenks
Handgelenksbeugung	ECU → FCU	
Sensibilität	N.-radialis-innervierter Insellappen vom Zeigefinger zur Handfläche	Dorsaler Cross-Finger-Lappen

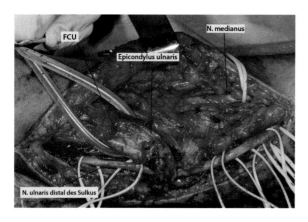

◘ Abb. 8.31 Darstellung des linken Ellenbogengelenks von medialseitig. Der N. ulnaris ist proximal im Sulkus des N. ulnaris und distal davon dargestellt und angeschlungen. Das Caput commune der ulnaren Flexoren wird mit einer Knochenschuppe des Epicondylus ulnaris dargestellt.

Transposition des distalen Bizepssehnenansatzes nach peripher

Die Verbesserung des Hebelarms der distalen Bizepssehne durch Verlagerung am Radius nach peripher wird dann eingesetzt, wenn keine anderen Muskeln zur Verstärkung der Beugung zur Verfügung stehen.

OP-Technik Mittseitlich radialer Zugang zum Ellenbogengelenk. Darstellen der distalen Bizepssehne und Ver-

folgen derselben bis zum Ansatz an der Tuberositas radii. Tenotomie der distalen Bizepssehne am Ansatz und Verlagerung um 2–3 cm nach distal an den Radiusschaft in Neutralstellung oder in leichter Pronationsstellung des Unterarms. Dadurch wird der Hebelarm für die Ellenbogenbeugung verbessert.

Nachbehandlung Ruhigstellung in 90-Grad-Beugung des Ellenbogengelenks für 6 Wochen. Nach 4 Wochen wird der Gipsverband geöffnet und für 2 Wochen mit der aktiven Beugung aus dieser Position begonnen.

Verlagerung des Ursprungs der Unterarmbeuger vom ulnaren Epicondylus zur Humerusdiaphyse

Die Ellenbogenbeugung kann durch eine Verlagerung der ulnaren Beuger, die vom Epicondylus ulnaris des Humerus entspringen, an die ventrale Seite des Humerus ca. 5 cm proximal des Ellenbogens unterstützt oder ersetzt werden (Steindler 1918, 1919, 1940). Eine Voraussetzung sind kräftige vom Epicondylus ulnaris des Humerus entspringende Beuger (◘ Abb. 8.31, ◘ Abb. 8.32, ◘ Abb. 8.33).

OP-Technik Darstellung eines linken Ellenbogengelenks von medialseitig. Der N. ulnaris ist proximal im Sulcus des N. ulnaris und distal davon dargestellt und angeschlungen. Das Caput commune der ulnaren Flexoren wird mit einer Knochenschuppe des Epicondylus ulnaris dargestellt. Das

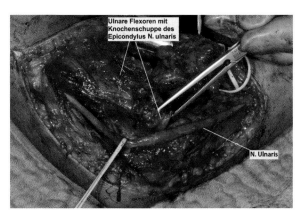

◘ **Abb. 8.32** Das Caput commune der ulnaren Flexoren wird mit einer Knochenschuppe vom Epicondylus abgetragen.

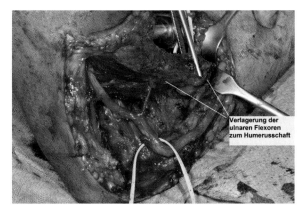

◘ **Abb. 8.33** Verlagerung der ulnaren Beuger zur Vorderseite des distalen Humerus (Distanz ca. 5 cm) unter Schonung der motorischen Äste. Die Beuger werden mit Knochenschuppe via Kortikalisschraube mit Beilagscheibe am Humerus befestigt.

Caput commune der ulnaren Flexoren wird mit einer Knochenschuppe vom Epicondylus abgetragen. Verlagerung der ulnaren Beuger zur Vorderseite des distalen Humerus (Distanz ca. 5 cm) unter Schonung der motorischen Äste. Befestigung der Beuger mit Knochenschuppe via Kortikalisschraube mit Beilagscheibe am Humerus.

Nachbehandlung Ruhigstellung in 90-Grad-Beugung des Ellenbogengelenks für 4 Wochen. Anschließend wird der Gipsverband geöffnet und mit der aktiven Beugung aus dieser Position begonnen.

Transfer des M. triceps auf den M. biceps zum Ersatz der Ellenbogenbeuger

Bei kompletter Parese des Plexus brachialis ohne ausreichende Regeneration der Ellenbogenbeugung und mit Verlust anderer möglicher Muskeln zum Transfer kann

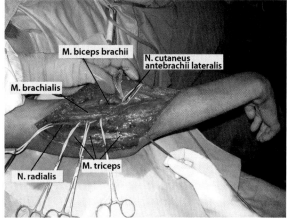

◘ **Abb. 8.34** Über eine radiale mittseitliche Inzision am distalen Oberarm, Ellenbogen und proximalen Unterarm wird nach Durchtrennung der Faszie und eines entsprechenden ulnar gestielten Hautweichteillappens der N. radialis dargestellt und nach proximal verfolgt. Der M. triceps und die distale Biceps-brachii-Sehne werden dargestellt, und der Ansatz des M. triceps brachii am Olekranon wird tenotomiert.

bei Regeneration des M. triceps dieser um den Humerusschaft an die Beugeseite des Humerus verlagert werden. Dies scheint besonders bei Vorliegen von Kokontraktionen Bizeps/Trizeps sehr gut zu funktionieren. Man verzichtet aber bewusst auf eine aktive Streckung des Ellenbogengelenks.

OP-Technik Mittseitlich ulnare Inzision am Oberarm und Ellenbogengelenk. Der N. ulnaris wird präpariert und geschont. Die Trizepssehne wird am Ansatz des Olekranons dargestellt. Tenotomie der Sehne und Desinsertion vom Humerus. Verlagerung des Muskels nach beugeseitig und Naht an die distale Bizepssehne (◘ Abb. 8.34, ◘ Abb. 8.35, ◘ Abb. 8.36).

Nachbehandlung Ruhigstellung in 90-Grad-Beugung des Ellenbogengelenks für 4 Wochen. Anschließend wird der Gipsverband geöffnet und mit der aktiven Beugung aus dieser Position begonnen (ca. 2 Wochen).

Latissimus-dorsi-Transfer zum Ersatz der Ellenbogenbeugung

Ein Transfer des unteres Anteils des M. pectoralis major (Clark 1946, zitiert nach Matory et al. 1991) oder des M. latissimus dorsi (Zancolli u. Mitre 1973) zum Ersatz der Ellenbogenbeugung sind ebenfalls gute Möglichkeiten. In seltenen Fällen – wenn andere Muskel nicht zur Verfügung stehen – verwenden wir auch den M. pectoralis minor, um die Ellenbogenbeugung zu augmentieren.

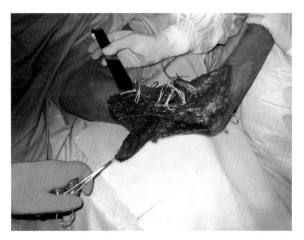

◨ **Abb. 8.35**   Mobilisation des M. triceps nach proximal

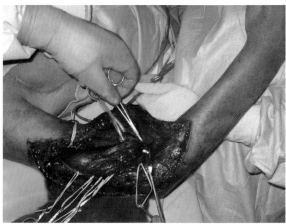

◨ **Abb. 8.36**   Verlagerung des Muskelbauchs zur Beugeseite des Unterarms und Naht an die distale Sehne des M. biceps brachii

OP-Technik   Über mehrere quere Inzisionen wird der M. latissimus dorsi dargestellt. Darstellung des Nerven-Gefäß-Bündels des M. latissimus dorsi (A., V., N. thoracoacromialis). Heben des Muskels und Verlagerung am Nerven-Gefäß-Stiel zur Beugeseite des Oberarms. Fixierung zur distalen Bizepssehne und an das Akromion.

Nachbehandlung   Ruhigstellung in 90-Grad-Beugung des Ellenbogengelenks für 4 Wochen. Anschließend wird der Gipsverband geöffnet und mit der aktiven Beugung aus dieser Position begonnen.

8.4.2   Rekonstruktionen am Schultergelenk

Die Bewegung des Arms im Sinne der Abduktion, Adduktion, Anteversion und Retroversion wird in 3 Gelenken (Glenohumeralgelenk, Akromioklavikulargelenk und Sternoklavikulargelenk) sowie durch skapulothorakale Bewegungen ausgeführt. An dieser komplexen Bewegung sind 14 verschiedene Muskeln beteiligt, wovon nur 8 Muskeln das Glenohumeralgelenk bewegen (Mm. supraspinatus, infraspinatus, teres minor et major, subscapularis, deltoideus, latissimus dorsi und pectoralis major). Die ersten 6 der genannten Muskeln haben ihren Ursprung an der Skapula, und alle inserieren am Humerus. Zusätzlich wird die Skapulabewegung durch die Mm. serratus anterior, trapezius, levator scapulae, rhomboidei und pectoralis minor unterstützt. Nur die komplexe koordinierte Aktivierung dieser Muskeln führt zu einer guten Schulterfunktion.

Bei Verletzung des Plexus brachialis kommt es häufig zu inkompletter Regeneration des M. deltoideus und der Muskeln der Rotatorenmanschette. Dies führt zu einer schlechten Abduktion und Außenrotation. Im Speziellen sind der M. deltoideus und der M. supraspinatus schwach

sowie auch die beiden wichtigsten Außenrotatoren (Mm. infraspinatus und teres minor). Es resultiert daraus zudem eine Subluxation im Glenohumeralgelenk, die häufig zu chronischen Schmerzen führt. Dagegen kommt es bei diesen Patienten häufig zu einer Regeneration der Innenrotatoren, welche die aktive Außenrotation verhindert und zu einer Innenrotationskontraktur führen kann. Nur die Rekonstruktion einiger globaler Funktionen werden im Folgenden dargestellt.

Rekonstruktion der Außenrotation
In fast allen Fällen stellen wir das Schultergelenk über einen relativ kleinen vorderen und hinteren Zugang in der vorderen und hinteren Beugefalte der Axilla dar. Durch epifasziale stumpfe Präparation wird die Haut mit der Subkutis von vorne und dorsal durch diese Inzisionen gehoben. Die Inzision kann mittels Haken wie ein Fenster nach medial, lateral, kaudal und kranial verschoben werden. Diese Technik des verschiebbaren »Haut-Subkutis-Fensters« wurde von Millesi entwickelt. Damit kann die gesamte Schulterregion zugänglich gemacht werden.

Verlagerung des Ansatzes des M. subscapularis am Humerus
Der M. subscapularis verhindert als starker Innenrotator bei schwachen oder fehlenden Außenrotatoren die aktive und bei entstandenen Kontrakturen auch die passive Außenrotation. Es kann nun die Sehne des M. subscapularis verlängert oder der Muskel von seinem Ursprung an der Skapula gelöst werden, um seine Wirkung zu vermindern und/oder die Kontraktur zu lösen. Man kann aber auch den Ansatz des Muskels so verlagern, dass eine verminderte Innenrotation oder sogar eine Außenrotation resultiert.

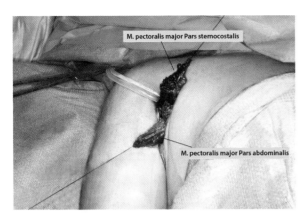

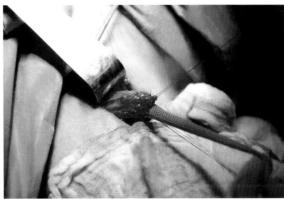

Abb. 8.37 Über eine Inzision in der vorderen Achselfalte wird inzidiert und in den Sulcus deltoideopectoralis eingegangen. Nach Definition der Pars sternocostalis und der Pars abdominalis des M. pectoralis major werden diese von ihrem Ansatz an der Crista tuberculi majoris abgesetzt und getrennt.

Abb. 8.38 Die Pars sternocostalis wurde fischmaulartig eröffnet und ein LARS-Band eingenäht.

OP-Technik Es wird im Sulcus deltoideopectoralis eingegangen und die V. cephalica angeschlungen. Darstellung und Anschlingen des M. pectoralis major. Nach Ablösung des Muskels von seinem Ansatz wird das Tuberculum minus des Humerus und der Ansatz des M. subscapularis dargestellt. Es kann nun eine Z-Verlängerung zur Schwächung der Innenrotation oder eine Ablösung der Sehne mit Verlagerung an das Collum humeri erfolgen, sodass eine aktive Außenrotation erreicht werden kann. Die Wahl der Insertion und damit die Stärke der Außenrotation sind mit den verfügbaren Innenrotatoren abzuwägen, um ein funktionelles Äquilibrium zu erreichen. Die Fixation der Sehne am Humerus erfolgt mit einem Mitek-Anker.

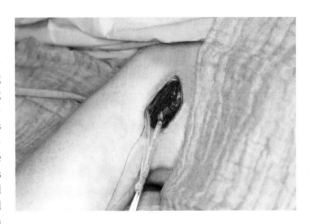

Abb. 8.39 Das LARS-Band wird durch einen Tunnel zwischen dem vorderen und dem lateralen Zugang von medial nach lateral durchgezogen und unter relativ starkem Zug mittels Mitek-Anker am Humerus fixiert.

Nachbehandlung Ruhigstellung in ca. 45° Abduktion und maximaler Außenrotation des Arms für 3 Wochen. Anschließend wird eine abnehmbare Orthese in dieser Stellung angebracht und mit vorsichtiger passiver und aktiver Bewegung begonnen. Die Orthese wird nach 3 weiteren Wochen abgenommen und mit passiver und zunehmend aktiver Außen- und Innenrotation in den verschiedenen Adduktions- und Abduktionsstellungen des Arms begonnen.

Verlagerung des M. pectoralis major an die dorsale Fläche des Humerusschafts

Stehen keine anderen Muskel zur Reanimation der Außenrotation zur Verfügung so kann der sternokostale Teil des M. pectoralis major verwendet werden.

OP-Technik Über einen vorderen Zugang zum Schultergelenk wie oben beschrieben wird der M. pectoralis major mit seiner Pars sternocostalis und der Pars abdominalis dargestellt und angeschlungen (Abb. 8.37). Der Mus-

kelbauch wird vom Ansatz am Humerus gelöst und die Pars sternocostalis fischmaulartig am peripheren Anteil eröffnet. Hier wird ein LARS-Band eingebracht und durch Verschluss der Muskelteile der Pars sternocostalis mit resorbierbaren Nähten fixiert (Abb. 8.38). Es wird nun eine Inzision am lateralen Oberarm durchgeführt und der Humerus dargestellt. Es wird durch stumpfe Präparation medial des Humerus ein Tunnel zwischen dem vorderen Zugang und der dorsolateralen Inzision hergestellt. Hier wird nun der M. pectoralis major mit einem LARS-Band verlängert durchgezogen und anschließend mit einem Mitek-Anker in der gewünschten – meist maximalen – Außenrotation des Arms fixiert (Abb. 8.39).

Nachbehandlung Ruhigstellung in ca. 45° Abduktion und Außenrotation des Arms für 3 Wochen. Anschließend wird eine abnehmbare Orthese in dieser Stellung angebracht und mit vorsichtiger passiver und aktiver Bewegung

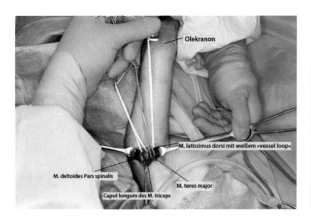

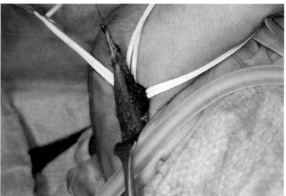

◻ Abb. 8.40 Über eine Inzision in der hinteren Achselfalte werden nach Durchtrennung der Oberarmfaszie der M. deltoideus mit seiner Pars spinalis, das Caput longum des M. triceps, der M. teres major und der M. latissimus dorsi dargestellt.

◻ Abb. 8.41 Der M. teres major wird an seinem Ansatz am Humerus von der Crista tuberculi minoris abgesetzt und sein Muskelbauch mobilisiert.

begonnen. Die Orthese wird nach 3 weiteren Wochen abgenommen und mit passiver und zunehmend aktiver Außen- und Innenrotation in den verschiedenen Adduktions- und Abduktionsstellungen des Arms begonnen.

Teres-major-Transfer auf die Sehne des M. infraspinatus

Der Transfer des M. teres major zur Verbesserung der Außenrotation wurde bereits von L'Episcopo (1934) beschrieben. Hoffer et al. (1978) verlagerten den M. teres major und den M. latissimus dorsi zur Sehne des M. infraspinatus.

> ❯ Der M. teres major zeigt häufig nach erfolgreicher Reinnervation ein pathologisches Funktionsmuster.

Durch seine ständige Kontraktion bei der Abduktionsbewegung behindert er diese. Er kann zur Verbesserung der aktiven Außenrotation verlagert werden, sodass sich durch den eliminierten zeitlich pathologischen Zug bei Abduktion auch die Abduktion verbessert.

OP-Technik Dorsaler Zugang zum Schultergelenk. Darstellung von M. latissimus dorsi, M. teres major, Caput longum des M. triceps brachii und M. deltoideus bei abduziertem Arm. In dieser Position liegen M. latissimus dorsi, M. teres major, Caput longum des M. triceps brachii und Pars spinalis des M. deltoideus annähernd parallel (◻ Abb. 8.40). Präparation der Fossa quadrangularis. Absetzen des M. teres major vom Humerus. Mobilisierung des M. teres major, sodass eine Verlagerung auf die Sehne des M. infraspinatus möglich wird (◻ Abb. 8.41). Anheben des M. deltoideus und Darstellung der Sehne des M. in-

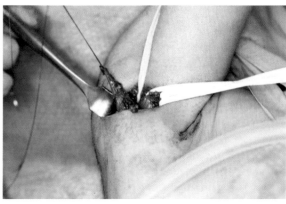

◻ Abb. 8.42 Verlagerung des M. teres major zur Sehne des M. infraspinatus. Der N. axillaris wurde in der lateralen Achsellücke dargestellt und mit einem gelben »vessel loop« angeschlungen.

fraspinatus. Verlagerung des M. teres major und Sehnennähte (◻ Abb. 8.42).

Nachbehandlung Ruhigstellung in Abduktion und Außenrotation des Arms für 3 Wochen. Anschließend wird eine abnehmbare Orthese in dieser Stellung angebracht und mit vorsichtiger passiver und aktiver Bewegung begonnen. Die Orthese wird nach 3 weiteren Wochen abgenommen und mit passiver und zunehmend aktiver Außen- und Innenrotation in den verschieden Adduktions- und Abduktionsstellungen des Arms begonnen.

Rekonstruktion der Abduktion
Teres-major-Insellappen und Medianisation des M. deltoideus

Die Verlagerung des M. teres major als bipolaren Insellappen zur Verbesserung der Abduktion wurde von H. Millesi entwickelt.

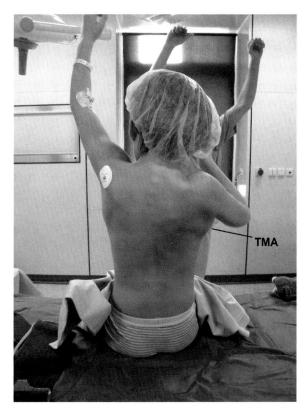

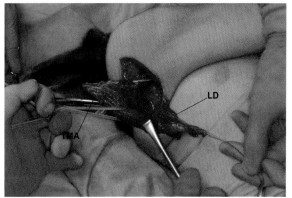

Abb. 8.45 Der M. teres major wird nun an seinem Gefäß-Nerven-Stiel präpariert und von seinem Ursprung an der Skapula abgesetzt. *TMA* M. teres major, *LD* M. latissimus dorsi

Abb. 8.43 Siebenjähriges Kind beim Versuch der maximalen Abduktion beider Arme. Durch pathologische Enervation kontrahiert der M. teres major (TMA) und verhindert die Abduktion.

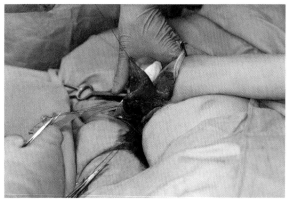

Abb. 8.46 Der M. teres major wird als Insellappen gestielt an Nerven und Gefäßen einerseits an die Spina scapulae und andererseits an das Ansatzgebiet der Pars spinalis des M. deltoideus fixiert. Die Pars spinalis des M. deltoideus wurde vorher von ihrem Ursprung abgetrennt und zum Akromion verlagert. Die Sehne des M. latissimus dorsi wird nach entsprechender Verlagerung in die Sehne des M. infraspinatus vernäht.

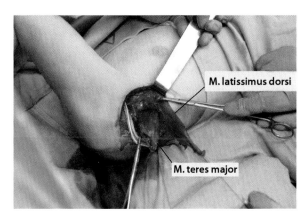

Abb. 8.44 Über eine Inzision in der hinteren Achselfalte werden M. deltoideus, Caput longum des M. triceps, M. teres major und M. latissimus dorsi dargestellt. Hier sind bereits die Mm. latissimus dorsi und teres major von ihrem Ansatz abgetrennt.

OP-Technik Dorsaler Zugang zum Schultergelenk. Darstellung von M. latissimus dorsi (LD), M. teres major (TMA), Caput longum des M. triceps brachii und M. deltoideus (Abb. 8.43 u. Abb. 8.44). Präparation der Fossa quadrangularis (laterale Achsellücke). Absetzen des LD und

TMA vom Humerus. Mobilisierung des LD. Darstellung des Nerven-Gefäßstiels des TMA und Heben des Muskels als bipolaren Insellappen (Abb. 8.45). Die Pars spinalis des M. deltoideus wird von der Spina scapulae abgetrennt und zur Pars acromialis verlagert (Medianisation). Der TMA wird als Insellappen an die Spina scapulae und an den Ansatz der Pars spinalis des M. deltoideus fixiert (Abb. 8.46).

Nachbehandlung Ruhigstellung in 80–90° Abduktion und ca. 45° Außenrotation des Arms für 3 Wochen in einem entsprechenden Kunststoffgipsverband. Anschließend wird eine abnehmbare Orthese in dieser Stellung angebracht und mit vorsichtiger passiver und aktiver Bewegung aus dieser Stellung heraus begonnen. Die Orthese wird nach weiteren 3 Wochen abgenommen. Beginn mit

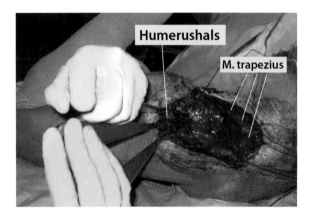

■ **Abb. 8.47**   Sagittale Inzision etwas medialseitig des Akromions und Durchtrennung der Faszie. Absetzen des M. trapezius vom Akromion und seines lateralen Anteils von der Spina scapulae. Splitting des M. deltoideus und Darstellen des Humerushalses.

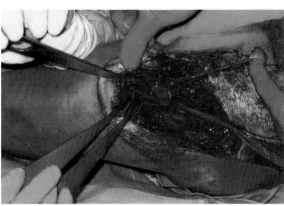

■ **Abb. 8.49**   Einnähen des befestigten LARS-Bands in den mobilisierten M. trapezius und Verlagerung soweit wie möglich nach kaudal

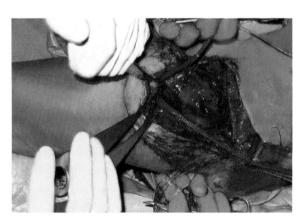

■ **Abb. 8.48**   Fixation des LARS-Bands mittels Mitek-Anker am Humerus

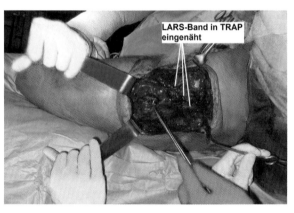

■ **Abb. 8.50**   Der gesplittete M. deltoideus wird in sich wieder vernäht. Das LARS-Band, das mit den deszendierenden Anteilen des M. trapezius (*TRAP*) vernäht worden war, ist dargestellt.

passiver und zunehmend aktiver Außen- und Innenrotation und langsamer Verbesserung der Adduktions- und Abduktionsstellungen des Arms.

Transfer des M. trapezius vom akromialen Ansatz zum proximalen Humerus

Diese Technik wurde durch Bateman (1955) erstbeschrieben und durch Saha (1965) modifiziert. Sie kommt dann zur Anwendung, wenn die Mm. deltoideus und supraspinatus gelähmt sind. Der Transfer des M. trapezius (TRAP) zum Humerus ist jedoch durch seine geringe Mobilisierbarkeit limitiert. Aus diesem Grund verlängern wir den Muskel durch ein artifizielles Band und erreichen dadurch einen besseren Hebelarm.

OP-Technik   Sagittale Inzision über dem Akromion. Darstellung des TRAP-Ansatzes. Desinsertion des TRAP von der lateralen Klavikula, dem Akromion und der latera-

len Spina scapulae. Mobilisierung dieses Muskelanteils (■ Abb. 8.47). Durchflechtung des sehnigen Anteils des gehobenen TRAP mit einem LARS-Band und Verlagerung an den proximalen Humerus (■ Abb. 8.48, ■ Abb. 8.49, ■ Abb. 8.50). Mit dem ursprünglich beschriebenen Transfer erreicht man maximal den Humerus distal der Rotatorenmanschette. Durch den Transfer mit LARS-Band wird ein deutlich distalerer Anteil des Humerus erreicht und dadurch der Hebelarm des Transfers verbessert.

Nachbehandlung   Die Ruhigstellung erfolgt in ca. 80° Abduktion für 3 Wochen. Anschließend wird eine Abduktionsschiene angelegt und mit einer passiven Bewegungstherapie aus dieser Position begonnen, die durch graduell gesteigerte aktive Abduktionsbewegung ergänzt wird. 6 Wochen nach der Operation wird die Immobilisation abgenommen und die passive und aktive Bewegungstherapie fortgesetzt. In unserem Krankengut ließ sich damit

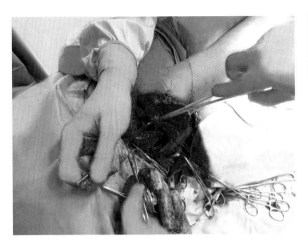

☐ **Abb. 8.51** LARS-Band zur Aufhängeplastik des Oberarmkopfes am Akromion in situ. Der M. trapezius ist von seinem Ansatz an Klavikula, Akromion und Spina scapulae losgelöst. Der M. deltoideus ist an seinem Ursprung ebenfalls losgelöst und nach kaudal verlagert. Die Supraspinatussehne in der Rotatorenmanschette wird dargestellt und eine Verbindung entlang ihrer Sehne zur Fossa supraspinata geschaffen. Hier wird ein LARS-Band mit einer Klemme durchgezogen, sodass es parallel zur Sehne und zum Muskelbauch des M. supraspinatus verläuft.

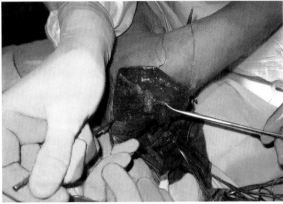

☐ **Abb. 8.52** Das LARS-Band wird mit der Sehne des M. supraspinatus in der Rotatorenmanschette vernäht. Anschließend wird der Teil des LARS-Bands, der in der Fossa supraspinata liegt, mit dem atrophen Muskelbauch des M. supraspinatus verbunden, von unten in den M. trapezius durchgezogen und mit diesem vernäht.

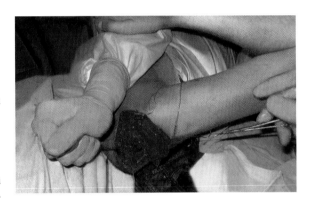

☐ **Abb. 8.53** Reinsertion des desinserierten Anteils des M. trapezius und des M. deltoideus

im Langzeitergebnis (>2 Jahre) eine globale Abduktion von bis zu maximal 50° erreichen.

Transfer des M. supraspinatus in die Pars descendens des M. trapezius

Diese neue Technik haben wir 2009 entwickelt, um den schlechten Hebelarm des konventionellen Trapeziustransfers und damit die Abduktion zu verbessern. Erste Langzeitergebnisse (>2 Jahre) zeigen, dass im Vergleich zum konventionellen Trapeziustransfer eine verbesserte globale Abduktion (max. 80°) erreicht werden kann.

OP-Technik Sagittale Inzision über dem Akromion. Darstellung des Ansatzes des M. trapezius in diesem Bereich. Desinsertion des M. trapezius von lateraler Klavikula, Akromion und lateraler Spina scapulae. Heben dieses Muskelteils und Darstellung des M. supraspinatus in der Fossa supraspinata. Anschlingen des Muskelbauchs.

Anschließend Splitting des M. deltoideus und Darstellung der Rotatorenmanschette und der Sehne des M. supraspinatus. Falls bedingt durch die gelähmten Muskeln und das Gewicht des Arms eine Subluxation des Humeruskopfes nach kaudal vorliegt, wird eine Aufhängeplastik (Suspension) des Oberarmkopfes am Akromion durchgeführt (☐ Abb. 8.51, ▶ Abschn. 8.2.4). Anschließend wird ein LARS-Band kranial der Sehne des M. supraspinatus von der Rotatorenmanschette in die Fossa supraspinata durchgezogen und in die Supraspinatussehne eingenäht

(☐ Abb. 8.52). In Abduktion des Arms wird nun in der Fossa supraspinata das LARS-Band in den M. trapezius eingeflochten. Schließlich werden die Mm. trapzius und deltoideus reinseriert (☐ Abb. 8.53).

Nachbehandlung Ruhigstellung in 80–90° Abduktion und 45° Außenrotation für 5–6 Wochen. Die dynamische Komponente der Immobilisation erfolgt wie beim konventionellen Trapeziustransfer.

8.4.3 Rekonstruktion von Pronation und Supination

Pronation und Supination basieren auf einer Integrität des proximalen und distalen Radioulnargelenks und den supinierenden (Mm. supinator, biceps brachii, brachioradialis aus einer Pronationsstellung) sowie den pronierenden

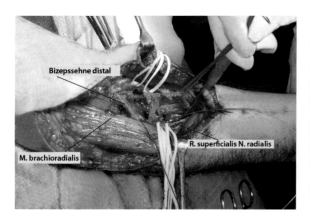

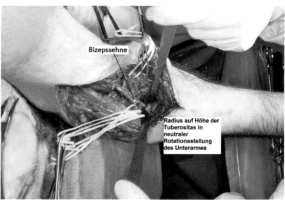

◘ **Abb. 8.54**   Nach Durchtrennung der Faszie und Bildung eines entsprechenden medial gestielten Haut-Weichteil-Lappens wird die distale Bizepssehne dargestellt. Man beachte, dass lateral der Sehne der Endast des N. musculocutaneus verläuft – der N. cutaneus antebrachii lateralis. Darstellung des Ansatzes der distalen Bizepssehne an der Tuberositas radii.

◘ **Abb. 8.55**   Verlagerter Ansatz der distalen Bizepssehne am Radius auf Höhe der Tuberositas radii mit funktioneller neutraler Rotationsstellung des Unterarms

Muskeln (Mm. pronator teres, pronator quadratus, brachioradialis aus einer Supinationsstellung). Durch ein Ungleichgewicht der Muskeln und eine zusätzliche Schrumpfung der Membrana interossea resultiert eine verminderte aktive Pronation/Supination bzw. eine Kontraktur in der jeweiligen Stellung.

❯ Bei einer Supinationskontraktur kann es später zusätzlich zur Subluxation und Luxation des proximalen und distalen Radioulnargelenks kommen. Achtet man auf eine verminderte Pronation/Supination bzw. auf eine entsprechende Kontraktur und korrigiert diese, so kann in fast allen Fällen die Luxation verhindert werden.

Rekonstruktion der Pronation bzw. Release einer Supinationskontraktur
Zancolli-Rerouting der distalen Bizepssehne
Zancolli publizierte 1967 die z-förmige Umkehrplastik der distalen Bizepssehne. Die supinierende Wirkung des M. biceps brachii wird in eine pronierende Wirkung umgekehrt. Diese Technik wird dann angewendet, wenn beide Bewegungen, eine aktive Pronation und Supination, *nicht* erreicht werden konnte.

OP-Technik   Mittseitlich radialer Hautschnitt am Ellenbogengelenk. Durchtrennung der Faszie und Heben des beugeseitigen Haut-Weichteil-Mantels. Darstellen des N. cutaneus lateralis und der distalen Bizepssehne. Präparation der Sehne bis zum Ansatz an der Tuberositas radii. Die Sehne wird nun z-förmig gespalten. Der periphere Sehnenanteil wird um den Radiushals nach Tunnelierung

verlagert und in nun pronierender Wirkung mit dem proximalen Sehnenanteil verbunden.

Nachbehandlung   Ruhigstellung in 90-Grad-Beugung des Ellenbogengelenks und Pronation für 5–6 Wochen. 3 Wochen nach der statischen Immobilisation wird auf ein dynamisches Verfahren gewechselt. Es wird die Beugung aus der 90-Grad-Immobilisation freigegeben.

Verlagerung der distalen Bizepssehne
Die Verlagerung des Bizepssehnenansatzes am Radius für Pronation oder Neutralstellung wurde 1959von Grilli beschrieben. Bei einer bestehenden Supinationskontraktur muss die Ursache der Kontraktur (geschrumpfte Membrana interossea und/oder Rotationshindernis der Tuberositas radii um die Elle – knöchernes oder Weichteilhindernis) im Rahmen dieser Operation behoben werden.

OP-Technik   Mittseitlich radialer Hautschnitt am Ellenbogengelenk. Durchtrennung der Faszie und Heben des beugeseitigen Haut-Weichteil-Mantels. Darstellen des N. cutaneus lateralis und der distalen Bizepssehne. Präparation der Sehne bis zum Ansatz an der Tuberositas radii. Die Sehne wird desinseriert und auf Höhe der Tuberositas raddii oder etwas distal der Tuberositas am Radius mittels Mitek-Anker so reinseriert, dass funktionell eine Neutralstellung des Unterarms oder eine Pronationsstellung resultiert (◘ Abb. 8.54 u. ◘ Abb. 8.55).

Nachbehandlung   Ruhigstellung in 90-Grad-Beugung des Ellenbogengelenks und Pronation für 5–6 Wochen, wobei 3 Wochen postoperativ mit aktiver Beugung im Ellenbogengelenk aus der 90-Grad-Stellung des Ellenbogens begonnen wird.

Neben dem genannten Verfahren haben wir als aktiven Motor für eine Pronation sowohl den M. brachioradialis als auch den M. extensor carpi radialis longus am Radius im Sinne der Pronation verlagert.

Rekonstruktion der Supination bzw. Release einer Pronationskontraktur

Die verminderte Supination wird häufig durch eine Verwachsung der distalen Bizepssehne bei starken pronatorisch wirkenden Muskeln hervorgerufen. Eine Tenolyse dieser Sehne und frühfunktionelle Physiotherapie kann die Funktion verbessern. Falls zusätzlich eine Kontraktur der Membrana interossea in Pronationsstellung besteht (Pronationskontraktur), muss diese gelöst werden. Als aktiver Motor für eine Supination haben wir den M. brachioradialis und den M. extensor carpi radialis longus am Radius im Sinne der Supination verlagert.

8.4.4 Rekonstruktion einfacher Griffformen

Um bei kompletter Parese des Plexus brachialis eine nützliche Funktion der betroffenen Extremität zu erzielen, muss neben einer Beugung im Ellenbogengelenk eine entsprechende Beweglichkeit des Arms vor dem Körper möglich sein. Dazu benötigt man eine gewisse Rekonstruktion der Abduktion und der Rotation im Schultergelenk. Diese notwendige Funktionswiederherstellung wurde bereits beschrieben und ist für die nützliche Funktion der Extremität unabdingbar. Die Rekonstruktion der Handgelenk- und der Handfunktion wird entsprechend der Regeln der Handchirurgie ausgeführt.

Stehen zur Rekonstruktion einer einfachen Greiffunktion zu wenige (1–3) Muskeln zur Verfügung, so kommen folgende Transfers infrage:

- 3 Muskeln stehen zur Verfügung: Arthrodese des Handgelenks
  - 1. Muskel → M. extensor pollicis longus + M. extensor digitorum communis
  - 2. Muskel → M. flexor digitorum profundus
  - 3. Muskel → M. flexor pollicis longus + Desinsertion des M. flexor pollicis longus und Transfer auf Strecksehne des Daumens
- 2 Muskeln stehen zur Verfügung: Arthrodese des Handgelenks
  - 1. Muskel → M. extensor pollicis longus + M. extensor digitorum communis
  - 2. Muskel→ M. flexor digitorum profundus + M. flexor pollicis longus + Desinsertion des M. flexor pollicis longus und Transfer auf Strecksehne des Daumens

- 1 Muskel steht zur Verfügung: Transfer dieses Muskels auf den M. extensor carpi radialis brevis und Tenodese aller Flexor-digitorum-profundus-Sehnen

Transfer des M. flexor pollicis longus zur Streckaponeurose des Daumens

Der Transfer des distalen Endes des M. flexor pollicis longus erscheint für die Rekonstruktion von einfachen Griffformen besonders nützlich.

OP-Technik   Die FPL-Sehne wird über eine mittseitliche Inzision am Daumen ulnar durchtrennt, anschließend beugeseitig der dargestellten Strecksehne des Daumens durchgezogen und mit dieser auf Höhe der Grundphalange des Daumens vernäht. Dadurch ergibt sich eine Tenodese des Daumen-IP-Gelenks in Streckstellung mit Schlüsselgrifffunktion.

Freier Muskeltransfer

Terzis et al. (1999) schlugen vor, mit der primären Nervenoperation auch gleich den freien funktionellen Muskeltransfer zu planen. Doi et al. (1991, 1995, 1999) empfehlen den doppelten freien Muskeltransfer: Ein Muskel wird für Ellenbogen- und Fingerbeugung verwendet, ein weiterer freier Muskel für Ellenbogen- und Fingerstreckung.

> Wir halten solche primären freien Muskeltransplantationen dann für indiziert, wenn die primäre Nervenrekonstruktion gescheitert ist und kein lokaler Muskeltransfer möglich ist.

Literatur

Bateman JE (1955) The shoulder and environs. St Louis: CV Mosby
Boyes J (1960) Tendon transfers for radial palsy. Bull Hosp Jt Dis 21: 97–105
Boyes JH (1962) Selection of a donor muscle for tendon transfer. Bull Hosp Jt Dis 23: 1–4
Boyes JH (1979) Bunnell's Surgery of the Hand, 5th ed. Philadelphia: JB Lippincott, p. 366
Brand P (1974) Biomechanics of tendon transfer. Orthop Clin North Am 5: 205–230
Brand P (1975) Tendon transfers in the forearm. In: Flynn JE (ed.) Hand Surgery. Baltimore: Williams & Wilkins, p. 189–200
Braun RM (1978) Palmaris longus tendon transfer for augmentation of the thenar musculature in low median palsy. J Hand Surg 3: 488–491
Brown P (1970) The time factor in surgery of upper-extremity peripheral nerve injury. Clin Orthop Relat Res 68: 14–21
Brown PW (1974) Reconstruction for pinch in ulnar intrinsic palsy. Orthop Clin North Am 2: 289
Bunnell S (1918) Repair of tendons in the fingers and description of two new instruments. Surg Gynecol Obstet 26: 103–110

Bunnell S (1924) Reconstructive surgery of the hand. Surg Gynecol Obstet 34: 259–274

Bunnell S (1948) Surgery of the hand, 2nd ed. Philadelphia: Lippincott, p. 584–7

Bunnell S (1951) Restoring flexion of the paralytic elbow. J Bone Joint Surg (Am) 33: 566–71

Camitz H (1929) Über die Behandlung der Oppositionslähmung. Acta Orthop Scand 65: 77–81

Carroll RE (1952) Restoration for flexor power to the flail elbow by transplantation of the triceps tendon. Surg Gynecol Obstet 95: 685–8

Carroll RE, Hill NA (1970) Triceps transfer to restore elbow flexion—a study of 15 patients with paralytic lesions. J Bone Joint Surg Am 52: 239–44

Chuinard RB et al. (1978) Tendon transfers for radial nerve palsy: use of superficialis tendons for digital extension. J Hand Surg Am 3: 560–570

Codavilla A (1976) Tendon transplants in orthopedic practice. Clin Orthop 118: 2–6

Curtis R (1974) Fundamental principles of tendon transfer. Orthop Clin North Am 5: 231–242

Doi K et al. (1991) Reconstruction of finger and elbow function after complete avulsion of the brachial plexus. J Hand Surg Am 16 (5): 796–803

Doi K et al. (1995) Double free-muscle transfer to restore prehension following complete brachial plexus avulsion. J Hand Surg Am 20 (3): 408–14

Doi K et al. (1999) Double muscle transfer for upper extremity reconstruction following complete avulsion of the brachial plexus. Hand Clin 15 (4): 757–67

Gelberman RH et al. (1987) Results of treatment of severe carpal-tunnel syndrome without internal neurolysis of the median nerve. J Bone Joint Surg Am 69: 896–903

Grilli FP (1959) Il trapianto del bicipite en funzione pronatoria. Archivio Putti Chirurgia degli Organi di Movimento 59: 359–371

Hamlin C, Littler JW (1980) Restoration of power pinch. J Hand Surg Am 5 (4): 396–401

Harness D, Sekeles E (1971) The double anastomotic innervation of thenar muscles. J Anat 109: 461–466

Hastings H 2nd, Davidson S (1988) Tendon transfers for ulnar nerve palsy. Evaluation of results and practical treatment considerations. Hand an 4: 167–178

Hoffer MM et al. (1978) Brachial plexus birth palsies: results of tendon transfers to the rotator cuff. J Bone Joint Surg Am 60: 691–695

Huber E (1921) Hilfsoperationen bei Medianuslähmung, Deutsche Zeitschrift für Chirurgie 162: 271–275

Jones R (1921) Tendon transplantation in cases of musculospiral injuries not amendable to suture. Am J Surg 35: 333–335

L'Episcopo JB (1934) Tendon transplantation in obstetrical paralysis. Am J Surg 25: 122

Littler J (1977) Restoration of power and stability in the partially paralyzed hand. In: Converse J, ed. Reconstructive Plastic Surgery, Philadelphia: WB Saunders 3266–3280

Littler JW (1949) Tendon transfers and arthrodeses in combined median and ulnar nerve paralysis. J Bone Joint Surg Am 31: 225–234

Littler JW, Cooley SGE (1963) Opposition of the thumb and its restoration by abductor digiti quinti transfer, J Bone Joint Surg Am 45: 1389–1484

Littler JW, Li CS (1967) Primary restoration of thumb opposition with median nerve decompression. Plast Reconstr Surg 39: 74–75

Marshall RW, Williams DH, Birch R, Bonney G (1988) Operations to restore elbow flexion after brachial plexus injuries. J Bone Jt Surg Br 70: 577–88

Matory WE Jr, Morgan WJ, Breen T (1991) Technical considerations in pectoralis major transfer for treatment of the paralytic elbow. J Hand Surg Am 16 (1): 12–8

Mayer L (1916) The physiological method of tendon transplantation. Surg Gynecol Obstet 22: 182–197

Millesi H, Schmidhammer R (2008) Nerve Fiber Transfer by End-to-Side Coaptation. Hand Clin 24(4): 461–483

Nicoladoni C (1881) Nachtrag zum Pes calcaneus und zur Transplantation der Peronealsehnen. Arch Klein Chir Berlin 27: 660

Nicolaysen J (1922) Transplantation des M. Abductor dig V. Die Fenlander Oppositions Fähigkeit des Daumens. Dtsch Z Chir 168: 133

Nicolaysen J (2004) Transplantation of the M. abductor dig. V. where there is no ability to oppose the thumb. J Hand Surg (Br) 29: 38–39

North ER, Littler JW (1980) Transferring the flexor superficialis tendon: technical considerations in the prevention of proximal interphalangeal joint disability. J Hand Surg 5: 498–501

Omer GE (1999) Ulnar nerve palsy. In: Green DP, Hotchkiss WC, Pederson WC, eds. Greens operative hand surgery, 4th ed. New York: Churchill Livingstone, p. 1526–1541, 26–42

Riordan DC (1964) Tendon transfers for nerve paralysis of the hand and wrist. Curr Pract Orthop Surg 2: 17–40

Royle ND (1938) An operation for paralysis of the thumb intrinsic muscles of the thumb. JAMA 111: 612–613

Rudigier J (1991) Motorische Ersatzoperationen der oberen Extremität. In: Buck-Gramcko D, Nigst H (Hrsg.) Bibliothek für Handchirurgie, Vol. 1: Schultergürtel, Oberarm und Ellenbogen. Stuttgart: Hippokrates 62–99

Saha AK (1967) Surgery of the paralyzed and flail shoulder. Acta Orthop Scand Suppl 97

Schmidhammer R, Hausner T, Kröpfl A, Huber W, Hopf R, Leixnering M, Herz H, Redl H (2007a) Enhanced sensory re-learning after nerve repair using 3D audio-visual signals and kinaesthesia – Preliminary results. Acta Neurochir Suppl 100: 127–129

Schmidhammer R, Hausner T, Zandieh S, Pelinka LE, Redl H (2005a) Morphology after synergistic motor end-to-side nerve repair: Investigation in a non-human primate model. European Surgery 37 (4): 220–227

Schmidhammer R, Redl H, Hopf R, van der Nest DG, Millesi H (2005b) End-to-side nerve graft repair based on synergistic peripheral terminal motor branches. Investigation in a non-human primate model. European Surgery 37(5): 308–316

Schmidhammer R, Redl H, Hopf R, van der Nest DG, Millesi H (2007b) Synergistic terminal motor end-to-side nerve graft repair: investigation in a non-human primate model. Acta Neurochir 100: 97–101

Schneider LH (1969) Opponensplasty using extensor digiti minimi. J Bone Joint Surg Am 51: 1297–1301

Schottstaedt ER, Larsen LJ, Bost FC (1955) Complete muscle transposition. J Bone Jt Surg Am 37: 171–3

Schulze-Berge A (1917) Ersatz der Beuger des Vorarmes (Bizeps und Brachialis) durch den Pectoralis major. Dtsch Med Wschr 43: 433

Smith RJ (1983) Extensor carpi radialis tendon transfer for thumb adduction – a study of power pinch. J Hand Surg Am 8: 4–15

Smith RJ (1987) History of Tendon Transfers. In: Smith RJ, ed. Tendon transfers of the hand and forearm. Boston: Little, Brown and Company

Starr C (1922) Army experiences with tendon transference. J Bone Joint Surg (Am) 4: 3–21

Steindler A (1918) Orthopaedic reconstruction work on hand and forearm. New York Med J 108: 1117–9

Steindler A (1919) Operative treatment of paralytic conditions of the upper extremity. J Orthop Surg (Hong Kong) 1: 608–624

Steindler A (1940) Orthopaedic operations. Springfield: Thomas, p. 129

Stocks GW, Cobb T, Lewis RC Jr (1991) Transfer of sensibility in the hand: a new method to restore sensibility in ulnar nerve palsy with use of microsurgical digital nerve translocation. J Hand Surg Am 16: 219–226

Terrono AL, Rose JH, Mullroy J, Millender LH (1993) Camitz palmaris longus abductorplasty for severe thenar atrophy secondary to carpal tunnel syndrome. J Hand Surg Am 18: 204–206

Terzis JK, Vekris MD, Soucacos PN (1999) Outcomes of brachial plexus reconstruction in 204 patients with devastating paralysis. Plast Reconstr Surg 104(5): 1221–40

Thompson TC (1942) A modified operation for opponens paralysis. J Bone Joint Surg 26: 632–640

Tsuge K, Adachi N (1969) Tendon transfer for extensor palsy of forearm. Hiroshima J Med Sci 18: 219–232

White W (1960) Restoration of function and balance of the wrist and hand by tendon transfers. Surg Clin North Am 40: 427–459

Wolfe S, Hotchkiss R, Pederson W, Kozin S (2011) Green's Operative Hand Surgery, 6th ed., Vol. 2. Philadelphia: Elsevier, Churchill Livingstone, p.1134

Zancolli E, Mitre H (1973) Latissimus dorsi transfer to restore elbow flexion. An appraisal of eight cases. J Bone Joint Surg Am 55(6): 1265–75

Zancolli EA (1957) Claw-hand caused by paralysis of the intrinsic muscles: a simple surgical procedure for its correction. J Bone Joint Surg Am 39: 1076–1080

Rehabilitation nach peripheren Nervenläsionen

Susanne Breier, Birgitta Waldner-Nilsson

Eine Verletzung peripherer Nerven beeinträchtigt die Muskelfunktion und damit die Kraft und Koordination der Hand. Zudem führt sie zu einem Verlust oder einer Verminderung der sensiblen Funktionen und hat erhebliche Auswirkungen auf das Schmerzempfinden der Hand. So leidet ein großer Teil der Patienten an Kälteintoleranz und Parästhesien. Neben einer Einschränkung der Lebensqualität können Nervenverletzungen zu schwerwiegender Behinderung und Invalidität mit Verlust der Arbeitsfähigkeit führen. Trotz verbesserter chirurgischer Maßnahmen ist die Rückkehr der sensorischen und motorischen Funktionen gerade bei Erwachsenen nicht immer zufriedenstellend, allerdings sind Fortschritte noch innerhalb eines Zeitraums von bis zu 5 Jahren möglich (Rosén et al. 2000). Die Behandlung ist langwierig und erfordert einen hohen Einsatz seitens des Therapeuten und Geduld, Ausdauer und Motivation seitens des Patienten. Eine rechtzeitig begonnene und konsequent durchgeführte Nachbehandlung kann bei einem kooperativen Patienten zu erheblicher Funktionsverbesserung führen.

9.1 Einleitung

Die Ausführungen dieses Kapitels erfolgen aus handtherapeutischer Sicht und beziehen sich auf die Nerven der oberen Extremität. Grundsätzliche Strategien sind analog auch auf die Nerven der unteren Extremität anwendbar.

Nachdem 1977 eine kleine Gruppe von Therapeuten die Gründung der American Society of Hand Therapists (ASHT) initiierte, wurden in Europa in den folgenden Jahren weitere Gesellschaften gegründet, beispielsweise 1984 die British Association of Hand Therapists (BAHT), 1990 die Schweizerische Gesellschaft für Handrehabilitation (SGHR) und 1995 die Deutsche Arbeitsgemeinschaft für Handtherapie (DAHTH).

Der Begriff Handtherapie wurde 2001 von der Hand Therapy Certification Commission der American Society of Hand Therapists folgendermaßen definiert: Handtherapie ist die Kunst und Wissenschaft der Rehabilitation des oberen Quadranten des menschlichen Körpers. Handtherapie ist die Verbindung ergotherapeutischer und physiotherapeutischer Theorie und Praxis, die fundierte Kenntnisse in Bezug auf das obere Körperviertel, die Körperfunktionen und Aktivitäten kombiniert. Indem sie spezialisierte Fertigkeiten zur Erfassung und Behandlung anwenden, verfolgen Handtherapeuten die Ziele, Funktionsstörungen zu verhindern, Funktionen wiederherzustellen und/oder das Fortschreiten einer Krankheit aufzuhalten, um für Betroffene mit Erkrankungen oder Verletzungen des oberen Körperviertels die Teilhabe an Lebenssituationen zu verbessern (Muenzen et al. 2002).

Die Behandlung der oberen Extremität erfordert unter anderem vertiefte Kenntnisse der Anatomie (Haut, Bindegewebe, Muskeln, Sehnen, Skelett, Nerven, Gefäß- und Lymphsystem) und möglicher pathologischer Veränderungen der Strukturen. Ein Wissen über Physiologie (z. B. Wundheilungsvorgänge), funktionelle Anatomie, Kinesiologie und biomechanische Prinzipien bei der Mobilisation und beim Kraftaufbau sowie über Grundlagen der Ergonomie ist unumgänglich. Des Weiteren werden Kenntnisse der ärztlich-konservativen und der chirurgischen Behandlungsmaßnahmen und ihrer Nachbehandlung vorausgesetzt. Therapeuten sollten selbstverständlich über Erfassungsmethoden und physikalische Anwendungen sowie über spezifische Behandlungskonzepte und ihre Mittel und Methoden Bescheid wissen.

Je nach Organisationsstruktur einzelner Nachbehandlungszentren teilen sich spezialisierte Ergo- und Physiotherapeuten die Aufgaben bei der Betreuung der Patienten. In anderen Bereichen hingegen verfügen Therapeuten über ein vertieftes fundiertes Wissen und Erfahrung, die über die Grenzen des eigenen Berufs hinausgehen und betreuen die Patienten unter Berücksichtigung aller Aspekte der Handrehabilitation.

> ❯ **Die Rehabilitation erfordert eine intensive Zusammenarbeit zwischen Patient, Arzt und Therapeut. Eine gute Kommunikation ist der Schlüssel zum Erfolg. Die Zusammenarbeit des Behandlungsteams wird gefördert durch regelmäßige gemeinsame Fortbildungen, Besprechungen, Visiten und die Möglichkeit, bei den Operationen zuzuschauen.**

Der Einbezug von Angehörigen und anderen, den Patienten nahestehenden Personen ist besonders bei komplexeren Verletzungen oder Erkrankungen sehr wichtig. In einem solchen Fall erweitert sich das Rehabilitationsteam und umfasst z. B. Sozialarbeiter, Berufsberater, Psychologen und Psychiater.

Durch Erhebung eines genauen klinischen Befunds lassen sich Veränderungen der motorischen und sensorischen Funktionen dokumentieren. Dadurch ist es dem Therapeuten möglich, die Behandlungsverfahren schwerpunktmäßig anzupassen. Chirurg, Therapeut und Patient erhalten durch die regelmäßigen Messungen Informationen über den Fortschritt der Regeneration. Im Gespräch mit dem Patienten kann dieses Feedback dazu dienen, ihn zu motivieren oder bei ausbleibendem Fortschritt zu verstärkter Kooperation anzuspornen.

Die zu verwendenden Testbatterien müssen präzise in der Abbildung der zu testenden neurophysiologischen und funktionellen Parameter sein und reproduzierbare Ergebnisse über einen langen Zeitraum liefern. Entscheidend ist zudem, dass ein weiter Bereich zwischen kompletter Anästhesie und nahezu normaler Sensibilität abgedeckt wird und auch kleinste klinische Veränderungen abgebildet werden können. Die standardisierte Dokumentation ist somit von grundlegender Bedeutung für den Beginn und den Verlauf der handtherapeutischen Behandlung.

9.2 Diagnostik und Assessment

Durch Beobachtung der Funktion der Hand als Greif- und Tastorgan sowie durch systematisch durchgeführte Messungen kann eine genaue Analyse der Fehlfunktionen erstellt und das funktionelle Potenzial einer Nervenverletzung eingeschätzt werden. Hierauf gründet sich die Erstellung eines individuellen Behandlungsprogramms, das die Prioritäten der Behandlung festlegt. Um dem Therapeuten ein möglichst umfassendes Bild über die Verletzung und die vorausgegangene Behandlung zu geben, sollte die Überweisung die vollständige Diagnose benennen und ggf. durch folgende Punkte ergänzt werden:

- Operationsbericht
- Röntgenbilder und Befunde
- Kurze Zusammenfassung des bisherigen Krankheitsverlaufs

Eingebunden ist die Einschätzung der Folgen einer Verletzung oder Erkrankung für den Betroffenen in das Modell der Internationalen Klassifikation der Funktionsfähigkeit, Behinderung und Gesundheit (International Classification of Functioning, Disability and Health [ICF] der WHO 2001). Wie eine Nervenverletzung in Bezug auf das Modell der ICF gesehen wird, verdeutlicht ◻ Tab. 9.1. Aktivität und Partizipation sind wichtige Bestandteile bei der Einschätzung der funktionalen Gesundheit.

9.2.1 Anamnese

Durch Erhebung der Anamnese sollte der Therapeut einschätzen können, inwieweit das familiäre, ökonomische und soziale Leben des Patienten betroffen ist und welche psychologischen Faktoren für den Patienten aus der Verletzung resultieren. Überdies bietet sich die Gelegenheit, die Erwartungen des Patienten in Bezug auf die Therapie abzuklären und Hinweise darüber zu erhalten, ob der Patient das Ausmaß seiner Verletzung und die Zeit bis zur Wiederherstellung der Funktion richtig einschätzt. Die in der Handrehabilitation gebräuchlichsten Mess- und Untersuchungsmethoden sind:

◻ **Tab. 9.1** Internationale Klassifikation der Funktionsfähigkeit, Behinderung und Gesundheit. (Adaptiert nach WHO 2001; Dahlin u. Leblebicioğlu 2013)

Bereich	Faktoren
Körperfunktionen und -strukturen	Sensorische Funktionen – protektive und diskriminative Berührung
	Muskelfunktion, Kraft und Mobilität
	Geschicklichkeit
	Schmerz, Missempfindung und Kälteintoleranz
	Psychische Belastung
Aktivitäten	Selbstversorgung
	Haushalt
	Hand- und Armgebrauch
Teilhabe	Arbeit, Sozialleben, Freizeit
Umweltfaktoren (extrinsische Faktoren)	Zeitpunkt und Art der Versorgung
	Chirurgisches Geschick
	Beginn und Art der Nachbehandlung
Personbezogene Faktoren	Alter
	Höhe und Art der Verletzung
	Psychische Reaktion, Bewältigung
	Bildung, kognitive Fähigkeiten

Erfassung von Funktionsstörungen
- Inspektion, Palpation und Untersuchung der vegetativen sympathischen Funktionen
- Bestimmung eines Ödems und Einschätzung der Schmerzempfindung
- Manuelle Muskelfunktionsprüfung
- Messung des Bewegungsumfangs der Gelenke
- Kraftmessung
- Untersuchung der sensiblen Funktionen
- Selbstständigkeit bei den Verrichtungen des täglichen Lebens, Hobbys und Freizeitaktivitäten
- Erhebung der Arbeitssituation und Leistungsfähigkeit des Patienten

9.2.2 Inspektion und Palpation

Beurteilt wird das allgemeine Erscheinungsbild der gesamten oberen Extremität. Wird die Hand spontan eingesetzt oder nimmt der Patient eine Schutz-/Schonhal-

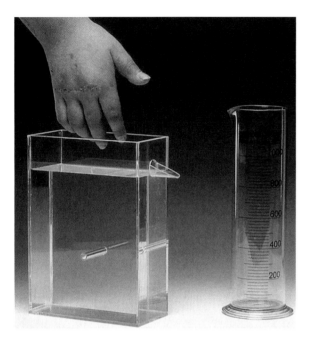

Abb. 9.1   Volumetermessung. (Aus Waldner-Nilsson 2013)

Tab. 9.2   BMRC-Klassifikation der motorischen Regeneration

Grad	Beschreibung
M0	Keine Kontraktion
M1	Kontraktion ohne Bewegung (Tast- oder sichtbare Muskelanspannung)
M2	Volles Bewegungsausmaß unter Ausschaltung der Schwerkraft
M3	Volles Bewegungsausmaß gegen die Schwerkraft
M4	Volles Bewegungsausmaß gegen die Schwerkraft und einen leichten Widerstand
M5	Volles Bewegungsausmaß gegen starken Widerstand (normale Kraft)

tung ein? Der Zustand der Strukturen wie Haut, Sehnen und Muskeln wird im Vergleich zur Gegenseite sorgfältig geprüft. Die Wunde, Narben und ein mögliches Ödem werden beurteilt. Der Zustand von Haut und Nägeln lässt ebenfalls Rückschlüsse auf Nervenverletzungen zu (Hautfarbe, Hautoberfläche, Schwielen der Haut). Die Palpation ergänzt den optischen Befund und kann gerade bei Nervenverletzungen wichtige Hinweise auf vaso- und sudomotorische sowie trophische Veränderungen geben.

Patienten, die während ihrer Tätigkeit die erhöhte Verletzungsanfälligkeit ihrer Hand nicht berücksichtigen, weisen häufiger Blasen oder Verbrennungsulzera auf. Schwielen, Verfärbungen und Gebrauchsspuren der Haut deuten hingegen auf einen funktionellen Gebrauch und somit eine relativ intakte sensible Versorgung hin.

9.2.3   Ödem und Schmerzempfindung

Das Ausmaß des Ödems und die Wirksamkeit ödemreduzierender Maßnahmen (Medikation, manuelle Lymphdrainage, Kompressions- und Schienenbehandlung) lassen sich mithilfe der Zirkumferenzmessung oder der standardisierten Volumetermessung dokumentieren (Abb. 9.1). Die Schmerzintensität wird mithilfe der visuellen Analogskala (VAS) ermittelt.

9.2.4   Manuelle Muskelfunktionsprüfung

Die Kenntnis der Auswirkungen einer Verletzung auf einzelne Muskelfunktionen ist unerlässlich, um ein effektives Rehabilitationsprogramm zu erarbeiten und durchzuführen. Die manuelle Muskelfunktionsprüfung erlaubt es, das Ausmaß und die nachfolgende Regeneration einer Nervenverletzung zu beurteilen. Sie bildet die Grundlage einer gezielten Behandlung (Kendall et al. 2009, Brandsma u. Schreuders 2001). Ist im Spätstadium keine Erholung der Muskulatur eingetreten, wird die Stärke der für Transfers infrage kommenden Muskeln mithilfe der Muskelfunktionsprüfung evaluiert. Der Test sollte zu Beginn der Behandlung und später in regelmäßigen Abständen, je nach Fortschritt des Patienten alle 1–2 Monate, wiederholt und möglichst von der gleichen Person durchgeführt werden. Als Skala hat sich die erstmals 1943 vom British Medical Research Council (BMRC) beschriebene Einteilung bewährt (Tab. 9.2; Novak u. Mackinnon 2005).

9.2.5   Messung des Bewegungsumfangs der Gelenke

Mit dem Goniometer wird der aktive und passive Bewegungsumfang eines Gelenks gemessen.

9.2.6   Kraftmessung

Nach dem Einsetzen der Reinnervation und dem Erreichen eines M3-Grades beim Muskeltest erfolgt zur Beurteilung weiterer Verbesserungen die quantitative Bestimmung der

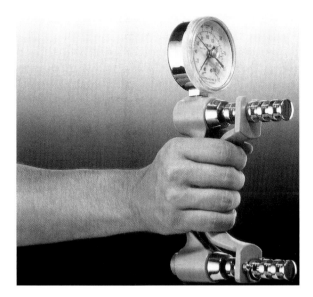

Abb. 9.2 Bestimmung der Kraft mit dem Jamar-Hand-Dynamometer (Aus Waldner-Nilsson 2013)

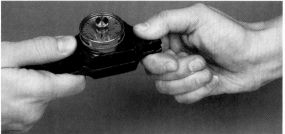

Abb. 9.3 Messung des Lateralgriffs mit dem Pinch Gauge (Aus Waldner-Nilsson 2013)

Muskelkraft. Eine zuverlässige und objektive Beurteilung der Handkraft begründet neben anderen Faktoren die Entscheidung, ob ein Patient seine ursprüngliche Arbeit wieder aufnehmen kann. Faktoren wie Ausgangsstellung der Extremität beim Testen, Grad der Ermüdung, Tageszeit, Schmerz und die Kooperation des Patienten können das Ausmaß der Kraft beeinflussen. Für die Quantifizierung der Kraft des Faustschlusses und des Spitzgriffs werden verschiedene Geräte verwendet (Schreuders et al. 2004, Mathiowetz 2002). Die Reliabilität und Validität unterschiedlicher Testgeräte wurde geprüft (MacDermid et al. 2004).

Das Jamar-Hand-Dynamometer – von der American Society of Hand Therapists (ASHT) zur Messungen der Grobkraft empfohlen – ist ein kalibriertes, hydraulisches Messinstrument, dessen ergonomisch geformter Handgriff in 5 Positionen verstellbar ist (◘ Abb. 9.2). Die Kraft ist in der zweiten und dritten Einstellung am größten.

Der aufgewendete Druck wird in Kilogramm (kg) und in Pounds (lbs) angezeigt. Verschiedene Untersuchungen, die mit gesunden Personen durchgeführt wurden, ergaben für die männlichen Probanden durchschnittliche Kraftwerte von 30,4–70,4 kg. Für weibliche Probanden wurden Werte zwischen 24 und 38,6 kg ermittelt.

Zur Bestimmung der Kraft des Spitzgriffs werden gewöhnlich der Lateralgriff (Schlüsselgriff), der Dreipunkte- und der Zweipunktegriff mit dem Pinch Gauge (B & L Engineering) geprüft (◘ Abb. 9.3). Der Lateralgriff ist der kräftigste Griff, gefolgt vom Dreipunktegriff. Der Zweipunktegriff wird eher für feinmotorische Tätigkeiten ein-

gesetzt. Durchschnittlich reichen 1 kg Kraft des Daumens und der angrenzenden Finger (Dreipunktegriff) aus, um einfache Tätigkeiten auszuführen.

Für Patienten mit einer Läsion des N. ulnaris ist die Kraftmessung des Schlüsselgriffs, der kräftige Daumenadduktion verlangt, am effektivsten. Nach einer Läsion des N. medianus empfiehlt es sich, den Zweipunkte- oder Dreipunktegriff zu prüfen. Diese Griffe beinhalten Abduktion und Opposition.

> ❯ Regelmäßige Kalibrierung und der Gebrauch standardisierter Protokolle (Position, Gerät, Instruktion, Wiederholung) sind Grundvoraussetzungen genauer Messungen (Fess 2002).

Im Stadium der Reinnervation ermöglicht die Kraftmessung der intrinsischen Muskulatur während der Abduktion oder Adduktion der Finger eine präzisere Beurteilung der Regeneration des innervierenden N. ulnaris. Die durchschnittliche Erholung nach Nervenverletzung für die Abduktion des Kleinfingers beträgt nach 2 Jahren 57%, die des Zeigefingers 58% und die Abduktion des Daumens 50% (Schreuders et al. 2004). Derzeit sind nur wenige Instrumente verfügbar, die die Kraft der intrinsischen Muskulatur messen, z. B. das Intrinsicmeter nach Mannerfelt und das Rotterdam Intrinsic Hand Myometer (RIHM; Schreuders et al. 2004). Die Durchführung der Messung wurde in der Literatur ausführlich beschrieben (Fess 2002, Diday-Nolle u. Breier 2013).

9.2.7 Untersuchung der sensiblen Funktionen

Der Einsatz neuer chirurgischer, biologischer und therapeutischer Techniken für die Behandlung verletzter Nerven hat die Notwendigkeit einer validen und reliablen Ergebnismessung verstärkt.

Ein Patient mit verminderter Sensibilität ist nicht in der Lage, feinste, präzise Tätigkeiten auszuführen. Demgegenüber gilt die Fingerbeweglichkeit als Voraussetzung für das taktile Erkennen von Oberflächen, Formen und Größen. Erst das Zusammenspiel zwischen intakter Sensibilität und Motorik (Sensomotorik) ermöglicht der Hand Bewegung in all ihrer feinmotorischen Abstufung. Der Mensch ist durch Palpation und Manipulation verschiedener Objekte in der Lage, diese in ihrer Form und Größe zu erkennen, Oberflächen, Gewicht und Material zu bestimmen und Temperaturunterschiede wahrzunehmen.

> **Die funktionelle Sensibilität beinhaltet das Erkennen eines Stimulus auf der Haut, seine kortikale Interpretation und die Fähigkeit, die erhaltene Wahrnehmung motorisch im Alltagsleben umzusetzen.**

Der von Broman 1945 definierte und von Moberg 1958 geprägte Begriff der *taktilen Gnosis* sei in diesem Zusammenhang genannt. Moberg betonte nachdrücklich, dass die *Qualität* einer der wichtigsten Faktoren sensorischer Funktionen ist; nicht allein das Vorhandensein oder das Fehlen der Sensibilität/Berührungsempfindung.

Die Komplexität der sensiblen Funktionen von der Wahrnehmung eines einzelnen Stimulus bis hin zur zentralen Verarbeitung von extero- und propriozeptiven Reizen macht deutlich, dass Sensibilitätstests, die sich allein auf die 4 klassischen Funktionen der Hautrezeptoren (Wahrnehmung von Schmerz, Hitze, Kälte, Berührung) beschränken, nicht ausreichen, das gesamte Ausmaß einer sensorischen Funktionseinschränkung zu bestimmen. Für die genaue und möglichst objektive Bestimmung der verschiedenen sensiblen Funktionen – von der einfachen Antwort auf einen Reiz bis hin zum Erkennen eines Gegenstands – ist daher eine Kombination verschiedener Testverfahren notwendig.

Die Auswahl eines Tests erfordert ein Wissen über mögliche Einschränkungen der Technik und des Testgeräts. Die Interpretation der Ergebnisse wiederum verlangt Kenntnisse über Nervenverlauf, Nervenregeneration und die spezifischen Eigenschaften und Merkmale, die der Test untersucht.

Die Prüfung beginnt normalerweise an der nicht betroffenen Seite. Die Geschwindigkeit der Stimulusapplikation und der ausgeübte Druck müssen gleichmäßig und wiederholbar sein. Da das Testergebnis allein auf der sensiblen Wahrnehmung beruhen soll, wird bei den somatosensiblen Tests die visuelle Kontrolle durch den Patienten ausgeschlossen. Die Testinstrumente sollten idealerweise die Kriterien der Reliabilität und Validität

erfüllen, die Methoden und Verlaufsprotokolle standardisiert sein und Vergleichbarkeit – auch international – ermöglichen (Rosén u. Jerosch-Herold 2008, Jerosch-Herold 2005). Trotz der Fülle an Testverfahren sind nur wenige valide, und es existiert lediglich ein geringer Konsensus darüber, welcher Test für die Ergebnismessung verwendet werden soll (Jerosch-Herold 2005, Novak u. Mackinnon 2005).

Die von Dellon (1981) auf der Basis der Haut- bzw. Mechanorezeptoren vorgeschlagene Klassifikation der Sensibilitätstests wurde inzwischen verlassen. Die Klassifikation nach Fess (2002), die der Hierarchie der sensiblen Verarbeitung und dem Ablauf der Nervenregeneration entspricht, ist die derzeit gebräuchlichste Unterteilung (◻ Abb. 9.4).

Klassifikation der Sensibilitätstests (Fess 2002)
Schwellentests:
— Semmes-Weinstein-Monofilamente (SWMT)
— Vibrationsempfinden (Stimmgabel)
— Berührungsperzeption (Ten-Test)

Lokalisation und Diskrimination eines Stimulus:
— Zweipunktediskrimination
— Lokalisation einer Berührung

Identifikation eines Stimulus (Objekte, Formen, Oberflächen)
— Modifizierter Auflesetest nach Moberg
— Sollerman-Handfunktionstest
— STI-Test (»Shape Texture Identification Test«)

Die aufgeführten Testverfahren können in der genannten Reihenfolge eingesetzt werden. Am Anfang jeder Prüfung steht die Eingrenzung des zu untersuchenden Bereichs (»mapping«). Das »mapping« kann durch den Untersucher oder durch den Patienten selbst erfolgen.

»Mapping«

Der Untersucher fährt mit dem stumpfen Ende eines Stifts leicht und langsam über die Haut, beginnend in einem Bereich mit normaler Sensibilität bis hin zum vermutlich sensibilitätsgestörten Gebiet. Der Patienten kann seine Hand dabei nicht sehen. Er antwortet mit »jetzt«, sobald sich seine Empfindung verändert. Diese Stelle wird auf der Haut markiert (◻ Abb. 9.5). Durch eine Annäherung von radial, ulnar, distal und proximal wird versucht, das Gebiet weiter einzuengen. Die Markierungen auf der Hand werden auf ein Handschema übertragen. Fortschritte in der Reinnervation lassen sich an einer allmählichen Verkleinerung der markierten Fläche ablesen.

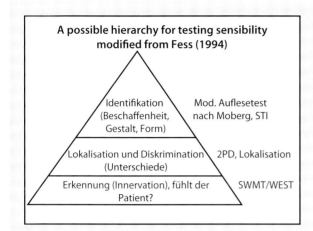

A possible hierarchy for testing sensibility modified from Fess (1994)

Identifikation (Beschaffenheit, Gestalt, Form) — Mod. Auflesetest nach Moberg, STI

Lokalisation und Diskrimination (Unterschiede) — 2PD, Lokalisation

Erkennung (Innervation), fühlt der Patient? — SWMT/WEST

Choosing outcome measures for clinical practice and research/audit

1. Is it the most appropriate measure to obtain a meaningful indicator of change or outcome?

2. Is it valid for the purpose, population and setting?

3. Does it capture change including change at the extreme ends of the range (flooring/ceiling effects)?

4. What is its inter- and intra-tester reliability?

5. Is it cost effective/ (equipment, training and time taken)?

6. Is it practical and acceptable to the patient?

SGHR Kurs Bem 2008

Abb. 9.4 Hierarchie der sensiblen Verarbeitung. *2PD* Zweipunktediskrimination, *STI* »Shape Texture Identification Test«, *SWMT* Semmes-Weinstein-Monofilamente, *WEST* »Weinstein Enhanced Sensory Test«. (Adaptiert nach Fess 2002)

Schwellentests

Der geringste Stimulus, die geringste Amplitude und Frequenz, die gerade noch vom Patienten wahrgenommen werden können, sollen bestimmt werden. Durch Untersuchung der Reizschwelle lassen sich erste quantifizierbare Veränderungen nach einer Nervenrekonstruktion feststellen (MacDermid 2005, Novak u. Mackinnon 2005). Die qualitative Beurteilung einer voranschreitenden Regeneration ist möglich. Es stehen verschiedene Tests zur Verfügung.

Semmes-Weinstein-Monofilamente

Die Wahrnehmung eines Drucks stellt eine Form von Schutzsensibilität dar, während die Berührungsempfindlichkeit als wichtige Komponente der Feindiskrimination gilt. Das Spektrum der Oberflächensensibilität von leichter Berührung bis hin zu starkem Druck kann mit dem Test erfasst werden. Der Testkasten enthält einen Satz von 20 kalibrierten Untersuchungsstäben (Abb. 9.6). Jeder Stab ist mit einem Nylonfaden (Monofilament) unterschiedlicher Dicke versehen und mit einer Nummer (1,65–6,65) markiert. Diese Nummer repräsentiert den Logarithmus der 10-fachen Kraft in Milligramm, die das Monofilament biegt, z. B. verbiegt sich das dünnste Filament (1,65), sobald es mit einer Kraft von 0,0045 g (=4,5 mg) auf die Haut gedrückt wird. Ein Minikit enthält anstatt 20 lediglich die 5 wichtigsten Untersuchungsstäbe, die die einzelnen Schwellen der Berührungsempfindlichkeit von normaler Berührungsempfindung bis zum Verlust der Schutzsensibilität repräsentieren.

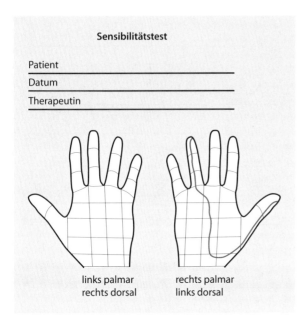

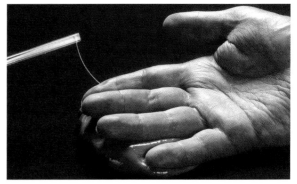

Abb. 9.6   Semmes-Weinstein-Monofilament

Abb. 9.5   »Mapping«. (Aus Waldner-Nilsson 2013)

Die aus dem Test erhaltenen Werte, mit einem Farbcode in das Protokoll übertragen, ergeben einen deutlichen Überblick über den Verlauf und das Stadium der Regeneration (■ Tab. 9.3). Die Validität, des Testverfahrens ist belegt (Rosén et al. 2000). Der Test besitzt eine hohe Inter-rater-Reliabilität. Wie Studien von Jerosch-Herold (2003) und Rosén und Lundborg (2000) zeigen, ist die Responsivität im Zeitraum von 3–48 Monaten postoperativ besonders hoch. Nach Jerosch-Herold (2005) erfüllt lediglich der SWMT allein standardisierte Kriterien zur Untersuchung der Reinnervation nach Nervenverletzung.

»Weinstein Enhanced Sensory Test«   Dieser Test stellt eine Modifikation der Monofilamente dar (Weinstein 1993). Das Untersuchungsinstrument vereinigt alle 5 wichtigen Filamente an einer Halterung. Durch die Abrundung der Kuppen soll ein Verrutschen auf der Haut minimiert werden (■ Abb. 9.7). Die Durchführung der Untersuchung im klinischen Alltag ist erleichtert, einschränkend muss allerdings gesagt werden, dass die Sensitivität von 20 Monofilamenten größer ist, da damit auch kleinste Veränderungen der Berührungsperzeption während der Nervenregeneration nachweisbar sind (MacDermid 2005).

Vibrationsempfinden
Untersucht wird mit Stimmgabeln von 30 und 256 Hz oder dem Vibrometer. Hinsichtlich der Zuverlässigkeit

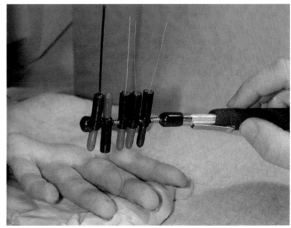

Abb. 9.7   »Weinstein Enhanced Sensory Test« (WEST). (Aus Waldner-Nilsson 2013)

und der Wiederholbarkeit unter gleichen Bedingungen haben einige Autoren (Bell-Krotoski u. Buford 1997, Jerosch-Herold 2005) Zweifel.

Berührungsperzeption
Beim »Ten-Test« bewertet der Patient die Empfindung leichter, bewegter Berührung auf der nicht betroffenen Seite auf einer Skala von 0–10 und vergleicht sie mit der Wahrnehmung der betroffenen Seite (Strauch u. Lang 1997). Dazu fährt der Untersucher mit seinem Finger über einen Bereich an der nicht betroffenen Hand. Diese Berührung entspricht normaler Empfindung. Anschließend erfolgt die gleiche Berührung simultan an einem Finger der betroffenen Seite. Diese Berührung ist vom Patienten zu bewerten (0 = keine Sensibilität, 10 = normale Sensibilität). Untersuchern, die über keine Instrumente zur quantitativen Bestimmung verfügen, bietet dieser Test eine grobe Einschätzung der sensiblen Funktion (MacDermid 2005).

Tab. 9.3 Semmes-Weinstein-Monofilamente und ihre funktionelle Interpretation. (Adaptiert nach Waldner-Nilsson 2013)

Farbcode	Interpretation	Filament-Nr.	Berechnete Kraft [g]	Auswirkungen im Alltag	Maßnahme
Grün	Normale Berührungsempfindung	1,65 2,36 2,44 2,83[a]	0,0045 0,023 0,0275 0,0677		
Blau	Verminderte Berührungsempfindung bei leichter Berührung	3,22 3,6[a]	0,166 0,4082	Die Hand kann relativ gut eingesetzt werden; Sensibilitätsverlust wird evtl. nicht wahrgenommen; nahezu normale Stereognosis, gute Temperaturerkennung, sehr gute Schutzsensibilität, relativ gute bis gute 2PD	Sensibilitätstraining Phase II
Violett	Verminderte Schutzsensibilität	3,84 4,08 4,17 4,31[a]	0,6958 1,194 1,494 2,052	Die Hand kann weniger gut benutzt werden; Handhabung von Objekten ist erschwert, sie werden oft fallengelassen. Empfundene Schwäche in der Hand; Schmerz- und Temperaturerkennung sind vorhanden und schützen vor Verletzung; evtl. grobe Wahrnehmung von 2PD (7–10 mm)	Sensibilitätstraining Phase II
Rot	Verlust der Schutzsensibilität	4,56[a] 4,74 4,94 5,07 5,18 5,46 5,88 6,1 6,45 6,65[a]	3,632 5,5 8,65 11,7 15 29 75 127 281,5 447	Die Hand kann kaum ohne Augenkontrolle eingesetzt werden. Verminderung oder Verlust der Temperaturerkennung, Gefahr für Verletzungen allgemein und bei der Handhabung von Maschinen; Erkennen von Nadelstichen und tiefe Druckempfindung vorhanden	Sensibilitätstraining Phase I, Vorsichtsmaßnahmen bei Verlust der Schutzsensibilität
Rot gestrichelt	Nicht testbar	>6,65	>447	Kein Erkennen von Nadelstichen oder anderer Stufen der Sensibilität	Sensibilitätstraining Phase I, Vorsichtsmaßnahmen bei Verlust der Schutzsensibilität

[a] Filamente des Minikits des Semmes-Weinstein-Monofilamente-Tests (SWMT) und des »Weinstein Enhanced Sensory Test« (WEST)
2PD Zweipunktediskrimination

Diskrimination eines Stimulus

Bei der Zweipunktediskrimination (2PD) wird die kleinste Distanz gemessen, die eine Person unterscheiden kann, wenn sie mit 1 oder 2 Spitzen eines Testinstruments an den Fingerspitzen berührt wird. Es werden die *statische* und die *dynamische* Zweipunktediskrimination unterschieden. Der Test sollte mit dem Sensidisk (modifizierter Zweipunktestern nach Greulich) durchgeführt werden (**Abb. 9.8**).

Der Test zur Bestimmung der *statischen* Zweipunktediskrimination, erstmals von Weber 1835 beschrieben, erfordert eine stereognostische Leistung des Patienten. Die Anzahl der Versuche wurde uneinheitlich beschrieben. Moberg (1958) legte 7 richtige Antworten bei 10 Ver-

suchen fest. Da aber eine hohe Anzahl von Versuchen zu rascher Ermüdbarkeit führen kann, plädieren Novak und Mackinnon (2005) für 2 richtige Antworten bei 3 Versuchen.

Bewertung Die Interpretation des Tests erfolgt nach den Richtlinien der American Society of Hand Therapists (ASHT 1992):
- <6 mm: normale Sensibilität
- 6–10 mm: Berührungsempfinden eingeschränkt
- Druck wird wahrgenommen, keine Unterscheidung zwischen 1 und 2 Punkten: Schutzsensibilität erhalten
- Druck wird nicht wahrgenommen: Verlust der Schutzsensibilität

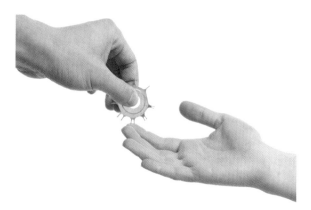

◑ Abb. 9.8   Bestimmung der 2PD mit dem Sensidisk.
(Mit freundlicher Genehmigung von Marc Eck, Hannover)

Moberg (1958) zog in Bezug auf den Gebrauchswert folgende Vergleiche:

— Eine 2PD von 5–6 mm ist ausreichend, um eine Uhr aufzuziehen oder eine Schraube mit einer Mutter zu versehen.
— Eine 2PD von 6–8 mm wird zum Auf- und Zuknöpfen kleiner Knöpfe oder zum Nähen mit einer Nähnadel benötigt.
— Eine 2PD von 12 mm reicht noch aus zum Arbeiten mit Präzisionswerkzeugen.
— Eine 2PD von mehr als 15 mm erlaubt das Halten größerer Werkzeuge. Die Handhabung ist allerdings erheblich verlangsamt.

Zur Erfassung der schnell adaptierenden Rezeptoren führte Dellon (1984) die m2PD ein. Hierzu wird das Testinstrument langsam über die Fingerkuppe geführt.

Trotz seiner hohen Reliabilität wird die Validität des Testverfahrens infrage gestellt. Bei kompletten Nervenverletzungen ist die Responsivität sehr gering (Jerosch-Herold 2003, Rosén 2000). Eine exakte Kontrolle des Auflagedrucks der von Hand zu haltenden Geräte ist nicht möglich. Zudem stellt sich die Frage, ob es tatsächlich möglich ist, schnell und langsam adaptierenden Nervenfasern sowie die unterschiedlichen Tastkörperchen isoliert zu stimulieren und zu testen (Bell-Krotoski u. Buford 1997).

Lokalisation einer Berührung

Dieser Test untersucht die Fähigkeit des Patienten, einen Berührungsreiz mit einem Semmes-Weinstein-Monofilament (6,65) oder mit dem schwarzen Filament des »Weinstein Enhanced Sensory Test« exakt zu lokalisieren (◑ Abb. 9.9). Der Test ist zur Verlaufskontrolle nach

Nervenrekonstruktion geeignet. Für N.-medianus- und N.-ulnaris-Verletzungen ist eine hohe Reliabilität und Validität belegt (Jerosch-Herold et al. 2006, Jerosch-Herold u. Rosén 2008).

Identifikation eines Stimulus

Untersucht wird die Anzahl korrekt identifizierter Objekte, Formen oder Oberflächen und/oder die dafür benötigte Zeit. Moberg entwickelte den Pick-up-Test (Auflesetest), der von Dellon modifiziert wurde. Beide Testversionen verlangen motorische Kontrolle des Daumens, Zeige- und Mittelfingers. Sie werden vor allem nach Medianusläsion eingesetzt, sobald eine motorische Innervation eingetreten ist.

Auflesetest nach Moberg

Der Auflesetest nach Moberg (*Pick-up-Test nach Moberg* 1958) prüft die sensomotorische Leistung des Patienten. Eine Auswahl von 10–12 Alltagsgegenständen ist vom Tisch aufzunehmen und in einen Behälter zu legen. Die dafür benötigte Zeit wird vom Untersucher gestoppt. Der Test gibt auch Auskunft über die vom Patienten eingesetzten Finger. Dellon modifizierte und standardisierte 1981 bzw. 1988 den Test (*modifizierter Pick-up-Test*), indem er 12 etwa gleich große Alltagsgegenstände aus Metall auswählte. Die Gegenstände unterscheiden sich nicht im Material, sondern lediglich in Gewicht und Form, sodass Unterscheidungskriterien wie Temperatur oder Oberflächenbeschaffenheit ausgeschlossen werden können.

Die Aufleseprobe prüft die feinmotorische Leistung im Spitzgriff. Die Objektidentifikation zeigt die stereognostischen Fähigkeiten des Patienten. Der Test ist besonders für Patienten mit Medianus- oder kombinierten Medianus-Ulnaris-Läsionen geeignet.

Beide Testversionen sind nicht standardisiert (Jerosch-Herold 2005). 1998 wurde von Rosén und Lundborg daher der »Shape-Texture Identification Test (STI-Test) entwickelt.

»Shape Texture Identification Test«

Der STI-Test, 1998 von Rosén und Lundborg (Rosèn 2003) entwickelt, verlangt eine Zuordnung und erfordert die aktive Exploration ohne Augenkontrolle durch den Patienten. Er kann nach N.-medianus- und N.-ulnaris-Verletzungen verwendet werden (◑ Abb. 9.10). Auf 6 Kunststoffscheiben befinden sich ein Quadrat, ein Kreis, ein Sechseck sowie hervortretende Punkte. Formen und Punkte variieren in ihrer Größe zwischen 4 und 15 mm. Eine Bewertung erfolgt mit 0–6 Punkten. Das Testverfahren ist standardisiert und weist eine hohe Validität, Reliabilität und Responsivität auf (Rosén 2000, 2003).

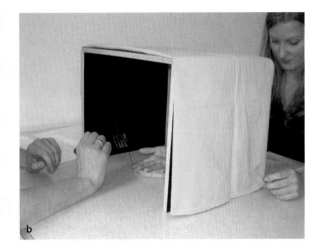

Sensibilitätstest

Patient

Datum

Therapeutin

links palmar
rechts dorsal

rechts palmar
links dorsal

a

b

🔲 **Abb. 9.9**   Lokalisation einer Berührung. (Aus Waldner-Nilsson 2013)

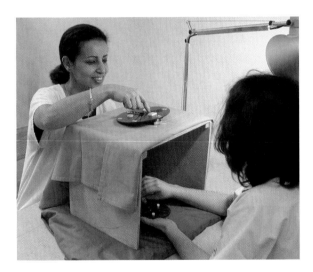

🔲 **Abb. 9.10**   Der »Shape Texture Identification Test« (STI-Test) prüft das Erkennen und Bestimmen von Formen und Strukturen. (Aus Waldner-Nilsson 2013)

Sollerman-Handfunktionstest

Der Entwicklung dieses Tests gingen Studien voraus, die untersuchten, welche Greifformen mit welcher Häufigkeit in Alltagshandlungen eingesetzt werden. Die 20 Testaufgaben mit alltagsrelevanten Objekten und Werkzeugen sind daher nach 7 definierten Greifformen zusammengestellt. Normative Daten für diesen Test liegen ebenfalls vor (Sollermann u. Ejeskär 1995).

9.2.8   Rosén-Lundborg-Skala

Rosén und Lundborg stellten 2000 die von ihnen entwickelte Rosén-Lundborg-Skala zur Erfassung der Beeinträchtigung nach Nervenverletzungen vor (🔲 Abb. 9.11). Das Evaluationsinstrument berücksichtigt Einschränkungen der sensorischen und motorischen Funktionen der Hand. Zusätzlich werden Schmerzen und Beschwerden durch Kälteintoleranz erfasst. Die sensorische Innervation wird durch die Semmes-Weinstein-Monofilamente, die taktile Gnosis durch die statische Zweipunktediskrimination und den STI-Test bewertet, während die Fingergeschicklichkeit mithilfe des Sollerman-Handfunktionstests geprüft wird. Die motorische Reinnervation verifiziert der manuelle Muskeltest, die Kraftmessung erfolgt mit dem Jamar-Hand-Dynamometer. Die Beurteilung einer Kälteintoleranz und Hyperästhesie erfolgt durch Selbsteinschätzung des Patienten. Speziell nach Nervenverletzungen ist an dieser Stelle der Cold Intolerance Symptom Severity Questionnaire (CISS) zu nennen (Carlsson et al. 2008, 2010b).

9.2.9   Selbstständigkeit bei den Verrichtungen des täglichen Lebens, bei Hobbys und Freizeitaktivitäten

Zur Beurteilung der Selbstständigkeit bei den Verrichtungen des täglichen Lebens (ADL) sowie zur weiteren Einschätzung der Teilhabe können standardisierte Fra-

Bereich	Test und Quantifikation	Monat	Ergebnis (Berechnungsschlüssel: Resultat/normal)						
Sensorik Innervation 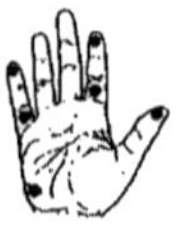	**Semmes-Weinstein Monofilament** 0 = nicht testbar 1 = Filament 6.65 2 = Filament 4.56 3 = Filament 4.31 4 = Filament 3.61 5 = Filament 2.83	Ergebnis: 0–15 Normal N. medianus: 15 Normal N. ulnaris: 15							
Taktile Gnosis	**s2PD** (Dig. II oder V) 0 = ≥16mm 1 = 11–15 2 = 6–10 3 = ≤5 mm	Ergebnis: 0–3 Normal: 3							
	STI-Test (Dig. II oder V)	Ergebnis: 0–6							
Geschicklichkeit	**Sollerman Test** (Aufgabe 4,8,10)	Ergebnis: 0–12 Normal: 12							
	Mittelwert im sensorischen Bereich:								
Motorik Innervation	**Manueller Muskeltest** N. medianus: palmare Abduktion N. ulnaris: Abduktion Dig. II, V Adduktion Dig. V	Ergebnis N. medianus: 0–5 Ergebnis N. ulnaris: 0–15 Normal N. medianus: 5 Normal N. ulnaris: 15							
Grobkraft	**Jamar-Dynamometer** Durchschnitt von 3 Versuchen in der 2. Position, rechts und links	Normal: Ergebnis unverletzte Hand							
	Mittelwert im motorischen Bereich:								
Schmerz/Beschwerden Kälteintoleranz	**Einschätzung des Patienten** 0 = eingeschränkte Funktion 1 = gestörte Funktion 2 = mäßige Beeinträchtigung 3 = keine/minimale Beeinträchtigung								
	Wie bei Kälteüberempfindlichkeit								
Hyperästhesie	**Mittelwert Schmerz/Beschwerden:**								
	Gesamtergebnis: Sensorik + Motorik + Schmerz/Beschwerden =								

Abb. 9.11   Skala nach Rosén und Lundborg. (Aus Waldner-Nilsson 2013, adaptiert nach Rosén u. Lundborg 2000)

gebögen herangezogen werden. Der DASH-Fragebogen (Disabilities of the Arm, Shoulder and Hand; Hudak et al. 1996; Germann et al. 2003), das Canadian Occupational Performance Measure (COPM; Law et al. 1990; Dehnhardt et al. 1999, George 2002) sowie der Radbout Skills Questionnaire (RASQ; Orlemanns et al. 2000, Brunner et al. 2010) ermöglichen es dem Therapeuten, sehr schnell eventuelle Beeinträchtigungen zu identifizieren. Alle genannten Fragebögen wurden ins Deutsche übersetzt.

9.2.10 Beschreibung der Arbeitssituation und Leistungsfähigkeit

Zur genaueren Abklärung der Arbeitsfähigkeit eignen sich neben dem DASH und dem COPM standardisierte Test-

verfahren, die unter anderem die Geschicklichkeit und Feinmotorik genauer bestimmen.

Tests zur Beurteilung der Handfunktion in Teilbereichen

- Jebsen-Taylor-Handfunktionstest
- Minnesota Rate of Manipulation Test (MRMT)
- Purdue-Pegboard-Test (Abb. 9.12)
- Crawford Small Parts Dexterity Test
- O'Connor Tweezer Dexterity Test
- Valpar Work Samples
- Sollerman-Handfunktionstest (Abb. 9.13)
- BTE Work Simulator (BTE = »Baltimore therapeutic equipment«)

Phase	Ziel	Methode
Frühe	Schutz der Nervennaht vor Ruptur, Kompression und Traktion	Schienenbehandlung
	Erhalt der Beweglichkeit nicht betroffener Gelenke, sekundäre Folgen wie Kontrakturen, Fehlstellungen, Verletzungen vermeiden	AROM, PROM, ADL-Training, Patienteninformation
	Schmerz- und Ödembehandlung	Patienteninformation, Elevation, Kompression
	Sensorische Vorbereitung	Sensorische Reedukation (Phase I)
Mittlere	Wiedererlangung der motorischen Funktionen	AROM, PROM, Schienenbehandlung
	Selbstständigkeit im täglichen Leben, Wiederaufnahme von Freizeitaktivitäten	ADL, Hilfsmittelversorgung
	Verbesserung der sensorischen Funktionen	Sensorische Reedukation Phase II (u. a. Spiegeltherapie, »sensory glove«)
Späte	Verbesserung von Kraft, Ausdauer und Koordination, ADL und Freizeitaktivitäten klären	Kräftigungs- und Koordinationsübungen, Ganzkörperbelastung
	Berufliche Rehabilitation oder Einleitung einer adäquaten Umschulung	Training berufsspezifischer Funktionen

◘ **Tab. 9.4** Allgemeine Ziele und Inhalte der Rehabilitation nach peripherer Nervenverletzung

ADL Aktivitäten des täglichen Lebens, *AROM* »active range of motion«, *PROM* »passive range of motion

9.3 Postoperative Behandlung

Die Behandlung von Patienten mit peripheren Nervenläsionen nach primärer wie sekundärer Versorgung erfordert eine gute interdisziplinäre Zusammenarbeit, wobei je nach Verletzung auch die psychische Unterstützung des Patienten berücksichtigt werden sollte. Der Beginn sowie die Inhalte der Behandlung richten sich nach der spezifischen Verletzung und ihrer Versorgung. Nach einer *Neurapraxie* setzt die Therapie im Verlauf der Erholungsphase mit dem Ziel der Muskelkräftigung ein. Nur in seltenen Fällen ist eine Schienenversorgung notwendig, da die Erholung meist schnell eintritt. Nach *Axonotmesis* wird der verletzte Nerv zunächst durch Ruhigstellung geschützt. Eine Schienenversorgung, um Muskeln und Gelenke vor Überdehnung zu schützen, ist meist unumgänglich.

Hat der Patient eine *Neurotmesis* erlitten, sollte er der Frühphasenbehandlung (► Abschn. 9.3.1) zugewiesen werden. Nach komplexen Verletzungen mit Nervenbeteiligung und nach Replantationen beginnt die Therapie mit der Anpassung immobilisierender Handschienen und frühfunktionellen Übungen in Entlastungsstellung bereits am dritten bis vierten postoperativen Tag. Die Ruhigstellung zwischen den Therapien beträgt 3–4 Wochen. Die Ziele der Rehabilitation eines Patienten nach peripherer Nervenverletzung sind in ◘ Tab. 9.4 zusammengefasst.

Die postoperative Behandlung kann in 3 Phasen unterteilt werden. Während der ersten Phase stehen die Heilung und Ruhigstellung im Vordergrund. Die mittlere

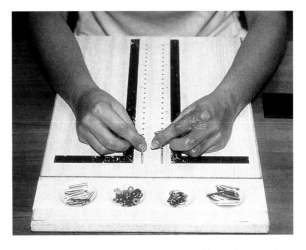

◘ **Abb. 9.12** Purdue-Pegboard-Test. (Aus Waldner-Nilsson 2013)

Phase mit der beginnenden Reinnervation hat die Mobilisation und sensorische Reedukation zum Inhalt. Die dritte, späte Phase beinhaltet Kräftigung, funktionellen Einsatz der Hand und das Training der berufsspezifischen Funktionen.

9.3.1 Frühe Phase

In der Frühphase (Stadium der Nichtinnervation) sind die Vermeidung von Sekundärschäden durch Schienung und Information sowie die sensorische Vorbereitung die Hauptziele.

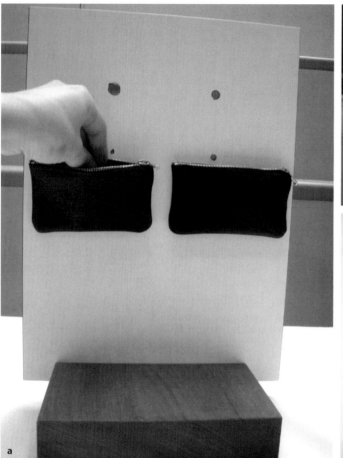
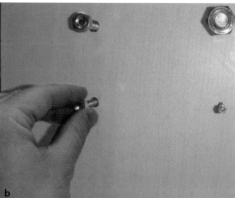
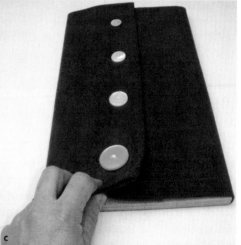

Abb. 9.13   Sollerman-Handfunktionstest. (Aus Waldner-Nilsson 2013)

Schienenversorgung

Die Art der Ruhigstellung ist abhängig von der jeweiligen Verletzung, die Dauer variiert zwischen 2 und 4 Wochen. Wurde ein digitaler Nerv spannungsfrei koaptiert, ist im Allgemeinen keine Schienenversorgung notwendig. Nach Versorgung des N. medianus oder N. ulnaris erhält der Patient für ca. 3 Tage einen postoperativen Verband. Der Verband wird vom Therapeuten entfernt, die Wunde beurteilt und eine immobilisierende Schiene angepasst. Das Handgelenk befindet sich dazu in Neutral- oder ca. 30° Flexionsstellung, die MP-Gelenke sind 45–60° gebeugt, die IP-Gelenke verbleiben in Streckstellung. Bei Verletzungen des N. medianus auf Höhe des proximalen Unterarms wird der Ellenbogen in Flexionsstellung in die Ruhigstellung einbezogen. Die Schiene sollte die Öffnung der Daumenkommissur berücksichtigen, um eine Adduktionskontraktur des Daumens zu vermeiden. Diese Schiene wird für ca. 3 Wochen getragen und lediglich für die Handhygiene und die Übungseinheiten entfernt.

Nach chirurgischer Versorgung des N. radialis wird die Hand für ca. 3 Tage mit extendiertem Handgelenk ruhiggestellt, um eine Überdehnung der Extensoren zu vermeiden. Der Verband wird am dritten oder vierten Tag vom Therapeuten entfernt, die Wunde beurteilt und eine palmare Unterarmschiene in 30–40° Handgelenkextension angepasst. Bei proximaler Verletzungen wird der Ellenbogen in die Ruhigstellung einbezogen.

> Generell sollte sich eine Immobilisierung durch einen Gips auf die notwendigen Gelenke beschränken.

Erhalt der Beweglichkeit nicht betroffener Gelenke

Der Erhalt der vollen passiven Gelenkbeweglichkeit und der Kraft der nicht betroffenen Muskulatur stehen in der Akutphase im Vordergrund der Behandlung. Sekundäre Schäden an Gelenken und Muskeln müssen vermieden

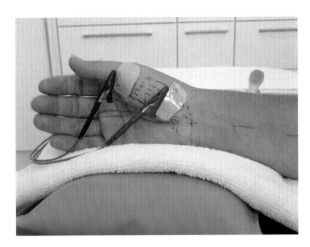

Abb. 9.14 Elektrische Nervenstimulation. (Mit freundlicher Genehmigung S. Haas-Schinzel)

und die zentralen Voraussetzungen für eine sensorische Erholung möglichst aufrechterhalten werden.

Nach Absprache mit dem Operateur kann eine frühfunktionelle Mobilisation aus der Schiene heraus erfolgen. Zur Vermeidung von Dehnung oder Zug, wird das Training in entlasteter Stellung durchgeführt. Die Elektrotherapie der paretischen Muskulatur kann eingesetzt werden, bis eindeutige Zeichen der Reinnervation im EMG vorliegen (**□** Abb. 9.14, Mit frdl. Genehmigung S. Haas-Schinzel).

Patienteninformation und -instruktion

Die Information des Patienten über die Art seiner Verletzung und die damit verbundene Einschränkung der Handfunktion steht am Beginn der Behandlung. Der Patient erhält schriftliche Anweisungen, welche Übungen er innerhalb der Schiene durchführen kann. Übungen zur Selbstmobilisation besonders der nicht betroffenen Gelenke binden den Patienten aktiv in das Behandlungsprogramm ein. Der Patient erhält Informationen darüber, was er zur Vermeidung von Sekundärschäden beitragen kann. Je nach Verletzungsart sind auch frühfunktionelle Übungen – nach Maßgabe des Operateurs – aus der Schiene heraus möglich. Der Patient wird dahingehend informiert, den aktiven Einsatz der Hand ohne Schutz durch die Schiene bis zur dritten oder vierten postoperativen Woche zu vermeiden.

Zur Vermeidung von Verletzungen oder Verbrennungen erhält der Patient darüber hinaus Informationen über die Bereiche mit fehlender oder verminderter Sensibilität. Er benötigt Instruktionen über den Schutz seiner Hand, da ihm jegliche Rückmeldung über schädigende Einflüsse wie Druck, Kälte oder Hitze fehlt. Die Patienteninformation bezieht zudem die Ödembehandlung mit ein.

Schmerz- und Ödembehandlung

In der Akutphase führt eine Abnahme des Ödems zu einer Schmerzreduktion. Eine zeitweilige Immobilisation durch eine Lagerungsschiene in der Intrinsic-Plus-Stellung kann in Einzelfällen und nach Absprache mit dem Operateur erforderlich sein. Durch stündliches Hochhalten, Faustschlussbewegungen unter Hochhalten des Arms und retrograde Massage wird das Ödem reduziert und die Zirkulation angeregt; unterstützend wirkt die Lymphdrainage. Zusätzliche Maßnahmen sind die pneumatische Drucktherapie und der Einsatz spezieller Kompressionshandschuhe. Auf den Einsatz von Eis auf der betroffenen Haut sollte wegen der eingeschränkten sensiblen Versorgung verzichtet werden. Alternativ ist in der frühen Phase der Behandlung eine Kühlung z. B. in Form von kalten Kompressen, absteigenden Bädern, gekühltem Raps oder kalten Quarkpackungen sinnvoll.

In den ersten Monaten entwickelt sich relativ oft eine posttraumatische Kälteempfindlichkeit. Nicht nur tiefe Innen- und Außentemperaturen, sondern auch Regen, Wind und das Arbeiten mit kalten Materialien lösen Schmerzen aus (Carlsson et al. 2010b). Das Tragen von schützenden Fausthandschuhen (z. B. aus Neopren) ist deswegen bei kälteren Temperaturen erforderlich. Auch verhaltenstherapeutische Ansätze (Brown et al. 1986) haben sich in der Studie von Carlsson et al. (2003) als wirksam gegen posttraumatische Kälteempfindlichkeit erwiesen.

9.3.2 Mittlere Phase

In der mittleren Phase (Stadium der Teil- und Reinnervation) steht die Wiedererlangung der motorischen und sensorischen Funktionen im Vordergrund.

Narbenbehandlung

Die formale Therapie setzt 2–3 Wochen nach der Operation mit der Narbenbehandlung ein. Die Friktionsmassage mit spezieller Creme zur Narbenbehandlung führt der Patient selbstständig mehrmals täglich durch. Falls erforderlich kann bei verheilter Wunde eine Silikon- oder Elastomerauflage – auch in Kombination mit einem Kompressionshandschuh – angepasst werden (**□** Abb. 9.15).

> **❯** Nach autologer Nerventransplantation sollte die Narbenmassage erst nach der sechsten oder achten Woche beginnen, um die Koaptation und die Transplantatanschlüsse vor externer Belastung zu schützen; sie könnten zu einer Verschiebung des Transplantats führen.

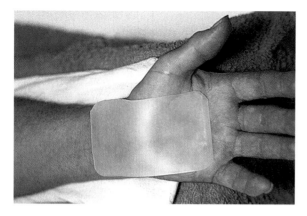

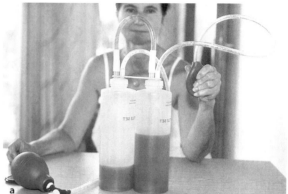

◻ Abb. 9.15   Narbenbehandlung mit Silikonauflage

Leichte oberflächliche Narbenauflagen (Silikon- und Gel-pads) können allerdings vorsichtig verwendet werden. Ul-traschallbehandlung ist in der frühen Phase über einem autologen Nerventransplantat ebenfalls nicht zu empfeh-len, da der Effekt der Ultraschallenergie noch nicht hin-reichend untersucht wurde (Taras et al. 2005).

Weitere Behandlungsmaßnahmen

Sobald die Ruhigstellung nach ca. 3 Wochen aufgehoben ist, wird die Mobilisation auf die betroffenen Gelenke aus-gedehnt und im Rahmen der Fortschritte des Patienten gesteigert. Aggressive passive Dehnung ist zu vermei-den. Zur Schmerzlinderung und Kontrakturprophylaxe werden spezielle Techniken, z. B. die manuelle Therapie, eingesetzt. Auch eine Wärmeapplikation in Form von Warmpackungen, Kiesbädern oder Paraffinanwendungen führt zu einer Entspannung und Schmerzlinderung. Zu-dem wird das Gewebe auf die nachfolgenden Übungen vorbereitet.

Die reinnervierten Muskeln werden durch verschie-dene Fazilitationsmethoden angesprochen (Waldner-Nilsson 2013). Extero- und propriozeptive, visuelle, akus-tische Stimulation sowie propriozeptive neuromuskuläre Fazilitation (PNF; Assmus et al. 2013) können angewandt werden. Spezielle Weichteiltechniken, z. B. die Muskel-dehnung im Rahmen der erlaubten Bewegungsgrenzen, sind weitere Bestandteile des Therapieprogramms.

Die Ziele sind:
— Passive Gelenkbeweglichkeit erhalten
— Sekundärschäden verhindern
— Tonus und Kraft der nicht betroffenen Muskulatur erhalten
— Physiologische Muskelfunktionen anbahnen
— Kräftigung der Muskulatur
— Förderung und Verbesserung der sensorischen Funk-tionen

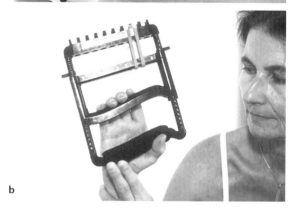

◻ Abb. 9.16 a,b   Training der Kraft und Belastung. (Aus Waldner-Nilsson 2013)

— Desensibilisierung
— Koordination und Training komplexer Funktionen

Bei Regenerationszeichen der Muskulatur (Kraftgrad M2) wird das Training der reinnervierten Muskulatur aufgenommen. Zur Verbesserung der Kraft und Aus-dauer erfolgt die Behandlung gegen Widerstand, der im Rahmen des Erholungsgrads der Muskulatur und der Be-lastbarkeit der rekonstruierten Strukturen kontinuierlich gesteigert wird (◻ Abb. 9.16). Eine Wiederaufnahme der normalen funktionellen Aktivität wird angestrebt. Der Einsatz von Zwillingsschlaufen erleichtert die Mobilisa-tion und die Integration betroffener Finger in den Be-wegungsablauf.

Die gesamte Fingerflexion in Kombination mit der Handgelenkmobilisation kann nach 6 Wochen trainiert werden (◻ Abb. 9.17). Bei eingeschränkter Gelenkbeweg-lichkeit in Flexion oder Extension ist nach 7–8 Wochen eine dynamische Schienung indiziert. Weiterhin erfolgt ein kontinuierliches Training von Kraft, Ausdauer und Belastung. Zu einem späteren Zeitpunkt beinhaltet die Behandlung zudem das Training komplexer physiologi-scher Bewegungsabläufe wie der Koordination und Fein-motorik.

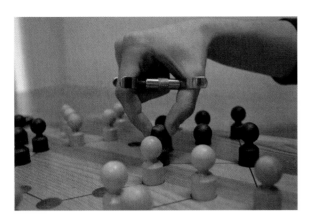

Schienenversorgung

Vor allem im Stadium der Nicht- und Teilinnervation ist die Schienenversorgung ein wesentlicher Bestandteil der Behandlung, um die passive Beweglichkeit der Hand zu erhalten. Zudem soll der Gebrauch der teilweise gelähmten Hand durch die Schiene gefördert und die Funktion angeregt werden. Die Schienen, die zur Anwendung kommen, können in 3 Gruppen eingeteilt werden.

Immobilisierende Schienen Sie schützen die Nervenkoaptation vor Zug. Gehen Nervenläsionen mit Verletzungen anderer Strukturen (Haut, Sehnen, Knochen, Gefäße etc.) einher, dient die Schiene der frühfunktionellen Nachbehandlung. Nach 4 Wochen postoperativ wird die immobilisierende Schiene abgesetzt und, falls notwendig, durch eine andere unterstützende oder funktionelle Schiene ersetzt, die auf die Erfordernisse der spezifischen Nervenverletzung eingeht.

Korrigierende Schienen Diese Schienen unterstützen das Wiedererlangen der passiven Beweglichkeit. Bereits bestehende Kontrakturen aufgrund eines Muskelungleichgewichts müssen korrigiert werden, bevor eine substituierende Schiene angepasst wird, da diese nur bei passiv freien Gelenken ihren Zweck vollständig erfüllen kann. So muss eine Beugekontraktur in den PIP-Gelenken nach einer Ulnarisläsion zunächst behoben werden, bevor eine Ulnarisschiene angepasst werden kann (▫ Abb. 9.18).

Substituierende Schienen Sie beugen Gelenkkontrakturen vor, verhindern die Überdehnung der nicht innervierten Muskulatur und vermeiden Ersatz- und Trickbewegungen. Sie schaffen so eine funktionelle Ausgangsposition, um den Gebrauch der Hand oder des Arms zu verbessern. Nach Verletzung des N. ulnaris kann eine Schiene

zur Vermeidung der Hyperextension in den Grundgelenken IV und V erforderlich sein (▫ Abb. 9.19). Eine N.-medianus-Verletzung erfordert unter Umständen eine Opponensschiene oder eine C-Bar-Schiene (▫ Abb. 9.20). Kombinationsverletzungen müssen entsprechend versorgt werden. Die Unterstützung des Handgelenks nach Radialisparese ermöglicht den kraftvollen Faustschluss (▫ Abb. 9.21 u. ▫ Abb. 9.22). Tagsüber trägt der Patient eine dorsale, dynamische Schiene, die die Finger und den Daumen mit dynamischen Auslegern in Extension hält (McKee u. Nguyen 2007). Sind die Gelenke frei beweglich und besteht keine Tendenz zum Muskelungleichgewicht (z. B. bei hoher Ulnarisläsion), so kann mit der Anpassung einer Schiene zugewartet werden.

Selbstständigkeit im täglichen Leben, Wiederaufnahme von Freizeitaktivitäten

Eine periphere Nervenläsion schränkt den Gebrauch der Hand wesentlich ein. Umso wichtiger ist es, den Patienten anzuweisen, den betroffenen Arm, soweit es geht, einzusetzen. Das Training der alltagspraktischen Funktionen fördert die Selbstständigkeit des Patienten, sodass die Teilhabe in den Lebensbereichen Selbstversorgung (z. B. Waschen, Anziehen, Essen), Produktivität (z. B. Beruf, Haushalt, Schule) und Freizeit/Erholung (z. B. Sport, Kultur) soweit es geht wieder ermöglicht wird (Assmus et al. 2013). Bei Funktionsverlust kann eine vorübergehende oder dauerhafte Versorgung mit geeigneten Hilfsmitteln erforderlich sein.

Verbesserung der sensomotorischen Funktionen

Das Erkennen und Ordnen von Gewichten, Größen und Oberflächen, die Identifikation von Objekten, wie es klassische visuell-taktile Sensibilitätstrainings nach Wynn Parry (1966) und Dellon (1971) beinhalten, setzt erst bei Zeichen der Reinnervation ein. Nach einer kompletten oder teilweisen Nervenverletzung kommt es zu einem sofortigen Verlust bzw. einer Verminderung des sensorischen Inputs in dem betroffenen Körperteil bzw. des Kortex. Wie sich mithilfe der funktionellen Magnetresonanztomographie (fMRT) feststellen lässt, führt dies im Verlauf zu einer Umwandlung und zu einer signifikanten Reorganisation des somatosensorischen Kortex (Merzenich 1993). Die erweiterten Kenntnisse über die neurophysiologischen Zusammenhänge führten in den letzten Jahren zu neuen Behandlungsansätzen. Das Sensibilitätstraining von Lundborg und Rosén (Lundborg u. Rosén 2001, 2007, Lundborg et al. 1999, Rosén et al. 2003, 2006) beruht auf der multimodalen Plastizität des Gehirns.

Aufmerksamkeit, der aktive bewusste Gebrauch der Hand bei den täglichen Aktivitäten und die Anforderungen an die Sensibilität in Beruf und Hobby, kom-

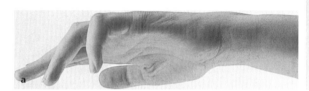
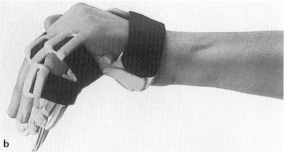

🔲 **Abb. 9.18   a** Kontraktur der PIP-Gelenke nach Ulnarisläsion, **b** statische Extensionsschiene zur Aufdehnung der Kontraktur der PIP-Gelenke des Ring- und Kleinfingers. (Aus Waldner-Nilsson 2013)

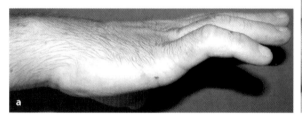
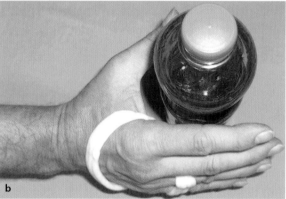

🔲 **Abb. 9.19a,b**   Substituierende Schienenversorgung. **a** Eine Verletzung des N. ulnaris zieht eine Hyperextension der Grundgelenke 4 und 5 nach sich. **b** Die Schiene verhindert die Hyperextension in den Grundgelenken. (Mit freundlicher Genehmigung von Martin Berendt, Bad Neustadt)

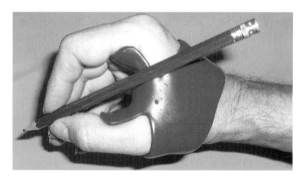

🔲 **Abb. 9.20**   Opponensschiene nach Verletzung des N. medianus. (Mit freundlicher Genehmigung von Martin Berendt, Bad Neustadt)

biniert mit einer hohen Motivation des Patienten, sind Faktoren, die die Erholung der funktionellen Sensibilität maßgeblich beeinflussen. Der Einbezug anderer Sinnesmodalitäten wie Sehen oder Hören, eine stimulierende Umgebung und sinnvolle Aktivitäten, die in einem logischen Bedeutungszusammenhang stehen, unterstützen die kortikalen Umwandlungsprozesse. Untersuchungen

zeigten, dass dies einen Einfluss auf die Bildung von »microspines« und synaptischen Verbindungen zwischen den kortikalen Neuronen hat (Johansson u. Belichenko 2002). Diese Veränderungen sind wiederum die Basis für Lernen und die Speicherung von Erfahrungen (Jerosch-Herold 2011).

Signifikante Verbesserungen der Sensibilität konnten bis zu 5 Jahre nach einer Nervenwiederherstellung festgestellt werden (Rosén u. Lundborg 2001, Ruijs 2005). Kinder erzielen allgemein ein besseres funktionelles Ergebnis, das bis zur vollständigen Wiederherstellung der Funktion gehen kann. Bei Erwachsenen sind dagegen die Ergebnisse mit zunehmendem Alter weitaus schlechter.

Sensibilitätstraining Phase I

> Die sensorische Reedukation beginnt unmittelbar postoperativ in der Akutphase. Ihr Ziel ist es, die kortikale Handrepräsentanz zu aktivieren und aufrechtzuerhalten (sensorische Vorbereitung; Rosén 2003, Rosén et al. 2003, Novak 2011).

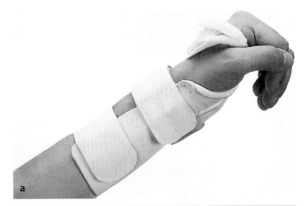

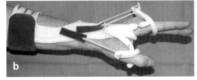

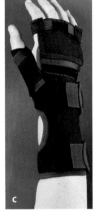

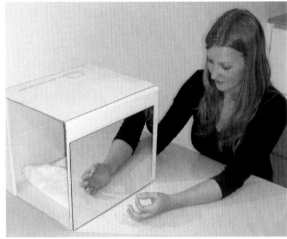

◘ **Abb. 9.23** Spiegeltherapie nach Nervenverletzung. (Aus Waldner-Nilsson 2013)

◘ **Abb. 9.21a–c** Nach Radialisläsion ermöglicht die Schiene Handgelenks- und Fingerstreckung und somit das funktionelle Greifen. **a** »Cock-up-Schiene«, **b** Radialisschiene nach Zuber, **c** Handgelenksschiene mit Fingerschlaufen »Manex radial« (Artikel-Nr. EU2085. (c mit freundlicher Genehmigung der Firma MediRoyal Nordic AB, Sollentuna, Schweden)

Folgende Verfahren sollen die kortikale Handrepräsentation aktivieren:

- Motorisch-sensorische Vorstellungsübungen (Bewegung, Berührung vorstellen)
- Bewegungsbeobachtung (visotaktile Interaktion)
- Tätigkeits- und Berührungswörter lesen oder hören
- Alternative Sinne einsetzen

Motorisch-sensorische Vorstellungsübungen

Yoo et al. (2003) untersuchten mithilfe der fMRT die Aktivitäten in den verschiedenen Gebieten des Gehirns bei tatsächlicher und imaginärer Berührung mit einem Monofilament an der dorsalen Haut der ersten Kommissur der Hand. Die Resultate zeigten Aktivität in überlappenden Gehirnarealen bei der Vorstellung der Berührung gegenüber der tatsächlichen Berührung. Das Beobachten und die mentale Vorstellung von Bewegung und Berührung unterstützen die neuroplastischen Prozesse der kortikalen Reorganisation (Gerardin 2000, Jeannerod 1995, Naito 2002).

Bewegungsbeobachtung

Eine Untersuchung von di Pellegrino et al. (1992) zeigte, dass das motorische kortikale Gebiet durch das bloße Beobachten aktiviert wird. Die sogenannten Spiegelneuronen (Rizzolatti u. Craighero 2004) antworten nicht nur auf Bewegung, sondern auch auf die Motivation und den Kontext einer geplanten Bewegung (van Praag et al. 2000, Johansson 2004, Iacoboni et al. 2005). Zur visuotaktilen Interaktion kann auch die Spiegeltherapie eingesetzt werden (◘ Abb. 9.23).

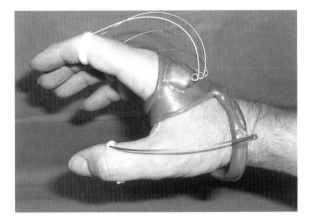

◘ **Abb. 9.22** Bei fehlender Fingerstreckung kann die Schiene auf die Finger allein beschränkt sein. (Mit freundlicher Genehmigung von Martin Berendt, Bad Neustadt)

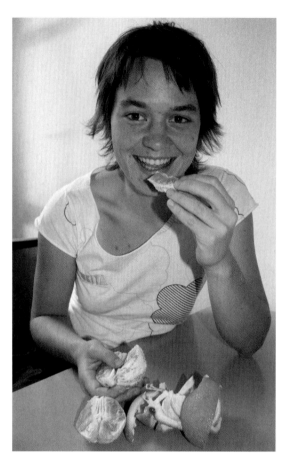

Abb. 9.24   »Taktile Mahlzeit« (Aus Waldner-Nilsson 2013)

Tätigkeits- und Berührungswörter lesen oder hören

Das passive Lesen oder Hören von Handlungswörtern bezogen auf Gesicht, Arm oder Bein kann die Repräsentationsgebiete der Hand im motorischen Kortex aktivieren, die mit der tatsächlichen Bewegung der entsprechenden Körperteile überlappen (Hauk et al. 2004). Pulvermuller et al. (2005) wiesen die funktionelle Verknüpfung zwischen motorischem System und Sprachsystem nach.

Alternative Sinne einsetzen

Das Ersetzen eines Sinnes durch einen anderen gründet auf dem Konzept der kreuz- und multimodalen Plastizität des Gehirns (Pascual-Leone 2001). Der Gehörsinn und der Berührungssinn stehen in engem Bezug zueinander, da die Wahrnehmung in beiden Fällen auf dem Vibrationssinn beruht (Katz 1989). Zieht man die Kapazität des Gehörsinns, zwischen komplexen Mustern von Frequenzen zu unterscheiden, in Betracht, so liegt es nahe zu vermuten, dass das Gehör fähig ist, Funktionen zu übernehmen, die normalerweise der Berührung zugerechnet werden. Visuotaktile

Signale, die durch aktive Berührung hervorgerufen werden, können in einen vibroakustischen Stimulus (z. B. Friktionsgeräusche von Textilien und Oberflächen) überführt werden. »Der Patient hört, was er fühlt« (Lundborg 2004).

Das Sensor-Glove-System von Rosén und Lundborg (Lundborg et al. 1999, Rosén et al. 2003, Rosén u. Lundborg 2007) baut mithilfe des sensorischen Bypass auf diesen Erkenntnissen auf. Ein Handschuh, der mit Mikrophonen an den Fingerspitzen versehen ist, leitet die Geräusche, die beim Streichen über Oberflächen entstehen, über einen Verstärker an Kopfhörer weiter. Eine prospektive randomisierte multizentrische Studie (Rosén u. Lundborg 2007) zeigte, dass die taktile Gnosis durch den Einsatz des Sensor-Glove-Systems signifikant besser war. Der frühe Gebrauch »artifizieller« Sensibilität verbessert die sensible Erholung (Rosén u. Lundborg 2007).

Sensibilitätstraining Phase II

Das Training der Phase II kann beginnen, sobald die Reinnervation die distale Handfläche erreicht hat. Zusätzlich zu den klassischen Prinzipien des Sensibilitätstrainings nach Wynn Parry (1976) und Dellon (1972) schlagen Rosén und Lundborg erweiterte Strategien vor, um das Training zu optimieren (Rosén et al. 2003, Lundborg 2004).

Bilaterale Aktivierung

Bilaterales Training ist auf kontra- und ipsilaterale Pfade für den taktilen Input angewiesen und bezieht beide Hemisphären mit ein. Die korrekte taktile Information der nicht betroffenen Hand erleichtert den Lernprozess (Rosén et al. 2003).

Multisensorische Stimulation

Eine vielfältige sensorische Stimulation und eine anregende, aktivierende Atmosphäre, die möglichst unterschiedliche Sinne anspricht, generieren die Formation von »microspines« und die synaptische Verbindung von kortikalen Neuronen. Dies bildet die Grundlage des Lernens und Speicherns von Erfahrung (Johansson u. Belichenko 2002).

Größere Teile des Gehirns werden aktiviert, und neuroplastische Prozesse der kortikalen Reorganisation unterstützen so den sensorischen Wiedererlernungsprozess. Ayers (1972) entwickelte das Konzept der »sensorischen Integration«. Es beruht auf der Kapazität des zentralen Nervensystems, Informationen verschiedener sensorischer Modalitäten zu integrieren. So ist z. B. die enge Verknüpfung zwischen Düften, Erinnerungen und Gefühlen bekannt. Ein multimodaler Ansatz zielt auf den gleichzeitigen Gebrauch der Augen, des Geruchs, des Geschmacks und des Gehörs (z. B. »taktile Mahlzeit«; Rosén et al. 2003; ☐ Abb. 9.24).

Kortikale Induktion

Die intakte topographische Organisation des kortikalen Gebiets, das an jenes der Verletzung angrenzt, wird als Orientierungshilfe genutzt, um Schritt für Schritt die korrekte topographische »Karte« im Gebiet der Verletzung nach Reinnervation hervorzurufen. Dies kann durch simultane Stimulation zweier Punkte beidseitig der Grenze zwischen der korrekt und der inkorrekt reinnervierten Haut stattfinden. Dadurch dehnt sich das kortikale Gebiet aus, das der korrekt innervierten Haut entspricht. Die Kortexrepräsentation der inkorrekt innervierten Bereiche tritt zurück (Rosén et al. 2003).

Selektive Anästhesie

Der Einsatz einer selektiven temporären, lokalen Anästhesie schaltet die Afferenzen nicht betroffener Bereiche aus und verstärkt somit die betroffenen kortikalen Gebiete zentral. Durch den Einsatz eines Lokalanästhetikums (Emla-Salbe, 2,5 % Lidocain und 2,5 % Prilocain) am Unterarm wird nach einer Läsion des N. medianus oder des N. ulnaris eine Verstärkung und eine Ausdehnung der Repräsentation des betroffenen kortikalen Gebiets der Hand im Kortex erzielt und die Effektivität des Sensibilitätstrainings dadurch erhöht (Rosén et al. 2006, Björkman et al. 2004). Dieser erweiterte Behandlungsansatz des Sensibilitätstrainings, der auf einem Lernprozess beruht, umfasst Konzentration, sofortiges Feedback, visuelle und sensorische Informationen und Erinnerung sowie die Verstärkung durch Wiederholung. So kann die veränderte Wahrnehmung der taktilen Informationen im Kortex neu interpretiert und wiedererlernt werden.

> **Strategien zu Förderung des Lernprozesses**
> - Bilaterale Übungen
> - Stimulation auf der Grenze zwischen intakter und herabgesetzter Sensibilität
> - Multisensorische Stimulation (taktile Mahlzeit)
> - Sensibilitätstraining mit Unterstützung durch selektive Anästhesie

9.3.3 Späte Phase

Dies ist das Stadium der abgeschlossenen Reinnervation. Die Maßnahmen dieser Phase haben die Verbesserung von Kraft, Ausdauer und Koordination sowie die berufliche Rehabilitation bzw. die Einleitung zur Umschulung zum Ziel.

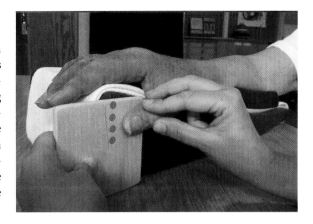

◘ **Abb. 9.25** Übungen nach Perfetti kombinieren die bewusste Wahrnehmung sensibler Reize und die muskuläre Aktivität. (Mit freundlicher Genehmigung M. Neugebauer, München)

Verbesserung von Kraft, Ausdauer und Koordination

Die Bewegungen erfolgen noch unkoordiniert und können nicht den jeweiligen Erfordernissen angepasst werden, da ein bedeutender Teil der afferenten Informationen der rezeptiven Organe (Haut, Gelenke, Muskeln und Sehnen) fehlt (Monzée et al. 2003, Nowak u. Hermsdörfer 2005). Häufig ist das Ausholen zum Greifen nicht zielgerichtet, die Fingeröffnung entspricht nicht dem zu umfassenden Gegenstand, und der Greifakt wird instabil. Es ist dem Patienten unmöglich oder es bereitet ihm große Schwierigkeiten, Objekte in der Hand zu bewegen und zu manipulieren. Die Kraftdosierung ist nicht angemessen, zudem fehlt die Ausdauer, die bei anhaltendem Greifen erforderlich ist (Duff 2005). Die Koordination benötigt daher besondere Aufmerksamkeit und gezieltes Training.

Hier bieten sich besonders Übungen nach Perfetti an, die die Aufmerksamkeit des Patienten auf die bewusste Wahrnehmung sensibler Reize und muskulärer Aktivität lenken (◘ Abb. 9.25). Daneben stehen die allgemeine Belastungsfähigkeit, die Kräftigung und das Ausdauertraining im Focus der Behandlung. Um im Sinne der International Classification of Functioning, Disability and Health (ICF) die Teilhabe des Patienten an den Aktivitäten des täglichen Lebens zu ermöglichen, müssen in vielen Fällen Arbeitsgeräte angepasst und Hilfsmittel oder Alternativen zu den bisherigen Hobbys und Interessen gesucht werden. Die Verordnung des entsprechenden Hilfsmittels erfolgt auf Empfehlung des Therapeuten durch den behandelnden Arzt.

Dies ist umso wichtiger, als diese Aktivitäten meist eine große Auswirkung auf die sozialen Kontakte des Patienten haben. Eine Balance zwischen Alltagstätigkeiten/

Selbstversorgung, Beruf und Freizeit ist für das Wohlbe-finden außerordentlich bedeutend.

Berufliche Rehabilitation oder Einleitung einer Umschulung

In der letzten Phase der Behandlung erfolgt das Training berufsspezifischer Funktionen im Hinblick auf eine Wie-dereingliederung des Patienten, wobei dessen Interessen und Möglichkeiten zugrunde gelegt werden. Eine medizi-nisch-beruflich orientierte Rehabilitation (MBOR) hat die optimale Funktionswiederherstellung im Hinblick auf die berufsbedingten Anforderungen zum Ziel. Um eine mög-lichst arbeitsplatzbezogene Rehabilitation zu gewährleis-ten, sind detaillierte Arbeitsplatzbeschreibungen, die eine Erprobung und Simulation der Arbeitsabläufe unter rea-len Arbeitsbedingungen ermöglichen, erforderlich (Harth et al. 2008, Wendt 2007).

Die Therapie berücksichtigt dabei die Arbeitsabläufe und Arbeitsgestaltungen, die für den Patienten im Be-rufsalltag im Vordergrund stehen. Hierzu zählen z. B. das Besteigen von Leitern, Schrägen und Gerüsten. Über-kopfarbeiten, Tragen, Heben und Stapeln sind ebenfalls Verrichtungen, die in die Therapie einbezogen werden. Zur Feststellung individueller Belastungsgrenzen können Techniken der funktionellen Ergotherapie, die Evaluation der funktionellen Leistungsfähigkeit nach Isernhagen (EFL) aber auch der BTE-Work-Simulator herangezogen werden (Schreier u. Jostkleigrewe 2011).

Wenn bleibende Defizite bestehen, sind Hilfsmittel oder die Anpassung des Arbeitsplatzes notwendig. Kann der Patient nicht mehr an seinen alten Arbeitsplatz zu-rückkehren, ist unter Umständen eine Umschulung erfor-derlich. Sofern Störungen im Bereich der Umweltfaktoren, der Teilhabe oder im psychosozialen Bereich auftreten, sollten das soziale, häusliche, schulische oder berufliche Umfeld rechtzeitig in den Rehabilitationsprozess ein-gebunden werden. Der Kontakt zu Berufshelfer, Sozial-arbeiter sowie Arbeitgeber ist in vielen Fällen notwendig (Wendt 2007).

Literatur

American Society of Hand Therapists (ASHT) (1992) Clinical Assess-ment Recommendation. 2nd edn., Chicago ▶ www.asht.org

Assmus H, Antoniadis G, Bischoff C, Dumont C, Henningsen I, Kretschmer T, Lautenbach M, Mailänder P, Schädel-Höpfner M, Schaller HE, Scheglmann K, Schulte-Mattler W, Schwerdtfeger K, Sinis N, Wendt H, Wüstner-Hofmann M (2013) Versorgung peri-pherer Nervenverletzungen (S3-Leitlinie). AWMF-Register Nr. 005/010. ▶ www.awmf.de

Ayers A (1972) Sensory integration and learning disorders. Los An-geles: Western Psychological Services

Bell-Krotoski JA, Buford WL Jr. (1997) The force/time relationship of clinically used sensory testing instruments. J Hand Ther 10: 297–309

Björkman A, Rosén B, Lundborg G (2004) Acute improvement of hand sensibility after selective ipsilateral cutaneous forearm anaesthesia. Eur J Neuroscience 20: 2733–2736

Brandsma JW, Schreuders TA (2001) Sensible manual muscle strength testing to evaluate and monitor strength of the intrinsic musc-les of the hand: a commentary. J Hand Ther 14: 273–8

Brown A, Cramer LD, Eckhaus D, Schmidt J, Ware L, MacKenzie E (2000) Validity and reliability of the dexter hand evaluation and therapy system in hand-injured patients. J Hand Ther 13: 37–45

Brown FE, Jobe JB, Hamlet M et al. (1986) Induced vasodilatation in the treatment of posttraumatic digital cold intoleranc. J Hand Surg 11A: 382–387

Brunner F, Heitz C, Kissling R, Kessels AG, Perez RS, Marinus J, ter Riet G, Bachmann LM (2010) German translation and external valida-tion of the Radboud Skills Questionnaire in patients suffering from Complex Regional Pain Syndrome 1. BMC Musculoskeletal Disorders 11: 107. ▶ www.biomedcentral.com/1471-2474/11/107

Carlsson IK, Cederlund R, Höglund P, Lundborg G, Rosén B (2008) Hand injuries and cold sensitivity: Reliability and validity of cold sensitivity questionnaires. Disability & Rehabilitation 30 (25): 1920–1928

Carlsson IK, Cederlund R, Holmberg J, Lundborg G (2003) Behavioral treatment of post-traumatic and vibration-induced digital cold sensitivity. Scan J Plast Reconstr Surg Hand Surg 37: 371–378

Carlsson IK, Edberg AK, Wann-Hansson C (2010a) Hand-injured patients' experiences of cold sensitivity and the consequences and adaption for daily life: a qualitative study. J Hand Ther 23 (1): 53–61

Carlsson IK, Rosén B, Dahlin LB (2010b) Self-reported cold sensitivity in normal subjects and in patients with traumatic hand injuries or hand-arm vibration syndrome. BMC Musculoskeletal Disor-ders 11 (89): 1–10. ▶ www.biomedcentral.com/1471-2474/11/89

Dahlin LB, Leblebicioglu G (eds.) (2013) Current treatment of nerve injuries and disorders. Federation of European Societies for Surgery of the Hand. Instructional Courses. Palme Publications

Dehnhardt B, Harth A, Meyer A (1999) Das »Canadian Occupational Performance Measure« Handbuch. Hannover: Selbstverlag

Dellon AL (1981) Evaluation of sensibility and re-education of sensa-tion in the hand. Baltimore: John D. Lucas Printing Co

Dellon AL (1988) Evaluation of sensibility and re-education of sensa-tion in the hand. Baltimore: John D. Lucas Printing Co

Dellon AL, Curtis RM, Edgerton MT (1971) Re-education of sensation in the hand following nerve injury (abstr.) J Bone Joint Surg 53A: 813

Diday-Nolle AP, Breier S (2013) Klinische Erfassung. In: Waldner-Nils-son B (Hrsg.) Handrehabilitation, Band 1. 3. Aufl. Heidelberg: Springer

di Pellegrino G, Fadiga L, Fogassi L et al. (1992) Understanding motor events: a neurophysiological study. Exp Brain Res 91 (1): 176–80

Duff SV (2005) Impact of peripheral nerve injury on sensorimotor control. J Hand Ther 18 (2): 277–291 [Review]

Fess EE (2002) Documentation: essential elements of an upper extre-mity assessment battery. In: Hunter JM, Mackin EJ, Callahan AD, Skriven TM, Schneider LH, Ostermann L (eds.) Rehabilitation of the Hand and upper Extremity, 5th ed. St. Louis: Mosby

Gambihler B, Neugebauer M (2012) Neurokognitive Rehabilitation nach Prof. Perfetti. Zeitschrift für Handtherapie 15 (1): 16–23

George S (2002) Praxishandbuch COPM. Idstein: Schultz Kirchner

Gerardin E, Sirigu A, Lehéricy S et al. (2000) Partially overlapping neural networks for real and imagined hand movements. Cereb Cortex 10 (11): 1093–1104

Germann G, Harth A, Wind G, Demir E (2003) Standardisierung und Validierung der deutschen Version 2.0 des »Disability of Arm, Shoulder, Hand« (DASH)-Fragebogens zur Outcome-Messung an der oberen Extremität. Unfallchirurg 106 (1): 13–19

Harth A, Germann G, Jester A (2008) Evaluating the effectiveness of a patient-oriented hand rehabilitation programme. J Hand Surg Eur 33: 771–8

Hauk O, Johnsrude I, Pulvermüller F (2004) Somatotopic representation of action words in human motor and premotor cortex. Neuron 41 (2): 301–307

Hudak PL, Amadio PC, Bombardier C (1996) Development of an upper extremity outcome measure: the DASH (disabilities of the arm, shoulder and hand). Am J Ind Med, 29(6):602–8.

Iacoboni M, Molnar-Szakacs I, Gallese V, Buccino G, Mazziotta JC, Rizzolatti G (2005) Grasping the Intentions of Others with One's Own Mirror Neuron System. PLoS Biol 3 (3): e79

Jeannerod M, Decety J (1995) Mental motor imagery: a window into the representational stages of action. Curr Opin Neurobiol 5 (6): 727–732

Jerosch-Herold C (2003) A study of the relative responsiveness of five sensibility tests for assessment of recovery after median nerve injury and repair. J Hand Surg 28B: 255–260

Jerosch-Herold C (2005) Assessment of Sensibility after Nerve Injury and Repair: A Systematic Review of Evidence for Validity, Reliability and Responsiveness of Tests. J Hand Surg Br 30 (3): 252–264

Jerosch-Herold C (2011) Sensory relearning in peripheral nerve disorders of the hand: a web-based survey and Delphi Consensus method. J Hand Ther 24 (4): 292–299

Jerosch-Herold C, Rosén B (2008) Assessment of Hand Function and Sensory Relearning after Peripheral Nerve Injury to the Hand. Unterlagen Workshop, Bern

Jerosch-Herold C, Rosén B, Shepstone L (2006) Reliability and Validity of a Standardised Locognosia Test after Peripheral Nerve Injury of the Hand. J Bone Joint Surg 88: 1048–1052

Johansson BB (2004) Brain plasticity in health and disease. Keio J Med 53 (4): 231–246

Johansson BB, Belichenko PV (2002) Neuronal plasticity and dendritic spines: effect of environmental enrichment on intact and postischemic rat brain. J Cereb Blood Flow Metab 22: 89–96

Katz D (1989) The world of touch. London: Lawrence Erlbaum Associates

Kendall FP, Kendall McCreary E, Geise Provance P, McIntyre Rodgers M, Romani WA (2009) Muskeln: Funktionen und Tests, 5. Aufl. München: Urban & Fischer in Elsevier

Law M, Baptiste S, Carswell A, McColl MA, Polatajko H, Pollock N (2011) Canadian Occupational Performance Measure. Idstein: Schulz-Kirchner

Lundborg G (2003) Nerve injury and repair- a challenge to the plastic brain. J Peri Nerv Syst 8: 209–226

Lundborg G (2004) Nerve injury and repair: Regeneration, Reconstruction and Cortical Remodeling, 2nd ed. Philadelphia: Elsevier Livingstone

Lundborg G, Rosén B (2001) Sensory relearning after nerve repair. Lancet 358: 809–810

Lundborg G, Rosén B (2007) Hand function after nerve repair. Acta Physiol 189: 207–217

Lundborg G, Rosén B, Lindberg S (1999) Hearing as a substitution for sensation: A new principle for artificial sensibility. J Hand Surg 24A: 219–224

MacDermid JC (2005) Measurement of Health Outcomes Following Tendon and Nerve Repair. J Hand Ther 18 (2): 297–312

MacDermid JC, Lee A, Richards RS, Roth JH (2004) Individual finger strength: are the ulnar digits "powerful"? J Hand Ther 17: 364–7

Mathiowetz V (2002) Comparison of Rolyan and Jamar dynamometers for measuring grip strength. Occup Ther Int 9: 201–9

McKee P, Nguyen C (2007) Customized dynamic splinting: orthoses that promote optimal function and recovery after radial nerve injury: a case report. J Hand Ther 20: 73–88

Moberg E (1958) Objective methods for determining the functional value of sensibility in the hand. J Bone Joint Surg 40-B: 454–476

Monzée J, Lamarre Y, Smith AM (2003) The effects of digital anesthesia on force control using a precision grip. J Neurophysiol 89 (2): 672–83

Muenzen P, Kasch M, Greenberg S, Fullenwider L, Taylor P, Dimick M (2002) A new practice analysis of hand therapy. J Hand Ther 15 (3): 215–25

Naito E, Kochiyama T, Kitada R, Nakamura S, Matsumura M, Yonekura Y, Sadato N (2002) Internally simulated movement sensations during motor imagery activate cortical motor areas and the cerebellum. J Neurosci 22 (9): 3683–3691

Novak BC (2011) Clinical commentary in response to: Sensory relearning in peripheral nerve disorders of the hand: a web-based survey and Delphi Consensus method. J Hand Ther 24 (4): 300–302

Novak BC, Mackinnon SE (2005) Evaluation of nerve injury and nerve compression in the upper quadrant. J Hand Ther 18: 230–240

Nowak DA, Hermsdörfer J (2005) Grip force behavior during object manipulation in neurological disorders: toward an objective evaluation of manual performance deficits. Movement disorders 20 (1): 11–25

Oerlemans HM, Cup EH, DeBoo T, Goris RJ, Oostendorp RA (2000) The Radboud skills questionnaire: construction and reliability in patients with reflex sympathetic dystrophy of one upper extremity. Disabil Rehabil 22 (5): 233–245

Pascual-Leone A, Hamilton R (2001) The metamodal organization of the brain. Prog Brain Res /134:/427-4/45.

Pulvermüller F, Hauk O, Nikulin W, Ilmoniemi RJ (2005) Functional links between motor and language systems. Eur J Neurosci 21 (3): 793–797

Rizzolatti G Craighero L (2004) The mirror-neuron system. Annu Rev Neurosci 27: 169–192

Rosén B (2000) Comparing the responsiveness over time of two tactile gnosis tests: two-point discrimination and STI-Test. Brit J Hand Ther 11:251-257

Rosén B (2003) Inter-tester reliability of a tactile gnosis test: the STI-test. Brit J Hand Ther 8: 98–101

Rosén B, Jerosch-Herold C (2008) Assessment of Hand Function and Sensory Relearning after Peripheral Nerve Injury to the Hand. Unterlagen Workshop, Bern

Rosén B, Lundborg G (2000) A model instrument for the documentation of outcome after nerve repair. J Hand Surg 25A: 535–543

Rosén B, Lundborg G (2001) The long term recovery curve in adults after median or ulnar nerve repair: A reference interval. J Hand Surg 26B (3): 196–200

Rosén B, Lundborg G (2007) Enhanced sensory recovery after median nerve repair using cortical audio-tactile interaction. A randomised multicenter study. J Hand Surg 32 (1): 31–37

Rosén B, Balkenius C, Lundborg G (2003) Sensory re-education today and tomorrow: A review of evolving concepts. Br J Hand Ther 8 (2): 48–56

Rosén B, Björkmann A, Lundborg G (2006) Improved sensory relearning after nerve repair induced by selective temporary anaesthesia - a new concept in hand rehabilitation. J Hand Surg 31 (2): 126–132

Rosén B, Dahlin, Lundborg G (2000) Assessment of functional outcome after nerve repair in a longitudinal cohort. Scan J Plast Reconstr Hand Surg 34: 71–78

Ruijs ACJ, Jaquet JB, Kalmijn S (2005) Median and ulnar nerve injuries: A meta-analysis of predictors of motor and sensory recovery after modern microsurgical nerve repair. Plast Reconstr Surg 116: 484–494

Schreier D, Jostkleigrewe F (2011) Die handchirurgische Rehabilitation im berufsgenossenschaftlichen Heilverfahren – Berufs-
genossenschaftliche stationäre Weiterbehandlung (BGSW)
und komplexe stationäre Rehabilitation (KSR). In: Towfigh H,
Hierner R, Langer M, Friedel R (Hrsg.) Handchirurgie. Heidelberg:
Springer

Schreuders TA, Roebroeck ME, Jaquet JB, Hovius SE, Stam HJ (2004)
Measuring the strength of the intrinsic muscles of the hand in
patients with ulnar and median nerve injuries: reliability of the
Rotterdam Intrinsic Hand Myometer (RIHM). J Hand Surg 29A:
318–24

Sollerman C, Ejeskär A (1995) Sollerman Hand Function Test. A
Standardised Method and its Use in Tetraplegic Patients. Scand
J Plast Reconstr Hand Surg 29: 167–176

Strauch B, Lang A, Ferder M et al. (1997) The Ten Test. Plast Reconstr
Surg 99: 1074–1078

Taras JS, Nanavati V, Steelmann P (2005) Nerve conduits. J Hand Ther
18 (2): 91–197

van Praag H, Kempermann G, Gage FH (2000) Neural consequences
of environmental enrichment. Nat Rev Neurosci 1: 191–198

Vipond N, Taylor W, Rider M (2007) Postoperative splinting for isolated digital nerve injuries in the hand. J Hand Ther 20: 222–231

Waldner-Nilsson B (Hrsg.) (2013) Handrehabilitation, Bd 1. 3. Aufl.
Heidelberg: Springer

Waldner-Nilsson B (Hrsg.) (2013) Handrehabilitation, Bd 2. 2. Aufl.
Heidelberg: Springer

Weinstein S (1993) Fifty years of somatosensory research; from the
Semmes-Weinstein monofilaments to the Weinstein enhanced
sensory test. J Hand Ther 6: 11–22

Wendt H (2007) Belastungstraining. In: Scheepers C, Steding-Al-
brecht U, Jehn P (Hrsg.) Ergotherapie: Vom Behandeln zum Handeln. Lehrbuch für die theoretische und praktische Ausbildung,
3. Aufl. Stuttgart: Thieme, S. 302–303

WHO (2001) ICDH – International Classification of Functioning, Disability and Health. Final draft. Geneva: WHO

Yoo SS, Freemann DK, McCarthyll JJ, Jolesz FA (2003) Neural subst-
rates of tactile imagery: a functional MRI study. NeuroReport 14
(4): 581–585

Bioartifizielle Nervenimplantate und alternative Rekonstruktionsverfahren

Ahmet Bozkurt, Kirsten Haastert-Talini

Dieses Kapitel beschreibt zunächst das Einsatzgebiet bioartifizieller Nervenimplantate und fasst die derzeit publizierten klinischen Daten zur Anwendung auf dem marktbefindlicher Produkte zusammen. Im zweiten Teil werden aktuelle Forschungsarbeiten vorgestellt und ein Ausblick auf zukünftige Ansätze gegeben.

10.1   Indikation

Die Rekonstruktion durchtrennter peripherer Nerven stellt immer dann eine besondere Herausforderung dar, wenn eine spannungsfreie Koaptation der Nervenstümpfe nicht möglich ist. Nervendefekte von wenigen Millimetern Länge können in der Regel in End-zu-End-Nahttechnik koaptiert werden. Bei Nervendefekten mit überkritischer Länge führt die direkte Nervenkoaptation aufgrund der Spannung bzw. Zugkraft zu einer reaktiven Fibrose, die das Aussprossen regenerierender Axone behindert (Deumens et al. 2010). Deshalb bleibt die Rekonstruktion langstreckiger peripherer Nervenverletzungen eine große chirurgische Herausforderung. Ziel dabei ist es, regenerierende Nervenfasern mittels Leitstrukturen zu ihren ursprünglichen Zielgeweben zu »dirigieren«.

Einer der Gründe für unbefriedigende Rekonstruktionserfolge wird im Einwachsen regenerierender Nervenfasern in »falsche« Zielgebiete vermutet (Valero-Cabre u. Navarro 2002, Lundborg u. Rosen 2003). Die regenerierenden Axone projizieren nicht in die korrekten Faszikel, und dies führt dann zu einer herabgesetzten oder ausbleibenden funktionellen Wiederherstellung. Insbesondere wenn gemischte polyfaszikuläre (proximale) Nerven(-stümpfe) durchtrennt und rekonstruiert werden, können regenerierende motorische und sensible Axone fälschlich in Gewebe einwachsen, die nicht ihren ursprünglichen Zielgeweben entsprechen (Moradzadeh et al. 2008). Transplantierte Nerven beinhalten tausende linear angeordnete, mit einer Basallamina ausgekleidete, endoneurale Leitstrukturen, durch die regenerierende Axone leicht in das falsche Zielgebiet gelenkt werden können (de Medinaceli u. Rawlings 1987). So kommt es zu dauerhaften Fehllokalisationen äußerer Reize und dem Verlust motorischer Kontrolle und Koordination.

10.2   Klinisch etablierte Rekonstruktionsverfahren

In Abhängigkeit vom Verletzungsmuster und der eventuellen Möglichkeit eines peripheren Nerventransfers (Fox u. Mackinnon 2011) ist die autologe Nerventransplantation der klinische Goldstandard zur Überbrückung solcher Nervendefekte, die nicht spannungsfrei koaptiert

werden können, z. B. mittels Verwendung eines autologen sensiblen Nerventransplantates (N. suralis, N. cutaneus antebrachii medialis etc.; Ray u. Mackinnon 2010). Die Verwendung von autologem Nervengewebe führt allerdings zum funktionellen Ausfall an der Hebestelle (z. B. Sensibilitätsausfall) und, je nach Entnahmetechnik, ggf. auch zur Entstehung eines schmerzhaften Neuroms. In Abhängigkeit vom initialen Verletzungsmuster, vom Zeitintervall zwischen Verletzung und Rekonstruktion oder auch von der Erfahrung des Operateurs werden die funktionellen Resultate nach autologer Nerventransplantation unterschiedlich von extrem schlecht (Mackinnon u. Hudson 1992) mit fehllokalisierten Reizwahrnehmungen und unkoordinierten Muskelkontraktionen (Doolabh et al. 1996) bis hin zu überaus zufriedenstellend (Millesi 2007) beschrieben.

10.3   Experimentelle Ansätze zur Entwicklung alternativer Nervenimplantate

Die experimentelle Forschung konzentrierte sich in der jüngeren Vergangenheit auf die Entwicklung alternativer dreidimensionaler Biomaterialien, die den regenerierenden Axonen als Führungsschienen dienen und den Regenerationsprozess fördern sollen. Dabei stützt sich die Entwicklung des Gewebeersatzes peripherer Nerven auf 3 Säulen (Battiston et al. 2009):

- Biomaterialwissenschaft
- Zell- und Gewebetransplantation
- Gentherapie

Die Anforderungen an alternative Nervenrekonstruktionsverfahren sind ebenso komplex wie der physiologische Aufbau eines regenerierenden Nervs selbst. Hohle röhren- oder schlauchförmige Implantate, die mit den bisher klinisch zugelassenen Nervenröhrchen (► Abschn. 10.4) konkurrieren könnten, müssten nicht nur kostengünstiger sein, um einen weiter verbreiteten Einsatz zu finden, sondern sie müssten auch die nachfolgend beschriebenen Eigenschaften vereinigen.

Das ideale hohle Nervenimplantat weist eine möglichst geringe Immunogenität auf und verhindert das massive Wachstum narbenbildender Zellen (z. B. Fibroblasten) in das Implantat und darum herum. Daneben erlaubt es die optimale Diffusion von Nährstoffen in sein Lumen und von toxischen Abbauprodukten aus dem Lumen heraus (Daly et al. 2012). Es ist biodegradierbar, und bei seinem biologischen Abbau werden keine Stoffe frei, die eine chronische Entzündungsreaktion hervorrufen. Das Material bleibt währenddessen formstabil, d. h. es kommt zu keinem Kollaps des Röhrchens mit daraus resultierender

Nervenkompression (Daly et al. 2012). Diese Eigenschaften reichen aber in der Regel nur aus, um kurzstreckige Nervendefekte zu rekonstruieren.

Es gibt vielfältige experimentelle Ansätze, hohle Nervenimplantate chemisch, physikalisch und biochemisch so zu verändern, dass auch langstreckige Defekte zufriedenstellend rekonstruiert werden können. Im Folgenden werden die wesentlichen Innovationen zusammengefasst. Für eine umfassendere Übersicht, als sie in diesem Kapitel möglich ist, sei auf aktuelle Übersichtsartikel verwiesen: Deumens et al. (2010), Gu et al. (2011), Bell und Haycock (2012), Daly et al. (2012) und Rajaram et al. (2012).

Im Wesentlichen muss zunächst zwischen natürlichen und (bio-)synthetischen Nervenimplantaten unterschieden werden, für die verschiedenste neuartige Fabrikationstechniken zur Verfügung stehen (Bell u. Haycock 2012). Letztere umfassen laserbasierte ebenso wie computergestützte Techniken zur Herstellung dreidimensionaler Gewebestrukturen (engl. »tissue blotting« oder »tissue engineering«; Rajaram et al. 2012). Oberflächenmodifikationen der verwendeten Materialien in Form von Beschichtungen (gleichmäßig oder graduell) oder topographischen Veränderungen (definierte Unebenheiten bis hin zu longitudinaler Rillenstruktur) werden mit dem Ziel vorgenommen, die Schwann-Zellen des Empfängers zur Besiedlung der Implantate entlang der vorgeformten Strukturen anzuregen und Büngner-Bänder im Implantat nachzubilden (Gu et al. 2011, Daly et al. 2012, Rajaram et al. 2012; Bozkurt et al. 2007, 2009, 2012). Gleichzeitig sollen die Implantate eine langfristige Ernährung der sie besiedelnden Schwann-Zellen sicherstellen und deshalb auch die Angiogenese stimulieren (Daly et al. 2012, Rajaram et al. 2012).

Die Wichtigkeit von Schwann-Zellen als Lieferanten einer richtungsgebenden Basallamina und exprimierter Zelladhäsionsmoleküle, als Produzenten eines Gemisches neurotropher und neurotroper regenerationsfördernder Faktoren sowie als Neubildner der Myelinschicht ist hinreichend bekannt. Deshalb werden neben zellfreien Nervenimplantaten auch solche entwickelt, die bereits vor Implantation mit Zellen besiedelt werden (Battiston et al. 2009, Deumens et al. 2010, Bell u. Haycock 2012, Daly et al. 2012). Für diese Besiedelung werden nicht nur autologe Schwann-Zellen (Bozkurt et al. 2009, 2012) als Goldstandard zellulärer Komponenten, sondern auch allogene Schwann-Zellen und in jüngerer Zeit vermehrt mesenchymale Stammzellen (aus Knochenmark oder Fettgewebe) in Betracht gezogen (Gu et al. 2011, Bell u. Haycock 2012, Daly et al. 2012).

Allen Zelltypen ist gemeinsam, dass sie im regenerierenden Nerv essenzielle neurotrophe Faktoren freisetzen und so das axonale Wachstum unterstützen können. Im Hinblick auf den risikofreien und steuerbar regenerations-

fördernden Einsatz von Stammzellen gibt es widersprüchliche Berichte (Daly et al. 2012). Das Potenzial einer tumorösen oder malignen Entartung kann durch die Vordifferenzierung der Stammzellen in gliaähnliche Zellen minimiert werden, gleichzeitig ist aber noch zu wenig über die Zell-Biomaterial-Interaktion bekannt, um den Einsatz der Stammzellen kontrolliert und mit reproduzierbar positiven Ergebnissen durchführen zu können (Daly et al. 2012).

Neuartige Nervenimplantate sollen ein optimales Richtungswachstum der Axone induzieren und müssen hierfür die biologisch-strukturelle Organisation des regenerierenden Nervs durch das Vorhandensein unterschiedlicher intraluminaler Füllmaterialen bestmöglich nachbilden (Bell u. Haycock 2012, Daly et al. 2012). Solche Füllmaterialien können Hydrogele, schwammartige Strukturen, Filme, Filamente sowie Mikro- und Nanofasern sein. Kanälchen und longitudinale Fasern im Inneren der Implantate dienen dabei zum einen erneut der Nachbildung der Büngner-Bänder, zum anderen erhöhen sie aber auch das Oberflächen-Volumen-Verhältnis und somit die Konzentration von Proteinen, die im Implantat gebunden werden können (Daly et al. 2012).

Dies betrifft nicht nur die Bindung der vor Ort durch einwandernde Zellen freigesetzten regenerationsfördernden Proteine, sondern auch solcher, die gezielt in die Implantate eingebracht werden. Hier sind an erster Stelle neurotrophe Faktoren wie »nerve growth factor« (NGF), »brain derived neurotrophic factor« (BDNF), »glia derived neurotrophic factor« (GDNF) und »fibroblast growth factors« (FGF-1 und FGF-2) zu nennen (Deumens et al. 2010, Gu et al. 2011, Bell u. Haycock 2012, Daly et al. 2012). Das optimale Gemisch zur synergistischen Anwendung verschiedener neurotropher Faktoren sowie das optimale Zeitprofil ihrer Verfügbarkeit bleibt Gegenstand zukünftiger Untersuchungen.

Wiederholt wurde der Einsatz neurotropher Faktoren kontrovers diskutiert, weil sie neben einer geringen Stabilität und damit verbundener sehr kurzer Halbwertszeit bei hochkonzentrierter Applikation auch zu einer ungewünschten Aktivierung vielfältiger Signalkaskaden und unerwünschten biologischen Effekten führen können (Daly et al. 2012). Ein solcher Effekt kann z. B. das verstärkte, aberrierende Aussprossen regenerierender Axone sein.

Um eine steuerbare Verfügbarkeit neurotropher Faktoren zu erreichen, wurden neue Darreichungsformen entwickelt, z. B. das Einkapseln in sogenannte Mikrosphären, das Einweben in elektrogesponnene Mikro- und Nanofasern oder das Einbinden in Hydrogele (Daly et al. 2012). Allerdings ist das Einbringen neurotropher Faktoren in Nervenimplantate noch kostenintensiv, was einem nahen klinischen Einsatz im Wege stehen dürfte (Bell u. Haycock 2012). Es existieren Studien aus dem Bereich der

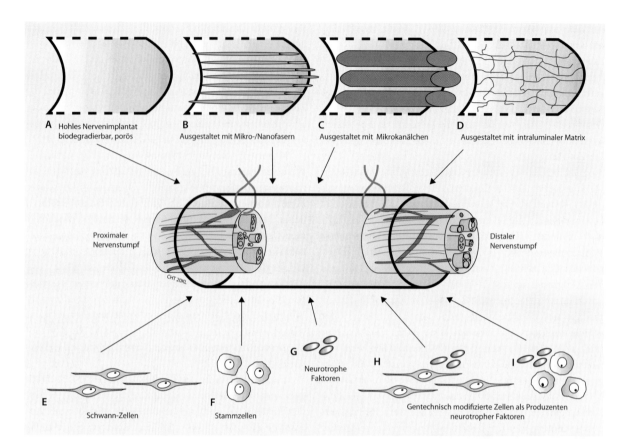

Abb. 10.1   Verwendung eines biodegradierbaren Gerüsts (A) zur Überbrückung der Defektstrecke, dieses sollte den Molekülaustausch mit der Umgebung ermöglichen. Zur Simulation der Büngner-Bänder werden longitudinale Leitstrukturen wie Mikro- oder Nanofasern (B) oder Mikrokanälchen (C) im Lumen der Gerüste angeordnet. Alternativ modellieren Hydrogele oder schwammartige Strukturen die Extrazellularmatrix (D). Für die zelluläre Ausstattung der Nervenimplantate können Schwann-Zellen (E) oder (vordifferenzierte) Stammzellen (F) verwendet werden. Diese Zellen setzen, genau wie einwandernde Schwann-Zellen des Empfängers neurotrophe Faktoren frei. Das zusätzliche Einbringen neurotropher Faktoren (G) in unterschiedlicher Weise (z. B. gebunden an das Biomaterial) verstärkt das regenerationsfördernde Milieu. Zelltherapie und Anwendung neurotropher Faktoren können unter Anwendung gentechnischer Methoden (▶ Abschn. 10.5) auch kombiniert werden. Die eingebrachten modifizierten Schwann-Zellen (H) oder Stammzellen (I) dienen dann als lokal integrierte, biologische Minipumpen zur gesteigerten Freisetzung neurotropher Faktoren.

alternativen Medizin über das Einbringen kostengünstiger Pflanzenextrakte (z. B. Bilobalid) in Nervenimplantate, die ähnlich positive Resultate zeigten (Gu et al. 2011). Es ist allerdings unklar, ob diese Ansätze weiter verfolgt werden.

Neben regenerationsfördernden Proteinen werden auch Moleküle, welche die Zelladhäsion und das gerichtete Auswachsen der Axone positiv beeinflussen, in neuartige Nervenimplantate eingebracht (Daly et al. 2012, Rajaram et al. 2012). Die Inkorporation bioaktiver Peptide oder Proteinmimetika, die Abkömmlinge von Bestandteilen der Extrazellularmatrix (Fibronektin, Kollagen oder Laminin) darstellen, ist vielversprechend (Daly et al. 2012, Rajaram et al. 2012). Die Peptide sind stabiler als die Mutterproteine und können hochkonzentriert in kontrollierter Orientierung und hoher Oberflächendichte aufgebracht werden. Dies erlaubt eine hohe Ligand-Rezeptor-Interaktion und

somit die optimale Beeinflussung des axonalen Richtungswachstums (Daly et al. 2012).

Die genannten Erkenntnisse zeigen, dass nur ein Zusammenführen mehrerer vielversprechender Ansätze letztlich zu alternativen Nervenimplantaten führen kann, die autologe Nerventransplantate optimal nachbilden oder sogar ein größeres Potenzial zur Ermöglichung funktioneller Regeneration peripherer Nerven mitbringen können (■ Abb. 10.1).

Das größte Potenzial für eine Weiterentwicklung zur klinischen Anwendung haben neuartige Nervenimplantate, die umfassend in vitro und in vivo analysiert werden. Geeignete In-vivo-Modelle für diese Untersuchungen müssen die spezifischen Prozesse nachbilden, die während der Regeneration durchtrennter humaner Nerven ablaufen (Angius et al. 2012). Das Modell der Regeneration des N. ischiadicus der Ratte wird am häufigsten verwendet, weil es am effizientesten ist, z. B. aufgrund von relativ langen Defektstrecken, leichtem operativem Zugang, zahlreichen funktionellen Auswertungsmethoden etc. Allerdings muss berücksichtigt werden, dass die axonale Regenerationsgeschwindigkeit bei Nagern höher ist als beim Menschen und dass im Vergleich zu humanmedizinisch-klinischen Notwendigkeiten dennoch nur relativ kurze Nervendefekte untersucht werden können (Angius et al. 2012).

Um den Einsatz alternativer Nerventransplantate in größere Nervenlücken zu untersuchen, wird häufig alternativ das Kaninchenmodell verwendet. Hier werden ebenfalls der N. ischiadicus oder seine Hauptäste durchtrennt und rekonstruiert. Auch dieses Modell hat Nachteile, da sich die Bewegungen des Beins und der Pfote sehr stark von den Bewegungsabläufen beim Menschen unterscheiden (Angius et al. 2012). Eine umfassende Literaturstudie ergab, dass es an einem optimal standardisierten Tiermodell mit optimaler Vergleichbarkeit der unter Einsatz verschiedener Materialien erarbeiteten Ergebnisse mangelt (Angius et al. 2012). Daher ist die Extrapolation der präklinischen Ergebnisse auf das klinische Potenzial alternativer Nervenimplantate nur begrenzt möglich.

Wir folgern daraus, dass das N.-ischiadicus-Rattenmodell ein Kompromissmodell darstellt und nach heutigem Kenntnisstand die beste Validität der Ergebnisse liefert. Weiterführende Studien sollten präklinisch am Kaninchenmodell oder – unter Umgehung dessen – direkt klinisch am Patienten durchgeführt werden. In unseren eigenen Forschungsprojekten zur Entwicklung neuartiger alternativer Nervenimplantate wird dies berücksichtigt (Bozkurt et al 2012, Grothe et al. 2012, Haastert-Talini et al. 2010, 2013).

10.4 Klinisch zugelassene künstliche Nervenimplantate

Ein idealer bioartifizieller Nervenersatz schirmt also den regenerierenden Nerv gegen seine Umgebung ab und unterstützt, z. B. durch transplantierte oder aus den Nervenstümpfen einwachsende Schwann-Zellen in tubulären Interponaten, die Entstehung einer permissiven Umgebung. Schließlich wird der Nervenersatz mit fortschreitendem Regenerationsprozess abgebaut, ohne den Nerv sekundär erneut zu schädigen (Chalfoun et al. 2006). Etliche Materialien wurden bereits auf ihre Tauglichkeit zur Herstellung von Nerveninterponaten getestet, zu ihnen zählen unter anderem Silikon, Kollagen, Chitosan und Polycaprolacton (Battiston et al. 2009, Deumens et al. 2010).

Die Erkenntnisse und Ergebnisse der experimentellen peripheren Nervenregeneration führten zur Entwicklung von Nervenröhrchen (≠ Nervenleitschienen) zur klinischen Anwendung nach Zulassung durch die US Food and Drug Administration (FDA-Zertifizierung) oder durch die Europäische Union mit der Conformité Européenne (CE-Zertifizierung).

> Der Vorteil der Implantation solcher Nervenröhrchen zwischen proximalem und distalem Nervenstumpf liegt in der Vermeidung der Hebemorbidität (z. B. Sensibilitätsausfall an der Nervenentnahmestelle) und in ihrer sofortigen Verfügbarkeit als seriengefertigte Produkte (»off the shelf«).

Dies führt zu einer einfachen und schnellen Handhabung und einer verkürzten OP-Zeit (Wolfe et al. 2012). Ashley et al. (2006) sehen außerdem in der Ansammlung von neurotrophen Faktoren, die aus den Nervenstümpfen in das Nervenröhrchen abgegeben werden, einen großen Vorteil. Es wird teilweise angenommen, dass regenerierende Axone sich innerhalb des Nervenröhrchens aufgrund des neurotrophen und neurotropen Milieus optimal anordnen und ihr Zielgebiet effizienter erreichen, als dies bei einer herkömmlichen End-zu-End-Nervenkoaptation möglich ist (Weber et al. 2000).

Zurzeit haben 4 biodegradierbare Nervenröhrchen (Neurotube, NeuroMatrix oder NeuroFlex, Neurolac und NeuraGen) eine FDA- bzw. CE-Zertifizierung. Diesen Nervenröhrchen ist gemeinsam, dass sie ein hohles, ungestaltetes Lumen aufweisen, ohne weitere Funktionalisierung durch Zellen, Faktoren, Proteine oder eine Kompartimentierung zum Erhalt einer Mikrostruktur, analog zu den endoneuralen Basallaminaröhrchen gesunder peripherer Nerven. Anforderungen an solche Nervenröhrchen sind:

- Biokompatibilität ohne inflammatorisches Potenzial
- Biodegradierbarkeit
- Semipermeabilität
- Mechanische Stabilität und Flexibilität (ohne endoluminale Verlegung mit Verhinderung der axonalen Einsprossung oder Kompression von bereits eingewachsenen Axonen)
- Reißfestigkeit bzw. Nähbarkeit mit mikrochirurgischem Nahtmaterial

Die Implantation der Nervenröhrchen erfolgt meistens in der sogenannten Tubulisationstechnik mit horizontalen epineuralen Matratzennähten durch Interposition zwischen die Nervenstümpfe (Agnew u. Dumanian 2010).

Neben den genannten Nervenröhrchen wurde zuletzt Avance von AxoGen klinisch erprobt. Hierbei handelt es sich um ein dezellularisiertes und – laut Herstellerangaben – von Extrazellulärmatrix gereinigtes Nervenallotransplantat von humanen Spenderleichen.

Ein weiteres Nervenröhrchen mit dem Namen Hydrosheath (SaluMedia) aus dem Material Salubria wurde zugelassen und ist kommerziell erhältlich (Arthrex Corporation). Hierzu liegen keine verwertbaren bzw. wissenschaftlich fundierten und publizierten Studien zur peripheren Nervenregeneration vor (PubMed-Suche).

Die klinisch zugelassenen alternativen Nervenimplantate, für die auswertbare Literaturdaten zu Nutzen und Effektivität vorliegen, werden nachfolgend genauer besprochen. Bei der Aufarbeitung der Literaturdaten wurde besonderen Wert darauf gelegt, aus den Studien möglichst die Roh- bzw. Originaldaten (z. B. Zweipunktediskrimination) herauszuarbeiten und nicht die Interpretationen und Bewertungen der jeweiligen Autoren (z. B. »gutes« oder »sehr gutes« Ergebnis) zu verwenden. Diese Art der Datenbeschreibung erlaubt eine größtmögliche und kritische Vergleichbarkeit der Studien. Nur dadurch ist eine maximal gebotene Objektivität zur Beurteilung des regenerativen Potenzials der jeweiligen Nervenröhrchen möglich.

10.4.1 NeuroMatrix, NeuroFlex und NeuroMend

Laut Herstellerangaben (Collagen Matrix Inc., Franklin Lakes NJ) bzw. Vertriebsangaben (Firma Stryker; ▶ www.stryker.com) werden 3 Produkte aus bovinem Kollagen vom Typ I in unterschiedlichen Formen zur peripheren Nervenrekonstruktion angeboten:

- NeuroMatrix (»straight conduit«)
- NeuroFlex (»flexible conduit«)
- NeuroMend (»collagen wrap«)

Für alle wird angegeben, dass sie semipermeabel und nach 3–6 Monaten abgebaut sind.

Während NeuroMend als Schutzhülle (»wraparound«) für »verletzte Nerven« angeboten wird, sind NeuroMatrix und NeuroFlex Nervenröhrchen (»conduits«), die als seriengefertigte Produkte mit einer Haltbarkeit von 3 Jahren in einer Länge von 2,5 cm und in 6 verschiedenen Durchmessern (2,0–6,0 mm) angeboten werden. Während NeuroMatrix eher starr ist, wird für NeuroFlex angegeben, bis zu 60° biegbar zu sein (»kinkresistant up to 60°«), ohne dass es bei entsprechender Biegung zu einem Lumenverschluss kommen könne.

Klinische Erfahrungsberichte fehlen jedoch. Weder die Pubmed-Suche (▶ www.pubmed.org) noch die offiziellen Literaturangaben liefern klinische Fallberichte oder Fallserien und retrospektive oder prospektive (uni- oder multizentrische) Studien. Die auf der offiziellen Webseite (s. oben) angegebenen Referenzen beinhalten ebenfalls keine klinischen Ergebnisse zur peripheren Nervenrege-

neration nach Implantation von NeuroMatrix, NeuroFlex oder NeuroMend. Im Gegenteil, diese Referenzen beziehen sich auf Ergebnisse mit Konkurrenzprodukten wie NeuraGen (Taras et al. 2005), Neurotube (Weber et al. 2000) oder klassischen Silikonröhrchen (Lundborg et al. 2004). Eine weitere Literaturangabe (Li et al. 1992) beschreibt (ohne Nennung der aktuellen Bezeichnung NeuroMatrix oder NeuroFlex) die Herstellung hohler Nervenimplantate ebenfalls aus bovinem Typ-I-Kollagen (aus der Achillessehne) sowie deren präklinische Anwendung bei Defektstrecken von 4 mm in Makaken (n=6; *Macaca fascicularis*). Eine weitere Referenz beschreibt die Verwendung von Typ-I-Kollagen für die Regeneration von Menisken, nicht aber klinisch zur Rekonstruktion peripherer Nerven.

❯ Die publizierte Datenlage zu den kommerziell erhältlichen Produkten zur peripheren Nervenregeneration – NeuroMatrix, NeuroFlex und NeuroMend – ist unbefriedigend und teilweise irreführend, da sie sich z. B. auf Konkurrenzprodukte bezieht.

10.4.2 NeuraGen

NeuraGen (❒ Abb. 10.2) ist ein Produkt von Integra Lifesciences. Weitergehende Informationen sind auf der Internetseite der Firma Zeppelin Medical Instruments GmbH (▶ www.zeppelin-medical.com) abrufbar. Laut Herstellerangaben ist NeuraGen ebenfalls ein semipermeables Röhrchen aus Typ-I-Kollagen. Die Röhrchen sind in 13 verschiedenen Längen-Durchmesser-Kombinationen erhältlich (Längen: 2–3 cm, Innendurchmesser: 1,5–7 mm). In Tierstudien (Archibald et al. 1991, Li et al. 1992) wurden folgende Eigenschaften für sie definiert: Semipermeabilität und vollständige Abbaubarkeit durch normalen Metabolismus ohne Narbenbildung oder andere entzündliche Gewebereaktionen. Darüber hinaus wird angegeben, dass die fibrilläre Kollagenstruktur während des Produktionsprozesses erhalten bleibe, was zu einer hohen mechanischen Stabilität mit definierter Permeabilität führe. Das Lumen bleibe offen und führe nach erfolgter Regeneration nicht zu einer sekundären Kompression (Mackinnon et al. 1985).

In insgesamt 12 Publikationen werden in Fallberichten, retrospektiven und prospektiven Studien die klinischen Erfahrungen mit dem Einsatz von NeuraGen beschrieben. Im Jahr 2005 erschien zunächst ein Übersichtsartikel von Taras et al. (2005), dem zu entnehmen ist, dass die Coautorin P. Steelman 73 Patienten mit unterschiedlichen Nervenläsionen (N. medianus, N. ulnaris, N. radialis, N. interosseus posterior, N. digitalis) mit NeuraGen

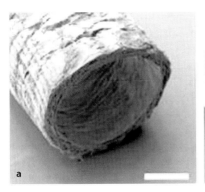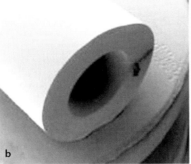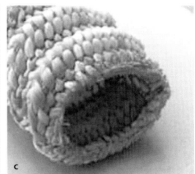

▣ **Abb. 10.2** Elektronenmikroskopische Darstellung von NeuraGen (**a**), Neurolac (**b**) und Neurotube (**c**). (Aus Tavangariana u. Li 2012, mit freundlicher Genehmigung des Elsevier Verlags)

behandelt hat. In 2 der 73 Fälle wurde anschließend eine erhöhte Narbensensibilität (»scar sensitivity«) ermittelt. Die Patienten beschrieben zudem ein bis zu 6 Monate andauerndes Fremdkörpergefühl (»palpable mass«). Bis auf eine Abbildung mit einer Falldarstellung (Rekonstruktion eines 2 cm langen Nervendefekts [N. digitalis] mit Erlangung einer Zweipunktediskrimination von 6 mm) fehlen konkrete Ergebnisse.

Im Jahr 2008 publiziert derselbe Erstautor einen ähnlichen Artikel mit identischen Fallbeispielen und identischen Abbildungen (Taras u. Jacoby 2008). Zwar wird hier von mehr als 75 Fällen berichtet, aber genaue Daten zu den Ergebnissen fehlen erneut. Auch in den nachfolgenden Jahren wurden die jeweils angekündigten detaillierten Ergebnisse nicht publiziert (PubMed-Recherche). Vielmehr veröffentlicht derselbe Erstautor 2011 eine prospektive Studie mit einem anderen Patientenkollektiv (Taras et al. 2011). Bei 19 Patienten mit 22 Fingernervenverletzungen wurde die statische (s2PD) und die dynamische (d2PD) Zweipunktediskrimination ermittelt. Die Ergebnisse sind schwer einzuordnen, da die Defektstrecken eine relativ große Variabilität (5–17 mm) aufwiesen und sehr unterschiedliche Nachbeobachtungszeiträume (12–59 Monate, Mittelwert: 20 Monate) vorlagen. Bei allen Patienten stellte sich eine Schutzsensibilität ein und sie gaben den Wert »0« (kein Schmerz) auf der Visuellen Analogskala (VAS) an. Am Ende des Nachbeobachtungszeitraums betrug die mittlere s2PD 5,0 mm und die mittlere d2PD 5,2 mm. Allerdings wiesen 6 von 19 Patienten (ca. 31,57 %) keine Rückkehr der s2PD auf (s2PD >8 mm).

Ashley et al. (2006) verwendeten NeuraGen anstelle von N.-suralis-Transplantaten zur Rekonstruktion geburtstraumatischer Plexus-brachialis-Läsionen bei 5 Kindern (Alter: 39±2 Wochen) mit unterschiedlichen Verletzungsmustern bei MRT-gesicherten Pseudomeningozelen in 4 von 5 Fällen und einer Nachuntersuchungsperiode von 23,2±4 Monaten (Ashley et al. 2006). Bei Defektstrecken <2 cm wurde NeuraGen mit einem Innendurchmesser von

5–7 mm sowohl als »interposition graft« (z. B. C5 → C5) als auch als »jump graft« (z. B. C5 → C5 und C6) verwendet. Die Ergebnisse wurden mit dem Motor Scale Composite Score (MSC) quantifiziert. Abgesehen von einem Fall mit Wurzelausrissen C5–Th1 (Fall 4) sprechen die Autoren in 4 von 5 Fällen nach einem Jahr von einer »guten Regeneration« (MSC>0,6) und in 3 Fällen nach 2 Jahren von einer »exzellenten Regeneration« (MSC>0,75).

Laut Autoren konnten sich die 4 Kinder eigenständig anziehen und eigenständig essen. Leider werden aber die Verletzungsmuster relativ ungenau beschrieben (Fall 1: »C5–6 neuroma, severe upper trunk injury → C5 neurolysis, C5 interposition graft, C5–6 jump graft«; Fall 3: »severe panplexus disruption → C5 upper trunk graft, C7 middle trunk graft«; Fall 5: »extensive C5–8 injury → upper/middle trunk neurolysis, C5 upper trunk graft, C6 middle trunk graft«. Auffallend ist, dass trotz geringer klinischer Erfahrung, gemessen an der Anzahl und Qualität publizierter Studien, anstelle des Goldstandards (N.-suralis-Interponate) das Nervenröhrchen NeuraGen zur Rekonstruktion motorischer Nerven bei Kleinkindern eingesetzt wurde. Als Argument hierfür wurde angegeben, dass dadurch die Hebemorbidität vermieden wurde. Aus unserer Sicht ist das eher von nachrangiger Bedeutung; auch die vorgeschlagene Indikation (»severe injury [unlikely to improve using traditional techniques]«) ist zweifelhaft.

In diesem Zusammenhang ist eine Arbeit von Moore et al. (2009) über die Limitationen des Einsatzes von Nervenröhrchen von besonderer Bedeutung. Die Autoren berichten von schlechten Ergebnissen nach Einsatz von NeuraGen bei Plexus-brachialis-Rekonstruktionen in 2 Fällen. Bei einer Patientin (Fall 3) wurde im Säuglingsalter (3,5 Monate) eine geburtstraumatische Plexus-brachialis-Läsion (C5–6) mit NeuraGen (7 mm Durchmesser, 30 mm Länge) rekonstruiert. Die initiale Behandlung führte zu keiner Wiederherstellung der Funktion (N. medianus, N. ulnaris, N. musculocutaneus, N. radialis). Beim zweiten Fall (Fall 4) handelte es sich ebenfalls um einen

Patienten mit geburtstraumatischer Plexus-brachialis-Läsion. Im Alter von 3 Monaten erfolgte hier die auswärtige Rekonstruktion eines panplexischen Schadens mit NeuraGen (4 mm Durchmesser, 30 mm Länge; C5 → Truncus superior et inferior; C6 → Truncus inferior). 14 Monate später hatte sich ebenfalls keine Funktionsverbesserung eingestellt. Ob die in den Arbeiten von Moore et al. (2009) und Ashley et al. (2006) beschriebenen Fälle in Zusammenhang stehen, bleibt unklar. Dennoch schlussfolgern Moore et al. (2009), dass Nervenröhrchen bei Nerven oder Nervenstämmen mit großem Durchmesser eher zu unzureichenden Ergebnissen führen.

Die Arbeitsgruppe um Lohmeyer et al. (2007, 2009) publizierte 2 klinische Studien, die im Vergleich zu anderen Arbeiten klarer strukturiert sind und aufgrund der transparenten Darstellung einen Vergleich mit Daten aus anderen Studien vereinfachen. Die erste Studie beinhaltet die Rekonstruktion von 12 sensiblen Fingernerven (Nn. digitales proprii et communes) bei 11 Patienten (Altersdurchschnitt: 37±21 Jahre [12–66 Jahre]) mit Defektstrecken von 6–18 mm. Davon wurden 4 Patienten primär und 7 sekundär (7 Tage bis 37 Monate; Median: 4 Wochen) nach Verletzung mit NeuraGen (Innendurchmesser: 2 mm) versorgt. Zusätzlich liegt die wichtige Information über den Abstand des proximalen Nervenstumpfs zur Fingerspitze vor: durchschnittlich 73 mm (47–115 mm).

Folgende 12-Monats-Nachbeobachtungsergebnisse wurden berichtet (6/11 Patienten): Bei 2 Patienten (initiale Defektstrecke 12 und 18 mm) zeigte sich weiterhin eine Asensibilität ohne verwertbare s2PD (≥15 mm). Bei weiteren 4 Patienten zeigten sich s2PD-Werte von 4 mm (initialer Defekt: 15 mm), 5 mm (Defekt: 8 mm und 6 mm) und 7 mm (Defekt: 13 mm). Drei der Patienten beschrieben ein Fremdkörpergefühl, das bei 2 Patienten bis zu 6 Monate persistierte.

In Fortsetzung dieser ersten Studie beschreiben Lohmeyer et al. (2009) die Rekonstruktion von 15 sensiblen Fingernerven (Nn. digitales proprii et communes) bei 14 Patienten (mittleres Alter: 38 Jahre [12–66 Jahre]) mit Defektstrecken von 12,7±3,7 mm (6–18 mm). Davon wurden 4 Patienten primär und 9 sekundär (7 Tage bis 37 Monate) mit NeuraGen (Innendurchmesser: 2 mm) versorgt. Der Abstand des proximalen Nervenstumpfs zur Fingerspitze betrug durchschnittlich 71 mm (45–115 mm). Nach 12 Monaten wurden folgende Beobachtungen gemacht (12/14 Patienten): bei 4 von 12 Patienten ließ sich eine s2PD von ≤7 mm (Sensibilitätsgrad ~S4) und bei 5 Patienten eine s2PD von ≤15 mm; (~S3+) feststellen, bei einem Patienten betrug die s2PD lediglich >15 mm, und bei 2 Patienten fehlte jegliche protektive Sensibilität.

Bushnell et al. (2008) publizierten Ergebnisse nach Implantation von NeuraGen (Durchmesser 2–4 mm) bei 9 Patienten (Mittelwert: 33 Jahre [18–50 Jahre]) mit sensiblen Fingernervendefekten zwischen 10 und 20 mm (mittlere Nachbeobachtungszeit: 15 Monate [12–22 Monate]). Neben der s2PD wurde der DASH-Score (Disabilities of the Arm, Shoulder and Hand, 0 = normal bis 100 = kompletter Funktionsverlust) ermittelt und der Semmes-Weinstein-Test durchgeführt. Nach mindestens 12 Monaten betrug die mittlere s2PD 6,8 mm (3–13 mm). Der Semmes-Weinstein-Test ergab bei 5 von 9 Patienten eine komplette Regeneration (»full sensation«) im Gegensatz zu den 4 übrigen Patienten, die entweder keine (»loss of protective sensation«) oder verminderte Schutzsensibilität (»diminished protective sensation«) aufwiesen.

Wangensteen u. Kalliainen publizierten 2010 eine Studie zum Einsatz von NeuraGen (2–7 mm Innendurchmesser) bei 96 Patienten (mittleres Alter: 33 Jahre [7–79 Jahre]). Interessant ist die Vielfalt rekonstruierter Nerven, deren Mehrzahl sensible Fingernerven (n=82 von 126) waren. Des Weiteren wurden sensible Nerven der oberen Extremität (Ramus superficialis des N. radialis, Ramus dorsalis des N. ulnaris, N. cutaneus brachialis medialis und N. antebrachii medialis: n=34) sowie 6 weitere sensible Nerven (z. B. N. supraorbitalis) und rein motorische oder gemischt sensibel-motorische Nerven rekonstruiert (N. medianus, N. ulnaris, N. phrenicus, N. peroneus profundus, Ramus buccalis des N. facialis). Als postoperative Komplikation wurde in einem Fall eine lokale Infektion (»erythema around the wound«), die mit Antibiotikagabe behandelt wurde, sowie in einem anderen Fall eine partielle Wunddehiszenz, die konservativ nachbehandelt wurde, beschrieben.

Leider sind die erhobenen Daten und Ergebnisse nur unvollständig. Lediglich in 26 Fällen wurde die Defektstrecke festgehalten (durchschnittlich 12,8 mm [2,5–20 mm]), Nachuntersuchungsergebnisse liegen nur von 64 Patienten (66,6 %) vor, die übrigen 32 Patienten (33,3 %) konnten nicht nachuntersucht werden. Leider wurden auch nur bei 17 von 96 Patienten (17 %) bzw. in nur 26 von 126 Fällen (21 %) quantitative Untersuchungen durchgeführt (2PD: n=6 Patienten, Semmes-Weinstein-Monofilament-Test: n= 9 Patienten, EMG: n=2 Patienten). Auch fehlen in diesen Fällen konkrete Angaben wie Millimeter beim 2PD oder Filamentstärken beim Semmes-Weinstein-Test. Es wird lediglich erwähnt, dass es bei 35 % der Patienten zu einer Verbesserung kam. Bezieht man diese 35 % auf die oben genannten 17 Patienten, handelt es sich hierbei allerdings nur um 6 von initial 96 operierten Patienten. Bei weiteren 41 Patienten wurde lediglich der Hoffmann-Tinel-Test durchgeführt.

Dieses Beispiel zeigt, dass die Zahl von 126 rekonstruierten Nerven bei 96 Patienten initial sehr hoch erscheint, letztlich aber bei genauerer Betrachtung viel weniger Patienten (n=17) objektiv nachuntersucht wurden. In 11 von 126 Fällen (9 %) wurde eine operative Revision notwendig, in 7 Fällen wurde ein autologes Nerventransplantat eingesetzt und in den übrigen 4 Fällen erneut NeuraGen. Die histopathologische Untersuchung zeigte keine Zeichen einer Infektion, aber in 10 der 11 revidierten Fälle Neurome.

In einer prospektiven monozentrischen Studie führten Wolfe et al. (2012) periphere Nerventransfers (N. accessorius → N. suprascapularis, N. radialis [Ast zum langen Trizepskopf] → N. axillaris, N. ulnaris → N. musculocutaneus) bei Patienten mit Plexus-brachialis-Läsionen durch. Die erste Gruppe beinhaltete 17 Patienten (mittleres Alter: 34 Jahre [23–52 Jahre]) mit einer konventionellen End-zu-End-Nervenkoaptation zwischen Spender- und Empfängernerven in 28 Fällen. Nach 2 Jahren wurde bei 18 von 20 Fällen ein Muskelgrad von ≥M3 festgestellt, wobei 10 Fälle einen Muskelgrad von M4 und 4 Fälle einen Muskelgrad von M4+ aufwiesen. Mittels Elektromyogramm (EMG) wurde eine Regeneration bei 17 von 18 Patienten nachgewiesen.

In einer zweiten Gruppe wurden bei 8 Patienten mit einem höheren Altersdurchschnitt (mittleres Alter: 51 Jahre [26–80 Jahre]) 10 Nerventransfers durchgeführt und ein Interpositionsgraft mit NeuraGen (Durchmesser: 2–5 mm) in einem Abstand von 1 cm zwischen Spender- und Empfängernerven eingesetzt. Nach 2 Jahren wurde bei allen 10 Fällen ein Muskelgrad von ≥M3 ermittelt, darunter 5 Fälle mit einem Muskelgrad von M4, mittels EMG wurde eine Regeneration in allen 10 Fällen nachgewiesen.

10.4.3 Neurotube

Neurotube (☐ Abb. 10.2) wird von der Firma Synovis (▶ www.synovismicro.com) hergestellt und in Deutschland von der Firma TapMed (▶ www.tapmed.com) vertrieben. Laut Herstellerangaben ist Neurotube ein Röhrchen aus resorbierbarem Polyglykolsäurenetzgewebe für die Rekonstruktion von Nervendefekten von 8–30 mm Länge. Zurzeit sind 3 verschiedene Nervenröhrchen in den Größen 2,3 × 40 mm, 4,0 × 20 mm und 8 × 20 mm (Durchmesser × Länge) erhältlich. Die Wand des Implantats hat aus mechanischen Gründen (Stabilität und Flexibilität) eine Wellenstruktur, die ein Kollabieren verhindern soll. Neurotube wird durch Hydrolyse resorbiert. Die Anwendung bei einer Allergie auf Polyglykolsäure ist kontraindiziert.

Weber et al. (2000) verglichen in einer randomisierten prospektiven Multicenter-Studie bei insgesamt 98 Patienten in 136 Fällen den Einsatz von Neurotube zur Rekonstruktion von primären Fingernervendefekten (Nn. digitales proprii et communes) mit der Standardtherapie (autologe Nerventransplantation oder End-zu-End-Nervenkoaptation). In der Standardtherapiegruppe (mittleres Alter: 34±14 Jahre) wurden 74 Nerven (Defekt-

länge:4,3±6,7 mm)und in der Neurotube-Gruppe (Alter: 36±14 Jahre) 62 Nerven (Defektlänge: 7,0±5,6 mm) rekonstruiert. Die durchschnittliche Nachuntersuchungsperiode betrug in der Neurotube-Gruppe 9,4±4,4 Monate und in der Standardtherapiegruppe 8,1±5,0 Monate.

In der Neurotube-Gruppe zeigte sich eine mittlere s2PD von 6,9 mm, die sich statistisch nicht signifikant von der mittleren s2PD von 7,0 mm in der Standardtherapiegruppe unterschied. Ebenfalls nicht statistisch signifikant unterschiedlich waren die d2PD der Neurotube-Gruppe (10,3 mm) und der Standardtherapiegruppe (9,3 mm). Die Ergebnisse wurden in Abhängigkeit von der Defektstrecke (≤4 mm, 5–7 mm und ≥8 mm) genauer beschrieben. Die Rekonstruktion von Defekten ≤4 mm resultierte in einer statistisch signifikant besseren d2PD in der Neurotube-Gruppe (3,7 mm) gegenüber der Standardtherapie (hier: direkte Nervenkoaptation, 6,1 mm). Inwieweit hier eine spannungsfreie Nervennaht gewährleistet war, ist nicht zu eruieren.

Interessanter ist aber die Untersuchung bei Defektstrecken ≥8 mm, die gleichfalls eine statistisch signifikant bessere d2PD in der Neurotube-Gruppe (6,8 mm) im Vergleich zur Standardtherapiegruppe (hier: autologe Nerventransplantation mittels N. suralis, 12,9 mm) ergab. In 3 Fällen zeigte sich eine Extrusion von Neurotube, welche die Autoren aber auf die begleitende Weichteilverletzung zurückführten. Die Vorteile der vorliegenden Studie bestehen im Studiendesign: multizentrisch, randomisiert-prospektiv, mit großem Patientenkollektiv. Es lässt sich schlussfolgern, dass die Rekonstruktion mit Neurotube bei dem vorgestellten Patientenkollektiv und »relativ großen« Defektstrecken (≥8 mm) zu einer signifikant besseren Regeneration als die autologe N.-suralis-Transplantation führte.

Battiston et al. (2005) setzten Neurotube bei 17 Patienten bzw. 19 Fällen (mittleres Alter: 40 Jahre [15–67 Jahre]) zur primären und sekundären Rekonstruktion von sensiblen Fingernervendefekten (mittlere Defektstrecke: 2,02 cm [1–4 cm]) ein. Als Vergleichsgruppe diente ein Patientenkollektiv, bei dem autologe Venen, gefüllt mit quergestreifter Muskulatur einschließlich ihrer Basallaminaröhrenstruktur zur gerichteten Nervenregeneration eingesetzt wurden (13 Patienten; mittleres Alter: 35,6 Jahre [21–50 Jahre]; mittlere Defektstrecke: 1,05 cm [0,5–1,5 cm]). Neben stark variierenden Defektstrecken lagen auch unterschiedliche Nachuntersuchungszeiträume mit durchschnittlich 37,3 Monaten (20–60 Monate) in der Venen-Muskel-Gruppe und 30,2 Monaten (6–74 Monate) in der Neurotube-Gruppe vor. In der Neurotube-Gruppe konnte in 11 von 19 Fällen ein Sensibilitätsgrad von S3+ (s2PD: 7–15 mm; »very good«), in 3 Fällen von S3 (s2PD: >15 mm; »good«) und in 2 Fällen von S4 (s2PD: 2–6 mm; »very good«) ermittelt werden. Die mittlere d2PD betrug

9,6 mm (5–16 mm). Im Vergleich hierzu wurde in der Venen-Muskel-Gruppe in 2 von 13 Fällen der Sensibilitätsgrad S3, in 5 Fällen S3+ und in 5 Fällen S4 ermittelt. Die mittlere d2PD betrug 8,2 mm (4–15 mm).

Navissano et al. (2005) verwendeten Neurotube bei 7 Patienten (mittleres Alter: 26 Jahre) nach posttraumatischen Defekten des N. facialis (Defektstrecken: 1–3 cm). Bis auf 2 Falldarstellungen liefern die Autoren allerdings relativ wenig Informationen. So fehlen z. B. detaillierte Angaben zur mittleren Defektstrecke (inkl. Standardabweichung) oder objektivierbare Angaben zur klinischen Evaluation der funktionellen Nervenregeneration. Aufgrund eines Vergleichs der Bewegungen vor und nach Rekonstruktion auf der ipsilateralen Seite in Ruhe und in Maximalstellung (>60 %: sehr gut; >30–60 %: gut; ≤30 %: ausreichend) wurden nach 7–12 Monaten folgende Ergebnisse festgestellt: 2/7= unzureichend, 4/7= gut und 1/7= sehr gut.

Allein aus der Arbeitsgruppe um Professor A. Lee Dellon stammen mehrere Veröffentlichungen, meistens Fallberichte, zum Einsatz von Neurotube: Ducic et al. 2005, Dellon u. Maloney 2006, Donoghoe et al. 2007, Hung u. Dellon 2008, Kim u. Dellon 2001.

Ducic et al. (2005) publizierten 2 Fälle von iatrogenen (Neuroma in continuitatem) N.-accessorius-Läsionen nach diagnostischen Lymphknotenbiopsien. Im ersten Fall wurde der Nervendefekt mit einem 2,5 cm langen autologen N.-auricularis-magnus-Transplantat (Hebedefekt: Taubheit am Ohr) rekonstruiert. Nach 6 Monaten wurde ein Muskelgrad von M4 erreicht, nach 9 Monaten ergab das EMG lediglich eine teilweise Regeneration des unteren Anteils des M. trapezius. Im zweiten Fall wurde der Nervendefekt mit einem 2,5 cm langen Neurotube-Röhrchen rekonstruiert. Hier wurde bereits nach 3 Monaten ein Muskelgrad von M5 erreicht, nach 4 Monaten ergab das EMG eine Regeneration des unteren Anteils des M. trapezius.

Dellon u. Maloney (2006) berichten über den Einsatz von Neurotube zur sekundären sensiblen Nervenrekonstruktion am Daumen der dominanten Hand eines 38-jährigen Patienten mit Entwicklung eines Neuroma in continuitatem (Nn. digitales proprii N1–2, Ramus superficialis des N. radialis) nach freiem neurovaskulärem Zehentransfer als Daumenersatz 3 Jahre zuvor. Nun erfolgte die Rekonstruktion des Ramus superficialis des N. radialis (Defekt: 3,5 cm) mit Neurotube (3,5 cm × 2,3 mm) sowie der Nn. digitales proprii N1–2 (Defekt: jeweils 3,0 cm) mit 2 Neurotube-Röhrchen (4 cm × 2,3 mm). Nach 30 Monaten erfolgte die Reevaluation, und es wurde eine s2PD von 4 mm ermittelt.

In 2 weiteren Publikation aus der Arbeitsgruppe von Dellon (Donoghoe et al. 2007) wird die sekundäre Rekonstruktion von sensiblen und motorischen Faszikeln des

N. medianus im distalen Unterarmbereich bei 2 Patienten (43 und 61 Jahre) beschrieben. Bei beiden wurde ein Neuroma in continuitatem reseziert und jeweils 4 Faszikel (3-mal sensibel, 1-mal motorisch) mit 4 Neurotube-Röhrchen (4 cm × 2,3 mm) interfaszikulär rekonstruiert. Nach 44 Monaten betrugen beim ersten Patienten s2PD und d2PD am Daumen und Mittelfinger ca. 4 mm und am Zeigefinger ca. 8–9 mm. Eine Wiederherstellung der Motorik spiegelte sich in einer guten Daumenabduktion, einer distalen motorischen Latenz von 4,7 ms sowie einer Amplitude von 3,4 mV wieder. Nach 32 Monaten wurden beim zweiten Patienten am Daumen eine s2PD und d2PD von 8–10 mm und am Zeige- und Mittelfinger eine d2PD von 5–7 mm ermittelt, während am Zeige- und Mittelfinger keine s2PD festgestellt wurde. Bei der motorischen Prüfung wurde eine Daumenabduktion bei schlechter Daumenopposition mit Atrophie des M. opponens pollicis dokumentiert.

Ein weiterer Fallreport von Hung u. Dellon (2008) beschreibt die Rekonstruktion eines N.-medianus-Defekts von 4 cm nach Resektion eines Neuroma in continuitatem bei einer 53-jährigen Patientin. Interessant ist hier die sogenannte »Stepping-stone-Technik«, bei welcher der Defekt durch 2 miteinander vernähte Neurotube-Röhrchen (20 mm × 4 mm) rekonstruiert wurde. An der Verbindungsstelle der beiden Röhrchen wurde endoluminal eine ca. 2 × 2 × 5 mm messende Scheibe aus dem proximalen Nervenstumpf (Durchmesser: 4 mm) eingebracht, ohne dass das Lumen verlegt wurde. Das Nervenstück sollte dabei als Quelle für autologe Schwann-Zellen und neurotrophe Faktoren dienen und die axonale Regeneration unterstützen. Nach 2 Jahren betrugen die s2PD und d2PD am Daumen 7 mm und am Zeige- und Mittelfinger 7–10 mm. Die motorische Prüfung ergab eine palmare Daumenabduktion und das EMG eine Reinnervation des M. abductor pollicis.

In einem publizierten Abstrakt beschrieb Rinker (2009) die Ergebnisse einer randomisierten prospektiven Studie zur Rekonstruktion sensibler Fingernervendefekte (mittlere Defektstrecke: 9,7 mm [4–25 mm]) mittels Neurotube (n=41) oder autologer Venen (n=35) bei insgesamt 42 Patienten. Nach 12 Monaten war kein signifikanter Unterschied zwischen beiden Behandlungsgruppen festzustellen (Neurotube: s2PD 7,53 mm±1,9, d2PD 5,62 mm±2,2; Vene: s2PD 7,63 mm±2,6, d2PD 6,58 mm±2,9). Interessant ist aber die signifikant verkürzte OP-Dauer von 17,6 min in der Neurotube-Gruppe im Vergleich zur Venengruppe mit durchschnittlich 33,9 min.

Knapp 2 Jahre später veröffentlichte derselbe Erstautor die Ergebnisse der Studie in einer Originalarbeit (Rinker u. Liau 2011). Bei 37 Patienten (Altersmedian: 35 Jahre [19–76]) wurden in 36 Fällen Neurotube (2,3 × 40 mm) und in 32 Fällen autologe Venen bei sensiblen Fingernervendefekten (mittlere Defektstrecke: 10 mm [4–25 mm]) implantiert. Unabhängig von der Defektstrecke zeigte sich nach 6 Monaten kein signifikanter Unterschied zwischen der Neurotube-Gruppe (s2PD: 8,3±2,0 mm, d2PD 6,6±2,3 mm) und der Venengruppe (s2PD: 8,5±1,8 mm, d2PD 7,1±2,2 mm). Dies galt auch bei Betrachtung der Defektstrecken (<10 mm oder ≥10 mm).

In einem Fallbericht aus dem Jahr 2001 berichten Dellon u. Kim (2001) über einen 11-jährigen Jungen mit einem posttraumatischen schmerzhaften Neurom im Bereich eines Seitenasts des N. plantaris medialis. Nach Neuromresektion wurde ein Defekt von 2 cm mit einem Neurotube-Röhrchen rekonstruiert. Nach 8 Monaten zeigten sich eine s2PD von 4,5 mm und eine d2PD von 3,8 mm im Bereich der medialen Großzehe (präoperative s2PD: 10 mm). Auf der nicht betroffenen kontralateralen Seite betrugen die s2PD/d2PD ebenfalls 4,5 mm bzw. 3,8 mm.

10.4.4 Neurolac

Neurolac (◘ Abb. 10.2) ist laut Herstellerangaben (▶ www. polyganics.com/solutions/peripheral-nerve-repair/neurolac) ein biodegradierbares und transparentes Röhrchen aus Copolyester (»poly-DL-lactide-ε-caprolactone«) für Nervendefekte bis zu 20 mm. Der Abbau erfolgt durch Hydrolyse, die Abbauprodukte sind Milchsäure und ω-Hydroxyhexansäure. In der Gebrauchsanweisung (»instructions for use«) wird beschrieben, dass Neurolac für ungefähr 8 Wochen seine ursprünglichen mechanischen Eigenschaften behalte und danach eine »schnelle Abnahme der mechanischen Stärke und graduelle Massenabnahme« auftreten würden. Irritierend ist, dass laut Gebrauchsanweisung in Tierversuchen die Resorption innerhalb von 16 Monaten abgeschlossen sei. Im Gegensatz dazu steht auf der offiziellen Internetseite, dass dies 24 Monate beansprucht (»Approximately 24 months after implant Neurolac is completely absorbed.«). Angeboten wird Neurolac in der regulären Variante (Neurolac: Länge 3 cm, Durchmesser 1,5–10 mm) und in der Variante mit ca. 40 % dünnerer Wand (Neurolac-TW: Länge 3 cm, Durchmesser 1,5–3 mm).

Bertleff et al. (2005) führten eine randomisierte, prospektive Multicenter-Studie durch. Bei sensiblen Fingernervendefekten wurden die Patienten entweder mit der Standardtherapie (Kontrollgruppe: 13 Patienten, Altersdurchschnitt: 38 Jahre, End-zu-End-Nervenkoaptation) oder mit Neurolac (17 Patienten, Altersdurchschnitt: 43 Jahre) behandelt. Unterschieden wurden Nervendefekte <4 mm (Neurolac: n=8; Kontrollgruppe: n=6), 4–8 mm (Neurolac: n=7; Kontrollgruppe: n=4) und 8–20 mm (Neurolac: n=2; Kontrollgruppe: n=2). Die mittlere Defektstrecke wird leider nur graphisch dargestellt und im Text nicht

genauer angegeben, sodass die tatsächliche Verteilung der Defektstrecken nicht vorliegt. Die graphisch angegebene mittlere Defektstrecke betrug ca. 8 mm in der Neurolac-Gruppe und ca. 5 mm in der Kontrollgruppe.

Die letzte Gruppe (Defektstrecke 8–20 mm) besteht nur aus jeweils 2 Patienten, relativ große Defektstrecke werden suggeriert (bis zu 20 mm). Es ist aber anzunehmen, dass die tatsächlichen Defektstrecken mehrheitlich weit unter 20 mm betrugen. Weiterhin ist sehr kritisch anzumerken, dass in der Kontrollgruppe in allen Fällen eine direkte End-zu-End-Nervenkoaptation durchgeführt wurde, eine autologe Nerventransplantation anscheinend also in keinem einzigen Fall notwendig war. Ob hier die in der peripheren Nervenchirurgie unabdingbare Spannungsfreiheit bei Nervennähten gegeben war, bleibt zu bezweifeln.

Die Ergebnisse nach 3, 6, 9 und 12 Monaten werden ebenfalls nur graphisch dargestellt. In der Neurolac-Gruppe betrugen s2PD und d2PD ca. 8 bzw. 9 mm und in der Kontrollgruppe ca. 11 mm, ohne signifikanten Unterschied zwischen den beiden Gruppen. In der Neurolac-Gruppe zeigten 3 Patienten Wundheilungsstörungen, in einem Fall musste das Neurolac-Röhrchen entfernt werden.

Im Gegensatz dazu publizierten Meek et al. (2006) einen Fallbericht über die sekundäre Rekonstruktion von posttraumatischen sensiblen Fußnervendefekten (Nn. digitales plantaris communes 2–3 und 3–4) nach Resektion eines Neuroma in continuitatem (Defekt: 2 cm) bei einer 20-jährigen Patientin. Nach 14 Monaten zeigte sich keine messbare s/d2PD.

In einem sehr kritischen Leserbericht von Hernandez-Cortes und Garrido (2010) berichten die Autoren in knapper Darstellung über ihre schlechten Erfahrungen (p. 414: »poor results«) beim Einsatz von Neurolac bei 4 Patienten mit sensiblen Fingernervendefekten. Insbesondere wird der Fall einer 17-jährigen Patientin mit posttraumatischem sensiblem Defekt (Daumen: N. dig. prop. N1) beschrieben. Nach Resektion eines Neuroma in continuitatem wurde Neurolac implantiert. Nach 4 Monaten trat der Neuromschmerz erneut auf, bei ausbleibender Rückkehr der Sensibilität. Bei der wiederholten operativen Exploration zeigten sich ein degenerativ umgebautes Nervenimplantat (p. 414: »[…] we observed the degeneration of the nerve guide reconstruction segment«) und eine ausgebliebene Defektüberbrückung.

Die histopathologische Begutachtung rief Zweifel an der notwendigen Biokompatibilität hervor, denn es zeigte sich eine schwere granulomatöse Fremdkörperreaktion mit CD68-positiven Histiozyten, multinukleären Zellen und eine ausgedehnte Nekrose, die eine Nervenregeneration verhinderte. Plasmazellen und lymphozytäre Zellinfiltration bedingten eine Fibrose zwischen den Nervenfasern.

Chiriac et al. (2012) beschrieben in einer kürzlich veröffentlichten Studie den Einsatz von Neurolac (Durchmesser: 1,5–4 mm) bei insgesamt 23 Patienten (Altersdurchschnitt: 39,5 Jahre) mit 28 Nervenläsionen der oberen Extremität (Oberarm: 1, Ellenbogenregion: 5, Unterarm: 4, Handgelenk: 2, Hohlhand: 5, Finger: 11). Betroffen waren sensible Fingernerven (13), N. medianus (5), N. ulnaris (3), N. radialis (1) und N. musculocutaneus (1) mit einer mittleren Defektstrecke von 11,03 mm (2–25 mm). Die Nachuntersuchungszeit betrug durchschnittlich 21,9 Monate (3–45 Monate). Zur subjektiven Bewertung wurden herangezogen:

- VAS-Skala (0 = kein Schmerz bis10 = maximaler Schmerz)
- Angaben zur Kälteintoleranz (ja/nein)
- DASH-Score (0 = normal bis100 = kompletter Funktionsverlust)

Die mittlere Schmerzangabe betrug 2,17 (0–8), und 15 von 23 Patienten gaben eine Kälteintoleranz an. Der mittlere DASH-Score betrug 35,37 (2,27–79,55).

Zur objektiven Beurteilung wurden im Seitenvergleich Kraftmessung (Dynamometer), die s2PD nach Weber und der Semmes-Weinstein-Monofilament-Test eingesetzt. Signifikanzanalysen zeigten bei allen objektiven Methoden schlechtere Werte auf der betroffenen Seite im Vergleich zur kontralateralen Seite. So betrug die s2PD auf der betroffenen Seite durchschnittlich 24,96 mm (6 bis >30 mm) und auf der gesunden Seite 6,07 mm (4–30 mm). Die mittlere Kraftmessung ergab auf der betroffenen Seite nach Behandlung mit Neurolac nur 64,62 % der kontralateralen Seite (0–130 %).

In dieser Studie ist die angegebene Komplikationsrate als sehr bedenklich einzustufen. So wurden bei 5 von 23 Patienten (ca. 22 %!) Komplikationen festgestellt, die auf Neurolac zurückzuführen waren. Bei 2 Patienten musste Neurolac wieder explantiert werden. In einem Fall wird eindrucksvoll eine Wundheilungsstörung mit Materialextrusion (»fistulization«) gezeigt. Dies könnte auf eine herabgesetzte Bioverträglichkeit hinweisen.

Neben der Bioverträglichkeit wird die Materialrigidität als sehr nachteilig beschrieben. Mikrochirurgische Nahtmaterialien konnten nur eingeschränkt verwendet werden, stattdessen musste in vielen Fällen mit Nahtmaterial der Größe 6-0 bis 7-0 gearbeitet werden. Nadeln der Größe 8-0 bis 10-0 für mikrochirurgische Nähte waren zu fein, um die Wand von Neurolac zu durchdringen. Die Verwendung solcher Nähte war nur möglich, wenn zuvor mit einer Kanüle ein Loch durch die Wand »gebohrt« wurde. Diese Materialrigidität machen die Autoren auch für 2 weitere Komplikationsarten verantwortlich. In einem Fall trat eine Nervenirritation an der Koaptationsstelle mit Neurolac auf. Bei 2 anderen Patienten kam es zu einer Gelenkeinsteifung, die in einem Fall erst nach mehr als einem Jahr reversibel und im anderen Fall irreversibel (Daumen-MCP-Gelenk) war. Die Autoren kommen zu der ernüchternden abschließenden Feststellung, dass die Behandlung mit Neurolac in 17 von 28 Fällen (ca. 61 %) nicht zu einer Wiederherstellung der Sensibilität führte bzw. erfolglos war und empfehlen daher die Verwendung von Neurolac nicht.

10.4.5 Avance

Im Gegensatz zu den zuvor genannten Nervenröhrchen handelt es sich beim Avance-Nervengraft laut Hersteller (AxoGen; ► www.axogeninc.com) um ein verarbeitetes Nervenallotransplantat aus dezellularisierter und gereinigter extrazellulärer Matrix aus gespendeten menschlichen peripheren Nerven. Während des Reinigungsprozesses sollen die relevanten Struktureigenschaften peripherer Nerven erhalten bleiben. Neben der (Ver-)Formbarkeit und dem intakten Epineurium sollten insbesondere die intakten Endoneuralröhren mit ihrer longitudinalen Röhrenstruktur das Durchwachsen regenerierender Axone gewährleisten. Anstelle eines autologen Nerventransplantats wird Avance Nerve Graft mittels epineuraler Nervenkoaptation zwischen die Nervenstümpfe implantiert.

Avance wird steril in verschiedenen Längen (15–50 mm) und Durchmessern (1–5 mm) angeboten. Avance hat eine FDA-Zertifizierung und wurde laut Hersteller bereits bei mehr als 4.000 Patienten eingesetzt. Weiter wird angegeben, dass zur Minimierung von Risiken und der Übertragung von relevanten Erkrankungen ein sorgfältiges Screening der Patienten, Labortests, Geweberarbeitung sowie eine γ-Bestrahlung durchgeführt werden. Es kann aber nicht garantiert werden, dass Avance Nerve Graft frei von allen Pathogenen ist. Spender werden auf Hochrisikoverhalten und relevante übertragbare Erkrankungen untersucht (HIV, Hepatitis B/C, Syphilis etc.). Avance wird gefroren geliefert und soll bei –40 °C gelagert werden. Die Haltbarkeit beträgt 3 Jahre ab Verpackungsdatum. Bei Verwendung bei Raumtemperatur im Operationssaal soll Avance in sterile Kochsalzlösung oder Ringer-Laktat-Lösung getaucht werden. Es benötigt dann ungefähr 5–10 min zum Auftauen. Danach soll Avance weich und formbar sein.

Karabekmez et al. (2009) publizierten eine retrospektive Studie mit 8 Patienten (mittleres Alter: 44 Jahre [23–65 Jahre]) und 10 Fällen mit sensiblen Nervendefekten (N. digitalis: n = 8; Ramus dorsalis des N. ulnaris: n = 2) mit einer mittleren Defektstrecke von 2,15 cm (0,5–3 cm), die mit Avance rekonstruiert wurden. Nach einer durchschnittlichen Nachuntersuchungsperiode von 8,95 Monaten (5–12 Monate) betrug die durchschnittliche s2PD

5,5 (3–10 mm) und die d2PD 4,4 mm (3–6 mm). Eine Infektion oder eine Materialabstoßung wurde in keinem Fall beobachtet. Bei Reexploration der Wunde zwecks sekundärer Sehnennaht bzw. Tenolyse in 2 Fällen, konnten die Nervenspenden reevaluiert werden und zeigten sich im Wundsitus gut integriert.

Im Jahr 2011 wurde die RANGER-Studie (A Registry Study of Avance Nerve Graft Evaluating Outcomes in Nerve Repair) publiziert, die eine retrospektive Multicenter-Studie zum Einsatz von Avance Nerve Graft in 12 beteiligten Zentren in den USA beinhaltete (Brooks et al. 2012). Zwischen 2007 und 2010 wurde Avance demnach bei 108 Patienten mit insgesamt 132 Nervendefekten eingesetzt (»utilization population«, UP). Anschließend fehlte in 42 % der Fälle die Nachuntersuchung oder sie war unzureichend, d. h. ein Nachuntersuchungsergebnis lag nur in 58 % der Fälle (n= 76) bzw. bei 55 % der Patienten (n= 59) vor (»outcomes population«, OP).

Das mittlere Alter betrug 41±17 Jahre (18–86 Jahre), die durchschnittliche Defektstrecke 22±11 mm (5–50 mm) bei 49 sensiblen, 9 motorischen und 18 gemischt sensibel-motorischen Nerven (N. digitalis: 48, N. medianus: 11, N. ulnaris: 6, N. radialis: 2, N. peroneus: 2, N. musculocutaneus: 1, N. facialis: 3, N. accessorius: 1, N. axillaris: 1, N. ulnaris [motor. Ast]: 1). Die Nervendefektlängen wurden in folgende Gruppen unterteilt: 5–14 mm (n=16), 15–29 mm (n=34) und 30–50 mm (n=26). Die Ergebnisse wurden quantitativ (s/d2PD, Semmes-Weinstein-Monofilamenttest, Kraftmessung, Mackinnon-Modifikation des MRC-Grading-Systems) und qualitativ (Schmerzempfindung, subjektive Einschätzung der Funktionsverbesserung) ermittelt. Vornehmlich wurde aber die 2PD als Maß für die sensible und die Kraftmessung als Maß für die motorische Regeneration zugrunde gelegt. Als bedeutsam (»meaningful«) wurde eine Regeneration bei S3–4 bzw. M3–5 definiert. Die durchschnittliche Nachuntersuchungszeit betrug 264±152 Tage (40–717 Tage).

Subjektiv empfanden 89,5 % der Patienten eine Verbesserung, die sich bei der quantitativen Evaluation als eine »meaningful« Regeneration bei 87,3 % der Patienten darstellte. Diese Zahlen müssen aber hinsichtlich ihrer Aussagekraft bzw. Validität etwas differenzierter und detaillierter bewertet werden. So wird beschrieben, dass die ermittelte s/d2PD jeweils durchschnittlich 8 mm (4–15 mm) betrug. Es wird aber gleichzeitig angegeben, dass die s2PD nur bei 26 Fällen und die d2PD bei 11 Fällen dokumentiert wurden. Bei 76 Fällen in der »outcomes population« sind dies etwa 34 % (s2PD) bzw. etwa 14,5 % (d2PD).

Ähnlich verhält es sich mit der Bewertung der motorischen Regeneration. In lediglich 19 von insgesamt 76 Fällen (ca. 25 %) wurde der Kraftgrad nachgehalten. In wiederum 9 Fällen (9 von 76 = 11,8 %) wurde ein Grad

von M4–5 sowie in 6 Fällen ein Grad von M3 (6 von 76 = 7,8 %) ermittelt.

Weiterhin wurden Signifikanzanalysen zur »meaningful regeneration« in Abhängigkeit von der Nervenart (sensibel vs. gemischt vs. motorisch), der Defektstrecke (5–14 mm vs. 15–29 mm vs. 30–50 mm), dem Patientenalter, des präoperativen Intervalls und des Unfallmechanismus durchgeführt. Hier zeigten sich keine signifikanten Unterschiede. Hinsichtlich der Materialsicherheit bzw. Bioverträglichkeit wurden keine Komplikationen beschrieben. In 4 Fällen wurde eine Revision notwendig, die aber laut Autoren nicht assoziiert waren und nicht in Zusammenhang mit der Verwendung von Avance notwendig wurden.

Die Ergebnisse der RANGER-Studie wurden im Folgejahr durch Cho et al. (2012) erneut publiziert. Die Autoren berichten vom Einsatz im Bereich der oberen Extremität mit in 71 Fällen. Von den ursprünglichen 76 Fällen wurden somit 5 Fälle aus der »outcomes population« (Brooks et al. 2012) ausgeschlossen (N. peroneus: 2; N. facialis: 3). Eine »meaningful regeneration« zeigte sich in ca. 89 % der Fälle rekonstruierter Fingernerven, in 75 % der Fälle mit rekonstruiertem N. medianus und bei 67 % der rekonstruierten N. ulnaris-Fälle.

In einem Fallbericht von Shanti u. Ziccardi (2011) wurde Avance (Durchmesser: 3–4 mm) zur Rekonstruktion eines N.-alveolaris-inferior-Nervendefekts unbekannter Länge eingesetzt. Bei der 62-jährigen Patientin bestand ein Taubheitsgefühl im Bereich der linken Lippe und der Kinnregion nach Entfernung eines Zahns (erster Molar) 7 Monate zuvor. Nach 5 Monaten wurde ein Sensibilitätsgrad von S3+ ermittelt, die Patientin beschrieb subjektiv ein Kribbelgefühl und Juckreiz.

10.5 Ausblick

Den Ausführungen ist zu entnehmen, dass die klinisch zugelassenen und bisher eingesetzten Nervenimplantate noch keine endgültige Alternative zu Nervenautotransplantaten liefern. Das optimale Nachbilden eines autologen Nerventransplantats stellt also weiterhin ein ambitioniertes Ziel dar. Wie in ▶ Abschn. 10.3 beschrieben kann man sich bei der Entwicklung neuartiger Nervenimplantate auf verschiedene Weise dem Modell der autologen Nerventransplantate nähern. Die Arbeitsgruppe der Autorin Kirsten Haastert-Talini verwendete zur Umsetzung des Ziels gentechnisch modifizierte Schwann-Zellen als biologische Minipumpen zur erhöhten Freisetzung neurotropher Faktoren, etablierte Protokolle und führte grundlegende In-vivo-Experimente durch. Basierend auf den Ergebnissen wird die Transplantation von in vitro gentechnisch (nicht viral) veränderten, autologen adulten

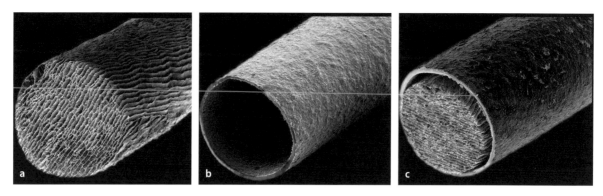

Abb. 10.3   Rasterelektronenmikroskopische Darstellung von NeuroMaix. **a** Innere mikrostrukturierte Leitschiene von PeriMaix, **b** äuße-re Schutzstruktur von EpiMaix, **c** NeuroMaix als Kombination von PeriMaix und EpiMaix. (Mit freundlicher Genehmigung der Fa. Matricel, Herzogenrath)

Schwann-Zellen in verschiedene Spezies (Ratte, Hund, Mensch) möglich (Haastert-Talini 2012).

Auch die Möglichkeiten zum viralen Gentransfer sind heute soweit entwickelt, dass sowohl axotomierte Neurone selbst als auch die Schwann-Zellen im verletzten Nerv zuverlässig und langfristig gentechnisch manipuliert werden können (Mason et al. 2011). Es ist so möglich, die Freisetzung neurotropher Faktoren lokal auf die Zielzellen einzuschränken und unerwünschte Nebeneffekte auszuschließen. In Neuronen kann experimentell das Ablesen regenerationsassoziierter Gene und damit die Aktivität des axonalen Wachstumsprogramms verlängert und/oder verstärkt werden. Gleichzeitig kann die für eine optimale Regeneration erforderliche Aktivität der Schwann-Zellen vermutlich soweit verlängert werden, bis auch langstreckige Defekte regeneriert sind (Mason et al. 2011). Obwohl die Sicherheit des viralen Gentransfers deutlich verbessert wurde, mangelt es derzeit aber noch an für den menschlichen Patienten sicheren Applikationswegen der Vektoren, sodass mit einem nahen klinischen Einsatz noch nicht zu rechnen ist (Mason et al. 2011).

Am Institut für Neuroanatomie der Medizinischen Hochschule Hannover (Arbeitsgruppe Prof. Dr. Kirsten Haastert-Talini) wurden bereits verschiedene Moleküle erfolgreich als potenzielle Kandidaten für die biologische Modifikation neuartiger Nervenimplantate getestet, darunter in jüngerer Vergangenheit Polysialinsäure (Haastert-Talini et al. 2010) oder ein axonotrophes Peptid, das vom C3-Exoenzym von *Clostridium botulinum* abstammt (Hülsenbeck et al. 2012). Derzeit koordiniert Prof. Dr. Claudia Grothe, Direktorin am selben Institut, das FP7-EU-Projekt BIOHYBRID bis in das Jahr 2015 (Grothe et al. 2012). Im Rahmen dieses Projektes werden die in den Partnerlaboren schon weit entwickelten Ansätze zur Entwicklung geeigneter Hüllstrukturen, optimierter intraluminellеr Ausgestaltung und biologischer Modifikation (zellfrei oder mit Schwann-Zellen/Stammzellen besiedelt;

neurotrophe Faktoren) alternativer Nervenimplantate zusammengeführt und umfassend in vitro und in vivo evaluiert (Haastert-Talini et al. 2013). Für spätere präklinische Studien sind weiterführende Rattenmodelle, wie die zeitlich verzögerte Nervenrekonstruktion und der Einsatz im Diabetesmodell, geplant. Darüber hinaus wird ein Katalog zur Verbesserung klinischer Studien im Bereich der peripheren Nervenregeneration erarbeitet (Grothe et al. 2012).

Unter der Leitung von Univ. Prof. Dr. med. Ahmet Bozkurt wird an der Klinik für Plastische Chirurgie, Hand- und Verbrennungschirurgie des Universitätsklinikums Aachen in Kooperation mit der Matricel GmbH (Herzogenrath) seit nun fast 10 Jahren im Rahmen eines BMBF-geförderten Verbundprojekts eine bioartifizielle, mikrostrukturierte 2-Komponenten-Nervenleitschiene (NeuroMaix; ◘ Abb. 10.3) entwickelt (Bozkurt et al. 2007, 2009, 2012). Die bisherigen präklinischen In-vitro- und In-vivo-Daten belegen eine hohe Zyto- und Biokompatibilität sowie eine effiziente und zielgerichtete axonale Regeneration. Seit Juli 2013 wird NeuroMaix daher klinisch im Rahmen einer prospektiven First-in-Human-Studie bei Patienten nach N.-suralis-Nervenbiopsien erprobt wird.

NeuroMaix wird aus hochgradig reinem, porcinem Kollagen in einem kontrollierten und standardisierten EU-zertifizierten Herstellungsprozess gefertigt. NeuroMaix ist eine bioresorbierbare Nervenleitschiene zur Überbrückung peripherer Nervendefekte, die aus einem äußeren Element »EpiMaix« und einem inneren Element »PeriMaix« besteht (◘ Abb. 10.3). Beim äußeren »EpiMaix« handelt es sich um ein nähbares, hohles Kollagenröhrchen, das zur unmittelbaren Überbrückung des Nervendefekts und zum Schutz des Regenerationsareals vor der Infiltration mit Bindegewebezellen dient und somit temporär Funktionen des natürlichen Epineuriums übernimmt.

Das innere Element »PeriMaix« ist ein zylindrischer, mikrostrukturierter Kollagenschwamm mit longitudinaler Röhrenstruktur. Letztere ist durch eine Vielzahl von offenen und kontinuierlichen längsgerichteten Kanälen als Leitstruktur zur gerichteten axonalen Regeneration charakterisiert. Diese offenporige longitudinale Röhrenstruktur von »PeriMaix« ist der natürlichen endoneuralen Basallaminastruktur autologer Nerventransplantate nachempfunden. Die geometrische Architektur dient der zielgerichteten Nervenregeneration parallel angeordneter Axonen.

Im Gegensatz zu herkömmlichen hohlen Nervenröhrchen bieten also sowohl NeuroMaix als auch Avance eine mikrostrukturierte Binnenstruktur zur zielgerichteten Nervenregeneration. Im Gegensatz zu Avance ist NeuroMaix jedoch kein gereinigtes Nervenallotransplantat von humanen Spendern. Das hochreine porcines Kollagen als Ausgangsmaterial für die NeuroMaix-Herstellung wird in EU-zertifizierten Einrichtungen unter strikter veterinärmedizinischer Kontrolle von Schweinen gewonnen und anschließend durch schonende validierte Prozesse von allen tierischen Begleitsubstanzen befreit. Es ist davon auszugehen, dass NeuroMaix eine risikoärmere Alternative zu Nervenautotransplantaten darstellt als Avance.

Wir gehen daher davon aus, dass in den nächsten Jahren neue alternative Nervenimplantate klinisch erprobt werden können. Die strukturell und biologisch optimierten Produkte werden hoffentlich echte Alternativen zu autologen Nerventransplantaten darstellen und die Lebensqualität der behandelten Patienten deutlich verbessern.

Literatur

Agnew SP, Dumanian GA (2010) Technical use of synthetic conduits for nerve repair. J Hand Surg Am 35 (5): 838–841

Angius D, Wang H, Spinner RJ, Gutierrez-Cotto Y, Yaszemski MJ, Windebank AJ (2012) A systematic review of animal models used to study nerve regeneration in tissue-engineered scaffolds. Biomaterials 33: 8034–8039

Archibald SJ, Krarup C, Shefner J, Li ST, Madison RD (1991) A collagen-based nerve guide conduit for peripheral nerve repair: an electrophysiological study of nerve regeneration in rodents and nonhuman primates. J Comp Neurol 306 (4): 685–696

Ashley WW, Jr., Weatherly T, Park TS (2006) Collagen nerve guides for surgical repair of brachial plexus birth injury. J Neurosurg 105 (6 Suppl): 452–456

Battiston B, Geuna S, Ferrero M, Tos P (2005) Nerve repair by means of tubulization: literature review and personal clinical experience comparing biological and synthetic conduits for sensory nerve repair. Microsurgery 25 (4): 258–267

Battiston B, Raimondo S, Tos P, Gaidano V, Audisio C, Scevola A, Perroteau I, Geuna S (2009) Chapter 11: Tissue engineering of peripheral nerves. Int Rev Neurobiol 87: 227–249

Bell JH, Haycock JW (2012) Next generation nerve guides: materials, fabrication, growth factors, and cell delivery. Tissue Eng Part B Rev 18: 116–128

Bertleff MJ, Meek MF, Nicolai JP (2005) A prospective clinical evaluation of biodegradable neurolac nerve guides for sensory nerve repair in the hand. J Hand Surg Am 30 (3): 513–518

Bozkurt A, Brook GA, Moellers S, Lassner F, Sellhaus B, Weis J, Woeltje M, Tank J, Beckmann C, Fuchs P, Damink LO, Schugner F, Heschel I, Pallua N (2007) In vitro assessment of axonal growth using dorsal root ganglia explants in a novel three-dimensional collagen matrix. Tissue Eng 13 (12): 2971–2979

Bozkurt A, Deumens R, Beckmann C, Olde Damink L, Schugner F, Heschel I, Sellhaus B, Weis J, Jahnen-Dechent W, Brook GA, Pallua N (2009) In vitro cell alignment obtained with a Schwann cell enriched microstructured nerve guide with longitudinal guidance channels. Biomaterials 30 (2): 169–179

Bozkurt A, Lassner F, O'Dey D, Deumens R, Bocker A, Schwendt T, Janzen C, Suschek CV, Tolba R, Kobayashi E, Sellhaus B, Tholl S, Eummelen L, Schugner F, Damink LO, Weis J, Brook GA, Pallua N (2012) The role of microstructured and interconnected pore channels in a collagen-based nerve guide on axonal regeneration in peripheral nerves. Biomaterials 33 (5): 1363–1375

Brooks DN, Weber RV, Chao JD, Rinker BD, Zoldos J, Robichaux MR, Ruggeri SB, Anderson KA, Bonatz EE, Wisotsky SM, Cho MS, Wilson C, Cooper EO, Ingari JV, Safa B, Parrett BM, Buncke GM (2012) Processed nerve allografts for peripheral nerve reconstruction: a multicenter study of utilization and outcomes in sensory, mixed, and motor nerve reconstructions. Microsurgery 32 (1): 1–14

Bushnell BD, McWilliams AD, Whitener GB, Messer TM (2008) Early clinical experience with collagen nerve tubes in digital nerve repair. J Hand Surg Am 33 (7): 1081–1087

Chalfoun CT, Wirth GA, Evans GR (2006) Tissue engineered nerve constructs: where do we stand? J Cell Mol Med 10: 309–317

Chiriac S, Facca S, Diaconu M, Gouzou S, Liverneaux P (2012) Experience of using the bioresorbable copolyester poly (DL-lactide-epsilon-caprolactone) nerve conduit guide Neurolac for nerve repair in peripheral nerve defects: report on a series of 28 lesions. J Hand Surg Eur 37 (4): 342–349

Cho MS, Rinker BD, Weber RV, Chao JD, Ingari JV, Brooks D, Buncke GM (2012) Functional outcome following nerve repair in the upper extremity using processed nerve allograft. J Hand Surg Am 37 (11): 2340–2349

Daly W, Yao L, Zeugolis D, Windebank A, Pandit A (2012) A biomaterials approach to peripheral nerve regeneration: bridging the peripheral nerve gap and enhancing functional recovery. J R Soc Interface 9: 202–221

Dellon AL, Maloney CT, Jr. (2006) Salvage of sensation in a hallux-to-thumb transfer by nerve tube reconstruction. J Hand Surg Am 31 (9): 1495–1498

de Medinaceli L, Rawlings RR (1987) Is it possible to predict the outcome of peripheral nerve injuries? A probability model based on prospects for regenerating neurites. Biosystems 20: 243–258

Deumens R, Bozkurt A, Meek MF, Marcus MA, Joosten EA, Weis J, Brook GA (2010) Repairing injured peripheral nerves: Bridging the gap. Prog Neurobiol 92: 245–276

Donoghoe N, Rosson GD, Dellon AL (2007) Reconstruction of the human median nerve in the forearm with the Neurotube. Microsurgery 27 (7): 595–600

Doolabh VB, Hertl MC, Mackinnon SE (1996) The role of conduits in nerve repair: a review. Rev Neurosci 7: 47–84

Ducic I, Maloney CT, Jr., Dellon AL (2005) Reconstruction of the spinal accessory nerve with autograft or neurotube? Two case reports. J Reconstr Microsurg 21 (1): 29–33; discussion 34

Fox IK, Mackinnon SE (2011) Adult peripheral nerve disorders: nerve entrapment, repair, transfer, and brachial plexus disorders. Plast Reconstr Surg 127 (5): 105e–118e

Grothe C, Haastert-Talini K, Freier T, Navarro X, Dahlin LB, Salgado A, Rochkind S, Shahar A, Pinto LF, Hildebrandt M, Geuna S (2012)

BIOHYBRID – Biohybrid templates for peripheral nerve regeneration. J Peripher Nerv Syst 17: 220–222

Gu X, Ding F, Yang Y, Liu J (2011) Construction of tissue engineered nerve grafts and their application in peripheral nerve regeneration. Prog Neurobiol 93: 204–230

Haastert-Talini K (2012) Culture and proliferation of highly purified adult Schwann cells from rat, dog, and man. Methods Mol Biol 846: 189–200

Haastert-Talini K, Geuna S, Dahlin LB, Meyer C, Stenberg L, Freier T, Heimann C, Barwig C, Pinto LF, Raimondo S, Gambarotta G, Samy SR, Sousa N, Salgado AJ, Ratzka A, Wrobel S, Grothe C (2013) Chitosan tubes of varying degrees of acetylation for bridging peripheral nerve defects. Biomaterials [Epub ahead of print] doi:pii: S0142-9612(13)01052-1

Haastert-Talini K, Schaper-Rinkel J, Schmitte R, Bastian R, Mühlenhoff M, Schwarzer D, Draeger G, Su Y, Scheper T, Gerardy-Schahn R, Grothe C (2010) In vivo evaluation of polysialic acid as part of tissue-engineered nerve transplants. Tissue Eng Part A 16 (10): 3085–98

Hernandez-Cortes P, Garrido J, Camara M, Ravassa FO (2010) Failed digital nerve reconstruction by foreign body reaction to Neurolac nerve conduit. Microsurgery 30 (5): 414–416

Huelsenbeck SC, Rohrbeck A, Handreck A, Hellmich G, Kiaei E, Roettinger I, Grothe C, Just I, Haastert-Talini K (2012) C3 peptide promotes axonal regeneration and functional motor recovery after peripheral nerve injury. Neurotherapeutics 9 (1): 185–98

Hung V, Dellon AL (2008) Reconstruction of a 4-cm human median nerve gap by including an autogenous nerve slice in a bioabsorbable nerve conduit: case report. J Hand Surg Am 33 (3): 313–315

Karabekmez FE, Duymaz A, Moran SL (2009) Early clinical outcomes with the use of decellularized nerve allograft for repair of sensory defects within the hand. Hand (NY) 4 (3): 245–249

Kim J, Dellon AL (2001) Reconstruction of a painful post-traumatic medial plantar neuroma with a bioabsorbable nerve conduit: a case report. J Foot Ankle Surg 40 (5): 318–323

Li ST, Archibald SJ, Krarup C, Madison RD (1992) Peripheral nerve repair with collagen conduits. Clin Mater 9 (3–4): 195–200

Lohmeyer J, Zimmermann S, Sommer B, Machens HG, Lange T, Mailander P (2007) Bridging peripheral nerve defects by means of nerve conduits. Chirurg 78 (2): 142–147

Lohmeyer JA, Siemers F, Machens HG, Mailander P (2009) The clinical use of artificial nerve conduits for digital nerve repair: a prospective cohort study and literature review. J Reconstr Microsurg 25 (1): 55–61

Lundborg G (2004) Alternatives to autologous nerve grafts. Handchir Mikrochir Plast Chir 36: 1–7

Lundborg G, Rosen B (2003) Nerve injury and repair - a challenge to the plastic brain. J Peripher Nerv Syst 8: 209–226

Lundborg G, Rosen B, Dahlin L, Holmberg J, Rosen I (2004) Tubular repair of the median or ulnar nerve in the human forearm: a 5-year follow-up. J Hand Surg Br 29 (2): 100–107

Mackinnon SE, Dellon AL, Hudson AR, Hunter DA (1985) A primate model for chronic nerve compression. J Reconstr Microsurg 1 (3): 185–195

Mackinnon SE, Hudson AR (1992) Clinical application of peripheral nerve transplantation. Plast Reconstr Surg 90: 695–699

Mason MR, Tannemaat MR, Malessy MJ, Verhaagen J (2011) Gene therapy for the peripheral nervous system: a strategy to repair the injured nerve? Curr Gene Ther 11: 75–89

Meek MF, Nicolai JP, Robinson PH (2006) Secondary digital nerve repair in the foot with resorbable p (DLLA-epsilon-CL) nerve conduits. J Reconstr Microsurg 22 (3): 149–151

Millesi H (2007) Bridging defects: autologous nerve grafts. Acta Neurochir Suppl 100: 37–38

Moore AM, Kasukurthi R, Magill CK, Farhadi HF, Borschel GH, Mackinnon SE (2009) Limitations of conduits in peripheral nerve repairs. Hand (NY) 4 (2): 180–186

Moradzadeh A, Borschel GH, Luciano JP, Whitlock EL, Hayashi A, Hunter DA, Mackinnon SE (2008) The impact of motor and sensory nerve architecture on nerve regeneration. Exp Neurol 212: 370–376

Navissano M, Malan F, Carnino R, Battiston B (2005) Neurotube for facial nerve repair. Microsurg 25 (4): 268–71

Rajaram A, Chen XB, Schreyer DJ (2012) Strategic design and recent fabrication techniques for bioengineered tissue scaffolds to improve peripheral nerve regeneration. Tissue Eng Part B Rev 18: 454–467

Ray WZ, Mackinnon SE (2010) Management of nerve gaps: autografts, allografts, nerve transfers, and end-to-side neurorrhaphy. Exp Neurol 223: 77–85

Rinker B, Liau JY (2011) A prospective randomized study comparing woven polyglycolic acid and autogenous vein conduits for reconstruction of digital nerve gaps. J Hand Surg Am 36 (5): 775–781

Rinker BL, KY (2009) A Prospective Randomized Study Comparing Woven Polyglycolic Acid and Autogenous Vein Conduits for Reconstruction of Digital Nerve Gaps. J Hand Surg 36 (5): 775–781

Shanti RM, Ziccardi VB (2011) Use of decellularized nerve allograft for inferior alveolar nerve reconstruction: a case report. J Oral Maxillofac Surg 69 (2): 550–553

Taras JS, Jacoby SM (2008) Repair of lacerated peripheral nerves with nerve conduits. Tech Hand Up Extrem Surg 12 (2): 100–106

Taras JS, Jacoby SM, Lincoski CJ (2011) Reconstruction of digital nerves with collagen conduits. J Hand Surg Am 36 (9): 1441–1446

Taras JS, Nanavati V, Steelman P (2005) Nerve conduits. J Hand Ther 18 (2): 191–197

Tavangariana F, Li Y (2012) Carbon nanostructures as nerve scaffolds for repairing large gaps in severed nerves. Ceramics International 38 (8): 6075–6090

Valero-Cabre A, Navarro X (2002) Functional impact of axonal misdirection after peripheral nerve injuries followed by graft or tube repair. J Neurotrauma 19: 1475–1485

Wangensteen KJ, Kalliainen LK (2010) Collagen tube conduits in peripheral nerve repair: a retrospective analysis. Hand (NY) 5 (3): 273–277

Weber RA, Breidenbach WC, Brown RE, Jabaley ME, Mass DP (2000) A randomized prospective study of polyglycolic acid conduits for digital nerve reconstruction in humans. Plast Reconstr Surg 106 (5): 1036–1045; discussion 1046–1038

Wolfe SW, Strauss HL, Garg R, Feinberg J (2012) Use of bioabsorbable nerve conduits as an adjunct to brachial plexus neurorrhaphy. J Hand Surg Am 37 (10): 1980–1985